急救护理学

燕宪亮　汤先萍　主编

东南大学出版社
SOUTHEAST UNIVERSITY PRESS
·南京·

图书在版编目(CIP)数据

急救护理学 / 燕宪亮,汤先萍主编. —南京 :东南大学出版社,2022.11(2024.11重印)

ISBN 978-7-5766-0281-4

Ⅰ.①急… Ⅱ.①燕…②汤… Ⅲ.①急救-护理 Ⅳ.①R472.2

中国版本图书馆CIP数据核字(2022)第200474号

责任编辑:胡中正 **责任校对**:咸玉芳 **封面设计**:毕 真 **责任印制**:周荣虎

急救护理学

主　　编	燕宪亮　汤先萍
出版发行	东南大学出版社
社　　址	南京市四牌楼2号　邮编:210096　电话:025-83793330
网　　址	http://www.seupress.com
电子邮箱	press@seupress.com
经　　销	全国各地新华书店
印　　刷	广东虎彩云印刷有限公司
开　　本	787mm×1092mm　1/16
印　　张	40.5
字　　数	960千字
版　　次	2022年11月第1版
印　　次	2024年11月第2次印刷
书　　号	ISBN 978-7-5766-0281-4
定　　价	82.00元

本社图书若有印装质量问题,请直接与营销部联系,电话:025-83791830。

《急救护理学》

编 委 会

主　编　燕宪亮　汤先萍

副主编　魏　婧　张小曼

编　委(按姓氏笔画排序)

尹祥广　申　文　刘阿敏　刘　畅

刘　娟　刘　筱　刘晓兰　汤先萍

许　悦　许　艳　张小曼　张　娅

李　丽　李秀丽　李　芹　陈　颖

周　芳　林永滔　侯　婷　赵明阶

夏秋婕　徐　华　袁　燕　崔红云

燕宪亮　魏　婧

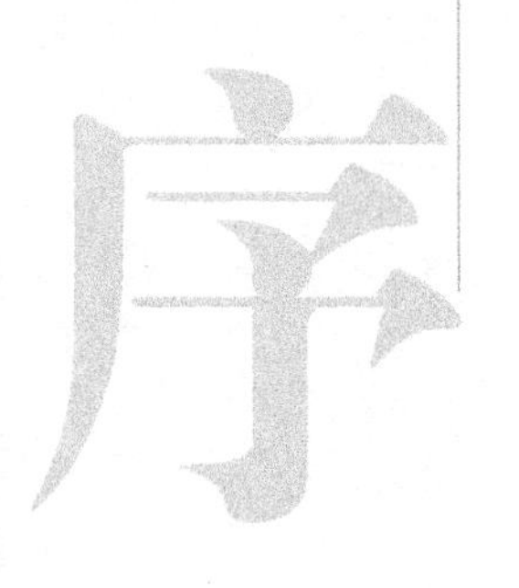

医学教育是卫生健康事业发展的重要基石，国务院办公厅《关于加快医学教育创新发展的指导意见》（国办发〔2020〕34号）中指出：党的十八大以来，我国医学教育蓬勃发展，为卫生健康事业输送了大批高素质医学人才。在新型冠状病毒肺炎疫情防控中，我国医学教育培养的医务工作者发挥了重要作用。

“急诊护理学”起源于19世纪中叶弗洛伦斯·南丁格尔时代。在1854—1856年克里米亚战争中。南丁格尔率领38名护士实施了急救护理，使士兵的死亡率由42%迅速下降到2%。我国的急诊护理事业起步较晚，但随着急诊急救医学的蓬勃发展，急救护理事业也得到快速发展，逐步建立并完善了急救护理技术及方法体系。现代急救护理包括从院前急救到院内急救和重症监护室治疗，直至病情稳定的全过程。工作范畴为院前急救、急诊科救护、危重症救护。无缝连接的一体化急救护理模式，优化整合各项护理急救技术，在最短时间内高效完成抢救工作任务，是传统急救模式的优化和创新。

随着工业化与城市化进程的加快、人口老龄化的加剧、人民群众生活水平的不断提高，以及人类活动空间的扩大，各种突发公共卫生事件、意外和急症也随之明显增加。急诊医学和急救护理学技术也迅猛发展，急诊医护人员在抢救危重症患者中发挥着越来越重要的作用。“急救护理学”是研究各类急性创伤、急性病、慢性病急性发作及急危重症抢救护理的专业学科，是急诊医学和危重病医学的重要组成部分，是现代护理学的一门重要分支学科，也是专科护理的重要内容。其目的是为了践行“人民至上、生命至上”的理念，最大可能挽救患者生命，提高抢救成功率，促进患者康复，减少伤残率，提升患者的生存质量。

高质量的急救护理学教材是满足急救护理教育、改革培养急救护理医学人才的核心要素。徐州医科大学牵头出版的《急救护理学》立足于岗位胜任力的培养要求，促进自主学习能力建设。在医药协同的大背景下，召集有志于急救护理教学一线的专家、教授，以无私奉献的敬业精神和严谨治学的科学态度，秉承急诊医学临床思维特点，以“符合人才培养需求、体现教育改革成果、教材形式新颖创新”为指导思想，编写了这本适合所有护理相关学科的本科学生以及护理人员学习的教材，将有助于其全面系统地了解、熟悉或掌握急诊急救护理学的基本知识和技能。本教材的出版对我国急救护理学专业人才的培养和护理教学改革的推动具有积极的意义。

中华护理学会急诊专业委员会主任委员 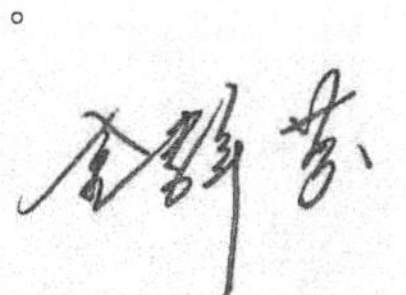

前言

PREFACE

现代急救护理学是基于现代急诊急救医学而发展的一门综合性很强的护理学科，具有其独特的专业性、逻辑性和临床护理工作方式。根据长期以来临床急救护理和教学实践，以及急诊专科护理培训的实践和规范化教学经验，参考国内外急救护理学方面的进展，本着急救护理岗位胜任力的需求，我们组织编写了《急救护理学》这本教材。本书重在强调：突出急救护理学国内外最新理论、技术和流程优化的进展，在先进性、科学性、创新性和实用性上进行了严格要求，结合我国当前急诊急救现状，围绕急救护理学的知识体系和实践范围，科学选编教材内容，明晰基本概念，理清基础理论，适当增加护理技能操作方面的数量，以便初学者易于理解和实训操作。

全书共分十八章，从急救护理学的起源与发展开始阐述，着重介绍与更新急诊分诊、护理评估、心搏骤停与心肺脑复苏、常见急症、休克、创伤、环境及理化因素损伤和急性中毒的救护等内容，尤其是各系统常见急症的评估和护理。随着当前急救医疗服务体系的建设和急诊急救大平台的建设，急救护理学成为急救医学的重要支柱，急危重症的监测与护理技术也成为支撑急救护理各种技术不断发展的必备条件。与此同时，危重症患者的评估、危重症患者的疼痛管理与镇静和危重症患者常见并发症的监测与预防等内容也是急救护理人员必须掌握的核心内容。除了常规急救技术、机械通气和急危重症血液净化治疗的应用与护理等相关内容外，根据当前危重症疾病谱的变化，床旁即时检验、急诊介入技术、目标温度管理和体外膜肺氧合技术等也纳入了急救护理学。

本教材根据科技创新“四个面向”的基本要求编写，重在“坚持面向人民生命健康”主题之一编写。主要供全国高等医药院校护理专业本科生使用，也可供从事急危重症护理的工作者作为案头参考书。本书编者均为来自全国各地区的在急危重症救治领域具有较高的学术水平和拥有丰富的临床一线与教学经验的专家。全体编者按照编写大纲要求，精诚合作，同心发力、同向发力，充分发挥各自的学术和临床及教学优势，秉承传承与创新并举，严谨求实，多次精心完善书稿内容。本书的编写与修订得到了徐州医科大学护理学院及各参编单位领导和专家的鼓励与大力支持，在此一并深表谢意！但由于编者水平有限，难免有疏漏之处，恳请广大读者在使用中及时指导，以便再版时进一步修订。

燕宪亮　汤先萍

2022年8月

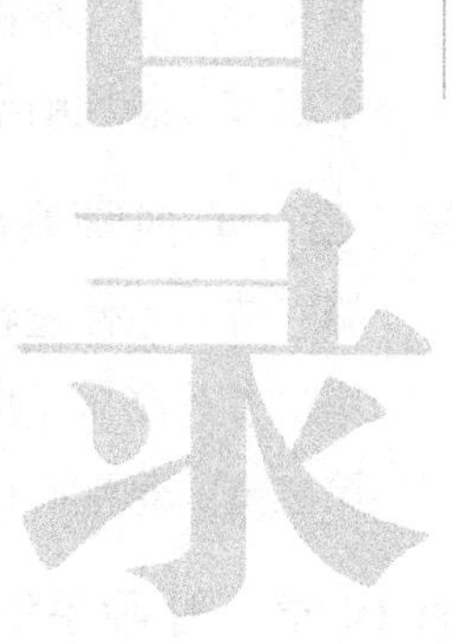
目
录
CONTENT

第 1 章

急救护理学概述

第一节　急救护理学概念及发展

【概述】

急救护理学(Emergency Nursing)是研究各类急性病、急性创伤、慢性疾病急性发作及危重患者的抢救与护理的一门学科。它确定了急救护理实践的角色、行为和过程,已经成为护理学科中的一个重要专业。随着急诊医学的发展和仪器设备的不断更新,急救护理学的研究范畴也在日益扩大,内容也更加丰富。

急救护理实践的范围涉及评估、诊断、治疗和评价预感到的、实际的或潜在的、突然的或紧急的情况,以及身体的或心理社会方面的健康问题,这些问题主要是指急性发作的,可以发生在任何环境中的情况。其特点是可能需要紧急的生命支持措施,或者需要患者教育或转诊。

【急救护理学发展史】

急救护理学可以认为始于南丁格尔时代。1854—1856 年,英、俄、土耳其在克里米亚交战时期,前线战伤的英国士兵死亡率高达 42%以上,南丁格尔率领 38 名护士前往前线医院救护,使死亡率明显下降,达到 2%左右。这说明有效的抢救及急救护理技术对提高伤病员的救护成功率是非常重要的。

20 世纪 50 年代初期,北欧发生了脊髓前角灰白质炎大流行,许多患者伴有呼吸肌麻痹,不能自主呼吸,而辅以“铁肺”治疗,配合相应的特殊护理技术,效果良好。这是世界上最早的用于监护呼吸衰竭患者的“监护病房”。60 年代,随着电子仪器设备的发展,急救护理技术进入了有抢救设备配合的新阶段。心电示波、电除颤器、人工呼吸机、血液透析机的应用,使护理学的理论与技术也得到相应发展。到了 60 年代后期,现代监护仪器设备的集中使用,促进了危重病医学与加强监护病房(Intensive Care Unit,ICU)的建立。70 年代中期,在国际红十字会的参与下,于西德召开了医疗会议,本会议提出了急救事业国际化、国际互助和标准化的方针,要求急救车装备必要的仪器,国际间统一紧急呼救电话号码及交流急救经验等。

我国急救护理在早期只是将危重患者集中在靠近护士站的病房或急救室,以便于护士密切观察与护理;将外科手术后患者,先送到术后复苏室,清醒后再转入病房。之后相继成立了各专科或综合监护病房。80 年代,北京、上海等地正式成立了急救中心,促进了急诊医学与急救护理学的发展,开始了急救护理学发展的新阶段。

【急救护理的特点】

急救护理既具有护理的共性，又具有服务于急诊患者的特性，其主要研究内容包括院外急救、危重病救护、抢险救灾、战地救护、急救护理人才的培养和科学研究等。急救护理实践的范围涉及评估、诊断、计划、实施、评价预感到的、实际的或潜在的、突然的或紧急的，身体的或心理社会方面的健康问题。这些问题主要是急性发作的，可以发生在任何环境中，可能只需要很少的护理措施，也可能需要紧急的生命支持措施，或者需要患者教育或转诊。急诊科的独立建制，ICU的发展，院前急救（“120”）的创建，复苏学、创伤学、灾害医学、交通医学的发展，都面临着提高急救手段和水平的需求。急救水平的高低不仅关系到伤病员的生命安危，也反映着一座城市、一个地区、一个国家卫生机构的组织管理水平，更显示着一所医院及其医护人员的基本素质和能力。急救中心或急诊科已成为医院的重要窗口。

国家卫生部在20世纪80年代初颁发了“加强城市急救工作”和“城市医院急诊室（科）建立方案”两个纲领性文件。20世纪90年代以来，ICU得到较快普及，相继成立了中华医学会、急诊医学专业委员会、中国病理生理学会和危重病医学专业委员会。特别是2003年“非典”之后，我国的急诊急救工作进入了快车道，在大中城市都设置了院前急救中心（紧急救援医疗中心），前信息产业部和卫生部联合公布了全国统一的急救电话“120”，这为急救医学的发展创造了良好的客观条件。但是，我国目前急诊急救医学发展水平参差不齐，急诊急救工作还没有得到足够的重视，特别是急诊急救医学教育还处于非常落后的地位。如何培养大量能够熟练掌握急诊急救基本理论、基础知识和基本技能的新型急救护理队伍是急诊急救护理发展的一个紧迫任务，也是我们编写本书的宗旨。

第二节　急诊急救专科护士职责

【急诊急救护士职责】

（一）急诊护理工作

(1) 秉承“生命第一，时效为先”的急救护理理念，对病情紧急的患者做好预检分诊工作，使患者能得到及时诊治和处理。

(2) 秉承“质量为本，服务为先”的急诊护理理念，建立和实施各级各类急诊护理人员的岗位职责、规章制度和技术规范，使患者得到优质的护理服务。

（二）急救护理工作

(1) 制定和落实各种急诊抢救的实施方案。对急危重症患者以及成批伤员，立即组织人力、物力进行及时有效的抢救。

(2) 对急诊留观的重症患者配合医生明确诊断，正确治疗，必要时给予监护。

（三）急诊护理培训工作

(1) 以“培养能力”为目标，按层级培训急诊护理人员的抢救水平，如心肺脑复苏、急救仪器使用等专业技能，加速急诊护理人才的成长。

(2) 以“提高服务”为目标，培训急诊护理人员以提高其服务水平，如各项制度和职责的执行力、与患者和家属的沟通力、心理适应能力等，提升急诊护理人员的工作成熟度。

（四）急诊护理科研工作

(1) 开展有关收集急危重症患者病情发生、发展过程的第一手资料和护理方面的研究工作，总结抢救护理等方面的经验与规律，提高急诊护理质量。

(2) 找出急诊护理工作的问题，研究、分析问题所在，推动急诊护理工作质量的持续改进。

【专科护士的发展】

随着诊疗技术的发展和医学分科的不断细化，培养高素质的护理人才投身于护理实践，并在专业领域发挥带头人作用已成为新时期面临的新课题。同时，随着人们健康需求的日益增长，护理的专科化已成为临床护理实践发展的重要战略方向。早在1910年，美国便开展了对麻醉、产科、手术室等护士的专科培训，专科护士应运而生。我国专科护士发展起步较晚，进入21世纪后逐渐受到重视，2005年《中国护理事业发展规划纲要（2005—2010年）》指出：根据临床专科护理领域的工作需要，有计划地培养临床专业化护理骨干，建立和发展临床专业护士。2011年《中国护理事业发展规划纲要（2011—2015年）》明确指出：确定临床专科护理岗位，坚持“以用为本”，以岗位需求为导向，建立和完善专科护理岗位培训制度。在《全国护理事业发展规划（2016—2020年）》中提出，到2020年，我国护理事业要达到以下目标：发展专科护士队伍，提高专科护理水平。选择部分临床急需、相对成熟的专科护理领域，逐步发展专科护士队伍。建立专科护士管理制度，制订明确专科护士准入条件、培训要求、工作职责及服务范畴等。加大专科护士培训力度，不断提高其专科护理水平。在卫健委的大力支持下，我国专科护理已在ICU、手术室、急诊、器官移植、肿瘤、造口、糖尿病等多个领域得以发展。

“临床专科护士”(Clinical Nurse Specialist,CNS)是在护理专业化进程中形成和发展起来的高级临床护理工作者,指在某一特定护理专业领域具有熟练的护理技术和知识,并完成了专科护士所要求的教育课程的学习,经专门机构认定合格的护士。在长期的临床护理实践中,护士群体往往自然形成或出现这样一些人才,他们在某个临床护理领域具有广博的、丰富的工作经验,具有先进的专业知识和高超的临床技能,能向患者提供高质量的护理。这些人才就是传统概念上的“临床护理专家”或现代意义上“专科护士”的雏形。美、英及加拿大等国家认为,专科护士(Specialty Nurse,SN)是指具备一定条件的护士在某一特定领域进行为期数月的培训,具备相应专科护理能力并经考核合格获得专科资格证书的注册护士。

【国内外急诊专科护士培训方式】

(一) 国外急诊专科护士培训方式

美国专科护士始于 20 世纪 30～40 年代,部分医院通过对护士进行短期培训,使之成为该领域的专家。美国有两大组织专门培养急诊医务人员,即分别创建于 1968 年和 1993 年的美国急诊内科大学(ACEP)和美国急诊医学院(AAEM),为临床输送了大量的急诊医护工作者。

AAEM 于 2001 年 2 月开始正式招收急诊护理专业学生,对在校学生及其他院校在职人员进行培养。加拿大、英国等国家在 20 世纪 60 年代也开始实施专科护士培养制度,兼有专科证书课程和研究生学位课程两种形式,近年来呼吁统一 CNS 培养形式,即满足研究生水平要求。荷兰于 1988 年开设 CNS 课程,是为期 2 年的在职学习,参与者必须是本科护士,毕业后授予 CNS。1989 年,荷兰进一步确定 CNS 的标准,即必须具备超越一般护理知识技能的高质量护理特长和专科护理技术(如儿科、老年病学和重症护理)。1981 年,日本急救医学会护理分会制定了急救护理专家的教育课程和实践技能标准。急救护理专家的教育主要在日本护理协会的研修学校中实施。1995 年,日本护理协会正式开始实行急救护理专家的资格审定。

(二) 中国急诊专科护士培训方式

国内对急诊专科护士培养尚在起步阶段,主要以在职教育为主,培训基地为医院,安排急诊临床经验较为丰富的教师授课。目前,江苏省认证评定的急诊专科护士培训基地的医院有 3 家,南京大学医学院附属鼓楼医院承担了江苏省首届“急诊急救专科护士”培训工作。同时,中国也注重国内及与其他国家及地区合作,如上海创建了中意合作的急救人员培训中心,北京也正在创建与加拿大合作的危急重症专科资格培训中心。

【国内急诊专科护士培训存在的问题】

（一）缺乏统一的急诊专科护士培训教材

急诊专科护士培训的课程应按照卫健委制定的培训大纲设置。目前《急救护理学》教材内容缺乏培训大纲要求的灾害救援、突发事件的应急处理等内容；心肺复苏是急救护理的重要课程，目前国际上通用的是 2015 版心肺复苏指南，但《急救护理学》教材没有及时更新。所以建议整理与编写急诊急救专科护理规范化教程，也便于今后从全国范围内提升专科护士培训和资格认证规范标准。

（二）急诊医疗相关法律法规尚不健全

目前存在的问题是急救技术如气管插管术，操作前需填写气管插管手术同意书，由家属和医生签字，气管插管术需由医生操作，医疗相关法规并未明确急诊护士有资格进行操作。应在专业上给予明确的规定，授予急救专科护士一定的权利，并以法律形式给予保障，这样才能充分发挥急救 CNS 的作用。

（三）护士学历偏低

2020 年卫健委公布的数据显示，截至 2019 年底全国注册护士数量达 445 万，大专以上学历护理人员超过 70%，但仍与发达国家存在较大的差距。如美国某州的专科护士中硕士占 75.0%，博士占 16.5%，而在我国现已经取得专科护士资格的护士中，具有本科学历者只有 19.1%，大专学历占 52.4%。在南京大学医学院附属鼓楼医院首届“急诊急救专科护士”培训工作中发现，学员中大专学历的护士查找、阅读英文文献的能力较薄弱，开展科研工作压力较大。专家们认为应加强护理科研知识的培训，提高专科护士的科研水平。所以建议急救 CNS 培养对象应是本科以上学历。

【急诊急救专科护士的职能和作用】

(1) 利用专科护士在急诊急救领域的知识、专长和技术为患者和社会人群提供护理服务，并为患者提供相应的健康教育，促进其康复和提高自我护理的能力。

(2) 为同业的护理人员提供专科领域的信息和建议，指导和帮助其他护理人员提高对患者的护理质量。

(3) 开展本专科领域的护理研究，并将研究的结果应用于本专业领域。

(4) 参加相应的管理委员会，参与护理质量、护理效果的考核评价工作和成本效益的核算工作。

第三节　急诊医疗服务体系

【概述】

急诊医疗服务体系(Emergency Medical Service System,EMSS)是近些年发展起来的一种急诊急救医学模式。它包含了院前急救(120 急救中心)、院内急诊(医院急诊科)和危重症监护 ICU 或急诊重症加强治疗病房(Emergency Intensive Care Unit,EICU)三个部分。三者既有明确分工,又相互密切联系,共同构成一个完整的急诊急救医疗体系。完善的 EMSS 能确保在现场为急危重伤病员提供快速的、合理的、有效的救治,并将患者安全地转送到医院,使其在医院内急诊科和 ICU 得到进一步救治,为急危重症患者铺设了一条生命救治的绿色通道。EMSS 的建立彻底改变了依靠传统模式的由家属陪送患者上医院就医,或医师在医院等待患者上门就医的急诊急救模式,有效地降低了急危重伤病员的致残率和死亡率。

【EMSS 发展概况】

近年来,EMSS 在国内外迅速发展,受到各级卫生机构和患者的关注,发达国家尤其重视发展和完善 EMSS 体系。法国是最早组建 EMSS 的国家,美国、日本、德国等国家先后完善了 EMSS 体系。1968 年美国麻省理工学院提议建立"急症医疗系",1970 年日本规定了急救车标准,1973 年美国总统颁布了 EMSS 法案,1980 年德国运用直升机运送伤病员。国际 SOS 救援中心现已在多个国家和地区设有办事机构和急救中心,其专业的工作方式、应对突发事件的快速反应能力、全球网络化的密切配合等优势对 EMSS 发挥了重要的支持作用。

我国急诊急救工作真正得到重视是在 80 年代初。为了加强院前急救工作,卫生部曾于 1980 年 10 月颁发《关于加强城市急救工作的意见》,强调健全急救组织,加强对急救工作的领导,逐步实现急救现代化的重要性。1984 年 6 月,卫生部颁发《医院急诊科(室)建设的通知》,指出急诊医学已发展成为新兴独立学科,必须改革现行管理体制,把急诊工作提高到一个新水平。1986 年 7 月又发出《关于加强急诊抢救和提高应急能力》的通知,提出必须加强对急诊薄弱环节的领导。1994 年,国务院《医疗机构管理条例》规定了急救中心(站)基本标准,全国范围内三级医疗机构内普遍建立急诊科(室),部分大、中城市建立急救中心,急救医疗渐渐步入法治轨道。2004 年,卫生部、信息产业部发布《关于加强院前急救网络建设及"120"特服号码管理的通知》将"120"电话号码规定为我国院前急救的唯一特服呼叫号码。2008 年,《急救中心建设标准》规定了急救机构的建设标准。2013 年国家前卫生计生委《院前医疗急救管理办法》及2014年国家前卫生计生委办公厅《规范院前医疗急救管理工作方案》的出台,加快了院前医疗急救事业发展,规范了院前医疗急救服务行为,标志着院前急救工作向法制化迈出了重要的一步。

我国的急诊急救事业虽然开展较晚,但各地的急救中心(站)如雨后春笋般建立起来,特别是2003年"非典"之后,各级政府投入巨资,建立健全了具有中国特色的EMSS。2019年12月,新型冠状病毒性肺炎疫情暴发期间,急诊医疗服务系统在继续从事急救任务的同时,还承担所有确诊患者、疑似患者和密切接触患者的现场急救、转运和治疗工作。目前我国的院前急救模式主要有4种,即北京模式、上海模式、广州模式和重庆模式。尽管模式不同,但所履行的功能是一致的,即对急危重伤患者进行现场急救,给予最基础的生命支持,包括通气、心肺复苏、止血、包扎、固定、搬运及抗休克等,使患者的病情缓解、疼痛减轻、并发症减少,为进一步治疗提供有利条件。我国医院内急诊急救工作也得到各家医院重视,大多数县级以上综合性医院建立急诊科,设有独立的急诊小组,并有固定编制的急诊医生。但大部分医院内急诊急救的运行模式还比较落后,急救技术和技能还有待进一步提高。

【EMSS的组成和功能】

EMSS主要由院前急救(120急救中心)、院内急诊(医院急诊科)和危重症监护ICU或急诊重症加强治疗病房三个部分组成,确保为急危重伤病员提供现场救治和安全转送,并在医院内得到快速有效的进一步救治,为急危重症患者打造生命救治的绿色通道。

(一)院前急救

1. 院前急救的概念

院前急救,也称院外急救,是指在医院之外的环境中对各种危及生命的急症、创伤、中毒、灾害事故等伤病者进行现场救护、转运及途中救护的统称,即从患者发病或受伤开始到医院就医之前这一阶段的救护。院前急救是EMSS的首要环节,是EMSS最前沿的部分。

广义的院前急救是指由现场目击者在发病现场对急危重伤病员进行的急救,以维持基本生命体征和减轻痛苦的医疗活动和行为的总称。狭义的院前急救是指由有通讯、运输和医疗基本要素组成的专业从事院前急救的医疗机构,在现场和途中实施的救治和监护等医疗活动。广义与狭义概念的主要区别在于是否有公众参与,一般所指的院前急救主要是狭义的。从事院前急救的医疗机构可以是一个独立的医疗单位,也可以依附在一所综合性医院之中。

2. 院前急救的特点

从社会学角度分析,院前急救具有社会性强、随机性强、时间紧急和流动性大等特点;从医疗角度分析,院前急救具有急救环境条件差、病种多样复杂,只能以对症治疗为主、救护人员工作体力强度大等特点。

(1) 社会性强、随机性强　院前急救活动涉及社会各个方面，是整个城市和地区应急防御功能的重要组成部分，体现了很强的社会性。其随机性强则主要表现在患者何时呼救，重大事故或灾害何时发生往往是个未知数。

(2) 时间紧急　急诊救护要求“救急、就地、就近、就患者意愿”的原则进行救护，所以一有“呼救”必须立即出车，一到现场必须迅速抢救。不管是急危重伤病员，还是“一般”急诊患者，都必须充分体现“时间就是生命”的原则，紧急处理、不容迟缓。紧急还表现在不少患者及其亲属心理上的焦急和恐惧，要求迅速送往医院的心情十分迫切，即使对无生命危险的急诊患者也不例外。

(3) 流动性大　院前急救流动性很大，平时救护车一般在本区域活动，而急救地点可以分散在区域内每个角落，患者的流向一般也不固定，它可以是区域内每一个综合性医院。如遇突发灾害事故等特殊需要时，可能会超越行政医疗区域分管范围，前往的出事地点往返距离常可达数百千米。

(4) 急救环境条件差　现场急救的环境大多较差，如地方狭窄难以操作，光线暗淡不易分辨；有时在马路街头，围观人群拥挤、嘈杂；有时事故现场的险情未排除，极易造成人员再伤害；运送途中，救护车震动和马达声也会影响诊疗工作。

(5) 病种多样复杂　呼救的患者涉及各科，而且是未经筛选的急症和危重症患者。

(6) 对症治疗为主　院前急救因无充足的时间和良好条件做鉴别诊断，故要精确治疗非常困难，只能以对症治疗为主。

(7) 体力强度大　随车救护人员到现场前要经过途中颠簸，到现场时要随身携带急救器材，如现场在高楼且无电梯时就得辛苦爬梯，如果现场是在救护车无法开进的小巷或农村田埂就得弃车步行。到现场后随车人员不能休息，需立即对患者进行抢救，抢救后又要搬运伤病员，运送途中还要不断观察患者的病情。上述每一环节都要消耗一定体力。

(8) 独立性　独立性是院前急救区别于院内救治的重要特点。院前急救人员在救治过程中对患者实施的检查及诊疗，甚至是抢救均由出诊人员独立完成。院前急救的“独立性”要求院前急救人员具备过硬的专业技术能力、良好的心理素质和沟通协调能力及一定的应急决策能力。

3. 院前急救机构的任务

院前急救主要任务有五个方面。

(1) 日常院前急救　常态下承担急、危、重症伤病员的现场急救、转运和途中监护工作，该项工作是院前急救的主要任务。呼救患者一般分三类：第一类为短时间内有生命危险的危重患者，如心肌梗死、急性脑出血、心脏骤停、窒息、急性左心衰竭、大出血、休克等。对此类患者必须进行现场抢救，目的在于挽救患者生命或维持基本生命体征。第二类为短时间内没有生命危险的患者，如慢性心脑血管病、皮肤外伤、肺炎、发热、头痛、腹痛、心悸、四肢骨折等。此类患者现场处置目的在于稳定病情、减轻患者在转运过程中的痛苦和避免并发症的发生。第三类为病情稳定、康复出院的患者，如脑血管慢性期、骨折固定后等，处理目的在于轻巧地搬运和平稳安全地运输患者。

(2) 灾害或战争时的医疗救援　对遇害者的院前急救除应做到平时急救要求外，还要注意在现场与其他救灾专业队伍的密切配合，要确保自身的安全。若遇特大灾害或因战争有大批伤员时，应结合实际情况执行有关抢救预案。无预案时需加强现场指挥、现场伤员分类和现场救护，应区别不同情况，做到合理分流运送。

(3) 特殊任务保障　指当地的大型集会、重要会议、国际比赛、外国元首来访等救护值班。执行此项任务要求加强责任心，严防擅离职守。

(4) 通讯网络中的枢纽　急救通讯网络一般由三个方面构成：一是市民与急救中心的联络；二是中心与所属分中心、救护车、急救医院(即 EMSS 内部)的联络；三是中心与上级领导、卫生行政部门和其他救灾系统的联络。在通讯网络结构中，院前急救医疗机构的急救网络发挥着承上启下、沟通信息的枢纽作用。

(5) 提供急救知识　院前急救机构在平时可通过广播、电视、报刊等对公众普及急救知识，开展有关现场救护及心肺复苏的全民教育。在急救时，院前急救机构可以为家属、事故现场的目击者提供简单有效的紧急救援知识，如正确的体位、气道开放、止血等。

4. 院前急救的内容

院前急救在现场和途中进行，其医疗和抢救不能完全用医院的各种医疗常规来要求。搬运和运输是院前急救不可分割的组成部分，也是院前急救的重要内容。

(1) 救护　① 对症处理，给予退热、解痉、镇痛、止吐、止喘等；② 各类创伤的止血、包扎、固定；③ 生命支持，保持气道开放，维持呼吸和循环系统功能。

(2) 搬运　采用安全、轻巧的搬运方法，尽快地把患者搬上救护车或病床。最常使用的是担架搬运，抬担架时应注意保持平衡，严防患者跌落。需要注意，无论何时搬运，移动伤者时，首先应检查伤者的头、颈、胸、腹和四肢是否有损伤，如果有损伤，应先做急救处理，再根据不同的伤势选择不同的搬运方法。

(3) 运输　搬运后护送患者时应注意安全、保暖、人文关怀，途中密切观察病情变化，如患者有生命危险，应一边抢救一边护送。据报道，复苏每延迟 1 min 患者的生还可能性下降 7%～10%。转送途中的复苏可视病情，或靠边停车复苏，或在车上进行复苏。保持输液、用氧及各管道通畅。上止血带的伤者，要记录上止血带和放松止血带的时间。对于外伤骨折患者注意保持体位，减少痛苦。

① 急救人员应密切观察患者病情变化，包括体温、血压、呼吸、心率等，发现问题应及时采取急救处理和调整措施，必要时应停车抢救；② 应及时检查伤病及治疗的具体情况，如外

伤包扎固定后有无继续出血、肢体肿痛变化、远端供血是否缺乏、固定是否松动、引流是否通畅、输液供养情况；③ 途中应注意行车安全，避免开快车增加交通事故的发生风险，确保急救人员与患者的安全。如果患者被固定好且急需院内抢救时，可以加快车速。对转运放弃治疗返家的危重患者需充分与家属沟通，避免发生医疗纠纷。到达院内进行急救时，与院内接诊医生做好交接工作，充分保证急救的速度与质量，使院前与院内急救灵活配合；④ 人工搬运时，应注意避免增加患者的痛苦，特别是造成颈、胸、腰椎或其他部位的"二次损伤"；⑤ 患者到达医院应及时办理患者交接手续，急救人员简单介绍病情和抢救情况，以便进一步救治。

5. 院前急救护理人员应具备的素质

(1) 较高的服务意识与道德素养　急诊患者病情突然，且可能是旧病突发加重，患者的心理压力较大。院前急救救治体系中，120 的快速调配参与、医务人员的积极快速救治，在提高患者救治成功率中起到重要作用。院前急救护理人员需要主动与患者、患者家属交流，做好心理疏导工作。耐心指导患者，多鼓励患者，介绍治疗的意义，使患者保持良好的治疗状态。护理人员需要尊重患者、理解患者，保持高度的使命感与责任心。

(2) 扎实的理论基础与技术水平　急救医学"争分夺秒"，护理人员各项专业医学理论知识的掌握程度、操作技术等，均会直接影响急救护理的有效性，关系到患者的生命安全。急救护士需要具备丰富的急救护理经验和较强的操作技能，在急救护理的过程中，有序开展各项护理工作，规范自身操作。注意观察患者的病情变化，针对异常情况快速予以处理，降低不良事件的发生率。

(3) 较强的思维及协调沟通能力　急救患者及其家属可能处于情绪激动、焦虑的状态下，护理人员需要在急救护理中做好协调工作，为患者及其家属介绍治疗的作用。同时也要做好内部沟通工作，在转运患者期间，准确且专业地介绍患者情况，便于院前急救工作的有序开展。

(二) 医院急诊科

医院急诊科是 EMSS 体系中最重要的中间环节，也是医院内急救的第一站。急诊科的应急能力是考核一所医院管理水平、医护人员基本素质和救治水平的综合指标。20 世纪 90 年代，我国开始注重急诊科的建设，但目前许多医院仍未形成规模，甚至一些大型医院仍停留在急诊室水平。进入 21 世纪以来，临床医学模式的转变，社会保障体系的建立健全以及社会需求的不断增长，正在促进和推动着我国急诊医学、急诊学科建设和急诊急救人才的培养和发展。

1. 急诊科的设置

目前，规范的急诊科应设置独立的急诊区，一般在医院的某一区域内，多与医院门诊区邻近，其关键是布局合理，既要做到宽敞、便捷，又能有效预防交叉感染。急诊区应设有鲜明的标志，有独立的出入口，有救护车专用通道，确保运送患者的车辆可以直达急诊区入口。

急诊区的规模应与医院的等级和急诊量相适应，应设置分诊室、各科诊察室、抢救室、治疗室、手术室（或清创缝合室）、观察室、急诊病房和 EICU。应单独开设发热门诊和肠道（腹泻）门诊。同时要设置诸如检验、影像检查、药房、挂号及收费等必要的辅助科室窗口。

为了急诊的高效运行，提高急危重症患者的抢救成功率，可将急诊区或通道划分为以下功能区或通道：① 评诊（普通急诊）区或通道：接诊病情较轻、痛苦程度不高患者的急诊工作区或通道；② 急诊区或通道：接诊可能发展为危及生命，或虽不危及生命但却较痛苦患者的急诊工作区或通道；③ 抢救区或通道：接诊有生命危险的急危重症患者的急诊工作区或通道（绿色通道）。

2. 急诊科的功能和任务

急诊科同其他科室一样也承担着医、教、研三大任务。

（1）医疗　急诊科首要任务是医疗，急诊科收治疾病的范围一般包括：各种急性外伤；突发急性腹痛；突发性高热（$T>38.5$ ℃）；腹泻、呕吐、严重脱水；各类休克；特发咯血、呕血、便血、有内出血征象；临产、流产、突发大量阴道出血；急性心、肺、脑、肝、肾等重要脏器功能衰竭；有抽搐症状或各种原因引起的昏迷；颜面青紫、呼吸困难；耳道、鼻道、咽部、眼内、气道或食道内有异物；眼睛急性疼痛、红肿或急性视力障碍；各种意外伤害，如中毒、中暑、自杀、淹溺、电击伤、烧伤、蛇（虫）咬（蜇）伤；急性尿闭、尿潴留、肾绞痛；慢性病急性发作；急性过敏性疾病；可疑有烈性传染病；其他医生认为符合急诊条件者。

当患者被送到急诊科后，首诊医师应迅速检查病情，提出相应的检查项目，并给予积极抢救、治疗。一旦病情平稳应及时分流，病情较重或诊断不清者，应留诊观察，或收入专科病房，或转入 EICU 继续进行抢救。

（2）教学　急诊科也要承担教学任务，在常规医疗工作的同时要负责专科医生、轮转医生、进修医生、实习医生及各级各类护士的培训。目前，我国许多医学院校开设了急诊医学课程，1987 年全国第一个急诊医学专业硕士点在中国协和医科大学成立，之后国内不少医学院校也相继建立急诊医学硕士点。2000 年，徐州医学院在全国率先招收急救专业方向的本科生（挂靠在麻醉学系），此后，国内多所院校开始招收急诊或急救专业的本专科学生，培养专业的急诊急救医学人才，逐步进入正常化阶段。

（3）科研　急诊医学是一门新兴的学科，需要进一步研究的内容也很多，如心肺脑复苏术、休克、急性呼吸窘迫综合征（ARDS）、多脏器功能不全综合征（MODS）、中毒、创伤救治等，通过深入研究进一步探索其规律、机制等，不断提高急诊质量。同时，创造良好的科研环境，建立高质量的急诊专业队伍已成为目前急诊科发展的重要一环。

3. 急诊护士应掌握的技术和技能

(1) 掌握急诊护理工作内容及流程,掌握急诊分诊流程。

(2) 掌握医院感染预防与控制原则。

(3) 掌握常见危重症的急救护理及创伤患者的急救护理。

(4) 掌握急诊危重症患者的监护技术及急救护理操作技术。

(5) 掌握急诊各种抢救设备、物品及药品的应用和管理。

(6) 掌握急诊患者心理护理要点及沟通技巧。

(7) 掌握突发事件和群体伤的急诊急救配合、协调和管理。

(三) ICU

1. ICU 概述

ICU 在我国被称为加强治疗科或加强监护病房,是将危重患者集中管理的病室,其宗旨是为急危重伤病员提供高技术、高质量的医疗服务;其手段是运用先进的监测技术对患者生命功能进行连续、定量、实时的监测,以便及时准确地做出诊断(判断),采取积极的治疗措施。多年来的实践表明,ICU 的建立显著提高了急危重症患者的治愈率,降低了各种并发症的发生率和死亡率。运行规范的 ICU 有以下三个重要内涵:

(1) 训练有素的医师和护士 ICU 的医护人员必须有特殊的培训和严格的考核。在国外,医生需 5 年以上的临床工作实践,并经国家 ICU 考试中心严格考核获取 ICU 医生资格,才能从事 ICU 专职工作,在工作以后还需接受定期的培训、进修及续聘考核。没有获取 ICU 考试中心认可的任何其他专业医生都不能专职从事 ICU 工作。在 ICU 病房工作的护士承担着繁重而复杂的临床业务,是危重患者的直接接触者,有很多重要患者信息来源于护士的监测观察。因此,对 ICU 护士也有着同样的高标准要求,要具备多种专科的医疗护理基本知识,掌握多种现代化监测、治疗仪器的使用,并有较强的分析解决问题的能力。国外,护士需要在毕业后经多科实践方能得到 ICU 护士注册证书,并且还要接受定期培训、进修、考核。

我国 ICU 在近 10 年来才有较快发展,目前国家尚未能进行正规有效的管理(没有准入限制),国内 ICU 医护人员主要来自临床各专业科室,仅经过简单的培训、进修后,即可专职从事 ICU 的医护工作。这是我国 ICU 建设发展初期难以避免的问题,随着 ICU 的普及和发展,探索适合我国 ICU 模式的人才培养及考核方式是刻不容缓的任务。

一般 ICU 人员按床位与医师比为 1∶2,床位与护士比为 1∶3(或 1∶4)的标准配置。

(2) 优良的治疗环境和先进的监测设备 ICU 为一独立的医疗单位,其基本模式分为综合性 ICU 和专科性 ICU 两类。ICU 床位的设置应以占医院总床位数的 1%～2%为最合理,否则容易造成资源的浪费。按 ICU 的建设标准,每张病床占地面积应达到 15～20 m^2。

ICU病房需有独立的通风或空气净化装置(达到层流净化标准)、中心供氧装置、中心负压吸引装置等医疗辅助设施。

标准的ICU应有高质量的监测系统,包括各种型号的多功能床边监测仪、中心监测站,可对患者的心率、心脏节律、有创或无创血压、血氧饱和度、呼吸频率、体温、呼气末二氧化碳分压等进行常规床边监测,还可根据临床需要对中心静脉压、肺动脉压、心房压、肺毛细血管楔压、心排量、心排指数等进行监测。

(3) 对重要器官功能进行紧急或延续性支持治疗　ICU应具有先进的、对重要器官进行支持治疗的仪器及辅助设备,可以对重要脏器功能障碍或衰竭的患者给予人工支持治疗。

2. ICU收治范围

ICU的收治对象主要是那些有生命危险的,并需要密切观察和及时抢救的急危重症患者,包括由于疾病或创伤所引起的危及生命的单个或多个器官急性功能不全或衰竭,或需要给予延续支持治疗及针对病因积极治疗的高危患者。具体有:① 急性可逆性疾病,对于这类患者,ICU可以明确有效地降低死亡率,疗效肯定。② 高危患者,如患有潜在危险的基础疾病(冠心病)、因其他原因需要进行创伤性治疗的患者,ICU可以有效地预防和治疗并发症,减少医疗费用,有一定效益。③ 慢性疾病的急性加重期,ICU可以帮助这类患者度过急性期,以期望患者回到原来慢性疾病的状态。对于这类患者,ICU可能有一定的效益。④ 急慢性疾病的不可逆性恶化,如大出血但无法有效止血、恶性肿瘤患者的临终状态等。ICU无法给予这类患者有效的帮助,所以,这类患者不是ICU的收治对象。

第四节　急诊护理评估和护理分级

【概述】

急诊护理评估,亦称急诊患者评估,是常规收集患者主观和客观信息的过程。系统的急诊护理评估方法对立即识别危及生命的状况,判断疾病或损伤的症状以及决定就诊救治级别至关重要。

【急诊护理评估】

分两个阶段:初级评估和次级评估。

(一) 初级评估

初级评估的主要目的是快速识别有生命危险需要立即抢救的患者。

评估内容包括：

1. 气道及颈椎(A: airway patency with simultaneous cervical spine protection for trauma patient)

检查患者能否说话、发音是否正常以及发音与年龄是否相符合，判断气道是否通畅。观察有无可能造成气道阻塞的原因，如：舌后坠、口腔异物、呕吐物、咽喉肿胀等。如果气道部分或完全阻塞，应立即将患者分诊送入抢救室，开放气道，保持呼吸道通畅。考虑颈部损伤的患者，必须对颈椎予以制动。

2. 呼吸功能(B: breathing effectiveness)

检查患者是否有自主呼吸、呼吸是否正常、胸廓有无起伏、两侧胸廓起伏是否对称。查看呼吸频率、节律和深度以及皮肤颜色、颈静脉充盈度、气管位置、软组织和胸骨完整程度，听诊呼吸音是否存在或减弱。

3. 循环功能(C: circulation effectiveness)

检查有无脉搏、脉搏是否正常、每分钟脉搏次数、脉搏强弱、节律(规则/不规则)、外出血情况、毛细血管充盈时间、皮肤颜色(红润/苍白/黄/青紫)和湿度(干/湿)以及温度(冷/暖/热)，测量血压，判断循环功能情况。

4. 神志状况(D: disability)

评估患者是否清醒，可应用清、声、痛、否(AVPU)简单快速评估其清醒程度。如患者意识不清，可应用格拉斯哥昏迷评分法，进一步评估患者的意识状态。对意识不清的患者应分诊送至抢救室，同时保持气道通畅，维持循环功能，密切观察病情变化。分诊过程中要加强对患者的安全措施，防止发生坠床等不良事件。

5. 暴露患者/环境控制(E: exposure/environment control)

评估时可移除患者的衣物以评估和识别任何潜在的疾病或损伤症状，注意给予患者保暖和保护其隐私。

(二) 次级评估

次级评估的目的是识别疾病与损伤的指征，评估内容包括：

1. 问诊

问诊时应与患者有适当的目光接触，以示尊重。问诊前，先称呼患者，后介绍自己，如有陪诊者，亦应打招呼，留意其与患者的关系。尽量用开放的问题问诊，但如果求诊者答非所问则需用引导性的问题进行提问，缩小范围，有效控制时间。要尊重患者的隐私和秘密。交谈时避免应用医学术语，注意患者用词，细致记录。

2. 测量生命体征

包括体温、脉搏、呼吸、血压、血氧饱和度，这是反映患者当前生理状况的重要指标，应按照患者需要进行测量。生命体征的测量可在次级护理评估之前进行，特别是同时救治危重或受伤患者的时候。

3. 重点评估

重点评估的内容主要是采集病史和“从头到足”的系统检查。

重点评估包括：精神、脑、眼、耳、鼻、喉、心脏、胸肺、胃肠、泌尿系统、生殖系统、骨骼与肌肉等各个方面。

不同的病变可能具有相同的症状，分诊护士需要结合患者主诉、生命体征与检查所见，必要时应用其他检查结果，进行综合分析和判断。

（三）急诊分诊评估方法

分诊护士要对患者强调的症状和体征进行分析，但不宜做诊断。除注意患者主诉外，还要用眼、耳、鼻、手进行辅助分析和判断，并养成一种观察的习惯。

1. 望

用眼去观察，主诉的症状表现程度如何，还有哪些症状患者未提到。观察患者的面色，有无苍白、发绀，有无颈静脉怒张等。

2. 闻

用鼻去闻患者是否有异样的呼吸气味，如酒精味、呼吸的酸味，以及是否有化脓性伤口的气味等其他特殊气味。

3. 听

用耳去听患者的呼吸、咳嗽，有无异常杂音或短促呼吸。

4. 问

了解既往史和现病史，通过询问患者、家属或其他知情人，了解发病的经过及当前的病情，这对正确的分诊及处理有很重要的作用。运用诱导问诊的技巧，短时间内（一般要求5 min内）获得比较详细的有关病情资料。

5. 触

用手去摸，测脉搏，了解心率、心律及周围血管充盈度。可以探知皮温、毛细血管充盈度。触疼痛部位，了解涉及范围和程度。

6. 查

分诊护士接诊后，为了准确地分科，可运用一些简单的护理体检工具，做必要的护理体检。首先观察患者的神志、精神状态，查看各种反射存在的情况，如瞳孔变化、光反应，测量血压、脉搏、呼吸、体温等。经过必要的护理体检，初步判断患者的疾病病种，然后转到相应的科室，如果病情复杂，难以立即确定科别的，先由初诊科室或护士进行处理。

【护理分级】

前卫生部公布的《急诊患者病情分级试点指导原则(征求意见稿)》拟将急诊科从功能结构上分为红、黄、绿“三区”,将患者的病情分为“四级”(表1-1),从而提高急诊患者分诊准确率,保障急诊患者医疗安全。

征求意见稿提出,急诊患者病情的严重程度决定患者就诊及处置的优先次序。急诊患者病情分级不仅仅是给患者排序,还要分流患者,使患者在合适的时间去合适的区域,以获得恰当的诊疗。

表1-1　急诊病情分级标准

级别	标准	
	病情严重程度	需要急诊医疗资源数量
1级	A濒危患者	—
2级	B危重患者	—
3级	C急症患者	≥2个
4级	D非急症患者	0～1个

注:“需要急诊医疗资源数量”是急诊患者病情分级补充依据,如临床判断患者为“非急症患者”(D级),但患者病情复杂,需要占用2个或2个以上急诊医疗资源,则患者病情分级定为3级。即3级患者包括:急症患者和需要急诊医疗资源≥2个的“非急症患者”;4级患者指“非急症患者”,且所需急诊医疗资源≤1个。

(一)1级:濒危患者

指病情可能随时危及患者生命,需立即采取挽救生命的干预措施,急诊科应合理分配人力和医疗资源进行抢救。临床上出现下列情况要考虑为濒危患者:气管插管患者、无呼吸或无脉搏患者、急性意识障碍患者以及其他需要采取挽救生命干预措施的患者。这类患者应立即送入急诊抢救室。

(二)2级:危重患者

指病情有可能在短时间内进展至1级,或可能导致严重致残者,应尽快安排接诊,并给予患者相应处置及治疗。患者来诊时呼吸循环状况尚稳定,但其症状的严重性需要很早就引起重视,患者有可能发展为1级,如急性意识模糊或定向力障碍、复合伤、心绞痛等。急诊科需要立即给这类患者提供平车和必要的监护设备。严重影响患者自身舒适感的主诉,如严重疼痛(疼痛评分≥7/10),也属于该级别。

(三)3级:急症患者

指患者目前明确没有在短时间内危及生命或严重致残的征象,应在一定的时间段内安排患者就诊。患者病情进展为严重疾病和出现严重并发症的可能性很低，也无严重不适反应，但需要急诊处理缓解患者症状。在留观和候诊过程中出现生命体征异常者，病情分级应考虑上调一级。

(四) 4级：非急症患者

指患者目前没有急性发病症状，无或很少不适主诉，且临床判断需要很少急诊医疗资源(≤1个)的患者。如需要急诊医疗资源≥2个，病情分级上调一级，定为3级。

急诊诊治区域分为三大区域：红区、黄区和绿区。红区即抢救监护区，适用于1级和2级患者处置。黄区即密切观察诊疗区，适用于3级患者，原则上按照时间顺序处置患者，当出现病情变化或分诊护士认为有必要时可考虑提前诊治，病情恶化的患者应被立即送入红区。绿区即4级患者诊疗区。

第五节 灾难护理

【概述】

2002年世界卫生组织(World Health Organization，WHO)将灾难(disaster)界定为“一个对社区或社会功能的严重损害，包括人员、物资、经济或环境的损失和影响，这些影响超过了受灾社区或社会应用本身资源应对的能力”。该定义强调了不管是自然灾害还是人为事件，其破坏的严重性超过了受灾地区本地资源所能应对的限度，需要国内或国际的外部援助以应对这些后果，而一般本地可以应对的突发事件则不属于灾难的范畴。

在法律法规等政府公文中常用“突发公共事件”来代表与灾难相似的事件，其定义是“突然发生，造成或者可能造成重大人员伤亡、财产损失、生态环境破坏和严重社会危害，危及公共安全的紧急事件”。按照社会危害程度、影响范围等因素，可将其分为特别重大、重大、较大和一般四个等级。特别重大突发事件往往会造成大量的人员伤亡，其规模远远超出当地现场急救、转运和医院的处理能力，使得现有的医疗卫生资源无法满足突发事件紧急医学救援的需求。特别重大突发事件多见于各种灾难，也常见于各类传染病暴发、交通事故、危化品爆炸、恐怖袭击和战争等事件中，这些事件共同的特点是造成大量的人员伤亡，并且其规模超出当地卫生资源的应对能力，例如：2003年“非典”、2008年汶川地震、2010年玉树地震、2013年芦山地震、2015年天津港爆炸、2016年盐城龙卷风、2019年新冠疫情等。

【灾难的分类】

（一）按发生原因分类

1. 自然灾难

包括地震、火山爆发、山体滑坡、海啸、热带风暴、龙卷风、洪水、森林火灾、干旱、沙尘暴等。

2. 人为灾难

包括建筑火灾、爆炸、交通事故、工伤事故等所致灾难，卫生灾难，矿山灾难，科技事故灾难，以及战争及恐怖袭击所致灾难等。

（二）按发生顺序分类

许多自然灾难，特别是等级高、强度大的自然灾难发生以后，常常诱发出一连串的其他灾难接连发生，这种现象叫灾难链。

1. 原生灾难

灾难链中最早发生的起主导作用的灾难，如地震、洪水等。

2. 次生灾难

由原生灾难所诱导出来的灾难，如地震后建筑物工程设施被破坏引起的火灾、有毒气体泄漏等。

3. 衍生灾难

灾难发生之后，破坏人类生存的和谐条件，由此诱导出一系列其他灾难，如地震后发生的停产、通讯交通破坏、社会恐慌等。

（三）按发生方式分类

灾难形成的过程有长有短，有缓有急。

1. 突发灾难

突然发生、难以预测，造成巨大危害的灾难，如地震、火山爆发等。

2. 渐变灾难

发生缓慢，在致灾因素长期发展的情况下，逐渐显现成灾难，如土地沙漠化、水土流失等。

【灾难医疗救援准备】

（一）灾难医学救援队伍建设

灾难医学救援一般实行分级救护，即把参与救援的医疗机构按照规模大小、技术水平高低和救治疾病类别分为三个等级，从低级到高级依次配置医疗资源，并与后方医院相结合，将伤员经现场（一级救护机构）抢救后，转送至第二、第三级救护机构或后方医院进一步治疗，使医疗救护资源得到更合理的利用。

1. 一级救护机构

又称现场急救分队，一般不超过10人，通常由护士和急诊科医生或全科医生组成，部署在灾难现场，分为搜救小组和急救小组。搜救小组协同专业救援人员开展工作，急救小组在现场伤病员集中点或急救站开展工作。主要任务包括发现伤员、评估现场风险、制定营救计划、及时给予生命支持，安全转运伤员至二级救治机构。

2. 二级救护机构

又称医疗救援队，一般在10～60人之间，通常从技术力量强、医疗设备完善的医疗机构抽组急诊科和内外科专业医护人员，部署在灾难现场附近或附近乡镇以上医院。主要任务是对转运来的伤员进行紧急救治或进一步治疗，留治已有或疑似特殊感染的伤员、轻伤及暂不宜转送的危重伤员，留观伤员一般不超过72 h，对需要专科治疗或需较长时间恢复的伤员，转至三级救护机构或后方医院。

3. 三级救护机构

即移动医院模式，一般在60人以上，通常由后方医院承担，或由技术全面、设备完善的大型医疗机构抽组能够完成综合治疗或专科治疗任务为主的医护人员构成，部署在远离灾区的安全地带，一般独立展开工作，对危重伤员进行救护，直至痊愈出院。

4. 专科手术队

一支担负手术治疗支援保障任务的机动力量，一般从三甲医院外科、麻醉科医生和护士抽组，人员编制在7～10人，可帮助三级救护机构完成手术治疗任务，也可直接奔赴灾区一线，帮助一级救护机构的临时医疗站点实施手术治疗。

5. 专科疾病援助队

一支针对灾区各种突发专科疾病开展防治和援助工作的机动力量，一般从三甲医院专业人员抽取，加强到三级救护机构，如传染病防治援助队、心理救援队、核生化救援队等。

6. 后方医院

当灾难造成特、重大人员伤亡，附近医院难以承担救治工作时，特殊、疑难、危重伤员需要送往后方专科医院实施治疗，则启动后方医院工作。后方医院通常由距事发地较远的大型医疗机构承担，主要任务是接收突发事件地域后转的伤员，对伤病员实施专科治疗和护理，实施大、中型功能恢复性手术，对治疗终结的伤员做出残情鉴定，对前方救护机构实施技术支援和指导。

（二）灾难护理救援

1. 灾难护理的特点

（1）工作量大　灾难的发生是突发性的，当灾难发生后，就会出现大量的或轻或重的受伤人员。而急诊护士面对这种情况，需要有扎实且全面的专业知识和应对能力。灾难发生后，灾民会发生任何疾病，有可能是轻微擦伤，也有可能需要截肢，这就需要急诊护士用全面性的专业知识去诊断并做出专业治疗。

面对灾难发生，急诊护士的工作量也是非常大的，大量的伤员需要护士紧急救援。例如地震后的“黄金七十二小时”，急诊护士需要在这个时间段内高效率地去救治伤员，来降低灾后灾民的死亡率，这非常考验急诊护士的体力与耐力。所以在培养灾后急诊护士时，除了培养其过硬的专业知识外，还要注重培养急诊护士的体力与耐力。

（2）工作艰辛　在面对灾后救援时，不仅工作环境艰辛，还需要急诊人员有着良好的心理承受能力。在面对大量的刚失去亲人和家园的伤员时，急诊人员也会情绪低落，尤其是在伤员众多，不知道应该先救谁或者在救治伤员没有成功时，急诊护士心理极其容易出现愧疚感和不安感。这对急诊护士的心理承受力是个非常大的考验。所以在灾难护理时，急诊护士不仅要倾尽所有去救助受伤人员，还要尽量调整自己的心理状态不受影响。

（3）灾难护理人员培养的困难　在自然灾害发生后，会导致大量人员伤亡。灾难现场不同于医院，医院中有各科各室，有非常专业的专家和护士，但现场我们难以判断受伤人员的伤情，不能把医院中的所有医生都拉到受灾区，这就需要急诊护士拥有全面的灾难护理专业知识。

2. 灾难医学救援护士的教育和培训

（1）重视在职护士的灾难护理继续教育　目前在职的多数护士在院校期间未接受过系统的灾难救援相关知识和技能训练，因此有必要对其开展各种形式的灾难护理知识与技能培训，可采用面授或在线学习等教学方式。通过在职的继续教育，传授与灾难医疗救援有关的护理学知识和技能，提升普通护士灾难应急救援的能力，当灾情发生时，可以更好地实施护理。

（2）开展灾难护理学的基础教育　可在护理本科教育层次增设“灾难护理学”或相关课程，或者强化不同课程中与灾难护理有关的内容教学，使护理本科生在毕业时已具备灾难护理的基本理论、知识和技能，为其进入临床工作岗位后进一步强化灾难护理的能力提供扎实的理论基础。

(3) 强化灾难医疗救援模拟演练　可学习国外先进方法,结合各地实际情况制订灾难医学救援应急预案,按照预案每年进行规范的模拟演练。在演练中检验预案,发现并解决问题。护士通过参与模拟演练,熟悉灾难医疗救援时各种工作流程,明确灾难发生时的工作内容,强化灾难护理技术和快速反应能力,从而提高对灾难的应急救护能力。也可以通过计算机模拟系统或桌上演练等方法代替场景模拟训练,研究发现,此类模拟演练亦可提高参与者实际操作能力。

(4) 发展应急救治队伍,培养专业的救治人员　为了提高突发事件和灾害的救治效率,要扩大紧急救治的队伍,可以通过自愿报名并进行综合选拔的方式,选取思想品德高尚、身体素质好的人员进行专业的救治培训,提高紧急救治整体队伍的综合水平。

(5) 强化心理救援知识培训　心理救援在突发事件和灾害中的救治起到至关重要的作用,为了强化护士心理救援知识,可以定期举办各种心理救援知识培训讲座,利用现代化教学手段,使各地区的护士均可以接受心理救援知识的学习。加强护士的沟通和表达能力,可以帮助灾区的患者度过心理应激期,重返社会,对未来充满希望。

(三) 灾难医学救援中护士的职责及素质要求

1. 灾难医学救援中护士的职责

(1) 灾害前护士的职责

① 开展备灾的培训:为提高护士在灾害中的救护能力,可以开展灾害医学护理教育,普及灾害医学的救助知识,利用现代化教学手段,实施远程灾害教育,使世界各地的医护人员均可接受医学的教育,促进医护人员对预防灾害知识的掌握。一旦地方出现灾情,医护人员均可以为当地的灾民进行紧急救治。

② 制定应对突发事件和灾害的方案和计划:由于我国护士很少或者没有参与突发事件的准备和规划,因此不了解应对突发事件和灾害的方案,但是大多数国家认为,护士是突发事件的第一接触者,因此,应该参与整个应对突发事件和灾害的计划和方案的抉择,这样在面对突发事件和灾害时,护士才能沉着冷静地面对,不至于无计可施。

③ 做好应对突发事件和灾害的宣传工作:为了防止面对突发事件和灾害时人们心绪慌乱,可在各社区进行备灾、应灾的教育和演练,灌输预防方法和防隐患于未然的思想。定期举行医疗紧急救治对重大灾害事件的应急演练,组织社区人员进行紧急疏散练习,强化所有人员的安全意识,增加社区人员面对创伤、救治和应急的相关内容辅导,降低死伤率。

(2) 灾害暴发时的护士职责

① 评估暴发的现场情况:到达突发事件现场后,护士首先要配合现场指挥人员对受害者、自身以及救援队伍情况进行综合性的评估,识别暴露的各种生物学、化学性、放射性物质,判断患者是否有重要的传染性疾病等症状,做好相关的预防。

② 救治伤病员:护士到达突发事件现场进行有效评估后要及时对伤病员进行有效的救治,对于灾害导致的伤病员多为成批出现,具有数量大、病情复杂的特点。因此,护士要寻找伤病员并予以现场急救,若救治条件较差,要以抢救患者生命为主,对伤病员行心肺复苏、止血等常规的救护工作。此外,护士还要做好软组织损伤的清创处理、包扎及固定等。

③ 伤病员的安全转移:根据患者的具体情况制定救治的程序,对于有生命危险的伤病员要现场立刻急救,对于病情严重的可以优先救治,对于病情轻微的伤员可以进行妥善处理,所有伤病员在得到急救后需要转送到医疗机构进行进一步的救治。在转送过程中,护士要密切观察伤病员的病情变化,监测其生命体征变化,建立静脉通道,保证伤病员可以安全地转移到医疗机构,降低途中的危险性。

④ 为弱势人群提供相应的照顾:对于在突发事件和灾害中的弱势群体,如老人、孕妇、新生儿等,护士要予以相应的照顾。如为老年人进行相应的检查,及时予以安慰;为孕妇和新生儿提供日常的生活用品;为慢性疾病和精神疾病患者提供灾害护理等。

⑤ 为灾害人群提供心理支持和精神支持:当发生突发事件或者灾害后,对于幸存者而言面对灾难往往很难接受,会出现焦虑、抑郁、恐惧等不良情绪,对前途失去信心,严重的会出现性格改变、行为改变等,因此,护士要及时予以心理支持和精神支持。由于护士在紧急的场面下,多以救治为主,易忽略灾害人群的心理问题,同时面对大量的死亡和伤残者,护士自身也会出现不同程度的心理压力。因此,面对突发事件和灾害时,护士首先要调整好自己的情绪,在此基础上,多予以灾害人员心理和精神上的安慰和鼓励,使灾害人群可以积极地面对,消除其悲观心理。

⑥ 做好管理和协调工作:当护士到达现场后,要应用应急设备向相关部门报告灾情,记录突发事件,并及时予以评估和救治,为政府部门对灾害后的相关政策提供依据。灾害发生后,会有大量的志愿者和当地的护理人员帮助抢救,此时,护士要做好协调工作,使各部门相互支持,相互配合,提高救治效果。

⑦ 做好公共卫生安全的保障工作:由于灾害易引起各种感染性疾病和传染性疾病的发生,因此,卫生防疫工作尤其重要。作为护士要监管好灾区人员的饮用水、食物的质量监测,在灾害区设立临时的疫苗接种,防止灾害后的大疫发生。

(3) 灾害后护士职责

① 为伤、残者提供护理:在灾害后,护士可以帮助该地区的医院进行重建,参与到该地区住院伤病员的治疗中,为其提供护理服务。

② 为灾害地区人群提供社会支持:灾害后,要及时予以灾区人群心理和社会的支持,消除灾区人们焦虑、悲观的情绪,予以特殊人群相关的照顾,寻求社会帮助为灾区人群重建家园。

2. 灾难医学救援中护士的素质要求

(1) 丰富的专业知识储备　护士在平时工作中应熟悉灾难相关社科知识,掌握灾难护理学基础知识，并能够制定和应用灾难应急预案。

(2) 良好的心理应激能力　灾难救援在短时间内会直面大量死亡和伤残者，以及各种随时可能再次发生的危险事件，要求护士对灾难救援有积极的认识，具有较强的自我心理调适能力和寻求社会支持能力等。

(3) 较强的应急处置能力　灾难护理不同于院内护理，各种状况突发多变，医疗条件有限，这就要求护士应具备较强的应急处置能力，包括熟练掌握现场急救技术、检伤分类技术、转运救护技术，并具有较强的自我防护能力，反应迅速，应变决策能力强。

(4) 一定的心理干预能力　参与灾难救援的护士不仅要能调节好自身心理状态，而且能够识别受灾人员以及救援人员发生的各种心理问题，合理运用各种心理干预方法对其实施心理护理。

(5) 过硬的个人基本素质　灾难救援环境恶劣，工作超负荷，常与其他学科人员合作救援，有时还面临生命威胁。这就要求护士必须具备高尚的道德品质、无私的奉献精神、强健的体魄、充沛的精力、较强的沟通协作能力和组织管理能力。

【灾难现场医学救护】

灾难现场的医学救护是指在现场、临时医疗场所等医院之外的环境中，针对灾难所致人员伤害实施的救援，包括搜救、检伤分类、现场急救、伤病员转运及灾难恢复过程中的防疫等医学救援技术。

（一）检伤分类的概念

检伤分类是指根据患者需要得到医疗救援的紧迫性和救治的可能性决定哪些人优先治疗的方法，可分为急救伤员分类、ICU 伤员分类、突发事故伤员分类、战场伤员分类、大规模伤员分类。

（二）检伤分类的原则

1. 简单快速原则

平均每名伤病员分类时间≤1 min。

2. 分类分级原则

灵活掌握分类标准，先重后轻、合理调配。

3. 救命优先原则

灾难现场检伤分类一般不包括伤病员的治疗，但当出现气道梗阻等危及生命情况，且简单手法即可缓解伤病员的紧急状况时，则先救后分或边救边分。

4. 自主决策原则

检伤人员有权根据现场需要和可利用资源等情况，自主决定伤员流向和医学处置类型。

5. 重复检伤的原则

医护人员应每隔一段时间再次对伤病员进行伤情评估。

6. 公平有效原则

为尽可能挽救更多的伤病员，兼顾公平性和有效性是现场检伤分类的基本伦理原则。

（三）检伤分类的标志

在灾难现场通常以颜色醒目的卡片或胶带表示伤病员的分类，一般采用红、黄、绿、黑四色系统。

1. 红色

代表危重伤，第一优先。伤情非常紧急，危及生命，生命体征不稳定，需立即给予基本生命支持，并在1 h内转运到确定性医疗单位救治。

2. 黄色

代表中重伤，第二优先。生命体征稳定的严重损伤，有潜在危险。此类伤病员应急救后再送医疗单位，在4～6 h内得到有效治疗。

3. 绿色

代表轻伤，第三优先。不紧急，能行走的伤病员，较小的损伤，可能不需要立即入院治疗。

4. 黑色

代表致命伤，指已死亡、没有生还可能性、治疗为时已晚的伤病员。

（四）伤病员的安置

伤病员在检伤分类区经伤病情评估和分类后，安置于伤病员治疗区。治疗区一般设在比较安全的建筑物或帐篷内。如果伤病员人数不多，治疗区可与检伤分类区合并，以减少对伤病员的搬动。如果人数较多，则应将治疗区独立设置，以免互相干扰。如果人数众多，则需将治疗区细分为轻、重和危重区，以提高抢救效率。

（五）伤病员的现场救护

1. 灾难现场救护的原则

对危及生命的伤情，应充分利用现场条件，予以紧急救治，使其稳定或好转，为转送创造条件，尽最大可能确保伤病员的生命安全。

2. 现场救护的范围

① 对心搏骤停者,立即开放气道,看呼吸心跳是否恢复,如仍未恢复且资源允许,行心肺复苏术。② 对昏迷者,安置合适体位,保持呼吸道通畅,防窒息。③ 对张力性气胸者,用带有单向引流管的粗针头穿刺排气。④ 对有活动性出血者,采取有效止血措施。⑤ 对有伤口者行有效包扎,对疑有骨折者进行临时固定,对肠膨出、脑膨出者行保护性包扎,对开放性气胸者行封闭包扎。⑥ 对休克或有休克先兆者行抗休克治疗。⑦ 对有明显疼痛者,给予止痛药。⑧ 对大面积烧伤者,给予创面保护。⑨ 对伤口污染严重者,给予抗菌药物,防止感染。⑩ 对中毒者,及时注射解毒药或给予排毒处理。

(六) 伤病员的转送护理

1. 转送指征

(1) 转送指征　符合以下条件之一者可转送:① 伤情需要,现场不能提供确定治疗或处理后出现并发症者。② 伤病员或家属要求,仔细评估后确认伤病员不会因搬动和转送而使伤情恶化甚至危及生命。

(2) 暂缓转送指征　有以下情况之一者应暂缓转送:① 休克未纠正,血流动力学不稳定者。② 颅脑外伤疑有颅内高压,可能发生脑疝者。③ 颈髓损伤有呼吸功能障碍者。④ 胸、腹部损伤后伤情不稳定,随时有生命危险者。⑤ 被转送人员或家属依从性差。

2. 转送注意事项

① 转送顺序:危及生命需立即治疗的严重创伤者→需急诊救治可能有生命危险者→需要医学观察的非急性损伤者→不需要医疗帮助或现场已死亡者。② 保持通讯畅通:转送方与接收方及时沟通,了解转送及接收要求和注意事项,并保持联系。③ 转送安全性评估:转送前再次全面评估并记录气道、呼吸、心率、脉搏、氧饱和度和血压以及神经系统检查结果等,确保转送安全。④ 知情同意:向患者及家属交代病情,告知转送的必要性和途中可能的风险,征得同意并签字后实施转送。

3. 转送途中护理要点

(1) 担架转送伤病员的护理　① 安置合理体位:一般取平卧位,如有特殊伤情,可根据病情采取不同体位。② 防止坠床:妥善系好固定带,行进过程中保持担架平稳,防止颠簸,防止伤病员从担架上跌落。③ 舒适护理:注意保暖、防雨、防暑。④ 加强病情观察:应使伤病员的头部在后、足部在前,方便病情观察,发现变化,及时处理。

(2) 卫生车辆转送伤病员的护理　① 准备车辆和器材:对汽车或列车车厢统一编号,备好各种物资、器械、药材、护理用具和医疗文件等。② 伤病员的准备:根据伤病情及有无晕车史等,遵医嘱给予止痛、止血、镇静、防晕车等药物。③ 妥善安排登车:将出血、骨折、截瘫、昏迷等重伤员安排在下铺,每台车或每节车厢安排1～2名轻伤员,协助观察和照顾重伤员。④ 安置合理体位,防坠床。⑤ 加强病情观察,保证途中治疗。⑥ 下车时的护理:安排危重伤病员先下车,清点伤员总数,了解重伤员,做好交接。

(3) 卫生船转送伤病员的护理 ① 防晕船:晕船者预先口服茶苯海明(乘晕宁)。② 防窒息:有昏迷、晕船呕吐者头转向一侧,随时清除呕吐物。③ 妥善固定:使用固定带将伤病员固定于舱位上。④ 保持自身平衡,妥善实施护理操作。⑤ 病情观察及其他护理措施:同陆路转送的护理。

(4) 空运伤病员的护理 ① 合理安放伤病员的位置:大型运输机中伤病员可横放两排,中间留出过道,休克者应头部朝向机尾。若为直升机,伤病员应从上至下逐层安置担架,重伤员应安置在最下层。② 加强呼吸道护理:空中温度和湿度均较低,对气管切开者应用雾化器、加湿器等湿化空气,或者定时向气管内滴入等渗盐水。对使用气管插管者,应减少气囊中注入的空气量,或者改用盐水充填,以免在高空中气囊过度膨胀压迫气管黏膜造成缺血性坏死。③ 特殊伤情的护理:外伤致脑脊液漏者,因气压低漏出量会增加,需用多层无菌纱布保护,及时更换敷料,预防逆行感染。中等以上气胸或开放性气胸者,空运前应反复抽气,或做好胸腔闭式引流,使气体减少至最低限度。④ 其他护理工作同陆路转送的护理。

【灾难的心理危机干预】

突发灾难不仅严重影响了人们的生命和财产安全,还严重威胁着人们的精神心理健康。灾难可以给每位见证灾难的人员造成异乎寻常的痛苦与心理创伤,许多人明显表现出情绪、认知及行为上的异常改变,甚至产生意志失控、情感紊乱等心理危机状态。

(一) 灾难心理危机的表现

1. 心理危机的一般表现

(1) 情绪反应

① 焦虑:是当事人在预期发生危险或不良后果时所表现出的紧张与担心等情绪状态,为最常见的心理应激反应,可表现为坐立不安、双手震颤、出汗、脉搏增快、呼吸加深、血压升高、腹泻或便秘、尿频尿急等症状。

② 恐惧:是当事人企图摆脱已知危险的逃避情绪,可出现恶心、呕吐等生理反应。

③ 抑郁:是一组以情绪低落为特点的情绪体验,可表现为:Ⅰ. 悲观、失望、无助、绝望;Ⅱ. 自信心下降、自我消极,严重者甚至自杀;Ⅲ. 睡眠障碍、食欲缺乏、性欲减退等;Ⅳ. 活动水平下降,在社交及工作中退缩。

④ 愤怒:是人们在追求某一目标过程中,针对存在的障碍而产生的情绪体验,表现为冲动、易激惹、不服从管理等特征。

(2) 认知反应 灾难见证人员在认知方面主要表现为感知混乱、思维迟钝、语言混乱、注意力不集中、自控力下降、决断力下降等特点。

(3) 行为反应　个体在应激时所表现的行为反应具有差异性,可出现敌对与攻击、无助与自怜、冷漠、病态固执、逃避与回避及物质滥用。

2. 急性应激障碍

急性应激障碍(Acute Stress Disorder,ASD)是一种创伤性事件的强烈刺激引发的一过性精神障碍。多数患者在受到刺激后立即(1 h内)发病,表现为强烈恐惧体验的精神运动性兴奋,行为有一定的盲目性,或精神运动性抑制,甚至木僵。ASD的主要临床表现为:① 意识障碍,如定向力障碍、注意力下降、自言自语、表情紧张、恐惧、语言理解困难。② 精神障碍,如激越、谵妄、癔症等。应激源消除后,症状可在一周内恢复,预后良好。灾难后,ASD发病率较高,如处理不当,20%～50%的人可转为创伤后应激障碍。

3. 创伤后应激障碍

创伤后应激障碍(Post Traumatic Stress Disorder,PTSD)是指由于异乎寻常的威胁或灾难性应激事件所致延迟出现(遭受创伤后数日至数月出现)或长期出现(病程可达数年,甚至持续多年不愈)的心理障碍。经历创伤性应激事件是PTSD最直接的原因,但不是所有经历创伤性应激事件的人都会发生PTSD,目前认为其发生与个体的一些心理社会易感因素有关。研究发现,PTSD的发生与体内神经内分泌异常有关。PTSD的主要临床表现为反复重现创伤体验、控制不住地反复回想创伤经历或持续性回避对以往创伤经历的回忆,持续性的过度觉醒或警觉、失眠易惊醒,社会功能受损。不同创伤事件后的PTSD发病率不同,交通事故、水灾、火灾、地震等受害者PTSD的发病率为18.8%～38.27%,而大爆炸事件的受害者PTSD发病率高达78.6%。

(二) 灾难伤员的心理危机护理干预

1. 灾难救援中的心理危机评估

(1) 急性期评估　指灾难后约1个月。这个时期幸存者完成生命救助,生命安全得到基本保证,但心理处于混乱、沮丧、绝望,产生各种应激反应的时期。急性期的心理评估主要是针对幸存者当前需求和担忧收集信息,识别风险因素,筛查识别心理危机高危人群。

(2) 恢复期评估　通常着眼于灾难后3个月、6个月、1年和2年。这个时期的心理评估主要是在了解受灾人群整体心理健康状况的基础上,对PTSD、适应障碍、抑郁等心理障碍进行评估诊断,并在不同时间点上进行阶段性随访评估,检验心理干预的效果,调整心理干预措施。

2. 灾难救援中伤员的心理危机干预

(1) 一般干预　目的是帮助身处灾难性事件中的各类人员,特别是灾难幸存者,减轻因灾难所造成的痛苦,增强其适应性和应对技能,主要包括以下七点。① 接触与介入:通过首次接触建立咨询关系。② 确保安全感：确保干预场所的安全性。③ 稳定情绪：安抚和引导情绪崩溃的幸存者，帮助求助对象理解自己的反应，指导一些基本应对技巧。④ 收集信息：需要收集的信息主要包括灾难的性质和严重程度，家庭成员或朋友的伤亡情况，原有的身心疾病及救治情况，社会支持系统，有无负面情绪和物质、药物滥用情况等。⑤ 实际帮助：从最紧迫的需求着手为求助对象提供帮助，首先满足对物质和身体的需求。⑥ 联系社会支持系统：帮助求助对象尽可能利用即时可用的社会支持资源。⑦ 提供信息支持：包括目前灾难的性质与现状、救助行动的情况、可以获得的服务、灾后常见的应激反应等。

(2) ASD 的干预　应遵循以下原则：① 正常化原则：强调在应激干预活动中的任何想法和情感都是正常的，尽管它们可能是痛苦的。② 协同化原则：强调干预者和当事人双方的积极参与和协同。③ 个性化原则：强调心理干预应个性化。常用的干预方法有认知干预、社会支持及药物治疗。

(3) PTSD 的干预　原则是以帮助患者提高应对技巧和能力，发现和认识其应对资源，尽快摆脱应激状态，恢复心理和生理健康，避免不恰当的应对造成更大损害为主。其干预焦点是帮助危机中的个体认识和矫正因创伤性事件引发的暂时认知、情绪和行为扭曲。干预重点是预防疾病和缓解症状，以心理环境干预为主，药物治疗为辅。常用的心理干预技术有认知技术、创伤稳定技术、认知暴露技术、应激接种训练、自我对话训练等。通常由专业心理咨询师实施。

3. 灾难救援人员心理危机护理干预

在灾难救援工作中，救援人员要接触和处理大量的死伤者，容易出现短期和长期的精神紧张及心理应激。据报道，9%的地震灾难救援人员会出现与其受助者同样严重的症状。在帮助救援人员应对应激时，应调控应对方式，以有效地应对压力，从而度过心理危机期，预防应激相关障碍的发生。

(1) 灾难救援前　在日常工作中，将灾难救援培训纳入专业培训和考核。有研究显示，护理救援人员由于灾难护理训练较少，在面对大规模人员伤亡和复杂的灾难环境时易出现恐惧、惊慌，压力大，无法集中注意力，故应在平日教育中增加护理心理学内容。通过救援前的心理指导，使护理人员可以掌握一些自我调节的方式，增强心理素质，提高心理弹性。

(2) 灾难救援中　① 自我调节：作为救援人员，护理人员应该敏锐地捕捉到自己是否发生了心理危机，及时通过一些方法调节心理失衡，如通过唱歌、呼喊进行合理的宣泄，找一项自己喜欢的运动(如拳击、瑜伽)减压，与同事良好沟通，对自己的情绪进行正向引导。② 社会支持：在灾难救援中，社会支持很重要，尤其是组织支持，保证医疗救助物资及时供应，网络媒体引导正确的舆论方向，给予医疗救助人员精神鼓励。有研究显示，PTSD 患病率和救援人员年龄、经历、性别无关，这需要引起医院管理者的注意，合理安排护理人员的工作时间，关注护理人员的心理变化，为其提供心理疏导和心理援助，慰问一线护理人员，开通心理热线，给护理人员提供倾诉的渠道，提供人文关怀。

(3) 灾难救援后　救援结束后，许多护理人员会出现不同程度的心理变化，如果不及时干预，将会影响之后的生活和工作。干预的基本方法以心理干预为主、药物治疗为辅。

① 心理治疗：研究表明，灾难发生后 24～48 h 是理想的心理干预时间，及时进行心理治疗对于病情缓解有较好的作用。最常用的心理治疗方式——松弛训练，可以帮助护理人员更好地缓解压力。国外还提倡通过团体训练、心理急救(PFA)或创伤风险管理(TRIM)来改善护理人员的心理危机。通过提供社会支持，增强同事之间凝聚力，改善心理危机。认知行为疗法也是一种比较有效的方法，一般由创伤教育、放松训练、想象暴露、现场暴露、认知重构组成，认知疗法可以有效减轻护理人员的心理危机。

② 药物治疗：在心理干预的前提下，也可以应用药物进行辅助治疗，从而使心理治疗产生更好的效果。兴奋表现的患者常用艾司唑仑、劳拉西泮等抗焦虑药物；严重抑郁患者常选用氯丙嗪等抗抑郁药物。随着中医研究越来越多，很多中药和中医技术也被应用于辅助治疗 ASD 和 PTSD。

【参考文献】

[1] 成守珍. 急危重症护理学[M]. 3 版. 北京：人民卫生出版社，2019.

[2] 张波，桂莉. 急危重症护理学. 4 版. 北京：人民卫生出版社，2017.

[3] 中国研究型医院学会卫生应急学专业委员会，中国中西医结合学会灾害医学专业委员会. 灾害事故现场急救与卫生应急处置专家共识(2017)[J]. 中国研究型医院，2017，4(6)：37－49.

[4] 蔚百彦. 实用院前急救学[M]. 2 版. 西安：西安交通大学出版社，2012.

[5] 国家卫生计生委. 全国护理事业发展规划(2016—2020 年).

[6] 中国创伤救治联盟，中华医学会急诊医学分会院前急救学组，北京医师协会院前急救分会. 特重大突发事件医学救援策略专家共识[J]. 中华灾害救援医学，2018，6(1)：1－4.

[7] 范姜珊，商临萍. 灾难救援护理人员心理危机研究进展[J]. 护理研究，2020，34(8)：1420－1422.

第2章 心脏骤停和心肺脑复苏术

第一节 心脏骤停

【概述】

心脏骤停(Sudden Cardiac Arrest,SCA)一般是指患者在心脏相对正常或无全身性严重致命性疾病情况下,心搏突然停止,从而导致有效心泵功能和有效循环突然中止,若不及时处理,会造成脑及全身器官组织的不可逆性损害而导致死亡。心脏骤停是临床上最危重的急症,必须争分夺秒积极抢救。心肺复苏(Cardiopulmonary Resuscitation,CPR),又称为心肺复苏术,是指针对心脏骤停所采取的一切抢救措施,即应用胸外按压形成暂时的人工循环并恢复心脏自主搏动和血液循环,用人工通气代替自主呼吸并恢复自主呼吸,达到促进苏醒和挽救生命的目的。

【病因与诱因】

任何一种疾病或意外均可导致心脏骤停,但一般将其分为两大类,即由心脏本身的病变引起的心源性心脏骤停和由其他因素和病变引起的非心源性心脏骤停。

一、心源性心脏骤停

心血管疾病是心脏骤停最常见且最重要的原因。各种心脏疾病在一定条件下,均有可能发生心脏骤停,其中最常见的是冠心病,约占80%,其他心脏血管疾病约占20%。常见疾病有:

1. 冠状动脉粥样硬化性心脏病

心脏性猝死中最常见的病因:急性心肌缺血、心肌梗死、心脏破裂、附壁血栓形成、心功能不全。

2. 非粥样硬化性冠状动脉病

冠状动脉口狭窄、冠状动脉口栓塞、风湿性冠状动脉炎、冠状动脉结节性多动脉炎、先天性冠状动脉畸形、冠状动脉中层钙化。

3. 主动脉疾病

主动脉粥样硬化性动脉瘤、主动脉夹层、梅毒性主动脉瘤、Marfan氏综合征。

4. 心内膜疾病

感染性心内膜炎、心脏瓣膜病、二尖瓣脱垂。

5. 心肌疾病

原发性心肌疾病，包括肥厚梗阻型心肌病、扩张型心肌病、克山病、孤立性心肌病等；继发性心肌疾病，如病毒性心肌炎、风湿性心肌炎、白喉心肌炎、心肌结节病、心肌淀粉样变。

6. 其他

心脏肿瘤、电生理异常、高血压心脏病、脂肪心、心包疾病。

二、非心源性心脏骤停

1. 严重电解质紊乱和酸碱平衡失调

严重的钾代谢紊乱易导致心律失常的发生，进而引起心脏骤停，如果血清钾＞6.5 mmol/L，可抑制心肌收缩力和心脏自律性，引起心室内传导阻滞，心室自主心律而发生心脏骤停；严重低血钾可引起多源性室早、反复发作的短阵性心动过速、尖端扭转型室性心动过速、心室扑动和颤动；血钠过低和血钙过低可加重高血钾的影响。酸中毒时细胞内钾外移，使血钾增高，也可发生心脏骤停。严重的高血钙症也可导致房室和室内传导阻滞，以致室性心律失常，发生室颤。严重的高镁血症也可引起心脏骤停；低镁血症可以加重低血钾症的影响。

2. 其他因素

(1) 各类急性中毒、药物过量。

(2) 严重创伤、窒息、脑卒中等致呼吸衰竭甚至呼吸停止。

(3) 各种原因的休克、药物过敏反应等。

(4) 手术、治疗操作和麻醉意外等。

(5) 突发意外事件如电击、溺水等。

(6) 高体温、低体温、张力性气胸等。

【病理生理】

心脏呼吸骤停后的病理生理变化非常复杂，不少问题现在尚未完全明了，但基本变化是心脏骤停后引起组织或器官的缺血缺氧。

一、全身性反应

儿茶酚胺释放，外周血管收缩，以保证脑、心等重要器官供血；无氧代谢乳酸增多，引起代谢性酸中毒，换气不足又引起呼吸性酸中毒。此时，机体对儿茶酚胺反应性减弱，外周血管扩张，重要脏器的血流灌注减少。

二、缺血缺氧性器官损害

全身各脏器对缺氧的耐受性不同，对缺氧敏感性的高低排序依次为：脑、心、肝、肾等，而骨骼肌、骨、软骨、结缔组织对缺氧耐受性较高。

1. 缺氧对脑的损害

脑是耗氧大、需能多的器官。正常成人脑约占体重的2.2%，而脑血流量约占心排血量的15%，静息时脑耗氧量约占全身总耗氧量的20%。如脑血流量保持正常的20%，脑神经元仍可维持正常ATP含量；脑血流量下降至正常的15%以下时，ATP含量降低，细胞不能保持膜内外离子梯度，致使钾离子外流，钠离子内流，加上乳酸积聚，细胞渗透压升高，促使脑细胞水肿。当脑血流量降至正常的10%时，ATP迅速丧失，代谢中断，细胞酸中毒，蛋白及细胞变性，溶酶体酶释放，造成不可逆损伤。此为心脏骤停的致死原因，即使心跳呼吸复苏成功，也可因脑死亡而致命，或因遗留永久性脑损伤而造成“持续性植物状态”。

2. 缺氧对心脏的影响

缺氧、酸中毒、儿茶酚胺增多可使希氏束及浦氏系统自律性增高，室颤阈值降低；缺氧可改变心脏正常去极化过程，均可导致心律失常。严重缺氧导致心肌细胞损伤，肌纤维破裂、肿胀，以及心脏微血管严重损伤，共同导致心肌收缩单位减少。再进一步发展则溶酶体膜损伤，水解酶释放，心肌超微结构受损，导致不可逆损伤。

3. 其他器官影响

呼吸循环障碍及酸中毒常伴膈肌活动增强，氧耗增加。膈肌功能严重受损可致换气不足。持久缺血缺氧可引起急性肝损伤、急性肾小管坏死和急性肾功能衰竭、肠缺血坏死等并发症。

三、缺血/再灌注损伤

心脏骤停经心肺复苏后，恢复自主循环，此时又会发生心、脑缺血/再灌注损伤，可进一步损害细胞的结构和功能，或引起细胞死亡。

【临床表现】

一、症状和体征

心脏骤停的临床表现以神经和循环系统的症状最为明显。

1. 意识突然丧失或伴有短阵抽搐。抽搐常为全身性，持续时间长短不一，可长达数分钟。多发生于心脏停搏后10 s以内，有时伴眼球偏斜。

2. 大血管搏动(颈动脉、股动脉)触摸不到。

3. 自主呼吸停止或断续呈叹息样，稍后即停止。多发生在心脏停搏后20～30 s内。

4. 瞳孔散大，多在心脏停搏后30～60 s内出现。

5. 面色、甲床及其他部位皮肤颜色出现苍白或发绀。

二、心电图表现

心脏骤停时，心脏虽丧失了泵血功能，但并非心电和心脏活动完全停止，心电图表现可分为下列四种类型：心室颤动、快速性室性心动过速、无脉电活动和心脏停搏。

1. 心室颤动(VF)

心室肌发生极不规则的快速而又不协调的颤动。心电图上 QRS 波群消失，代之以不规则的连续的室颤波。在心脏骤停早期最常见，约占 80%，复苏成功率最高。

2. 快速性室性心动过速(VT)

为心脏骤停相对少见的病因，但从复苏的效果和存活率的角度是最好的，常继发于冠状动脉病、心肌病、低钾血症和洋地黄中毒。

3. 无脉电活动(PEA)

可有几种不同类型的无脉电活动，如室性自主心律、室性逸搏心律、除颤后室性自主心律、过缓无效收缩心律和假性电机械分离。心脏超声和留置的心导管证实：有心电活动的无脉患者与机械收缩相关，但这种收缩太弱，以致触诊摸不到脉搏或无创法测不到血压。PEA 通常是可复性的，如果能发现并及时正确地处理，是可治的。

4. 心脏停搏(asystole)

心室完全丧失了收缩活动，呈静止状态，心电图呈直线，无心室波或仅可见心房波，多在心脏骤停 3～5 min 时出现。复苏成功率较低。

【诊断】

对心脏骤停的诊断必须迅速和准确，应在 30 s 内明确诊断，心脏骤停的诊断主要依据是临床体征：

(1) 原来清醒的患者神志突然丧失，呼之不应。

(2) 大动脉(颈动脉或股动脉)搏动消失。

(3) 呼吸停止或叹息样呼吸。

为了不耽搁抢救时机，国际心肺复苏指南要求：普通施救者(Lay Rescuers，LR)不检查脉搏，推定没有呼吸的无反应患者就是心脏骤停者；医务人员(Health Care Profession，HCP)检查脉搏时间不应超过 10 s，如果 10 s 不能确定有无脉搏，即进行胸外按压。切忌对怀疑心脏骤停的患者进行反复的血压测量和心音听诊，或等待 ECG 描记而延误抢救时机。瞳孔散大虽是心脏骤停的重要指征，但反应滞后且易受药物等因素的影响，所以临床上不应等待瞳孔发生变化时才确诊心脏骤停。

第二节　心肺脑复苏术

【概述】

心肺复苏的最终目的是恢复患者的社会行为能力，因此，从20世纪70年代开始又将“心肺复苏(CPR)”发展为“心肺脑复苏(Cardiopulmonary Cerebral Resuscitation，CPCR)”。在对心脏呼吸骤停患者进行心肺复苏的同时，注重恢复脑功能，以改善预后，提高患者生存质量。CPCR的根本目标是恢复全身各器官和组织的血液灌注及氧输送，并恢复其功能，尤其是心肺脑功能，而不是单纯恢复心跳和自主呼吸。脑复苏不是指在心肺复苏后再进行脑复苏，而应在开始进行心肺复苏时，就注重恢复脑灌流和脑功能。

2005年1月在美国达拉斯举行了五年一度的国际心肺复苏与心血管急救会议，修订了2005版美国心脏病学会(AHA)心肺复苏和急诊心血管处理指南。根据指南的规定，心肺脑复苏实施可归纳为2期。第一期：基础生命支持(Basic Life Support，BLS)；第二期：高级心血管生命支持(Advanced Cardiac Life Support，ACLS)。复苏后支持(Prolonged Life Support，PLS)是ACLS的重要组成部分，此期继续加强监护与生命支持，治疗心脏骤停的原发病和并发症，最重要的是脑复苏。上述的分期与步骤不能截然分开，按部就班地进行，在BLS、ACLS阶段就应注意脑保护。

2010年指南再次作出重要修订，建议心肺复苏应遵循的基本程序是C—A—B—D，而不再是2005版指南的A—B—C—D。2015年指南指出，医务人员比较实际的做法应该是，根据最有可能导致停搏的原因调整救治顺序。救治顺序在某些情况下可以调整变动，比如医务人员可以很快取得并使用AED的时候。2020年最新指南依旧沿用这一施救顺序。

【最初处置——C—A—B—D】

C(circulation)：胸外心脏按压。

A(airway)：开放气道。

B(breathing)：人工呼吸。

D(defibrillation)：电除颤(对心室颤动和无脉性室性心动过速)。由于现已有自动体外除颤器，故已将电除颤作为基础生命支持的治疗手段。

现场CPR是指在患者发生心脏骤停的现场，如家中、办公室、工厂、医院等场所，首先由现场目击者或救护人员为心脏骤停患者施行CPR，即基础生命支持，又称徒手(或初步)CPR。其主要目的是保证提供最低限度的脑供血。经正规训练的CPR手法可提供正常血供的 25%～30%，现场 CPR 是抢救生命的关键所在。

【基础生命支持 BLS】

BLS 的基础包括心脏骤停的识别、急救反应系统的启动、早期心肺复苏(CPR)。对于心脏病发作和脑卒中的早期识别和反应也被列为 BLS 的其中部分。

一、心脏骤停的识别

快速识别心脏骤停是成功复苏至关重要的第一步。根据 AHA 指南，施救者目击有人突然倒下或者偶遇看起来无反应的人员时，在接近该患者之前应确保该环境安全，然后拍其肩部并大声喊："你还好吗?"以确认有无反应。如果无反应，则施救者应呼救、启动 EMSS，并进行高质量的胸外按压。

(1) 评估现场安全　在事发地点目击者应该判断现场是否安全，CPR 应在现场进行，不要移动患者，除非患者处在危险环境中，或创伤患者需要外科干预。在做 CPR 时，应摆好患者的体位，让其平卧在平地或硬板床上，然后按 CABD 流程进行复苏(图 2-1)。如有外伤骨折，尤其是颈椎损伤，搬动时应注意加以保护，防止加重伤情。

(2) 判断患者是否发生了心脏骤停　在事发地点，目击者或急救人员发现一个无反应成年人或目击一个成年人突然倒地，施救者应通过轻轻拍打双肩和大声呼叫患者，以此判断患者有无反应。若患者无任何反应，此时应立即大声呼救，启动急诊医疗服务系统，并同时检查患者的脉搏和呼吸。如果患者无脉搏也无呼吸或者无正常呼吸(仅有喘息)，施救者应认定患者发生了心脏骤停，并立即开始 CPR。

二、启动急诊医疗服务系统(EMSS)并取得 AED(图 2-2)

(1) 如发现患者无反应，施救者应启动 EMSS(可以用手机拨打 120)，取来 AED(如果附近配备)，对患者实施 CPR，如需要时立即进行除颤。

(2) 在救助淹溺或窒息性心脏骤停患者时，急救者应先进行 5 个周期(2 min)的 CPR，然后拨打 120 启动 EMSS。

(3) 如有多名施救者在现场，其中一名急救者按步骤进行 CPR，另一名启动 EMSS(拨打 120)，取来 AED(如果附近配备)。

(4) 如果需要，紧急调度中心应为疑似院外心脏骤停(OHCA)成人的呼叫者提供 CPR 指导，并授权调度员为院外心脏骤停成人患者提供此类指导。对于院外心脏骤停成人，无论是否有调度员协助，未经训练的或者接受了单纯胸外按压 CPR 训练的救援人员，建议他们为院外心脏骤停成人进行 CPR(2019 年指南)。

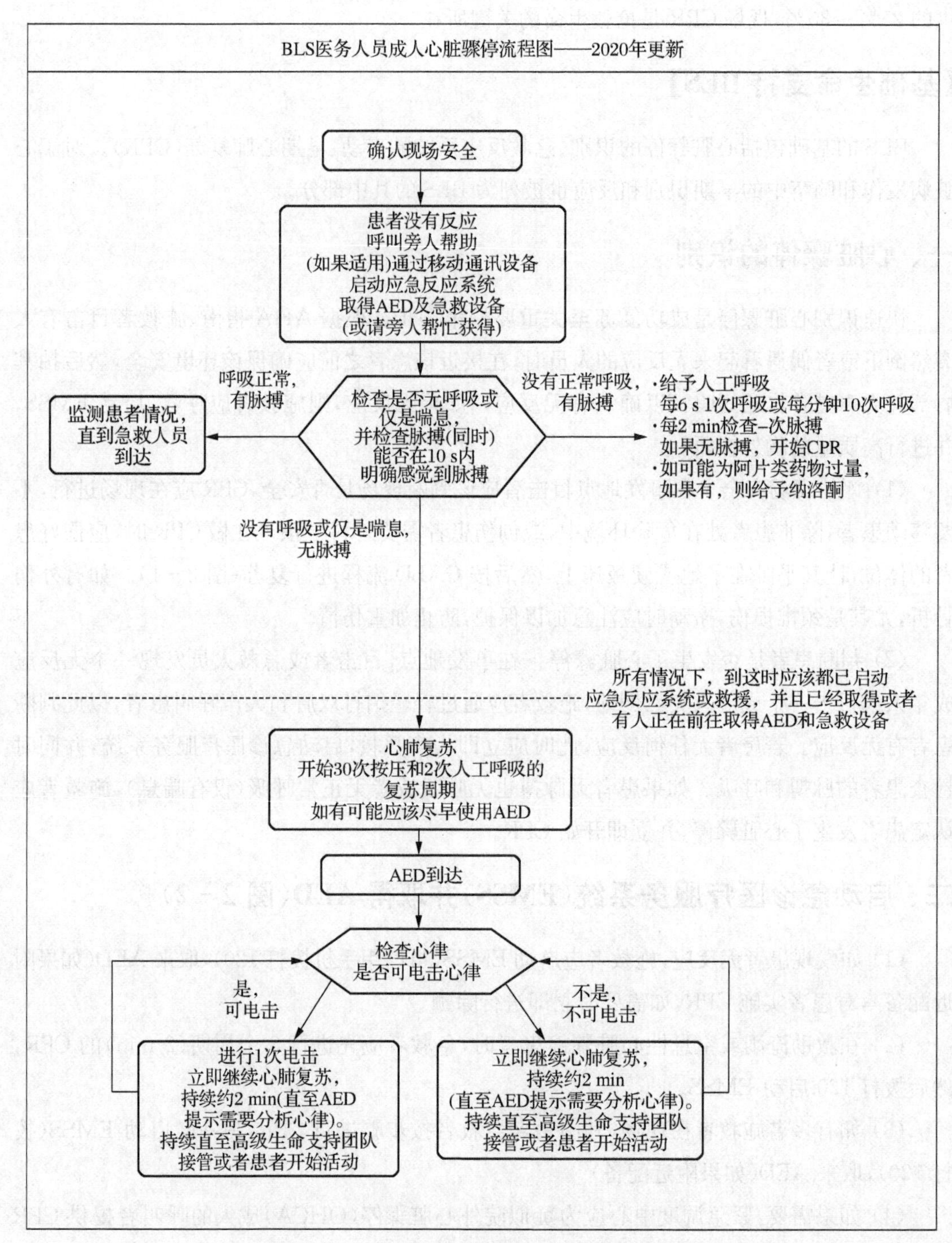

图 2－1　**BLS 医务人员成人心脏骤停流程图**

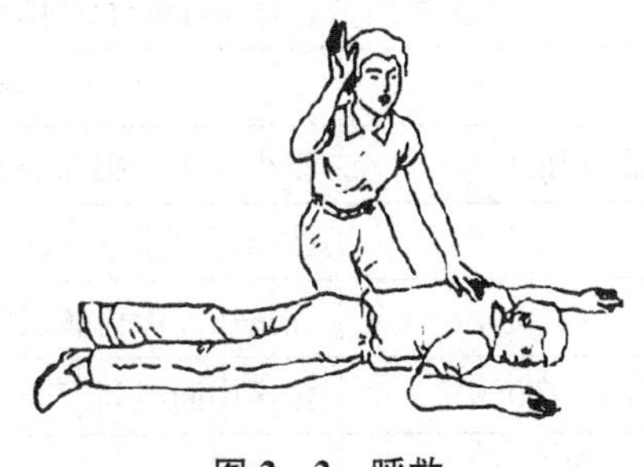

图2-2　呼救

三、脉搏和呼吸检查

研究显示对于非专业急救人员和医护人员脉搏检查均存在困难。医务人员也会花太长时间检查脉搏。对于非专业急救人员，不再强调训练其检查脉搏，只要发现无反应的患者没有自主呼吸就应按心脏骤停处理，因为如果患者未处于心脏骤停状态，这样做对患者造成伤害的风险也较低。

对于医务人员，一般用一手食指和中指触摸患者颈动脉以感觉有无搏动（搏动触点在气管旁开2～3 cm位置，即甲状软骨旁胸锁乳突肌沟内）。检查脉搏的时间一般不少于5 s，但不能超过10 s。在为患者检查脉搏的同时，施救者应俯下身，头偏向患者胸部，查看患者胸部有无起伏，以此来判断患者有无自主呼吸，如10 s内仍不能确定有无脉搏，患者无自主呼吸，应立即实施胸外按压。

准备CPR时，患者应仰卧位于硬地上。如果患者是俯卧位的，将其翻正至仰卧位。

四、早期CPR

（一）胸外按压（circulation，C）

胸外按压是急救现场维持人工循环的首选方法，是CPR中最重要的部分。当实施高质量胸外按压时，可提供最大化的冠状动脉灌注压和恢复自主循环（Restoration of Spontaneous Circulation，ROSC）。对此，AHA指南对于胸外按压的技术要领是在胸部中央用力按、快速按，每次按压后保证胸廓完全回弹，尽量减少胸外按压中断时间。按压和放松的时间相等。避免在按压间隙倚靠在患者身上。按压时间应占整个复苏时间的60%以上（表2-1）。未经训练的非专业抢救者可以行单纯按压式的心肺复苏，直至AED拿到或有专门训练过的人员到来。

表 2－1　成人高质量心肺复苏的注意事项

施救者应该	施救者不应该
以 100～120 次/min 的速率实施胸外按压	以少于 100 次/min 或大于 120 次/min 的速率按压
按压深度至少 5 cm，不超过 6 cm	按压深度小于 5 cm，或大于/等于 6 cm
每次按压后让胸部完全回弹	在按压间隙倚靠在患者胸部
尽可能减少按压中的停顿(按压时间＞60%)	按压中断时间大于 10 s
给予患者足够的通气(每次通气时间不超过 1 s，以观察到胸廓上抬即可)	给予过量通气(即呼吸次数太多，或呼吸用力过度)

1. 成人胸外按压操作步骤

为了实施高质量胸外按压，施救者和患者须处于最佳体位。这可能需要移动患者或床、调整床的高度或使用脚踏凳，从而使进行胸外按压的施救者处于合适体位。患者必须平躺在硬质平面上。如果在床上实施胸外按压，可能需要在患者背部垫以硬板。如果不能使用硬板，应将患者放在平地上。所有为实施高质量 CPR 的准备工作必须优先于任何高级措施(如气管插管)。

(1) CPR 体位　将患者去枕仰卧于硬板或平地上，头部、颈部及躯干呈一直线，以保证头部及心脏处于同一平面。

(2) 施救者体位及按压部位　施救者跪于患者的一侧，用一只手掌根部置于患者两乳头间中点的胸骨中段略下处，手掌与患者胸骨纵轴平行以免直接按压肋骨；另一手掌根部交叉叠加在该手背上，以手掌根部为着力点进行按压(图 2－3)。

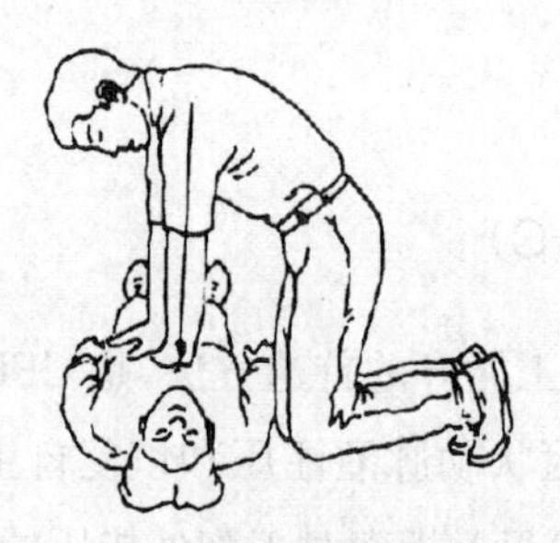

图 2－3　胸外心脏按压姿势

(3) 按压方式及按压深度　施救者身体稍前倾，两肘关节绷直，使肩、肘、腕关节位于同一轴线上，与患者身体平面垂直，借助上半身重量垂直向下用力按压，而非仅靠其手臂肌肉力量，因为手臂肌肉可能很快就会疲劳；按压应平稳、有规律、不间断进行；不能冲击式地猛压。每次按压使胸骨中下段下陷至少 5 cm，但不超过 6 cm。每次按压后随即放松胸骨，但手掌根部仍与患者胸壁保持接触，待胸骨回复到原来位置后再次下压，要保证胸廓充分回弹。按压和放松的时间相等。避免在按压间隙倚靠在患者身上。

(4) 频率、按压/通气比　胸外按压的频率一般成人为 100～120 次/min。心脏骤停期间，冠状动脉压随按压时间延长而逐渐增高，中断胸外按压会引起冠脉灌注压下降，导致自主循环恢复率降低、存活率下降、复苏后心梗等。故AHA最新指南规定，所有成人CPR时在放置高级气道之前，急救者应采用30∶2的按压-通气比。尽量减少按压中断的时间，按压时间应占整个复苏时间的60%以上。

CPR时，一旦高级气道已建立，两位施救者就不需要交替做通气/心脏按压了，即通气时不需要停止胸外按压。一名施救者以100～120次/min的频率持续不间断地进行胸外按压，而另一施救者每6 s给予一次人工通气（每分钟10次通气），通气时不停止按压。按压者和通气者应每2 min交换一次，以免引起按压疲劳，导致按压质量下降。可在CPR中使用视听反馈装置，以达到实时优化CPR效果，在可行的情况下也可以使用动脉血压或呼气末二氧化碳分压（$P_{ET}CO_2$）等生理参数来监测和优化CPR质量。

（5）重新评价　30次胸外按压和2次人工呼吸为1个复苏周期，每行5个复苏周期（约2 min）后，检查循环和呼吸体征，如无循环和呼吸体征，重新行CPR；如已有循环和呼吸体征，将患者置于恢复体位，监护循环和呼吸状态；如果只有循环体征，但无呼吸体征，则以10次/min频率行人工呼吸。推荐所有抢救环节，包括建立高级气道、用药、再评估患者时，均应使胸外按压的中断时间最小化。

2. 对儿童、婴儿的不同操作

由于儿童和成人心脏骤停病因不同，对婴儿和儿童患者复苏程序的推荐不同于成人患者。成人心脏骤停大多由心室颤动引起，而儿童心脏骤停大多数由窒息导致。以往对原发性和继发性心脏骤停者都推荐同样的复苏程序，但成人因心跳停止时体内动脉血氧含量丰富，故可首先采用胸外按压（C—A—B流程）；儿童多因呼吸停止导致体内动脉血严重缺氧继发心脏骤停，应先进行口对口人工呼吸（A—B—C流程），以提高患者动脉血中的血氧含量。

建议旁观者对院外心脏骤停婴儿和8岁以下儿童提供有通气的CPR。如果旁观者不能进行人工呼吸，至少应进行胸外按压。

（1）对1～8岁儿童　按压部位与成人一样。按压时应用单手或双手进行，要求按压深度为胸廓前后径的1/3，大约5 cm。普通施救者或医务人员做单人CPR时使用的按压-通气比为30∶2。医务人员做双人CPR抢救时，应以15∶2的按压-通气比，直到高级气道建立（图2-4、图2-5）。

（2）对婴儿（<1岁）　对婴儿实施CPR时，判断患儿意识采用拍打足底的方法，普通施救者或医务人员应用2指垂直按压（单人）或双拇指环抱法（双人）进行胸外按压，部位在婴儿胸部两乳头连线以下处（胸骨下半部分）。要求按压深度为胸廓前后径的1/3，大约4 cm。按压-通气比为30∶2。如果有2个医务人员做CPR，按压-通气比为15∶2，直到高级气道建立。

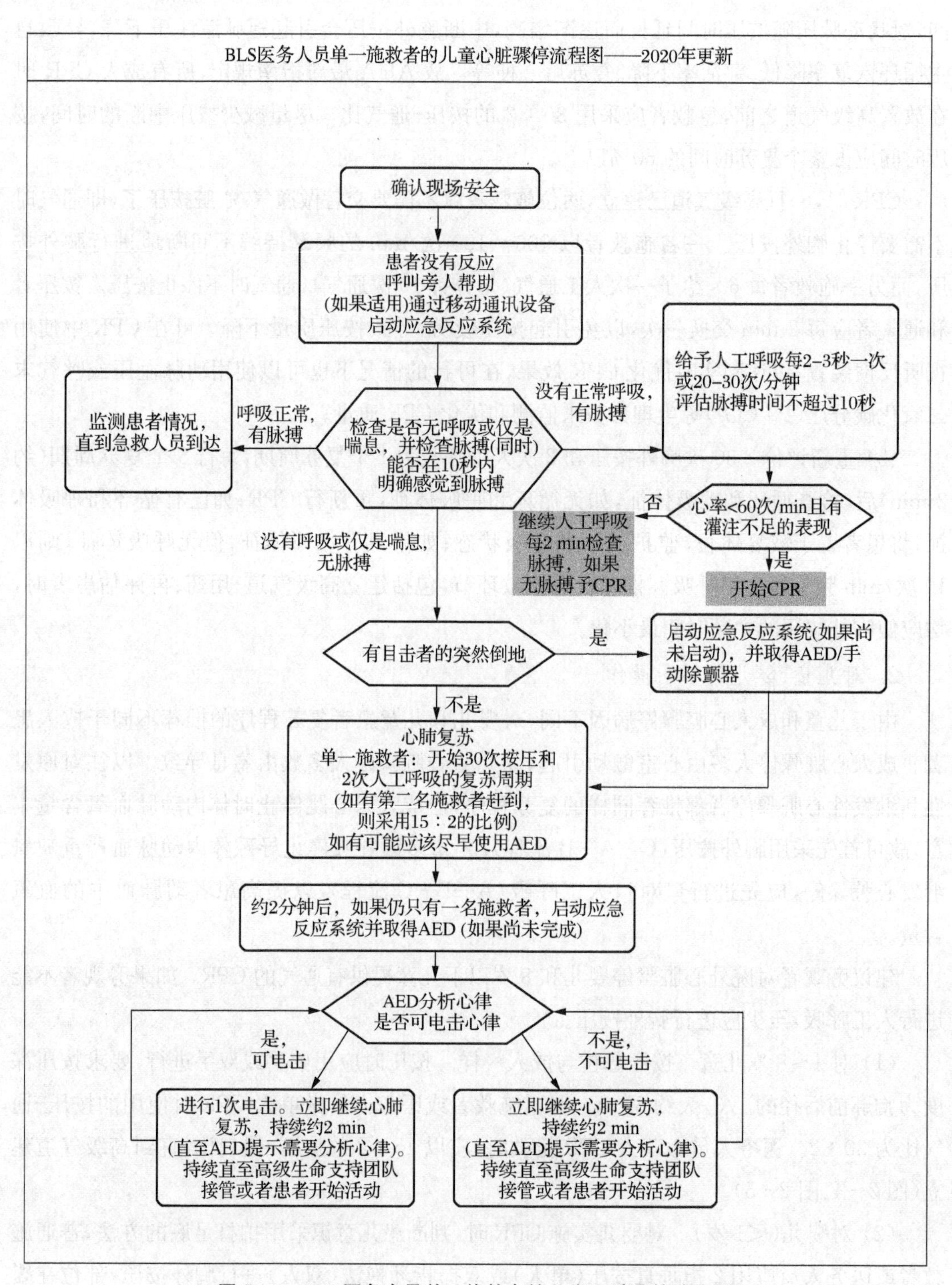

图 2-4　BLS 医务人员单一施救者的儿童心脏骤停流程图

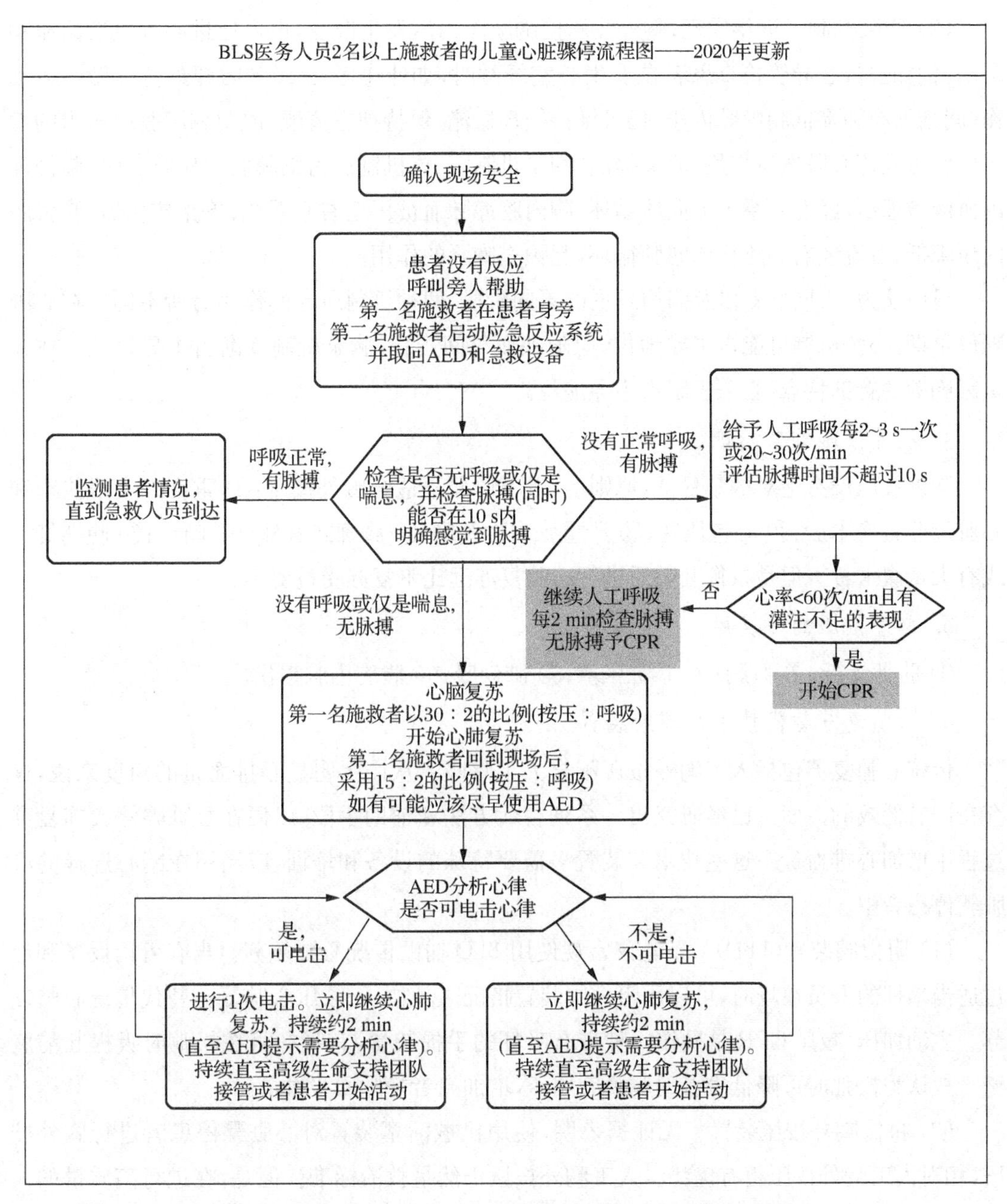

图 2－5　BLS 医务人员 2 名以上施救者的儿童心脏骤停流程图

3. 胸外心脏按压机制

（1）心泵机制　传统概念认为心脏被包裹于心包膜中，两侧纵隔限制心脏向左右移动；心脏前邻胸骨，后靠脊柱；当胸骨受压下陷时，左右心室受胸骨和脊柱的按压而泵出血流；放松按压后，胸廓因弹性回缩而扩张，心室舒张，使血液回流，形成人工循环，此即所谓的“心泵机制”。

(2) 胸泵机制　近年发现,胸外按压使胸膜腔内压发生改变,也可促进心脏血液回流和泵出,例如进行心导管检查患者在发生心室纤颤时,如让患者在 10 s 内即刻持续做咳嗽动作,间断增高和降低胸膜腔内压,仍可维持循环血流,保持神志清醒,说明胸膜腔内压力的增减确实可发挥心脏按压作用,故又提出"胸泵机制"。该机制认为胸膜腔内压升高时,肺循环内血液被逼出,经左心系统流向体循环,胸内腔静脉血被压至右心系统;停止按压后,胸膜腔内压降低,血流经右心路径流向肺循环,起预充胸泵的作用。

目前认为,不同患者以及病情发展的不同阶段,两种机制所起的作用有所不同。在心脏骤停早期,心泵机制可能占主导地位,但随缺血时间延长,胸泵机制逐渐占主导地位。在儿童因胸廓的解剖特点,心泵机制占主导地位。

4. 胸外按压的禁忌证

胸外按压没有绝对的禁忌证,原则上,以下情况不适合胸外按压:① 重度二尖瓣狭窄和心脏瓣膜置换术后;② 心包压塞;③ 严重张力性气胸;④ 胸廓或脊柱严重畸形;⑤ 晚期妊娠或有大量腹水者。但是权衡利弊后进行心肺复苏远比不复苏受益要多。

5. 胸外按压的并发症

① 肋骨骨折;② 血胸;③ 心脏压塞;④ 肺误吸;⑤ 腹腔内脏损伤。

6. 心肺复苏替代技术及辅助装置

传统心肺复苏包括人工胸外按压配合人工呼吸。从产生明显心排血量的角度来说,这存在固有低效的一面。已经研究出一系列替代方法和辅助手段,以便在心脏骤停实施复苏过程中增加心排血量。这些技术和装置多需要特殊的设备和培训,应当用在精心选择的心脏骤停患者中。

(1) 阻力阀装置(ITD)　不建议常规使用 ITD 辅助传统心肺复苏。当有可用设备和经过适当培训的人员在场时,可以用阻力阀装置搭配主动加压-减压心肺复苏替代传统心肺复苏。主动加压-减压 CPR 是操作一种带有吸杯的手提装置,其吸杯可在松弛时吸提起前胸壁。故认为松弛时可降低患者的胸膜腔内压,增加患者静脉回心血量。

(2) 机械胸外按压装置　无证据表明,使用机械活塞装置对心脏骤停患者进行胸外按压,相对人工胸外按压更有优势。人工胸外按压仍然是救治标准。但是,在进行高质量的人工胸外按压比较困难或危险的特殊条件下,如施救者有限、长时间心肺复苏、低温心脏骤停时进行心肺复苏、在移动的救护车内进行心肺复苏、在血管造影室内进行心肺复苏,以及在准备体外心肺复苏(ECPR)期间进行心肺复苏,机械活塞装置可以作为传统心肺复苏的替代品。

(3) 体外技术和有创灌注装置　对于发生心脏骤停且怀疑病因为可逆的选定患者或是等待心脏移植时,可以考虑以体外心肺复苏(ECPR)替代传统心肺复苏。体外心肺复苏(ECPR)是指对心脏骤停患者进行复苏时,启动体外循环和氧合。目标是在治疗潜在可逆病情时为心脏骤停患者提供支持。

（二）开放气道(airway，A)

对于心脏骤停的患者，先行30次心脏按压，再开放气道。保持呼吸道通畅是施行人工呼吸的首要条件，在气道开放时，施救者应检查患者口中有无异物，若有则及时取出。常用的气道开放方法有：

1. 仰头抬颏法

解除舌后坠效果最佳。如果患者没有头或颈部损伤，医务人员开放气道时，应采用仰头抬颏法。术者一手置于患者前额，向后加压使头后仰。另一手的食指和中指置于患者颏部的下颌角处，将颏上抬，但应避免压迫颈前部及颏下软组织，且抬高程度以患者唇齿未完全闭合为限(图2-6)。

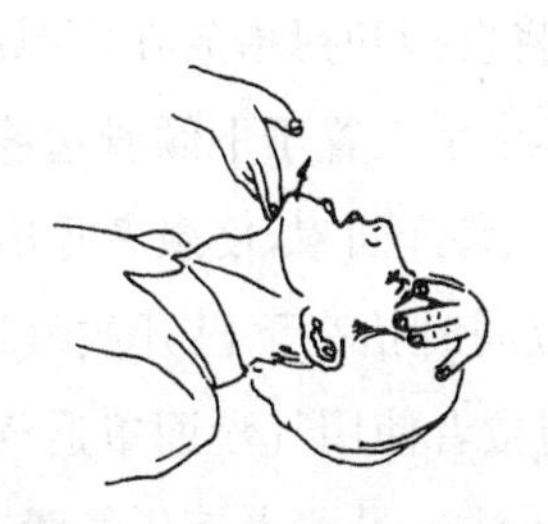

图2-6 仰头抬颏法示意图

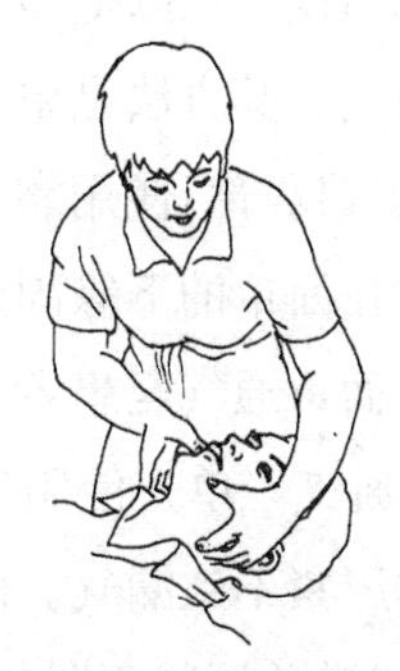

图2-7 推举下颌法示意图

2. 推举下颌法

如果医务人员怀疑其有颈椎损伤，开放气道时应用推举下颌法。抢救者位于患者头侧，双手紧推双下颌角，下颌上移，拇指牵引下唇，使口微张(图2-7)。因为此法易使抢救者操作疲劳，也不易与人工呼吸相配合，故在一般情况下不予应用。

（三）人工呼吸(breathing，B)

1. 人工呼吸的方法

(1) 口对口人工通气法(图2-8) 具体方法如下：① 施救者用仰头抬颏法保持气道通畅。② 同时用放在前额上的拇指和食指夹住患者鼻翼使其紧闭。③ 施救者平静呼吸时，吸一口气，并用自己的双唇包绕封住患者的嘴外部，形成不透气的密闭状态，再平静吹气(每次吹气应不超过1 s)。④ 吹气时，施救者应用眼睛余光观察被救者胸廓有无起伏，以检查通气效果。⑤ 吹气完毕，立即与患者口部脱离，轻轻抬头吸入新鲜空气，以便下一次人工呼吸。同时放松捏鼻的手，以便患者从鼻孔呼气。

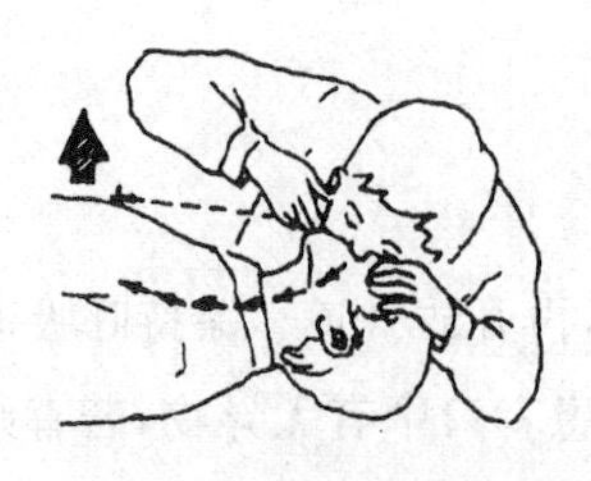

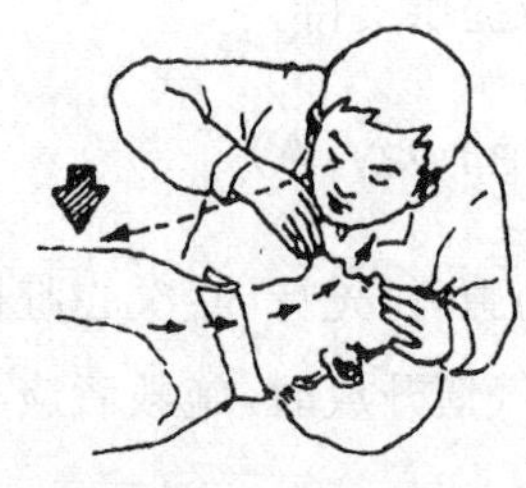

图 2-8　口对口人工呼吸

(2) 口对鼻人工通气法　在患者嘴巴无法通气(如口腔严重损伤)、嘴巴无法张开、患者在水中或施救者嘴巴无法包紧患者嘴巴时,可以进行口对鼻通气。研究表明,口对鼻通气可行、安全、有效;吹气的频率、持续时间和潮气量,与对口呼吸相同。

(3) 口对面罩吹气　尽管口对口吹气是安全的,但施救者常不愿如此做,而愿意使用通气面罩。通气面罩不仅可以降低传染的概率,而且通气效果和口对口人工通气相同,甚至会优于口对口人工通气。其方法是单人施救者在心脏骤停患者的一侧,完成 30 次胸外按压之后,将面罩置于患者口鼻部,使用靠近患者头顶的手,将食指和拇指放在面罩的两侧边缘,将另一只手的拇指放在面罩的下缘固定,封闭好面罩,其余手指置于下颌骨边缘提起下颌以开放气道。施救者经面罩通气至患者胸廓抬起,然后将口离开面罩,使患者呼出气体。

(4) 气囊面罩通气　单人使用气囊面罩通气时应同时抬高下巴开放气道,使面罩与患者面部完全吻合并压紧不致漏气。两位训练有素的施救者使用气囊面罩通气是最有效的通气方式,一人开放气道并压紧面罩使之不漏气("EC"手法),另一人挤压气囊,两人都应该注意胸廓抬高情况。气囊面罩装置可以在没有高级气道时产生正压通气,因此也可引起胃扩张等相应并发症。用气囊面罩通气时,每次吹气时间应在 1 s 以上,并有足够潮气量(6～7 ml/kg 或 500～600 ml,可产生明显的胸廓上抬)。施救者如使用成人型(1 L 或 2 L)气囊,且气道通畅、没有漏气(即面罩与口密闭),用 1L 气囊所需容量为 1/2 或 2/3,2 L 气囊时为 1/3。如果有条件,医务人员应给予氧气吸入($FiO_2 > 40\%$,最低氧流量为 10～12 L)。

(5) 通过高级气道通气　发生在医院的心脏骤停可采用高级气道装置,如喉面罩气道(LMA)和食管气管导管进行通气。

2. 注意事项

CPR 期间,通气的目的是保持氧合,但理想的通气频率、潮气量和吸入氧气浓度尚不明确。可根据下面的一般要求进行:

(1) 心脏骤停的起初几分钟内,人工呼吸的重要性不及胸外按压,因为在心跳刚停止的几分钟内血氧水平仍较高。在心脏骤停的早期,心肌和脑供氧有赖于已降低的血流而不是缺乏的那部分氧。在 CPR 时,血流可因胸外按压产生。施救者应确保有效的胸外按压,并尽量减少中断按压。

(2) 对较长时间 VF 的心脏骤停者，胸外按压和人工通气同样重要，因为血中的氧气已耗尽。通气和按压在室息和淹溺者也同样重要，因为这种患者的心脏骤停是由于低氧所致。

(3) 在 CPR 期间，心排血量仅能达到正常的 25%～33%，到达肺部的血流明显减少，因此低潮气量和低呼吸频率能够保证恰当的通气-血流比值。在 CPR 时潮气量在 500～600 ml (6～7 ml/kg)应该足够，更强调仅维持足以引起胸廓上抬的潮气量。在做 CPR 时，保持 10 次/min 的通气频率是极为重要的；虽然指南推荐每分钟呼吸 10 次，但 6～8 次呼吸对成人心脏复苏过程中的低灌注状态已足够。一项研究发现，在做 CPR 时，如果通气频率大于 12 次/min，就会导致胸膜腔内压增加，影响静脉回流到胸腔和心脏，使心排血量下降，进而降低冠状动脉和脑动脉灌注压，降低自主循环恢复率和存活率。

对有脉搏无自主呼吸的患者提供无胸外按压的人工呼吸时，婴儿和儿童人工呼吸频率为 12～20 次/min，成年人为 10 次/min。

(4) 避免通气过大或太用力，如果吹气压力超过食道下段括约肌开放压力就会产生胃扩张。这会引起反流、误吸、横膈抬高、限制肺活动和降低肺顺应性等。故 AHA 最新指南要求：人工呼吸时间不应超过 1 s；给予的潮气量仅足以观察到胸廓上抬即可；避免过快或过大压力通气；对于深昏迷的患者可挤压患者的环状软骨，使其向后压迫食道于颈椎骨上，防止胃胀气，减少反流和误吸。

(四) 电除颤(difibrilation，D)

除颤是电流通过患者胸壁到达心脏，使心肌细胞除极，从而终止心室颤动。

早期除颤对提高心脏骤停患者的存活率是极为重要的，原因有以下几个方面：① 目击心脏骤停最常见的起始心律是心室颤动(VF)；② 终止室颤最有效的方法就是电除颤；③ 心室颤动持续时间越短，除颤成功可能性越大；④ 成功除颤的机会转瞬即逝，不进行除颤，心室颤动可能在几分钟内恶化为心脏停搏。

多项研究表明，除颤开始时间、目击者开始 CPR 的早晚与心脏骤停存活率相关。由心室颤动引起的心脏骤停患者从心搏停止到除颤，每延后 1 min，如果不做 CPR，患者存活率下降 7%～10%；如果做 CPR，存活率也下降 3%～4%。目击者立即 CPR 并尽早除颤，存活率可提高 2～3 倍。可见迅速除颤是心室颤动的心脏骤停患者能否存活的重要决定因素。心室颤动/无脉性室性心动过速应立即电除颤，之后做 5 组 CPR，再检查心律，必要时再次除颤。现有一种新型除颤装置——自动体外除颤仪(Automated External Defibrillator，AED)，其对心脏骤停可以自动做出诊断、自动电击除颤，操作简单、安全，非医务人员经过简单培训也会使用，AED 的普及将会大大提高心肺复苏成功率。

1. 电除颤的能量

现代除颤器根据波形分为两类：单相波和双相波。用单相波除颤器，每次除颤能量选用

360 J，儿童第一次 2 J/kg，以后按 4 J/kg 计算，最大剂量不超过成人量。

与单相波除颤相比，相对低能量(≤200 J)的双相波除颤更安全，并能产生与同等或更高能量的单相波除颤相同或更高的终止 VF 的效率。AHA 指南推荐采用除颤仪制造商建议的能量水平。但对心脏骤停成人患者的所有除颤均使用最大能量水平，通常单相波除颤仪为 360 J，双相波除颤仪为 200 J，该方法可减少 CPR 中断，且获得研究支持。每次除颤后应立即给予 5 组 CPR，再次检查心律，如果仍显示心室颤动，继续给予除颤，不建议连续电击除颤。

2. 经胸电阻抗

电除颤是要求有足量电流通过心脏。经胸电阻抗决定电流的大小，因此，电能的选择取决于经胸电阻抗。影响经胸电阻抗的因素有：除颤能量、电极片大小、除颤器与皮肤接合物、除颤次数和时间间隔、呼吸时相、电极之间的距离(由胸廓大小决定)，以及除颤电极置于皮肤上的压力。成人平均电阻抗为 70～80 Ω，为了减少经胸电阻抗，除颤时通常需用一定的压力将除颤电极紧贴皮肤，并在电极片与胸壁间使用导电胶或垫湿盐水纱布；如果患者胸部有很多水或汗，贴电极和除颤前应擦干水或汗；如果患者胸毛很多，应剃去胸毛。

3. 电极位置

电极放置位置应能产生最大的经心脏电流。标准的部位是一个电极置于胸骨右缘锁骨下方，另一个电极置于左乳头的左侧，电极的中心在腋中线上。其他可接受的位置有：放在左右胸壁(腋间)；或者心尖电极放于左胸心前区，另一电极放在心脏后面、右肩胛下角区。如果对安有永久性起搏器的患者行电转复或除颤，除颤电极切勿靠近起搏器(≥2.5 cm)，以免除颤造成其功能障碍，且应在电治疗后重新评估起搏阈值；如果患者安置的抗心律失常起搏器(ICD)正在除颤，应等 30～60 s，以利于 ICD 完成其除颤周期。

4. 同步与非同步电复律

电复律时电流应与 QRS 波群相同步，从而减少诱发室颤的可能性；在转复一些血流动力学状态稳定的心动过速时，同步电复律可避免这种并发症的发生。VF 则应选用非同步模式。值得注意的是，在室速时同步电复律非常困难，因为 QRS 综合波的形态和心律失常的变化很大。无脉性室性心动过速应立即行非同步电复律，应该避免因试图用同步方式而延误治疗。

5. 除颤步骤

① 患者仰卧，暴露胸壁；② 手控电极涂以专用导电胶，或垫湿盐水纱布，或粘贴一次性使用的检测/除颤电极片；③ 开启除颤器；④ 选择同步或非同步模式；⑤ 选择能量；⑥ 在胸部正确安放电极；⑦ 除颤器充电；⑧ 确定周围无人员直接或间接与患者接触；⑨ 同时按压两个放电按钮进行电击。

6. 自动体外除颤仪(AED)

新指南强调了早期除颤,以及 AED 在心脏骤停中的实际应用。AED 通过两个置于胸部的电极片,自动感知心脏节律,判断是否需要进行电击。当 AED 分析有需除颤的心律时,电容器往往会自动充电,并有声音或指示灯提示救助者按闪烁按钮行电除颤。

使用 AED 的优点包括:人员培训简单,培训费用较低,而且使用比传统除颤器快捷。

新指南充分肯定 AED 的实用性,可广泛用于消防车、救护车、巡警车、公众建筑、剧院和飞机场等。AED 开创了公众启动除颤(Public Access Defibrillation,PAD)的新纪元,PAD 能提供这样的机会,即使是远离 EMSS 急救系统的场所,也能在数分钟内对心脏骤停患者进行除颤。

7. 除颤次数

对心室颤动/无脉性室性心动过速,施救者只需做 1 次除颤,而不是以前心血管急救(ECC)指南版本的 3 次除颤,因为第一次除颤成功率很高,而且尽量减少胸外心脏按压中断是极为重要的。如果第一次除颤失败后,不应花时间去检查脉搏或心律,而应立即进行胸外按压,以改善心肌氧供,增加下一次除颤的成功率。且成功除颤的最初几分钟内,可能是心脏无效收缩或心动过缓,心脏不能有效地泵出血液,因此除颤后最初几内钟内应继续 CPR,直到产生再灌注。施救者做了 5 周期的 CPR 后再分析心律,如果有可除颤心律可进行再除颤,且不受除颤次数的限制。如果有 2 人抢救,除颤操作者应在按压者从患者胸部移开双手之前完成充电,一旦按压者和其他任何人不接触患者,立即放电除颤。最新指南也明确:不建议常规使用双重连续除颤。双重连续除颤是指使用 2 台除颤器近乎同时实施电击的做法。

8. 先除颤还是先 CPR

CPR 能提供心脏及大脑少量但极为重要的血流,所以心脏骤停患者需要立即 CPR;CPR 延长心室颤动存在的时间,增加除颤成功的可能性。

如果有目击者发现院外心脏骤停,身边有 AED 并很快可用,施救者应尽可能使用 AED。如果院外心脏骤停没有目击者,应该先做 5 周期的 CPR,然后检查心律并考虑除颤。医务人员处理院内或其他有 AED 机构的心脏骤停患者时,应立即行 CPR 并尽可能快地使用除颤器或 AED。

9. 起搏

中断按压去进行起搏不推荐用于心脏停搏的心脏骤停患者。起搏可考虑用于有症状性心动过缓且对阿托品无反应的患者。经皮起搏推荐用于有脉搏的心动过缓患者,如果患者对经皮起搏无反应,应行经静脉起搏。

(五)不实施心肺复苏的情况

一般情况下,发现心脏骤停患者应立即实施 CPR。但在下列情况下可以不实施 CPR:

① 施救者施救时可能造成自身严重损伤或处于致命的危险境地(如感染传染性疾病);② 存在明显不可逆性死亡的临床特征(如尸体僵直、尸斑、斩首、身体横断、尸体腐烂);③ 患者生前有拒绝复苏意愿(Do Not Attempt Resuscitation Order,DNAR),此项应根据具体情况谨慎决定。

(六) 心肺复苏有效的指标

CPR操作是否正确,主要靠平时严格训练,掌握正确的方法。而在急救中判断复苏是否有效,可以根据以下几方面综合考虑:

1. 颈动脉搏动

按压有效时,每一次按压可以摸到一次颈动脉搏动,如若停止按压,搏动亦消失,应继续进行心脏按压。如若停止按压后,脉搏仍然跳动,则说明患者心跳已恢复。有效的按压,按压期间可测到血压在60/40 mmHg左右。

2. 自主呼吸

出现自主呼吸说明复苏有效,但呼吸仍微弱者应继续口对口人工呼吸或其他呼吸支持。

3. 神志

复苏有效,可见患者有眼球活动,睫毛反射与对光反射出现,甚至手脚开始抽动,肌张力增加。

4. 面色(口唇)

复苏有效,可见面色和(或)口唇由发绀转为红润;如患者面色变为灰白,则说明复苏无效。

5. 瞳孔

复苏有效时,可见瞳孔由大变小,对光反射出现。如瞳孔由小变大、固定、角膜浑浊,则说明复苏无效。

【其他热点】

1. 互联网与现场心肺复苏

由于绝大多数心脏骤停发生在院外,即Out-of-Hospital Cardiac Arrest(OHCA),患者的生死可能取决于身边人的作为。因此指南提出"利用手机等现代电子设备"提高现场心肺复苏成功率的建议,也是基于让旁观者尽早实施心脏按压的考虑。当今互联网时代,智能手机已经普及,有可能通过互联网呼叫患者周围具有急救能力的人赶到现场。

2. 团队合作

由多名训练有素的急救者组成的综合小组,可以采用一套精心设计的方案,同时完成多步骤和评估。而不用如单一施救者那样依次完成，如由一名施救者启动急救反应系统，第 2 名施救者开始胸外按压，第 3 名进行通气或取得球囊面罩进行人工通气，第 4 名取回并设置好除颤器。

3. 紧急 PCI

绝大多数心脏骤停是心源性的，与冠状动脉内血栓有关。近年来紧急经皮冠状动脉介入(Percutaneous Coronary Intervention，PCI)成为治疗心脏骤停的重要手段。

2015 版心肺复苏指南推荐，对于可疑心源性院外心脏骤停及初始心电图显示 ST 段抬高的患者，推荐行急诊 PCI；对于可疑心源性院外心脏骤停、初始心电图为非 ST 段抬高但是持续昏迷的患者，仍然可以选择行冠脉造影。

心脏骤停患者紧急 PCI 的实施需要急诊科、心内科、导管室以及超声、影像、检验科的通力合作。近年来我国许多大中型医院成立胸痛中心，就是为了缩短心肌缺血时间，争取更早的时间和更多的机会挽救患者。

4. 生存链

2015 版心肺复苏指南把院内和院外出现心脏骤停的患者区分开来(图 2-9)，确认患者获得救治的不同途径。院外心脏骤停的患者将通过他们的社区获得救助。非专业急救人员必须识别出心脏骤停、进行呼救、开始心肺复苏并除颤，直到接受过 EMSS 培训的专业团队接手后，将患者转移到急诊室和/或心导管室。相反，院内心脏骤停患者通过专门的监控系统(例如快速反应或早期预警系统)来预防心脏骤停。如果发生心脏骤停，患者依赖于医疗机构各个部门服务间的顺畅沟通，以及由专业医疗人员组成的多学科团队。

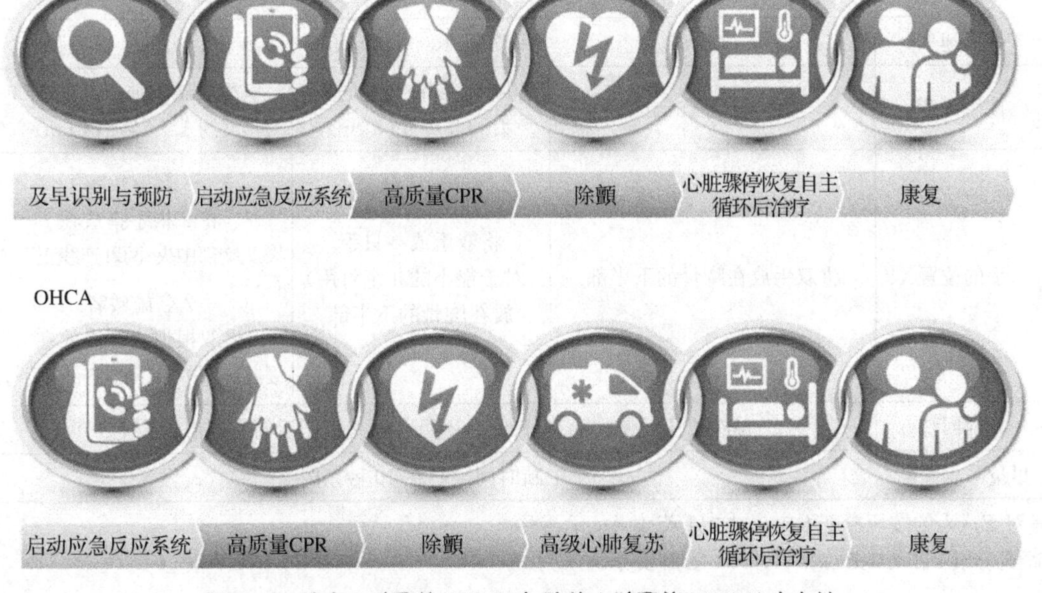

图 2-9 院内心脏骤停(IHCA)与院外心脏骤停(OHCA)生存链

心脏骤停患者在初次住院后需经过较长的康复期。康复期间需要支持，以确保最佳生理、认知和情感健康及恢复社会/角色功能。此过程应从初次住院期间开始，并根据需要持续进行。故2020版心肺复苏指南增加了第六环——康复。高质量CPR见表2-2。

表2-2 BLS人员进行高质量CPR的要点总结

内容	成人和青少年	儿童 （1岁至青春期）	婴儿 （不足1岁，除新生儿以外）
现场安全	确保现场对施救者和患者均是安全的		
识别心脏骤停	检查患者有无反应 无呼吸或仅是喘息（即呼吸不正常） 不能在10 s内明确感觉到脉搏 （10 s内可同时检查呼吸和脉搏）		
启动应急反应系统	如果您是独自一人 且没有手机，则离开患者 启动应急反应系统并取得AED， 然后开始心肺复苏 或者请其他人去，自己则 立即开始心肺复苏； 在AED可用后尽快使用	有人目击的猝倒 对于成人和青少年，遵照左侧的步骤 无人目击的猝倒 给予2 min的心肺复苏 离开患者去启动应急反应系统 并获取AED 回到该儿童身边并继续心肺复苏； 在AED可用后尽快使用	
没有高级气道的按压-通气比	1或2名施救者 30∶2	1名施救者 30∶2 2名以上施救者 15∶2	
有高级气道的按压-通气比	以每分钟100～120次的速率持续按压 每6 s给1次呼吸（1 min 10次呼吸）		
按压速率	每分钟100～120次		
按压深度	至少2英寸（5 cm）*	至少为胸部前后径的1/3 大约2英寸（5 cm）	至少为胸部前后径的1/3 大约1.5英寸（4 cm）
手的位置	将双手放在胸骨的下半部	将双手或一只手 （对于很小的儿童可用） 放在胸骨的下半部	1名施救者 将2根手指放在 婴儿胸部中央、两乳连线正下方 2名施救者 将双根拇指环绕放在 婴儿胸部中央、两乳连线正下方
胸廓回弹	每次按压后使胸廓充分回弹，不可在每次按压后倚靠在患者胸上		
尽量减少中断	中断时间限制在10秒以内		

*对于成人的按压深度不应超过2.4英寸（6 cm）。

缩写：AED，自动体外除颤器；CPR，心肺复苏。

【高级心血管生命支持(ACLS)】

ACLS 是指在基本生命支持的初级 CPR 的基础上,随之运用辅助设备及特殊技术巩固或建立、维持有效的通气和血液循环。通过心电监测及时识别及纠正心律失常,通过电击除颤或临时起搏以及有针对性地使用各种抢救药物等多种措施将初级 CPR 恢复的自主循环改善为有效循环。ACLS 是心肺复苏存活生命链中的重要一环,应尽早实施,在院内发生心脏骤停,ACLS 可与 BLS 同步进行。

一、气道控制

1. 口咽和鼻咽通气道

口咽通气道应用于没有咳嗽或呕吐反射的意识不清的患者,可防止因舌后坠而堵塞气道,放置时患者需维持适当的头后仰位,以免通气道滑出。施救者选好适当口径的口咽通气道,沿舌面将通气道置入口腔和咽部,前端达下咽部开口面对着声门。鼻咽气道适用于气道阻塞或有气道阻塞风险的患者,特别是对那些牙关紧闭无法建立经口气道的患者极为有用;鼻咽通气道为长约 15 cm 的塑料或橡皮管,插入鼻孔后沿鼻腔下壁插入至下咽部。

2. 高级气道

(1) 气管插管　是最有效、最可靠的开放气道方法。气管内插管能保证气道专用,充分吸除气道内的分泌物并防止误吸,可以输入高浓度的氧气,可作为一些药物的替代给药途径,使调节潮气量更容易。紧急气管插管的指征有:① 对无意识的患者,急救人员用气囊和面罩无法达到充分的通气;② 没有气道反射保护(昏迷或心脏骤停)。

在气管插管完成和每次移动过患者后,抢救者都应立即确认气管内导管是否在位。确定气管导管在位的方法可以采用物理检查评估,包括:看见两侧胸廓抬起,在上腹部听诊听不见气过水音,肺部听诊能听见两侧均匀、对称的呼吸音。也可以使用装置确认气管导管位置。如呼气末 CO_2 探测仪或食管检测装置(EDD)。在插入高级气道并确认在位后,抢救人员应在门牙处标记管子的深度并保持之。用胶带或其他医用装置固定气管导管。

(2) 食管气管导管　食管气管导管与气管插管的通气和氧合作用相当,可隔离气道、减少误吸。其优点在于易培训,但如果食管气管导管远端管口在食管或气管的位置不正确,可能发生致命的并发症。因此,必须确认插管的位置正确。与食管气管导管相关的其他并发症是食管损伤,包括穿孔、擦伤、皮下气肿。

(3) 喉罩(LMA)　喉罩由通气密封罩和通气导管组成。通气密封罩呈椭圆形,用软胶制成,周边隆起,注气后膨胀,罩在咽喉部可密封气道;罩顶部连接通气导管进行人工通气。

喉罩插入方法:选择合适型号的喉罩并在通气密封罩和导管下端涂上润滑剂,将患者头置于后仰位,左手使患者开口,右手持喉罩顺患者舌正中插至咽喉部遇阻力处。插入喉罩后即行充气，然后加压通气，听诊呼吸音及观察胸部起伏以判断有无漏气及位置是否正确；如有气道梗阻应拔出重插。注意：① 喉罩不能防止反流和误吸等意外，饱食患者应避免应用喉罩；② 置入喉罩后不能再托下颌，以免喉罩压迫喉头。

3. 环甲膜穿刺

遇有紧急喉腔阻塞而严重窒息的患者，没有条件立即作气管切开时，可行紧急环甲膜穿刺，方法为用16号粗针头刺入环甲膜，接上"T"型管输氧，即可达到呼吸道通畅、缓解严重缺氧情况。

4. 气管切开

通过气管切开，可保持较长期的呼吸道通畅，防止或迅速解除气道梗阻，清除气道分泌物，减少气道阻力和解剖无效腔，增加有效通气量，也便于吸痰、加压给氧及气管内滴药等，气管切开常用于口面颈部创伤而不能行气管内插管者。

二、人工通气和氧疗

1. 简易呼吸器

由一个有弹性的橡皮囊、三通呼吸活瓣、衔接管和面罩组成。在呼吸囊后面的空气入口处装有单向活瓣，能确保气囊在舒张时空气能单向流入而无逆流，侧方有氧气入口，输入纯氧后可提高吸入气氧浓度。呼吸囊前端出口处与三通呼吸活瓣衔接。每次可吸入500～1000 ml气体。如在供氧侧孔处通以10～15 L/min的氧气，可使吸入气氧浓度增至60%～80%。该装置的优点是携带和使用方便，操作者还可凭按压气囊阻力的大小感觉肺顺应性的高低。

2. 呼吸机的应用

人工通气的方法以气管内插管及机械通气（呼吸机）最为有效，呼吸机的应用详见有关章节。

3. 氧疗

为改善氧合，只要条件允许，在BLS和ACLS期间，可吸入纯氧（$FiO_2=1.0$）使动脉氧饱和度、动脉氧含量达到最大化。这有助于心排血量受限时的氧输送（心排血量×动脉血氧含量）。这种短期的氧疗不会产生氧中毒。吸氧可通过各种氧疗工具及各种人工气道。

三、复苏用药

复苏用药的目的在于增加脑、心等重要器官的血液灌注，纠正酸中毒和提高室颤阈值或心肌张力，以有利于除颤。

（一）给药途径及方法

1. 外周静脉

CPR时，外周静脉是首选的给药途径。实施人员对心脏骤停患者首先尝试建立静脉通路进行给药。但因药物到达心脏的时间显著延迟，且药物峰值浓度也较低，故复苏疗效欠佳。近年有学者指出，外周静脉给药时，用20 ml生理盐水稀释推注，循环时间可缩短40%，接近中心静脉给药的循环时间。

2. 气管内给药

适用不能迅速建立血管通路，且已完成气管插管的心脏骤停患者。气管滴入的常用药物有肾上腺素、利多卡因、阿托品、纳洛酮及安定等。经气管给药方法简便易行，不影响胸外心脏按压，但气管内给药，其药物在动脉血中的浓度变异较大，剂量要增加2～10倍，疗效不确定。

3. 骨内注射(IO)

骨内中空的未塌陷的静脉丛，能起到与中心静脉给药相似的作用。多个研究表明，骨内给药对液体复苏、药物输送、血标本采集是安全有效的，而且对各年龄组均可行。如果静脉通路尝试不成功或不可行，可以考虑改用骨内通路。骨内注射已成为美国心脏协会推荐心肺复苏时的第二位用药途径。

4. 主动脉弓导管给药

虽能使药物迅速到达作用部位，并发挥良好的药效学效应，明显优于其他给药途径，但需较高设备及技术条件，难以推广使用。

5. 心内注射

心内注射必须暂停胸外按压，且可引起气胸、心包积血、冠状动脉损伤等并发症。鉴于心内注射的种种弊病，它只有在静脉通道和气管插管均未能建立的情况下或开胸心脏按压时作为应急措施，不能作为常规给药手段。

6. 中心静脉(颈内或锁骨下静脉)给药

可使药物迅速到达动脉系统发挥作用，且药物的峰值浓度也较高，从而使复苏易成功。但放置导管需中止心脏按压，发生气胸、出血危险性大，使其应用受限。

（二）心肺复苏常用药物

1. 肾上腺素

(1) 作用　肾上腺素是CPR时最常用、有效的药物。通过激动α-肾上腺素能受体增加心脏和脑的供血，提高自主循环恢复率和存活率。该药的β-肾上腺素能作用是否有利于复苏仍有争议,因其可能增加心肌氧耗和减少心内膜下心肌灌注。

(2) 适应证 ① 各种心电图类型的心脏骤停;② 症状性心动过缓,如病态窦房结综合征、高度或完全性房室传导阻滞,应同时使用阿托品、多巴胺或心脏起搏;③ 过敏性休克或严重过敏反应。

(3) 剂量和用法 因不可电击心律引发心脏骤停后,应尽早给予肾上腺素,目前采用肾上腺素"标准"剂量,每次 1 mg,静脉推注,每 3～5 min 给药一次。在大样本的心脏骤停的随机临床研究中大剂量肾上腺素(指每次用量达到 5～10 mg 或 0.1～0.2 mg/kg)与标准剂量(0.01～0.02 mg/kg)相比,能使冠状动脉灌注压增加,自主循环恢复率增加。但大剂量肾上腺素不改善出院存活率及神经系统预后。大剂量可用于特殊情况,如 β-受体阻断剂或钙离子阻断剂过量时。

用于有症状的心动过缓患者。用肾上腺素 1 mg 加入 500 ml 生理盐水或 5%葡萄糖液中持续静脉滴注,成人从 1 μg/min 开始,根据血流动力学效果调节滴速(2～10 μg/min)。

(4) 不良反应 有心悸、烦躁、头痛和血压升高等。对于高血压、心脏病、糖尿病和甲亢患者要慎重使用。

2. 血管升压素

血管升压素是一种天然的抗利尿激素,在高剂量时,产生非肾上腺素能的外周血管收缩作用。研究还发现,在心肺复苏期间,血管升压素能增加冠脉灌注压、重要器官血流和脑部氧释放。由于没有 β-肾上腺素能受体激动作用,因而不增加心肌耗氧和诱发室颤。

联合使用加压素和肾上腺素,替代标准剂量的肾上腺素治疗心脏骤停时没有优势。因此为了简化流程,已从成人心脏骤停流程中去除加压素。类固醇和加压素与肾上腺素一起做综合干预,治疗院内心脏骤停可能有益。

血管升压素的作用时间可达 10～20 min,所以只推荐使用一次,剂量为 40 U 静脉注射。

3. 去甲肾上腺素

去甲肾上腺素是一种血管收缩药和正性肌力药。药物作用后心排血量可以增高,也可以降低,其结果取决于血管阻力大小、左心功能状况和各种反射的强弱。严重的低血压(收缩压<70 mmHg)和周围血管阻力低是其应用的适应证。将去甲肾上腺素 4 mg 加入 250 ml 液体(生理盐水或 5%葡萄糖)中,起始剂量 0.5～1.0 μg/min,逐渐调节至有效剂量。顽固性休克需要去甲肾上腺素的剂量为 8～30 μg/min。

需要注意的是给药时不能在同一输液管道内给予碱性液体。

4. 多巴胺

(1) 作用 多巴胺属于儿茶酚胺类药物,是去甲肾上腺素的化学前体,既有 α-受体又有 β-受体激动作用,还有多巴胺受体激动作用。而这些作用均与用药剂量相关。多巴胺用药剂量为 2～4 μg/(kg·min)时,主要发挥多巴胺样激动剂作用,有轻度的正性肌力作用和肾血管扩张作用。用药剂量为 5～10 μg/(kg·min)时，主要起 β_1 -和 β_2 -受体激动作用；另外，在这个剂量范围内 5 -羟色胺和多巴胺介导的血管收缩作用占主要地位。用药剂量为 10～20 μg/(kg·min)时，α -受体激动效应占主要地位，可以造成体循环和内脏血管收缩。

(2) 适应证　多巴胺的主要适应证是无低血容量的明显低血压，尤其是由于心动过缓和自主循环恢复后造成的低血压状态，常常选用多巴胺治疗。多巴胺和其他药物合用(包括多巴酚丁胺)可以纠正和维持复苏后体循环的灌注和氧的供给。小剂量多巴胺对急性少尿性肾功能不全并无治疗作用，因此不推荐使用。

(3) 剂量和用法　在保持生命器官适当灌注压的前提下，应使用最低剂量的多巴胺，从 2～4 μg/(kg·min)开始，根据需要可增加到 5～15 μg/(kg·min)。如剂量>20 μg/(kg·min)，应该改用去甲肾上腺素。

5. 多巴酚丁胺

多巴酚丁胺是一种合成的儿茶酚胺类药物，具有很强的正性肌力作用，常用于严重收缩性心功能不全的治疗。该药在增加心肌收缩力的同时伴有左室充盈压的下降，在增加每搏心输出量的同时，可导致反射性周围血管扩张，用药后动脉压一般保持不变，常用剂量范围为 2～20 μg/(kg·min)。

如果复苏后，患者的低血容量已被纠正，而血压在 70～100 mmHg 水平时，可以使用多巴酚丁胺，从小剂量 2 μg/(kg·min)开始，根据血流动力学检测来调整剂量。

多巴酚丁胺能引起心动过速、心律失常和血压波动，特别是大剂量和老年患者使用时更易发生。当剂量>20 μg/(kg·min)时可使心率增加超过 10%，能导致或加重心肌缺血；当给药剂量达 40 μg/(kg·min)时，不良反应发生率增加。

6. 碳酸氢钠

2005 版的指南不推荐碳酸氢钠作为心肺复苏的一线用药。在心脏骤停复苏过程中使用碳酸氢钠有很多副作用。它通过降低全身血管反应性，降低 CPR 成功率；它可引起细胞外碱中毒，以致血红蛋白氧离曲线右移，抑制氧气释放；它可产生高碳酸血症，并由此引起高渗血症；产生过多的 CO_2，后者自由扩散入心肌和脑细胞，并由此产生细胞内酸中毒，这会恶化中央静脉的酸血症，并抑制儿茶酚胺的活性或使其失活。

对心脏骤停患者，只要迅速建立有效通气和胸外心脏按压，即使血液 pH 在偏酸水平，也无须补碱。仅在某些特殊情况下使用碳酸氢钠可能有益，如心脏骤停前已存在肯定的代谢性酸中毒、高钾血症、三环类抗抑郁药及巴比妥酸盐过量或中毒等。应用碳酸氢钠以 1 mmol/kg 作为起始量，再根据血气分析或实验室检查结果得到的碳酸氢盐浓度和计算碱剩余来进行调整。

7. 钙离子

大规模的回顾性研究显示，在心肺复苏期间给予钙剂更易致复苏失败，但确有少数存活者得益于在心肺复苏早期应用钙剂，这可能与引起心脏骤停的原因有关。因此，钙剂已不主张常规使用，仅在下列情况下可考虑应用：① 钙拮抗剂中毒；② 严重低钙血症；③ 严重高钾血症；④ 严重碱血症；⑤ 急诊体外循环结束时。

8. 纳洛酮

纳洛酮是特异性吗啡受体拮抗剂。现广泛地用于麻醉剂过量、休克、脑缺血性卒中、脊髓损伤、呼吸抑制等。对于已知或疑似阿片类药物成瘾的患者，如果无意识，无正常呼吸但有脉搏，可以由施救者肌肉注射或鼻内给予纳洛酮。如果施救者为医务人员，请参照图 2-10 中的流程进行抢救。如果施救者为非专业急救人员，请参照图 2-11 中的流程进行抢救。

成人：纳洛酮每次 0.4 mg，首先静脉注射，必要时每隔 4 min 重复一次，直至达到预期效果。纳洛酮作用时间短，应强调持续给药。也可经肌内注射或皮下注射给药，或考虑经鼻内给药，每次 2 mg，临床证实是迅速有效的。

不良反应：纳洛酮引起儿茶酚胺的大量释放可引起血压升高、室性心动过速、心室纤颤甚至猝死。

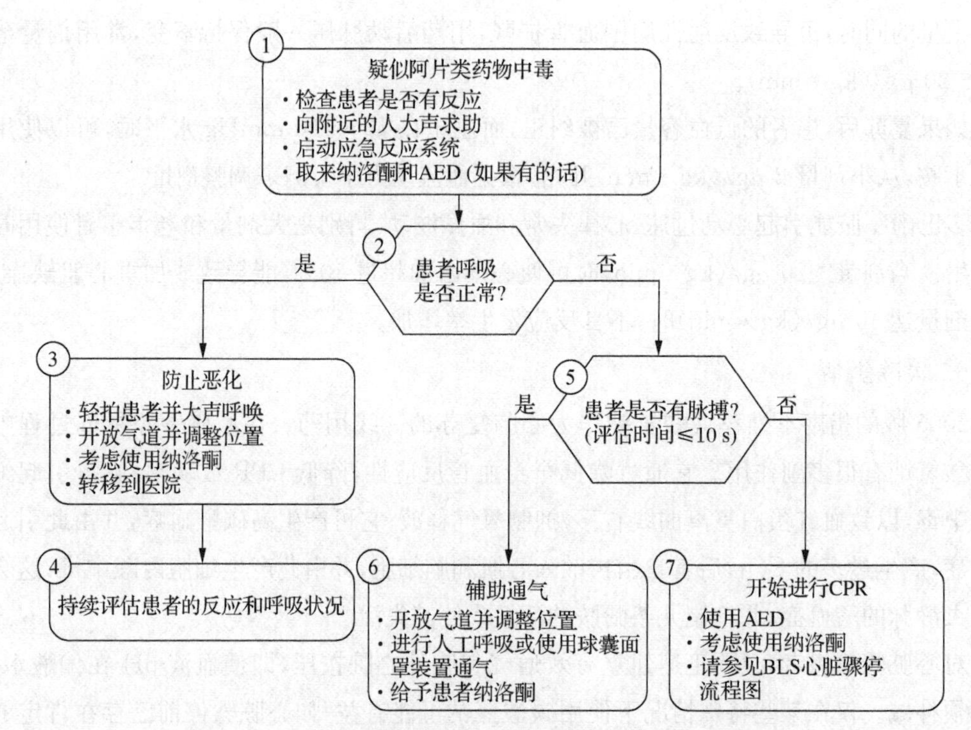

图 2-10　针对医务人员的阿片类药物相关紧急情况流程图

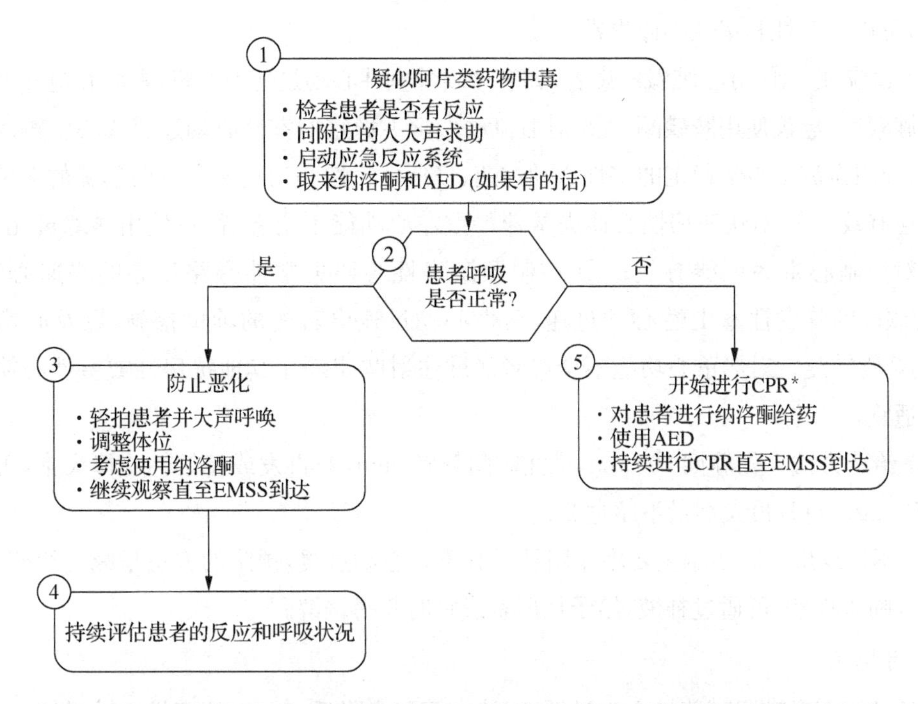

*对于成人和青少年患者，施救者如果受过训练，面对阿片类药物相关紧急情况时，应进行按压和人工呼吸，如未受过人工呼吸方面的训练，则应进行单纯按压式CPR。对于婴儿和儿童，CPR应当包含胸外按压和人工呼吸。

图 2－11　针对非专业急救人员的阿片类药物相关急救流程图

9. 脂肪乳

对于因局麻药物中毒而发生先兆神经性中毒或心脏骤停的患者，可以在标准心肺复苏的基础上同时给予静脉脂肪乳剂(ILE)；对于因其他形式的药物中毒导致标准复苏措施失败的患者可以给予 ILE。

(三) 抗心律失常药物

1. 利多卡因

利多卡因是抗室性心律失常，尤其是室性心动过速和心室颤动的最常用的药物之一，但现在有足够证据证明有多种药物在终止室性心动过速方面优于利多卡因，利多卡因已不作为心肺复苏的首选抗心律失常药。但是室颤/无脉性室性心动过速导致的心脏骤停，在出现自主循环恢复(ROSC)后，可以考虑立即开始或继续使用利多卡因。

利多卡因的起始剂量为 0.5～1.5 mg/kg，稀释后静脉推注；5～10 min 后可重复 0.5～0.75 mg/kg；总量可达 3 mg/kg。维持剂量为 1～4 mg/min。

利多卡因的毒性反应和副作用包括口齿含糊、意识改变、肌肉颤动、惊厥。

2. 胺碘酮

静脉使用胺碘酮的作用复杂，可作用于钠、钾和钙通道，并且对 α-受体和 β-受体有阻滞作用，可用于房性和室性心律失常。

(1) 适应证　① 对心脏骤停患者，如有持续性室性心动过速或心室颤动，在电除颤和使用肾上腺素后，建议使用胺碘酮。② 对血流动力学不稳定的室性心动过速或心室颤动效果较好；对控制血流动力学稳定的室性心动过速、多形性室性心动过速和不明起源的多种复杂心动过速有效。③ 对快速房性心律失常伴严重左心功能不全患者，在使用洋地黄无效时，胺碘酮对控制心室率可能有效。④ 控制预激房性心律失常伴旁路传导的快速心室率。⑤ 作为顽固的阵发性室上性心动过速、房性心动过速电转复的辅助措施，以及心房纤颤(AF)的药物转复。对严重心功能不全患者静脉注射胺碘酮比其他抗房性或室性心律失常药物更适宜。

(2) 给药方法　先静推 300 mg，推注时间≥10 min，对再发或持续性心律失常，可重复静推 150 mg。每日最大剂量不超过 2 g。

(3) 不良反应　胺碘酮主要副作用是低血压和心动过缓，预防的方法是减慢给药速度，若已出现临床症状，可通过补液，给予加压素或临时起搏缓解。

3. 阿托品

阿托品用于逆转胆碱能性心动过缓，能使血管阻力降低。可治疗窦性心动过缓，对发生在交界区的房室传导阻滞或室性心脏停搏可能有效。但结下部位阻滞时，不用阿托品。

使用方法：对心脏停搏和缓慢性无脉电活动，立即给予 1.0 mg 静脉注射，如仍为缓慢心律失常，可每间隔 3～5 min 静脉注射一次，每次 0.5～1.0 mg，至总量 0.04 mg/kg。

4. β-肾上腺能受体阻滞剂

β-受体阻滞剂对于急性冠状动脉综合征是有益的，若无反指征，对这些患者均应使用。β-受体阻滞剂可以降低室颤的发生率，降低非致命性再梗死和心肌缺血复发，降低死亡率。一项观察性研究发现，心脏骤停后使用 β-受体阻滞剂可能会比不用的效果更好。因室颤/无脉性室性心动过速导致心脏骤停而入院后，可以尽早开始口服或静脉应用 β-受体阻滞剂。可以选用阿替洛尔、美托洛尔、艾司洛尔。

一般每次用美托洛尔 5 mg 缓慢静脉注射(>5 min)，若患者可耐受，间隔 5 min 后，可重复 5 mg，直至总剂量 15 mg。最后一次注射 15 min 后，给予口服，每次 50 mg，每日 2 次，若可耐受；继续口服，每次 100 mg，每日 2 次。副作用是心动过缓、房室传导时间延长和低血压。

反指征：高度或三度心脏阻滞，低血压，严重心衰，支气管痉挛。

5. 镁

目前不推荐在心脏骤停中常规使用镁剂，除非心律失常是由于镁缺失或尖端扭转型室速所致；也不推荐在急性心肌梗死中常规预防性使用镁剂。但严重镁缺失可以导致心律失常(包括顽固性室颤)、心功能不全和心脏性猝死。在紧急情况下，可使用硫酸镁 1～2 g 加入 100 ml 液体(生理盐水或 5%葡萄糖)中缓慢静脉注射。快速注射镁剂也可产生低血压和心搏停止。尖端扭转型室速可见于无镁缺乏者,此时可用硫酸镁 1～2 g 加入 50～100 ml 液体(生理盐水或 5%葡萄糖)中缓慢静脉注射,随后以 0.5～1.0 g/h 速度维持静脉滴注。

四、鉴别诊断

医务人员应该识别心脏骤停的可能原因,并作鉴别诊断以确定需特殊治疗、可逆转的病因。确认并处理任何心脏的、电解质的、毒理学的、肺的和神经性的致心脏停止原因。临床医生(医务人员)通过回顾有哪些“H”和“T”,对寻找可能的致心脏骤停原因,或复杂的复苏过程或复苏后处理是很有帮助的。这些“H”和“T”是:低血容量(Hypovolemia)、低氧血症(Hypoxia)、氢离子(酸中毒)[Hydrogen ion(acidosis)]、高/低钾血症(Hyper-/Hypo-kalemia)、低血糖(Hypoglycemia)、低体温(Hypothermia);中毒(Toxins)、填塞(心脏)[Tamponade(cardiac)]、张力性气胸(Tension pneumothorax)、冠脉或肺血管栓塞(Thrombosis of the coronary or pulmonary vasculature)和创伤(Trauma)。

【心脏复苏后综合征的后期治疗】

复苏后治疗是高级生命支持(ACLS)的重要组成部分。自主循环恢复和稳定的起始阶段,患者仍有很高的病死率。复苏后的阶段,医务人员应当:① 优化血流动力学、呼吸和神经支持;② 确认并治疗引起心脏骤停的可逆性病因;③ 监测体温,并考虑体温和代谢调节障碍的处理措施。复苏后治疗,对改善血流动力学不稳定和多器官功能衰竭的早期病死率,以及脑损伤引起的病死率,有重要的潜在意义。2020 版心肺复苏指南也强调心脏骤停恢复自主循环后救治(图 2－12)和神经预测(图 2－13)。

一、维持呼吸功能

心脏复跳后,自主呼吸未必立即恢复,即使恢复,其呼吸功能可能仍属不全。为充分供氧和降低全身耗氧量,便于呼吸道管理和调控酸碱平衡状态,仍宜保留气管插管或控制呼吸。一旦患者的自主呼吸增强,就应减少呼吸支持,直到自主呼吸完全恢复而撤机。医务人员应根据患者的血气分析、呼吸频率、呼吸能力等调整呼吸机的通气参数。有资料表明,通气支持维持脑损伤患者的 $PaCO_2$ 于正常水平是理想的,常规高通气是有害的。

二、维持有效的循环功能

心脏骤停患者自主循环恢复后,经常会发生心血管和血流动力学的紊乱。常见有:低血容量性休克、心源性休克和与全身炎性反应综合征(SIRS)相关的血管舒张性休克,以上情况统称为复苏后综合征。导致复苏后综合征发生的有关因素有:① 再灌注失败;② 再灌注损

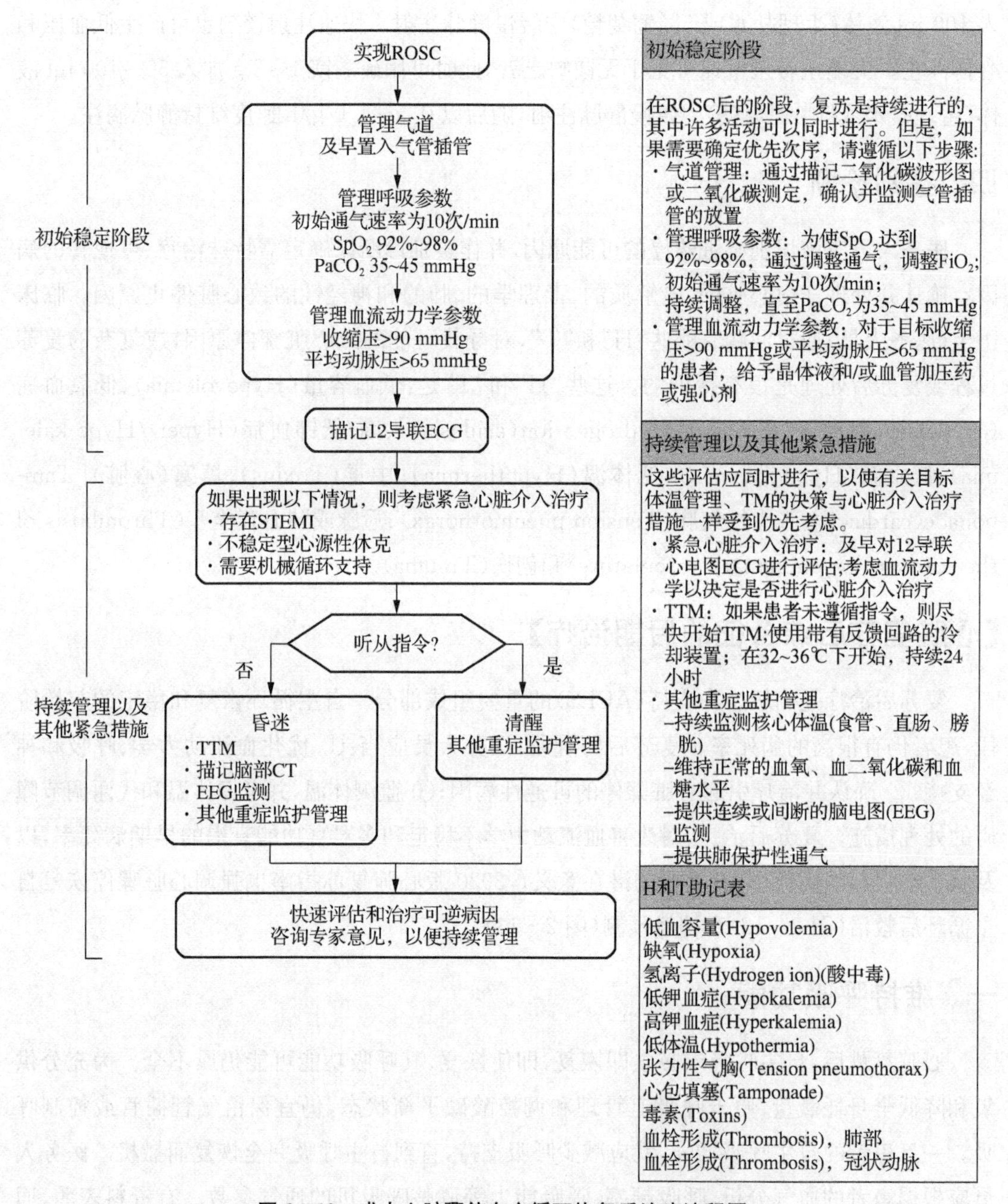

图 2-12　成人心脏骤停自主循环恢复后治疗流程图

伤;③ 缺血后代谢产物引起的脑中毒;④ 全身炎症介质、细胞因子、凝血-纤溶等系统的激活;⑤ 复苏时应用血管活性药物的副作用。复苏后综合征有四期变化，产生何种变化则取决于器官的缺血程度和缺血时间。

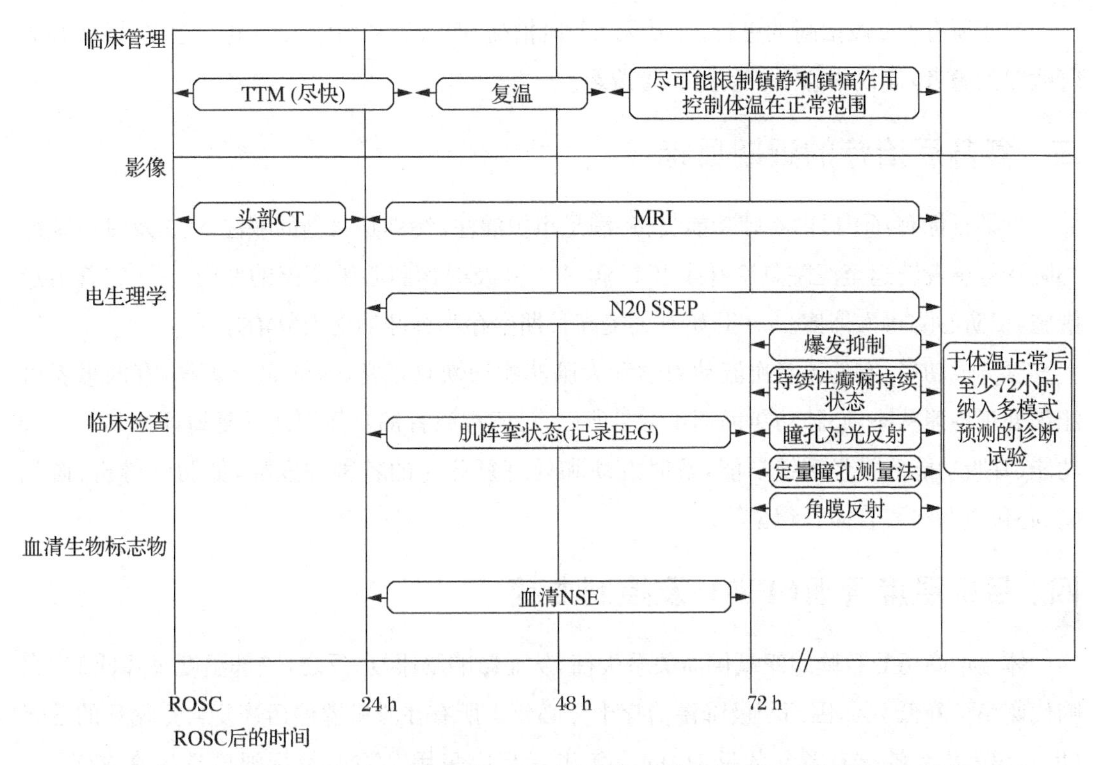

图 2－13　对心脏骤停恢复自主循环后的成人患者进行多模式神经预测时建议采取的方法图

1. 循环不稳定

几乎有 50%的复苏后综合征患者，其死亡多发生在发病后 24 h 内。因为在自主循环恢复后，心血管功能处于不稳定状态，12～24 h 后才可逐渐趋向稳定。由于多部位缺氧造成的微循环功能不全，使有害的酶和自由基迅速释放至脑脊液和血液中，从而使大脑和微循环功能异常持续存在。复苏后应该避免立即矫正低血压(收缩压低于 90 mmHg，平均动脉压低于 65 mmHg)，因为其具体目标还未确定。但立即确认并矫正低血压症状是合理的。

2. 多器官功能障碍综合征(MODS)

1～3 d 后，心功能和全身情况有所改善，但由于小肠的渗透性增加，细菌移位，易发生脓毒血症，进而导致 MODS。

3. 继发严重感染

心脏骤停数日后常继发严重感染，由此患者常迅速发展为衰竭。

复苏后维持循环稳定，完全恢复局部器官和组织的微循环灌注，特别是内脏和肾脏微循环的恢复，对防止心搏骤停后缺氧缺血致 MODS 的发生起重要作用。为保证必要的血压、心脏指数和全身灌注，可给予输液、血管活性药、正性肌力药等。

复苏后监测是复苏后处理的一个重要组成部分，除有创性导管监测血流动力学变化外，还可以应用定量的胃张力计测量胃黏膜 $PaCO_2$ 梯度来指导内脏器官复苏。

对于所有ST段抬高的患者,以及无ST段抬高,但血流动力学或心电不稳定,疑似心血管病变的患者,建议紧急冠状动脉血管造影。

三、复苏后治疗的近期目标

近期目标有:① 提供心肺功能支持,满足组织灌注,特别是大脑的灌注。② 及时将院前心脏骤停患者转运至医院急诊科或ICU病房。③ 及时诊断心脏骤停的原因。④ 完善治疗措施,以防心跳再次停搏。⑤ 开始有关提高长期生存和神经功能恢复治疗。

复苏成功后,有的患者血流动力学和大脑功能均恢复正常,最终完全康复;有的患者可能仍处于昏迷状态,心肺功能仍不正常。所以,对所有患者都要仔细地反复地评估其心血管功能、呼吸功能和神经系统功能,及时发现和处理复苏时的各种并发症,如肋骨骨折、血气胸、心包填塞和气管插管移位等。

四、目标温度管理(TTM)及控制血糖

体温增高可导致脑组织氧供需关系失衡,从而影响脑康复;反之,脑部温度每降低1℃大脑代谢率可降低7%,因而积极降温治疗十分必要。所有在心脏骤停后恢复自主循环的昏迷(即对语言指令缺乏有意义的反应)的成年患者都应采用TTM,目标温度选定在32℃~36℃。降温过程中,医务人员应连续监测体温。目标温度管理(TTM)结束后可能会出现发热的症状,应该积极预防。如需对预后进行判断,应在TTM结束后72 h进行。

研究表明把危重患者的血糖控制在正常水平能改善预后,严格控制复苏后患者的血糖水平是必要的。昏迷时出现低血糖症状常不明显,因此临床医生应密切注意监测,以防出现低血糖,并处理高血糖。

五、保护其他脏器功能、防治MODS

自主循环恢复后,患者可能在相当长的一段时间内始终处于昏迷状态;自主呼吸尚未恢复;血流动力学也可能处于不稳定状态,伴有异常的心率、心律、体循环血压和器官灌注。此时,仍需给予呼吸机辅助呼吸、维持循环稳定,防治低氧血症和低灌注;对每一个器官系统,尤其是肝、肾、胃肠道、血液系统等功能状态的监测和维护,及时防治MODS(见相应章节),为脑复苏创造一个良好的颅外环境。心肺脑复苏的主要目标是使患者有健康的大脑和完好的功能。

六、脑复苏

心脏骤停患者复苏的最终目的是恢复智力和工作能力,至少能生活自理,故心脏骤停后患者脑功能是否恢复已成为复苏成败的关键。一般认为,大脑能耐受循环停止的“安全时

限”仅4～6 min，超过此时限则发生不可逆脑损害。所以，脑复苏的成败和难易取决于心跳停止起到开始实施有效CPR的时间间隔，也与引起心脏骤停的直接原因和心脏骤停发生前的体格条件有关。

（一）缺血缺氧性脑损害和再灌注损伤

1. 脑组织对缺血缺氧性损害的差异性

脑缺血后脑组织和神经细胞的损害存在区域性和时相性差异。在中枢神经系统中，凡是越进化、越高级的脑组织越易受损；越原始、越低级的脑组织对脑缺血的耐受性越好。按脑内细胞对缺血敏感性的差异可排序如下：神经元＞少突胶质细胞＞星状胶质细胞＞血管内皮细胞。神经元中海马CA1区的锥体细胞，小脑的浦肯野细胞，纹状体的小及中型细胞，大脑皮层的3、5、6层细胞特别容易受损。脑缺血时间越长，则其缺血再灌注损伤也越重。

2. 全脑缺血期间的病理生理

（1）能量代谢障碍　脑的主要能量物质是葡萄糖，脑内糖原和能量贮备均很少，一旦发生心脏骤停，氧和葡萄糖的供应即断绝，脑内氧化磷酸化过程也随之终止，不再产生ATP。由于机体所储备的磷酸肌酐和ATP分别在1 min和2 min后消耗殆尽，脑细胞的主动转运和生物合成都需要消耗磷酸肌酐和ATP，因而出现脑细胞功能障碍。

（2）脑生化代谢方面的紊乱　脑缺血后能量代谢障碍，膜离子泵（主动转运）功能障碍，细胞内K^+外流致细胞外K^+急剧升高，细胞外Na^+、Ca^{2+}内流，使细胞内外的离子梯度失常。Ca^{2+}内流导致细胞内Ca^{2+}超载是引发脑缺血再灌注损伤的重要原因。

（3）乳酸酸中毒　脑缺血时葡萄糖无氧代谢导致的乳酸产生过多，CPR期间肝、肾缺血致对乳酸的清除能力降低，是引起乳酸酸中毒的主要原因。当动脉血乳酸＞5 mmol/L和pH＜7.25的状态称乳酸酸中毒。乳酸酸中毒可明显抑制心肌收缩力、提高除颤阈值、降低心肌对儿茶酚胺的反应，不利于缺血期自主循环的建立，还会促进溶酶体的破坏，损害线粒体组织结构和功能，影响ATP的合成。

乳酸与HCO_3^-反应可生成CO_2，心肺复苏期间过度应用$NaHCO_3$以及人工通气不足还可造成呼吸性酸中毒。呼吸性酸中毒与乳酸酸中毒并存，不仅是脑缺血再灌注损伤发生的机制之一，也是影响神经细胞最终能否存活的重要因素之一。

（4）脑水肿　在脑缺血期脑水肿即已开始，再灌注期进一步加重。在脑缺血早期，因ATP耗竭、脑细胞膜泵功能障碍，致细胞内钙、钠、氯化物和水潴留而形成脑细胞肿胀，呈细胞毒性脑水肿。当缺血达到一定时限，脑血管内皮细胞损伤，血脑屏障（BBB）受损，脑毛细血管通透性增加，血浆蛋白与水分外溢，脑细胞外液增加，此为血管源性脑水肿。此时的脑水肿为混合性脑水肿。随着脑水肿和脑肿胀的形成，颅内压升高，造成颅内静脉压上升，脑脊液回流障碍，引起血流淤滞、红细胞聚集、微血栓形成、血管通透性增加，这些后果又加重脑水肿和脑肿胀，形成恶性循环。当颅内压达到一定程度时，脑组织向压力低的部位移动而形成脑疝，压迫生命中枢可使病情突然恶化甚至死亡。

3. 脑再灌注损伤

在恢复循环后，脑组织虽又重新获得血流灌注和氧供应，但各种功能和生化代谢过程并不能同步恢复到正常状态，脑缺血性损伤可能进一步加重而造成再灌注损伤。缺血再灌注的机制非常复杂，涉及多种因素，如能量代谢的障碍，Ca^{2+} 超载损伤，兴奋性氨基酸的毒性作用，炎症反应的损害，自由基的过度增加，线粒体功能障碍，细胞膜损伤，梗死周围去极化和细胞凋亡等因素。

（二）自主循环恢复后脑血流量的变化

自主循环恢复后，脑血流量(Cerebral Blood Flow，CBF)有以下几种改变或几个阶段：

1. 立即出现的多灶性无灌流

无灌注的范围因缺血时间长短、原发性损伤的严重程度和脑灌注压高低而异。主要与脑缺血后血小板和红细胞聚集、血黏度增高、肿胀胶质细胞压迫毛细血管等因素致微循环障碍有关。一般可自行消退，若持续存在则可能成为不可逆脑损伤的病理生理基础。

2. 短暂的全脑反应性充血

反应性充血是脑血流自动调节功能衰竭和血管张力尚未恢复的结果，其程度和持续时间的长短取决于脑损伤的严重程度，一般持续 15～30 min。

3. 迟发性全脑或多灶性持续低灌流

该期发生在再灌注 25～90 min 后，可持续 6 h 以上。低灌注为动脉张力增高和血管收缩所致，是再灌注脑损伤的重要原因。区域性低灌注也可与局灶性正常灌注或多血并存；低灌注和多血是脑血流和脑代谢率匹配不良的两个极端，都使脑细胞进一步受损，中断和防止这种匹配不良，是脑复苏需要重点解决的问题之一。

4. 后期的变化

约 20 h 后脑血流量或恢复正常或因脑血流停止而致脑死亡。

（三）脑复苏的措施

脑复苏的成败关键在于三方面：① 尽量缩短脑循环停止的绝对时间；② 确实有效地支持治疗措施，为脑复苏创造良好的颅外环境；③ 在降低颅内压、减低脑代谢和改善脑循环的基础上，采取特异性脑复苏措施，阻止或打断病理生理进程，促进脑功能恢复。

1. 施行有效的 CPR，缩短脑循环停止的绝对时间

缩短脑缺血的绝对时间是提高心脏骤停脑复苏成功率的关键因素。因此，开展 CPR 知

识的普及教育，特别是让警察、消防队员、电工、救生员等人员掌握 CPR 的基本操作技术，对提高脑复苏的成功率有重要意义。医院内心肺复苏患者，在积极胸外按压的同时，及早进行电除颤和开胸心脏按压，促使患者自主循环尽快恢复，对提高脑复苏成功率有重要意义。

2. 维持循环、呼吸功能，纠正内环境紊乱

进一步巩固循环功能，纠正酸中毒，积极进行呼吸支持治疗，并注意维持体液平衡和补充营养，同时注意其他重要器官系统，尤其是肝、肾、胃肠道、血液系统等功能状态的监测和维护，为脑复苏创造一个良好的颅外环境。

3. 维持良好的颅内内稳态

(1) 增加脑血流量(CBF)　主要通过提高脑灌注压和改善脑微循环达到此目的。脑灌注压(CPP)＝平均动脉压－颅内压。正常情况下，脑血流量存在自身调节机制，即当脑灌注压在 50～150 mmHg 范围内，脑血流量可保持稳定。但在脑缺血后，患者脑血流的自身调节机制受损，此时脑血流量更多地依赖于脑灌注压。增加脑血流量的措施有：① 监测血压，预防并积极治疗低血压。② 提高平均动脉压，由于血压过高可明显增加心脏后负荷，诱发心肌缺血；通过扩容提高平均动脉压(MAP)，有加剧血管源性脑水肿的危险，所以，目前主张把血压维持在缺血前水平或稍高于缺血前水平。③ 降低颅内压，脱水减轻脑水肿是降低颅内压的最有效方法之一。临床最常用的脱水药为 20%甘露醇，首次剂量可按 1.5～2.0 g/kg 于 15～30 min 内快速静脉滴入；或以 0.5 g/kg 直接静脉推注以防脑疝形成。甘露醇可每 6～8 h 重复一次，并可间断静脉注射呋米塞 20～40 mg，以增强脱水效果；疗程在 5～7 d 内终止。血浆白蛋白也是一种很好的脱水剂，不仅可减少其他脱水剂(甘露醇)的用量，而且对于患者营养和血容量的维持也大有好处，但白蛋白成本高，制备复杂，且有血制品的缺点，因此使用受限。

适度的血液稀释，保持血细胞比积(Hct)在 30%～35%的范围内可降低血黏度，改善脑微循环；山莨菪碱等药物也有助于脑血流的改善。

(2) 提高血液氧含量　充分给氧，使动脉血氧分压＞100 mmHg，以保证组织的充分氧合作用，使缺血后组织的修复过程得以进行。积极控制贫血，提高血液携氧量，并维持适当的心排血量有助于组织氧供。

(3) 控制高血糖　血糖增高可增加脑组织乳酸的产生而加剧缺血再灌注损伤。目前主张在脑缺血再灌注期间，无论何种原因引起的高血糖，均应予以控制。但在应用胰岛素控制高血糖时，一定要避免低血糖的发生。

(4) 防止体温升高　体温升高有增高脑代谢率，加重脑缺氧，破坏血脑屏障完整性，增加兴奋性氨基酸释放，加剧细胞内 Ca^{2+} 超载和促进氧自由基产生等作用，从而加重脑缺血再灌注损伤。因此，心肺复苏后必须防止患者体温升高。

4. 特异性脑复苏措施

(1) 目标体温管理(TTM)　研究表明各种药物在脑复苏领域疗效甚微。目前认为,TTM 是唯一能有效改善心肺复苏后生存率和神经功能损伤的治疗手段,且无明显不良反应。

① 目标体温管理(TTM)的适应证:基于一些临床试验的结果,国际复苏学会提出:对于昏迷的成人院外心室颤动性心脏骤停 ROSC 患者应该降温到 32 ℃～36 ℃。对于任何心律失常所致的成人院内心脏骤停,或具有以下心律失常之一:无脉性电活动或心脏停搏所致的成人院外心脏骤停 ROSC 后昏迷患者,也要考虑人工降温。

② 目标体温管理(TTM)的方法:一般采用体表结合头部重点降温方法达到亚低温。对心脏骤停患者脑复苏的降温技术有多种,如体表降温的冰袋、冰毯、冰帽等,但降温速度缓慢。快速注入大量(30 ml/kg)冷却(4 ℃)液体,能显著降低核心温度,但易出现患者输注液体过量。最近出现一种血管内热交换装置,能快速降温和维持患者低温状态,还能准确控制温度。降温过程必须平顺,避免寒战反应,不平稳的降温弊多利少。

③ 目标体温管理(TTM)可能机制:Ⅰ. 低温有助于降低氧需、氧耗,抑制葡萄糖和脂肪降解,终止高代谢,改善脑组织代谢的供需关系,减少脑血流量和脑组织容积,降低颅内压。Ⅱ. 抑制兴奋性神经递质的释放及其对神经元的兴奋性毒作用。Ⅲ. 抑制氧自由基介导的脂质过氧化反应及其损伤。Ⅳ. 抑制花生四烯酸的代谢及血栓素 A_2 的产生,改善脑微循环。Ⅴ. 缓解 Ca^{2+} 等异常转移,抑制 Ca^{2+} 超载及其激活的破坏性酶反应,减少神经细胞凋亡。Ⅵ. 促进脑再灌注期内蛋白合成和神经元存活,保护血脑屏障功能,稳定脑细胞膜功能并促其恢复等。Ⅶ. 减轻再灌注后免疫反应,延缓 NF-κB 的表达,并减少炎症细胞因子的释放等。

④ 目标体温管理(TTM)开始和持续的时间:TTM 开始的最佳时间尚无定论,但一致认为 TTM 开始的时间越早越好,有利于复苏成功和保护神经功能,稍微推迟,即可大大降低 TTM 效果,因此,应根据具体情况尽早实施 TTM。目前推荐 TTM 持续时间为至少 24 h。

⑤ 复温:是 TTM 过程中的重要一步,可用体内或体外降温装置或其他加热系统进行调节。目标温度不宜超过 37 ℃,略微的超过都会引起脑血管反应和调节功能损伤,从而加重脑损伤。复温要缓慢,快速复温不仅可以抵消低温对脑的保护作用,还会加重脑缺氧,其机制可能是快速复温使脑血管突然舒张、脑温增加,造成脑水肿和颅内压升高、氧自由基大量释放、线粒体功能障碍。目前较一致的意见是保持 0.25～0.5 ℃/h 的复温速率。ROSC 后第一个 48 h 期间,对于心脏骤停复苏后的自发性轻度亚低温(>32 ℃)的昏迷患者不要开始复温。

⑥ 目标体温管理(TTM)的并发症:血流动力学变化、心律失常、药物清除率降低、电解

质紊乱、高血糖、凝血功能变化、感染、寒战等，应注意防治。

(2) 高压氧治疗　高压氧治疗是一种间歇性、短期、高剂量吸氧治疗，对完全性脑缺血一般采用40～60次长疗程，用于完全性脑缺血患者脑复苏的治疗，取得了一定的成果。

(3) 皮质激素　以往认为大剂量皮质激素可稳定细胞膜减少溶酶体酶的破坏，改善血脑屏障和脑血管的通透性，加速脑水肿的消散等。但经大量对照研究发现，皮质激素并不能改善脑复苏的预后，反而因增高患者血糖等副作用而加重脑缺血性损害，故现在对全脑缺血后脑复苏患者并不主张常规使用皮质激素，即使使用也提倡短疗程(3～5 d)。

(4) 脑代谢营养代谢促进剂　各种药物在脑复苏中疗效甚微，比如 Ca^{2+} 通道阻滞药、自由基清除剂、兴奋性氨基酸拮抗剂等未能改善心脏骤停患者的神经结局和降低其死亡率。

5. 防治并发症

心脏骤停后，不仅脑有缺血再灌注损伤，其他脏器如心、肝、肾、胃肠均存在缺血再灌注损伤。此外，对完全性脑缺血的复苏需要几天到十几天甚至更长的时间，在此期间往往在缺血、低灌注、再灌注损伤的基础上，出现多脏器功能衰竭和感染。因此，脑复苏最后成败不仅与是否尽早开始BLS和ALS的CPR措施及进行有效的脑复苏治疗有关，而且与并发症的防治密切相关。在进行脑复苏治疗的同时，应特别注意其他脏器功能的保护，防止多脏器功能衰竭。

七、心肺复苏终止抢救的标准

在现场或途中必须持续不断地做CPR，并保证CPR的质量。

(一) 现场停止CPR的条件

(1) 自主呼吸及心跳已有良好恢复。

(2) 有其他人接替抢救，或有医师到场承担了复苏工作。

(3) 有医师到场，确定患者已死亡。

(4) 施救者由于体力不支，或环境可能造成施救者自身伤害，或由于持久复苏影响其他人的生命救治。

(5) 发现有效的书面“不复苏遗嘱”(Do Not Attempt Resuscitation，DNAR)指令。

(二) 在医院内如有下列指标，方可考虑终止CPR

1. 脑死亡

脑死亡是脑的功能完全丧失，具体判断见本章第三节。

2. 无心跳及脉搏

符合脑死亡诊断标准，加上无心跳，再加上已做CPR 30 min以上，可以考虑患者真正死亡，可终止复苏。

经过 20 min 心肺复苏后，呼气末二氧化碳分压($P_{ET}CO_2$)仍然较低的插管患者复苏可能性很低。医护人员可以综合其他因素考虑帮助确定终止心肺复苏时间。临床实践中，持续 CPR 30 min 以上仍无自主循环和呼吸，瞳孔散大，各导联心电图均为直线，并经两名医护人员确认，也可终止复苏。

第三节　死亡的有关概念

【概述】

死亡是生命功能的丧失，即生命活动的终止。传统概念认为，心跳和呼吸完全停止，不能再使其恢复时，可判定为机体死亡。然而，近年来由于现代医学的进展，现代复苏术的有效应用以及器官移植的需要，在医学上、法律上、伦理道德上以及社会舆论上对死亡有了进一步认识。近年来强调脑死亡作为死亡的判定标准，已越来越被人们所关注。

【死亡的经过与分期】

一、濒死期(临终状态)

此时机体各系统的功能发生严重障碍，神志不清(有时意识尚存)、感觉迟钝，肌张力丧失，大小便失禁，各种深浅反射逐渐消失，心跳减弱，血压降低，呼吸变浅弱、出现潮式或间歇呼吸。此期时间根据病情而定，因心跳呼吸骤停猝死的患者，则无明显的濒死期而直接进入临床死亡期。

此期要严密观察病情变化，配合抢救工作，加强生活护理，保持室内空气新鲜，环境安静，注意保暖。多用语言和触觉与患者保持联系。通知患者家属及单位，允许家人陪伴，并做好安慰工作。

二、临床死亡期

当呼吸、心跳停止后即进入临床死亡期，又称躯体死亡或个体死亡。此期中枢神经系统的抑制过程已由大脑皮质扩散到皮质下部位，延髓处于极度抑制状态，瞳孔放大，各种反射消失。因为血液循环停止后大脑皮质层耐受缺氧的时间为 4～6 min，所以，此时间即为一般临床死亡期的持续时间。在低温尤其头部降温条件下，临床死亡期可延长达 1 h 或更久。处于临床死亡期的患者，通过及时有效的 CPR，恢复患者的心跳和呼吸，有可能使机体复活。

三、生物学死亡期

生物学死亡，又称全体死亡、细胞死亡或分子死亡，是死亡过程的最后阶段。此期中枢神经系统发生不可逆的变化，功能永久停止；其他各器官系统的新陈代谢相继停止，出现不可逆的变化；整个机体已不可能复活。随着生物学死亡过程的进展，相继出现尸斑、尸僵等早期尸体现象。

【死亡的分类】

一、心脏死亡

是指心跳先于呼吸停止所引起的死亡，主要见于心脏的原发性疾病或心脏损伤，例如冠心病、心肌病、心瓣膜病、心包积液、恶性心律失常以及心脏外伤等。心跳停止也可发生在高碳酸血症、高或低钾血症、外来强烈刺激引起的迷走神经反射，以及淹溺、电击等情况。

二、呼吸死亡

又称肺死亡，是指呼吸先于心跳停止所引起的死亡，主要见于各种机械性窒息，如缢死、勒死、扼死、溺死等；肺水肿或实变，张力性气胸或血气胸，肺梗死等呼吸系统疾病；麻醉过深、电击、延脑损伤或受压所致呼吸中枢麻痹；以及运动神经损害、低钾血症或肌肉松弛剂中毒所致呼吸肌麻痹等。

三、脑死亡

脑死亡是脑的功能完全丧失，大脑、小脑、脑干的神经组织全部处于不可逆状态。脑死亡患者不仅深度昏迷，对各种刺激完全无反应，脑干包括中脑、脑桥、延髓的所有脑神经反射全部丧失。呼吸停止是脑死亡的主要指征，其心、肺功能完全靠人工维持，一旦停用呼吸机，心跳也就停止。因此脑死亡者等于死亡。任何初次心脏骤停的患者发展为脑死亡后都应视为可能的器官捐献者。未能恢复自主循环而终止心肺复苏的患者，如果存在快速器官恢复项目，可以考虑为可能的肝肾捐献者。

【脑死亡】

一、脑死亡的临床诊断

临床诊断依据是：有明确不可逆的病因，临床上脑功能完全丧失。具体的脑死亡诊断标准如下：① 有明确不可逆性病因；② 脑干反射消失；③ 昏迷且对疼痛刺激无运动反应；④ 呼吸停止，$PaCO_2 \geqslant 60$ mmHg；⑤ 证实试验阳性；⑥ 6 h 重复检查结果无变化。

1. 先决条件

(1) 临床和影像学检查有导致脑死亡的急性中枢神经系统疾病。

(2) 排除内科的并发症,如严重的水电解质的失衡、内分泌失常等。

(3) 无药物或其他物品中毒。

(4) 体温≥32 ℃。

2. 脑死亡的主要表现

(1) 昏迷或无反应性　对疼痛刺激(如压迫甲床及眶上)肢体无运动反应。

(2) 脑干反射消失

① 瞳孔:中等或扩大(4 mm～9 mm),对光反射消失。

② 眼球运动:眼-头反射消失;前庭-眼反射消失(50 ml 冷水灌一侧耳内时无眼球偏斜)。

③ 面部感觉和运动反应:角膜反射消失;下颌反射消失;压迫甲床、眶上、颞颌关节时面部无表情。

④ 咽及气管反射:咽反射消失;咳嗽反射消失。

(3) 呼吸停止　为进一步证实呼吸停止应做以下试验:

① 先决条件:体温>36.5 ℃;收缩压≥90 mmHg;正常血容量,前 6 h 内体液正平衡;$PaCO_2$≥40 mmHg;PaO_2 正常,先吸氧使 PaO_2≥200 mmHg。

② 连接脉搏测氧仪,然后切断呼吸机。

③ 输入 100%氧(6 L/min),应将鼻导管插至隆突水平。

④ 密切观察腹部和胸部的呼吸运动。

⑤ 8 min 后再测 $PaCO_2$、PaO_2 及 pH,连接呼吸机。

⑥ 如无呼吸运动,$PaCO_2$≥60 mmHg(比正常 40 mmHg 增加 20 mmHg),即可认为呼吸停止试验阳性,证实脑死亡的诊断。

⑦ 如果观察有呼吸运动,则判定为呼吸停止试验阴性(不支持脑死亡诊断)。

⑧ 如果试验期间收缩压≤90 mmHg 或脉搏测氧仪指示有明显的低氧,或出现心律失常时应再接呼吸机,立即取动脉血测定动脉血气,如果 $PaCO_2$≥60 mmHg 或 $PaCO_2$ 比正常增加≥20 mmHg 时,表明呼吸停止试验阳性(支持脑死亡的临床诊断)。如 $PaCO_2$<60 mmHg 或 $PaCO_2$ 比正常增加<20 mmHg 时表明结果不肯定,须做进一步试验证实。

二、证实性实验室检查

脑死亡是一个临床诊断,应在第一次检查后 6 h 再重复检查,当临床检查不能完全肯定时,应做以下任何一种证实试验:

(1) 常规脑血管造影颈动脉分叉水平或 Willis 环无充盈。颈外动脉循环通畅,上矢状窦充盈延迟。

(2) 脑电图无电活动至少持续 30 min。

(3) TCD：① 在收缩的早期，无舒张血流或反流时收缩期的峰值较小，表明血管阻力极高，颅内压升高。② 约 10%患者可无颞窗，无信号不能认为脑死亡。

(4) ^{99m}Tc—HMPAO 脑扫描脑实质无放射性核素。

(5) 体感诱发电位双侧正中神经刺激时 N20-P22 反应消失。

【假死】

人体生命功能处于极其微弱的状态，以致被误认为死亡，这种状态即假死。假死可见于电击、各种机械性窒息(如溺水、缢颈等)、某种中毒(如催眠药、麻醉药、一氧化碳中毒等)、颅脑损伤、热射病及寒冷昏睡等。新生儿，尤其是未成熟儿也容易假死。一般疾病极少发生假死，仅癫痫、大出血或剧烈呕吐、腹泻引起的急性失水、糖尿病昏迷或尿毒症者偶有发生。

为确定是否假死，应做下列检查：

1. 微弱呼吸的检查

一般采用听诊器听喉头部有无呼吸音，来判断呼吸情况。

2. 微弱心跳的检查

① 一般是用手触摸脉搏或心尖部，如觉察不到心脏搏动时，可用听诊器检查有无心音；② 由于过度肥胖、胸壁过厚或因心跳极度微弱、心率过慢不易确定有无心音时，可用心电图检查。有时尽管心音、脉搏、血压已测不到，但心电图检查仍可显示心脏电活动功能；③ 可用 X 线检查，观察心脏的活动情况。

3. 各种神经反射及脑电图检查

4. 眼部检查

① 压迫眼球使瞳孔变形，当解除压迫后，瞳孔立即恢复圆形者为假死。死后因血液停止而眼压下降，则变形的瞳孔不易复圆，通常在死后数分钟即可出现这种现象。② 用眼底镜检查视网膜血管内有无血液流动来判断是否假死。③ 用 1%荧光素钠点眼时，结膜和巩膜当即黄染，如为假死，2～5 min 后褪色，已死亡者虽经 24 h 也不褪色。

假死如不进行积极的抢救可能发展为真死。也曾发生过假死者被误认为真死而装进棺材准备埋葬或进行尸体解剖的实例，幸被及时发现通过抢救而复苏。因此在临床工作中，当有可能发生假死的情况下，应坚持进行抢救，直到患者复苏。当出现死亡的确证，即有尸斑、尸僵等早期尸体现象(一般在死后 2 h 左右即可出现)时，方可确定死亡。

【参考文献】

[1] 许铁. 急救医学[M]. 2 版. 南京:东南大学出版社,2019.
[2] 张波,桂莉. 急危重症护理学[M]. 4 版. 北京:人民卫生出版社,2019.
[3] Basic and Advanced Life Support Writing Group. Basic and Advanced Life Support: 2020 American Heart Association Guidelines for Cardiopulmonary Resuscitation and Emergency Cardiovascular Care [J]. Circulation,2020,142(16_suppl_2):S337 - S550.
[4] 陈孝平. 外科学[M]. 8 版. 北京:人民卫生出版社,2013.
[5] Harris A W,Kudenchuk P J. Cardiopulmonary resuscitation: the science behind the hands[J]. Heart, 2018,104(13):1056 - 1061.
[6] Poole K,Couper K,Smyth M A,et al. Mechanical CPR: Who? When? How? [J]. Crit Care,2018,22 (1):140.
[7] International Liaison Committee on Resuscitation. 2020 International Consensus on Cardiopulmonary Resuscitation and Emergency Cardiovascular Care Science With Treatment Recommendations[J]. Circulation,2020,142(suppl 1): In press.

第3章

高热、高热惊厥及护理

【概述】

临床上所讲的发热是指病理性的体温升高，排除了各种生理因素如饮食、剧烈运动、突然进入高温环境、情绪激动、女性排卵期与妊娠期等所致的体温升高，是人体对于致病因子的一种全身性反应。一般来说，口腔温度在37.3 ℃以上，或直肠温度在37.6 ℃以上，可认为有发热。以口温为例，根据发热程度不同将发热分为：低热(37.4～38 ℃)；中等度热(38.1～39 ℃)；高热(39.1～41 ℃)；超高热(41 ℃以上)。当出现高热或超高热时，患者可伴有惊厥、抽搐、昏迷、休克或出血等危及生命的症状和体征。此时可对机体器官造成严重损害，严重者可因呼吸、循环衰竭等并发症死亡。

【病因及发病机制】

一、病因

引起发热的病因有很多，可分为感染性与非感染性两大类，临床上尤其是以感染性疾病引起的发热最为多见。

（一）感染性因素

各种病原体，如细菌、病毒、支原体、衣原体、立克次体、螺旋体、真菌、寄生虫等引起的急性、慢性全身或局灶感染。

（二）非感染性发热

由血液病与恶性肿瘤(如白血病、恶性淋巴瘤、恶性组织细胞病、肉瘤、多种癌等)、结缔组织病(如系统性红斑狼疮、风湿病、皮肌炎、结节性多动脉炎、结节病、类风湿等)、变态反应与过敏性疾病(如输血输液反应、药物热、血清病、急性溶血等)、物理性与化学性损害(如热射病、大手术后、骨折、大面积烧伤、放射、化学毒物等)、内分泌代谢性疾病(如甲状腺功能亢进、痛风、严重脱水或失血等)、神经源性(如脑出血、自主神经功能紊乱)和其他原因(无菌性脓肿、内脏血管梗死、组织坏死等)等引起的发热。

二、发病机制

（一）致热源性发热

绝大部分患者的发热是由于致热源所致。致热源包括外源性和内源性两大类：① 外源性致热源，如微生物病原体及其产物、炎症渗出物、无菌性坏死组织、抗原抗体复合物等。② 内源性致热源，又称白细胞致热源，如白介素(IL-1)、肿瘤坏死因子(TNF)和干扰素等。

内源性或外源性致热源以直接或间接的方式作用于下丘脑体温调节中枢，使体温调定点（温阈）上移，体温调节中枢受到致热源刺激后，产生兴奋，发出冲动对体温加以重新调节，使产热增多，主要途径为：通过垂体内分泌因素使代谢增加，或通过运动神经使骨骼肌阵缩（临床表现为寒战）。另外，体温调节中枢可通过交感神经使皮肤血管及竖毛肌收缩，使排汗停止、散热减少。产热增多，散热减少，导致了机体产热、散热失衡，产热大于散热，热量在体内蓄积而使体温升高引起发热。

（二）非致热源性发热

见于：① 体温调节中枢直接受损，如颅脑外伤、出血；② 引起产热过多的疾病，如甲亢、癫痫持续状态等；③ 引起散热减少的疾病，如广泛性皮肤病、广泛性瘢痕、先天性汗腺缺乏症。

【病情评估】

一、病史

（一）发病地区及季节

传染病与寄生虫病引起的发热应特别了解患者的发病地区和季节。某些寄生虫病如血吸虫病、黑热病、丝虫病等有严格的地区性。伤寒、乙型脑炎、脊髓灰质炎、恙虫病流行于夏秋季节；斑疹伤寒、回归热、白喉、流行性脑膜炎等则流行于冬春季节；钩端螺旋体病的流行常见于夏收与秋收季节。

（二）接触史、预防接种史

中毒型菌痢、食物中毒的患者发病前多有进食不洁食物史。疟疾、病毒性肝炎、全身性巨细胞性包涵体病、艾滋病等可通过输血传染。阿米巴肝病可有慢性痢疾病史。麻疹、猩红热、伤寒等急性传染病，病愈后常有较持久的免疫力，第二次发病的可能性甚低。

（三）职业史

如热射病可被误诊为乙型脑炎或恶性疟；五氯酚钠急性中毒所致的发热与多汗可被误诊为急性感染。

（四）治疗情况

在化学合成药物疗程中出现原因不明的发热要注意药物热的可能性。药物热一般伴有药疹，有时临床表现与系统性红斑狼疮（药物性狼疮综合征）很相似。发热患者应用解热镇痛药、磺胺类、某些抗生素、安眠药等，发热反而持续，或原先无发热而出现发热者，尤其是伴皮疹者，须警惕药物热的可能性。无皮疹的药物热甚少见，但最易被忽略。

目前由于广谱抗生素、抗肿瘤药物、糖皮质激素等的广泛应用，引起二重感染（机会感染）而致发热不退，或退热后又再发热者也不少见。如患者同时应用大剂量糖皮质激素治疗，可使发热不明显而致漏诊。

二、临床表现

（一）病程

1. 急性发热

起病急，病程在 2 周以内的发热，称为急性发热。常见于上感、流感、扁桃体发炎、化脓性感染、非典型性肺炎、急性肝炎、流脑、大叶性肺炎、乙脑、腮腺炎、艾滋病合并结核、菌痢及钩端螺旋体病等。

2. 慢性发热

起病较缓，持续 2 周以上的发热，称为慢性发热。常见于伤寒、斑疹伤寒、败血症、深部脓肿、胆道感染、结核病、风湿热、亚急性细菌性心内膜炎、肿瘤、布鲁菌病及红斑狼疮等。

（二）发热的过程

1. 体温升高期

主要表现为疲乏无力，肌肉酸痛，皮肤苍白、干燥无汗，有些患者伴有畏寒、寒战等症状。

2. 高热持续期

体温上升达高峰之后保持一定时间。患者主要表现为灼热、皮肤发红、口干舌燥、开始出汗并逐渐增多，呼吸加快，多有头痛，甚至出现精神神经症状，如嗜睡、意识模糊、谵妄、抽搐，严重者出现昏迷。该期可持续几小时、几天，甚至几周时间。

3. 体温下降期

病因消除后，致热源的作用逐渐减弱或消失，体温降至正常水平。主要表现为出汗多，皮肤潮湿。

（三）热型

1. 稽留热

体温一般在 39 ℃～40 ℃之间，可持续数天或数周，24 h 内体温波动不超过 1 ℃。常见于大叶性肺炎、伤寒、副伤寒、恙虫病、斑疹伤寒等急性传染病的极期。

2. 弛张热

体温在 39 ℃以上，24 h 内波动达 2 ℃或更多，最低温度高于正常。常见于局灶性化脓性感染、支气管肺炎、结核病、败血症、渗出性胸膜炎、感染性心内膜炎、风湿热等，也可见于伤寒和副伤寒。

3. 间歇热

体温突然升高达 39 ℃以上，可伴有恶寒或寒战，持续数小时后降至正常，间歇一至数天后又突然升高，高热期与无热期交替出现。常见于间日疟和三日疟，也可见于局灶性化脓性感染，如胆道感染、急性肾盂肾炎等。

4. 波状热

体温在数天内逐渐上升到 39 ℃或以上，数天后又逐渐下降至正常温度或微热状态，不久又再发，呈波浪式起伏。常见于布鲁菌病、恶性淋巴瘤、脂膜炎、周期热等。

5. 不规则热

体温波动无规律、发热持续时间不定。常见于流感、支气管肺炎、风湿热、结核病、渗出性胸膜炎、感染性心内膜炎等。

6. 双峰热

体温曲线在 24 h 内有两次高热波峰，形成双峰，见于黑热病、恶性疟、大肠埃希菌败血症、绿脓杆菌败血症等。

7. 再发热

又称回归热，热型表现为高热期与无热期各持续若干天，周期性地互相交替，可见于回归热、鼠咬热等。

8. 双相热

病程中经历两次热程，第一次热程持续数天，然后经一至数天的解热，又突然发生第二次热程，持续数天后而完全解热。此型发热可见于某些病毒感染，如脊髓灰质炎、淋巴细胞脉络丛脑膜炎、登革热、麻疹以及病毒性肝炎等。

典型热型的出现在疾病诊断与鉴别诊断上有重要的意义，但是发热的高低、时间长短与体温曲线的类型，很大程度上取决于人体的反应性，且易受治疗的影响。因此，仅在未经治疗的典型病例方能有典型的热型。

（四）寒战

常见于感染性发热，是由于致热源急剧作用于机体所引起，临床表现为皮肤血管急剧收缩，肌肉抖动与高度的寒冷感。

（五）高热惊厥（Febrile Convulsion，FC）

通常发生于体温在 39 ℃以上的患者，以小儿呼吸道感染引起的高热惊厥最为多见，尤其是 6 个月至 4 岁的婴幼儿，成人亦可发生。主要表现为突然发生的全身或局部肌群的强直性或阵挛性抽搐，双眼球凝视、斜视、发直或上翻，多数伴有意识障碍。

高热惊厥分为简单型高热惊厥和复杂型高热惊厥两种。

1. 简单型高热惊厥

多见于出生后 6 个月至 3 岁体质较好的患儿，多为全身性惊厥发作，持续数秒至数分钟，一般不超过 10 min，一日内仅发作一次，发作后患儿很快清醒，恢复知觉后昏睡，但神经系统无异常，惊厥发作两周内做脑电图结果正常。

2. 复杂型高热惊厥

多见于半岁以内或 4 岁以上的患儿，一日内发作多次，持续 15 min 以上，已有 4 次以上的高热惊厥，少数患儿非全身性发作，呈部分性发作（如单侧肢体）。发作后有暂时性麻痹等神经系统异常，发作后两周内做脑电图检查有局灶性癫痫放电改变。此类型高热惊厥患者多有癫痫家族史。

高热惊厥可引发脑缺氧而导致暂时性的脑功能障碍，严重者可导致中枢性呼吸衰竭而死亡。

（六）面容

伤寒患者常表情淡漠；猩红热患者有口唇周围明显苍白；斑疹伤寒、恙虫病、流行性出血热患者则常呈醉酒样面容；麻疹患者呈现特殊的面容，表现为结膜充血、眼睑浮肿、畏光、眼分泌物增多等；血液系统疾病可表现为面容苍白。发热伴有面部蝶形红斑是系统性红斑狼疮的特殊病征；口唇疱疹可见于大叶性肺炎、间日疟、流行性脑膜炎。

（七）皮疹

皮疹可见于发疹性传染病、变态反应、血液病、结缔组织病等。

（八）淋巴结

局限性淋巴结肿痛常提示局部急性炎症病变，例如颌下淋巴结肿痛，常提示口腔与咽部感染。全身性淋巴结肿大是泛发性淋巴组织病变或全身性感染的病征。

【辅助检查】

一、血常规

白细胞总数及中性粒细胞增高者，常提示细菌感染，还可见于真菌、钩端螺旋体等感染；厌氧菌或病毒感染大多白细胞下降，同时淋巴细胞升高。白细胞计数与分类正常的，多见于病毒、支原体、立克次体等感染。嗜酸性粒细胞增多，可见于寄生虫感染或变态反应。

二、血红细胞沉降率（血沉）

血浆纤维蛋白原和球蛋白增多，以及白蛋白减少导致了血沉加快。病理性的血沉加快，最常见于炎症、恶性肿瘤、中毒、结缔组织病、严重的肝脏病以及贫血等。

三、尿、便常规检查

可了解泌尿系统及胃肠系统的某些感染性疾病。如肾盂肾炎患者尿中可发现大量白细胞、脓细胞；大便常规对菌痢、肠结核等疾病的诊断具有重要意义。

四、胸部X线检查

可明确心肺部的疾病，如肺结核、肺炎、肿瘤等。

五、其他

C反应蛋白（CRP）、血或骨髓培养、查找结核杆菌、脑脊液检查、咽部直接检菌、血清免疫学检查、超声波检查、内镜检查等。

【诊断】

发热是临床最常见的症状之一，有时甚至是疾病的唯一症状，但发热的原因复杂多样，常造成诊断困难，找出病因是诊断的关键。因此，当遇有发热患者时，必须详细地询问病史、系统全面地进行体格检查，有针对性地选择辅助检查，同时动态地观察病情，以便及时确立诊断。

【发热疾病的分组】

临床上，常以发热的缓急、程度、病程、特殊热型以及伴发的主要症状与体征等特点，将发热划分为急性发热、急性发疹性发热、伴有肺部病征的急性发热、超高热、长期发热等。此外，尚有伴其他特别体征的发热，如伴黄疸、腹痛、血细胞改变、肝脾淋巴结肿大、头痛、呕吐等。

一、急性发热

急性发热在临床上相当常见，且不少为高热，绝大多数属于急性感染，也可为过敏或变态反应、风湿免疫性疾病、血液病、组织坏死与血液分解产物的吸收、物理与化学因素、恶性肿瘤等。出现以下全部或部分临床表现可高度提示有急性感染的存在：

(1) 突然起病。

(2) 伴有寒战的发热。

(3) 呼吸道症状，如咽痛、流涕、咳嗽。

(4) 全身不适感，伴肌痛或关节痛、畏光、眼痛、头痛。

(5) 恶心、呕吐和/或腹痛、腹泻。

(6) 淋巴结和/或脾的急性肿大。

(7) 脑膜刺激症状。

(8) 血白细胞计数高于 12×10^9/L 或低于 5×10^9/L。

临床上有一些发热由于检查未能周详、设备条件或目前认识所限而未能明确发热原因，在急性发热的患者中，亦有少数病因不明。这些急性“未明热”以夏、秋两季为多，且多见于青少年人。患者有急性感染的全身症状，体检无特殊发现，病程通常在一周左右，预后良好。

二、急性发疹性发热

急性发疹性发热疾病，可见于急性发疹性传染病、风湿免疫性疾病、变态反应性疾病、血液病等情况(表 3-1)。发疹性发热的患者应注意皮疹的形态、大小、颜色、边缘、硬度、有无高出皮面等情况，有无瘙痒，指压是否褪色，从何处开始，以及分布范围、有无落屑脱皮及皮肤色素沉着等。

表 3-1 急性发疹性发热疾病的分类

类　别	疾病名称
急性发疹性传染病	麻疹、风疹、水痘、传染性红斑、伤寒、登革热、斑疹伤寒、恙虫病、猩红热、副伤寒、丹毒、野兔热、Lyme 病
免疫性疾病	急性系统性红斑狼疮、急性皮肌炎、成人 Still 病
变态反应性疾病	风湿热、渗出性多形性红斑、结节性红斑、血清病、药物热
血液病	急性白血病、霍奇金病、恶性组织细胞病
其他	败血症、感染性心内膜炎

三、伴有肺部病征的急性发热

（一）症状

急性肺部炎症主要表现为发热、咳嗽、咳痰、咯血、胸痛、呼吸困难，但这些症状不一定同时全部存在。

（二）体征

急性肺部炎症如病变范围较大，体检时可呈现肺实变的体征：触诊语颤增强，叩诊浊音，听诊肺泡呼吸音减弱并出现支气管呼吸音，可听到湿性啰音和捻发音。病变范围小且位于深部的肺部炎症，可无异常体征。

（三）胸部X线检查

肺部急性炎症病变X线下表现为肺部渗出性阴影。

（四）病因

急性肺部炎症绝大多数由于感染引起，也可因变态反应、风湿免疫性疾病、化学性或物理性（放射性）等因素引起（表3-2）。

表3-2　伴有肺部体征的急性发热疾病

病　因	病　名
病毒性感染	流感病毒性肺炎、肺炎型传染性单核细胞增多症、腮腺炎病毒性肺炎、艾滋病、SARS、甲型H1N1流感
衣原体感染	鸟疫（鹦鹉热）
支原体感染	肺炎支原体肺炎（原发性非典型性肺炎）、立克次体感染、Q热
细菌感染	肺炎双球菌大叶性肺炎、金黄色葡萄球菌性肺炎、肺炎杆菌性肺炎、绿脓杆菌性肺炎、各型继发性细菌肺炎、军团病、支气管扩张继发感染、急性肺脓肿、肺坏疽、肺结核、肺型炭疽病、肺型鼠疫、马鼻疽肺部病变
钩端螺旋体病	肺出血型钩端螺旋体病
真菌感染	肺白色念珠菌病、肺曲菌病、肺毛霉菌病、肺组织胞浆菌病
寄生虫感染	阿米巴肺脓肿、卡氏肺囊虫肺炎、急性血吸虫病的肺部病变、比翼线虫病
变态反应	过敏性肺炎、吕佛琉综合征、风湿性肺炎
结缔组织病	急性系统性红斑狼疮、结节性多动脉炎、成人Still病、Wegener恶性肉芽肿
化学性与物理性损害	化学性肺炎、急性放射性肺炎、原因未明的急性肺炎、急性间质性肺炎

（五）机会致病菌性肺炎

是指一些非致病菌在一定条件下导致的肺炎。机会致病菌的致病条件是全身防御能力的严重降低。目前，革兰阴性杆菌已成为医院内机会致病菌性肺炎的重要病源，此外还有嗜肺军团杆菌、非典型分枝杆菌、卡氏肺囊虫、巨细胞病毒、念珠菌等致病微生物。

四、超高热

超高热是体温升高至体温调节中枢所能控制的调定点以上，常大于 41 ℃。超高热可直接损害细胞膜和细胞内结构，使线粒体的氧化磷酸化及能量代谢发生障碍，加重机体的代谢和耗氧量，造成人体器官的严重受损，尤其是脑细胞变性、水肿，可使患者昏迷甚至死亡。

引起超高热的原因包括热射病（中暑高热）、脑部疾病、输液和输血污染以及恶性高热。其中恶性高热是常染色体遗传性恶性疾病，主要由麻醉或某些药品诱发，表现为即刻发病、体温急剧上升到超高热水平并伴全身肌肉强直性抽搐、严重代谢性与呼吸性酸中毒，血清 CK 显著升高，病死率高达 60%～70%，死亡原因多为急性心力衰竭、脑水肿、代谢性酸中毒和急性肾衰竭。

五、长期发热

长期发热是指持续 2 周以上的发热。引起长期发热的原因除中枢性原因外，可概括为以下四大类：感染、血液病、变态反应与结缔组织病和恶性肿瘤。

（一）感染

感染是长期发热最常见的原因。在各种感染中，结核病是主要原因之一，特别是肺外结核，如深部淋巴结结核、早期的急性粟粒型结核、肝结核和脊椎结核。其他如伤寒与副伤寒、亚急性感染性心内膜炎、败血症、布鲁菌病、阿米巴肝病和血吸虫病等亦可引起。

（二）血液病

造血系统的新陈代谢率较高，有病理改变时易引起发热。

（三）变态反应与结缔组织病

如系统性红斑狼疮、风湿热、结节性多动脉炎等。

（四）恶性肿瘤

恶性肿瘤生长迅速，当肿瘤组织崩溃或附加感染时则可引起长期发热。

不明原因的发热(Fever of Unknown Origin,FUO)俗称发热待查,也可表现为较长的热程,持续2～3周以上,发热≥38.5 ℃,经详细询问病史、体检和常规实验室检查仍不能明确诊断。FUO是临床常见问题之一。

【治疗与护理】

治疗原则:对于高热尤其是超高热、高热惊厥的患者迅速有效地将体温降至38.5 ℃是治疗的关键,重在保护脑细胞;积极寻找病因进行病因治疗,控制感染,防治并发症,同时进行支持治疗。

一、有效降温

降温措施主要有物理降温和药物降温两种形式。物理降温是首选,其简便安全,疗效较快,对于高热、高热惊厥的患者通常需要物理降温和药物降温联合应用。

(一) 物理降温

(1) 头部用冰帽、冰袋或冷毛巾冷敷,以降低头部温度,保护脑组织。

(2) 在患者腋下、腹股沟、颈部等大血管走行处放置冰袋,每10～15 min更换一次。

(3) 用32 ℃～34 ℃温水或30%～50%乙醇擦浴,或冰水灌肠。

(4) 冰毯机降温。冰毯机降温是利用半导体制冷原理,将水箱内蒸馏水冷却,然后通过主机工作与冰毯内的水进行循环交换,促使毯面接触皮肤进行散热,达到降温目的。主要用于全身降温,用于各种类型的顽固性高热不退的患者,在临床上也广泛用于颅脑疾病术前、术后的亚低温治疗。

使用冰毯机降温时,需调定适宜的目标温度(将肛温控制在32 ℃～35 ℃),一般体温在2 h内可降至目标温度。治疗时间视患者病情而定,一般维持2～5 d,患者度过危险期后可撤离冰毯机。

(二) 药物降温

(1) 可选用安乃近滴鼻,阿司匹林、对乙酰氨基酚(扑热息痛)等药物口服,也可用复方氨基比林进行肌肉注射。中药柴胡、板蓝根、金银花、生石膏、连翘等也能起到降温效果。

(2) 超高热或伴惊厥、谵妄者,可应用冬眠疗法,联合应用氯丙嗪、异丙嗪和哌替啶。

(3) 高热合并脑水肿时需使用糖皮质激素和甘露醇进行降温、脱水,高热合并感染性休克也要使用糖皮质激素。

(三) 降温注意事项

(1) 在采用冰帽、冰袋降温时,应注意及时续冰或更换;避免同一部位长时间直接接触冰袋，防止冻伤；胸部、腹部、阴囊处禁放冰袋，以防引起心搏骤停、腹泻等；温水、酒精擦浴应顺着大动脉走行方向，温水擦浴采用摩擦式，酒精擦浴采用拍打式。

（2）在使用冰毯机降温过程中，应注意增加皮肤护理，预防压疮、冻伤的发生。维持适宜的肛温：肛温超过 35℃，治疗效果不理想；低于 32 ℃，易出现呼吸、循环功能异常；低于 28 ℃，易出现心律失常，甚至室颤。对冰毯机进行有效维护，防止漏水、漏电发生，及时加水，防止管路打折，保持冰毯温度与控温仪上显示水温一致；复温时，先停用冰毯机，使患者大约每 4 h 复温 1 ℃，经 12 h 以上使其体温恢复到 37 ℃左右，再停用肌松冬眠合剂，复温时若患者体温不能自行恢复，可给予加盖被子或使用温水袋等方法协助复温。

二、严密观察病情

（1）观察降温效果：降温过程中应每隔 15～30 min 测量一次肛温，有条件的可以动态监测，根据监测结果及时调整降温措施。在使用人工冬眠疗法时需严密观察患者生命体征，如出现呼吸抑制、血压下降，及时汇报医生。不管采用何种降温方法，只要肛温降至 38 ℃左右即可考虑终止降温，但仍需继续监测肛温，防止体温再度回升。

（2）监测高热可能带来的各种并发症，动态评估血流动力学指标、凝血功能、肾功能、水电解质、意识等。

（3）观察高热的伴随症状，如寒战、大汗、呕吐、腹泻等，以便了解病情，协助诊断。

三、对症护理

（1）卧床休息，病情许可的情况下，给予易消化、高蛋白、高维生素饮食，注意补充水分；高热患者应加强口腔护理，防止感染和溃疡发生。

（2）根据医嘱合理补液，给予营养支持，并注意电解质平衡。

（3）高热惊厥的护理

① 积极降温。同上述。

② 保持呼吸道通畅。松解患者的衣领、裤带，取平卧位，头偏向一侧，清除口腔、咽喉的分泌物；牙关紧闭的患者，可在牙间放置牙垫，防止舌咬伤；备好吸痰器、气管插管等用具，必要时吸痰或进行气管插管。

③ 迅速有效地控制惊厥。根据医嘱适当应用镇静剂，首选地西泮静脉注射或肌肉注射；也可用 10%水合氯醛进行灌肠；亦可选用苯巴比妥或苯巴比妥钠肌肉注射，注意观察药物镇静效果。针刺人中、百会、合谷、十宣、涌泉等穴也可镇静。

④ 吸氧。为了降低惊厥引发的脑缺氧对脑细胞造成的损害，无论患者是否有明显的缺氧征象（如发绀），均应在清理完呼吸道后给予高浓度小流量的吸氧，防止或减轻脑损伤。

⑤ 保持病房安静、整洁，抬高床栏，防止坠床，护理操作动作要轻柔；惊厥缓解后应保持

安静，避免刺激，以免诱发再次惊厥。

⑥ 观察并做好记录。密切观察患者的体温、脉搏、呼吸、血压、神志、瞳孔、面色等重要的生命体征；观察惊厥发作的类型、部位、持续时间、次数，有无伴随症状及诱发因素，认真记录并及时通知医生。

(4) 高热大汗患者应及时更换衣裤、床单、被褥，保持皮肤清洁卫生，定时翻身，防止压疮。

(5) 传染性疾病或疑似传染性疾病患者要注意隔离和防护。

四、病因处理

由于感染因素所引起的高热，根据病情合理选用抗生素进行抗感染治疗，局部的感染病灶根据需求进行清创处理并及时换药；非感染性因素导致的高热，应根据不同的致病原因采取相应的处理措施；“未明热”的患者在积极降温的基础上可予以诊断性治疗，并观察治疗的效应，以帮助诊断。

五、心理护理

护士应经常与患者尤其是长期发热的患者沟通，了解患者的心理状态，对体温的变化及伴随的症状予以耐心解释，以缓解患者焦虑、紧张的情绪，鼓励患者建立信心，配合医生和护士的治疗。

【参考文献】

[1] 许铁，张劲松. 急救医学[M]. 南京：东南大学出版社，2010.

[2] 张波，桂莉. 急危重症护理学[M]. 3 版. 北京：人民卫生出版社，2012.

[3] 彭广军，王新平，杨伟红，等. 现代急救医学进展[M]. 西安：第四军医大学出版社，2009.

第 4 章

急性疼痛

第一节　疼痛的评估与护理管理

【概述】

急性疼痛是身体的预警机制，绝大部分急诊患者会经历疼痛，疼痛既是病情变化的警示器，也是评估治疗效果的敏感指标。正确的疼痛评估可判断疼痛的部位、性质、强度、变化等，并直接关系到疼痛诊断、治疗方案与护理措施的选择，因此，有效评估、管理患者疼痛对急救护理工作者来说是一项重要的工作内容。

【疼痛的评估】

疼痛评估应作为第五项生命体征伴随患者的常规评估体现在护理评估中。

一、定性评估

用来描述疼痛性质的词汇常用的有：针刺痛、钻痛、刀割样痛、酸痛、坠痛、灼痛、撕裂痛、钝痛、热痛、挤压样痛、绞痛、咬痛、夹痛、痒痛、触痛、放射痛、饥饿痛、锐痛、游走痛、食后痛、挫痛、爆裂痛、牵引痛等。性质不同的疼痛使用的词汇有差异，炎性疼痛常用酸痛、针刺痛、持续性疼痛描述，神经病理性疼痛常用烧灼痛、电击样痛、阵发性疼痛描述，内脏痛常用绞痛、钝痛、胀痛描述。医护人员可为患者提供诸如"阵发性疼痛、持续性疼痛、搏动性疼痛、电击样痛、钝痛"等词语供选择，使患者尽量选择确切的词汇来描述疼痛，医护人员可根据其描述迅速作出性质判断。

二、疼痛的定量评估

疼痛是一种主观体验，对这种主观的感受进行定量分析是临床上对患者进行诊断分级、选择治疗方案、观察病情、评定治疗效果所必需的，下面是临床常采用的评估方法。

1. 数字评分法(Numerical Rating Scale，NRS)

是用0～10这11个数字表示疼痛程度。0表示无痛，10表示剧痛。被测者根据个人疼痛感受选择一个数字表示疼痛程度。准确简明，但不能用于没有数字概念的患儿(图4-1)。

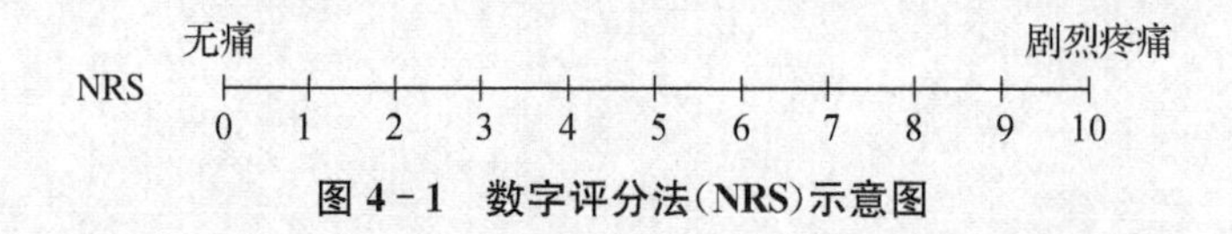

图4-1　数字评分法(NRS)示意图

2. 视觉模拟评分法(Visual Analogue Scale,VAS)

通常是在白纸上画一条长10 cm的粗直线,左端写着“无痛”,右端写着“剧烈疼痛”,被测者在直线上相应部位做标记,测量“无痛”端至标记点之间的距离即为疼痛强度评分。简便易行,但精确度稍差(图4-2)。

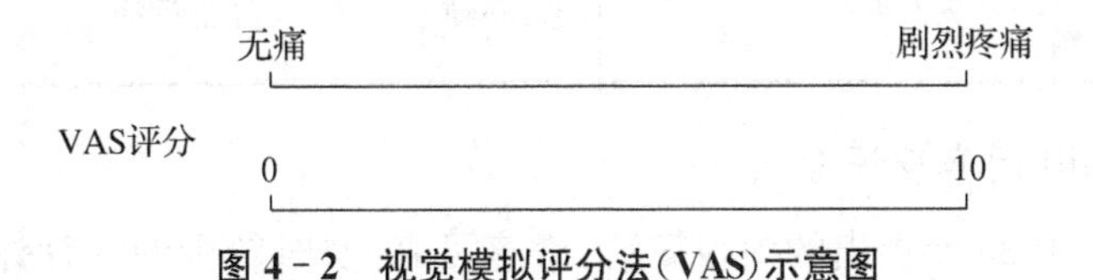

图4-2　视觉模拟评分法(VAS)示意图

3. 语言评价量表(Verbal Rating Scale,VRS)

是患者用口述语言文字描绘对疼痛程度进行评分,通常将疼痛用“无痛”“轻度疼痛”“中度疼痛”“重度痛”“剧痛”等词汇来表达。该评分有4级评分、5级评分、6级评分、12级评分、15级评分等。其中4级和5级评分较为简单实用(图4-3)。

0	1	2	3	4	5
无痛	轻微疼痛	轻中度疼痛	中重度疼痛	重度疼痛	剧烈疼痛

图4-3　语言描述5级疼痛评分示意图

4. Wong-Baker面部表情评估法

直观真实,没有文化背景的要求,常用于小儿及表达困难者,但需要观察者仔细辨识(图4-4)。

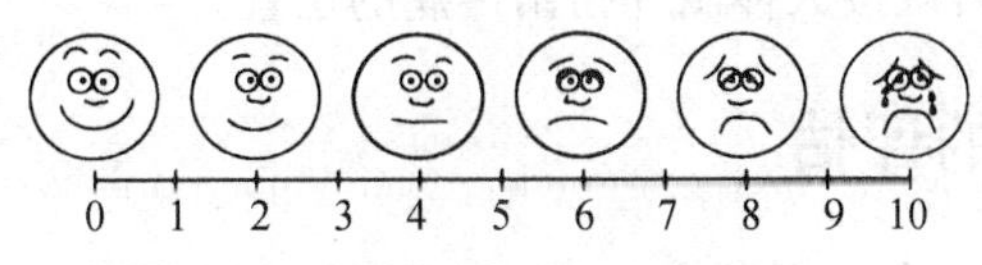

图4-4　Wong-Baker面部表情评估法

5. 改良面部表情评分法(FLACC)

表情、下肢、活动度、哭闹、可安慰性评分法:多用于4岁或4岁以下幼儿、有先天性认知缺陷或老年人以及无法用其他评测方法的患者,但不适用于人工气道患者(表4-1)。

表4-1　改良面部表情评分法

项目 分值	Face(脸)	Leg(腿)	Activity(活动度)	Cry(哭闹)	Consolability (可安慰性)
0	微笑无特殊表情	放松或保持平常的姿势	安静躺着,正常体位或轻松活动	不哭,清醒或睡眠中	满足,放松
1	偶尔出现痛苦表情,皱眉,不愿交流	不安,紧张,维持不舒服的姿势	扭动,翻来覆去,紧张	呻吟,啜泣,偶尔诉痛	偶尔抚摸、拥抱和言语可以被安慰

续表 4-1

项目 分值	Face(脸)	Leg(腿)	Activity(活动度)	Cry(哭闹)	Consolability (可安慰性)
2	经常或持续出现下颚颤抖或紧咬下颚	踢腿或腿部拖动	身体痉挛,呈弓形,僵硬	一直哭泣,尖叫,经常诉痛	难于被安慰

6. 简明 McGill 问卷表评分法

是 Melzack 于 1985 年提出的内容简洁、敏感可靠、费时较少的一种评价工具,由 15 个代表词组成,包括 11 个感觉类,4 个情感类,考虑到患者对疼痛的生理感觉、情感因素、认知能力等因素设计,能比较准确评价疼痛的强度和性质。但易受患者文化程度和情感因素的影响,对于急诊患者来说,耗时相对较多。

临床上用于定量分析疼痛的方法很多,各有一定的特点和适用范围,要根据患者的特点和临床需要来选择合适的评估工具,但需注意在整个过程中进行不同时间点疼痛程度比较时应使用同一种评估工具。

三、疼痛发生部位的评估

疼痛部位的明确表述对于诊断有至关重要的作用。多数疼痛性疾病,其疼痛的部位即为病变所在。比如,头痛患者大多数病因就在头部。疼痛部位的描述可依赖患者自身述说或以人体图片指引,患者可以按人体图片指出疼痛的位置。

四、疼痛发生时间的评估

疼痛的时间也是疼痛评估中的重要因素,包括评估疼痛开始时间、持续时间、加重时间、有无规律性。鉴别疼痛是阵发性还是持续性,是每天数次还是数天一次,间歇期有持续性隐痛还是完全缓解等时间特点,有助于帮助我们判断疼痛的性质进而进行诊断。

五、加重和缓解疼痛的因素,有无伴随症状及心理等因素的评估

加重和缓解疼痛的因素也有助于确定诊断,比如劳累后疼痛会加重、晨起时或较重活动后可减轻、阴雨天加重、经期加重、行走时加重平卧可缓解、说话或进食会诱发疼痛等。除了疼痛之外,是否还伴随全身和局部的改变,比如发热、抽搐、外伤、红肿、局部丘疹等,同时,患者可能伴随某些生理反应,如血压升高、脉搏增快、出汗以及行为改变如痛苦貌、呻吟、强迫体位、身体肌肉僵硬、深呼吸、活动能力下降等。患者还可能伴随程度不等的惊慌、害怕、焦虑、悲伤、不愉快、愤怒、烦躁等情绪改变。

在多数情况下,对疼痛的定性诊断主要依靠患者的陈述,干扰因素较多,带有一定的主

观性。如果患者有能力以语言或非语言方式交流，应鼓励其表述疼痛的性状，医务人员可提供必要的疼痛描述方法。对于不能描述疼痛的患者，如昏迷患者，疼痛评估则依赖医护人员的观察来判断患者的疼痛部位和强度，除了观察患者的生理反应之外，也可根据患者的病情或受伤机制判断疼痛的部位。

六、疼痛评估频率

(1) 轻度疼痛患者每天2次，时间为早上6点、下午2点(与测体温同时)，分别评估患者早上6点至下午2点、下午2点至第二天早上6点期间的疼痛情况，记录在相应时间内。

(2) 中度疼痛患者每天3次，时间为早上6点、下午2点、晚上10点(与发热患者测体温同时)，分别评估患者早上6点至下午2点、下午2点至晚上10点、晚上10点至第二天早上6点期间的疼痛情况，并做好记录。

(3) 重度疼痛患者，护士应至少每两小时评估一次其疼痛强度，在操作前、操作后、给镇痛药后分别评估患者对药物治疗的效果及副作用，注意正确、及时记录。

(4) 剧痛或需观察用药情况的患者，则遵医嘱按时评估并记录。

【疼痛的护理管理】

急诊患者的病情危急复杂，疼痛发生的原因和临床表现多样，首先要对创伤、中枢神经系统出血性病变、急腹症导致的可能危及生命的“急”“危”“重”症疼痛进行迅速诊断和处理，再对其他类型的疼痛进一步分类。因为病因复杂，单一止痛措施难以取得理想的止痛效果，因此应根据患者实际情况确立疼痛控制目标，采取合理的止痛方案。医护人员正确评估疼痛发作的特点和规律，在患者疼痛开始之前或疼痛初始就给予镇痛措施，可有效缓解疼痛。临床上常用的止痛药物包括非甾体消炎药、抗癫痫药、抗抑郁药、麻醉性镇痛药、镇静催眠药等，非甾体消炎药如对乙酰氨基酚、双氯芬酸钠、阿司匹林等，抗癫痫药如加巴喷丁、普瑞巴林、卡马西平等，抗惊厥药如度洛西汀、阿米替林等，麻醉性镇痛药如吗啡、羟考酮、哌替啶、可待因、芬太尼等，镇静催眠药如安定、艾司唑仑等。还有其他类型的镇痛药如曲马朵、氯胺酮等。非药物止痛方法包括改变体位、注意力转移、松弛法、冷敷或热敷、按摩、红外线照射或针灸等。护理人员在操作中应尽量减少引起疼痛的刺激，如给患者翻身、更换床单和敷料、吸引、插入和拔除引流管等。护理人员还应负责对患者和家属进行宣教，及时解答患者对镇痛方案执行的疑问，促使患者积极有效配合治疗。

在下面的章节中，将对急诊常见急性疼痛进行详细描述。

第二节　急性头痛

【概述】

头痛是最常见的疼痛，也是多种疾病的常见症状之一，既可以是某些严重脑病的信号，也可见于高级神经活动失调或全身性疾病的伴随症状。急性头痛指眉弓、耳轮上缘和枕外隆突连线以上的头颅上半部的疼痛。应首先排除出血、占位、感染等危及生命的因素引发的头痛。

【病因与发病机制】

一、病因

国际头痛学会（International Headache Society，IHS）指定了头痛的分类和诊断标准，将头痛归纳为原发性头痛和继发性头痛两大类。继发性头痛是由于局部或器质性损害或全身性疾病导致，病因包括颅内肿瘤、感染、脑血管疾病等。原发性头痛也称功能性头痛、慢性头痛，包括偏头痛、紧张性头痛、丛集性头痛等。伴发热的急性头痛多继发于各种感染；青壮年突发剧烈头痛，伴恶心、呕吐，有或无意识障碍、偏瘫而不伴体温增高者可考虑颅内占位性病变或蛛网膜下腔出血；中老年人的急性突发头痛可见于脑出血或蛛网膜下腔出血；颈源性头痛也是头痛中常见的类型。

二、发病机制

急性头痛的发病机制尚未完全清楚，基本的共识是与多种因素相关，包括：血管的收缩、扩张和由此引起的脑血流变化；大脑功能障碍；脑膜受到炎症、出血和水肿的刺激、牵张；脑神经痛觉纤维的活化；神经组织中致痛物质的增加；颅周和颈项部肌肉异常收缩等。

1. 血管病变

血管的收缩与扩张、血管炎症；其他因素引起的小血管收缩或痉挛，血管活性多肽及血小板释放的5-羟色氨等可加重头痛，如偏头痛患者头痛发作前颅内动脉收缩，随之颈外动脉扩张导致头痛发作。

2. 脑膜刺激

炎症、出血等，直接刺激脑膜，引起头痛。此外，脑水肿、颅内高压等牵拉脑膜可引起头痛。

3. 肌肉异常收缩

炎症、外伤等各种因素导致头颈、肩、背部肌肉异常收缩，可引起紧张性头痛。

4. 神经病变

含有痛觉纤维的脑神经、颈神经由于本身病变或外伤、出血等原因受到刺激、压迫、牵拉引起神经源性头痛。

5. 血中致痛物质的作用

5-羟色氨、缓激肽、前列腺素等可刺激血管或末梢感受器而导致头痛。

【临床表现及体格检查】

急性头痛可表现为单侧或双侧，头颈部肌肉紧张可致压迫性头痛，严重者可呈强制性保护体位；头皮动脉扩张可致搏动性头痛；严重头痛可出现失眠、惊恐、情绪不稳、记忆力减退、昏迷等症状。因此，应根据不同的致痛原因密切观察患者的各种特征性检查表现。

1. 急性出血性脑血管疾病

常在劳累或情绪激动时突然发生剧烈头痛，伴恶心、呕吐或意识障碍。查体可现脑膜刺激征阳性。如CT检查见蛛网膜下腔高密度影，或腰穿脑脊液呈血性，镜检见大量红细胞，可明确诊断为蛛网膜下腔出血；患者如有明显的肢体瘫痪症状和体征，CT检查见脑实质和/或脑室内高密度影，则为脑出血。

2. 急性缺血性脑血管疾病

少部分缺血性脑梗死患者也可有头痛。疼痛较轻，常急性起病，有神经系统缺损的局部症状和体征。CT检查排除出血性疾病，24～48 h后可始见低密度缺血病灶。

3. 高血压

常为枕部疼痛，早上醒时头痛较重。在发生高血压危象和高血压脑病时，血压急剧升高，患者常有剧烈的头痛，如及时降低血压，可使症状缓解。

4. 脑膜炎和脑炎

感染或炎性反应仅累及软脑膜者为脑膜炎，临床表现为急性起病，发热、头痛，伴恶心、呕吐，脑膜刺激征阳性，脑脊液压力增高，白细胞和蛋白质增高。病原体侵犯脑实质引起的炎性反应为脑炎，患者常有前驱感染的病史，有弥散性的脑实质受损的神经系统症状和体征，脑脊液检查正常或白细胞和蛋白质轻度增高，脑电图呈弥散性高波幅慢波，CT检查可见有片状低密度影，血清学检查阳性。

5. 脑脓肿

脑脓肿常与邻近耳鼻等感染病灶有关，也可以继发于肺部、皮肤等远处感染。除了全身感染中毒症状以及颅内压增高之外，有局部的神经定位体征。脑脊液压力增高，白细胞和蛋白质增高。CT 或 MRI 检查可确定脑脓肿的诊断。

6. 颅内肿瘤

头痛作为肿瘤的首发症状，其疼痛程度因肿瘤的分布、大小和性质而不同。但随着病程的进展，颅内压的增高，头痛症状明显加重。体格检查可发现有局部神经系统受损的体征，影像学检查可明确诊断。

7. 颅脑外伤后头痛

包括头部外伤后的急性硬膜下血肿、硬膜外血肿、硬膜下积液和脑震荡综合征。根据明确的头部外伤病史以及 CT 或 MRI 辅助检查，不难作出诊断。但脑震荡患者的神经系统检查和头颅辅助检查均呈阴性。

8. 低颅压性头痛

低颅压性头痛表现为枕、颞部的钝痛，坐、立位时头痛加剧，卧位时头痛缓解。腰穿示脑脊液压力降低。

9. 枕神经痛

包括枕大神经痛和枕小神经痛。为一侧性的从后枕部或乳突后向头顶后，或颈、耳前后放射，呈针刺样或刀割样疼痛，持续数秒钟，有明显的枕大神经或枕小神经压痛点。

10. 眼、耳、鼻、喉及口腔疾病引发的头痛

有与各器官相关的局部症状和体征，如眼痛、急剧视力下降、耳聋、耳鸣、鼻塞、流涕、鼻出血、牙痛等症状。此外，头痛与各病变部位局部疼痛有相关性。

11. 痛性眼肌麻痹

也称 Tolosa-Hunt 综合征，是海绵窦、眶上裂的特发性炎症，表现为一侧眼眶后的持续性钻痛。在头痛减轻后，或在头痛的同时，发生同侧的眼肌麻痹。动眼神经、滑车神经、外展神经均可受累，但以动眼神经最常见，有时三叉神经第一支也可累及。肾上腺皮质激素治疗有效，但缓解后易复发。

12. 偏头痛

女性较为多见，青春期即可开始发病，以反复发作的一侧搏动性头痛并伴有恶心、呕吐和/或畏光、畏声为特征，体力活动会使头痛加重。

13. 丛集性头痛

男性较为多见，是一种反复发作的一侧性的剧烈头痛，发作时伴随自主神经功能缺损的症状和体征，并具有丛集性发作的特点。

14. 紧张性头痛

是一种整个头部持续性的、非搏动性头痛。患者常有焦虑症、抑郁症的症状，或颈部肌肉过度疲劳的病史。

15. 巨细胞动脉炎

亦称颞动脉炎，为颞侧和眼眶周围的持续性、搏动性疼痛。在咀嚼时疼痛加重。患者常伴有低热、盗汗、乏力，有时可发生视力障碍。检查中可发现颞动脉肿胀，有触痛感。实验室检查血沉增快，颞动脉活检可确诊。

【辅助检查】

实验室及其他检查应根据疾病的具体情况及客观条件，选择必要的辅助检查。如血、尿、粪常规，血生化、血沉、血糖、尿素氮、肝功能、血气分析、内分泌功能、脑脊液以及鼻窦片、颈椎片、头颅CT、磁共振成像、脑血管造影、心电图、脑电图等检查。

【诊断】

一、诊断

根据病史、体格检查、临床症状及辅助检查可作出诊断，头颅CT、磁共振具有重要的诊断价值。重要的是将急性、凶险性头痛与慢性头痛鉴别出来，不延误急性出血性、梗阻性、炎症性等急性高风险性头痛的治疗时机。

二、需要与急性高风险头痛相鉴别的疾病

1. 五官疾病引发的头痛

如青光眼、中耳炎、鼻窦炎等原发性疾病引发的头痛。

2. 精神源性头痛

如神经官能症、抑郁症、焦虑症等均可引发，头痛位置多不固定，钝痛及胀痛为主，易受情绪影响。

3. 神经病理性疼痛

如三叉神经痛、舌咽神经痛、枕神经痛等，有明确的疼痛部位。

4. 肌骨系统疾病

如颈源性头痛、颞颌关节炎引发的头痛等。

三、病情评估

1. 病史评估

详细询问病史，包括外伤史、手术史、相关疾病史、治疗史以及头痛起病快慢、部位、性质、程度、先兆症状、伴随症状、诱因、加重与缓解因素、家族史及生活、家庭、工作情况等。

2. 体格检查

(1) 血压、体温、头面部及心、肺、腹部检查及颈部淋巴结等检查。

(2) 神经系统全面检查:姿势、步态、精神和意识状态、颅神经检查、运动系统检查、肌力、肌张力、腱反射、病理征等。

(3) 必要时应根据其症状有所侧重,如测眼压、眼底检查、自主神经及感觉检查。

【抢救治疗】

一、急救原则

首先根据生命体征迅速识别危重症患者,迅速进行生命体征救护,然后行病因救治。病因明确的尽早去除病因。对目前尚无生命之忧但可能存在潜在风险的患者需寻找潜在病因,及时给予镇痛及相关治疗。

1. 病因治疗

针对病因进行治疗,如颅脑外伤、出血、占位性病变行手术治疗;颅内感染行抗生素治疗;高血压、五官疾病、精神因素等所致头痛积极对症处理原发疾病。

2. 一般治疗

无论何种原因引起的头痛,患者均应静卧、避免过度劳累和精神紧张,病室内保持安静、避光。

3. 对症治疗

(1) 镇痛　常用的止痛药有针对炎性头痛的非甾体类消炎镇痛药,包括对乙酰氨基酚(扑热息痛)、双氯芬酸钠等,以及针对神经病理性头痛的阿片类、抗癫痫、抗抑郁等药物的镇痛治疗。

(2) 镇静、抗癫痫　通过镇静而减轻疼痛。常用的有安定、利眠宁、氯丙嗪等。抗癫痫药多用于控制头痛发作,如苯妥英钠、卡马西平、加巴喷丁、普瑞巴林口服。

(3) 控制或减轻血管扩张　主要用于脑血管性疾病引发的头痛。常用的有麦角胺、5-羟色胺拮抗剂、单胺氧化酶制剂、β-受体阻滞剂及可乐定等。

(4) 抗青光眼或降低眼压　临床上常将 α_2-肾上腺能受体激动剂、β-受体阻滞剂、碳酸酐酶抑制剂、拟副交感神经药物或高渗脱水剂等联合用于治疗青光眼、降低眼压。

(5) 脱水　脑水肿时,用20%甘露醇或25%山梨醇快速静脉滴注,4～6 h重复1次,间隙期可静脉注射50%葡萄糖注射液。必要时加地塞米松,与10%葡萄糖液静脉滴注,每日1次。

4. 其他治疗

外伤后急性头痛伴自主神经功能紊乱者可用神经阻滞及局部阻滞疗法;对低颅压性头

痛补液治疗;颈源性头痛可使用物理治疗、针刺治疗;不能手术的脑肿瘤可采取化疗和放射治疗等。

二、护理措施

1. 一般护理

(1) 患者应绝对卧床休息,头痛伴有颅内压增高者床头可抬高15°～30°,避免低头、弯腰等体位;颅内低压所致头痛者应平躺或适当降低床头,避免头部抬高;伴呕吐者应注意头偏向一侧,防止误吸。遵医嘱应用脱水剂,如20%甘露醇250 ml快速静脉滴注,50%葡萄糖注射液60 ml静脉推注,以达到渗透性利尿作用而降低颅内压。

(2) 保持患者大小便通畅,避免因用力排便增加颅内压而加重头痛,必要时可给予开塞露通便。

(3) 保持患者呼吸道通畅,预防或治疗呼吸系统疾病,避免反复咳嗽导致颅内压增高从而头痛加剧。

(4) 做好心理护理,关怀、体贴患者,根据患者性格特点(如个性内向、遇事容易紧张、急躁、焦虑等)制定个体化护理方案。

2. 病情观察与护理

(1) 密切观察病情变化并作好记录,注意评估头痛的部位、性质、发生的急缓程度、发生和持续的时间、疼痛与体位的关系;重视头痛的前驱症状和伴随症状,注意激发、加重和缓解头痛的因素;观测患者生命体征、瞳孔大小、神志、意识、情绪;注意观察头痛治疗、护理的效果。

(2) 头痛严重时可遵医嘱给予止痛剂,但要避免镇痛药物长期连续使用,以防引起药物依赖。注意常用止痛药的副反应,如非甾体消炎药的胃肠道反应、凝血障碍、过敏反应、水杨酸反应等。

(3) 对颅内高压患者使用甘露醇或山梨醇时,注意滴入速度要快,可加压输入,一般250 ml溶液在30 min内滴完;用药过程中要密切观察,以免压力过高使空气进入血管;注射部位药液不得外渗,以免引起局部组织坏死;对于慢性心功能不全的患者应慎用,以防增加循环血量和心脏负荷。

3. 疾病指导

(1) 嘱患者合理安排工作、休息,避免过度疲劳,保障充足睡眠。

(2) 注意保持乐观稳定的心态,适当参加娱乐及体育活动。

(3) 对头痛的各种检查、用药等给予详细耐心地解释,尤其是所用药物的药名、用法、常见不良反应以及预防发生不良反应的有关措施,使患者主动配合,积极治疗。

(4) 指导患者进行自我病情监测,如头痛的性质、部位、程度、持续时间、前驱症状、伴随症状等，如有异常及时就诊。

第三节　急性胸痛

【概述】

急性胸痛是突然发生的胸痛，按其病因可分为心源性胸痛和非心源性胸痛两大类。其病因复杂，疼痛部位和程度与病变的严重程度并不完全呈正相关，对急诊就诊的胸痛患者应高度重视，对威胁生命的急危重疾病，如急性心肌梗死、主动脉夹层、急性肺栓塞、气胸等，要快速识别、积极处理。

【病因与发病机制】

一、病因

1. 胸部器官缺血、缺氧

临床常见多为心源性疾病，如：心绞痛、急性心肌梗死、严重主动脉瓣狭窄、严重的主动脉瓣关闭不全、主动脉窦瘤破裂出血、二尖瓣狭窄、心肌炎等，非心源性如肺栓塞，严重者均可在剧烈胸痛中猝死。

2. 炎性病变

(1) 胸壁炎症　常见皮炎、带状疱疹、皮下蜂窝组织炎、骨髓炎、肋间神经痛、肋软骨炎等。

(2) 胸腔内炎症　胸膜炎、肺炎、气管炎、心包炎、脓胸。

(3) 腹腔内炎症　膈下脓肿、高位肝脓肿等。

3. 机械压迫、刺激和损伤

胸腔内或纵隔原发性或继发性肿瘤的压迫；主动脉瘤侵犯胸骨或主动脉夹层外膜的膨胀；肥厚性脊椎炎时增生骨质压迫脊神经后根；气管、食管内异物的刺激、气胸、胸部外伤。

4. 化学刺激

化学性和腐蚀性气体引起的气管炎、支气管炎；腐蚀剂引起的食管炎；反流性食管炎等。

5. 邻近器官的放射或牵涉

颈肋、前斜角肌病变引起的胸廓出口综合征，肩关节及其周围病变伴有胸痛；膈下病变如肝炎、肝癌、阿米巴肝脓肿、胰腺炎、胆囊炎、胆管疾患、消化性溃疡、脾曲综合征、脾梗死等，可引起下胸、上腹部痛，并向肩背部放射。

6. 自主神经功能紊乱

过度通气综合征、心脏神经官能症、贲门痉挛等。

7. 其他

气胸、纵隔气肿、白血病等肿瘤性疾病转移、食管裂口疝、抑郁、焦虑、惊恐障碍等精神性疾病等。

在非心源性胸痛中，反酸、食管动力紊乱、内脏高敏感相关因素引发的胸痛有不容忽视的发病率。食管动力紊乱如食管痉挛、失弛缓症、“胡桃夹食管”等，临床诊断中应予以重视。

二、发病机制

胸痛是从上腹部到锁骨区域的疼痛不适，其性质可以是躯体性的，也可以是内脏性的。躯体痛与骨骼肌疾病相关，定位明确，而内脏痛多由内脏器官引起，定位相对比较困难。

躯体相关疼痛是由胸部或邻近脏器组织的炎症、外伤、肿瘤、缺血、血管痉挛及机械压力等其他理化因素造成损伤，刺激肋间神经的感觉纤维、脊髓后根传入纤维、支配心脏及主动脉胸段的感觉纤维、支配气管与支气管以及食管的迷走神经纤维或膈神经的感觉纤维等而引起的胸痛。引起痛觉的刺激物称致痛物质，如 H^+、K^+、组胺、5-羟色胺、P 物质、缓激肽和前列腺素等。当各种损伤性刺激如物理、化学、机械及生物刺激作用于痛觉感觉纤维，经由传导疼痛，定位明确的 A 类纤维和 C 类纤维通过脊髓后根，经脊髓丘脑束，上传到丘脑及大脑皮质中央后回，产生痛觉。

内脏相关性胸痛的机制尚不明确，与自主神经的食管神经丛、心脏神经丛有较大相关性。其信号传导改变的发生也与躯体神经传入信息相关。

【临床表现及体格检查】

一、临床表现

胸部不同组织及脏器引发的胸痛表现各不相同。

（一）心血管系统

心血管系统疾病引发的胸痛有如下特点：

（1）多位于胸骨后或心前区，少数在剑突下，可向左肩放射。

（2）常伴有血流动力学异常，如大汗、颈静脉怒张、血压下降或休克。

（3）寒冷、情绪激动、劳累可诱发加重，休息后好转。

具体来说，不同的疾病疼痛性质及部位还有不同：心绞痛、心肌梗死、主动脉瓣疾病及心肌病导致心肌缺血而引起胸痛，呈压榨样痛并有压迫窒息感，多在 10 min 内痛感达高峰；主动脉夹层引起的疼痛为突发的胸背部撕裂样剧痛，发病时痛感最重，在前胸、颈、喉部位提示升主动脉受累，降主动脉夹层疼痛以肩胛间、背、腹部、腰部或下肢为主；心包炎引发的胸痛病变累及第5肋水平以下的心包壁层和邻近胸膜，出现剧烈而持续的心前区疼痛伴发热，呼吸、咳嗽时加重。

（二）肺及胸膜

肺及胸膜系统疾病引发的胸痛有如下特点：

（1）多伴咳嗽或咳痰。

（2）常因咳嗽、深呼吸而胸痛加重，其他胸壁活动并不引起疼痛。

（3）胸壁局部无压痛。常伴有原发疾病之病症，X线检查可发现病变。

具体来说，不同的疾病疼痛性质及机制还有不同：肺和脏层胸膜对疼痛觉不敏感，肺炎、肺结核、肺脓肿等，由于病变累及壁层而发生胸痛；肺癌侵及支气管壁及壁层胸膜可产生胸痛；肺栓塞、自发性气胸时由于粘连撕裂产生突然剧烈的患侧胸痛伴有呼吸困难症状；干性胸膜炎由于炎症波及脏层和壁层胸膜发生摩擦而致胸痛；大量胸腔积液与张力性气胸可由于壁层胸膜受压发生胸痛。

（三）纵隔及消化道

纵隔及消化道引发的胸痛位于胸骨后，呈持续进行性隐痛或钻痛，常放射至其他部位。吞咽时疼痛加剧，伴有吞咽困难。这种类型的胸痛相对较少见，常见疾病有急性纵隔炎、纵隔肿瘤、纵隔气肿等。纵隔疾病是因纵隔内组织受压，神经或骨质受累等因素引起胸痛；消化道疾病如食管破裂、食管贲门撕裂、急性食管炎、食管癌、胆囊炎及胰腺炎等发作时，由于炎症、化学刺激物或癌肿侵及消化道黏膜而引起胸痛。

（四）胸壁

由胸壁引发的胸痛，其部位固定于病变处，且局部有明显压痛；深呼吸、咳嗽、举臂、弯腰等动作使胸廓活动时疼痛加剧。

胸壁病变所引起的胸痛是各类胸痛中最常见的一种，如胸壁的外伤、细菌感染、病毒感染、肿瘤等引起的局部皮肤、肌肉、骨骼及神经病变。常见的如急性皮炎、皮下蜂窝组织炎、带状疱疹、痛性肥胖症、肌炎及皮肌炎、流行性肌痛、颈椎病、肋软骨炎、骨肿瘤、肋间神经炎、神经根痛等。

（五）横膈

横膈引发的胸痛一般位于胸廓及胸骨下部。膈肌中央受刺激时，疼痛可放射至肩部及颈部。

由横膈本身或由腹腔脏器疾病所引起，常见者为膈胸膜炎、膈下脓肿、膈疝、肝炎、肝脓肿、肝癌等。横膈病引起的胸痛是由于膈神经受到刺激。

二、体格检查

这些疾病在体格检查中需着重注意：

(1) 生命指征　血压、脉搏、呼吸、体温。

(2) 一般状况　是否有苍白、出汗、呼吸困难、发绀，下肢是否有水肿。

(3) 颈部　是否有颈静脉怒张、气管移位，颈动脉搏动如何。

(4) 胸壁　是否对称，是否有皮疹、局部压痛、肿块、液波感。

(5) 呼吸　是否对称、协调，深浅如何，呼吸类型；是否有浊音、过清音、啰音、支气管呼吸音、胸膜摩擦音。

(6) 心脏　注意心浊音界大小，心率、心律，心音强弱、附加音、杂音、心包摩擦音。

(7) 周围血管征　是否有肝颈静脉回流征、毛细血管搏动征、水冲脉、交替脉、奇脉、主动脉枪击音。

(8) 腹部　是否有压痛、反跳痛、肌紧张、Murphy 征阳性。

(9) 脊柱　是否有畸形、压痛、叩击痛。

【辅助检查】

1. 实验室检查

血常规是例行的常规检查。白细胞计数及分类的变化对诊断炎症有帮助。血清心肌酶增高、肌钙蛋白、血尿肌红蛋白增高对诊断心肌梗死有价值。

2. 细胞学检查

痰脱落细胞对肺癌有诊断价值，胸腔及心包穿刺液的细菌学及细胞学检查，对鉴别肿瘤和结核最有帮助。

3. 心电图和超声心动图检查

要求在首次医疗接触 10 分钟内完成 12 导联或 18 导联心电图检查，有助于心绞痛、急性心肌梗死、各种瓣膜病的鉴别以及心房肿块、肥厚性心肌病和心包积液的诊断。心电图检查除了解心率、心律外，还可呈现出特征性的心脏疾病波形，如心绞痛突发胸痛，心电图可有 ST 段水平下移，T 波平坦或倒置，症状缓解后自行恢复；急性心肌梗死心电图可有典型心肌梗死的异常 Q 波伴 ST－T 的动态演变；急性心包炎心电图除 avR 外，其余导联均有 S－T 段弓背向下的抬高，T 波倒置，无异常 Q 波出现。

4. X线、CT及MRI检查

X线检查可以确诊绝大部分胸、肺疾患，如肺炎、胸膜炎、心包炎、气胸、肿瘤、肋骨骨折等，如急性心包炎渗液增多时X线可见心影呈普大型，自发性气胸可见患侧肺被气体压缩影像，必要时可作CT或MRI诊断；CTPA可显示主动脉瘤、肺栓塞和心室壁瘤；MRI对脊柱旁、心脏后和纵隔内软组织的分辨率、准确率更高。

5. B超检查

对胸腔积液定位、肝脓肿、肝内其他占位性病变、胆囊疾病等有较大帮助。

6. 心导管检查

选择性冠状动脉造影及其他心导管检查对诊断冠心病、先天性心血管病、心脏瓣膜病、心包疾病和心肌病等很有价值。

7. 放射性核素扫描

有助于肺梗死、心肌梗死或局限性室壁瘤的诊断。

【诊断】

一、诊断

根据病史、体格检查、临床症状及辅助检查可作出诊断。

心电图、胸X线片、肺部CT、血管造影、心肌酶谱、心脏彩超具有重要的诊断价值。要快速识别高危患者，以迅速进入快速救治绿色通道；排除几乎没有或没有威胁生命疾病的患者，对不能明确诊断的患者应留院观察，严防患者院外发生严重危及生命的事件。

二、主要鉴别疾病

1. 神经病理性疼痛

如带状疱疹性疼痛，位置固定，为相应神经分布区的阵发性针刺样、刀割样疼痛。

2. 肌骨系统疾病

如肌筋膜炎、肋软骨炎等，以酸胀痛为主，位置相对固定。

3. 心因性疼痛

神经官能症、抑郁症、焦虑症等均可引发，多为闷胀痛，受情绪影响。

4. 其他

肋间神经痛、骨质疏松症压缩性骨折等引发的胸痛等。

【抢救治疗】

一、急救原则

(1) 首先通过生命体征监测快速识别高危患者,对生命体征不稳定的患者,立即稳定生命体征。危重患者表现为面色苍白、出汗、发绀,呼吸困难及生命体征异常,需立即给氧、心电监护及建立静脉通路。

(2) 生命体征稳定患者迅速获取病史,查找引起胸痛的原因,明确病因。

(3) 针对性辅助检查。一个急性胸痛的患者,一般首先检查心电图,然后抽血化验磷酸肌酸激酶(CK)、磷酸肌酸激酶同工酶(CK-MB)、血清肌钙蛋白T(TnT)和血清肌钙蛋白I(TnI)、D-二聚体,血气分析、电解质、凝血功能,接着行胸X线片、肺部CT、胸椎MRI及彩超等影像学检查。

(4) 能明确病因的患者立即采取有效的措施,对因治疗,有效镇痛。

① 如急性心肌梗死患者,立即让患者绝对卧床休息、吸氧、镇痛、镇静,可选用哌替啶、吗啡,冠心病心绞痛可舌下含服硝酸甘油。

② 各类急性胸部外伤所致胸痛的处理:Ⅰ. 急性心包填塞、气管和食管破裂等,根据病情行手术治疗;Ⅱ. 血气胸、胸腔积液、纵隔气肿等引起的胸痛应采取减压排气、胸腔闭式引流术、吸氧、抗感染等处理;Ⅲ. 肋骨骨折引起的胸痛给予固定、肋间神经阻滞镇痛;Ⅳ. 肺血栓栓塞、肺梗死引起的胸痛,可根据病情立即采取镇痛、解痉和镇静措施,如应用吗啡、哌替啶、阿托品、罂粟碱、安定等药物,必要时介入治疗;Ⅴ. 贲门痉挛者给镇静解痉药,如阿托品和山莨菪碱。

③ 对肺炎导致的胸痛患者给抗菌药物。

④ 密切观察生命体征,一旦患者出现呼吸困难、循环衰竭症状,立即采取抢救措施,以挽救患者生命。

(5) 不能明确病因的患者留院观察,每隔30 min复查一次心电图,每隔2 h复查心肌损伤标志物。心电图连续3次无变化,心肌损伤标志物连续2次无异常者6～12 h后可以出院。

二、护理措施

1. 心理护理

使患者保持安静休息,针对患者担心的问题给予相应解释、安慰和鼓励,教会患者分散注意力的方法,如自我放松术、催眠术、听音乐等。适当给予镇静药,消除患者焦虑、恐惧情绪,增强患者信心,积极配合治疗和护理。

2. 饮食与休息

(1) 增强营养,注意补充优质蛋白,饮食品种注意色香味调配,少量多餐以增进食欲,禁止摄入刺激性饮食。

(2) 保持情绪稳定,避免情绪激动和紧张。

(3) 保持安静舒适的环境,不要大声喧哗,减少干扰,减轻患者因周围环境刺激产生的焦虑,以免加重疼痛;夜间提供患者舒适的睡眠姿势,睡眠时可使用地灯;与患者讨论并制定睡眠计划,尽量减少白天睡眠时间,保障夜间睡眠质量。

3. 对症护理

(1) 心源性胸痛的护理

① 减轻疼痛

Ⅰ. 观察心绞痛的性质、部位、持续时间及疼痛规律。疼痛时,协助卧床休息,停止活动。予硝酸甘油片舌下含服,观察心绞痛能否缓解。心绞痛剧烈,持续不缓解时,遵医嘱静脉滴注硝酸甘油,肌肉注射镇痛药,指导患者采用放松术自我调节。

Ⅱ. 严密观察心率和血压的变化,持续给氧以增加含氧量,减少疼痛。

Ⅲ. 告知患者避免剧烈运动和突然改变体位,以防劳累和直立性低血压诱发心绞痛,活动应适度。根据患者心绞痛发作规律,可于活动前用硝酸甘油药物预防发作。

② 其他护理措施

Ⅰ. 密切观察病情变化,心力衰竭患者可突然出现呼吸困难或原有呼吸困难加重,不能平卧,憋喘、咳嗽、咳痰,要及时发现,遵医嘱给药并观察疗效。

Ⅱ. 行冠状动脉造影患者,术后制动 24 h,观察穿刺部位有无渗血、血肿情况。观察患侧肢体感觉、皮肤温度、色泽及足背动脉搏动情况,防止血栓栓塞。

Ⅲ. 久病卧床的患者,逐渐增加活动量,以活动时不感胸闷、胸痛为宜。并注意其病情变化。随着病情的好转,指导患者逐渐增加活动量,范围从床边、室内逐渐转移到室外。

Ⅳ. 禁食烟、酒、浓茶、咖啡及刺激性食物,以防冠状动脉痉挛,加重心肌缺血缺氧。肥胖者需限制饮食热量。

③ 用药指导

Ⅰ. 告知患者硝酸甘油需注意随身携带,心绞痛发作时应舌下含服而不是吞服,含服硝酸甘油后需休息片刻才能站立,避免血压改变。硝酸甘油片剂有效期为半年,需装入棕色瓶内避光,并避免受热、受潮。

Ⅱ. 利尿剂宜在清晨或上午使用,以便日间利尿,防止夜间多次排尿影响睡眠。利尿期间应准确记录出入量。

Ⅲ. 服用强心苷类药物应注意监测心率:服药前心率<60 次/min 或>100 次/min 应暂停用药。

Ⅳ. 溶栓治疗过程中使用尿激酶，宜在 15～30 min 内快速静脉滴入。若有出血倾向，如皮肤出血点、流鼻血等，及时报告医护人员。

Ⅴ. 急性期心包积液患者如积液较多，可口服泼尼松 15～30 mg/d，3～4 周后逐渐停药。

(2) 肺源性胸痛的护理

① 减轻疼痛

Ⅰ. 避免空气中尘埃、煤烟等颗粒物对呼吸道的刺激，有吸烟嗜好者应劝其戒烟。

Ⅱ. 病情较轻者可下床活动，病情较重并发热者应卧床休息。

Ⅲ. 应用非类固醇抗炎药物降温和减轻疼痛。

Ⅳ. 非类固醇类药物如阿司匹林，应足量使用以有效减轻疼痛和退热。若患者有严重的咳嗽，持续产生肌肉疼痛而影响休息，可用可待因缓解。

② 其他护理措施

Ⅰ. 观察痰的颜色、性状、量、气味及其咳嗽的频率、程度等。正确留取新鲜痰标本培养，根据药敏试验结果合理使用抗生素。

Ⅱ. 保持呼吸道通畅，嘱患者多饮水，鼓励其有效咳痰。遵医嘱使用抗炎、止咳、祛痰、平喘解痉药。指导患者采用引流或行超声雾化吸入，促使痰液排出，必要时吸痰。

Ⅲ. 保持病室空气新鲜，每日定时通风，接触患者前要洗手，并限制探视，减少感染因素。仔细观察患者的体温变化及肺部感染表现。

③ 用药指导

Ⅰ. 以祛痰为目的，可采用复方甘草合剂、氯化铵等，干咳者可采用咳必清、可待因等，年老体弱无力咳痰者，不宜选用强烈镇咳药如可卡因等，以免抑制中枢加重呼吸道阻塞和炎症。

Ⅱ. 大量使用利尿剂时，嘱患者多吃红枣、香蕉、韭菜等含钾高的食物。当出现倦睡、肌肉无力、腹胀等低血钾症状时，应报告医生。

Ⅲ. 服用洋地黄类制剂时，严格遵守医嘱，不可随意增减剂量或停药。服用前要数脉搏，若脉搏小于 60 次/min，应立即停药并报告医生。

Ⅳ. 常用抗凝药物为肝素、华法林等。抗凝治疗中最常见的并发症是出血，故使用抗凝药物时应严格掌握剂量、用法及速度，并注意观察患者用药反应，有无出血倾向的发生，发现异常要及时通知医护人员。

(3) 消化道源性胸痛的护理

① 减轻疼痛

Ⅰ. 观察患者疼痛的部位、性质、程度及持续时间，采取缓解疼痛的体位，根据疼痛规律进行适当活动，合理安排治疗、护理操作时间。

Ⅱ. 避免进食过热、粗糙或酸、辣刺激性食物。

Ⅲ. 避免饱餐，进食后取直立位或散步，以防酸性反流物刺激食管深层上皮感觉神经末梢引起疼痛。

② 其他护理措施

Ⅰ. 与患者共同制定饮食计划，给予高热量、高蛋白等营养丰富的饮食并保持适宜温度。对不能自行进食的患者，协助其进食。进食极度困难者，多采取胃肠外营养。

Ⅱ. 患者消化道允许的情况下，鼓励其多饮水并评估记录皮肤弹性和黏膜情况。

Ⅲ. 睡眠时床头位置适当抬高以防胃液反流。

③ 用药指导

Ⅰ. 抗酸剂，能中和胃酸，促进溃疡愈合，如氢氧化铝、氧化镁、碳酸钙等。

Ⅱ. 抑酸剂，即 H_2 受体阻滞剂，如西咪替丁、雷尼替丁，可抑制白天和夜间的基础胃酸分泌以及食物刺激引起的胃酸分泌，对治疗反流性食管炎有效。

Ⅲ. 治疗反流性食管炎的理想药如胃复安，既能增加食管下括约肌的压力，又不增加胃酸分泌。以每次 15 mg，每日 3～4 次为宜，剂量过大可引起锥体外系症状。

(4) 胸壁源性胸痛的护理

① 减轻疼痛

Ⅰ. 护士应向患者说明病情及疼痛的原因，并使其掌握一些缓解无创伤性疼痛的方法。

Ⅱ. 骨折患者先固定，后搬动。对单纯单处骨折、骨折断端无移位者，提供相应设施协助患者采取正确的卧位，以减轻疼痛，预防炎症加重及避免感染的扩散。多发性肋骨骨折患者，观测其生命体征、呼吸音及胸廓运动情况和病情变化，嘱其绝对卧床休息，以减少全身活动，缓解肌肉痉挛，避免诱发疼痛加重。

Ⅲ. 在治疗、检查、护理患者时，动作应准确、轻柔，避免粗暴，尽量减少疼痛刺激，如进行灌肠、导尿、更换床单、翻身、湿热敷等护理操作必须移动患者时，应注意必要的支托，协助其保持舒适体位。

Ⅳ. 可适当采用物理治疗，如红外线、湿热疗法、针刺疗法、按摩等。

Ⅴ. 正确使用止痛药物，指导患者在疼痛加剧前按医嘱服用止痛药。使用水杨酸盐或其他非甾体消炎药(NSAIDS)可缓解中等和轻度疼痛。对有严重和持续疼痛的患者，可加用阿片类药物来缓解，如盐酸羟考酮缓释片、丁丙诺啡透皮贴等。为提高给药效果，应对用药反应进行评估，给药半小时后护士应了解效果，并将患者给药前疼痛的严重情况与用药后的减轻程度进行比较。

② 其他护理措施

Ⅰ. 对出血量多的休克患者，应先抗休克而后处理骨折，开放性损伤的伤口以无菌敷料包扎，以减少污染。在输血补液的同时应密切注意休克指征的变化及协助医师观察失血的原因,以便抗休克的同时及时处理大血管损伤的失血。

Ⅱ. 如出现损伤性血气胸,要安置胸腔闭式引流管,做好胸腔闭式引流的护理。

Ⅲ. 术后取平卧位,头偏向一侧,防止呕吐物吸入气管引起吸入性肺炎。

Ⅳ. 注意术后患者有无神经压迫症状及循环感觉、运动障碍、切口出血情况,若出血多应更换敷料,以防感染。注意观察患者体温变化及切口情况,若体温上升,切口红、肿、热、痛。提示感染发生,应立即报告医师。预防破伤风感染,按常规注射破伤风抗毒素,伤口污染重者,1个月后可重复一次。

③ 用药指导

阿司匹林、芬必得等常用的非甾体消炎药有胃肠道副反应,应饭后服用或加服抗酸药,肠溶片剂可减轻对胃黏膜的损害。此类药物能抑制前列腺素合成,可影响肾血液灌注,因此对孕妇、肝肾功能受损者禁用或慎用。

(5) 胸膜、纵隔源性胸痛的护理

① 减轻疼痛

Ⅰ. 保持舒适的卧位,如抬高床头,病灶侧卧位向下,使健侧肺向上,缓解憋气症状,也可减少胸膜摩擦而减轻疼痛。

Ⅱ. 主动听取患者的主诉,找出并记录可能导致疼痛的因素。细心观察,分散患者的注意力,动作要轻柔,语言温和,鼓励患者适当活动。

Ⅲ. 如患者疼痛难忍,应立即检查切口局部有无红、肿、痛、热,如伴有体温和白细胞升高,则考虑为切口感染,应汇报医生行抗感染治疗。必要时遵医嘱使用止痛剂。

② 张力性气胸患者急救护理

Ⅰ. 发生开放性气胸后应迅速封闭伤口,立即用无菌大厚敷料填堵胸壁伤口,牢固包扎,使开放性气胸转变为闭合性气胸。

Ⅱ. 遵医嘱持续吸入氧气,定时监测血气分析值。

Ⅲ. 鼓励患者轻轻翻身活动,做深呼吸运动,指导患者有效咳嗽,以加速胸腔内气体排出,使肺尽早复张。

Ⅳ. 严密观察患者生命体征,每15～30 min测脉搏、呼吸、血压1次。

Ⅴ. 协助医生行胸腔穿刺放液或床边闭式引流术。

Ⅵ. 定时巡视手术后患者,观察引流瓶中液体的颜色、性状,合并液气胸时应记录引流量并观察排气情况,保持引流的通畅。

③ 其他护理措施

Ⅰ. 评估患者的呼吸音、呼吸频率和痰量,并作为使用辅助呼吸设施的指征。评估患者呼吸困难、脉搏加快、发绀、疼痛和出汗等情况,并作为限制活动耐力的指征。

Ⅱ. 指导患者呼吸放松技术以改进呼吸方式。向患者和家属解释采用低流量吸氧的目的、意义,憋气严重时给予高流量鼻导管或面罩吸氧。

Ⅲ. 保持呼吸道通畅,防止肺部感染。

4. 疾病指导

与患者讨论其病情和治疗目的,了解其对疾病知识的掌握情况,制定适合患者的治疗方案。提供患者用药的书面资料,指导患者正确服用。告知患者药物的作用、副作用及预防性用药方法。教会患者自我评估疼痛的部位、性质、持续时间并能正确使用体位、药物等有效措施减缓疼痛,如有异常及时就诊。

第四节　急性腹痛

【概述】

急性腹痛就是突然发生的腹部疼痛,又称"急腹症",是机体受到外来或内在刺激后产生的腹部不良知觉体验,具有起病急、病情重、病因复杂、变化快的临床特点,往往需要紧急处理。急腹症是急诊常见临床症状,据统计约有30%的急诊患者以腹痛为主诉,临床常见的急性腹痛多为急性阑尾炎、急性胆囊炎、急性胰腺炎、急性肠梗阻、胃十二指肠溃疡急性穿孔、宫外孕破裂、肝癌破裂、胆石症、泌尿系结石等。感染性腹痛除疼痛外还常伴有感染和休克,比较危急,部分急性腹痛患者(约20%)需要及时接受外科手术治疗。腹痛患者在明确诊断前不能贸然给予止痛,以免耽误病情,待明确诊断后可适当给予镇痛。

【病因与发病机制】

腹部疼痛病因复杂,涉及多种脏器。从疼痛产生角度而言,一般可分为躯体痛、内脏痛、牵涉痛。腹壁及腹内脏器、腹腔邻近脏器的炎症、外伤、缺血、机械压力等因素造成组织损伤,刺激支配腹壁及腹腔脏器的感觉纤维,引起致痛物质释放,由A_{δ}纤维和C类纤维通过脊髓后根,经脊髓丘脑束,上传到丘脑及大脑皮质中央后回,产生痛觉,这里面包含了躯体疼痛与内脏疼痛。牵涉痛是指当内脏病变时,刺激内脏痛觉传入纤维,与病变内脏相对应的脊髓节段神经纤维受到影响而产生支配区域体表疼痛,比如胆囊炎患者右侧肩痛,胰腺炎患者腰背痛。

一、腹腔脏器病变引起的腹痛

1. 腹腔内脏器疾病

(1) 炎症　如急性胃肠炎、急性肾盂肾炎、急性回肠或结肠憩室炎、急性胰腺炎、急性阑尾炎、急性胆囊炎、急性化脓性胆管炎、腹腔内各种脓肿及急性盆腔炎等。

(2) 穿孔　如消化性溃疡急性穿孔、炎症性或肿瘤性疾病急性穿孔、外伤性胃肠穿孔等造成胃肠液、胆汁、胰液的外漏，进而引起急性局限性或弥漫性的、化学性和/或细菌性腹膜炎。

(3) 阻塞或扭转　如急性肠梗阻、腹内/外疝、胆囊或胆道结石、胆道蛔虫症、尿路结石梗阻、肠系膜或大网膜扭转、急性胃或脾扭转及卵巢囊肿蒂扭转等。

(4) 破裂出血　如腹部外伤所致肝、脾、肾等实质脏器破裂，肝癌破裂，异位妊娠，卵巢或黄体破裂等。

(5) 血管病变　可见于腹主动脉瘤、肠系膜动/静脉急性栓塞或血栓形成、急性门静脉或肝静脉血栓形成、脾梗死及夹层动脉瘤等。

(6) 神经损伤　肿瘤生长直接侵及感觉神经引起疼痛。

2. 腹壁疾病

腹壁炎症、脓肿、肌纤维组织炎，腹壁疝造成内脏器官嵌顿、绞窄等。

二、腹腔外脏器或全身性疾病引起的腹痛

1. 代谢性疾病

糖尿病酸中毒、尿毒症、卟啉病等。

2. 变态反应及结缔组织病

腹型紫癜、腹型风湿热、系统性红斑狼疮、结节性多发性大动脉炎等。

3. 全身性感染性疾病

腹型流感、腹型疟疾、败血症、急性播散性肺结核等。

4. 中毒性疾病及电解质紊乱

铅中毒、汞中毒、铊中毒及其他稀有金属中毒，低钾血症、低钠血症及高钙血症等。

5. 神经或精神源性疾病

包括器质性和功能性两种。前者如脊髓结核、腹型癫痫、带状疱疹、末梢神经炎等，后者包括胃肠运动功能失调和精神因素引起的腹痛等。

【临床表现及体格检查】

一、临床表现

1. 腹痛

是外科急腹症中发生最早和最主要的症状。

(1) 腹痛的部位　腹痛首发的位置一般就是原发病的发病位置,但随病情进展可能出现转移痛。比如胃、十二指肠在上腹部,但随着病情严重,一些消化液下行,也会造成右下腹或全腹痛。

(2) 腹痛的缓急　起病开始缓慢并逐渐加剧的腹痛多见于炎症性病变,如阑尾炎、胆囊炎等;突发腹痛并迅速加重,多见于腹内脏器扭转或绞窄、空腔脏器穿孔或梗阻、实质性脏器破裂,如溃疡病急性穿孔、肠梗阻、胆结石、胆道蛔虫病等。

(3) 腹痛性质　一般都是钝痛,呼吸、咳嗽、大声说话加重,按压腹部加重。具体可有如下特点:① 持续性痛:常伴有阵发性加重,提示炎症与梗阻同时存在;② 突发剧痛:多为泌尿或胆道结石、疝气嵌顿、急性胆囊炎或胰腺炎,消化道急性穿孔,腹腔脏器破裂,胆道蛔虫症,急性心肌梗死,心绞痛等;③ 绞窄性痛:为空腔器官梗阻时多见;④ 胀痛:可见于麻痹性肠梗阻、急性胃扩张;⑤ 放射痛:是某些疾病的特征,如肝、胆道疾患,可放射至右肩及右肩胛骨下,胰腺炎的疼痛常放射至后腰背部,输尿管结石可放射到会阴部等;⑥ 钻顶痛:疼痛多位于剑突下,是胆道蛔虫症的特征;⑦ 转移痛:如阑尾炎早期的腹痛位于中上腹及脐周,随着炎症逐渐加重,使阑尾所在部位的腹膜受到刺激,最终腹痛可固定于右下腹。

(4) 腹膜刺激征　压痛、反跳痛和腹肌紧张是严重腹膜炎波及腹膜的"三主征",如内脏炎症渗出穿孔、坏死以及内出血均有上述体征。

(5) 腹痛的发生方式与饮食的关系　胆囊炎常发生于进食油腻食物后。暴饮暴食可诱发溃疡病急性穿孔和急性胰腺炎。饱食后剧烈活动时出现严重腹痛,有肠扭转的可能。

2. 消化道反应

(1) 恶心呕吐　为急腹症常见伴随症状。因腹膜受到刺激,引起反射性恶心呕吐,呕吐物多为胃内容物。高位肠梗阻可吐出大量胆汁,低位肠梗阻呕吐物为粪臭样;血腥或咖啡色呕吐物提示发生肠绞窄。晚期呕吐多属中枢性,由毒素被吸收后作用于中枢神经系统所致,呕吐物常为黄绿色胆汁,甚至棕褐色粪样肠容物,常见于急腹症伴有严重感染、肠坏死、肠麻痹等。感冒、痛经、神经官能症等也会有呕吐,注意鉴别。

(2) 腹泻或便秘　急腹症病程中,肠蠕动受到腹腔内炎症的刺激,或增强或抑制,常导致腹泻或便秘。排气排便中止伴有明显腹胀,是肠梗阻的典型表现。肠梗阻患者大便有血,应考虑绞窄的可能。

3. 感染

当急腹症伴有腹膜炎时患者可有高热、大汗、口干、脉速等表现，严重时则可出现神志改变、呼吸急促、严重脱水、血压下降及休克和电解质紊乱等。

4. 其他

黄疸：可能是肝胆疾病或继发肝胆病变；血尿、尿频、尿急、尿痛：考虑泌尿系损伤、结石或感染；肠鸣音：肠鸣音亢进、气过水声、金属高调音是机械性肠梗阻的特征，腹膜炎发生时肠鸣音沉寂或消失。

二、体格检查

1. 一般情况检查

检查患者的一般状况和生命体征，神志、呼吸、脉搏、血压、病容、痛苦程度、体位。检查皮肤黏膜情况，有无皮疹、贫血或黄疸等。

2. 腹部检查

包括视诊、听诊、叩诊、触诊等几方面。

(1) 视诊　嘱患者平卧并充分显露腹部。应检查腹壁有无瘢痕、隆起、肠蠕动波等。如全腹膨隆多为肠梗阻、腹膜炎、肠麻痹的表现；局部隆起多为部分肠扭转、肠肿瘤等；出现肠型及蠕动波，提示有肠梗阻。

(2) 触诊　检查腹部从无痛区域开始，逐渐触及敏感区，注意有无压痛、反跳痛、肌紧张等腹膜刺激征，根据腹内脏器病变不同可出现不同程度的压痛、反跳痛及肌紧张，如胃十二指肠溃疡穿孔、胆道穿孔可出现全腹肌紧张呈“板状腹”，压痛、反跳痛更剧。

(3) 叩诊　应重点检查是否有肝浊音界消失和移动性浊音。胃肠穿孔、肠梗阻时，叩诊呈鼓音；固定性浊音区伴有压痛或叩痛，可考虑局限性脓肿或肠扭转等；腹腔内积液达 500 ml 以上，可叩及移动性浊音。

(4) 听诊　在脐的上下左右听诊，必须持续 2 min 以上，如肠梗阻时，除肠鸣音亢进外，还可有气过水声或金属音；肠鸣音由亢进转为减弱以至消失，提示肠管已有绞窄或坏死；肠鸣音减弱或消失，常见于腹膜炎、腹腔内感染、麻痹性肠梗阻、低血钾、腹膜后血肿等；肠梗阻有时可闻及振水音。

(5) 直肠指诊和妇科检查　对于急腹痛的患者应常规做直肠指检，注意有无触痛、肿块、血迹等。对已婚妇女不能排除妇科病变时，应作经阴道双合诊，可以了解妇科病变。

【辅助检查】

1. 实验室检查

包括血、尿、粪常规及血、尿淀粉酶的检查。炎性腹痛者的白细胞总数及中性粒细胞百分比增加，但严重感染时白细胞可正常或降低。疑有内出血时，连续观察红细胞及血红蛋白变化有助于诊断。尿路损伤或结石者，尿内可有红细胞。急性胰腺炎，血、尿淀粉酶明显增高，但重症胰腺炎因胰腺组织严重破坏，淀粉酶可正常或降低。胆管梗阻或急性胆管炎血中胆红素可增高，尿胆红素呈阳性反应。

2. X线检查

① 胸腹透视：可发现膈下游离气体、肠积气和液平面，还可观察膈肌的活动度及位置的高低；② 立位腹部平片：可以发现胆管、泌尿系统的结石及肠管的扩张和气液平面；③ 钡灌肠：是乙状结肠扭转或肠套叠诊断的有效方法。

3. B超检查

对了解肝、胆、胰、肾、盆腔肿块，宫外孕和卵巢囊肿蒂扭转有较大价值，对脓肿、积液等含液性病变的诊断、定位和选取穿刺部位、方向，具有决定性意义。

4. CT检查

安全、无创、快速有效，且不受肠管内气体干扰，可对病变进行准确定位定性。对于判断肝、胆、胰等实质性脏器病变、十二指肠及主动脉病变等较超声检查更具优势。PET-CT检查对肿瘤的诊断更精准。

5. 诊断性腹腔穿刺或灌洗

对于原发性腹膜炎、急性胰腺炎、腹部损伤后出血的诊断有重要意义。对诊断不明确的急腹症也可采用此法协助诊断，尤其小儿、老年人、精神状况不正常者，昏迷患者及病史不清楚难于明确诊断者更为适用。抽吸腹腔液进行颜色、浑浊度、气味、涂片镜下检查及淀粉酶、胆红素的测定和细菌培养等，对判断病因有意义。

6. 内镜检查

根据临床初步诊断病变部位选择相应内镜检查，如胃、十二指肠、胆道、腹腔及结肠镜检查，对急性腹痛诊断具有极其重要的意义，可在内镜直视下取活检或治疗。

7. 阴道后穹隆穿刺术

主要用于判断异位妊娠破裂出血、盆腔脓肿或盆腔积液。

【诊断】

一、准确简要询问病史，全面有重点进行体格检查

根据病史、体格检查、临床症状及辅助检查首先确定是腹腔内还是腹腔外病变，腹部超声、腹部CT、腹腔穿刺、急诊内镜检查、阴道后穹隆穿刺具有重要的诊断价值。腹腔外病变全身症状轻微或缺乏。

1. 年龄与性别

不同年龄有不同的多发病，有些疾病只发生在特定的年龄组，如胃肠道与胆管畸形多见于婴幼儿；肠道寄生虫病、肠系膜淋巴结炎、肠套叠多见于儿童；青壮年易发阑尾炎、胃肠穿孔；中老年人易患胆囊炎、胆囊结石、胃肠道肿瘤等。女性下腹痛须注意妇产科疾病，如异位妊娠破裂、黄体破裂、卵巢囊肿蒂扭转等。

2. 主诉、现病史

详细询问腹痛发生的时间、起病的缓急，腹痛的部位、是否有放射，腹痛的诱发和缓解因素，腹痛的性质和程度，腹痛的伴随症状和体征。

3. 既往史

要着重了解过去有无类似情况发生，其频度及规律如何，如慢性胃炎、消化性溃疡、胆绞痛等有反复发作史；手术史、外伤史以及特殊职业史等，如粘连性肠梗阻患者常有腹部手术史；铅中毒绞痛有长期铅接触史等。既往有腹部肿块，要考虑肿块破裂或扭转。

对育龄妇女应仔细询问月经史，如已婚妇女有月经过期史，突然发生下腹痛伴阴道出血、休克，应首先考虑宫外孕破裂；两次月经之间出现腹痛，应考虑卵巢滤泡、黄体破裂的可能。

二、与急腹痛相鉴别的一些疾病

目的是迅速将急性、凶险性腹痛与慢性腹痛鉴别出来，不延误危及生命的急性高风险性腹痛的治疗时机。

1. 神经病理性疼痛

如下胸段带状疱疹性疼痛，位置固定，为相应神经分布区的阵发性针刺样、刀割样疼痛。

2. 肌骨系统疾病

如肌筋膜炎、椎间盘突出等也可引发腹痛，以酸胀痛为主。

3. 精神源性腹痛

神经官能症、抑郁症、焦虑症等也可引发，多为闷胀痛，受情绪影响。

4. 其他

骨质疏松症压缩性骨折等引发的腹痛等。

【抢救治疗】

一、急救原则

快速评估，通过生命体征监测将急性腹痛分为危重、重和普通患者。危重患者先救命后治病，如腹主动脉瘤破裂、异位妊娠破裂休克，要先快速纠正休克，在支持生命的基础上急诊手术。重症患者如消化道穿孔、卵巢囊肿蒂扭转，需将诊断与治疗相结合，尽快完善检查的同时改善生命状况，准备手术或其他对症治疗。普通但存在潜在危险的患者寻找潜在危及生命的原因，如急性胰腺炎，可按常规程序检查、诊断、治疗。

二、护理措施

1. 密切观察病情

包括生命体征、一般状况及腹部体征的变化。定时测量体温、脉搏、呼吸、血压。对急腹症患者，特别要注意腹痛情况的观察。患者的姿势、体位等常可反映腹痛的性质和程度，如溃疡病穿孔者常弯腰屈膝、面色苍白、满头冷汗，不敢呼吸或拒绝压腹等。观察腹部体征，须注意压痛、反跳痛、肌紧张的范围、程度变化及肠鸣音的改变。

2. 遵循“七禁四抗”原则

即对急腹症患者禁食、禁水，禁用热敷，禁灌肠或禁用泻药，禁用止痛药，禁止活动；抗感染，抗休克，抗水、电解质紊乱和酸碱失衡，抗腹胀。在未明确诊断前，尤其应遵循此原则。

3. 补液

输液是治疗急腹症的重要措施之一。尤其对伴有严重并发症者，须果断迅速地为其建立两条以上静脉通路，酌情补液。

4. 留置胃管及导尿管

对胃肠穿孔、腹胀明显的患者，应及早留置胃管行胃肠减压。对有休克、酸碱失衡等情况的危重患者，应及时留置导尿管。

5. 术后护理

大多数急腹症都是在紧急条件下进行手术的，术后较容易发生各种并发症。因此，加强术后护理，是急腹症治疗的完善、减少术后并发症、促进患者康复的重要环节。

(1) 密切观察

① 生命体征观察：一般患者术后回病房须立刻测量血压、脉搏、呼吸，以后定时连续观察，对于病情危重、手术复杂、血压不稳定者，应加强观察，发现异常随时与医生联系。体温是反映术后有无感染的一个较敏感的指标。一般手术创伤反应只引起术后的轻度发热。当感染经手术得到有效控制后，体温可由术前高热显著下降；若术后仍持续高热不退或下降数日后又出现“反跳”，则说明感染未得到有效控制或术后有继发感染。

② 术后出血观察：严密观察伤口及各种引流管道有无出血现象，伤口敷料若被血液浸湿应及时更换，若发现持续、大量出血，应考虑手术所致的出血并发症，须及时处理。术后早期出血，多发生在1～2 d内；1周后也可因感染、组织坏死等原因致继发出血。了解肠蠕动

恢复情况，急性胆囊炎、胆结石症患者术后大都有程度不同的腹胀，且肠蠕动恢复较慢，一般24～72 h肠蠕动可恢复。

(2) 补液治疗　腹部手术后一般均需禁食，以静脉输液维持营养，并通过静脉给予各种药物治疗。

(3) 镇静止痛　适当应用止痛药，如静脉注射哌替啶，使患者充分休息，对术后恢复有利。但切忌频繁使用，以免抑制呼吸或成瘾。

(4) 饮食　术后24 h内或胃肠手术后肠蠕动未恢复者，一律禁食；术后2～3 d，肛门排气后，可给少量流质或半流质饮食，并密切注意患者进食后情况，根据病情逐渐增加食量及调整饮食的性质。

(5) 预防感染　急腹症患者因腹腔大量积气、积液致使膈肌上抬，肺容量变小，抗感染能力低下，又因术后刀口疼痛及麻醉等影响，极易并发肺部感染。当患者术后病情平稳时，应协助其翻身并拍背，鼓励和帮助患者咳嗽、排痰。应加强口腔护理，保持皮肤清洁，保持被褥平整、舒适，防止压疮发生。

【参考文献】

[1] 张文武. 急诊内科学[M]. 2版. 北京：人民卫生出版社，2017.
[2] 张文武. 急诊内科手册[M]. 北京：人民卫生出版社，2014.
[3] 许虹. 急救护理学[M]. 北京：人民卫生出版社，2016.
[4] 吕静. 急救护理学[M]. 北京：中国中医药出版社，2016.
[5] 郭政，王国年. 疼痛诊疗学[M]. 4版. 北京：人民卫生出版社，2016.
[6] 赵继军. 疼痛护理学[M]. 2版. 北京：人民军医出版社，2016.
[7] 俞卫锋. 内脏痛基础与临床[M]. 2版. 北京：科学出版社，2019.
[8] 童莺歌. 疼痛护理学[M]. 杭州：浙江大学出版社，2018.

第5章 休克

第一节　休克总论

【概述】

休克是机体在各种有害因素侵袭下引起的以有效循环血量骤减，导致组织灌注不足，细胞代谢紊乱、受损，微循环障碍为特点的病理过程。

休克典型的临床表现是神志障碍、皮肤苍白、湿冷、血压下降、脉压减小、脉搏细速、发绀及尿少等。有效循环血量明显下降和组织器官低灌注是休克的血流动力学特征。组织缺氧以致造成毛细血管交换功能障碍和细胞受损是休克的本质，其最终结果是多器官功能障碍综合征(MODS)。由此可见，休克本身不是一个独立的疾病，而是由多种原因导致的一个共同的病理生理过程。

【病因与分类】

引起休克的病因很多，分类方法也不一，比较常用的分类方法有以下两种。

一、按休克的病因分类

(一) 低血容量性休克

由于血容量不足引起的休克称为低血容量性休克，包括失血性休克和创伤性休克。常见于失血(外伤引起的出血、消化性溃疡出血、食管胃底静脉曲张破裂出血、妇产科疾病所引起的出血)、失水(呕吐、腹泻、大量排尿)、失血浆(烧伤、腹膜炎、创伤、炎症)、创伤(撕裂伤、挤压伤、爆炸伤、冲击波伤引起内脏、肌肉和中枢神经系统损伤)等。失血后是否发生休克不仅取决于失血的量，还取决于失血的速度。休克往往是在快速、大量(超过总血量的30%～35%)失血而又得不到及时补充的情况下发生的。

(二) 感染性休克

严重感染特别是革兰氏阴性杆菌感染常可引起感染性休克。在革兰氏阴性杆菌引起的休克中，细菌的内毒素起着重要的作用，故亦称内毒素性休克或中毒性休克。感染性休克常伴有脓毒症，故又称脓毒性休克。革兰氏阳性杆菌、真菌、病毒、立克次体、衣原体、原虫等感染也可引起。

（三）心源性休克

大面积急性心肌梗死、急性心肌炎、心包填塞、严重心律失常等常可导致心源性休克。

（四）过敏性休克

给某些过敏体质的人注射某些药物（如青霉素）、血清制剂或疫苗时可引起过敏性休克，常表现为血压骤降、喉头水肿、支气管痉挛、呼吸极度困难甚至死亡。

（五）神经源性休克

剧烈疼痛、脑脊髓损伤、麻醉等意外刺激，引起反射性周围血管扩张，有效血容量相对减少，称为神经源性休克。

二、按休克的血流动力学分类

（一）低动力型休克

亦称低排高阻型休克，其血流动力学特点是心脏排血量低，而总外周血管阻力高。由于皮肤血管收缩，血流量减少，使皮肤温度降低，故又称为"冷休克"。本型休克在临床上最为常见。低血容量性、心源性、创伤性和大多数感染性休克均属本类。

（二）高动力型休克

亦称高排低阻型休克，其血流动力学特点是总外周血管阻力低，心脏排血量高。由于皮肤血管扩张，血流量增多，使皮肤温度升高，故又称"暖休克"。部分感染性休克属本类。

【病理生理】

一、微循环变化

各型休克虽然由于致休克的动因不同，在各自发生发展过程中各有特点，但微循环障碍（缺血、淤血、播散性血管内凝血）致微循环动脉血灌流不足，重要的生命器官因缺氧而发生功能和代谢障碍，是其共同规律。休克时微循环的变化，大致可分为三期，即微循环缺血期、微循环淤血期和微循环凝血期。

（一）微循环缺血期（缺血性缺氧期；微循环痉挛期；休克早期）

引起微循环缺血的关键性变化是交感神经-肾上腺髓质系统强烈兴奋。交感神经兴奋、儿茶酚胺释放增加对心血管系统总的效应是使外周总阻力增高和心排血量增加。但是不同器官血管的反应却有很大差别。皮肤、腹腔内脏和肾的血管，由于具有丰富的交感缩血管纤维支配，而且 α 受体又占有优势，因此这些部位的小动脉、小静脉、微动脉和毛细血管前括约肌都发生收缩，其中毛细血管前阻力明显升高，微循环灌流量急剧减少，毛细血管的平均血压明显降低，只有少量血液经直接通路和少数真毛细血管流入微静脉、小静脉，组织因而发生严重的缺血性缺氧。脑血管的交感缩血管纤维分布最少，α 受体密度也低，口径可无明显变化。冠状动脉虽然也有交感神经支配，也有 α 和 β 受体，但交感神经兴奋和儿茶酚胺增多却可通过心脏活动加强，代谢水平提高以致扩血管代谢产物特别是腺苷的增多而使冠状动脉扩张。由此可见，此期脑、心等重要器官的血液供应仍可保证。

交感兴奋和血容量的减少还可激活肾素-血管紧张素-醛固酮系统，而血管紧张素Ⅱ有较强的缩血管作用，包括对冠状动脉的收缩作用。

此外，增多的儿茶酚胺还能刺激血小板产生更多的血栓素 A_2（thromboxane A_2，TXA_2），而 TXA_2 也有强烈的缩血管作用。

此期为休克代偿期，主要临床表现为皮肤苍白，四肢厥冷，出冷汗，尿量减少。因为外周阻力增加，收缩压可以没有明显降低，而舒张压有所升高，脉压减小，脉搏细速；神志清楚，烦躁不安等。如能及早发现，积极抢救，及时补充血量，降低过剧的应激反应，可以很快改善微循环和恢复血压，阻止休克进一步恶化，而转危为安。

（二）微循环淤血期（淤血性缺氧期；微循环扩张期；休克期）

在休克的微循环缺血期，如未能及早进行抢救，改善微循环，则因组织持续而严重缺氧，使局部舒血管物质（如组胺、激肽、乳酸、腺苷等）增多，后微动脉和毛细血管前括约肌舒张，微循环容量扩大、淤血，发展为休克微循环淤血期。由于大量血液淤积在微循环内，回心血量减少，使心排血量进一步降低，加重休克的发展。

此期为休克抑制期，虽然微循环内积有大量血液，但动脉血灌流量将更加减少，患者皮肤颜色由苍白而逐渐发绀，特别是口唇和指端。因为静脉回流量和心排血量更加减少，患者静脉萎陷，充盈缓慢；动脉压明显降低，脉压小，脉搏细速；心、脑因血液供给不足，ATP 生成减少，而表现为心收缩力减弱（心音低），表情淡漠或神志不清。严重的可发生心、肾、肺功能衰竭。这是休克的危急状态，应立即抢救、补液，解除小血管痉挛，给氧，纠正酸中毒，以疏通微循环和防止播散性血管内凝血。

（三）微循环凝血期（播散性血管内凝血期；微循环衰竭期；休克晚期）

从微循环的淤血期发展为微循环凝血期是休克恶化的表现。由于微循环障碍，组织缺氧，局部组胺、激肽、乳酸等增多，这些物质一方面引起毛细血管扩张淤血，通透性升高，血流缓慢，血液浓缩红细胞黏滞性增加，有利于血栓形成；另一方面损害毛细血管内皮细胞，暴露胶原，激活凝血因子Ⅻ和使血小板粘附与聚集。另外缺氧使单核吞噬细胞系统功能降低，不能及时清除凝血酶原酶、凝血酶和纤维蛋白。结果在上述因素作用下，发生了播散性血管内凝血。

此期为休克失代偿期，由于组织缺少血液灌注，细胞因严重缺氧而发生变性坏死；加之严重的酸中毒又可使细胞内的溶酶体膜破裂，释出的溶酶体酶（如蛋白水解酶等）和某些休克动因（如内毒素等）都可使细胞发生严重的乃至不可逆的损害，从而使包括心、脑在内的各重要器官的机能代谢障碍也更加严重，这样就给治疗造成极大的困难，故本期又称休克难治期。

二、细胞代谢的变化以及损害

（一）休克时细胞的代谢变化

主要是糖酵解加强和脂肪代谢障碍。

1. 糖酵解加强

休克时由于组织的低灌流和细胞供氧减少，使有氧氧化受阻，无氧酵解过程加强，从而使乳酸产生增多，导致酸中毒。但严重酸中毒又可抑制糖酵解限速酶如磷酸果糖激酶等的活性，使糖酵解从加强转入抑制。

2. 脂肪代谢障碍

休克时由于组织细胞的缺血缺氧和酸中毒，使脂肪酰 CoA 合成酶和肉毒碱脂肪酰转移酶的活性降低，因而脂肪酸的活化和转移发生障碍。

（二）休克时细胞的损害

主要是生物膜（包括细胞膜、线粒体膜和溶酶体膜等）发生损害。

1. 细胞膜的损害

最早的改变是细胞膜通透性增高，从而使细胞膜 Na^+-K^+ ATP 酶活性增高，ATP 消耗增加，细胞的许多代谢过程发生紊乱。由于细胞膜的完整性在维持细胞的生命活动中起着重要作用，故当膜完整性受到破坏时，即意味着细胞不可逆性损伤的开始。

2. 线粒体损害

休克时线粒体最早出现的损害是其呼吸功能和 ATP 合成受抑制，线粒体 ATP 酶活性降低，此后发生超微结构的改变。线粒体是维持细胞生命活动的“能源供应站”。当线粒体损害时，由于氧化磷酸化障碍，产能减少乃至终止，必然导致细胞损害和死亡。

3. 溶酶体损害

溶酶体含有多种水解酶，如组织蛋白酶、多肽酶、磷酸酶等，但在未释放之前都处于无活性状态。一旦释放出来后,它们即转为活性状态而可溶解和消化细胞内、外的各种大分子物质,尤其是蛋白类物质。

休克时生物膜的损害是细胞发生损害的开始,而细胞的损害又是各脏器功能衰竭的共同基础。

三、内脏器官功能的损伤

休克时各器官功能都可发生改变,其中主要是脑、心、肾、肺、肝及胃肠道等重要器官的功能障碍。

(一)脑

休克时缺氧和酸中毒能使脑微循环狭窄或阻塞,动脉血灌流减少。在微循环凝血期,脑循环内可以有血栓形成和出血。大脑皮层对缺氧极为敏感,当缺氧逐渐加重,将由兴奋转为抑制(表情淡漠),甚至发生惊厥和昏迷。皮层下中枢因严重缺氧也可发生抑制,呼吸中枢和心血管运动中枢兴奋性降低。

(二)心

休克的早期可出现心的代偿性加强,此后心脏的活动即逐渐被抑制,甚至可出现心力衰竭。

(三)肾

肾功能的改变在休克早期发生的是功能性的急性肾功能衰竭,因为它还不伴有肾小管的坏死。其主要临床表现为少尿(<400 ml/d)或无尿(<100 ml/d)。当休克持续时间较长时,可引起急性肾小管坏死,发生器质性的肾功能衰竭。此时即使肾血流量随着休克的好转而恢复,患者的尿量也难以在短期内恢复正常。肾功能的改变,将导致严重的内环境紊乱,包括高钾血症、氮质血症和酸中毒等。这样就会使休克进一步恶化,故许多休克患者,尤其是老年患者,常死于急性肾功能衰竭。

(四)肺

在休克早期,由于呼吸中枢兴奋,呼吸加深加快,通气过度,从而导致低碳酸血症和呼吸性碱中毒;继之,由于交感-儿茶酚胺系统兴奋和其他血管活性物质的作用,可使肺血管阻力升高。如果肺低灌流状态持续较久,则可引起肺淤血、水肿、出血、局限性肺不张、微循环血栓形成和栓塞以及肺泡内透明膜形成等重要病理改变,此即所谓休克肺的病理学基础。休克肺是休克死亡的重要原因之一。

（五）肝

休克时常有肝功能障碍，肝功能障碍又可加重休克。休克时低血压和有效循环血量减少可导致肝细胞缺血、缺氧，肝血窦及中央静脉内微血栓形成，肝小叶中央部分肝细胞坏死。肝脏灌流障碍使网状内皮细胞受损，肝脏的解毒及代谢能力减弱，易发生内毒素血症，加重代谢紊乱及酸中毒。

（六）胃肠道

休克早期就有胃肠功能的改变。开始时是因微血管痉挛而发生缺血，继而可转变为淤血，肠壁因而发生水肿甚至坏死。此外，胃肠的缺血缺氧，还可使消化液分泌抑制，胃肠运动减弱。有时可由于胃肠肽和黏蛋白对胃肠黏膜的保护作用减弱，而使胃肠黏膜糜烂或形成应激性溃疡。

【临床表现】

休克的临床表现随着病情的变化而改变，可分为休克代偿期和休克失代偿期(表5-1)。

表5-1 休克分期、程度和临床表现

分期	程度	神志	口渴	皮肤黏膜	脉搏	血压	周围循环	尿量	失血量估计
休克代偿期	轻度	神志清楚有痛苦表情，精神紧张	口渴	开始苍白，皮温正常或发凉	100次/min以下，有力	收缩压正常或稍升高，舒张压增高	正常	正常	20%以下(800 ml以下)
休克失代偿期	中度	神志尚清楚，表情淡漠	很口渴	苍白，发凉	100～200次/min	收缩压(90～70 mmHg)，脉压小	浅表静脉塌陷，毛细血管充盈迟缓	尿少	20%～40%(800～1600 ml)
	重度	意识模糊甚至昏迷	非常口渴，但可能无主诉	显著苍白，肢端青紫冰冷	速而细弱或摸不到	收缩压60 mmHg以下或测不到	毛细血管充盈非常迟缓，浅表静脉塌陷	尿少或无尿	40%以上(1600 ml以上)

一、休克代偿期

休克早期，机体有一定代偿作用。患者表现为：① 神志清楚，兴奋或烦躁不安；② 面色苍白、皮肤湿冷，口唇或四肢末梢轻度发绀；③ 脉速，血压正常，脉压减小；④ 呼吸深而快；⑤ 尿量正常。此期若处理及时，休克可纠正。反之，进入休克失代偿期。

二、休克失代偿期

此期患者表现为：① 神志淡漠、反应迟钝、神志不清甚至昏迷；② 全身皮肤、黏膜发绀，四肢厥冷，出冷汗，甚至体温不升；③ 脉细弱，血压进行性下降或测不到；④ 呼吸微弱或不规则；⑤ 尿量减少或无尿。如果皮肤、黏膜瘀斑或鼻腔、牙龈、内脏出血，则提示并发 DIC。若出血进行性呼吸困难和严重低氧血症，则提示并发 ARDS。

【辅助检查】

一、实验室检查

1. 血常规

测定红细胞计数和血红蛋白有助于失血性休克的判断，以及了解血液稀释或浓缩情况。白细胞计数及分类是判断感染性休克的依据。

2. 尿常规

尿常规有助于了解休克对肾功能的影响以及病因判断。

3. 血生化检查

包括肝肾功能检查、血浆电解质、血糖、动脉血乳酸盐等测定，有助于了解细胞缺氧、酸碱平衡失调的程度及是否合并多器官功能衰竭等。

4. 出凝血功能检查

血小板计数、出凝血时间、凝血酶原时间、纤维蛋白原及纤维蛋白降解产物（FDP）的检查可帮助判断休克的进展和有无 DIC 发生。

二、血流动力学监测

1. 中心静脉压（CVP）

代表右心房或胸腔段静脉内的压力，其变化可反映血容量和右心功能。中心静脉测压管可经过大隐静脉、颈外静脉、颈内静脉等途径穿刺或切开置管。正常值为 0.49～1.18 kPa（5～12 cmH_2O）。低于 0.49 kPa（5 cmH_2O）表示血容量不足；高于 1.47 kPa（15 cmH_2O）表示有心功能不全。动态观察中心静脉压的改变，同时结合血压变化对指导休克的补液有一定的意义。

2. 肺毛细血管楔压（PCWP）

代表左室充盈压，其变化可反映左心功能及其前负荷。可用 Swan-Ganz 漂浮导管测量。正常值为 1.06～1.59 kPa（8～12 mmHg）。低于 1.06 kPa（8 mmHg），伴心排血量降低，周围循环障碍，提示血容量不足；增高提示肺循环阻力增加，大于 4.0 kPa（30 mmHg）提示左心功能严重不全，有肺水肿发生的极大可能。

3. 心排血量(CO)

反映心脏泵功能的一项综合指标，受心率、前后负荷、心肌协调性和收缩力等因素的影响。可通过 Swan-Ganz 漂浮导管应用热稀释法测量。正常值为 4～6 L/min。降低往往是循环血量不足或心功能抑制的可靠指标，但在感染性休克时，心排血量往往增高。

4. 休克指数(SI)

该指数可提示血容量丧失程度，故对低血容量性休克有一定参考价值。可通过脉率/收缩压计算而得。正常值为 0.5 左右。若指数≈1，提示血容量丧失 20%～30%；若指数>1，提示血容量丧失 30%～50%。

【诊断】

对于休克的诊断，根据病因结合临床表现并不难。血压下降和脉压减小为休克的主要特征。但在诊断时，还必须同时注意患者微循环的表现，方能确定。相反，在休克早期，血压也可能正常甚至偏高，不应因此而否定休克的存在。

【抢救治疗】

休克的处理原则是尽早去除引起休克的病因，尽快恢复有效循环血量，纠正微循环障碍，改善心脏功能和恢复人体正常代谢，并根据病情做出相应处理。休克状态下病情危急，严重威胁患者的生命，抢救过程中时间就是生命。

一、畅通气道

休克时肺属易受损的器官，休克伴有呼吸衰竭、ARDS 者死亡率高，故应迅速保持呼吸道通畅，早期以鼻导管或面罩间歇给氧，呼吸困难者可作气管插管或气管切开，增加动脉血氧含量，减轻组织缺氧状态。

二、补充血容量

补充血容量，及时恢复血液灌注，是抗休克的基本措施。及时补充血容量，时间较短的休克，特别是低血容量休克，均可较快地纠正，不需再用其他药物，故必须迅速建立 1～2 条大口径的静脉输液通道。原则上失血补血，失水补水，丢失多少补多少。关于补液的种类，一般来讲，均应先输入一定量的晶体液或电解质溶液如生理盐水、5%的葡萄糖盐水和平衡盐溶液等。一般晶体液的量可为胶体液的 2～3 倍。在治疗之初一般主张不用或少用等渗或高渗葡萄糖液。抗休克常用的胶体液为全血、血浆和右旋糖酐等。低分子右旋糖酐可改善微循环，能吸附于红细胞、血小板表面及其血管内壁，可预防和治疗弥散性血管内凝血。

应当注意，休克时补充的晶体量和胶体量会很大，不仅要补充已丢失的血容量（全血、血浆和水、电解质丢失量），还要补充扩大的毛细血管床，故大大超过临床估计的液体损失量。休克时间愈长，症状愈严重，需要补充的液体也愈多。还必须注意：创伤、战伤时休克补液治疗成功的关键在于及时、快速、足量地恢复有效循环血量，提高心房充盈压力，恢复良好的组织灌流，而不要被缺少胶体液所束缚。应力争在救治 4～8 h 内使休克病情好转。对于严重感染性休克患者，其病情复杂，又常有心肌损害和肾脏损害，过多补液易导致不良后果。因此，为了掌握血容量补充和观察心脏对输液的负荷情况，可监测中心静脉压，作为调节补液量的依据（必要时再测定肺动脉楔压）。

三、血管活性药物的应用

在扩容治疗后，血压仍不回升至要求指标，组织灌注仍无改善，则应使用血管活性药物。血管活性药物主要包括血管收缩剂、血管扩张剂和强心药物。

血管收缩剂使小动脉普遍处于收缩状态，虽可暂时升高血压，但可使组织缺氧更加严重，应慎重选用。临床常用的血管收缩剂有去甲肾上腺素、肾上腺素和间羟胺等。使用血管收缩剂有以下注意事项：① 较少单独使用，因其升高血压可能是以减少重要脏器的组织灌注为代价而换取的。在休克早期，由于血压骤降，可一面扩容一面应用小剂量血管收缩药物维持血压。② 过敏性休克机体的主要改变是小动脉张力降低而处于舒张状态，使周围循环衰竭，应用肾上腺素是主要治疗手段。③ 静脉滴注时切忌药物外渗，以免导致局部组织坏死。

血管扩张剂可以解除小动脉痉挛，关闭动静脉短路，改善微循环，但可使血管容量相对增加而血压有不同程度的下降，从而影响重要脏器的血液供应。常用的血管扩张剂有酚妥拉明、阿托品、异丙肾上腺素和山莨菪碱等。使用血管扩张剂有以下注意事项：① 必须在有效血容量补足的情况下使用；② 必须由低浓度、慢速度开始，整个给药过程中切忌忽快忽慢；③ 在用药无效的情况下，应仔细寻找原因，不能盲目加大剂量；④ 必须注意纠正酸中毒和电解质紊乱；⑤ 血压稳定 6～8 h 后病情无变化者，可考虑减少药物剂量，不可突然大幅度减量或骤然停药。

休克发展到一定程度常伴有不同程度的心肌损害，应用强心药可增强心肌收缩力，减慢心率。常用毛花苷 C 等。用药过程中，注意观察心律变化及药物的副作用。

四、积极处理原发病

应根据不同病因，在迅速扩容的同时，尽早处理原发病。如感染性休克的患者，原发感染灶的存在是引起休克的重要原因，应尽早处理原发感染灶；如内脏出血、消化道穿孔、肠袢坏死伴低血容量性休克时，需在快速补充有效循环血量后，抓紧时机施行手术去除原发病变，才能从根本上控制休克。

五、纠正酸碱平衡失调

休克患者由于组织缺氧，常有不同程度的酸中毒。休克早期，由于机体代偿机制可不出现代谢紊乱，但有些患者由于过度换气可出现呼吸性碱中毒。随着休克的发展，微循环灌注不足，组织代谢产生大量酸性代谢产物，而发生代谢性酸中毒。休克时，经迅速补充血容量，组织灌流改善，轻度酸中毒即可得到缓解。而且扩容治疗时输入的平衡盐溶液，使一定量的碱性物质进入体内，故可无需应用碱性药物。但休克严重、酸中毒明显、扩容效果治疗不佳时仍需应用碱性药物纠正，常用的碱性药物为5%的碳酸氢钠溶液。

六、DIC的防治

休克发展至DIC阶段，需应用肝素抗凝治疗，用量为1.0 mg/kg，每6 h 1次。DIC晚期，纤维蛋白溶解系统亢进，可使用抗纤维蛋白溶解药，如氨甲苯酸、氨基己酸及抗血小板粘附和聚集的阿司匹林和低分子右旋糖酐等。

七、激素和其他药物的应用

对于感染性休克、心源性休克和某些顽固性休克患者，可使用肾上腺皮质激素，一般主张足量、短程、早期使用，如地塞米松30～60 mg/d，疗程1～3 d为宜。同时注意观察有无消化道出血等不良反应。其他药物包括纳洛酮、超氧化物歧化酶(SOD)等也有助于对休克的治疗。

八、防治并发症

应注意心、肺、肾的功能，警惕多器官功能衰竭的发生。

第二节　各类休克的特点

一、低血容量性休克

【概述/定义】

低血容量性休克主要由各种原因引起的短时间内大量出血或体液积聚在组织间隙，使有效循环血量降低所致。大血管破裂或脏器出血引起的休克称为失血性休克；各种损伤及大手术使血液、血浆同时丢失引起的休克称为创伤性休克。

（一）失血性休克

【病因】

大量失血引起的休克称为失血性休克，常见于外伤引起的出血、消化性溃疡出血、食管胃底静脉曲张破裂、妇产科疾病所引起的出血等。失血后是否发生休克不仅取决于失血的量，还取决于失血的速度。休克往往是在快速、大量（超过总血量的30%～35%）失血而又得不到及时补充的情况下发生的。

【抢救治疗】

迅速补充血容量，积极处理原发病以控制出血。

1. 补充血容量

尽快地建立起2条静脉输液通道，根据血压和脉搏变化估计失血量。补充血容量并非指失血量全部由血液补充，可先在45 min内经静脉快速滴注1 000～2 000 ml的等渗平衡盐溶液，观察血压回升情况。在应用平衡盐溶液后，如病情无改善，应根据血压、脉搏、中心静脉压及血细胞比容等监测指标情况，及时输用红细胞，使血红蛋白达到10 g/dl以上。

2. 止血

在补充血容量的同时，对有活动性出血的患者，应迅速控制出血。可先采用非手术止血方法，如加压包扎、止血带、三腔二囊管压迫、纤维内镜止血等。若出血迅猛、量大，难以用非手术方法止血，应积极做手术准备，尽早实施手术止血。

（二）创伤性休克

【病因】

机体遭受严重创伤后，由于大出血、剧烈疼痛、组织坏死分解产物的释放和吸收、创伤感染等有害因素作用，可致机体正常生理功能紊乱，严重时可导致休克。多见于各种严重的创伤，如大面积撕脱伤、挤压伤、骨折或大手术等。

【抢救治疗】

救治原则为消除创伤的不利因素影响，弥补由于创伤所造成的机体代谢紊乱，调整机体的反应，动员机体的潜在功能以对抗休克。

1. 一般处理

(1) 患者平卧，保持安静，避免过多的搬动，注意保温和防暑。

(2) 创口予以止血和简单清洁包扎,以防再污染,对骨折要作初步固定。

(3) 给予止痛剂,可选用曲马朵、芬太尼等。除颅脑、腹部、呼吸道损伤外,还可考虑使用吗啡止痛。

(4) 保持呼吸道通畅,昏迷患者头应偏向一侧,防止舌根后坠。根据病情,置鼻咽管或气管插管吸氧,必要时行气管切开。

2. 有效止血和补充血容量

(1) 有效止血　对外出血要给予加压包扎,或上止血带。有条件时行手术缝合止血。内脏出血,则需在大量输血输液的同时,积极准备手术探查止血。

(2) 补充血容量　① 全血:最好使用新鲜血,紧急时可动脉输入300～600 ml,以后再逐渐补足。② 血浆:鲜血浆、干冻血浆、706代血浆均可选用。③ 右旋糖酐:一般用量以在24 h以内不超过1 000 ml为宜。④ 葡萄糖和晶体液:在紧急情况下,可先用50%的葡萄糖60～100 ml静脉注射,晶体溶液供给电解质,如乳酸钠、复方氯化钠或生理盐水均可选用。补液的速度和液体量要根据伤员的实际情况而定,在输液过程中,结合测定中心静脉压进行观察比较准确。中心静脉压正常值为0.49～1.18 kPa(5～12 cmH_2O),如低于0.49 kPa(5 cmH_2O),则表示血容量不足,需加速输液;如超过1.47 kPa(15 cmH_2O),则被认为是心肌功能不全,需要减慢和控制输液。

输血、输液补充血容量之后,若休克情况未能改善,则应考虑是否存在潜在活动性出血、代谢性酸中毒、细菌感染、心肺功能不全或弥漫性毛细血管内凝血因素。

3. 其他治疗

(1) 纠正酸中毒　维持酸碱平衡可先静脉滴注5%的碳酸氢钠250 ml。对已进入休克状态者,应根据二氧化碳结合力测定结果,计算选用碳酸氢钠、乳酸钠、三羟甲基氨基甲烷等碱性缓冲液,先用所需总量的一半,以后再按具体情况续用。

(2) 血管活性药物的应用　主要包括血管收缩剂、血管扩张剂及强心药物。在充分补充血容量的前提下需应用血管活性药物,以维持脏器灌注压。理想的血管活性药物应能迅速提高血压,改善心脏和脑灌注,又能改善肾和肠道等内脏器官血流灌注。

(3) 内脏功能衰竭的防治　① 心功能的维护:改善心率,增强心肌收缩力;纠正心律失常。② 肺功能的维护:注意呼吸道通畅,清除分泌物;给氧;人工辅助呼吸;呼吸兴奋剂应用。③ 肾功能的维护与肾功能衰竭的治疗:急性肾功能衰竭是创伤的严重并发症之一,需采取积极的预防与治疗措施。

二、感染性休克

【概述/定义】

感染性休克是由病原体或其代谢产物直接或间接地引起全身反应性综合征。

【病因与发病机制】

常继发于革兰氏阴性杆菌为主的感染，如急性梗阻性化脓性胆管炎、急性化脓性腹膜炎、绞窄性肠梗阻、泌尿系感染及败血症等。多见于老年人、婴幼儿和体质虚弱者。革兰氏阴性杆菌产生的内毒素与体内的补体、抗体或其他成分结合后，可刺激交感神经引起血管痉挛并损伤血管内皮细胞。同时，内毒素可促使组胺、激肽、前列腺素及溶酶体等炎性介质的释放，引起全身性炎症反应。结果导致微循环障碍、代谢紊乱及器官功能不全。

【临床表现】

感染性休克时血流动力学有低动力型（低排高阻型）和高动力型（高排低阻型）两种，前者表现为冷休克，后者表现为暖休克。冷休克时，外周血管收缩，阻力增高，微循环淤滞，大量血浆从毛细血管渗出，使血容量和心排出量降低。患者表现为体温突然降低，躁动不安、淡漠或嗜睡；面色苍白、发绀、花斑样；皮肤湿冷；脉搏细速，血压降低，脉压减小（<30 mmHg）；尿量骤减（<25 ml/h）。暖休克较少见，常出现于革兰氏阳性菌感染引起的休克早期，主要为外周血管扩张，阻力降低，心排出量正常或稍高。患者表现为神志清醒；疲乏；面色潮红，手足温暖；血压下降，脉率慢，搏动清楚。革兰氏阳性菌感染的休克后期可转变为冷休克。

【抢救治疗】

（一）补充血容量

首先快速输入平衡盐溶液，再补充适量的胶体液，如血浆、全血等。补液期间应监测CVP，作为调整输液种类和速度的依据。

（二）控制感染

早期、足量、联合地静脉应用有效的抗生素，尽早处理原发感染源。

（三）纠正酸中毒

轻度酸中毒，在补充血容量后即可缓解。严重酸中毒者，需先静脉输入5%碳酸氢钠200 ml，再根据血气分析结果补充用量。

（四）血管活性药物的应用

经补充血容量、纠正酸中毒后而休克未见好转时，可考虑使用血管扩张剂，也可联合使用α受体和β受体兴奋剂，如多巴胺加间羟胺，以增强心肌收缩力、改善组织灌流。感染性休克时，心功能受到一定损害而表现为心功能不全，可给予强心苷、β受体激活剂多巴酚丁胺。

（五）肾上腺皮质激素的应用

糖皮质激素能抑制多种炎症介质的释放和稳定溶酶体膜，缓解全身反应性综合征。但应用限于早期，用量宜大，可达正常用量的10～20倍，维持不宜超过48 h。否则有发生急性胃黏膜损害和免疫抑制等严重并发症的危险。临床常用氢化可的松、地塞米松或甲基强的松龙缓慢静脉注射。

（六）保护重要脏器的功能。

抢救治疗过程中，要保护重要脏器的功能，使其不受损害。

三、过敏性休克

【概述/定义】

过敏性休克是由于抗原进入被致敏的机体与抗体结合发生Ⅰ型变态反应，组胺等血管活性物质释放，使周围小动脉及毛细血管扩张，通透性增加，血浆外渗，循环血量迅速减少而致休克。过敏性休克通常突然发生且很剧烈，若不及时处理，常可危及生命。

【临床表现】

（一）皮肤黏膜表现

往往是过敏性休克最早且最常出现的征兆，包括皮肤潮红、瘙痒，继以广泛的荨麻疹和（或）血管神经性水肿，还可出现喷嚏、水样鼻涕、音哑，甚而影响呼吸。

（二）呼吸道阻塞症状

是本症最多见的表现，也是最主要的死因。由于气道水肿、分泌物增加，加上喉和（或）支气管痉挛，患者出现喉头堵塞感、胸闷、气急、喘鸣、憋气、发绀，以致因窒息而死亡。

（三）循环衰竭表现

患者先有心悸、出汗、面色苍白、脉速而弱，继而发展为肢冷、发绀、血压迅速下降，脉搏消失，乃至测不到血压，最终导致心跳停止。少数原有冠状动脉硬化的患者可并发心肌梗死。

（四）意识方面的改变

往往先出现恐惧感，烦躁不安和头晕。随着脑缺氧和脑水肿加剧，可发生意识不清或完全丧失，还可以发生五笔型抽搐、肢体强直等。

（五）其他症状

比较常见的有刺激性咳嗽，连续打喷嚏、恶心、呕吐、腹痛、腹泻，最后可出现大小便失禁。

【抢救治疗】

过敏性休克往往可以预防，最好的治疗是周密的预防，杜绝过敏性休克的发生。一旦发生，应分秒必争，紧急进行抢救。除抗休克治疗一般措施之外，可立即皮下注射 1∶1 000 肾上腺素，一次用量：成人 0.5～1.0 ml，小儿 0.5 ml，必要时静脉注射，如症状不缓解，每 20～30 min 继续皮下或静脉注射 0.5 ml 直至脱离危险期为止。应注意就地抢救，在患者未脱离危险期之前，不宜转移就诊或作不必要的搬动。在上述抢救的同时，应用抗组胺类药物及静脉滴注肾上腺皮质激素类药物。若患者心搏呼吸骤停，应立即就地进行心肺复苏。

四、心源性休克

【概述/定义】

心源性休克是由于各种急性心脏病变引起的心泵功能的损害，导致组织灌注不足以满足休息状态下代谢的需要。心源性休克是一种紧急状态，需要迅速诊断和尽力救治以降低其极高的死亡率。

【病因】

心源性休克主要由心肌收缩力衰竭所致。由急性心肌梗死引起的心源性休克占 5%～7%，是急性心肌梗死院内死亡最常见的原因。

【临床表现】

进展中的心源性休克患者，往往表现为迅速进行的低灌注征象。临床评估、诊断和治疗应同时进行。由于患者病情十分严重，故不能详询病史，主要应了解患者现在用的药物、过敏史、心肌梗死和充血性心力衰竭的既往史。收缩压常低于 90 mmHg，虽然这在“正常”范围内，如患者有高血压者则应重视。若平均动脉压下降 30 mmHg 或脉压小于 20 mmHg，则为更加敏感指标。虽常见代偿性窦性心动过速而不需要特殊治疗，但心率过速或过慢，则需紧急治疗。代偿性交感神经兴奋致皮肤湿冷；少尿反映肾灌注下降；脑灌注下降和低氧血症可引起焦虑和精神错乱。

【抢救治疗】

限制心肌梗死面积并使心肌得到再灌注，乃心源性休克成功治疗的关键。

（一）立即给患者输氧

开发静脉通道，安置心电监护仪，如发现有低氧血症、低血容量、心律失常、电解质和酸碱平衡紊乱，应一一纠正。

（二）阿司匹林

疑为急性心肌梗死，可立即给予阿司匹林，除非患者有绝对禁忌。

（三）止痛

可审慎地静脉内注射硝酸甘油或吗啡，但需仔细观察并维持血压。

（四）输液

若患者无肺水肿征象，可小心地静脉滴注生理盐水 100～250 ml，有些急性心肌梗死和低血容量的患者，输液有一定效果，右室梗死合并低血压者，首选输液支持。

（五）多巴酚丁胺和多巴胺

多巴酚丁胺可改善心肌收缩力和增加舒张期冠脉血流而不引起过分的心动过速，心排量增加，左室充盈压下降。静脉内注射开始每分钟 2.5～5.0 μg/kg，而后每分钟增加 2.5 μg/kg，直至获得所需的疗效，最高剂量为每分钟 15 μg/kg。若血压很低（收缩压低于 70 mmHg），可用多巴胺，或（和）多巴酚丁胺合用。多巴酚丁胺开始每分钟 2.5～5.0 μg/kg，逐渐增量至达到有效的程度，多巴胺应尽可能用最小的剂量，因它可以引起过度的心动过速、增加心肌氧耗和引起心律失常。如用药无效，应考虑用主动脉内球囊反搏支持。

（六）其他

溶栓治疗、介入治疗和外科手术治疗等。

第三节　休克的急救与护理

【现场急救】

休克是一种极其危险的急重症，一旦发生，必须立即采取急救措施。在现场应做到以下几点：

(1) 尽可能少搬动患者，松解患者衣扣，让患者平卧，下肢抬高 20～30°，以利于静脉血回流。如有呼吸困难可将头部和躯干抬高 20～30°，以利于呼吸。

(2) 保持呼吸道通畅，尤其是休克伴昏迷者。方法是将患者颈部垫高，下颌抬起，使头部最大限度地后仰，同时头偏向一侧，以防呕吐物和分泌物误吸入呼吸道。

(3) 注意给体温过低的休克患者保暖，盖上被、毯，有条件时可给热饮料如浓茶或姜汤一杯，但不要在皮肤局部加温，以免皮肤血管扩张而影响重要生命器官的血流量供应和增加氧的消耗。应注意伴高热的感染性休克患者应给予降温。

(4) 必要的初步治疗：如出血应立即止血，一般对表浅伤口出血或四肢血管出血可先采用压迫止血或上止血带方法以暂时止血；因创伤骨折所致的休克给予止痛，骨折固定；烦躁不安者可给予适当的镇静剂；心源性休克给予吸氧等。

(5) 密切观察心率、呼吸、神志改变，并作详细记录。

(6) 注意患者的运送。现场抢救条件有限，需尽快送往有条件的医院抢救。对休克患者搬运越轻越少越好，应送到离现场最近的医院为宜。在运送途中，应有专人护理，随时观察病情变化，最好在运送中给患者采取吸氧和静脉输液等急救措施。

(7) 将患者送至医院，对已用急救措施与用药应对值班人员交代清楚，以利于病情的掌握和继续治疗。

【护理要点】

一、一般护理

1. 专人护理

应设专人护理，保持病室安静，详细记录病情变化、出入量及用药等。

2. 调节体温

休克患者应给予保暖，避免受寒，以免加重休克，当患者体温过低时，应增加室温，增加被服。室温保持在 20 ℃左右为宜，温度太高会增加组织的代谢率，从而增加氧气的消耗量。

维持适当的体位，减少不必要的活动，让患者充分休息。若需补充血容量而快速输入低温保存的大量库存血，易使患者体温降低，故输血前应注意将库存血复温后再输入。感染性休克高热时，应予物理降温，如用冰帽或冰袋等。必要时采用药物降温。

3. 预防意外损伤

对于烦躁或神志不清的患者，应加床旁护栏以防坠床。必要时，四肢以约束带固定于床旁。

4. 其他

对需手术的患者，应在抗休克的同时，做好必要的术前准备，如青霉素、普鲁卡因、TAT试验、备皮、配血，协助有关辅助诊断，一切护理操作均要快速而准确。

二、合理补液

一般先快速输入晶体液，如生理盐水、平衡盐溶液等以增加回心血量和心排血量。后输胶体液如全血、血浆、白蛋白等以维持渗透压。应根据血压及血流动力学监测情况调整输液速度(表5-2)。

表5-2 CVP与补液的关系

CVP	血压	原因	处理原则
低	低	血容量严重不足	充分补液
低	正常	血容量不足	适当补液
高	低	心功能不全或血容量相对过多	给强心药，纠正酸中毒，舒张血管
高	正常	容量血管过度收缩	舒张血管
正常	低	心功能不全或血容量不足	补液试验*

*补液试验：取等渗盐水250 ml，于5～10 min内经静脉滴入，若血压升高而中心静脉压不变，提示血容量不足；若血压不变而中心静脉压升高0.29～0.49 kPa(3～5 cmH_2O)，则提示心功能不全。

三、注意观察病情变化

1. 神志与表情

患者的意识表情变化能反映中枢神经系统血液的灌流情况。休克早期，机体代偿功能尚好，患者神志一般清楚，精神紧张或有烦躁、焦虑。随着休克加重，进入失代偿期，患者脑组织供血逐渐减少，缺氧加重，表现为表情淡漠、意识模糊、感觉迟钝，甚至昏迷，表示病情恶化。

2. 脉搏

休克初期，脉搏加快，随着病情的进展，脉搏细速且出现心律不齐，休克晚期脉搏微弱、缓慢，甚至摸不到。

3. 血压与脉压

初期由于代偿性血管收缩，血压可能保持或接近正常。若血压逐渐下降甚至测不到，且脉压减少，则说明病情加重。在抢救过程中，应每隔 15～30 min 测量血压一次，并作好记录，直至血压稳定后，可减少测量次数。在休克晚期，应每隔 5～10 min 测血压一次，直至稳定。

4. 呼吸

大部分休克患者均伴有呼吸频率及幅度代偿增加，当出现呼吸加深加快或变浅不规则，并出现鼻翼扇动，提示病情恶化，应严密观察、及时处理。遵医嘱给予吸氧，鼻导管给氧时可用 40%～50%的氧浓度，输入氧气应通过湿化器以保持呼吸道湿润，防止黏膜干燥。行气管插管或切开、人工辅助通气的患者，更应注意全面观察患者反应和机器工作状态两方面的变化。有气道分泌物应及时吸出防止窒息。

5. 尿量

尿量的监测是护理工作中观察、判断肾脏毛细血管灌流量的一项重要指标。休克患者可留置导尿管，并每小时测量一次尿量，如每小时尿量少于 20 ml，说明肾脏血液灌流量不足，提示休克加重。如经抢救治疗后每小时尿量恢复至 30 ml 时，为休克缓解的一个重要指标。因此，在抢救的过程中，应严格认真监测尿量。

6. 体温

休克患者体温一般偏低，如患者突然体温升高表示有其他感染，要及时报告医师。

四、应用血管活性药物的护理

在应用过程中，应从低浓度慢滴速开始，每 5～10 min 监测一次血压，待血压稳定后改为每 15～30 min 监测一次，并按药量浓度严格掌握输液滴数，使血压维持在稳定状态。在用药同时严格防止液体外溢，以免造成局部组织坏死。长期输液的患者，应每 24 h 更换一次输液管，并注意保护血管。

五、抗休克裤的使用

抗休克裤是用棉、丝绸刮胶布制成中空的气囊，外覆尼龙绸罩，结合部用张力尼龙搭扣对合而成。裤上设有充气阀门和气压表，以便充气、减压和监测囊内压。

1. 适应证

(1) 收缩压低于 10.7 kPa(80 mmHg)的患者。

(2) 腹部及腹部以下的活动性出血需加压止血的患者。

(3) 骨盆及双下肢骨折的急救固定。

(4) 心肺复苏后保持重要脏器的血流量。

2. 禁忌证

(1) 心源性休克。

(2) 明显的脑水肿或脑疝。

(3) 横膈以上的活动性出血灶尚未止血时应慎用。

3. 使用方法

使用时将其打开,从伤病员的侧身垫入身后,将腹部片及双下肢片分别包裹腹部和双下肢。上缘必须达到剑突水平,以便充气发挥其作用,下缘可连踝部。开启活塞,用脚踏气泵充气,待达到5.3 kPa(40 mmHg)时,观察血压变化,再继续充气,测血压,待收缩压达到13.3 kPa(100 mmHg)时,停止充气。可保持充气状态2 h,如必须维持更长时间,则应在中途交替地加压或减压。当休克纠正后,由腹部开始缓慢放气,严密监测血压、脉搏及病情变化,与此同时,通过输液途径补充血容量,以维持适当血压。

4. 注意事项

(1) 穿着要正确,密切监测神志、血压、脉搏、呼吸、瞳孔的情况和囊内压的变化。

(2) 有条件时,一面穿裤打气,一面输血、输液。

(3) 解除休克裤时加快输血、输液,以免血压骤停加重休克。

(4) 较长时间穿抗休克裤时,应适当降低气压,并适量输入5%碳酸氢钠溶液以防止或纠正酸中毒。

六、预防感染

除了感染性休克患者应积极进行抗感染治疗之外,对于其他类型的休克患者,因其机体免疫能力下降,易继发感染,应注意预防。病室内定期空气消毒,并减少探视;避免交叉感染,各项操作严格执行无菌技术操作规程;协助患者咳嗽、咳痰,痰液黏稠者予雾化吸入,不能自行排痰者予吸痰;遵医嘱应用有效抗生素。

七、心理护理

1. 对患者进行心理上的安抚

休克患者往往意识是清醒的,因此可能会接受护士给予的良好心理影响。护士要选择适当的语言来安慰患者,耐心解释有关病情变化,以稳定患者的情绪,减轻患者的痛苦。护士在实施抢救中,说话要细声而谨慎,举止要轻巧而文雅,工作要稳重而有秩序,以影响患者心理,使其镇定并增强信心。

2. 亲切关怀患者

护士要关怀患者,询问患者有何不适,有何要求,耐心解答提问,及时解决患者的合理要求，使患者心情舒畅，更好地配合治疗与护理。

3. 做好患者亲友或陪伴人员的安慰工作

劝导患者亲友或陪伴人员不要在患者面前表现出情绪波动而干扰患者心绪的宁静，并指导他们一些简单的生活护理技术，以配合医护人员做好工作。

【参考文献】

[1] 许铁，张劲松，燕宪亮. 急救医学[M]. 2版. 南京：东南大学出版社，2019.

[2] 韩春玲，杨辉. 急救护理学[M]. 北京：人民卫生出版社，2007.

[3] 吕静. 急救护理学[M]. 北京：中国中医药出版社，2016.

第6章

创伤

第一节　创伤概论

【概述】

创伤可分为广义创伤和狭义创伤两种。广义创伤是指人体受到外界某些物理性、化学性或生物性致伤因素作用，引起体内组织结构的破坏。狭义创伤是指机械性致伤因素造成的机体结构完整性破坏。随着社会的发展，创伤的发生率不断升高，究其原因主要是各国工业、交通及建筑事业高速发展，随之而来的工业意外事故、交通事故、自然灾害的发生率也随之大幅度增加。其中最主要的原因来源于交通事故。每年全球因交通事故致伤多达 5 000 万人，致死约 130 万人。因此对于伤员需要及时分类和诊断并给予相应的治疗，以提高救治成功率。

临床上根据受伤原因和程度等不同而有不同的分类。

一、按致伤因素分类

导致损伤的原因有多种，常见的有烧伤、冻伤、钝挫伤、挤压伤、冲击伤、切割伤、撕裂伤、火器伤等。

1. 擦伤

常因皮肤与外界硬物或毛糙摩擦而发生。

2. 刺伤

多由金属、木刺等尖锐物质所致。伤口较小而深，长度不一，有时可伤及深部器官或造成异物存留，易发生厌氧菌感染。

3. 挫伤

多为钝器所致，常为浅表软组织的挫伤。

4. 挤压伤

指人体肌肉丰富的部位如四肢、躯干等受重物长时间挤压后所造成的损伤。压力解除后即可出现广泛出血、血栓形成、组织坏死和严重的炎症反应。

5. 切割伤

多因锐器或边缘锐利的物体切割所致，易造成血管、神经和肌腱等深部组织损伤。

6. 撕裂伤

常由不同方向的力作用于组织而导致浅表和深部组织的撕脱与断裂，伤口多不规则。

7. 火器伤

多发生在战争时，如子弹或弹片等所致。特点是致伤因子可经皮肤或黏膜穿过深层组织，到达体腔、内脏器官或穿通后由对侧穿出。此类伤的伤口虽然较小，但常造成体腔内脏器官的严重损害，并可致体腔开放、大出血、内脏器官破裂、穿孔或异物滞留。

二、按伤后皮肤完整性分类

闭合性损伤是指皮肤完整无伤口的一类创伤，如挫伤、挤压伤、震荡伤、扭伤、关节脱位与半脱位、闭合性骨折及闭合性内脏损伤等。相反的是，开放性损伤是指皮肤完整性遭到破坏的一类创伤，如擦伤、撕裂伤、切割伤、砍伤、刺伤、火器伤等。由于开放性损伤有伤口和创面，故多有不同程度的感染和异物进入或者存留体内的可能。开放性损伤可分为贯通伤（既有入口又有出口者）和非贯通伤（只有入口没有出口者）。

三、按创伤部位分类

一般可分为颅脑、颌面部、颈部、胸（背）部、腹（腰）部、骨盆、脊柱脊髓、肢体损伤和多发伤等。

四、按创伤的严重程度及依轻重缓急的处理顺序分类

1. 危重伤

创伤严重，伤员有生命危险，需行紧急救命手术或治疗。生命体征表现：呼吸＜10 次/min 或＞35 次/min，毛细血管充盈时间＞2 s，脉率≥120 次/min 或＜50 次/min，意识障碍严重。如：窒息；内脏大出血；伴有休克的内脏器伤；颅脑伤合并颅内血肿或脑疝形成；张力性气胸等。

2. 重伤

伤员生命体征稳定，需手术治疗，但可以在一定时间内做好术前准备及适当检查，可力争在伤后 12 h 内急救处理者。如：胸外伤不伴有呼吸衰竭；胸腹贯通伤而无大出血可能；深部软组织伤未发生休克，颌面部颈部伤未发生窒息等生命危险。此类伤员须严密观察，防止因处理不及时而转为危重伤员。

3. 轻伤

伤员意识清楚，无生命危险，现场无须特殊处理，手术可延至伤后 12 h 处理。如：未感染的软组织伤；闭合性四肢骨折；局限性烧伤等。

临床上及时判断伤情严重程度，可以评估创伤患者治疗效果，预测康复时间，估计治疗费用、住院时间等。

【病理】

创伤的病理变化有局部与全身两方面。局部的病理变化过程，除了创伤直接造成的组织破坏和功能障碍，主要是创伤性炎症、细胞增生和组织修复过程。伤后的全身性反应则是机体对各种刺激因素的防御、代偿或应激效应，为维持自身稳定所需要。一般而言，较轻的创伤如小范围的浅部软组织挫伤或切割伤，全身性反应轻微；较重的创伤则有明显的全身性反应，而且容易引起并发症。

一、创伤性炎症

组织受伤后，局部有出血、血凝块、失活的细胞等，其周围未损伤的部分可发生炎症。炎症起始于微血管的反应，先可发生短暂的收缩，继而发生扩张和充血。同时血管通透性增高，水分、电解质和血浆蛋白可渗入组织间隙。而且白细胞(中性粒细胞、单核细胞等)可从内皮细胞间进入组织间隙和裂隙内。如果创伤外加细菌沾染和异物进入，炎症反应就较迅速、剧烈。

创伤性炎症的发生机理是复杂的，至今尚在研究中，但已知有许多介质参与炎症反应。伤后血液中的激肽、补体和凝血因子等发生变化，可产生缓激肽、补体碎片(C3a、C5a)、纤维蛋白降解物(FDP)等。组织细胞可释出血管活性胺(组胺、5-羟色胺)、前列腺素(PG)、血栓素(TX)、白三烯(LT)、血小板活化因子(PAF)、肿瘤坏死因子(TNF)、白介素(IL)以及氧自由基、蛋白酶等。炎症介质的释出还可互相关联，结果导致上述的急性炎症组织改变(表6-1)。

表6-1 创伤性炎症的有关介质

炎症组织改变	血浆源和细胞源的介质
微循环改变	PGE_2、PGI_2、PGA(血管扩张)、PGF_2、TXA_2(血管收缩，血小板聚集)、LT(血管扩张)、组胺(血管扩张或收缩)
血管通透性增高，血浆成分渗出	缓激肽、C5a、C3a、组胺、5-羟色胺、FDP、PAF、TNF、LT
白细胞粘附、趋化(浸润)	C5a、C3a、IL、TNF、PAF、淋巴趋化因子、FDP
细胞受损变质	氧自由基、蛋白酶、磷脂酶等

创伤性炎症有利于创伤修复。如渗入伤口间隙内的纤维蛋白原变为纤维蛋白，可充填裂隙和作为细胞增生的网架；中性粒细胞能对抗侵入伤口的细菌，单核细胞变为巨噬细胞有清除颗粒、加强免疫监视等作用。损伤后炎症反应抑制(如受休克或大量肾上腺皮质激素的影响)，会延迟愈合时间。但炎症反应强烈或广泛时不利于创伤治愈。如伤后肿胀使局部组织内张力过高，可引起血循环障碍；渗出过多可使血容量减少。在这些情况下应立即作相应的处理。如果不并发感染、异物存留，伤后炎症可在3～5 d趋向消退。

二、全身性反应

1. 体温反应

伤后常有发热，为一部分炎症介质（如 TNF、IL 等）作用于体温中枢的效应。并发感染时体温明显增高；并发深度休克时体温反应受抑制。体温中枢受累严重可发生高热或体温过低。

2. 神经内分泌系统的变化

由于疼痛、精神紧张、失血、失液等，下丘脑-垂体轴和交感神经-肾上腺髓质轴可出现应激效应。前者的促肾上腺皮质激素（ACTH）、抗利尿激素（ADH）、生长激素（GH）等释出增多；交感神经和肾上腺髓质释出儿茶酚胺增多。此外，如果血容量减少，肾素-血管紧张素-醛固酮的释出增多。胰高糖素、甲状腺素等也可能在伤后增加。

以上变化对较重的伤员有重要的意义。因为，就维持生命的首要条件而言，机体必须有足够的有效循环血量（在短时间内体内血容量比血成分更为必要），对生命器官进行灌流供氧。肾上腺素、去甲基肾上腺素等释放增多，心率加快和心肌收缩增强，外周和部分内脏的血管收缩，但心、脑和肺一般仍保持血液灌流，血压可保持或接近正常。同时儿茶酚胺可使肾血管收缩和灌流量降低，ADH 可使肾小管回收水分增多，故尿量减少；醛固酮可使肾保钠排钾，对维持血容量能起有利作用。当然，伤后机体维持有效循环的代偿能力是有限的。如果创伤严重或失血过多且抢救不及时，就会出现休克和其他器官衰竭。

3. 代谢变化

伤后机体的静息能量消耗增加，尤其在重伤以后，糖原分解、蛋白质和脂肪的分解都加速，与儿茶酚胺、糖皮质激素、胰高糖素、TNF、IL 等释出增多相关。分解代谢亢进一方面可以提供能量，提供氨基酸重新组成修复创作所需的蛋白质；另一方面可导致细胞群减缩、体重减低、肌无力、免疫力降低等，显然不利于机体恢复。为此，需要适宜的营养支持。

伤后全身性反应可随着炎症急性期出现和消退，其中分解代谢增高的时间稍久，继而合成代谢加速，利于创伤修复。

三、创伤修复

基本方式是由伤后增生的细胞和细胞间质充填、连接或代替缺损的组织。现代外科虽然已能用异体的组织（皮肤、骨等）或人造材料辅助修复某些创伤，但自身的组织修复功能仍是创伤治愈的基础。

理想的创伤修复，是组织缺损完全由原来性质的细胞来修复，恢复原有的结构和功能。然而，人体各种组织细胞固有的增生能力有所不同，如表皮、黏膜、血管、内膜等的细胞增生能力强，而心肌、骨骼肌等的增生能力弱。因此，各种组织创伤后修复情况不一。若某种组织创伤不能靠原来性质的细胞修复，则由其他性质的细胞（常是成纤维细胞）增生来代替。其形态和功能虽不能完全复原，但仍能修复创伤（纤维组织形成瘢痕而愈合），有利于内环境稳定。

1. 组织修复过程

组织修复过程可分三个阶段：

（1）纤维蛋白充填　受伤后伤口和组织裂隙先为血凝块所充填，继而发生炎症时继续有纤维蛋白附加其间。其作用是止血和封闭创面，以减轻损伤。

（2）细胞增生　创伤性炎症出现不久，即可有新生的细胞在局部出现。例如：一般的皮肤切割伤，伤后 6 h 左右，伤口边缘可出现成纤维细胞；24～48 h 有血管等共同构成肉芽组织，可充填组织裂隙。而原有的血凝块、坏死组织等，可被酶分解、巨噬细胞吞噬、吸收或从伤口排出。成纤维细胞能合成前胶原和氨基多糖，肉芽组织内的胶原纤维逐渐增多，其硬度与张力强度随之增加。肉芽组织最终变为纤维组织（瘢痕组织），架接于断裂的组织之间。同时，还有上皮细胞从创缘向内增生，肌成纤维细胞可使创缘周径收缩（伤口收缩）。于是伤口趋向愈合。除了成纤维细胞、内皮细胞和上皮细胞的增生，伤后还有成软骨细胞、成骨细胞、间叶细胞等增生。

细胞增生伴有细胞间的基质沉积。后者的主要成分是各种胶原和氨基多糖，对组织修复也具有重要意义。伤后新产生的胶原大部分来自成纤维细胞，增生的上皮细胞、内皮细胞、成骨细胞等也可产生胶原。胶原能使新的组织具有张力强度和韧性。氨基多糖类如透明质酸、软骨素、皮肤素等，由各种细胞产生，在胶原纤维间和细胞间可起接续作用。

（3）组织塑形　经过细胞增生和基质沉积，伤处组织可以初步修复。然而所形成的新组织如纤维（瘢痕）组织、骨痂等，在数量和质量方面并不一定都适宜于生理功能需要。例如瘢痕内含胶原过多，可使瘢痕过硬，不利于修复处的活动。随着机体状态好转和活动恢复，新生的组织可以变化调整。如瘢痕内的胶原和其他基质有一部分被转化吸收，使瘢痕软化又仍保持张力强度。又如骨痂，可以在运动应力作用下，一部分被吸收，而瓣骨的坚强性并不减弱或增加。

以上细胞增生和组织塑形的过程中，有巨噬细胞和多种介质参与。巨噬细胞能释放出多种因子（如纤维组织生长因子、上皮生长因子、转化生长因子等）促进细胞增生，而且能释出酶类影响基质的增减。血小板、淋巴细胞等其他细胞也释出各种因子参与组织修复过程。

在局部代谢方面，组织修复前期以合成代谢为主，为新生的细胞和基质较快增加提供物质。至塑形期有一部分分解代谢加速，使一部分基质减少。无论合成和分解均有酶类的催化作用。例如：胶原的合成需要羟化酶、转肽酶等参与，胶原的分解则有胶原酶参与。可见酶类在创伤修复中起着重要作用。

2. 不利于创伤修复的因素

凡有抑制创伤性炎症、破坏或抑制细胞增生和基质沉积的因素，都将阻碍创伤修复使伤口不能及时愈合。

(1) 感染　是破坏组织修复的最常见原因。金黄色葡萄球菌、溶血性链球菌、大肠埃希菌、绿脓杆菌等致病菌，都可损害细胞和基质，使局部成为化脓性病灶。

(2) 异物存留或失活组织过多　伤处组织裂隙被此类物质充填，阻隔新生的细胞和基质连接，成为组织修复的不利因素。

(3) 血流循环障碍　较重的休克使组织(包括伤处组织)处于低灌流，各种细胞受到不同程度损害，伤后组织修复势将延迟。伤口包扎或缝合过紧，使局部缺血。止血带使用时间过久，也可使远侧组织缺血难以恢复。伤前原有闭塞性脉管病、静脉曲张或淋巴管性水肿的肢体，伤后组织修复迟缓。

(4) 局部制动不够　因组织修复需要局部稳定，否则新生的组织会继续受到损伤。

(5) 全身性因素　① 营养不良，如蛋白质、维生素 C、铁、铜、锌等微量元素的缺少，使细胞增生和基质形成缓慢或质量欠佳。② 使用糖皮质激素、吲哚美辛、细胞毒性药物、放射线等，创伤性炎症和细胞增生可受抑制。③ 免疫功能低下的疾病，如糖尿病、肝硬化、尿毒症、白血病或艾滋病等，使中性粒细胞、单核-巨噬细胞、淋巴细胞的功能降低，影响组织修复过程。

临床上处理创伤时，必须重视上述不利因素，采取相应的措施。

3. 创伤愈合类型

创伤愈合类型基本上有两类：

(1) 一期愈合　指组织缺损少、创缘整齐、无感染，经自身组织黏合或经缝合后创面对合严密、不产生或极少产生肉芽组织的伤口愈合。典型的伤口是手术切口，清创缝合后的伤口也可达到此效果。一期愈合时间短、形成瘢痕少，愈合后的伤口仅留下一条线状瘢痕。

(2) 二期愈合　见于组织缺损较大、坏死组织多、伴有感染或延误了时间无法进行外科清创缝合的伤口。此类伤口由于坏死组织多、炎症反应明显，伤口的愈合在感染被控制、坏死组织被清除后才能开始。二期愈合的愈合时间长，形成的瘢痕大。痂下愈合为一种特殊类型的二期愈合。伤口表面的血液、渗出液及坏死物质干燥后形成黑褐色硬痂，在痂下进行的二期愈合过程被称为痂下愈合。痂下愈合所需时间较无痂者长，因表皮再生需首先将痂皮溶解才能向前生长。

四、创伤并发症

严重创伤后，由于组织和器官损伤，局部和全身器官功能和代谢紊乱，容易发生较多的并发症，会影响伤员的伤情和病程的发展、预后。常见的并发症主要有以下几种：

1. 感染

开放性创伤一般都有污染，如果污染严重，处理不及时或处理不当时，加之免疫功能降低，很容易发生感染。闭合性创伤如累及消化道或呼吸道，也容易发生感染。初期可为局部感染，重者可迅速扩散成全身感染。特别是广泛软组织损伤，伤道较深，并有大量坏死组织存在。污染较重者，还应注意发生厌氧菌(破伤风或气性坏疽)感染的可能。

2. 休克

早期常为失血性休克，晚期由于感染的发生可导致脓毒血症，甚至感染性休克。

3. 脂肪栓塞综合征

常见于多发性骨折早期，主要病变部位是肺，可造成肺通气功能障碍，甚至呼吸功能不全。

4. 应激性溃疡

发生率较高，多见于胃、十二指肠，小肠和食管也可发生。溃疡可为多发性，有的面积较大，且可深至浆膜层，可发生大出血或穿孔。

5. 凝血功能障碍

主要是由于凝血物质消耗、缺乏，抗凝系统活跃，从而易造成出血倾向。

6. 器官功能障碍

与一般的外科疾病相比，创伤有其特殊性，即创伤时多伴有组织的严重损伤，存在大量的坏死组织，可造成机体严重而持久的炎症反应，加之休克、应激、免疫功能紊乱及全身因素的作用，容易并发急性肾衰竭、急性呼吸窘迫综合征等严重并发症。此外，由于缺血、缺氧、毒性产物、炎症介质和细胞因子的作用，还可发生心脏和肝脏功能损害。

7. 创伤后应激障碍

经历创伤事件后会出现精神障碍，表现为反复重现创伤性体验，持续性回避，焦虑和警觉水平提高等。

第二节　严重创伤及评估

一、严重创伤

1. 反映创伤严重程度的指标

主要包括预期死亡率、能量交换量、是否需要住院治疗和重症监护、治疗费用、治疗复杂性和周期、暂时性功能障碍、永久性功能障碍、生活质量。

2. 分类核查表列出的危及生命的条件(表6-2)

表6-2　分类核查表列出的危及生命的条件

序号	条件
1	收缩压＜90 mmHg、脉搏＞120 次/min 和呼吸次数＞30 次/min 或＜12 次/min
2	头、颈、胸、腹或腹股沟部穿透伤
3	意识不清
4	腕部或踝部以上的创伤性断肢
5	连枷胸
6	有两处或两处以上长骨骨折
7	3 m 以上高空坠落

符合以上一项即为危重伤。

二、创伤评估

创伤后需先对患者进行评估,才能给予准确的救治。评估是由初次评估和再次评估两个部分组成。初次评估主要目的是根据 A—B—C—D—E 顺序分别对气道、呼吸、循环、功能、暴露和环境控制进行评估,发现危及生命的情况时应立即进行处理。再次评估是从头到脚的评估,主要是对患者既往病史进行回顾,发现全身各个系统中尚未被发现的损伤,根据再次评估的结果做进一步的检查和处理。再次评估包括详细的病史、全面的体格检查以及必要的辅助检查等。

1. 初次评估

(1) 气道通畅与颈椎保护　如果患者能够进行正常的语言交流,气道可能不会立即有危险,但仍然需要反复检查气道的通畅性。如果出现由于误吸、异物梗阻、颌面部与气管软骨骨折导致的气道梗阻以及意识改变,此时可以开放气道。开放气道的方法有手法开放(抬头举颏法或双手托颌法)以及为了保护颈椎建立确定性气道即气管插管。其中神经系统检查结果为阴性但不能排除颈椎损伤以及钝性多系统创伤尤其是伴有意识改变或锁骨以上平面损伤时需要托颈制动。颈椎特异性损伤的评估和诊断在再次评估时可以相对延迟,如果制动设备必须暂时移除,患者头颈部应该手法制动保护。

(2) 呼吸(通气与氧合)　监测呼吸可以通过查体:观察暴露患者的颈部和胸部,评估颈静脉扩张性、气管位置以及胸壁活动;听诊确认肺内有无气体流动;通过触诊也可发现引起通气不足的胸壁损伤。此时需要鉴别处理张力性气胸、连枷胸伴肺挫伤、大量血胸和开放性气胸。处理的方法包括气管插管、呼吸机通气、胸腔闭式引流等。

(3) 循环(控制出血)　先根据患者的意识水平、皮肤色泽、脉搏和血压监测来快速评估患者血液循环情况。通过进一步的体格检查以及胸片(判断依据:气管位置、周围黑影;肺纹理、肋膈角;横膈右比左高 2 个肋间,大于 4 个不正常)、骨盆片(可以显示骨盆骨折而提示早期输血的必要性,可提示腹膜后血肿可能,如确定骨盆骨折不宜再行挤压分离试验,立即予骨盆带固定)、FAST、胃管(降低胃的扩张,减少误吸风险;创伤后上消化道出血的评估如确诊或怀疑筛骨板骨折,胃管应经口腔插入,防止误插入颅内(此时任何鼻咽插管都具有一定的危险性)、导尿管(收集尿液标本做尿常规;尿量则是患者容量状态及反映肾脏灌注的敏感指标,当怀疑有尿道损伤时禁经尿道插导尿管,如出现尿道口出血、会阴瘀斑、前列腺触诊不清时,尽早请泌尿科医师会诊),如条件许可还可行诊断性腹腔灌洗来确诊患者循环量。

(4) 残疾和神经功能评估　通过评估意识水平(GCS 评分)、瞳孔大小与反应、神经定位、脊髓损伤平面来进行相关评估。① 意识改变提示需要立即对患者的氧合、通气、灌注状态进行重复评估,并排除低血糖、饮酒、麻醉剂等。② 原发性脑损伤是由于脑组织直接受到损伤而引起。③ 提供充足的氧合与灌注以避免二次脑损伤。

(5) 暴露与环境控制　评估时原则上需将患者完全暴露,注意评估完成后需要将患者保温,防止低体温的发生。

2. 初次评分的注意事项

(1) 评估不管进行到哪个阶段或评估结束,如果发现病情有恶化,仍需回到初次评估,并从 A 开始按 A—B—C 顺序重新进行评估。

(2) 初次评估并不一定严格按照 A—B—C—D—E 的顺序,可以按实际情况在前一个优先项目评估时搭配偏后项目交叉同时进行,当人手充足时,也可同时进行多个项目的评估,但其优先重要级别顺序仍为 A—B—C—D—E。

(3) 初次评估,特别是 ABC 阶段,只有在前一个项目达到复苏目标后才能继续下一个项目的评估。

3. 再次评估

再次评估首先是对既往病史进行评估,包括对过敏史、当前所服用的药物、过去疾病史/妊娠史、最后进食时间、与受伤有关的事故/环境。其次是对患者进行全面的体检,主要是对各部位系统全面的伤情评估,它的顺序是:头与颌面结构、颈椎和颈部、胸部、腹部、会阴、直肠、阴道、肌肉骨骼系统和神经系统。

(1) 头与颌面部的评估　通过视诊、触诊检查整个头面部有无撕裂伤、挫伤、骨折、热损伤;重新评估瞳孔;重新评估意识水平和 GCS 评分;评估有无眼底出血、穿透性损伤、视敏度变化、晶状体脱位、隐形眼镜;检查颅神经功能;检查耳、鼻有无漏液(脑脊液漏出);检查口腔有无出血、脑脊液是否漏出、软组织是否撕裂、牙齿是否松动。

(2) 颈部与颈椎的评估　视诊检查颈部有无钝性与穿透性损伤、气管移位、使用辅助呼吸肌呼吸;触诊有无压痛、畸形、肿胀、皮下气肿、气管移位,脉搏是否均匀;听诊颈动脉有无杂音；行颈椎CT或颈椎X线检查。

(3) 胸部的评估与处理 视诊检查前、侧、后胸有无钝性与穿透性损伤，检查两侧呼吸动度，有无反常呼吸；听诊两侧前、后胸壁呼吸音及心音；触诊胸壁检查有无皮下气肿、压痛、捻发音；叩诊检查有无过清音或浊音。

(4) 腹部的评估 视诊腹部有无钝性与穿透性损伤，有无内出血；听诊有无肠鸣音；叩诊有无移动性浊音；触诊检查有无压痛、肌肉有无僵硬、有无明确的反跳痛、是否是妊娠子宫；行骨盆X线检查；必要时行诊断性腹腔灌洗或腹部超声检查；患者血流动力学稳定时行腹部CT检查。

(5) 会阴部与阴道的评估 评估会阴部有无挫伤、血肿、撕裂、尿道出血；对部分可疑直肠损伤者，评估有无直肠出血、肛门括约肌张力、肠壁完整性、直肠有无骨折碎片、前列腺解剖学位置；对部分可疑阴道损伤者，评估有无阴道出血、阴道撕裂。

(6) 肌肉骨骼肌系统的评估与处理 视诊上下肢有无钝性与穿透性损伤，包括挫伤、撕裂、畸形；触诊检查上下肢有无压痛、骨擦感、活动异常、肢体感觉；触诊所有外周脉搏，检查脉搏有无消失，脉搏是否左右均等；评估有无骨盆骨折及相关的出血；视诊、触诊胸腰椎检查有无钝性与穿透性损伤，包括挫伤、撕裂、压痛、畸形、感觉；借助于骨盆片评估是否有骨盆骨折；必要时对可疑骨折部位进行摄片。

(7) 神经系统的评估与处理 重新评估瞳孔与意识水平；确定GCS评分；评估上下肢运动与感觉功能；观察神经定位体征。

4. 有关再次评估的注意事项

再次评估一般是在患者生命体征基本平稳后进行，但并不是一定等到初步评估做完后才进行。当患者旁边有多个医师在场时，再次评估便可与初步评估同时进行。但再次评估不应干扰初次评估。

三、创伤评分系统

创伤评分是以计分的形式来估算创伤的严重程度，即应用伤员生理指标或诊断作为参数并予量化和权重处理，再经数学计算出分值以显示伤员全面伤情严重程度的多种方案总和为创伤评分。它的目的是为了更好地评估病情，来预测预后。

1. 生理评分

不考虑解剖结构的损伤程度，而以伤后各种重要生理参数的紊乱作为评分依据以评价伤势，伤势越重分值越低。受伤时间、个体差异及治疗干预对分值产生影响，主要用于现场评估/分类拣送和急诊评分。如CRAMS评分、创伤计分(TS)、修正创伤计分(RTS)等。

2. 解剖评分

对各组织器官解剖结构损伤进行评定，损伤越重评分越高。只考虑器官组织伤情而忽略伤后生理紊乱，分值与伤员存活率有一定相关性，主要用于院内评分。如简明损伤定级标准(AIS)及其派生的损伤严重度评分(ISS)等。

3. 综合评分

结合生理、解剖和年龄因素评估创伤程度，如TRISS和ASCOT等。

4. 使用场合评分

分为院前评分和院内评分法。

(1) 院前评分　用于伤员现场救治、转运途中和急诊科救治。时间和条件有限，多采用呼吸、脉搏、血压和意识等生理参数。主要包括创伤指数(TI)、创伤计分(TS)、修正创伤计分(RTS)、院前指数(PHI)、CRAMS评分。其他还包括病伤严重度指数、类选指数、类选计分法、现场类选标准、医院前类选示意图等。

① 创伤指数：1971年Kirkpatrick等人提出，根据受伤部位、损伤类型、循环、呼吸、意识等五个参数进行计分，计算出总和(表6-3)。因此是以伤员的生命体征为基础的研究创伤严重度评分法。表中五项指标记分相加，总分在9分以下为轻伤，只需门诊治疗；10～16分为中等伤，需住院观察；17分以上为危重伤，多为多脏器损伤，需立即进入重症监护室治疗；而21分以上死亡率剧增(见表6-3)。

表6-3　创伤指数评分表

项目	记分			
	1	3	5	6
受伤部位	四肢	背	胸	头、颈、腹
伤类	挫伤	撕裂伤	刀刺伤	钝器或子弹弹片伤
循环状态	外出血	血压60 mmHg 脉搏100～140次/min	血压<60 mmHg 脉搏>140次/min	无血压、无脉搏或 脉搏<55次/min
呼吸状态	胸痛	呼吸困难	发绀	无呼吸
意识	嗜睡	昏呆	浅昏迷	深昏迷

② 创伤计分：1981年Champion等提出，根据格拉斯哥昏迷分级法(GCS)、呼吸次数(RR)、呼吸幅度、收缩压和毛细血管充盈等5个指标分值相加总分来评定，为最常用的评分方法之一。1～16分，分值越低伤情越重；≤12分视为重伤；1～3分死亡率达96%；4～13分抢救价值很大；14～16分存活率96%。Champion发现TS=13分死亡率为10%，TS≤13分需住院(表6-4)。

表6-4　创伤计分表

呼吸次数(次/min)		呼吸幅度		收缩压(mmHg)		毛细血管充盈度		格拉斯哥昏迷分级法	
等级	分值	等级	分值	等级	分值	等级	分值	等级	分值
10～24	4	正常	1	>90	4	正常	2	14～15	5
25～35	3	浅或困难	0	70～90	3	迟缓	1	11～13	4
>35	2			50～69	2	无	0	8～10	3
<10	1			<50	1			5～7	2
0	0			0	0			3～4	1

③ 修正创伤计分：1989年Champion删除了现场尤其夜间不易确定的毛细血管充盈及呼吸幅度，提出RTS，但气管插管后难以应用。RTS≤11分需转到创伤中心，敏感性59%，特异性82%；或现场GCS<13分，SBP<90 mmHg，R>29次/min或<10次/min即为转送至相应医院的标准，伤因、环境、年龄或疑有躯体伤均为转送指标(表6-5)。

表6-5　修正创伤计分表

分值	4	3	2	1	0
意识状态GCS	13～15	9～12	6～8	4～5	3
呼吸(次/min)	10～29	>29	6～9	1～5	0
收缩压(mmHg)	>89	76～89	50～75	1～49	0

④ 院前指数：1986年Kochler等提出，根据收缩压、脉搏、呼吸和意识4项按0～5分相加。总分0～20分，分越高伤越重，0～3轻伤，4～20重伤，胸腹穿透伤在总分中另加4分。脉率及呼吸记分跨度大，4分以上即为重伤(见表6-6)。

表6-6　院前指数评分表

收缩压(mmHg)	分值	脉搏(次/min)	分值	呼吸(次/min)	分值	意识	分值
>100	0	51～119	0	正常	0	正常	0
86～100	1	≥120	3	费力或浅	3	模糊或烦躁	3
75～85	2	<50	5	<10次/min或需插管	5	言语不能理解	5
0～74	5	—	—	—	—	—	—

⑤ CRAMS评分：1982年提出，由循环(Circulation)、呼吸(Respiration)、腹部(Abdomen)、运动(Motor)和语言(Speech)五个参数的英文字头为名建立了CRAMS评分体系，也被称为五功能评分法，为最常用评分法之一。总分9～10的伤员属轻伤，7～8为重伤，≤6为极重伤(表6-7)。

表 6 - 7　五功能评分表

项目	2	1	0
循环	毛细血管充盈正常和收缩压≥100 mmHg	毛细血管充盈迟缓或收缩压 85～99 mmHg	无毛细血管充盈或收缩压<85 mmHg
呼吸	正常	费力、浅或呼吸次数>35 次/min	无自主呼吸
胸腹	均无触痛	胸或腹有压痛	连枷胸、板状腹或深穿刺伤
运动	正常(能按吩咐动作)	只对疼痛刺激有反应	无反应
言语	正常(对答切题)	言语错乱,语无伦次	发音听不懂或不能发音

(2) 院内评分　强调对患者的指导治疗、估计伤员的预后和评估救治质量。分为 AIS 评分系统、ISS 评分系统和 APACHE II 疾病严重度评分系统。

① 简明损伤定级标准(AIS):1969 年由美国医学会(AMA)、机动车医学发展会(AAAM)制订的简略损伤标准(AIS),本表用于车祸,主要是根据医生对严重度作主观的判断。AIS 是纯解剖评分,但它将各种损伤予以数字化,每一损伤严重程度分为 6 级,对单发伤采用 AIS 评分(表 6 - 8)。

表 6 - 8　AIS 评分表

得分	结果描述
1	轻度
2	中度
3	较重
4	严重
5	危重
6	最危重

如果存在胸部创伤:疼痛或胸壁强硬为 1 分;单纯的胸骨或肋骨骨折为 2 分;多发性肋骨骨折不伴呼吸障碍为 3 分;胸壁软化为 4 分;主动脉破裂为 5 分。

② 损伤严重度评分(ISS):1974 年 Baker 在 AIS 基础上提出 ISS。根据头和颈部、面部、胸部(包括颈椎)、腹部和盆腔、四肢和骨盆、体表 6 个区域来计算。是将全身 6 个分区中损伤最严重的 3 个分区中各取一最高 AIS 值求各自平方和,$ISS=(AIS1)^2+(AIS2)^2+(AIS3)^2$。总分 1～75 分。75 分见于 3 个 AIS 值都是 5 分,或者 1 处 AIS 为 6 分。ISS=16,死亡率为 10%,故将 ISS≥16 分定为严重多发伤。

AIS-ISS 为解剖评分,需依据手术、尸解或影像学依据,但创伤早期和手术前常难以准确评分。因此,AIS-ISS 主要适用于院内评分,院前急救中不宜采用。AIS-ISS 目前已成为当前国际通用的院内创伤评分法,尤其用于多发伤的评估。但其有局限性,如同一个区域只记一个伤，多脏器损伤的严重性不能真实反映；肝、胰十二指肠等复杂脏器与脾、小肠等区别不够；限取三部位分值，更多部位伤的严重性无法体现；腰胸椎分别列入胸腹，骨盆列入下肢，不能显示同时损伤与单一损伤严重度区别；颅脑损伤的反映也欠准确。因此，ISS 评分系统有待进一步完善。

③ 急性生理和慢性健康评分(APACHE II)：自 APACHE II 评分系统问世以来，便以其简便可靠备受医学界的认可。目前已成为世界范围内 ICU 普遍使用的评分系统。它是由急性生理评分项 APS(表 6-9)、年龄评分项(表 6-10)以及慢性健康评分(表 6-11)三部分组成，APACHE II 为三项之和。APACHE II 除了上述所示，还提出计算每一个患者死亡危险性(R)的公式：ln(R/1－R)＝－3.517＋(APACHE II 得分×0.146)＋0.603(仅限于急诊手术后患者)＋患者入 ICU 的主要疾病得分。将每一患者的 R 值相加，再除以患者总数即可求出群体患者的预计病死率，判断一种疾病的严重程度分类系统是否有效，取决于其能否准确地预计患者的病死率。

表 6-9 急性生理评分项(APS)

生理参数	+4	+3	+2	+1	+0	+1	+2	+3	+4
肛温(℃)	≥41	39～40.9		38.5～38.9	36～38.4	34～35.9	32～33.9	30～31.9	≤29.9
血压(mmHg)	≥160	130～159	110～129		70～109		50～69		≤49
心率(次/min)	≥180	140～179	110～139		70～109		55～69	40～54	≤39
呼吸(次/min)	≥50	35～49		25～34	12～24	10～11	6～9		≤5
A-aDO_2(mmHg)	>500	350～499	200～349		<200				
PaO_2(mmHg)					>70	61～7		55～60	<55
动脉 pH	≥7.7	7.6～7.69		7.5～7.59	7.33～7.49		7.25～7.35	7.15～7.24	<7.15
血清钠(mmol/L)	≥180	160～179	155～159	150～154	130～149		120～129	111～119	≤110
血清钾(mmol/L)	≥7	6～6.9		5.5～5.9	3.5～5.4	3～3.4	2.5～2.9		<2.5
血肌酐(mg/dL)	≥3.5	2～3.4	1.5～1.9		0.6～1.4		<0.6		
RBC 压积(%)	≥60		50～50.9	46～49.9	30～45.9		20～29.9		<20
WBC(×10^9/L)	≥40		20～40.9	15～19.9	3～14.9		1～2.9		<1
HCO_3^-(mmol/L)	≥52	41～51.9		32～40.9	22～31.9		18～21.9	15～17.9	<15

表 6-10 年龄评分表

年龄	得分
≤44	0
45～54	2
55～64	3
65～74	5
≥75	6

表 6-11 慢性健康评分表

部位	诊断标准
肝脏	活检证实的肝硬化及明确的门脉高压；既往因门脉高压引起的上消化道出血；或既往发生肝功能衰竭/肝性脑病/肝昏迷
心血管	纽约心脏病协会心功能(NYHA)Ⅳ级
呼吸	慢性阻塞性肺疾病、梗阻性或血管性肺疾病导致活动重度受限，即不能上楼或不能做家务；或明确的慢性低氧、CO_2 潴留、继发性真性红细胞增多症、重度肺动脉高压(>40 mmHg)或呼吸机依赖
肾脏	接受长期透析治疗
免疫功能	应用影响免疫的治疗方法，如免疫功能抑制治疗，化疗，放疗，长期或近期使用大剂量激素，或罹患降低免疫的疾病，如白血病、淋巴瘤和 AIDS

注：符合慢性器官功能不全或免疫功能抑制的患者才有健康评分，择期手术后入 ICU，为 2 分；急诊手术或非手术后入 ICU，为 5 分。

若不符合慢性器官功能不全或免疫功能抑制的诊断，无论入院情况如何，均没有慢性健康评分(即慢性健康评分为 0)。

四、总结

准确全面评估严重创伤患者的危险程度，有助于帮助指导临床治疗和用药，为患者的长期生存率和远期生活质量提供保障。对于创伤早期的患者，我们早期评估、尽早干预，可减少机体器官功能损害，争取帮患者恢复健康。对于多器官功能衰竭的患者，应及早进行系统性治疗，联合多学科协作，为患者争取最大化利益。

第三节 严重创伤的急救与护理

【病因及发病机制】

创伤是机械因素引起人体组织或器官的破坏。加于人体的任何外来因素还包括高温、寒冷、电流、放射线、酸、碱、毒气、毒虫、蚊咬等所造成的结构或功能方面的破坏。创伤极为常见。不仅可以大量发生在战争时期，也可发生在和平时期，包括割伤、刺伤、挫伤、扭伤等。由于工业、农业、交通业及体育事业的高速发展，各种事故所造成的创伤日趋增多。创伤不仅发生率高，而且程度差别很大，伤情严重而复杂，甚至危及伤员的生命。严重创伤可引起全身反应，局部表现有伤区疼痛、肿胀、压痛；骨折脱位时有畸形及功能障碍。严重创伤还可能有致命的大出血、休克、窒息及意识障碍。急救时应先防治休克，保持呼吸道通畅，对伤口包扎止血，并进行伤肢固定，将伤员安全、平稳、迅速地转送到医院进一步处理，开放性伤口要及时行清创术。

【病理生理】

1. 缺血-再灌注损伤

各种损伤/创伤导致休克和复苏引起生命器官微循环缺血和再灌注后出现呼吸、循环障碍，如不及时恢复有效血容量，将可能出现多器官功能障碍或死亡，研究证明早期复苏可以阻止器官的进一步缺血、缺氧和相关的炎症反应，降低死亡率。给失血性休克患者进行复苏时使用什么液体，目前尚有争论，有人认为高渗盐溶液可以抑制中性粒细胞的活性，避免引起创伤后过度炎症反应。另外抢救休克时，因大出血给伤者快速输入大量晶体液和胶体液可能是有害的，它会加速出血并影响凝血，造成组织水肿；研究发现，大量输血可引起患者血浆中的细胞因子和细胞因子受体水平上升，从而诱发 MOF。而输入过滤红细胞可减少创伤患者发生感染和 MOF 的概率，这可能与去除白细胞有关。

缺血、缺氧将引起组织损伤。我们知道线粒体是细胞实现能量转换的细胞内结构，存在于除哺乳动物成熟红细胞以外的所有真核细胞中，细胞生命活动所需能量的 80%由线粒体提供。目前认为，线粒体损伤是全身缺血缺氧损害的最关键环节。最近发现，线粒体还维持细胞内 Ca^{2+} 的动态平衡，在发生缺血-再灌注时调控细胞的再生和凋亡。另外缺血损伤时，如果 K^{+}-ATP 通道保持通畅，则有利于减轻心肌细胞和线粒体功能损害。

2. 胃肠道屏障功能损害

大量的动物实验和临床研究表明，机体遭受严重创伤等应激刺激后，体内内毒素含量增加，早期即可形成内毒素血症。创伤或休克可引起肠缺血-再灌注损伤，导致肠道黏膜屏障的破坏，继而发生肠道内毒素和细菌移位，引发 SIRS。内毒素移位可单独存在发挥作用，也可与细菌移位并存协同作用，在创伤后 7～12 h 和 3～4 d 形成两个高峰，常与 MODS 的发生和预后显著相关。Murphy 等在对内毒素血症的患者的观察中，发现机体外源性感染的概率很少，而通过胃肠道吸收的内毒素是内毒素血症的一个重要来源，故认为机体细菌产生的内毒素是 MODS 发生的原因之一。创伤或休克时，胃肠道常发生缺血，缺血的肠道可能产生某种因子刺激肠系膜淋巴细胞，激活中性粒细胞，增加中性粒细胞粘附分子表达，促进炎症因子产生并引起白细胞在肺组织中的滞留。目前认为，胃肠道是脓毒症和MODS的启动机制。

3. 创伤后失控性炎症

随着分子生物学的发展，人们发现在创伤早期，机体将产生大量的细胞因子和炎症介质。适量则对机体有利，过量就出现失控性炎症，对机体有害。近年相继提出了全身炎症反应综合征SIRS)、代偿性抗炎症反应综合征(CARS)、混合拮抗反应综合征(MARS)等概念。现代认为，各种细胞因子均不能进入细胞，它们的受体位于细胞表面，这些受体与信号分子结合后，作用于DNA诱导细胞内发生一系列生物化学变化。

【临床表现】

在闭合性创伤，受伤局部会出现疼痛、肿胀、淤血及血肿。疼痛剧烈时可引起晕厥或休克；若受伤部位深组织或器官同时有破坏，可有内出血而出现一系列休克的症状，如四肢湿冷、呼吸急促而浅、意识障碍、脉搏快、血压低、尿量减少等。若有骨折或脱位，则受伤部位出现畸形及功能障碍。

在开放性创伤，局部的伤口是最突出的临床表现，伤口内有不同程度的外出血；若开放伤口深及脏器或深部血管，可有内出血。休克常是严重开放性创伤的主要临床表现。此外伤员常有发热(38℃左右)，为局部出血或坏死组织分解产物吸收所致，体温升高即应注意判断有无感染。休克纠正后仍无尿或少尿则可能是急性肾功能衰竭。成人24 h尿量少于400 ml称为少尿，不足50 ml称为无尿。有时可见急性呼吸窘迫综合征：虽无胸部创伤，但有进行性的呼吸困难，呼吸增快，每分钟超过40次。一般的鼻导管吸氧不能使之缓解。动脉血氧分压降低，最终可致昏迷、死亡。主要原因是休克时的微循环障碍或其他原因(如胃液误吸入肺)引起的肺间质水肿和肺泡群的萎陷，致使流经肺毛细血管的血液无法获得充分的氧气交换以满足全身的需要。严重创伤伤员经早期抢救成功而最终死亡者，30%～50%死于此综合征。

【诊断】

了解病史有助于疾病的诊断，详细了解患者受伤情况、暴力程度、性质、受伤时间、作用部位及伤后的病情发展等。同时进行全面的系统体格检查，全身检查包括生命体征、神志、神经系统局部检查；各部位检查包括伤口检查，注意伤口大小、深度、污染情况、有无异物存留。实验室检查包括血及尿常规、血生化、凝血常规、血和尿淀粉酶等。影像学检查包括：胸腹部X线示气腹征、膈肌抬高；对实质性脏器损伤患者进行B超检查；严重创伤患者，欧洲创伤指南建议全身CT(WBCT)检查。诊断性穿刺、导管术和探查手术可以帮助诊断。

【治疗与护理】

严重创伤的急救护理：心肺复苏，补充血容量，紧急止血，包扎伤口，安全转运，做好术前准备,做好心理护理。

1. 心肺复苏

优先处理危及患者生命的紧急情况,如心脏骤停、窒息、活动性大出血、张力性或开放性气胸、休克、腹腔内脏脱出等,并迅速将患者移至安全处抢救,避免继续或再次受伤。对于心脏骤停和窒息的患者,护理人员应立即做好胸外心肺复苏,尽快恢复患者自主呼吸和循环功能,延长机体耐受死亡的时间。包括胸外心脏按压、开放气道、人工呼吸三个步骤。

(1) 胸外心脏按压 两乳头连线中点(胸骨中下 1/3 处),用左手掌根紧贴患者的胸部,两手重叠,左手五指翘起,双臂伸直,用上身力量用力按压 30 次(按压频率 100~120 次/min,按压深度 5~6 cm)。

(2) 开放气道 仰头抬颌法。第一次需要判断口腔有无分泌物、假牙,如有需及时清理。

(3) 人工呼吸 口对口人工呼吸,每次送气 500~600 ml,频率 10 次/min。

2. 补充血容量

根据休克程度建立 2~3 条静脉通道,积极抗休克,主要是止痛、有效止血和扩容。立即开放静脉通道,输入平衡液或血浆代用品。血压低于 90 mmHg 的休克患者,可使用抗休克裤。宜先用上肢静脉等大血管,避免关节弯曲处,用较大的静脉穿刺针或留置针,以便快速输入液体,首先输入平衡液,并根据血压、尿量、CPV 调节滴速,使其快速恢复血容量,补充功能性细胞外液,又能达到稀释血液,改进血液动力状态的目的,有利于氧的输送。休克复苏时,快速建立多条静脉通道,并迅速扩充血容量,这对稳定循环起着重要作用。

3. 迅速有效止血

在短时间内丧失大量血液,直接造成血容量锐减而发生休克,甚至死亡。根据条件,以无菌或清洁的敷料包扎伤口。用压迫法、肢体加压包扎、止血带或器械迅速控制伤口大出血。使用止血带止血时,要注意正确的缚扎部位、方法和持续时间,一般每隔 1 h 放松 1 次止血带,避免肢体缺血性坏死。

4. 严密包扎、封闭体腔伤口

密切观察生命体征。严重创伤的特点是闭合性与开放性损伤,在多发伤的观察中,应处理好局部并与各种创伤联系起来,防止把注意力过于集中在某些表面现象上。如骨折时只注意骨折而未考虑到大血管及肝脾破裂等。颅脑、胸部、腹部伤应用无菌敷料或干净布料包扎,填塞封闭开放的胸壁伤口,用敷料或器具保护腹腔脱出的内脏。

5. 安全转运患者

经急救处理,待伤情稳定、出血控制、呼吸好转、骨折固定、伤口包扎后,由专人迅速护送患者到医院。保证有效输液,给予止痛、镇静,预防休克;严格检测和创伤评估。

6. 做好术前准备

对有紧急手术指征的患者及时做好采血、心电图、备皮、药物试验等术前准备，通知相关科室做好准备，护送患者进手术室，并做好相应的护理记录。

7. 做好生活护理及心理护理

做好心理护理，严重创伤患者不但随时可能发生危险，又面临着可能或已经致残的自我形象改变，他们在躯体和心理上都存在着严重的创伤。护士应运用非语言手段，用从容镇静的态度、熟练的技术、整洁的仪表、稳重的姿态，给患者以信任和安全感，同时要同情关心患者家属，主动与其交流，力争减轻家属的心理负担，取得理解和支持，提高急救护理效应。

第四节 烧伤

【概述】

烧伤是由热力、化学物质、电、放射线等因素所致损伤的统称。单纯意义上的烧伤多指因热力，如火焰、热液、热蒸汽、热金属等物体所致的组织损伤。烧伤以头、面、颈、手、四肢等部位常见，疼痛为其主要临床表现，当大面积烧伤时也可出现发热、休克等症状。掌握烧伤的临床分期、伤情评估、急救处理与护理有利于减轻烧伤对患者的损伤及促进患者的伤情恢复。

【临床分期】

根据烧伤病理生理特点，一般将烧伤临床发展过程分为四期，各期之间相互交错，烧伤越重，其关系越密切。

一、体液渗出期

伤后迅速发生的变化为体液渗出。体液渗出的速度，一般以伤后 2 h 内最快，持续 24～36 h，严重烧伤可延至 48 h 以上。体液渗出主要因烧伤后机体立即释放的多种血管活性物质（如组胺、5-HT、缓激肽、前列腺素类等）引起的毛细血管通透性增加所致。当烧伤面积较大，尤其是抢救不及时或不当，人体不足以代偿迅速发生的体液丧失时，循环血量明显下降，导致血流动力与流变学改变，进而发生休克。因此在较大面积烧伤时，此期又称为休克期，防治休克是此期的关键。

二、急性感染期

继休克后或休克的同时，感染是对烧伤患者的另一严重威胁。严重烧伤易发生全身性感染的原因主要有:① 皮肤、黏膜屏障功能受损。② 机体免疫功能受抑制。③ 机体抵抗力降低。④ 易感性增加。防治感染是此期的关键。

三、创面修复期

创面修复过程在伤后不久即开始,修复所需时间与烧伤面积、深度等多种因素有关。无严重感染的浅度烧伤可自愈;严重深度烧伤或并发感染时,则创面难以自愈或愈后瘢痕较多,易发生挛缩,影响功能和外观。此外,由于皮肤黏膜屏障功能受损,不仅有利于细菌入侵,而且导致体液和营养物质大量丧失,使机体抵抗力显著降低,成为发生全身性感染的又一高峰时机。此期的关键是加强营养,维持机体修复功能和抵抗力,积极防治感染。

四、康复期

深度创面愈合后形成的瘢痕,严重者影响外观和功能,需要康复锻炼、体疗、工疗和整形以期恢复;某些器官功能损害及心理异常也需要一个恢复过程;深度创面愈合后常有瘙痒或疼痛、反复出现水疱,甚至破溃,并发感染,形成"残余创面",这种现象的终止往往需要较长时间。

【伤情评估】

判断伤情最基本的要素是烧伤面积和深度,同时还应考虑全身情况如休克、重度吸入性损伤和较重的复合伤。

一、烧伤面积的估算

烧伤面积是指皮肤烧伤区域占全身体表面积的百分数。为便于记忆,将体表面积划分为 11 个 9%的等份,另加 1%,构成 100%的总体表面积,具体见表 6-12。此外,不论性别、年龄,患者并指的掌面约占体表面积 1%,如医者的手掌大小与患者相近,可用医者手掌估算,此法可辅助九分法,测算小面积烧伤较便捷。

表 6-12 烧伤面积估算

部位		占成人体表面积(%)			占儿童体表面积(%)
头颈	发部	3	9×1	(9%)	9+(12−年龄)
	面部	3			
	颈部	3			
双上肢	双上臂	7	9×2	(18%)	9×2
	双前臂	6			
	双手	5			

续表 6-12

部位		占成人体表面积(%)			占儿童体表面积(%)
躯干	躯干前	13	9×3	(27%)	9×3
	躯干后	13			
	会阴	1			
双下肢	双臀	5	9×5+1	(46%)	9×5+1-(12-年龄)
	双大腿	21			
	双小腿	13			
	双足	7			

二、烧伤深度的判定

一般采用三度四分法，即将烧伤深度分为Ⅰ度、浅Ⅱ度、深Ⅱ度、Ⅲ度。一般将Ⅰ度和浅Ⅱ度烧伤称浅度烧伤，深Ⅱ度和Ⅲ度烧伤称深度烧伤。组织损害层次见图6-1。

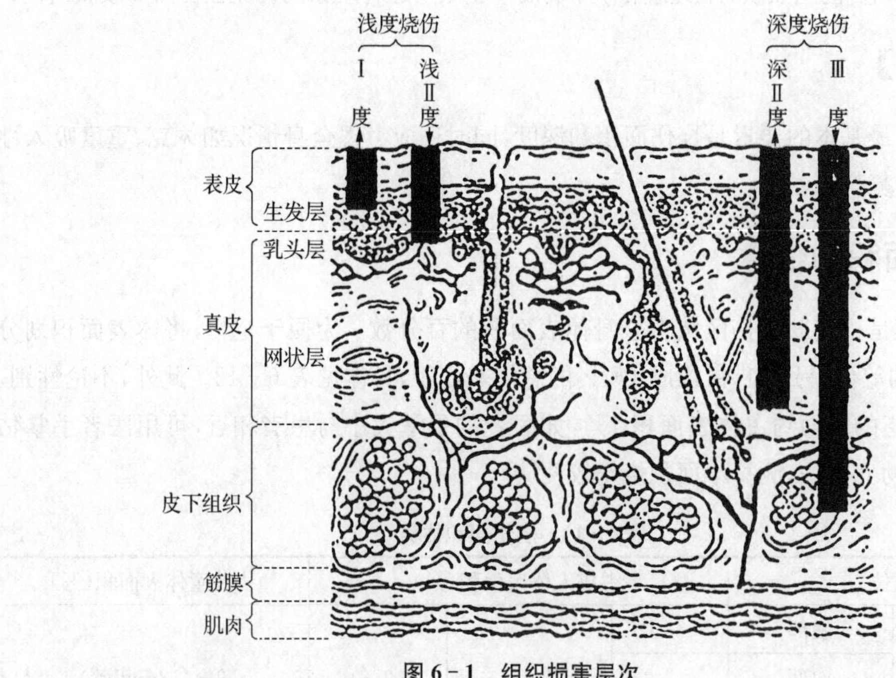

图6-1　组织损害层次

1. Ⅰ度烧伤

仅伤及表皮浅层，生发层健在，表面红斑状、干燥，烧灼感。再生能力强，3～7 d脱屑痊愈，短期内可有色素沉着。

2. 浅Ⅱ度烧伤

伤及表皮的生发层和真皮乳头层。局部红肿明显，有大小不一的水疱形成，内含淡黄色澄清液体。水疱皮如剥脱，创面红润、潮湿，疼痛明显。创面靠残存的表皮生发层和皮肤附件(汗腺、毛囊)的上皮再生修复，如无感染，创面可于1～2周内愈合，一般不留瘢痕，但可有色素沉着。

3. 深Ⅱ度烧伤

伤及真皮乳头层以下，但仍残留部分网状层，深浅不尽一致，也可有水疱，但去疱皮后，创面微湿，红白相间，痛觉较迟钝。由于真皮层内有残存的皮肤附件，创面修复可依赖其上皮增殖形成上皮小岛，如无感染，可通过上皮小岛扩展融合修复，需时3～4周。但常有瘢痕增生。

4. Ⅲ度烧伤

又称为焦痂型烧伤。全层皮肤烧伤，可深达肌肉甚至骨骼、内脏器官等。创面蜡白或焦黄，甚至炭化。硬如皮革，干燥，无渗液，发凉，针刺和拔毛无痛觉。可见粗大栓塞的树枝状血管网(真皮下血管丛栓塞)。由于皮肤及其附件全部被毁，3～4周后焦痂脱落形成肉芽创面，创面修复，表皮层有赖于植皮，较小创面也可由创缘健康皮肤上皮生长修复。愈合后多形成瘢痕，且常造成畸形。

三、烧伤严重程度分度

为了对烧伤严重程度有一基本估计，作为设计治疗方案的参考，我国常用下列分度法：

1. 轻度烧伤

Ⅱ度烧伤面积10%以下。

2. 中度烧伤

Ⅱ度烧伤面积11%～30%或有Ⅲ度烧伤但面积不足10%。

3. 重度烧伤

烧伤总面积31%～50%；或Ⅲ度烧伤面积11%～20%；或Ⅱ度、Ⅲ度烧伤面积虽不到上述百分比，但已发生休克、合并较重的吸入性损伤和复合伤等。

4. 特重烧伤

烧伤总面积50%以上；或Ⅲ度烧伤20%以上。

【治疗与处理】

一、现场急救与转送

现场抢救应尽快去除致伤原因，脱离现场和对危及生命的情况采取急救措施。

1. 迅速去除致伤原因

包括尽快扑灭火焰、脱去着火或被汗液浸渍的衣服。劝止伤员衣服着火时站立或奔跑呼叫，以防增加头面部烧伤或吸入性损伤；迅速离开密闭和通风不良的现场；及时冷疗，能防止热力继续作用于创面使其加深，并可减轻疼痛、减少渗出和水肿，越早效果越好。一般至冷疗停止后不再有剧痛为止，多需 0.5～1 h。

2. 注意患者生命体征

注意观察患者有无大出血、窒息、开放性气胸等危及生命的情况，若存在，应先尽快施行相应的急救处理。

3. 妥善保护创面

在现场附近，创面只求不再污染不再损伤。因此可用干净敷料或布类保护，或行简单包扎后送医院处理。避免用有色药物涂抹，增加对烧伤深度判定的困难。

4. 保持呼吸道通畅

火焰烧伤常伴烟雾、热力等吸入性损伤，应注意保持呼吸道通畅。合并 CO 中毒者应移至通风处，有条件者应吸入氧气。

5. 转送

严重大面积烧伤早期应避免长途转送，烧伤面积较大者，如不能在伤后 1～2 h 内送到附近医院，应在原单位积极抗休克治疗或进行气管切开，待休克被控制后再转送。必须转送者应建立静脉输液通道，途中继续输液，保证呼吸道通畅，途中最好有医护人员陪同。

二、入院后初期处理

1. 轻度烧伤

主要为创面处理，包括清洁创周健康皮肤，创面可用 1∶1000 苯扎溴铵或 1∶2000 氯己定清洗、移除异物，浅Ⅱ度水疱皮应予保留，水疱大者，可用消毒空针抽除水疱液。深度烧伤的水疱皮应予清除。如果用包扎疗法，内层用油质纱布，可添加适量抗生素，外层用吸水敷料均匀包扎，包扎范围应超过创周 5 cm。面、颈与会阴部烧伤不适合包扎处，则予以暴露疗法。疼痛较明显者，给予镇静止痛剂，口服或静脉补液，如无禁忌，可酌情进食。使用抗生素和破伤风抗毒素。

2. 中重度烧伤

应按下列程序处理：① 简要了解受伤史后，记录血压、脉搏、呼吸，注意有无吸入性损伤及其他合并伤，严重吸入性损伤应及早行气管切开。② 立即建立静脉输液通道，按照补液公式输液防治休克。③ 留置导尿管，观察每小时尿量、比重、pH，并注意有无血红蛋白尿。④ 清创，估算烧伤面积和深度（应绘图示意）。特别应注意肢体、躯干有无Ⅲ度环状焦痂的压迫，如影响血液循环或呼吸，应行焦痂切开减张术。⑤ 按烧伤面积、深度和补液反应，调整制定第一个 24 h 的输液计划。⑥ 广泛大面积深度烧伤一般采用暴露疗法。⑦ 注射破伤风抗毒素血清，并用抗生素治疗防治感染。

三、防治烧伤休克

烧伤休克是严重烧伤时的常见并发症，多因补液延迟、长途转送、严重复合伤、吸入性损伤影响通气等所致。组织较长时间的缺血、缺氧，极容易引发感染，可造成多脏器损害，严重影响全病程的平稳以及救治效果。其主要表现为心率增快、脉搏细弱，血压下降，呼吸浅、快，尿量减少等。补液治疗是防治烧伤休克最重要的措施，常根据患者的烧伤面积和体重按下述公式计算补液量。伤后第一个 24 h 补液量：成人每 1% Ⅱ度、Ⅲ度烧伤面积每千克体重补充电解质液 1 ml 和胶体液 0.5 ml（电解质与胶体比例为 2∶1），另加基础水分 2 000 ml。伤后前 8 h 内输入一半，后 16 h 补入另一半。伤后第二个 24 h 补液量：胶体及电解质均为第一个 24 h 实际输入量的一半，5%葡萄糖溶液补充水分 2 000 ml（小儿另按年龄、体重计算）。广泛深度烧伤者与小儿烧伤胶体及电解质比例可改为 1∶1。第二个 24 h，胶体和电解质液为第一个 24 h 的一半，水分补充仍为 2 000 ml。上述补液公式，只是估计量，应仔细观察患者尿量应达每小时 1 ml/kg、精神状态、皮肤黏膜色泽、血压和心率、血液浓缩等指标，有条件者可监测肺动脉压、肺动脉楔压、中心静脉压和心排血量，随时调整输液的量与质。此外，补液晶体液首选平衡盐、林格液，可避免高氯血症和纠正部分酸中毒，并适当补充碳酸氢钠溶液，胶体液首选同型血浆。

【烧伤护理】

一、护理目标

（1）呼吸平稳，无气急、发绀。

（2）血容量恢复，生命体征稳定，尿量正常。

（3）创面有效处理。

（4）自我认同、情绪稳定。

（5）营养状况改善，体重稳定。

（6）无并发症或及时处理。

二、护理措施

1. 维持有效呼吸，保持呼吸道通畅

（1）翻身拍背、改变体位，促进排痰。

（2）鼓励深呼吸、咳嗽、咳痰。

（3）需要时吸痰。

(4) 呼吸困难、频率加快、氧分压下降时,考虑气管插管或切开。

(5) 吸氧机、呼吸机辅助呼吸等。

2. 补充液体、维持有效循环

建立多条静脉通道,便于快速输液。液体速度与种类:先晶后胶,先盐后糖,先快后慢,根据尿量、心率、末梢循环、精神状态及中心静脉压等判断液体复苏的效果。同时记录每小时尿量,以便调整输液速度,测尿 pH、血电解质,并根据情况补充,防止电解质紊乱。

3. 加强创面护理、促进愈合

抬高患肢,定时翻身,防止受压;保持敷料清洁干燥;若采取暴露治疗,则保持温度 28~32 ℃,湿度 50%~60%;根据培养和药敏指导使用抗生素,注意效果和不良反应。

4. 心理护理

耐心倾听患者的倾诉,对患者的问题耐心解释,病友、家属等共同安慰和交谈。

5. 营养支持护理

高蛋白、高维生素、高热量饮食;经口补充不足者,行肠道内营养或静脉营养。

6. 并发症的观察和护理

(1) 感染　① 严格实行消毒隔离制度,防止交叉感染。② 加强观察和创面护理。③ 预防压疮。④ 营养支持并预防可能因此引起的并发症,如误吸和吸入性肺炎。

(2) 应激性溃疡　① 易发生于严重烧伤、休克、多器官功能衰竭等患者。② 呕吐物、大便、减压管减压液颜色提示。③ 止酸药物预防、治疗,止血药物治疗。④ 侧卧,避免误吸。⑤ 胃肠减压,必要时手术。

三、护理评价

(1) 呼吸是否正常,氧分压及氧饱和度是否正常。

(2) 血容量是否恢复,生命体征是否稳定。

(3) 创面是否逐渐愈合。

(4) 情绪是否稳定。

(5) 营养是否足够。

(6) 患者是否发生并发症。

第五节　电击伤

【概述】

电击伤是指在一定强度电流(或电能)直接接触并通过人体后,由此引起的机体不同程度的损伤及功能障碍，严重者可引起心搏、呼吸骤停，甚至死亡。电击伤的严重程度与电流强度及种类、电压、触电时间等有密切关系。轻度电击者可出现短暂的面色苍白、呆滞、对周围失去反应。自觉精神紧张，四肢软弱，全身无力。严重者可出现昏迷、心室纤颤、瞳孔扩大、呼吸心跳停止而死亡。电击伤损害往往伤情复杂，并发症多，致残率、致死率较高。

随着医疗技术的进步，目前对患者电击伤的治疗方法逐渐完善，其对应的护理方法也得到广泛关注。临床观察是治疗和护理的基础，护理是维持、巩固治疗的过程，通过有效的护理，医护人员将正确的理念和注意事项提供给患者，与此同时，医护人员也可以及时了解患者生理、心理状况，对症护理治疗。

【影响因素】

电击伤的严重程度主要由电流强度及种类、频率、电压、电阻、触电时间、电流路径、接触点等因素决定。

1. 电流

人体通过的电流量或电流强度是决定组织受损程度的主要因素。

2. 电压

电压高低决定了电流可否超越、克服皮肤电阻及人体通电量。在相同皮肤电阻条件下，电压越大通过人体的电流越大，对人体的危害也越大，所以高电压比低电压危险性大。低压电(1 000 V以下)可致心室纤颤、心搏骤停；高压电(1 000 V以上)可引起呼吸肌的强直性收缩，致呼吸暂停或停止。

3. 电阻

通过人体电流强度的决定性因素是皮肤电阻的大小。人体可以看作是一个由各种电阻不同的组织组成的导体。人体组织电阻各不相同，这主要取决于它们的含水量和相对密度，其中体液、血液、神经、肌肉是良导体，而肌腱、脂肪和骨骼是不良导体。

4. 触电时间

电流造成人体损伤的程度与电流接触时间的长短有很大的关系。动物实验发现，接触电压为10～40 V时，电流在动物体内达到最大值需200 s；接触电压为50～80 V时，在20～30 s内与电流接触的皮肤可发生水疱；接触电压为200 V时，电流在体内达到最大值只需1 s左右；接触电压为500 V时，在1～2 s内皮肤即可发生Ⅲ度烧伤。低压电由于肌肉收缩常使触电时间延长，而高压电常可将触电者甩开。

【电流对人体的伤害】

电流通过组织造成的损伤，大部分是由热引起的，组织学检查显示凝固性坏死。电流经过时有磁场存在，因而可能有磁的作用，但与电和热的作用难以区别。

1. 电伤

在电流通过的局部,即电流流进点和流出点,可见到电伤,主要是由电的热效应造成。电伤程度取决于电压及接触部位,轻者仅见局部皮肤伤害,严重者损害面积大,可深达肌肉、筋骨,甚至骨质断裂。与电伤有关的一种特殊类型烧伤是"对吻烧伤",这种烧伤常常发生在屈肌皱褶处。当电流引起肢体屈曲,在关节屈肌表面的皮肤互相接触,加上在屈肌皱褶常常为潮湿环境,电流可越过屈肌皱褶引起两侧屈肌表面的烧伤。

2. 电击

电击是最常见的电损伤。电击对人体致命性威胁是造成心脏的心室纤颤;或损害延髓中枢造成呼吸中枢的抑制和麻痹,导致呼吸衰竭和呼吸停止。

【临床表现】

一、局部烧伤

局部为电灼伤,会有入口出口伤,常伴炭化组织坏死,组织损伤比表面的烧伤更严重,特别是高压电损伤,可能会累及深层肌肉,而肌肉损伤会导致肌红蛋白尿和肾功能衰竭,肌肉坏死以及肌肉水肿可能产生筋膜室综合征。若头部电击伤则下丘脑损伤最常见,以后可能会发生白内障和青光眼。高压电或闪电击中造成的烧伤面积大,伤口深,多呈干性创面,有时可见电伤烙印或闪电纹。烧伤也可发生在机体深层组织,由电离子的强大穿透作用所致。电烧伤愈合结成的瘢痕,通常比原创面大。

二、全身症状

触电后轻者表现为精神紧张、脸色苍白、表情呆滞、呼吸心跳加快等。一些敏感的人会发生休克,倒在地上,对周围暂时失去反应。严重者可致意识丧失、休克、呼吸及心脏骤停。由低压电流引起的心室颤动时,皮肤苍白,听不到心音,脉搏不能触及,开始时呼吸存在,后因缺氧呼吸停止,进入"假死"状态。

三、并发症

1. 急性肾功能不全

急性肾功能不全是电击烧伤后常见的并发症。发生的原因有:① 电流直接通过肾脏或使肾血管受损;② 受损害组织释放出大量毒性物质或肌红蛋白等,使肾脏受损;③ 严重休克造成肾缺血损伤。

2. 继发性出血

继发性出血是电烧伤后最常见的并发症之一,出血多发生在伤后1～3周。

3. 气性坏疽和破伤风

电烧伤易并发气性坏疽和破伤风。

4. 白内障

在眼睛周围、颅骨和脑部的电烧伤，常并发白内障和视神经萎缩。目前尚无特殊治疗方法，轻的白内障在 2～3 年后可以吸收，但大部分难以恢复。

5. 神经系统

神经系统并发症有意识丧失、记忆衰退和注意力不集中，外周神经损伤，延迟的脊髓综合征，继发性癫痫；后期可能会出现长期的精神后遗症。受损的外周神经多是电流接触部位和电流通过的神经，如肘部和踝部附近的神经，可导致受损神经出现暂时性或永久性的麻痹，有些神经损伤在伤后数天甚至 1 年以上才出现神经麻痹或缺损的表现；迟发性神经损伤的发生机制尚不清楚，可能与局部缺血有关。

6. 肝脏损伤

电流通过肝脏常并发肝细胞坏死使血清氨基转移酶显著升高，在 24 h 内即可达高峰。

7. 其他

最常见肺炎、败血症、多器官功能衰竭等并发症。

【辅助检查】

依据电击伤的程度进行适当的辅助检查。

(1) 血常规、尿常规。

(2) 血生化、测定肝肾功能和电解质。

(3) 血、尿淀粉酶。

(4) 凝血功能检查、血型和血型交叉配血试验。

(5) 动脉血气分析。

(6) 检查肌红蛋白尿、肌酸激酶及同工酶。可评估心肌损伤的程度和截肢的危险性，但在电击伤的情况下，以肌酸激酶水平诊断心肌梗死应慎重。

(7) 心电图检查和心电监护。早期心电图检查可见到窦性心动过速、心动过缓等心律失常，还可见到心肌缺血及急性心肌梗死心电图变化。

(8) X 线平片和(或)CT。以明确有无骨骼、关节、脊柱损伤和颅内损伤。

【诊断与鉴别诊断】

根据病史和现场环境电击伤的诊断没有困难，但应迅速询问病史，了解电源电流、电压、电流进口、接触时间、曾否发生电弧或电火花等情况，患者是否有高处坠落、短暂昏迷、失语、抽搐，以及现场急救措施和方法等；全面检查患者的神志、呼吸、血压、脉搏等生命体征，特别注意是否合并颅脑损伤、脊柱脊髓损伤，以便对病情进行准确的评估。

【治疗与护理】

一、现场救护

1. 脱离电源

立即使触电者脱离电源：关闭电源开关或拉开电闸，或用绝缘的钳子钳断电线，或用干燥木器、橡胶制品或塑料制品将电线或电器与患者分开，使患者脱离电源。挑开的电线应放置妥当，附近不准进入以免再致触电。救助者在救治时要注意自身安全，避免误触电。

2. 现场处理

当触电人脱离电源后，认真监测患者生命体征并做详细记录，为临床救治提供依据。检查气道、呼吸、循环情况，彻底检查头、胸、腹和骨骼损伤情况，如果有损伤，应尽量减少脊椎活动。神志清者应将其安置于安全舒适处，测脉搏、呼吸、血压，密切观察神志、瞳孔的变化。如呼吸不规则或已停止，脉搏摸不到或心音听不到，应立即进行心肺复苏。

二、转运途中救护

在条件允许的情况下，应尽快将患者转运到医院救治，在转运过程中应注意：持续给氧、补液；若呼吸心搏骤停，应不间断地行心肺复苏术；严密观察生命体征的变化，并做好抢救记录；保持呼吸道通畅，一旦发生气道梗阻，可紧急行气管插管术或环甲膜穿刺；与院内医护人员做好患者的交接。

三、入院后救护

1. 一般护理

清醒者给予高热量、高蛋白、高维生素饮食，重症昏迷者应根据医嘱暂禁食或鼻饲饮食。观察伤口渗血、渗液及局部血液循环情况，并准确记录在护理记录单上。

2. 临床护理

监测生命体征。密切观察患者生命体征的变化，保持呼吸道通畅，持续心电监护，注意观察心率、心律的变化，详细记录患者的 24 h 尿量。

用药观察。电击伤常常是深部组织破坏严重，因此应根据患者的全身状况、末梢循环、每小时尿量来调整补液的质、量和速度。但对于严重电击伤合并心肌损伤或心搏骤停复苏后或伴有颅脑损伤时，应适当限制输液量，以防心力衰竭或肺水肿、脑水肿的发生。按时准确地使用强心药、升压药、抗生素，用后观察药物有无不良反应或副作用，多种药物同时输入时，应注意配伍禁忌。化验血常规、电解质和尿素氮、肌酸激酶，一旦出现血红蛋白尿，应及时应用速尿、甘露醇等利尿剂，并同时碱化尿液。对已发生的急性肾功能衰竭者，行血液透析或腹膜透析。

3. 创面护理

对电灼伤的部位进行创面消毒、包扎，必要时去除坏死组织。高压电损伤后，需广泛切开筋膜，切断或切除不能存活的组织，48 h后再检查，并进一步清创。

4. 心理护理

用亲切真诚的语言与患者交流，加强沟通，建立良好的护患关系，耐心倾听患者的诉说，消除和缓解恐惧紧张心理，鼓励患者树立战胜疾病的信心，积极乐观地配合治疗和护理。

5. 健康教育

向患者及家属讲解安全用电的相关知识，日常生活中及雷雨天气如何防止电击及遇险时自救与互救的方法，提高生存质量。

四、预防并发症

电击伤的并发症较为严重，有伤口血管破裂出血、肺部感染、伤口感染等。其中最严重、最危险的是患处的血管破裂引起出血。应仔细检查伤口，密切监测至伤口愈合，在患者身旁备好急性止血工具(止血带、绷带等)，对患者进行指导，防止其在咳嗽、排便等时发生出血。对患者加强肺部护理：翻身、拍背，必要时雾化吸入等，防止肺部发生感染。雾化吸入在临床应用广泛，可以及时稀化痰液，帮助祛痰，有效防止肺部发生感染。及时对患处进行消毒，保证患处的清洁，防止发生感染。

【参考文献】

[1] 许虹. 急救护理学[M]. 2版. 北京：人民卫生出版社，2016.
[2] 张波. 桂莉. 急危重症护理学[M]. 4版. 北京：人民卫生出版社，2017.
[2] 方浩. 创伤与急救[M]. 北京：人民卫生出版社，2020.

第7章 多器官功能障碍综合征

第一节 概述

多器官功能障碍综合征(Multiple Organ Dysfunction Syndrome,MODS)是指机体受到严重感染、创伤、烧伤、大手术、病理产物、休克等打击后,同时或序贯出现两个或两个以上器官和(或)系统功能障碍(或衰竭)的临床综合征。慢性疾病终末期的器官衰竭不属于MODS范畴。

1973年Tilney提出序贯性系统衰竭的概念,并把这种序贯性疾病过程形象地比喻为"多米诺骨牌现象"。1977年Eisemen等首先使用多器官衰竭(Multiple Organ Failure,MOF)名称,并逐步提出了有关MOF的概念和诊断标准。此后相当长的一段时间内,MOF和多系统器官功能衰竭(Multiple System Organ Failure,MSOF)的命名和诊断标准被广泛承认和采用,但一直存在一些争议。1991年,美国胸科医师学会(ACCP)和危重病学会(SCCM)提出全身炎症反应综合征(Systemic Inflammatory Response Syndrome,SIRS)的概念,并认为与多脏器衰竭的发生、发展密切相关。1995年全国危重病急救医学学术会议讨论通过了"MODS病情分期诊断及严重程度评分标准"。

根据MODS器官功能障碍发生的主要原因以及SIRS在器官功能损伤中的地位,可将MODS分为原发性MODS和继发性MODS:① 原发性MODS是指某种明确的损伤直接引起器官功能障碍,在损伤早期出现。在原发性MODS发生发展过程中,全身炎症反应不如继发性MODS那么显著。② 继发性MODS并非是损伤的直接后果,而与SIRS引起的自身性破坏关系密切。损伤引起SIRS,而异常的炎症反应继发性造成远隔器官发生功能障碍。所以,继发性MODS与原发损伤之间存在着一段间歇期,继发性MODS很容易并发感染及免疫功能障碍。

MODS区别于其他器官衰竭,具有其特征性表现:① 发病前器官功能良好,休克和感染是其主要原因,大都经历了应激反应或伴有SIRS;② 衰竭的器官往往不是原发因素直接损伤的器官;③ 器官功能障碍的发生呈序贯性,最新受累的器官常见于肺和消化器官;④ 从最初打击到出现远隔器官功能障碍有一定间隔时间,常有数天到几周的间隔;⑤ 功能障碍与病理损害多不一致,病理变化也缺乏特异性;⑥ 病情发展迅速,一般抗休克、抗感染、器官功能支持或对症治疗效果差,死亡率很高,而慢性器官衰竭经治疗可以缓解;⑦ 除非到终末期,器官功能障碍和病理变化往往是可以逆转的,一旦治愈,器官损伤不留痕迹,不会复发,一般不会转入慢性病程。

第二节　MODS的发病机制

【病因】

MODS是多因素诱发的临床综合征。其中严重的创伤、感染以及在此过程中出现的低血容量性休克、脓毒症、脓毒性休克、再灌注损伤等，同时在支持治疗期间的某些医源性因素，如各种有创监测、抗酸治疗、抗生素或皮质激素使用不当等，均可诱发MODS。

如原来就患有慢性基础性疾病，如冠心病、肝硬化、尿毒症、慢阻肺、糖尿病等，在遭受急性损害后更易发生MODS。应用糖皮质激素、化疗或放疗，以及恶性肿瘤和营养不良等导致免疫功能低下的治疗或疾病，也使患者容易发生MODS。

【发病机制】

MODS发病机制复杂，至今尚未完全阐明。近20年的研究涉及了MODS的病理生理学、病理学、免疫学、分子生物学以及分子流行病学，对MODS的认识逐渐深刻，提出了“炎症反应学说”“自由基学说”“肠道动力学说”“二次打击学说”“基因的多态性”等，这些假说从不同侧面解释了MODS的发病机制，相互之间有一定的重叠和联系。其中MODS的最大威胁来自失控的炎症反应得到了大家的认同。

一、炎症反应学说

器官功能障碍的根本原因不是感染或创伤引起的毒素释放和组织损伤，而是细菌、毒素和组织损伤所诱发的全身性炎症反应，该学说是MODS发病机制的基石。

1. 全身炎症反应综合征(SIRS)

全身炎症反应是指感染性或非感染性因素的打击所致的机体高代谢、高动力循环及过度的炎症反应状态，MODS是SIRS进行性加重的最终后果。因此，就本质而言，SIRS是导致MODS的共同途径。

SIRS的诊断标准(临床上符合以下2项或2项以上可诊断为SIRS)：① 体温>38 ℃或<36 ℃；② 心率>90次/min；③ 呼吸>20次/min或$PaCO_2$<32 mmHg；④ 白细胞>12×10^9/L或<4×10^9/L，或未成熟粒细胞>10%。

2. 代偿性抗炎反应综合征(CARS)

感染、创伤引起SIRS的同时，机体也产生内源性抗炎物质，而内源性抗炎物质的失控性释放可导致机体免疫功能低下。1996年Bone提出了CARS的概念，认为其发生主要与抗炎性介质合成(IL-4、IL-10等)、抗炎性内分泌激素释放(糖皮质激素和儿茶酚胺等)及炎症细胞凋亡等因素有关。

CARS以机体免疫功能低下为特征,其诊断标准是:外周血单核细胞HLA-DR的表达量低于30%,而且伴有炎症性细胞因子释放减少。如同时存在SIRS和CARS,则为混合性炎症反应综合征(MARS)。

3. SIRS/CARS失衡与MODS

正常情况下,炎症反应是机体对病原微生物的清除和损伤组织的修复,具有保护性作用。当炎症反应异常放大或失控时,炎症反应对机体的作用从保护性转变为损害性,导致自身组织细胞死亡和器官衰竭。机体受细菌、毒素、损伤刺激后,不仅释放炎症介质引起SIRS,同时释放大量内源性抗原介质从而发生CARS。

SIRS和CARS作为对立的两个方面,当SIRS/CARS严重失衡时,必然导致MODS。其发展过程可分为三个阶段:①局限性炎症反应阶段:局部损伤或感染导致炎症介质在组织局部释放,诱导炎症细胞向局部聚集,促进病原微生物清除和组织修复,对机体发挥保护作用;②有限全身炎症反应阶段:少量炎症介质进入循环诱发SIRS,诱导巨噬细胞和血小板向局部聚集。同时,由于内源性抗炎介质释放增加导致CARS,使SIRS与CARS处于平衡状态,炎症反应仍属生理性,目的在于增强局部防御作用;③SIRS/CARS失衡阶段:一是大量炎症介质释放入循环,刺激炎症介质级联样释放,而内源性抗炎介质又不足以抵消其作用,导致SIRS。另一方面内源性抗炎介质释放过多而导致CARS。SIRS/CARS失衡的后果是炎症反应失控,使其由保护性作用转变为自身破坏性作用,不但损伤局部组织,同时打击远隔器官,导致MODS。

二、自由基学说

缺血再灌注和自由基的产生也是导致MODS的重要机制之一,氧输送不足,导致组织细胞直接的缺血、缺氧性损害;缺血再灌注导致大量自由基释放;白细胞与内皮细胞的相互作用,导致组织和器官损伤,最终导致MODS。

三、肠道动力学说

肠道是机体最大的细菌和毒素库。正常情况下,由肠黏膜的机械屏障、肠道蠕动屏障、免疫屏障(黏膜浆细胞分泌型IgA及肠黏膜淋巴细胞和淋巴结)、细菌屏障(占绝对优势的厌氧菌)等构成的肠黏膜屏障,使肠道内细菌/毒素不能进入机体。当机体遭受感染、创伤、烧伤、休克等打击后,特别是肠道受到缺血、缺氧损害后,肠道黏膜屏障功能受到破坏,肠道内的细菌和毒素可发生移位,通过肠黏膜进入淋巴系统和门静脉,导致毒血症、菌血症或脓毒血症,最终导致MODS。肠道细菌和毒素是危重病患者菌血症或毒血症的重要来源。因此,肠道不仅是受损的靶器官，而且是MODS发生发展的动力器官。

四、二次打击学说

MODS往往是多元性和序贯性损伤的结果，而不是单一打击的结果。1985年Dietch提出MODS的二次打击学说，认为感染、创伤、烧伤、休克等早期直接损伤为第一次打击，第一次打击所造成的组织器官损伤是轻微的，虽不足以引起明显的临床症状，但最为重要的是早期损伤激活了机体免疫系统，使炎性细胞处于预激活状态。此后，如病情稳定，则炎症反应逐渐缓解，损伤组织得以修复。当病情进展恶化或继发感染、休克等情况，则构成第二次甚至第三次打击。第二次打击使已处于预激活状态的机体免疫系统爆发性激活，大量炎症细胞活化、炎症介质释放，使得炎症反应失控，导致组织器官的致命性损害。第二次打击强度本身可能不如第一次打击，但导致炎症反应的爆发性激活，形成瀑布样反应，往往是致命性的。

五、基因的多态性

随着人类基因组研究的不断深入，研究证实，遗传学机制的差异性是许多疾病发生、发展的内因和基础。临床上常见受到同一致病菌感染的不同个体的临床表现和预后截然不同，提示基因多态性等遗传因素是影响人体对应激打击易感性与耐受性、临床表现多样性及药物治疗反应差异性的重要因素。

【病理生理】

MODS病理过程的特点有：① 继发性，发病前器官功能良好，受损器官往往继发于同一原发病；② 序贯性，多由一个器官开始，随着病情进展，所发生的器官功能障碍呈“多米诺骨牌效应”，序贯性出现器官功能障碍或衰竭；③ 功能障碍的器官往往不是原发因素直接损伤的器官，而是远隔器官；④ MODS的功能障碍与病理损害在程度上不一致，病理变化没有特异性，其常见器官的病理变化如下。

一、肺脏的变化

MODS时肺往往是最先受累的器官，肺部主要病理变化为急性炎症导致肺呼吸膜损伤，出现急性呼吸窘迫综合征（Acute Respiratory Distress Syndrome，ARDS）。ARDS发生的机制为：① 肺是全身静脉血液回流的主要滤器，又是一个重要的代谢器官，全身组织中引流出许多代谢产物都要经过肺，在这里被吞噬、灭活和转换，甚至被阻留在肺；② 血中活化的中性粒细胞也都是经过肺的小血管，在此可与内皮细胞粘附，粘附的颗粒细胞和肺泡巨噬细胞释放活性氧和溶酶体酶及其他炎性介质；③ 肺富含巨噬细胞，SIRS时可被激活，在促炎介质的作用下释放出许多细胞因子,引起炎症反应。

二、心功能的变化

心功能障碍的发生主要是由于高代谢、高心排血量,增加了心脏的负担,心肌和其他组织一样摄取氧能力降低,心肌细胞缺氧,导致心肌收缩功能的降低。炎症反应释放的炎性介质损伤心肌细胞可引起心功能障碍。此外,临床还可表现各种心律失常的发生。

三、肾功能的变化

肾功能障碍时主要表现为急性肾衰竭。临床表现为:少尿、无尿,同时伴有高血压症、代谢性酸中毒和氮质血症。多发生在致病因子侵袭一周左右,病理变化多为急性肾小管坏死。急性肾功能障碍的发生标志着 MODS 患者的预后较差。

四、脑功能的变化

早期由于血液循环重新分布和脑循环的自身调节,可保证脑的血液供应,因而患者神志清醒,除了因应激引起烦躁不安外,没有明显的脑功能障碍表现。后期随着病情发展,脑循环严重障碍,脑组织严重缺氧、缺血,能量衰竭,以及有害代谢物的积聚,细胞内、外离子转运紊乱,导致一系列脑神经功能损害。

五、肝功能的变化

肝功能障碍主要表现为黄疸和肝功能不全,由创伤和全身感染引起者多见。原因:① 肝脏库普弗细胞活化,产生炎性介质,引起中性粒细胞粘附和微血栓形成,导致微循环障碍;② 肝脏库普弗细胞活化分泌肿瘤坏死因子-α,产生一氧化氮,释放氧自由基,可直接损伤紧邻细胞。此外,肝脏的嘌呤氧化酶含量增多,容易发生缺血-再灌注损伤。

六、胃肠道功能的变化

病理性应激时,血液重新分布,腹腔内脏血管收缩,胃肠道血流量大为减少,胃肠道缺血、缺氧、淤血,导致肠黏膜糜烂,形成应激性溃疡。此外,也有腹胀、肠麻痹等表现。

七、凝血-纤溶系统功能的变化

出现凝血-抗凝血平衡紊乱。开始时血液高凝,通常因不易察觉而漏诊,后期由于凝血因子的大量消耗,继发性纤溶亢进的发生,部分患者有 DIC 形成,患者有较为明显或难以纠正的出血。

八、免疫系统功能紊乱

一方面是作为免疫系统的重要调节细胞T细胞功能失调，炎症介质向抗炎反应漂移，致炎因子减少，抗炎因子增多；另一方面则表现为免疫麻痹，即细胞凋亡与免疫无反应性，T细胞对特异性抗原刺激不发生反应性增殖或分泌细胞因子。因此，其免疫特征主要为丧失迟发性过敏反应、清除病原体无力、易感医源性感染。MODS患者血浆补体水平有明显变化，主要表现为C4a和C3a升高，而C5a降低。

第三节　MODS的评估

【健康史】

评估患者有无严重的创伤、感染、大手术等引起MODS的诱因；评估是否存在慢性基础性疾病及应用糖皮质激素、化疗或放疗，以及恶性肿瘤和营养不良等导致免疫功能低下的治疗或疾病等易感MODS的危险因素。

【临床表现】

MODS的临床表现复杂，个体差异大，主要取决于器官受累的范围，以及损伤是一次打击还是多次打击所致。一般MODS病程14～21 d，并经历4个阶段，包括休克、复苏、高分解代谢状态和器官功能衰竭阶段（表7－1）。每个阶段都有其典型的临床特征，病情发展速度极快，患者可能死于MODS的任一阶段。

表7－1　MODS临床分期和特征

临床表现	第1阶段	第2阶段	第3阶段	第4阶段
一般情况	正常或轻度烦躁	急性病容，烦躁	一般情况差	濒死感
循环系统	容量需要增加	高动力状态，容量依赖	休克，心排血量下降，水肿	血管活性药物维持血压，水肿，SvO_2下降
呼吸系统	轻度呼吸性碱中毒	呼吸急促，呼吸性碱中毒，低氧血症	严重低氧血症，ARDS	高碳酸血症，呼吸性酸中毒，气压伤
肾脏	少尿，利尿剂反应差	肌酐清除率下降，轻度氮质血症	氮质血症，有血液透析指征	少尿，透析时循环不稳定
胃肠道	胃肠胀气	不能耐受食物	肠梗阻，应激性溃疡	腹泻，缺血性肠炎

续表 7-1

临床表现	第1阶段	第2阶段	第3阶段	第4阶段
肝脏	正常或轻度胆汁淤积	高胆红素血症，PT延长	临床黄疸	转氨酶升高，严重黄疸
代谢	高血糖，胰岛素需要量增加	高分解代谢	代谢性酸中毒，高血糖	骨骼肌萎缩，乳酸酸中毒
中枢神经系统	意识模糊	嗜睡	昏迷	昏迷
血液系统	正常或轻度异常	血小板降低，白细胞增多或减少	凝血功能异常	不能纠正的凝血功能障碍

一、原发病的临床表现

MODS的早期主要是以原发病为临床表现，如果原发病来势凶猛或者创伤严重，MODS的早期症状和体征常被掩盖。因此，当有诱发MODS的病因存在时，就要高度警惕有发生MODS的可能，在治疗原发病时注意保护重要脏器的功能。

二、受累器官表现出的相应改变

一般MODS最早受累及的脏器是肺，表现为发绀，继而逐渐出现ARDS的症状和体征。心血管受累时出现休克和心力衰竭。其他受累及的脏器依次是肝脏和胃肠道，随后出现肾功能衰竭；当以休克为主要表现时，肾功能改变可能为最早表现。严重患者常伴DIC和出血倾向。脑功能受累时出现烦躁、嗜睡或昏迷。

三、MODS的共同特征

尽管MODS涉及面广，临床表现复杂，但多具有以下显著特征：① MODS患者发病前器官功能良好，发病中伴应激、SIRS，发病24 h后出现序贯器官功能障碍或衰竭。② 衰竭的器官往往不是原发因素直接损伤的器官，而是远隔器官。从最初打击到远端器官功能障碍，常有一定的间隔，通常认为原发病发生24 h后出现。③ MODS的功能障碍与病理损害在程度上不一致，病理变化没有特异性。④ 组织氧利用障碍导致氧供需存在矛盾，机体持续高代谢状态和能源利用障碍。⑤ 多数MODS可以逆转，一旦治愈不留后遗症，不会转入慢性阶段。⑥ MODS与休克和感染的关系密切，休克、感染、损伤（包括创伤及外科手术等）是MODS的三大主要致病原因。

【器官功能与辅助检查】

一、呼吸功能

包括呼吸频率、节律、胸廓运动幅度、呼吸肌的协调运动，血氧饱和度、潮气量、每分通气量、气道压力、内源性呼气末正压、气道阻力、肺动态和静态顺应性、PaO_2、$PaCO_2$ 及床边 X 线胸片检查等。

二、循环功能

包括心电图、血压、中心静脉压、肺动脉楔压、心排出量及混合静脉血氧饱和度等。

三、神经系统功能

包括意识状态、瞳孔直径及对光反射、生理和病理反射以及四肢肌力改变、双频谱脑电图及颅内压监测。

四、肾功能

包括尿量、尿比重、尿 pH、血肌酐和尿素氮、肌酐清除率等肾脏功能指标。

五、肝功能

包括总胆红素浓度、直接胆红素浓度、转氨酶和乳酸脱氢酶等反映肝实质受损程度的指标。

六、肠道功能

包括肠鸣音、胃液和大便潜血、胃液 pH 及胃黏膜 pH。

七、血液系统功能

包括血常规、凝血功能等。

八、细菌等微生物学

包括血液、下呼吸道分泌物、中段尿液、导管穿刺部位分泌物以及胸腹腔积液的培养和药物敏感试验。

【病情判断】

MODS 可能累及机体所有的器官或系统，其诊断标准经历了不断地修订和完善。

一、修正的 Fry-MODS 诊断标准

MODS 诊断标准的变化反映了对 MODS 认识的变化。1997 年结合国际常用的评判标准提出的修正的 Fry-MODS 诊断标准几乎包括了所有可能累及的器官或系统(表 7-2)。虽未能包括 MODS 的整个病理生理过程,但避免了烦琐的程度评分,较为简便,增加了临床实用性。

表 7-2　多器官功能障碍综合征诊断标准

系统或器官	诊断标准
循环系统	收缩压低于 90 mmHg,并持续 1 h 以上,或需要药物支持才能使循环稳定
呼吸系统	急性起病,PaO_2/FiO_2≤200 mmHg(已用或未用 PEEP),X 线正位胸片见双侧肺浸润,肺动脉楔压≤18 mmHg 或无左房压力升高的证据
肾脏	血肌酐>177 μmol/L 伴有少尿或多尿,或需要血液净化治疗
肝脏	血胆红素>34.2 μmol/L,并伴有转氨酶升高,大于正常值 2 倍以上,或出现肝性脑病
胃肠	上消化道出血,24 h 出血量超过 400 ml,或胃肠蠕动消失不能耐受食物,或出现消化道坏死或穿孔
血液	血小板<50×10^9/L 或降低 25%,或出现 DIC
代谢	不能为机体提供所需的能量,糖耐量降低,需要用胰岛素;或出现骨骼肌萎缩、无力等表现
中枢神经系统	GCS 评分<7 分

二、反映 MODS 病理生理过程诊断标准

器官功能障碍是一个临床动态变化过程,应进行动态评价。计分法诊断标准是定量、动态评价 MODS 病理生理过程的较理想手段,但简便准确是计分法是否实用的关键。1995 年,Marshall 和 Sibbald 提出的计分法 MODS 诊断评估系统值得推广(表 7-3)。通过每天做 MODS 评分,可对 MODS 的严重程度及动态变化客观地进行评估。

表 7-3　多器官功能障碍综合征计分法评估系统(Marshall 标准)

系统或器官	分值				
	0	1	2	3	4
肺(PaO_2/FiO_2)	>300	226~300	151~225	76~150	≤75
肾(血肌酐,μmol/L)	≤100	101~200	201~350	351~500	>500
肝(血胆红素,μmol/L)	≤20	21~60	61~120	121~240	>240
心脏(PAR,mmHg)	≤10	10.1~15	15.1~20	20.1~30	>30
血液(血小板,$\times10^9$/L)	>120	81~120	51~80	21~50	≤20

续表 7-3

系统或器官	分值				
	0	1	2	3	4
神经系统(GCS评分)	15	13～14	10～12	7～9	≤6

注：PAR，压力校正心率＝心率×右心房压(或中心静脉压)/平均动脉压；GCS评分，如应用镇静剂或肌松剂，除非存在神经功能障碍的证据，否则应视作正常计分。

Marshall标准中，每个系统器官功能分别计0～4分，0分代表器官功能正常，将得分≥3分作为该器官系统衰竭的标准，4分代表器官功能损伤严重。总分0～24分，总分越高，代表病情越重。

各个单一器官功能衰竭对重症患者的病情判断和治疗无疑是很重要的，但MODS并不是各个单一器官功能障碍的简单叠加，同样是两个器官衰竭，但器官不同，对MODS患者的影响也不同。因此，有必要强调和确立MODS的"关联模式"，以反映MODS各器官之间的相互作用，从病理生理机制的角度制订合理的MODS诊断标准，将有助于深刻了解MODS病理生理学变化，更全面更深入地认识MODS。

【预后】

目前，尽管人们对MODS的实验研究有了长足的进展，但总体预后仍然很差，总死亡率在40%左右。器官衰竭的数目越多，死亡率越高，2个器官衰竭病死率为50%～60%，3个病死率为75%～80%，4个或4个以上者，病死率几乎100%。存在肺功能衰竭和肾功能衰竭、老年患者或有慢性疾病者病死率更高。

第四节　MODS的治疗和护理

【早期预防】

预防是最好的治疗，应该加强临床观察和监测，做到早诊断、早治疗。对有全身性损害因素者，均宜看作是潜在的或有可能发生MODS的患者，对有危险因素者更应提高警惕。应注意对SIRS的诊断，及早采取措施。及早治疗和控制任何一个首先发生的器官功能失常或衰竭，阻断病理连锁反应，并警惕隐匿的其他脏器功能损害。

【救治原则】

尽管MODS的病因复杂，涉及的器官和系统多，但MODS的治疗应遵循以下原则：消除引起MODS的病因和诱因，积极治疗原发的疾病；合理使用抗生素；改善和维持组织充分氧合；支持呼吸和心血管的功能，保护肝肾等脏器功能；充分的营养支持及特异性治疗等。

一、控制原发病

控制原发疾病是MODS治疗的关键，治疗中应早期去除或控制诱发MODS的病因，避免机体遭受再次打击。对于存在严重感染的患者，必须积极地引流感染灶和应用有效抗生素；若为创伤患者，则应积极清创，并预防感染的发生；患者出现腹胀不能进食或无石性胆囊炎时，应采用积极的措施，保持肠道通畅，恢复肠道屏障功能，避免肠源性感染；而对于休克患者，则应争分夺秒地进行休克复苏，尽可能地缩短休克时间，避免引起进一步的器官功能损害。

二、合理使用抗生素

严重全身性感染是导致MODS最主要的原因之一。积极寻找并处理感染病灶，及时抗生素治疗是控制感染及MODS病情进展的根本措施。因此一旦明确诊断为严重全身性感染，应尽快查找感染部位，并在症状出现后6 h内确认。同时，明确诊断为严重全身性感染后，ICU应在1 h内采用广谱抗生素治疗，并积极寻找病原学证据，每天应对抗生素的使用效果进行评估。经验性的抗生素联合治疗，应＜3～5 d，尽早转为目标治疗，根据细菌的敏感性行降阶梯治疗，并尽可能使用单一抗生素，抗生素常规治疗为7～10 d，但如果对治疗反应差，感染源未确定或合并粒细胞减少症，可适当延长用药时间。

三、改善氧代谢，纠正组织缺氧

氧代谢障碍是MODS的特征之一，纠正组织缺氧是MODS重要的治疗目标。改善氧代谢障碍、纠正组织缺氧的主要手段包括增加全身氧输送，降低全身氧需，改善组织细胞利用氧的能力等。

1. 增加氧输送

提高氧输送是目前改善组织缺氧最可行的手段，氧输送是单位时间内心脏泵出的血液所携带的氧量，由心脏泵功能、动脉氧分压/血氧饱和度和血红蛋白浓度决定。因此，提高氧输送也就通过心脏、血液和肺交换功能三个方面来实现。

2. 降低氧需

降低氧需在MODS治疗中常常被忽视，由于组织缺氧是氧供和氧需失衡的结果，氧需增加也是导致组织缺氧和MODS的原因之一。降低氧需对MODS的防治具有重要意义。

3. 改善内脏器官血流灌注

MODS和休克可导致全身血流分布异常，肠道和肾脏等内脏器官常常处于缺血状态，持续的缺血、缺氧，将导致急性肾衰竭和肠道功能衰竭，加重MODS。改善内脏灌注是MODS

治疗的重要方向。

四、器官功能支持与维护

1. 呼吸功能

呼吸系统是较早和最易受累的器官，加之组织灌注不足，通气血流异常，导致多数患者存在不同程度的缺氧，是MODS的特征之一，并成为其他器官功能进一步损伤的重要环节。因此，确保患者的有效氧输送和组织供氧至关重要，不同的患者，呼吸支持的策略和选择不同，应根据患者病情的不同，选择干预措施，进行合理氧疗，必要时进行机械通气，目的在于提高氧浓度和血氧分压。

2. 循环功能

存在休克和组织灌注不足的患者，除了早期液体复苏和有效的血管活性药物支持外，还应注意MODS患者的心功能与冠状动脉供血问题，及时进行心脏和血流动力学评估，了解个体患者存在的不同、复杂血流动力学异常，给予相应的治疗措施。

3. 肾功能

临床上根据急性肾损伤的发病过程，给予相应的措施，总原则是扩张血管，维持血压，以保证肾脏的血流灌注。一旦发生肾衰竭和少尿，给予利尿剂或选择CRRT治疗，此时的CRRT治疗具有肾脏替代、清除炎性介质、清除机体多余水分、平衡电解质等多重积极作用。

4. 肝功能

在临床上对肝衰竭尚无特殊治疗手段，只能采取一些支持措施以赢得时间，使受损的肝细胞有恢复和再生的机会。例如补充足够的热量，维持正常血容量，纠正低蛋白血症；控制全身性感染，及时发现和去除感染灶，在抗生素的选择上，应避免选择对肝脏毒性大的抗生素；肝脏支持疗法：有条件的医院可开展人工肝支持及肝脏移植等技术。

5. 应激性溃疡的防治

预防应激性溃疡的发生，对胃肠应激性溃疡治疗，应给予胃肠减压、H_2受体拮抗剂/质子泵抑制剂及胃黏膜保护剂等。

6. 凝血功能障碍的防治

应给予血常规、凝血和D-二聚体的检查，早检查、早诊断和早期干预治疗。原则：① 创伤性凝血病患者应及时补充凝血相关物质，如新鲜血浆、血小板、冷沉淀等血液制品；② 对高凝状态，或明确血栓形成证据的患者，应及时给予肝素抗凝治疗，或给予抗血小板聚集的药物协助治疗；③ 羟乙基淀粉类药物可降低血液黏稠度；④ 因严重肝脏功能损害引起的凝血因子合成障碍者，应考虑适当地补充凝血酶原复合物。

五、代谢支持与调理

MODS使患者处于高度应激状态，导致机体出现以高分解代谢为特征的代谢紊乱。机体分解代谢明显高于合成代谢，蛋白质分解、脂肪分解和糖异生明显增加，但糖的利用能力明显降低。在MODS早期，代谢支持和调理的目标应当是试图减轻营养底物不足，防止细胞代谢紊乱，支持器官、组织的结构功能，参与调控免疫功能，减少器官功能障碍的产生。而在MODS的后期，代谢支持和调理的目标是进一步加速组织修复，促进患者康复。

六、免疫与炎症反应调节治疗

基于炎症反应失控是导致MODS的本质性原因这一认识，抑制SIRS有可能阻断炎症反应发展，最终可能降低MODS病死率。免疫调节治疗实际上是MODS病因治疗的重要方面。当前对机体炎症反应的认识取得了阶段性的成果，但是对MODS治疗发挥指导性作用，尚有待时日。

七、其他

包括激素治疗、中医中药治疗等。

八、对患者的救治必须有整体观点

机体是一个完整的整体，各器官相互联系和补充，共同完成人体的各项生理功能。各个器官之间通过神经、体液、细胞因子等各种介质构成的网络式的反馈调节系统，影响彼此的功能。从整体的观点出发，针对脓毒症或MODS的治疗策略不仅仅是修复和支持受损器官，还应积极对机体的神经内分泌、免疫、炎症、凝血、代谢等各方面进行适当的调节，促进器官之间正常的相互关系。在抓主要矛盾的时候不应忽视次要矛盾。对于治疗措施，应看到其不利的一面，并采取相应的预防措施。

【护理措施】

一、即刻护理措施

按照各器官功能障碍的紧急抢救流程，抢救药物的剂量、用法、注意事项和各种抢救设备的操作方法，熟练配合医生进行抢救。呼吸功能障碍者要保持气道通畅，必要时配合医生进行气管插管，呼吸机支持通气。急性左心衰患者立即予半卧位，吸氧，遵医嘱给予强心、利尿等处理。

二、常规护理

包括：① 严密监测患者生命体征，密切观察疾病的发生、发展情况，及时发现病情变化，积极配合医生进行抢救。② 保持各种留置管路通畅、妥善固定，防止脱落、堵塞等发生。③ 严密观察和准确记录患者出入量，精确记录微量泵的入量、伤口渗液、患者的汗量等易被忽略的出入量。④ 遵医嘱正确、合理给药，熟悉各种常用药物的药理特性、不良反应、毒副作用等，掌握药物的用法用量、注意事项，保证治疗措施有效进行。⑤ 根据病情提供合理的营养支持，保证患者营养摄入，改善营养状况，提高机体免疫力。⑥ 根据病情选择合适体位，若无禁忌一般选择床头抬高30°～45°半卧位。早期开始物理治疗，争取早日自主活动。⑦ 对烦躁、昏迷患者应采取保护性措施，如保护性约束、使用床栏等。⑧ 保持床单元清洁干燥，每班观察皮肤情况，加强皮肤护理，防止压力性损伤的发生。⑨ 加强病房管理，保持室内空气流通及适宜的温湿度，定时进行空气消毒。注意个人卫生，严格进行无菌操作，预防交叉感染。

三、病情观察

MODS患者器官功能改变早期常无特异性或典型表现，出现明显或典型症状时往往器官功能已经严重受损。因此，早期识别MODS具有非常重要的临床意义。护士应该熟悉MODS的诱因及发生、发展过程，掌握MODS器官功能变化各期的临床表现，做好生命体征和辅助检查的监测，积极协助医生早期发现病情变化。

1. 呼吸系统

观察呼吸频率及节律，肺功能，动脉血气分析，经皮血氧饱和度等。

2. 循环系统

密切观察心率及心律、血压、中心静脉压、肺动脉楔压等。

3. 中枢神经系统

观察患者的意识状态、瞳孔直径及对光反射、生理和病理反射、四肢肌力改变以及颅内压变化。

4. 肾功能

观察尿量，血肌酐和尿素氮，计算肌酐清除率。

5. 肝功能

监测总胆红素、直接胆红素浓度，以及转氨酶和乳酸脱氢酶。

6. 胃肠道功能

观察有无肠鸣音，检查胃液和大便潜血，胃液pH监测以及胃黏膜pH监测。

7. 其他

观察皮肤和黏膜有无出血点、瘀斑和黄染，观察皮肤的色泽、温度和湿度，观察面色有无苍白、口唇和甲床有无发绀等。

四、器官功能监测与护理

严密监测患者呼吸功能、循环功能、中枢神经系统功能、肾功能、肝功能、胃肠功能和凝血功能等。加强患者呼吸道的护理和肺功能的维持、循环功能的支持、GCS评分的观察和脑功能的保护、肾功能和肝功能维护、胃肠功能维持和营养支持等，评估患者对各种器官功能支持和保护的效果，及时观察有无各器官系统功能障碍或衰竭的表现，及时发现早期的病情变化并配合医生采取相应的处理措施，尽可能维持或促进各器官功能的恢复，减少器官损害的数量和程度，从而降低死亡率。

1. 呼吸功能监测与护理

加强呼吸道的护理和肺功能的维持。

(1) 保持呼吸道通畅，确保有效供氧

① 注意动态观察患者呼吸节律和频率有无改变、血氧饱和度是否在正常范围内以及动脉血氧分压和动脉血二氧化碳分压的变化。

② 合理进行氧疗，必要时气管内插管或气管切开建立人工气道行机械通气支持。建立人工气道患者要妥善固定气管插管或气管切开套管，防止气管黏膜损伤，避免人工气道堵塞、移位或脱出。

③ 要注意呼吸道的湿化和雾化治疗，定时翻身拍背，以促进痰液排出，及时、彻底清除呼吸道分泌物，保持呼吸道通畅。

(2) 正确使用呼吸机

① 根据血气分析结果及临床表现尽早使用呼吸机辅助呼吸，观察记录呼吸机的模式及设置参数，尽量减少机械通气对器官功能的影响。

② 使用保护性肺通气策略，选择适当的通气模式及通气参数；观察气道压力，了解肺顺应性变化；密切观察有无人机对抗，呼吸机有无报警等；及时评价患者的通气效果，根据临床情况及时做出调整。

(3) 注意预防医源性感染的发生

加强对吸痰管、氧气导管、湿化瓶、雾化吸入器、呼吸机及呼吸管路等物品的消毒，严格执行无菌操作规程，预防呼吸机相关性肺炎的发生。

2. 循环功能监测与护理

对MODS患者应严密监测循环功能，以保证各器官的有效灌注量和需氧量。

(1) 密切观察患者的心率、心律、血压和心电图的变化，熟练掌握各种心律失常的抢救护理原则以及心血管常用药物的有关知识，及时准确执行医嘱，使心率、血压等维持在较理想的水平，有条件者可监测中心静脉压、肺动脉楔压、心排出量及混合静脉血氧饱和度。

(2) 尽量减少或避免增加心脏负荷的因素，做好安抚、解释工作，消除患者恐惧心理，令其保持情绪稳定，保持大便通畅，必要时可遵医嘱使用镇静剂或缓泻剂等。

(3) 注意监测尿量、中心静脉压及周围血管充盈程度的变化，选择适当的输液量、输液成分和输注速度，遵医嘱合理使用血管活性药物，以维持正常动脉压和保证组织灌注压。使用血管活性药物的时候要熟悉常用血管活性药物的种类、使用指征、用法、不良反应及注意事项，观察使用血管活性药物后血流动力学状况及氧代谢指标。

3. 中枢神经系统功能监测与护理

对MODS患者应严密监测患者意识状态，进行GCS评分和脑功能的保护。

(1) 密切观察患者意识状态和双侧瞳孔的大小、形态及对光反射等变化，观察语言功能及四肢肌力、肌张力及躯体活动，及早发现有无中枢神经系统功能障碍并报告医生进行相应的处理。

(2) 对镇静患者严密评估镇静水平，及早发现神经功能障碍或药物的毒、副作用。

(3) 遵医嘱使用改善脑血流量、降低脑代谢率、减少脑氧耗的药物，减轻脑神经元损害，改善脑功能。

(4) 加强颅内压监测，有条件者持续动态监测颅内压改变，及时纠正颅内高压，防止脑疝形成。

4. 肾功能监测与护理

(1) 注意血压变化，严密监测尿量、尿色、出入量、血清钾、血尿素氮、血肌酐等各项指标，准确记录出入量，每天尿量低于400 ml时，应立即汇报医生进行相应处理。

(2) 少用或慎用经肾脏排泄或有肾脏毒性的药物，如必须使用甘露醇时，应注意用药后尿液的改变，以防止甘露醇对肾损害。

(3) 肾功能衰竭少尿期需使用利尿剂，限制水分和电解质，严格控制输液量，严禁钾的摄入，不补钠，适当补钙，定时查血气分析，纠正酸中毒、预防和治疗高血钾，必要时给予血液透析；多尿期应密切观察血压、尿量、电解质、血肌酐、尿素氮等指标的变化，注意水、电解质平衡。

5. 肝功能监测与护理

(1) 严密监测肝功能指标，如总胆红素和直接胆红素浓度，转氨酶和乳酸脱氢酶，电解质以及血氨等变化，及时发现异常并进行治疗，慎用或少用经肝脏代谢或有肝毒性的药物。

(2) 注意观察患者意识改变，预防肝性脑病，熟悉肝性脑病的诱因和早期表现，早发现早处理。

(3) 观察腹水情况，限制蛋白摄入量，保持大便通畅，灌肠时忌用肥皂水，可用泻药或生理盐水加醋酸灌肠排氨。

(4) 预防继发感染和出血。

6. 胃肠功能监测与护理

(1) 耐心听取患者关于腹痛、腹泻、腹胀的主诉，观察患者有无呕血或黑便以及胃肠引流物的性状、颜色。如有头晕、心悸、冷汗、脉率加快及血压下降伴呕吐、恶心、肠鸣音增高者，注意观察急性消化道大出血现象。如患者突然出现呕血或便血，或在胃肠减压管中出现血性或咖啡样胃液应首先考虑胃肠道出血可能，高度提示可能出现应激性溃疡。如出现应激性溃疡，要密切观察出血量、进行血流动力学指标监测，抽血查血红蛋白，补充血容量，使用止血药物，胃管内注入保护胃黏膜的药物，必要时行手术治疗。

(2) MODS 患者主张尽可能早地经胃肠道进食，但应尽量避免进食过热粗硬的食物，以及服用刺激性药物等。对于能够经口进食的患者，按医生开具的医嘱给予相应的饮食，应给予家属相应的饮食指导，并告知家属应为患者准备合理的膳食。

(3) MODS 患者机体处于高代谢状态，每日按照患者需要量计算所需热量，在患者摄入量不足时，应及时与主管医生沟通，必要时可经鼻饲管或胃肠造口进行胃肠道内营养支持，或增加静脉营养，准确记录患者的入量，保证营养与热量的摄入。

7. 凝血系统功能监测与护理

(1) 观察全身皮肤、口腔、鼻腔、消化道及其他部位有无出血倾向。有创性操作部位皮肤压迫止血时间延长、观察有无再出血或血肿形成。少量鼻出血时可行填塞鼻腔止血，牙龈出血可用过氧化氢溶液漱口，输血时应观察有无输血反应，一旦发生反应立即停止输血，并做相应处理。

(2) 遵医嘱定时查凝血功能，监测凝血酶原时间(PT)、活化部分凝血活酶时间(APTT)，了解有无凝血障碍。如考虑 DIC，则应监测纤维蛋白原浓度、3P 试验、纤维蛋白降解产物(FDP)或 D-二聚体，并遵医嘱输血小板、新鲜血浆、止血药等。

五、感染的预防与管理

1. 感染的预防

MODS 患者免疫功能低下，机体抵抗力差，极易发生各种院内感染。应严格执行无菌原则、手卫生、探视等院内感染管理制度，预防交叉感染；加强口腔护理、气道护理、导尿管护理、静脉导管护理、皮肤护理，以及各种导管、引流管的护理，严格执行呼吸机相关性肺炎的预防措施、中央静脉导管护理措施、导尿管相关尿路感染的预防措施；正确处理患者的排泄物和分泌物等，减少病原菌的传播，预防继发感染。

2. 感染的监测

监测患者体温变化，体温异常及时报告医生；遵医嘱早期、正确采集血液、尿液、痰液、导管穿刺部位分泌物以及胸腹腔积液等标本进行细菌培养和药物敏感试验，为治疗提供依据；监测各实验室检查指标的变化，及时报告医生，遵医嘱进行相应处理。

3. 抗生素的使用

明确感染的患者应遵医嘱早期使用足量抗生素治疗。对于早期进行经验性广谱抗生素治疗者，一旦有相关的流行病学资料和血培养与药敏结果，应及时提醒医生考虑目标性抗生素治疗方案，并严密观察有无耐药和二重感染的出现，及时反馈相关信息。

4. 药物疗效的观察

了解 MODS 治疗常用抗生素的作用机制、常见副作用的表现和应对策略。加强对各种抗生素使用过程中疗效和副作用的监测，评估机体的反应情况，并及时配合医生处理治疗过程中出现的问题。

六、心理护理和精神支持

由于 MODS 患者病情危重，存在严重的躯体损伤，患者极易产生恐惧、焦虑等悲观心理，需要医护人员给予心理护理和精神支持。护理人员应根据患者的心理需求，通过语言、表情、手势等与患者交流沟通，解释疾病的发展过程和积极配合治疗的重要性，消除患者恐惧、焦虑等不良情绪，并让患者家属参与到治疗过程中，帮助患者和家属树立战胜疾病的信心，使其积极配合治疗，度过疾病危重阶段，促进疾病的康复，并避免创伤后应激综合征的发生。

【参考文献】

[1] 许铁，张劲松，燕宪亮. 急救医学[M]. 2 版. 南京：东南大学出版社，2019.

[2] 张波，桂莉. 急危重症护理学[M]. 4 版. 北京：人民卫生出版社，2017.

[3] 马四清，吴天一，张雪峰. 急性重症高原病与多器官功能障碍综合征[M]. 北京：人民卫生出版社，2014.

[4] 中国老年医学学会. 感染诱发的老年多器官功能障碍综合征诊断与治疗中国指南 2019[J]. 中华老年多器官疾病杂志，2019，18(11)：801 - 838.

[5] 中国中西医结合学会急救医学专业委员会. 老年多器官功能障碍综合征中西医结合诊疗专家共识(草案)[J]. 中华危重病急救医学，2014，26(7)：449 - 453.

第8章

神经系统急症

第一节　眩晕和昏厥

【眩晕】

一、定义

眩晕是一种运动性或位置性错觉，造成人与周围环境空间关系在大脑皮质反应失真，产生旋转、倾倒以及起伏等感觉。眩晕是目眩和头晕的总称，以眼花、视物不清和昏暗发黑为眩，以视物旋转、天旋地转不能站立为晕，两者常同时出现，故称眩晕。

二、病因和发病机制

1. 前庭周围性眩晕的病因

(1) 内耳病变(耳源性眩晕)

① 梅尼埃病：由迷路积水引起，常因精神紧张、疲劳、受寒等诱发。

② 急性迷路炎：见于中耳炎或迷路手术后，鼓膜穿孔后症状加重。

③ 内耳损伤。

④ 鼓膜内陷或受压：见于急性咽炎时因耳咽管阻塞使中耳引流不畅，异物或泡涨了的耵聍阻塞外耳道等，均可使听骨链压向内耳，导致内耳充血、水肿，引起眩晕发作。

⑤ 耳石和前庭终末感受器病变：见于颅脑外伤、噪音性损伤、药物中毒以及老年或椎-基底动脉缺血引起的半规管壶腹的退行性变等。有的病因不明，可自行缓解。

(2) 前庭神经病变

① 药物中毒：见于使用氨基糖苷类抗生素、苯妥英钠、酒石酸水杨酸等药物。

② 小脑桥脑角肿瘤或蛛网膜炎。

③ 前庭神经外伤：颅底或岩骨横行骨折引起。

(3) 前庭神经元炎

常在上呼吸道或消化道感染后发病，或有头部慢性感染灶。

2. 前庭中枢性眩晕常见的病因

(1) 脑血管病　如脑动脉硬化、后下小脑动脉血栓、小脑出血、椎-基底动脉短暂缺血发作(VB-TIA)等。VB-TIA十分常见，多因头位改变诱发，眩晕同时伴有闪辉、复视、视物变形、颜面和肢体麻木感、头痛、晕厥、猝倒等其他VB-TIA症状。间歇期常有角膜反射减弱、短暂眼震、调视或(和)辐辏反射障碍等轻微脑干损害体征。头后仰垂悬床外并分别左右转颈，当健侧椎动脉受压时，可因脑干缺血而出现眼震。脑血流图和脑电图波幅明显下降，眼震电图也可描示出轻微眼震；脑干听觉诱发电位可有脑干功能异常，或多次检查变化不定。常见病因为颈椎增生或外伤、脑动脉硬化、糖尿病、心脏病等。过伸、过屈位的颈椎侧位 X 线片所示的颈椎椎体后缘不同程度的错位或正位张口位的寰枢椎间隙狭窄，均有助于确诊。

(2) 占位性病变　脑干、小脑或顶颞叶的肿瘤、脓肿、结核瘤、寄生虫等，以及其他部位的肿物引起的颅内压增高导致上述部位的脑组织移位、水肿等，也可引起眩晕。

(3) 变性和脱髓鞘疾病　如延髓空洞症、多发性硬化、遗传性共济失调等。

(4) 炎症　如脑干、脑炎等。

(5) 其他　如眩晕性癫痫、偏头痛等。眩晕性癫痫是以眩晕为症状的癫痫发作，由顶颞叶前庭感觉区病变引起。

3. 眼源性眩晕

常见原因：① 屈光异常：屈光参差(双眼屈光相差＞3D)、角膜病变(炎症、瘢痕、锥形角膜)、晶状体异位等。② 眼肌病变：眼肌麻痹、隐斜、辐辏力弱等。③ 视网膜病变：视网膜色素变性、视网膜剥离等。

4. 本体感觉性眩晕

因脊髓后索或脑干内侧丘系病变致本体感觉传入中断引起，偶可因腰肌、颈肌痉挛有过多的本体感觉冲动传入中枢所致。

5. 全身疾病引起的眩晕

(1) 心血管疾病　高血压、低血压、直立性低血压、严重心脏失律、心肌供血不足、颈动脉窦过敏、主动脉弓综合征等均可引起眩晕。

(2) 其他　感染、中毒、血液病、代谢障碍(糖尿病、低血糖症、高血脂病)等。

6. 精神性眩晕

见于神经衰弱、癔症、焦虑症等。精神因素可诱发或影响前五种眩晕的发作和程度，精神性眩晕也可与器质性眩晕合并发生。

7. 眩晕的发生机制有多种因素，可因病因不同而异

(1) 梅尼埃病可能是由于内耳的淋巴代谢失调，淋巴分泌过多或吸收障碍，引起内耳膜迷路积水所致，也有人认为与变态反应、B 族维生素缺乏等因素有关。

(2) 迷路炎常由于中耳病变(胆脂瘤、炎症性肉芽组织等)直接破坏迷路的骨壁引起，少数是炎症经血行或淋巴扩散所致。

(3) 药物中毒是由于对药物敏感，内耳前庭或耳蜗受损所致。

(4) 晕动病是由于乘坐车、船或飞机时，内耳迷路受到机械性刺激，引起前庭功能紊乱所致。

(5) 椎-基底动脉供血不足可由动脉管腔变窄、内膜炎症、椎动脉受压或动脉舒缩功能障碍等因素所致。

三、临床表现

1. 前庭周围性眩晕

为真性眩晕，一般均有眼震和前庭功能改变。

(1) 内耳病变（耳源性眩晕） 除眩晕、眼震和前庭功能改变外，伴有耳鸣和听力减退，多为单侧性；无其他神经系统体征。

① 梅尼埃病：发作无定时，可数日至数年发作一次。发病前耳内有胀满感，每次发作持续数分钟至数小时不等，头位改变或睁眼后加重。耳鸣和听力减退呈波动性，即间歇期可恢复，但发作次数越多，恢复愈差，偶有一次发作后几乎全聋者。多有复听（患耳、健耳对同一纯音声调不同）和响度重振（怕闹声）。耳蜗电图负总和电位与动作电位之比（－SP/AP）＞0.4 有助确诊。由于迷路功能因多次水肿、缺血、缺氧受到破坏，故听力丧失后，眩晕常可终止。

② 急性迷路炎：见于中耳炎或迷路手术后，鼓膜穿孔后症状加重。

③ 内耳损伤

Ⅰ. 前庭震荡：无颅底骨折或仅有岩骨纵形骨折，前庭功能正常。因损及中耳鼓膜，常出现混合性耳聋，外耳道有出血。少数有面瘫。3～6 周可恢复，但遗有神经性耳聋。

Ⅱ. 前庭出血：岩骨有横形骨折，内耳严重受损，听力丧失，前庭功能异常。因出血至中耳，鼓膜呈蓝色。半数患者有面瘫。3～8 周后因对侧前庭代偿而眩晕缓解，遗有眼震和耳聋。

Ⅲ. 耳石损伤：表现为变位眩晕。

Ⅳ. 外淋巴瘘：外伤使前庭窗破裂，外淋巴液流至中耳引起，症状类似梅尼埃病，手术后可恢复。

④ 鼓膜内陷或受压：见于急性咽炎时因耳咽管阻塞使中耳引流不畅，异物或泡涨了的耵聍阻塞外耳道等，均可使听骨链压向内耳，导致内耳充血、水肿，引发眩晕。

⑤ 耳石和前庭终末感受器病变：亦偶见于四脑室底部肿瘤，表现为"变位性眩晕"（也称良性阵发性位置性眩晕），即在头位突然变动的过程中发生，为时数秒至 1 min 的短暂眩晕发作，头位静止后不再发作。

此外，耳源性眩晕也见于晕动病、耳硬化症和非外伤性内耳出血等。

(2) 前庭神经病变

① 药物中毒：见于使用氨基糖苷类抗生素、苯妥英钠、酒石酸、水杨酸等药物，因双侧受累，眩晕较轻而平衡失调较重。

② 小脑桥脑角肿瘤或蛛网膜炎：除眩晕外尚有Ⅴ、Ⅶ、Ⅸ、Ⅹ脑神经和锥体束等症状。

③ 前庭神经外伤：症状同前庭出血，但少见。

(3) 前庭神经元炎　无听力改变，仅有前庭神经症状。常在上呼吸道或消化道感染后发病，或有头部慢性感染灶。有时呈小流行，数日自愈，且少有复发。

2. 前庭中枢性眩晕

前庭中枢性眩晕多由脑干、小脑或顶颞叶病变引起。应与前庭外周性眩晕鉴别(表8-1)。

表8-1　前庭外周性眩晕和中枢性眩晕的鉴别

	前庭外周性眩晕	前庭中枢性眩晕
眩晕特点	真性	假性或真性
自主神经症状	明显	较少或不显
眼球震颤	多水平旋转性，与眩晕程度一致	常为单一水平性、旋转性或垂直性，眩晕缓解期仍可持续存在
神经系统体征	无，或仅有听力改变；小脑桥脑角病变时有相应体征	有脑干、小脑及顶颞叶损害体征
前庭功能试验	减弱、消失、偶过敏	可正常，或呈分离现象
位置性眼震	Ⅰ型	Ⅱ型

位置性眼震的检查方法：连续改变患者体位，在每一个体位下观察有无眼球震颤及其特点。如由仰卧位坐起，再仰卧，向左翻身，再向右翻身等。

位置性眼震检查Ⅰ型和Ⅱ型的鉴别(表8-2)。

表8-2　Ⅰ、Ⅱ型眼震的鉴别

	Ⅰ型	Ⅱ型
潜伏期	在体位改变后经过数秒始有眼震	无，变动体位后即出现眼震
疲劳性	有，检查多次后眼震不再出现	无，连续检查继续出现眼震
眼震方向	不同头位其眼震方向不变	不同头位眼震方向常有改变
眩晕程度	伴有明显眩晕	眩晕不明显

3. 眼源性眩晕

一般为假性眩晕(视动性眩晕例外)，在注视外物时加重，闭眼或闭一只眼后症状消失(先天性眼震例外)，无前庭型眼震。

四、辅助检查

要想弄清眩晕的原因，某些辅助性检查是很必要的。常见辅助检查包括：

1. 前庭功能检查

如迷路刺激试验(冷热水和旋转试验)。这种检查特别适用于前庭功能性或器质性病变引起的周围性眩晕,如梅尼埃病、良性位置性眩晕、前庭神经元炎和听神经肿瘤等。

2. 影像学检查

主要包括颈、颅X线平片、颅脑CT和核磁共振(MRI)。通过颈、颅X线平片可发现颈椎和颅骨或关节有无异常,如果是颈源性眩晕可发现颈椎异常,如果有听神经肿瘤还可因肿瘤破坏颅骨的内听道而显示出来。通过颅脑CT和核磁共振(MRI),可进一步发现脑内肿瘤、血管梗死或出血的部位。

3. 脑部血流检查

包括颈-颅多普勒超声(TCD)、核磁脑血管成像(MRA)和脑血管造影等,对疑有脑部供血不足引起的眩晕,特别是后循环供血不足者应做上述检查。

4. 神经电生理学检查

主要有脑电图、脑电地形图、脑干诱发电位和电测听等。对疑有眩晕性癫痫或脑炎时要给予脑电图和脑电地形图检查;对耳蜗-前庭神经病变、脑干病变,特别在怀疑脑干有多发性病灶时,要给予脑干诱发电位和MRI检查;对眩晕伴听力下降者应给予电测听检测。

5. 血液系统检查

主要检测有无贫血、有无高黏或高凝血症,如红细胞增多症、高脂血症和糖尿病等。因为贫血和血液高黏、高凝状态都可导致眩晕。

6. 心脏功能检查

包括心电图、心脏超声等。因为心律失常、心功能衰竭和心脏结构异常均可导致心排血量减少,引起脑部缺血而导致眩晕。

7. 动态血压检查

不论是高血压还是低血压均可导致眩晕,而直立性低血压更易引起眩晕或晕厥。

五、诊断与鉴别诊断

1. 诊断

诊断在于明确眩晕的原因。发作时应着重了解眩晕的性质、诱因和伴发症状如耳鸣、耳聋、脑干TIA症状和意识障碍等。间歇期症状应注意听力、第V到X对颅神经及脑干症状等。尚需了解既往重要病史,如心血管病、服药史、颅脑外伤史等。有了初步的病因判断后,再进行相应的体检和实验室检查。体检重点为前庭功能、听力、神经系统检查和心血管系统检查。

2. 鉴别诊断

(1) 眩晕 头晕眼花,轻则闭目即止,重则突然仆倒,但无昏迷,可伴耳鸣耳聋、恶心呕吐、出汗、面色苍白、神疲乏力等,常反复发作,无后遗症。

(2) 中风 突然昏迷,不省人事,常伴口眼歪斜、半身不遂、失语等,多留有偏瘫、口眼歪斜、失语等后遗症。

(3) 厥证 突然昏迷,不省人事,伴四肢厥冷,短时间内可逐渐苏醒,留有后遗症。

(4) 痫证 突然昏迷,不省人事,口吐涎沫,两目上视,四肢抽搐,口中如猪羊叫,移时苏醒,醒后如常人。

六、治疗与护理

1. 治疗

(1) 病因治疗 积极采取措施治疗各种引起眩晕的疾病。

(2) 一般治疗 静卧,避免声光刺激,解除精神紧张等。

(3) 对症治疗

① 吩噻嗪类:氯丙嗪(每次 25 mg,每日 2～3 次口服,或 12.5 mg 肌肉注射)等。

② 抗组胺类:异丙嗪(每次 25 mg,每日 2 次口服)等。

③ 抗胆碱药类:阿托品、氢溴酸山莨菪碱、654-2(每次 10 mg,肌肉注射,或每日 2 次口服)等。

④ 其他:眩晕停,在合理补液基础上进行短期少量脱水治疗等。

(4) 手术治疗 内耳病变听力已丧失且久治不愈者,可行迷路破坏手术或前庭神经切断术。

2. 护理

(1) 预防 注意休息,适当参加体育锻炼,劳逸结合;调适情志,避免精神刺激;饮食宜清淡。

(2) 急救 眩晕发作时,立即卧床安静休息,松开患者的衣服钮扣、腰带。遵医嘱对症治疗;不要摇动患者的头部,以免眩晕加重;可在患者头部放冰袋或冷毛巾。

(3) 一般护理

① 按医嘱指导眩晕患者卧床休息或适当活动。病室应靠近护士站。

② 解释眩晕的原因;嘱患者避免剧烈活动、情绪激动,直立性低血压者卧位坐起或站立时动作应缓慢;有头昏、眼前发黑等眩晕先兆时,立即下蹲或平卧,防止摔伤。当感觉自身旋转或是周围事物都在旋转时,应该慢慢蹲下。

③ 不少眩晕发作的诱因是过劳、精神过度紧张、情绪激动、头位及体位的突然变动、颈部持久的不良姿势、血压偏低等,应注意避免。慎用损害前庭神经的药物。

(4) 病情观察　观察生命体征，注意血压、呼吸频率及节律、心率及心律有无改变；皮肤有无发绀、水肿、色素沉着；有无病理反射及神经系统阳性体征。

【昏厥】

一、定义

昏厥是一种突发性、短暂性、一过性的意识丧失而发生昏倒的症状，多因一时性、广泛性脑缺血、缺氧引起，并能在短时间内自然恢复(意识丧失时间很少超过 30 s)。这种症状在急诊经常遇到，但就诊时症状和体征往往消失，不需要急诊处理，决定是否进一步检查显得更加重要。昏厥可由于心排血量的明显减少或心脏瞬时停搏，周围血管阻力下降，或由于局部脑供血不足所致。昏厥多在直立位时发生。

二、病因和临床类型

昏厥发作最常见的机制是大脑一时性、广泛性供血不足。其主要原因包括心排血量下降或心脏停搏；突然剧烈的血压下降或脑血管普遍性暂时性闭塞。常见病因有以下几种：

1. 心源性昏厥

由于严重心律失常、心肌梗死等原因引起心搏出量急骤降低所致。临床表现为突然昏厥，面色苍白，甚至出现癫痫样抽搐。主动脉瓣狭窄和肺动脉高压引起的昏厥，常伴有心绞痛发作；肺动脉狭窄时还有呼吸困难和发绀现象；左心房黏液瘤梗阻二尖瓣引起的昏厥，常发生在体位改变时。

2. 反射性昏厥

反射性昏厥是一种常见的昏厥，又称血管神经性昏厥。

(1) 迷走神经张力增高　恐惧、焦虑、晕针、情绪紧张、外伤、通气不良、长时间的站立等情况均可引起迷走神经张力增高，导致心脏抑制和周围血管扩张，血压明显降低而引起昏厥。

(2) 体位性昏厥　多在卧位转成直立位时发生，常见于应用某些药物，如三环类抗抑郁药、吩噻嗪类抗精神病药、降压药等，或某些疾病时如糖尿病性神经病变等。

(3) 颈动脉窦过敏性昏厥　颈动脉窦过敏者可发生窦性心动过缓、心脏收缩力减弱或周围血管扩张，多与颈动脉窦部位血管硬化、邻近部位的炎症、外伤或肿物等因素有关，此类昏厥可自发，也可因衣领过紧、转头时衣领或颈椎横突刺激颈动脉窦而被诱发。

3. 排尿性昏厥

在排尿时或排尿后突然发生，多见于男性，尤易出现于夜间起床排尿或憋尿过长时。夜间睡眠时，肌肉松弛、血管扩张，当身体突然从卧位到站立时，加之排尿后腹压急骤下降，而血管运动调节反射功能迟缓，即可导致血压下降引发昏厥。

4. 脑源性昏厥

由于颅内-外脑血管病变或血管运动中枢本身受损引致的昏厥，多见于短暂性脑缺血发作、无脉症、锁骨下动脉盗血症、脑动脉硬化症和高血压性脑病。颈椎病由于骨质增生，当转头时受到椎骨刺激或外界压力的突然压迫，以及颈内动脉扭曲突然加剧亦可致病。脑干病变，如肿瘤、炎症、变性等，都可直接或间接影响延髓血管运动中枢而产生昏厥，常有定位体征可供诊断。

5. 其他昏厥

(1) 咳嗽性昏厥　常见于有慢性阻塞性肺部疾病或伴有肺气肿的患者，在剧烈咳嗽之后意识丧失，当呼吸重新恢复后清醒。这是因咳嗽引起胸腔内压力升高，使静脉回流不畅，心排血量下降而导致昏厥。

(2) 屏气性昏厥　由于持续用力屏气产生的昏厥，机理同上。

(3) 失血失水性昏厥　由各种原因引起的急性大量失血失水，有效循环量骤减所致。

(4) 高原性和低血糖性昏厥　由于吸入空气中氧含量和血糖含量不够所致。

三、临床表现

昏厥发作几乎总是直立位置，患者通常有一种难受的感觉，预示即将发生昏倒。接着会有头晕和地板或周围物体随着摇晃的感觉，并出现精神错乱，打哈欠，眼前暗点，视物模糊，耳鸣，伴或不伴有恶心呕吐，面色苍白，大量冷汗。一般为突然发作，迅速恢复，很少有后遗症。

发作期主要表现为跌倒，血压下降(收缩压一般在 50～75 mmHg)，心率下降，脉搏微弱，面色苍白，意识丧失，部分患者出现大小便失禁，四肢强直或阵挛性抽动。症状一般持续数秒钟到 1～2 min，醒后可出现全身无力、头晕、口渴等，也可能继发呕吐和爆发性腹泻。这是由于大脑半球以及脑干血液供应减少导致的伴有姿势张力丧失的发作性意识丧失。

四、辅助检查

(1) 心电图、心脏 B 超等检查一般适用于各型心源性昏厥、反射性昏厥。

(2) 脑电图检查适用于脑源性、心源性和反射性昏厥。

(3) 颈动脉和椎动脉 Doppler 超声检查，脑血管造影，头颅 CT 及脑脊液检查等适用于脑源性昏厥。

(4) 颈椎片、胸片及血糖、血脂等亦可酌情检查。

五、诊断及鉴别诊断

1. 病史特点

(1) 发病情况　向患者或目睹者详细询问昏厥前的情况，有无先兆等；昏厥发作时意识障碍的程度和持续时间的长短，以及当时的面色、脉搏、有无尿失禁及肢体抽动等；意识恢复后的主观不适等。

(2) 昏厥发作的诱因　单纯性昏厥常有悲哀、恐惧、焦虑、晕针、见血、创伤、剧痛、闷热、疲劳等刺激因素；心源性昏厥多见于运动过度或用药不当；注意有无排尿、排便，剧烈咳嗽，失血失水等诱因。

(3) 发作时的体位及头位　直立性低血压性昏厥多发生于从卧位转为立位时，颈动脉窦过敏性昏厥多发生于头位突然转动时。

(4) 昏厥发作的速度和时间　心源性昏厥一般起病突然，时间长短不一；反射性昏厥一般起病略缓，时间短暂；脑源性昏厥一般起病较缓慢，时间长短不一。

(5) 昏厥发生时的临床表现　一般表现为突然意识丧失、摔倒、面色苍白、四肢发凉，多无抽搐、摔伤及舌咬伤、尿失禁。

2. 查体

应特别注意检查心血管系统，如有无心脏瓣膜病、心律失常，不同体位的血压、脉搏有无异常，颈部动脉搏动是否减弱和出现异常杂音等。

3. 鉴别诊断

(1) 失神发作(癫痫小发作)　主要表现为发作性短暂意识障碍，突然失神、持物落地，无明显诱因和先兆；一般不倒地，无发作后的乏力感。脑电图检查有助于鉴别诊断。

(2) 猝倒症　表现为一种突发的、一过性全身肌张力降低，软瘫倒地；不伴有眼黑、意识障碍和出冷汗等；常在大笑时发病，病发后亦无任何不适。

(3) 眩晕　主要表现为自身或外物旋转感，因站立不稳常就地卧倒，伴有恶心、呕吐和眼震，一般无意识障碍，一次持续数十分钟，数小时或数天后逐渐好转。

(4) 休克　表现为面色苍白、皮肤湿冷、脉细弱、血压明显下降或测不到。早期多烦躁，但意识清楚。

六、治疗与护理

昏厥发作能迅速好转，但可因突然倒地而致外伤，重点在于病因治疗和预防发作。

1. 昏厥发作时的处理

立即让患者平卧、解开衣领和裤带，片刻后可自行清醒。对意识恢复较慢、血压过低、心动过缓者，可试行针刺人中穴或肌肉注射阿托品 0.5～1.0 mg。有条件可吸氧。若以上处理仍无效，应注意其他严重器质性昏厥的可能性。

2. 病因诱因治疗

如病因已查明，应尽早进行病因治疗，这是根治昏厥的最有效措施。如有明确诱因者尽量避免之。

3. 预防

(1) 因本病发作之前常有先兆，故当有头晕眼花、出冷汗、心慌、面色苍白等前驱症状时，应立即嘱其平卧，以免跌倒受伤。对于平素体质虚弱，病后或老年气血亏虚者，应注意避免过度疲劳，不要站立过久，在变换体位时动作宜缓，不可过急，以免诱发昏厥。

(2) 应注意戒郁怒，节忧思，避免情志相激而致病。

(3) 体胖湿盛痰多之人，饮食宜清淡，戒烟酒。

(4) 偶然发病者，苏醒后要注意调理，避免再发；经常反复发作者，要找出病因，予以积极治疗。

4. 护理

(1) 患者昏厥发作跌倒时，应让其平卧，迅速解开衣领，注意保持呼吸道通畅。痰多时，应吸痰，以免痰液阻塞气道。当患者开始清醒时，不要急于坐起，更不要站起，应再平卧几分钟，然后徐徐坐起，以免昏厥再发。

(2) 在对昏厥患者进行救护时，需要全面了解患者病史，明确昏厥原因，根据患者的实际病情对其进行有针对性的护理措施。

(3) 对于年老体弱、治疗前情绪紧张有顾虑的患者，应热情接待，耐心解释，细心操作，动作要轻柔，尽量减轻患者不适。并注意观察，若患者出现面色苍白、出冷汗、恶心、胸闷等反应，立即停止操作。

(4) 通过健康宣教和心理疏导缓解患者的心理状态，指导患者保持心情愉悦，避免情绪激动。

(5) 指导患者保持健康的生活习惯和清淡饮食。

第二节　意识障碍

【概述】

意识障碍是指对周围环境及自身状态的识别和觉察能力出现障碍。多由于高级神经中枢功能活动(意识、感觉和运动)受损所引起，可表现为嗜睡、意识模糊、昏睡和昏迷。意识障碍是临床最常见的急性症状之一，常常引起患者家属和周围人们的紧张，需要紧急处理和鉴别诊断。

【发生机制】

意识的内容包括“觉醒状态”及“意识内容与行为”。觉醒状态有赖于所谓“开关”系统，即脑干网状结构上行激活系统的完整；意识内容与行为有赖于大脑皮质的高级神经活动的完整。当脑干网状结构上行激活系统抑制或两侧大脑皮质广泛性损害时，会使觉醒状态减弱，意识内容减少或改变，即可造成意识障碍。

意识障碍的原因有很多。

一、颅内疾病

颅内病变可直接或间接损害大脑皮质及网状结构上行激活系统，如大脑广泛急性炎症、幕上占位性病变造成钩回疝压迫脑干和脑干出血等，均可造成严重意识障碍。

1. 局限性病变

(1) 脑血管病　脑出血、脑梗死、暂时性脑缺血发作等。

(2) 颅内占位性病变　原发性或转移性颅内肿瘤、脑脓肿、脑寄生虫囊肿等。

(3) 颅脑外伤　脑挫裂伤、颅内血肿等。

2. 脑弥漫性病变

(1) 颅内感染性疾病　各种脑炎、脑膜炎、蛛网膜炎、室管膜炎、颅内静脉窦感染等。

(2) 弥漫性颅脑损伤。

(3) 蛛网膜下隙出血。

(4) 脑水肿。

(5) 脑变性及脱髓鞘性病变。

3. 癫痫发作

(1) 大发作　以突然意识丧失和全身抽搐为特征，又称为全身强直－阵发性发作，约占50％，包括原发性和继发性两种。

(2) 小发作　以短暂意识障碍为特征，又称失神性发作。

(3) 局灶性发作　无明显的意识障碍，主要表现为局部症状，如口角、眼睑、指趾的阵挛性抽搐等。

(4) 精神运动性发作　以精神症状为主要特征，表现为各种各样的精神运动性或精神感觉性失常。

二、颅外疾病(全身性疾病)

颅外疾病主要通过影响神经递质和脑的能量代谢而影响意识。例如：颅外病变所引起的缺血缺氧，可致脑水肿、脑疝形成，或使兴奋性神经介质去甲肾上腺素合成减少或停止，均可间接影响脑干网状结构上行激活系统或大脑皮质；肝脏疾病时的肝功能不全，代谢过程中的苯乙胺等不能完全被解毒，形成假介质（新福林、苯乙醇胺），取代了去甲肾上腺素（竞争性抑制），从而发生肝昏迷；低血糖时由于脑部能量供应降低及干扰了能量代谢，可致低血糖性昏迷等。

1. 急性感染性疾病

各种败血症、感染中毒性脑病等。

2. 内分泌与代谢性疾病（内源性中毒）

常见的有肝性脑病、肾性脑病、肺性脑病、糖尿病性昏迷、黏液水肿性昏迷、垂体危象、甲状腺危象、肾上腺皮质功能减退性昏迷、乳酸酸中毒等。

3. 外源性中毒

包括工业毒物、药物、农药、植物或动物类中毒等。

4. 缺乏正常代谢物质

(1) 缺氧（脑血流正常）　血氧分压正常而含氧量降低者见于一氧化碳中毒、严重贫血及变性血红蛋白血症等；血氧分压及含氧量降低者见于肺部疾病、窒息及高山病等。

(2) 缺血（脑血流量降低）　见于心排血量减少的各种心律失常、心力衰竭、心脏停搏、心肌梗死；脑血管阻力增加的高血压脑病、高黏血症；血压降低的各种休克等。

(3) 低血糖　如胰岛素瘤、严重肝脏疾病、胃切除术后、胰岛素注射过量及饥饿等。

5. 水、电解质平衡紊乱

如高渗性昏迷、低渗性昏迷、酸中毒、碱中毒、高钠血症、低钠血症、低钾血症等。

6. 物理性损害

如日射病、热射病、电击伤、溺水等。

【临床表现】

一、谵妄

谵妄是一种急性的脑功能障碍，患者对周围环境的认识及反应能力均有下降，病情常呈波动性，夜间加重，白天减轻，常持续数小时和数天。表现为紧张、恐惧和兴奋不安，甚至可能有冲动和攻击行为。常见于脑炎、脑血管病、脑外伤、高热、中毒、酗酒等。

二、意识模糊

注意力减退、情感反应淡漠，以对时间、地点、人物的定向能力发生障碍、错觉为突出表现，幻觉少见。活动减少，语言缺乏连贯性。可伴自主神经功能改变，如潮红、多汗、心动过速以及震颤、扑翼样震颤或肌阵挛等运动异常。常见于癔症发作等。

三、嗜睡

最轻的意识障碍，睡眠时间过度延长，是一种病理性倦睡，处在持续睡眠状态，但可被唤醒，能勉强配合检查和正确回答问题，停止刺激继续入睡。

四、昏睡

昏睡是接近于不省人事的意识状态。正常的外界刺激不能使其觉醒，强烈刺激下可被唤醒，停止刺激马上入睡，醒时答话含糊或答非所问。

五、昏迷

昏迷是严重的意识障碍，表现为意识持续地中断或完全丧失。各种刺激不能使其觉醒，无法进行有目的的自主活动，不能自发睁眼。按其程度可分为三个阶段。

1. 浅度昏迷

可有无意识的自主动作，对周围事物以及声音、强光刺激无反应，仅对强痛刺激有回避动作及痛苦表情。吞咽、咳嗽、对光、角膜等脑干反射存在，生命体征无变化。

2. 深度昏迷

无任何自主运动，全身肌肉松弛，对各种刺激全无反应，一切反射消失。呼吸不规则，血压下降，生命体征显著变化。

3. 极度昏迷(脑死亡)

① 不可逆的深度昏迷；② 自发呼吸停止；③ 脑干反射消失；④ 脑电波消失(平坦)。24 h 或 72 h 内反复测试，多次检查，结果无变化，即可确诊死亡。

六、特殊类型意识障碍(也称为醒状昏迷)

1. 去皮质综合征

是大脑皮质受到严重的广泛损害，功能丧失，但大脑皮质下及脑干功能仍然存在。意识丧失，有觉醒和睡眠周期。能无意识地睁眼、闭眼或转动眼球，眼球不能随光线或物体移动，貌似清醒但对外界刺激无反应。各种生理反射如瞳孔对光反射、角膜反射、吞咽反射、咳嗽反射存在，有吸吮、强握等原始反射。常见于缺氧性脑病、脑炎、中毒、颅脑外伤。

2. 无动性缄默症

脑干上部和丘脑的网状激活系统损害所致，但大脑半球以及传出通路无病变。能注视周围的环境和人物，不能活动或言语，大小便失禁。貌似清醒，无法交流，肌张力低，无锥体束征。常见于脑干梗死。

【诊断】

意识障碍的诊断较为复杂，临床上可按如下步骤进行。

一、确定是否有意识障碍

通过详询病史及临床检查，意识障碍的判断多无困难。但在诊断中应注意与一些特殊的精神、意识状态相鉴别。

1. 木僵

见于精神分裂症的紧张性木僵、严重抑郁症的抑郁性木僵、反应性精神障碍的反应性木僵等。表现为不言不动，甚至不吃不喝，面部表情固定，大小便潴留，对外界刺激缺乏反应，可伴有蜡样屈曲、违拗症，言语刺激触及其痛处时可有流泪、心率增快等情感反应。缓解后多能清楚回忆发病过程。

2. 癔症发作

容易误诊为意识障碍，但起病多有精神因素，患者发病时仍有情感反应（如眼角噙泪）及主动抗拒动作（如扒开其上眼睑时眼球有回避动作或双睑闭得更紧）。四肢肌张力多变或挣扎、乱动。神经系统无阳性体征，通过心理治疗后可获迅速恢复。

3. 闭锁综合征

是由于脑桥腹侧病变，损及皮质延髓束和皮质脊髓束所致。表现为除眼睑及眼球垂直运动外，头面及四肢运动功能丧失，不能说话，貌似意识障碍。但实际意识清楚，可以通过残存的眼睑及眼球运动回答“是”与“否”。见于脑桥肿瘤、血管病及脱髓鞘疾病等。

4. 发作性睡病

是一种不可抗拒的病理性睡眠。常在正常人不易入睡的场合下，如行走、骑车、工作、进食等情况下入睡，持续数分钟至数小时，可被唤醒，多伴有睡眠瘫痪、入睡幻觉及猝倒发作。

二、确定意识障碍的程度或类型

意识障碍程度的分类并未完全统一，常用的方法如下。

1. 临床分类法

主要是给予言语和各种刺激，观察患者反应情况加以判断。按其深浅程度或特殊表现分为：谵妄、意识模糊、嗜睡、昏睡、昏迷等。

2. Glasgow 昏迷量表评估法

本法主要依据睁眼、言语刺激的回答、命令动作的情况对意识障碍的程度进行评估。其检查内容及评估法见表 8－3。总分 15 分，最低 3 分，按得分多少，评定其意识障碍程度。13～14 分为轻度障碍，9～12 分为中度障碍，3～8 分为重度障碍(多呈昏迷状态)。

评估意识障碍程度的方法除 Glasgow 法外，还有许多方法，如日本太田倡用的 3－3－9 度(三类三级九度)法等。

表 8－3 Glasgow 昏迷量表

检查项目	反应	评分
睁眼	自动睁眼	4
	闻声睁眼	3
	针刺后睁眼	2
	针刺无反应	1
回答	切题	5
	不切题	4
	答非所问	3
	难辨之声	2
	毫无反应	1
动作	遵嘱动作	6
	针刺时有推开动作	5
	针刺时有躲避反应	4
	针刺时有肢体屈曲	3
	针刺时有肢体伸直	2
	针刺时毫无反应	1

三、确定意识障碍的病因

意识障碍的病因繁多，诊断有时比较困难，但只要注意详询病史及仔细检查多可获得正确诊断。通常具有神经系统定位体征和(或)脑膜刺激征者多为颅内疾病引起；反之，多为颅外全身性疾病引起。

四、意识障碍的诊断程序

1. 迅速准确询问病史

包括起病方式、首发症状、伴随症状、发生环境及既往史等。

2. 全面而有重点地查体

因病因繁多，故需全面检查；因时间紧迫，故需有重点进行。在注意体温、呼吸、脉搏、血压、瞳孔、巩膜、面容、唇色、口腔及耳部情况、呼气的气味等项目的同时，重点检查神经体征和脑膜刺激征，以便迅速按病因诊断进行分类，缩小检查范围。

3. 必要的实验室检查

如血常规、静脉血、尿液、肛指、胃内容物、胸透、心电图、超声波、脑脊液、颅部摄片、CT

及 MRI 等检查。

4. 正确地分析与判断

依据病史、查体及实验室检查结果，确定：① 是否意识障碍；② 意识障碍的程度；③ 意识障碍的病因。

5. 检验修正诊断

进行初步诊断后还要在救治的实践中去检验诊断的正确性。

【治疗与护理】

一、病因治疗

迅速查明病因，对因治疗是最可靠、最有效的治疗。如脑肿瘤行手术切除、糖尿病用胰岛素、低血糖者补糖、中毒者行排毒解毒等。

二、对症治疗

病因一时未明者应给予积极的支持治疗和对症治疗。

1. 维持呼吸

保持呼吸道通畅，给氧，必要时行气管插管或气管切开辅以人工呼吸。可辅助使用呼吸中枢兴奋剂。

2. 维持有效的循环功能

给予补液、血管活性药、强心剂、利尿剂和皮质激素等药物治疗。

3. 脱水降颅压

对颅压增高者给予脱水、降颅压药物，如皮质激素、甘露醇、速尿等。必要时行脑室穿刺引流等。

4. 予以抗生素防治感染

5. 控制过高血压和过高体温

6. 控制抽搐

7. 维持水、电解质和酸碱平衡，补充营养

8. 给予脑代谢促进剂、苏醒剂

前者有 ATP、辅酶 A、胞磷胆碱等；后者有氯酯醒、醒脑静等。

9. 加强护理

注意口腔、呼吸道、泌尿道及皮肤的护理。

三、意识障碍的急诊监护护理

1. 监护生命体征

包括观察体温、脉搏、血压、呼吸、意识变化、瞳孔等，并详细记录，有变化时应及时处理。

2. 防止意外伤害

卧床休息，保持环境安静，避免各种刺激，采取相应措施防止由于躁动不安引起摔跌、唇舌咬伤、颞颌关节脱臼及骨折等意外伤害。

3. 防止呼吸道阻塞及窒息

在昏迷状态时可因发生咽喉肌痉挛、舌根向后移位、颈肌或呼吸肌强直或痉挛、唾液分泌增多、胃内容物上逆引起正常呼吸运动受限及呼吸道堵塞，造成窒息并加重脑缺氧水肿。昏迷者采取仰卧头高脚底位，头偏向一侧，保持呼吸道通畅、予吸氧，定时翻身、拍背。如呼吸道不畅，缺氧加重时，可行气管切开或用呼吸机，并给予相应护理。

4. 定时检测各类生化指标

维持水、电解质平衡，保证患者有足够入量，密切观察脱水及电解质紊乱表现，准确记录每日出入量。长期意识障碍患者可鼻饲补充水分及营养。

5. 特殊护理

(1) 对收缩压很高(超过 200 mmHg)者，应报告医生用降压药，但不宜降得过低(如 140 mmHg 以下)。

(2) 配合医生预防并发症：① 口腔、眼睛、泌尿系治疗护理等；② 需留置导尿管者，每 4 h 放尿一次；③ 女性患者要注意会阴部清洁，大便后肛门及其周围皮肤需保持清洁；④ 做好皮肤治疗护理与预防压力性损伤；⑤ 应将肢体放置于功能位，如防止足下垂。

(3) 高热者，立即请医生处理，并给予物理降温。

(4) 有癫痫发作者，要防止跌伤、咬破唇舌。

第三节　癫痫持续状态

【概述】

癫痫发作是脑神经元过度同步放电引起的短暂性脑功能失调，通常指一次发作过程。而癫痫持续状态或称癫痫状态(SE)，是癫痫连续发作之间意识尚未完全恢复又频繁再发，或癫痫发作持续 30 min 以上不自行停止。可分为强直-阵挛性、单纯部分性、复杂部分性癫痫持续状态、失神性癫痫持续状态等几种类型，其中强直-阵挛性癫痫状态最为常见。癫痫持续状态发病率占癫痫患者2.6%～6.0%，婴儿发病率达37%，3岁以内达73%，5岁以内达59%～85%。

【病因】

脑组织比其他组织的代谢率高，人脑重量仅占体重的2%～3%，但脑组织几乎无氧和葡萄糖的储备，在全身性强直-阵挛癫痫发作的头几分钟，大脑的氧代谢率增加60%～80%，葡萄糖消耗增加50%，由于代谢增加，引起低血糖、缺氧，使细胞膜内外离子稳态遭破坏，Na^+、Ca^{2+}进入细胞内，K^+由膜内至膜外。细胞去极化，癫痫发作加重。

引起癫痫持续状态的原因很多，最常见的原因是停药不当和不规则抗癫痫治疗。此外，感染、突然戒酒、精神因素、过度疲劳、急性中枢神经系统损伤（脑炎、脑膜炎、脑血管意外、外伤）等均可诱发。

【临床表现】

一、强直-阵挛性癫痫持续状态

大发作连续反复出现，这类患者的抽搐70%～80%由身体某局部开始。一般表现为：历时约20 s的15～25 Hz高波幅、多棘波爆发，全身强直；继以约40 s的4～5 Hz慢波，全身阵挛；随后为60 s的平坦脑电图，衰竭状态；最后昏迷间歇期意识并不恢复。

二、单纯部分性癫痫持续状态

局灶性运动性癫痫持续状态易累及面、眼或上肢，在面部倾向于阵挛性发作，在肢体倾向于强直-阵挛性发作，有时可累及对侧肢体，偏身痉挛性发作间歇有神经系统体征，常有短暂的轻偏瘫。脑电图在额叶、中央区、前颞可发现发作性棘波、慢波及8～15次/min的募集节律。

三、复杂部分性癫痫持续状态

常表现为两种形式：一是患者长时间地处于朦胧状态，二是一连串的复杂部分性发作反复，伴有凝视、语言障碍、神志模糊、刻板样动作的自动症。两次发作期间意识处于朦胧状态。脑电图示持续的慢波，或者在弥漫性的基础上出现颞叶的棘波放电。

四、失神性癫痫持续状态

儿童多见，发作时意识浑浊，精神错乱，严重者缄默不语或语言单调，少动、定向力丧失，也可发展成木僵、昏迷状态。脑电图呈持续或间断的棘慢波放电。

癫痫持续发作20 min后，脑内各种酶、神经递质、氨基酸及有关化学物质迅速变化，导致脑水肿甚至脑细胞死亡。癫痫持续发作20 min以上，大脑皮质、丘脑、海马、杏仁核和小脑均可产生永久性损害，各种代谢性并发症相继出现，如酸中毒、颅内压增高、高热、低血压、休克等，继而发生心、肝、脑、肺、肾多器官功能衰竭。

持续发作不超过1.5 h者，一般不留神经系统损伤后遗症，发作持续13 h以上者往往致死，而二者间可遗留不同程度的脑损害。死亡率为5%～10%。

【诊断】

根据癫痫病史、临床特征、常规或视频EEG检查等，全面强直-阵挛发作(GTCS)持续状态发作间期意识丧失才能诊断；部分性发作持续状态可见局部持续性运动发作，长达数小时或数天，无意识障碍；边缘叶癫痫持续状态，自动症持续状态均有意识障碍，可伴精神错乱，事后无记忆等。

部分性癫痫状态需与短暂性脑缺血发作(TIA)鉴别，TIA可出现发作性半身麻木、无力等，不伴意识障碍，持续数分钟至数十分钟，易与单纯部分性发作持续状态混淆。TIA多见于中老年，常伴高血压疾病、脑动脉硬化症等脑卒中危险因素。癫痫状态需注意与癔症、偏头痛、低血糖和器质性脑病等鉴别，病史和EEG是重要的鉴别依据。

【辅助检查】

癫痫状态患者辅助检查应在迅速控制发作前提下酌情进行。

(1) 常规EEG、视频EEG和动态EEG监测可显示尖波、棘波、尖-慢波、棘-慢波等痫性波型，有助于癫痫发作和癫痫状态的确诊。

(2) 心电图检查可排除大面积心肌梗死、各种类型心律失常导致的广泛脑缺血、缺氧后发作和意识障碍。

(3) 胸部X线检查可排除严重肺部感染导致的低氧血症或呼吸衰竭。

(4) 必要时可行头部CT和MRI检查。

【治疗】

一、一般处理

1. 吸痰

清除口咽部分泌物十分重要。用裹有纱布的压舌板垫在上下臼齿之间，以防舌咬伤，并有利于呼吸道通畅。有呼吸道堵塞征象时，应立即行气管插管或气管切开。

2. 常规吸氧

适量吸氧用于纠正缺氧，可采取鼻塞和鼻导管吸氧法、面罩吸氧法、经口吸氧法等。

3. 防止肢体损伤及跌伤，床边加护栏

最大限度地减少其他意外因素对患者的伤害。

4. 防止呕吐物误吸

发作难以控制时应插胃管排空胃内容物，防止呕吐物吸入气管内。

5. 保持静脉输液通畅

避免因患者抽搐导致静脉导管脱出或引起静脉输液外渗的发生。

二、控制抽搐

控制抽搐的用药原则是：选用药效迅速、安全、作用时间长且不影响意识的药物；先静脉注射控制持续状态，紧接着给予静脉滴注，使药物的血清浓度保持在有效水平；达到基本控制的要求后，再酌情逐渐减量至患者发生持续状态前的水平。

1. 地西泮

地西泮是控制各型癫痫持续状态的首选药物，既可静脉注射或肌肉注射，又可口服作长期治疗；能迅速通过血脑屏障，静脉注射后 1～3 min 即可生效，首剂用负荷剂量可很快达到有效浓度。成人用量：每次 10～20 mg 静脉注射，单次最大剂量不超过 20 mg，速度为 3～5 mg/min(老人减半)。儿童用量：每次 0.3～0.5 mg/kg，5 岁以上儿童 5～10 mg，5 岁以下每岁 1 mg 可控制发作。注射后约 8%患者于 3～5 min 奏效。15 min 后，如患者有复发可重复给药。也可用 100～200 mg 地西泮加入 5%的葡萄糖生理盐水缓慢静脉滴注(时间 8～12 h)，以维持有效血药浓度。

注意：① 地西泮静脉注射太快可致呼吸停止，需立即停用。② 由于地西泮易被塑料制品吸收，故不宜用塑料注射器。

2. 氯硝西泮

氯硝西泮为广谱抗癫痫持续状态药物，一般剂量为 1～4 mg，静脉缓慢注射。

3. 苯妥英钠

苯妥英钠一般在地西泮控制病情后使用，其作用时间较持久。一般用苯妥英钠 0.5～1.0 g(5%溶液 10～20 ml)静脉注射，75%各型癫痫持续状态可获得满意效果，维持药效可达 24 h，对心、肺功能抑制作用强于地西泮。注射不宜过快，特别是老年患者，每分钟注射剂量不超过 0.05 g，亦可通过口服或鼻饲。在使用本药的过程中，应密切观察心律和血压变化。

4. 异戊巴比妥钠

异戊巴比妥钠为快效巴比妥类药物，成人剂量：每次 0.25～0.5 g 溶于注射用水 10 ml 内缓慢静脉注射，每分钟不超过 50 mg。在注射过程中，应密切观察呼吸、心律、血压情况。

5. 副醛(聚乙醛)

副醛 8～10 ml 加等量的植物油或用 10%水合氯醛 25～30 ml 作保留灌肠。使用上述药物时，均应及时排除呼吸道分泌物，密切观察呼吸、血压及心律，预防并发症。

6. 利多卡因

利多卡因无呼吸道抑制作用，目前该药多于上述抗癫痫药、镇静和控制抽搐药物缺乏时备用，或上述治疗无效时使用。急救时一般用10%利多卡因10 ml，以每分钟20 mg的速度，缓慢静脉注射，而后改为每小时1～2 mg/kg静脉滴注，一旦发作初步控制，随即开始鼻饲常用的抗癫痫药物。本品对心脏有抑制作用，使用时应注意。

7. 丙戊酸钠

丙戊酸钠无呼吸抑制作用，成人每次0.5～1.0 g溶于5%葡萄糖溶液250～500 ml静脉滴注。

三、控制脑水肿

1. 甘露醇

20%甘露醇250 ml，快速静脉滴注，每4～6 h可重复使用。

2. 呋塞米

一般每次20～40 mg溶于10%葡萄糖溶液10～20 ml静脉注射。

3. 甘油果糖

10%～20%甘油果糖250 ml，静脉滴注，每12 h重复一次；滴注时间不少于90 min，过快易引起溶血。

四、防治肺部感染

肺部感染者，可用抗生素等治疗，同时送咽拭子及痰液作细菌培养和药物敏感试验，以便按培养结果调整用药。

五、纠正水、电解质及酸碱平衡紊乱

进水量应加限制，但高热、大汗、反复抽搐者应及时适量补充。24 h入水量一般不超过3 000 ml，一般多用10%葡萄糖加适量氯化钾、维生素C和维生素B_6，酌情采用一定量的等渗葡萄糖盐水及复方氯化钠；可用5%碳酸氢钠纠正酸中毒。

六、控制高热

持续高热，经物理降温等处理仍不下降者，可用人工冬眠、降温毯等综合降温治疗。

七、维持呼吸循环功能

因脑水肿或抗癫痫药物的副作用引起呼吸抑制、通气量不足者，应给予呼吸兴奋剂，首选洛贝林，一般每次 3～5 mg，肌肉注射，每 2～3 h 重复一次，必要时静脉注射。

有血容量不足、血压下降者，应予补液，必要时给予鲜血、代血浆或右旋糖酐静脉滴注。补足血容量血压仍不升者，可用多巴胺等血管活性药。如有心律失常要积极用抗心律失常药物治疗。

【癫痫持续状态的急诊护理】

一、加强培训，及时辨识癫痫持续状态

使急诊护士人人掌握什么是癫痫发作，癫痫发作与其他抽搐疾病的鉴别诊断，癫痫持续状态的临床表现及危害，癫痫持续状态的急救流程及护理常规。一旦接诊癫痫患者，能够熟练正确处理。

二、遵医嘱用药

迅速控制发作是治疗的关键，否则可危及生命。遵医嘱按时、按量、准确服药以获得最佳最快的治疗效果。

三、呼吸道管理

保持呼吸道通畅，预防并发症，清除口腔内呕吐物及分泌物，尤其是在饭后发作的患者。频繁抽搐的患者，紧急情况下，可在抽搐间歇置入口咽通气管，保持呼吸道通畅及防止舌后坠；出现呼吸衰竭者，立即予气管插管。

四、抽搐护理

将患者立即安置于平卧位，吸氧，松开衣领、裤带，头偏向一侧，对抽搐的肢体不能用暴力硬压，以免骨折、脱臼。用压舌板包纱布置入口中，避免口舌咬伤，用舌钳拉出舌头防止舌后坠阻塞呼吸道。床旁安置护栏，以防意外。

五、安全护送

现场患者经抢救后病情稳定或急诊患者需进一步检查、治疗等，应及时与相关科室联系，为进一步院内急救做好准备，争取时间和条件。护送途中要保持轻、稳、快，并严密观察生命体征和病情变化。

六、心理护理

急诊医护人员要有良好的应急能力，迅速稳定患者及家属的情绪，快速实施抢救。癫痫

持续状态解除后，注意消除患者精神上的负担，使其对病情有所了解。

第四节　急性精神异常

【概述】

精神障碍是一类具有诊断意义的精神方面的问题，特征为认知、情绪、行为等方面的改变，可伴有痛苦体验和（或）功能损害。传统上，精神障碍根据有无所谓的器质性因素分为“器质性”精神障碍（如脑炎、慢性脏器衰竭所致的精神障碍）和“功能性”精神障碍，后者又分为重性精神障碍（又称为精神病性障碍，如精神分裂症）和轻型精神障碍（如焦虑症、应激所致的精神障碍等）。

国外研究表明，25％～30％的急诊患者是由于精神方面的问题而就诊。

一、自杀行为

自杀是指故意采取结束自己生命的行为。

（一）自杀的危险因素

1. 心理学因素

（1）应激　重大的负性生活事件常成为自杀的直接原因或诱因。

（2）心理特征　自杀未遂者常有某种共同的心理特征。

① 认知方式：自杀者一般存在不良的认知模式，如非此即彼、以偏概全、易走极端等。

② 情感：自杀者通常有各种慢性的痛苦、焦虑、抑郁、愤怒、厌倦和内疚的情绪特征，他们对这种负性的情绪体验难于接受，缺乏精神支柱，绝望感尤为明显。

③ 意志行为：具有冲动性、盲目性和不计后果等特点，可具有一定的攻击性。

④ 人格特征：大多性格内向、孤僻、敏感、以自我为中心，难以建立与他人正常的人际关系。

2. 社会学因素

（1）性别　一般情况下，自杀死亡者中，男女性别比约为3∶1，自杀未遂者男女性别比为1∶3。

（2）神经生物学因素　大量的研究发现，自杀未遂者脑脊液中5-HT的代谢产物5-羟吲哚乙酸及前额叶5-HT转运体密度降低，且下降程度与致死性或自杀未遂的严重性成正相关。其他神经递质如多巴胺、去甲肾上腺素等也可能与自杀行为有关。这种神经递质功能的改变可能与冲动性及攻击性有关，而这往往是自杀的基本因素。

(3) 遗传。

3. 疾病因素

(1) 精神障碍　在所有自杀的危险因素中，患有精神障碍是最重要的危险因素之一。其中，最主要的是心境障碍(30%～70%)，其次是酒精滥用和依赖(15%～27%)、精神分裂症(2%～12%)；此外，人格障碍也被视作自杀的一个独立危险因素(约 5%)。

(2) 躯体疾病　在自杀死亡者中患有各种躯体疾病者占 25%～75%。

(二) 自杀风险评估与识别

自杀的危险因素涉及很多方面，需要从自杀的动机、自杀前的心理特点、自杀风险的基本线索等多个方面全面评估自杀风险。

1. 自杀的动机

通过对自杀未遂者事后的回忆和对自杀者留下的遗书进行分析后，有学者描述过各种各样的自杀动机，如摆脱痛苦、逃避现实、实现精神再生；通过死后进入天堂以获得人世间得不到的东西；为了某种目的或信仰而牺牲自己；惩罚自己的罪恶行为(现实的或想象的)；保持自己道德上和人格上的完美；作为一种表达困境、向外界寻求帮助和同情的手段等。

2. 自杀前的心理特点

自杀者在自杀前具有共同的心理特征，表现为：

(1) 大多数自杀者的心理活动呈矛盾状态，处于想尽快摆脱生活的痛苦与求生欲望的矛盾之中，“是生存还是死亡？”，犹豫不决。此时他们常常提及有关死亡或自杀的话题。他们其实并不真正地想去死，而是希望摆脱痛苦。

(2) 自杀行为其实是一种冲动性行为，与其他冲动性行为一样，是被日常的负性生活事件所触发的，且常常仅持续几分钟或几小时。

(3) 自杀者在自杀时的思维、情感及行动明显处于僵化之中，他们常常以悲观主义的先占观念看待一切，拒绝及无法用其他方式考虑解决问题。

3. 自杀风险的基本线索

(1) 通过各种途径流露出消极、悲观的情绪，表达过自杀意愿者。

(2) 近期遭受了难以弥补的严重丧失性事件。

(3) 近期内有过自伤或自杀行动。

(4) 性格改变。

(5) 情绪改变。

(6) 精神障碍。

（三）防治与护理

1. 自杀的预防与治疗

自杀行为重在预防，对自杀行为的预防应采取综合的三级预防。

（1）一级预防　宣传教育卫生相关知识。

（2）二级预防　针对高危人群早发现、早处理。

（3）三级预防　善后处理、预防复发。

2. 护理措施

（1）针对不同自杀方式给予对症处理。

（2）对自杀未遂者提供安全舒适的环境，将有自伤、自杀危险的患者安置于重点位置，其活动范围不离开护士的视线。电源电路有安全防护，经常检修。严格交接班，认真执行危险药品管理制度和服药检查制度。

（3）严密观察病情，加强沟通，及早发现自杀先兆，适时帮助患者分析认识精神症状，帮助和鼓励其树立积极的人生观。

（4）加强巡视，掌握疾病发生规律，并预见到可能发生的后果。

（5）遵医嘱使用镇静剂，必要时给予约束。

（6）采取必要的心理治疗，同情和理解有自杀未遂者。

（7）对精神障碍患者的自杀预防　如对处于精神分裂症急性发作期、中重度抑郁症、酒精和药物依赖或戒断状态，急性情绪危机状态下的患者，应住院治疗或留观察室观察，并加强防范。

二、惊恐障碍

（一）定义

惊恐障碍又称急性焦虑障碍。其主要特点是突然发作的、不可预测的、反复出现的、强烈的惊恐体验，一般经历 5～20 min，伴濒死感或失控感，患者常体验到濒临灾难性结局的害怕和恐惧，并伴有自主神经功能失调的症状。

（二）病因与发病机制

1. 遗传因素

由于惊恐障碍与焦虑障碍、抑郁障碍的共病率较高，这些疾病的临床表现部分重叠，其病理机制不清。从家系和双生子研究推断其遗传度为 40%左右。

2. 神经生物学相关因素

(1) CO_2 超敏学说　给惊恐障碍患者吸入5%的 CO_2 可诱发惊恐，而健康人无此反应；静脉输入乳酸钠或碳酸氢钠也有同样的效果，因 CO_2 是两者共同的代谢产物；高碳酸血症会刺激脑干的 CO_2 感受器，这是机体对窒息的报警，此时患者出现过度通气和惊恐发作。因此，惊恐障碍的患者可能存在脑干 CO_2 感受器的超敏。

(2) γ-氨基丁酸(GABA)系统　苯二氮䓬类(BZD)能迅速控制惊恐障碍的发作。研究发现惊恐障碍患者的额叶、颞叶、顶叶 BZD 受体结合力下降，特别是在前额叶背外侧，焦虑症状与之呈正相关；而海马、海马旁回 BZD 受体结合力增加，焦虑症状与之呈负相关。这被认为是惊恐障碍一种基本的或代偿性的改变。

(3) NE 与 5-HT 系统　发现β-受体拮抗剂能部分缓解惊恐障碍。

(4) 神经影像学研究　影像学研究发现，惊恐障碍患者右侧颞中回、眶额内侧皮质体积减小，当左前扣带回背侧损伤时亦可导致惊恐障碍。在激发状态时额叶脑功能活动信号不稳定，而边缘系统和脑干的高活动状态得到延续。这些研究结果可能与惊恐障碍发作时前脑对边缘系统和脑干的抑制作用下降相关。

3. 社会心理相关因素

精神分析相关的焦虑理论对惊恐障碍进行了阐释，即认为惊恐发作是个体害怕潜意识的冲动影响现实生活，但其科学性尚无法验证。

行为主义理论认为惊恐障碍是与生活中创伤性事件形成的条件有关，但多数患者不能找到相关的创伤性事件。

(三) 临床表现

惊恐障碍的特点是莫名突发惊恐，随即缓解，间歇期有预期焦虑，部分患者有回避行为。

1. 惊恐发作

患者在无特殊的恐惧性处境时，突如其来地感到紧张、害怕、恐惧，此时患者伴有濒死感、失控感、大难临头感；患者肌肉紧张，坐立不安，全身发抖或全身无力；常常有严重的自主神经功能紊乱症状，如出汗、胸闷、呼吸困难或过度换气、心动过速、心律不齐、头痛、头晕、四肢麻木和感觉异常等，部分患者可有人格或现实解体。惊恐发作通常起病急骤，终止迅速，大多持续20～30 min，很少超过1 h，但不久可突然再发。发作期间始终意识清晰。

2. 预期焦虑

患者在发作后间歇期仍心有余悸，担心再发和(或)担心发作的后果。不过此时焦虑的体验不再突发，代之以虚弱无力，需数小时到数天才能恢复。

3. 回避行为

60%的患者对再次发作有持续性的焦虑和关注，害怕发作产生不幸后果。故出现与发作相关的行为改变,如回避工作或学习场所等。

体格检查患者通常意识清晰,呼吸频率增加,但皮肤黏膜无发绀,可有血压波动、心率增快和心律异常,如果有心脏杂音需要排除是否有二尖瓣脱垂等心脏疾病。神经系统检查基本正常。精神检查可引出恐惧和焦虑情绪。

(四)诊断与鉴别诊断

1. 诊断要点

(1) 患者以惊恐发作为主要临床症状,并伴有自主神经相关症状。

(2) 在至少一次的惊恐发作后 1 个月之内存在:① 持续担心再次发作;② 担心发作的后果和可能造成的不良影响;③ 与发作相关性的行为改变。

(3) 排除其他临床问题,如物质使用和躯体疾病导致的惊恐发作。

2. 鉴别诊断

(1) 心血管疾病　对于胸闷、胸痛、呼吸不畅、恐惧的患者首先需进行心电图和心肌酶学检查,以排除心血管事件。二尖瓣脱垂也可通过相应的辅助检查予以排除。

(2) 其他躯体疾病导致的惊恐发作　甲状腺功能亢进、癫痫、短暂性脑缺血发作、嗜铬细胞瘤、低血糖、狂犬病等均可出现惊恐发作,应详细询问相关病史并及时进行相应实验室功能检查予以鉴别。

(3) 药物使用或精神活性物质滥用或戒断　使用某些药物如哌甲酯、甲状腺素、类固醇、茶碱等可导致惊恐发作;精神活性药物如酒、苯丙胺、可卡因的使用及戒断也可导致惊恐发作。详细地询问病史可以帮助确定个体在药物使用之前是否已有惊恐发作。

(4) 其他精神障碍　社交障碍和特定的恐惧障碍均可出现惊恐发作,此时不诊断惊恐障碍。惊恐可继发于抑郁障碍,如果同时符合抑郁障碍的诊断标准,不应把惊恐障碍作为主要诊断。

(五)治疗与护理

1. 急救

惊恐障碍发作时,立即卧床休息,松开患者的衣服钮扣、腰带。遵医嘱对症治疗;予心电监护,监测心率、血压,对呼吸困难严重憋喘明显者,可鼻导管吸氧,必要时辅助呼吸。

2. 一般护理

(1) 按医嘱指导患者卧床休息或适当活动,病室应靠近护士站。

(2) 做好心理护理。

(3) 遵医嘱行心电图检查及留取血标本。

3. 病情观察

观察生命体征，注意血压、呼吸频率及节律、心率及心律有无改变；建立静脉通道，精神障碍明显者可予地西泮、氯丙嗪、氟哌啶醇等药物。用药后注意观察药物不良反应。

第五节 急性脑卒中

【概述】

脑卒中，或称急性脑血管事件，是指由于急性脑循环障碍所致的局限或全面脑功能缺损综合征，分为两种类型，即出血性脑卒中和缺血性卒中。

缺血性卒中又称脑梗死，是指各种原因所致脑部血液供应障碍，导致脑组织缺血、缺氧性坏死，出现相应神经功能缺损，占全部脑卒中的60%～70%。按病理机制分为脑血栓形成、脑栓塞和腔隙性脑梗死。其中，脑血栓形成和脑栓塞是急诊科常见的脑血管急症。

出血性卒中包括脑出血和蛛网膜下腔出血。脑出血是指原发性非外伤性脑实质内出血。蛛网膜下腔出血通常为脑底部或脑表面的病变血管破裂，血液直接流入蛛网膜下腔引起的一种临床综合征。

【病因】

(1) 高血压和动脉粥样硬化是脑血管病最主要和常见的病因，有资料表明，脑出血患者93%有高血压病史，80%以上的脑出血是由高血压性脑内细小动脉病变引起。脑血栓形成患者也有86%有高血压病史，70%的脑血管病患者有动脉粥样硬化病史。

(2) 糖尿病、高血脂、肥胖、吸烟等都是脑卒中的危险因素。

(3) 少见的病因有脑动脉炎、颈动脉或椎动脉壁剥离、药物滥用、血液异常等。

【临床表现】

临床表现以猝然昏仆、不省人事或突然发生口眼歪斜、半身不遂、舌强言謇、智力障碍为主要特征。脑卒中包括缺血性卒中(短暂性脑缺血发作、动脉粥样硬化性血栓性脑梗死、腔隙性脑梗死、脑栓塞)、出血性卒中(脑出血、蛛网膜下腔出血)、高血压脑病和血管性痴呆四大类。

脑卒中常见症状：

(1) 症状突然发生。

(2) 一侧肢体(伴或不伴面部)无力、笨拙、沉重和麻木。

(3) 一侧面部麻木或口角歪斜。

(4) 说话言语不清或理解语言困难。

(5) 双眼向一侧凝视,一侧或双眼视力丧失或模糊。

(6) 视物旋转或平衡障碍。

(7) 既往少见的严重的头痛、呕吐。

(8) 上述症状伴意识障碍或抽搐。

【辅助检查】

(1) 脑脊液检查。

(2) 头颅 CT 检查。

(3) 脑电图。

(4) 脑部 B 超检查。

(5) 脑血管造影　脑血管造影是将造影剂直接注入血管内,使其脑血管系统显影的一种 X 线投影检查技术。通过血管造影可以具体了解血管的形态学变化,如走行、分布、移位、粗细及循环时间的变化等。最终确定病灶是血管本身,还是颅内其他部位病变引起的血管变化,为临床诊断治疗提供依据。

【诊断】

一、病史采集和体格检查

尽快进行病史采集和体格检查,以免延误治疗时间窗。

1. 现病史

现病史是诊断的重要依据。典型者多为突然发病和迅速进展的脑部受损的表现,如意识障碍、局灶体征。

2. 神经系统检查

重点是发现脑部受损征象,如偏瘫、失语、意识障碍、颅内高压、脑膜刺激征等。同时应排除其他系统疾病。

二、诊断步骤

1. 是卒中还是其他疾病

重视发病形式、发病时间,同时注意排除脑外伤、中毒、癫痫后状态、瘤卒中、高血压脑病、低血糖或高血糖昏迷、脑部炎症以及躯体重要脏器功能严重障碍引起的脑部病变。

2. 是哪一类型的卒中

是出血性还是缺血性卒中,根据起病方式、临床表现结合必要的影像学检查来确定,除非有其他原因不能检查或患者条件不允许搬动。所有疑为卒中的患者都应尽快进行头部 CT 和(或)MRI 检查来明确卒中性质。

3. 是否有溶栓治疗指征

缺血性卒中者有溶栓指征应进行溶栓治疗,溶栓之前必须进行相应的影像学(CT/MRI)检查。

【急性脑卒中的院前处理】

急性脑卒中发病后能否及时送到医院进行救治,是能否达到最好救治效果的关键。急性缺血性卒中成功治疗的时间窗非常短暂(3～6 h),而急性脑出血的早期识别和积极治疗,可以降低血肿扩大的危险性,减少出血的死亡率。

一、急性脑卒中的识别

公众和医务人员应掌握脑卒中常见的症状。

二、急性脑卒中患者的运送

基本原则是保持生命体征稳定,尽早送至医院。

发生有上述症状的可疑患者,应尽快直接平稳地送往急诊室或拨打急救电话由救护车运送至有急救条件的医院,最好有神经专科医师或脑血管病专科医院。

三、现场及救护车上的处理和急救

1. 应收集的信息

救护人员到达现场后应立即采集有关病史并进行简要评估(表 8－4)。关于发病时间的信息尤其重要,因关系到急诊治疗方法(如溶栓)的选择。

表 8－4　急救人员在现场或救护车上应收集的信息

急救人员在现场或救护车上应收集的信息
1. 神经症状出现的时间
2. 确定神经症状的性质: (1) 肢体或面部的无力 (2) 说话不清或异常语言
3. 格拉斯哥(Glasgow)昏迷量表评定: (1) 语言 (2) 眼运动 (3) 运动反应

续表 8-4

4. 近期患病、手术或外伤史
5. 近期用药史

2. 急救措施及相关处理

(1) 监测和维持生命体征,必要时吸氧、建立静脉通道及给予心电监护。

(2) 保持呼吸道通畅,解开患者衣领,有假牙者应设法取出,必要时吸痰,清除口腔呕吐物或分泌物。

(3) 昏迷患者取侧卧位,转运途中注意车速平稳,保护患者头部免受振动。

(4) 对症处理,如高颅压、血压过高或过低、抽搐等的处理(详见"意识障碍")。

(5) 尽可能采集血液标本以便血常规、生化和凝血功能检查能在到达医院时立即进行。

(6) 救护车上工作人员应提前通知急诊室,做好准备及时抢救。

【急性脑卒中的急诊处理】

一、处理

1. 气道和呼吸管理

予以吸氧,保持呼吸道通畅,当有明显呼吸困难或窒息时,可采用气管插管,呼吸机辅助通气;对有呕吐或上消化道出血的患者,应及时吸出呕吐物,防止误吸和窒息的发生。

2. 调控血压、维护心脏功能(详见相关章节内容)

3. 需紧急处理的情况

严重高颅压,合并消化道出血、癫痫发作和血糖异常等情况需紧急处理。

二、脑卒中的急诊处理流程(图 8-1)

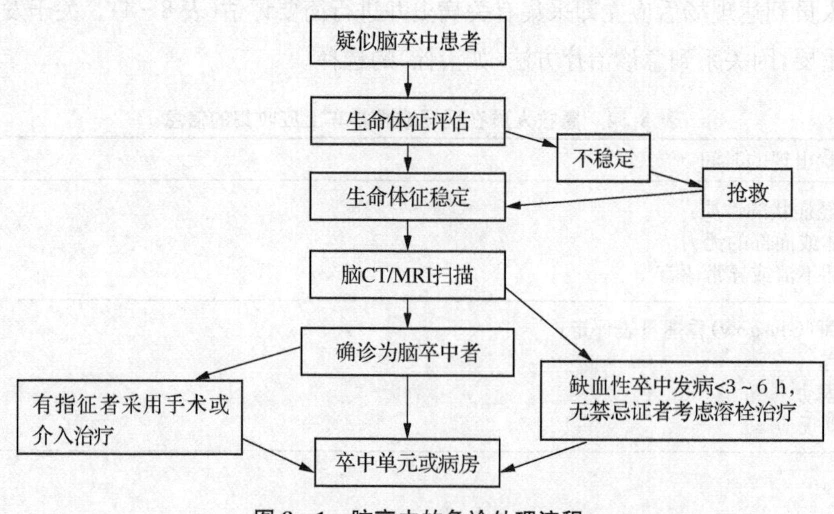

图 8-1 脑卒中的急诊处理流程

【院内护理措施】

一、即刻护理措施

患者进入监护区后，根据患者病情的严重情况，可采取以下即刻护理措施：① 立即嘱患者卧床，避免情绪激动；抬高床头 15°～30°，减轻脑水肿。② 保持呼吸道通畅，给予吸氧，支持患者的呼吸、循环功能，及时清除口腔内分泌物和呕吐物，舌后坠者给予口咽通气道协助通气，必要时做好气管插管或行气管切开术的准备。③ 连接心电、血压监护，密切观察患者的生命体征、意识、瞳孔及肢体的变化，评估是否并发心肌梗死或心律失常。④ 建立静脉通道，畅通给药途径。⑤ 遵医嘱采集血标本进行血常规、血生化、凝血功能、血糖等检查。⑥ 对于烦躁不安的患者，安置床栏，必要时给予适当的肢体约束，注意保障患者的安全。

二、迅速协助头部 CT 检查

密切配合做好准备，在规定时间内协助患者行头部 CT 扫描，鉴别缺血性脑卒中和出血性脑卒中，排除其他颅内原因所致疾病。

三、脱水降颅压

遵医嘱应用脱水药，通常使用 20％甘露醇、呋塞米等药物。如静脉给予 20％甘露醇 250 ml，应选择粗大的血管，保证在 15～30 min 内滴完，注意保护血管及局部组织，密切观察药物有无外渗。观察并记录尿量和尿液的颜色，检测肾功能及水、电解质情况。

四、控制高血压

急性期血压过高易导致继续出血，必须及时控制。血压升高也可因躁动、呼吸道梗阻、高热、膀胱充盈等因素引起。因此，首先要去除血压升高的诱因，遵医嘱予脱水降低颅内压治疗。如血压仍高于 200/110 mmHg，需在严密监测血压条件下，应用输液泵给予降压药物，并随时根据血压调整滴速，使血压控制在 170～180/95～100 mmHg 水平。

五、溶栓护理

根据 CT 检查结果、溶栓疗法的适应证和禁忌证对患者进行评估，如果符合溶栓治疗的条件，应注意严格按照医嘱剂量给予药物，控制给药速度。注意密切观察患者意识和血压变化，观察有无颅内出血、鼻出血、牙龈出血、皮肤瘀斑、血尿、黑便等出血倾向，定期监测血小板和凝血时间。

六、物理降温

出血性脑卒中急性期发热较多见，因此降低体温，使脑代谢降低、耗氧量减少，有利于保护脑细胞和减轻脑水肿。可头枕冰袋、冰帽行物理降温，最好使体温下降至35℃。

七、并发症的处理

1. 控制血糖

当血糖超过11.1 mmol/L时，应遵医嘱立即予以胰岛素治疗，将血糖控制在8.3 mmol/L以下。

2. 监测心脏损伤

脑卒中合并心脏损伤是脑心综合征的表现之一，主要包括急性心肌缺血、心肌梗死、心律失常及心力衰竭，应密切观察心电、血压监测情况，随时做好检查心肌损伤标志物的准备，及时发现和治疗心脏损伤。

3. 预防上消化道出血

脑卒中可并发应激性溃疡，引起胃肠道出血，应遵医嘱给予预防性措施，如使用H_2受体阻滞剂等。一旦发现出血应及时报告医生，尽快给予止血治疗。

八、加强基础护理

昏迷患者应及时清除口腔及气管内分泌物，防止反流、误吸等，采取翻身、叩背等排痰措施，加强口腔护理，预防肺部感染的发生。注意受压部位皮肤护理，每隔2 h翻身一次，预防压力性损伤的发生，保持肢体功能位。做好尿管和会阴部皮肤护理，防止尿路感染发生。

九、做好手术或入院的转运准备

当出血性脑卒中病情危重致颅内压过高，内科保守治疗效果不佳时，应及时做好外科手术治疗的准备。缺血性卒中发病3～6 h之内且无禁忌证者做好取栓手术治疗的准备。

【参考文献】

[1] 许铁，张劲松，燕宪亮. 急救医学[M]. 2版. 南京：东南大学出版社，2019.
[2] 张波，桂莉. 急危重症护理学[M]. 4版. 北京：人民卫生出版社，2017.
[3] 郝伟，陆林. 精神病学[M]. 4版. 北京：人民卫生出版社，2018.
[4] 韩春玲，杨辉. 急救护理学[M]. 北京：人民卫生出版社，2007.
[5] 唐维新. 实用临床护理"三基"理论篇[M]. 南京：东南大学出版社，2020.

第9章

心血管系统急症

第一节　急性冠状动脉综合征

【概述】

急性冠状动脉综合征(ACS)特指冠心病中急性发病的临床类型，是在冠状动脉硬化的基础上，粥样斑块破裂、破损或出血、血管痉挛，导致血栓形成，继发完全或不完全闭塞性血栓形成的一组临床综合征。

不同类型的ACS都具有急性发病的特点，而急性发病大多与内膜损伤或斑块破裂有直接的关系。根据心电图有无ST段持续性抬高，可将ACS区分为ST段抬高和非ST段抬高两大类，前者主要为ST段抬高心肌梗死(STEMI)，后者包括不稳定心绞痛(UA)和非ST段抬高心肌梗死(NSTEMI)。在大多数成人中，ACS被认为是心脏猝死的最主要原因，也是最为常见的心血管病急症。

【急性ST段抬高型心肌梗死】

一、定义

心肌梗死(MI)是心肌的缺血性坏死，急性心肌梗死(AMI)是在冠状动脉病变的基础上，发生冠状动脉血供急剧减少或中断，使相应的心肌严重而持久地缺血所致的部分心肌急性坏死。

临床表现为胸痛、急性循环功能障碍，反映心肌急性缺血、损伤和坏死的一系列特征性心电图演变以及血清心肌标志物的升高和心肌结构蛋白的变化，并可出现多种心律失常、心源性休克或心力衰竭三大并发症，亦属于急性冠脉综合征的严重类型。

二、病因与发病机制

基本病因是冠状动脉粥样硬化，造成一支或多支血管狭窄，在侧支循环未建立时，使心肌供血不足，也有极少数患者以冠状动脉栓塞、炎症、畸形、痉挛和冠状动脉口阻塞为基本病因。

冠状动脉内阻塞性血栓形成的起因是动脉粥样硬化斑块的形成、破裂或溃疡。这种“软化斑块”具有“易损性”或“不稳定性”，斑块在内在结构和外部作用力的相互影响下，极易破裂，斑块破裂诱发血小板聚集和血栓形成是STEMI的重要病理生理基础。在此基础上，一旦血供急剧减少或中断，使心肌严重而持久地急性缺血达20～30 min以上，即可发生AMI。

三、诱发因素

(1) 晨起6时至12时,交感神经活动增加,机体应激反应性增强,心肌收缩力、心率、血压增高,冠状动脉张力增高。

(2) 在饱餐特别是进食多量脂肪后,血脂增高,血黏稠度增高。

(3) 重体力活动、情绪过分激动、血压骤升或用力大便时,致左心室负荷明显加重。

(4) 休克、脱水、出血、外科手术或严重心律失常,致心排血量骤降,冠状动脉灌注量锐减。

AMI可发生在频发心绞痛的患者,也可发生在原来从无症状者中。AMI后发生的严重心律失常、休克或心力衰竭,均可使冠状动脉灌注量进一步降低,心肌坏死范围扩大。

四、临床表现

1. 先兆表现

半数以上患者在发病前数日有乏力、胸部不适、活动时心悸胸闷、烦躁,甚至有不稳定型心绞痛的发生,部分患者可能伴有恶心呕吐、大汗、心动过速,或心功能不全、严重心律失常、血压大幅度波动等。发现先兆并及时处理,可使部分患者避免心肌梗死的发生。

2. 主要症状

(1) 疼痛　最早出现最为突出的症状。胸痛的部位和性质与心绞痛基本相同,但程度更重,持续时间更长,可达数小时甚至数日,疼痛范围比心绞痛更广,可放射至颈部、左肩和左上臂,少数患者疼痛位于上腹部,易被误诊为胃穿孔、胰腺炎、胆囊炎等急腹症。部分患者疼痛放射至下颌、背部上方,常被误诊为牙病或骨关节病。与心绞痛不同,患者常有烦躁不安、出汗、恐惧、濒死感,休息或舌下含服硝酸甘油后不缓解。有8%～10%的患者胸痛症状不明显或者没有任何症状,主要是糖尿病和老年患者,由于周围神经病变对疼痛的敏感程度下降,患者可没有胸痛症状,一开始即表现为休克或急性心力衰竭。

(2) 全身症状　主要是发热,伴有心动过速、红细胞沉降率增快、白细胞升高等全身症状。一般在疼痛发生后24～48 h出现,体温在38 ℃左右,很少超过39 ℃,持续数日。

(3) 心力衰竭　主要是急性左心衰,为梗死后心脏收缩力显著减弱或不协调所致,发生率为20%～48%。患者在起病最初几天,疼痛或休克好转后,出现呼吸困难、咳嗽、发绀、烦躁等,病程进展可出现肺水肿,随后出现颈静脉怒张、肝大、水肿等右心衰竭表现。右心室心肌梗死时,可以一开始就出现右心功能衰竭,并伴有血压下降。下壁心肌梗死患者常有心动过缓、低血压。

(4) 心律失常　见于75%～95%的患者,起病1～2 d内多发,前24 h发病率最高,可伴有头昏、乏力、心悸、晕厥等表现。各种心律失常中以室性心律失常最多,如频发室性早搏、短阵室性心动过速及成对出现的室性早搏多为室颤的先兆。室颤是急性心肌梗死早期患者死亡的主要原因。

(5) 低血压和休克(心源性休克)　疼痛中血压下降未必就是休克,如疼痛缓解仍表现为收缩压低于 80 mmHg,大汗、烦躁、面色苍白、皮肤湿冷、脉细而快,尿量减少,多提示存有休克。多发生于起病数小时至数日内,多为心源性,主要原因为心肌广泛坏死(40%以上),心排血量急剧下降,部分患者可能合并有血容量不足的因素。

(6) 胃肠道症状　与迷走神经受坏死心肌刺激、心排血量减低、组织灌注不足等有关。表现为恶心、呕吐、上腹胀痛,部分患者可发生呃逆、肠胀气。多见于下壁心肌梗死。

3. 体征

心脏可有轻至中度增大,心率加快,心尖区第一心音减弱,可出现第四心音(心房性)奔马律,少数有第三心音(心室性)奔马律。若炎症波及心包,于第 2~3 d 可闻及心包摩擦音。心尖区收缩期杂音常见于二尖瓣乳头肌功能失调,胸骨左下缘收缩期杂音见于二尖瓣关闭不全及梗死累及室间隔造成室间隔破裂穿孔,常伴震颤。

4. 并发症

并发症可分为机械性、缺血性、栓塞性和炎症性。

(1) 机械性并发症　心室游离壁破裂、室间隔穿孔、乳头肌功能失调或断裂、室壁膨胀瘤。

(2) 缺血性并发症　梗死延展、再梗死。

(3) 栓塞性并发症　心室附壁血栓或下肢静脉血栓破碎脱落所致的体循环栓塞或肺动脉栓塞。

(4) 炎症性并发症　早期心包炎、后期心包炎(心肌梗死后综合征或 Dressler 综合征)。

五、辅助检查

1. 心电图

体表 ECG 是筛查心肌缺血和心肌梗死患者的重要工具之一,也是评估病变部位、范围、危险分层及预后的有效工具,急诊科对疑诊 ACS 的患者应争取在 10 min 内完成临床检查,描记 18 导联心电图(常规 12 导联加 V_7、V_8、V_9、V_{3R}、V_{4R}、V_{5R})并进行分析。

(1) 特征性改变　① ST 段抬高呈弓背向上型(表 9-1),在面向坏死区周围心肌损伤区的导联上出现;② 宽而深的 Q 波(病理性 Q 波),在面向透壁心肌坏死区的导联上出现;③ T 波倒置,在面向损伤区周围心肌缺血区的导联上出现。在背向梗死区的导联则出现相反的改变,即 R 波增高、ST 段压低和 T 波直立并增高。

(2) 动态性改变　① 起病数小时内,可无异常,或出现异常高大且两支不对称的 T 波,为超急性期改变;② 数小时后,ST 段明显抬高,弓背向上,与直立的 T 波连接,形成单向曲线，并逐渐出现病理性Q波，同时R波减低，为急性期改变；③ Q波在3～4 d内稳定不变，70%～80%永久遗留，如不进行治疗干预，抬高的ST段在数日至两周左右逐渐回到基线水平，T波则变为平坦或倒置，为亚急性期改变；④ 数周至数月后，T波呈V型倒置，两支对称，波谷尖锐，为慢性期改变，T波倒置可永久存在，也可在数月或数年内逐渐恢复。

表9-1　ST段抬高型心肌梗死的心电图的定位判断

部位	导联
前间隔心梗	V_1～V_3呈QS型，甚至偏移至V_4
前壁心梗	V_1呈rS，$V_{2\sim4}$有Q波或V_1～V_4R波振幅降低
前侧壁心梗	$V_{4\sim6}$，I，aVL有Q波
侧壁心梗	Ⅰ，aVL有Q波
下壁心梗	Ⅱ，Ⅲ，aVF有Q波
下侧壁心梗	Ⅱ，Ⅲ，aVF和V_5～V_6有Q波
正后壁心梗	V_1～V_2 R波>0.04 s且R/S>1
右室心梗	Ⅱ，Ⅲ，aVF呈Q波，且rV_4 ST段抬高

2. 心肌损伤标志物

心肌损伤标志物包括肌红蛋白(MYO)、肌酸磷酸激酶(CK或CPK)、肌酸激酶同工酶(CK-MB)、门冬酸氨基转移酶(AST)、乳酸脱氢酶(LDH)及其同工酶、心肌肌钙蛋白I(cTnI)等，是鉴别心绞痛和心肌梗死的重要标志物。在心肌梗死急性期可检测到心肌损伤标志物升高(表9-2)。

表9-2　心肌梗死心肌损伤标志物及其检测时间

检测时间	MYO	cTnI	cTnT	CK	CK-MB	AST
开始升高时间(h)	1～2	2～4	2～4	6	3～4	6～12
达峰值时间(h)	4～8	10～24	10～24	24	10～24	24～48
持续时间(h)	0.5～1	5～10	5～14	3～4	2～4	3～5

3. 超声心动图

超声心动图检查可发现心肌缺血时左心室射血分数(LVEF)减低和心肌节段性运动减弱，甚至消失。二维和M型超声心动图也有助于了解心室壁的运动和左心室功能，诊断室壁瘤和乳头肌功能失调，检测心包积液及室间隔穿孔等并发症。

4. 放射性核素

放射性核素显像技术可以发现心肌梗死或供血不足区域，可判断心肌的血流灌注情况，同时评价患者的心功能情况。目前多用SPECT来检查，新的方法PET可观察心肌的代谢变化，判断心肌的存活性。

5. 冠状动脉造影

冠状动脉造影一直是诊断冠心病最常用的有创检查方法，曾被认为是诊断冠心病的金标准，可清晰显示血管轮廓、内径、狭窄程度、血流速度等血管相关信息，并有助于指导治疗和评估预后。冠状动脉粥样硬化最基础的病理改变是血管壁的改变，而冠状动脉造影却不能显示血管壁的病理改变是其缺陷，目前常在冠状动脉造影时用冠脉内超声检查来了解血管壁的斑块分布、大小、性质及是否破溃和血栓形成等更准确的相关信息。

六、诊断

WHO 的 AMI 诊断标准为：依据典型的临床表现、特征性的心电图改变、血清心肌标志物水平动态改变，三项中具备两项，特别是后两项即可确诊。

无症状的患者较难确诊，凡老年患者突然发生休克、严重心律失常、心力衰竭、上腹部胀痛或呕吐等表现而原因未明者，或原有高血压而血压突然降低且无原因可循者，都应想到 AMI 的可能。此外，有较重而持续较久的胸闷或胸痛者，即使心电图没有明显改变，也应考虑本病的可能，都应该先按 AMI 处理，并在短期内反复进行心电图观察及血清心肌标志物等测定，以确定诊断。

鉴别诊断主要考虑以下疾病：

1. 稳定性心绞痛

胸痛常由体力劳动或情绪激动（如愤怒、焦急、过度兴奋等）所诱发，饱食、寒冷、吸烟、心动过速、休克等亦可诱发。疼痛多发生于劳动或激动的当时，而不是在一天劳累之后。典型的心绞痛常在相似的条件下重复发生，但有时同样的劳动只在早晨而不在下午引起心绞痛。疼痛出现后常逐步加重，然后在 3～5 min 内渐消失。停止原来诱发症状的活动或舌下含服硝酸甘油能在几分钟内使之缓解。

2. 急性心包炎

心包炎的疼痛与发热同时出现，呼吸和咳嗽时加重，早期即有心包摩擦音，心包摩擦音和疼痛在心包腔出现渗液时均消失；全身症状一般不如 AMI 严重；心电图除 aVR 外，其余导联均有 ST 段弓背向下的抬高，T 波倒置，无异常 Q 波出现。

3. 主动脉夹层

胸痛一开始即达高峰，常放射到背、肋、腹、腰和下肢，患者诉撕裂样疼痛难以忍受，两上肢的血压和脉搏可有明显差别，可有主动脉瓣关闭不全的表现，偶有意识模糊和偏瘫等神经系统受损症状。但无血清心肌坏死标志物升高等可资鉴别。二维超声心动图检查、X 线或磁共振体层显像有助于诊断。X 线示纵隔增宽、胸部 CT 或磁共振体层显像有主动脉夹层征象，主动脉造影可以明确。

4. 急性肺动脉栓塞

可发生胸痛、咯血、呼吸困难和休克。但有右心负荷急剧增加的表现，如发绀、肺动脉瓣区第二心音亢进、颈静脉充盈、肝大、下肢水肿等。D-二聚体常升高，心电图示Ⅰ导联S波加深，Ⅲ导联Q波显著，T波倒置，胸导联过渡区左移，右胸导联T波倒置等改变，螺旋CT、肺动脉造影、超声心动图及磁共振成像有助于明确诊断。

5. 急腹症

急性胰腺炎、消化性溃疡穿孔、急性胆囊炎、胆石症等，均有上腹部疼痛，可能伴休克。通过仔细询问病史、体格检查、心电图检查、血清心肌酶和肌钙蛋白测定可协助鉴别。

七、并发症

出现心肌梗死后，由于坏死区域的炎症性、机械性以及电生理特性的异常改变可引起各种并发症。早期的并发症由坏死心肌本身引起，在心肌梗死后数天至数周发生的并发症则可能是由炎症反应引起。常见的并发症如下：

1. 心律失常

心律失常为心肌梗死时常见，且是院前死亡的主要原因。常见的心律失常包括室性早搏、室性心动过速、心室颤动、室上性心律失常、传导阻滞。心室颤动是大部分心肌梗死患者发生心脏性猝死的主要原因，心肌梗死后前48 h内发生的心室颤动经常是由一过性电流不稳定性引起，不影响患者的长期预后，梗死48 h后发生的心室颤动常伴有严重左心功能不全，患者远期死亡率较高。

2. 心力衰竭

急性心肌缺血时心肌功能受损与心律失常、心室重构和心梗的机械并发症共同导致并加重心衰，主要是左心衰竭，发生率为32%～48%，患者常有呼吸困难、发绀、烦躁、肺部湿啰音等症状和体征。大约有1/3的下壁心肌梗死患者同时有右心室梗死，此时常有右心衰和低血压存在。

3. 乳头肌功能失调或断裂

总发生率可高达50%。二尖瓣乳头肌因缺血、坏死等使收缩功能发生障碍，造成不同程度的二尖瓣脱垂合并关闭不全，心尖区出现收缩中晚期喀喇音和吹风样收缩期杂音，第一心音可不减弱，可引起心力衰竭。轻症者可以恢复，其杂音可消失。乳头肌整体断裂极少见，多发生在二尖瓣后乳头肌，见于下壁MI，心力衰竭明显，预后差，可迅速发生肺水肿并在数日内死亡。

4. 心脏破裂

心脏破裂较少见，常在起病1周内出现，多为心室游离壁破裂，造成心包积血引起急性心脏压塞而猝死。偶为心室间隔破裂造成穿孔，在胸骨左缘第3～4肋间出现响亮的收缩期杂音，常伴有震颤，可引起心力衰竭和休克而在数日内死亡。心脏破裂也可为亚急性，患者能存活数月。

5. 栓塞

发生率为1%～6%，见于起病后1～2周，可为左心室附壁血栓脱落所致，引起脑、肾、脾或四肢等动脉栓塞。也可因下肢静脉血栓形成部分脱落所致，产生肺动脉栓塞，大块肺栓塞可导致猝死。

6. 心室壁瘤

心室壁瘤为心梗晚期并发症，或称室壁瘤，主要见于左心室，发生率为5%～20%。体格检查可见左侧心界扩大，心脏搏动范围较广，可有收缩期杂音。超声心动图、放射性核素心功能显像以及左心室造影可见局部心缘突出，搏动减弱或有反常搏动，急性STEMI后数周ST段持续抬高，X线片上左心缘向外膨隆提示存在左心室壁瘤，超声心动图检查可确诊。室壁瘤可导致心功能不全、栓塞和室性心律失常。

7. 心肌梗死后综合征

于心肌梗死后数周至数月内出现，发生率约为10%，可能为机体对坏死物质的过敏反应所致，可反复发生，表现为心包炎、肺炎或胸膜炎，有胸痛、发热等症状。

八、抢救治疗

1. 救治原则

保护和维持心脏功能，挽救濒死的心肌，防止梗死面积扩大，缩小心肌缺血范围，及时处理严重心律失常、泵衰竭和各种并发症，防止猝死。

早期诊断、危险分层、正确分流、科学救治。

2. 护理评估

(1) 评估诱发因素、疼痛的部位、性质、程度及持续时间，疼痛发作时有无大汗或恶心、呕吐等伴随症状，观察抗心绞痛药物的疗效及不良反应。

(2) 严密监测生命体征及病情变化。

(3) 监测心电图变化，评估心肌缺血程度、有无心律失常。

(4) 评估患者对疾病的认知程度和心理状态。

3. 治疗

(1) 紧急处理

① 卧床休息：急性期绝对卧床休息，限制运动量，保持环境安静，降低心肌耗氧量，合并心衰者采取半卧位。减少不良刺激，减轻焦虑。

② 吸氧:进行吸氧,氧流量为3～5 L/min。

③ 建立静脉通道:迅速建立静脉通道,尽量使用留置针在左上肢穿刺,必要时建立两条以上的静脉通道,以备抢救和急诊介入中用药。

④ 监测:对患者进行心电、血压、呼吸和氧饱和度的监测,持续监测生命体征,注意电极位置应避开除颤区域。

⑤ 心电图:快速做床旁12导或18导心电图,要求在到达医院10 min内完成。

⑥ 急救物品:备好抢救车、药品及除颤器。

⑦ 化验检查:协助医生留取血标本,做常规、凝血四项、心肌损伤标志物、肝肾功能、生化、血气分析等化验检查。

⑧ 镇痛:对伴有疼痛的患者可给予有效镇痛剂,可选择吗啡5～10 mg皮下注射或2.5～5 mg静注,必要时重复。

⑨ 行急诊PCI手术:立即遵医嘱给予阿司匹林、氯吡格雷口服,备好转运设备,全程监护,护送患者到导管室。

⑩ 心理宣教:做好心理护理及相关疾病的知识宣教,消除紧张、恐惧、焦虑情绪,减轻心理压力及负担。

(2) 严密观察病情变化

① AMI患者病情危重,变化迅速,随时都可能出现严重的并发症。

② 密切观察患者的意识、精神状态、面色、生命体征、尿量的变化,注意有无冷汗、四肢末梢发凉等,警惕心源性休克和心力衰竭的发生。

③ 经常询问患者胸痛、胸闷等不适症状的改善情况,并注意伴随的症状和程度。

④ 严密观察心率、心律、心电图波形的变化,及早识别各种心律失常,及时报告医生并配合抢救。

⑤ 定时进行心电图检查及心肌酶的检测,了解心肌梗死的演变情况。

⑥ 做好各项护理记录。

(3) 再灌注治疗

主要包括介入治疗、溶栓治疗和外科手术搭桥治疗。

① 介入治疗:首次医疗接触(FMC)在10 min内(救护车内)记录ECG、临床表现,12 h内转运至具有直接PCI资质的医院,直接送到导管室。对于合并有溶栓禁忌、溶栓失败、心源性休克及严重心衰的患者,无论FMC至直接PCI时间延迟如何,都直接进行PCI治疗。

初诊无条件PCI的医院,FMC至PCI时间延迟小于120 min(理想延迟时间小于90 min),立即转运至具有直接PCI资质的医院;如FMC至PCI时间延迟大于120 min,应于30 min内溶栓治疗(无溶栓禁忌)。

发病12～24 h的STEMI患者,如有临床或心电图证据显示仍有缺血现象,可行再灌注治疗，该类患者首选直接 PCI 治疗。

ECG 证实 STEMI 且院外行心肺复苏的患者，应立即行 CAG/PCI，直接 PCI 时，经导管血栓抽吸是合理的；无双联抗血小板治疗禁忌、依从性比较好的患者，优先考虑应用药物涂层支架。

② 溶栓治疗：溶栓治疗可使冠状动脉内新鲜血栓中的纤维蛋白降解，进而使血栓溶解，使闭塞的冠状动脉和缺血心肌恢复血流再灌注，以挽救濒死的心肌，常用的溶栓药物有尿激酶、链激酶、重组组织型纤溶酶原激活物(rt-PA)、瑞替普酶(r-PA)。

溶栓疗效评估：溶栓开始后 60～180 min 应当监测临床症状、心电图 ST 段抬高程度的演变和心律变化。尽管冠状动脉造影 TIMI Ⅱ级或Ⅲ级血流是评估冠状动脉血流灌注的"金标准"，但临床中并非常规用于评价是否溶栓成功。临床常用的间接判定指标包括症状、心电图、心肌酶学峰值、再灌注心律失常，其中心电图和心肌损伤标志物峰值前移最重要。

③ 冠状动脉搭桥(CABG)治疗：对治疗急性期的 STEMI 有一定的限制，适用于以下情况：由于冠脉解剖结构，无法行 PCI 治疗，且有难治性心肌缺血、心源性休克、严重心力衰竭，或其他高危因素者，行紧急 CABG 治疗；STEMI 后，出现急性机械并发症，需行 CABG 修补；STEMI 发病 6 h 内，不适合 PCI 或溶栓治疗且无心源性休克者，可行紧急 CABG。

(4) 药物治疗

① 抗血小板药物：环氧化酶抑制剂(阿司匹林)、腺苷二磷酸受体阻断剂(氯吡格雷、替格瑞洛等)。

② 抗凝药物：包括普通肝素、低分子肝素、磺达肝癸钠、比伐卢定等。其他药物包括硝酸酯类药物、β-受体阻滞剂、钙通道阻滞剂、血管紧张素转换酶抑制剂/血管紧张素受体拮抗剂和他汀类药物。所有 STEMI 患者均应给予双联抗血小板治疗，在急诊做急诊 PCI 或溶栓治疗准备时给予水溶阿司匹林 300 mg 嚼服和氯吡格雷 300 mg 口服，能使急性支架内血栓从初期的 10%下降到 0.5%左右，也能有效预防药物洗脱支架的晚期内血栓。

【非 ST 段抬高型心肌梗死(NSTEMI)/不稳定型心绞痛(UA)】

一、定义

NSTEMI 是由于动脉粥样斑块破裂或糜烂，伴有不同程度的表面血栓形成、血管痉挛及远端血管栓塞所导致的一组临床症状。

两者病因与临床表现相似但程度不同，主要不同表现在缺血严重程度以及是否导致心肌损害。若 UA 伴有血清心肌坏死标志物明显升高，此时可确立 NSTEMI 的诊断。

二、病因与发病机制

ACS 有着共同的病理生理学基础，即在冠状动脉粥样硬化的基础上，发生斑块破裂或糜烂、溃疡，并发血栓形成、血管收缩、微血管栓塞等导致急性或亚急性的心肌供氧缺少。

冠状动脉病理检查可发现前述的斑块破裂、糜烂、溃疡和继发血栓等表现，不同于 STEMI 患者，非 ST 段抬高性 ACS 患者的冠状动脉管腔往往未完全闭塞，附壁血栓多为白血栓，管腔完全闭塞者也往往已有良好的侧支循环形成。

三、临床表现

1. 症状

UA 患者胸部不适的性质与典型的稳定型心绞痛相似，通常程度更重，持续时间更长，可达数十分钟，胸痛在休息时也可发生。

如下临床表现有助于诊断 UA：诱发心绞痛的体力活动阈值突然或持久降低；心绞痛发生频率、严重程度和持续时间增加；出现静息或夜间心绞痛；胸痛放射至附近的或新的部位；发作时伴有新的相关症状，如出汗、恶心、呕吐、心悸或呼吸困难。常规休息或舌下含服硝酸甘油只能暂时甚至不能完全缓解症状。但症状不典型者也不少见，尤其在老年女性和糖尿病患者中多见。

2. 体征

体检可发现一过性第三心音或第四心音，以及由于二尖瓣反流引起的一过性收缩期杂音，这些非特异性体征也可出现在稳定型心绞痛和心肌梗死患者，但详细的体格检查可发现潜在的加重心肌缺血的因素，并成为判断预后非常重要的依据。

四、辅助检查

1. 心电图

心电图不仅可以帮助诊断，而且根据其异常的严重程度和范围可以提供预后信息。症状发作时的心电图尤其有意义，与之前心电图对比，可提高心电图异常的诊断价值。

通常心电图动态改变可随着心绞痛的缓解而完全或部分消失。若心电图改变持续 12 h 以上，则提示 NSTEMI 的可能。若患者具有稳定型心绞痛的典型病史或冠心病诊断明确（既往有心肌梗死，冠状动脉造影提示狭窄或非侵入性试验阳性），即使没有心电图改变，也可以根据临床表现作出 UA 的诊断。

2. 连续心电监护

一过性急性心肌缺血并不一定表现为胸痛，出现胸痛症状前就可发生心肌缺血。连续的心电监测可发现无症状或心绞痛发作时的 ST 段改变。连续 24 h 心电监测发现，85%～90%的心肌缺血可不伴有心绞痛症状。

3. 冠状动脉造影和其他侵入性检查

冠状动脉造影能提供详细的血管相关信息，帮助指导治疗并评价预后。在长期稳定型心绞痛基础上出现的 UA 患者常有多支冠状动脉病变，而新发作的静息心绞痛患者可能只有单支冠状动脉病变。

冠脉内超声显像和光学相干断层显像可以准确提供斑块分布、性质、大小和有否斑块破溃及血栓形成等更准确的粥样硬化斑块信息。

4. 心脏标志物检查

心肌肌钙蛋白(cTn)T 及 I 较传统的 CK 和 CK-MB 更为敏感、更可靠，在症状发生后 24 h 内，cTn 的峰值超过正常对照值的 99 个百分位需考虑 NSTEMI 的诊断。临床上 UA 的诊断主要依靠临床表现以及发作时心电图 ST-T 的动态改变，如 cTn 阳性意味该患者已发生少量心肌损伤，相比 cTn 阴性的患者，其预后较差。

5. 其他检查

胸部 X 线、心脏超声和放射性核素检查的结果和稳定型心绞痛患者的结果相似，但阳性发现率会更高。

五、诊断

对年龄＞30 岁男性和＞40 岁女性(糖尿患者更年轻)主诉符合上述临床表现的心绞痛时应考虑 ACS，随即进行一系列的心电图和心脏标志物的检测，以判别为 UA、NSREMI 抑或是 STEMI。

鉴别诊断：尽管不稳定型心绞痛和非 ST 段抬高型心肌梗死的发病机制类似急性 ST 段抬高型心肌梗死，但二者的治疗原则有所不同，因此需要鉴别诊断。还需要与急性心包炎、急性肺动脉栓塞、急腹症(如急性胰腺炎、消化性溃疡穿孔、急性胆囊炎、胆石症等)、主动脉夹层分离、其他疾病(急性胸膜炎、自发性气胸、带状疱疹等心脏以外疾病引起的胸痛)等进行鉴别，依据特异性体征、X 线胸片和心电图特征不难鉴别。

严重程度分级：UA 或 NSTEMI 的 Braunwald 分级是根据 UA 发生的严重程度将之分为Ⅰ级、Ⅱ级、Ⅲ级(表 9－3)。

表 9－3　根据 UA 发生的严重程度分级

分级	心绞痛的特点和基础病因	1 年内死亡或心肌梗死发生率
Ⅰ级	初发的、严重或加剧性心绞痛。发生在就诊前 2 个月内，无静息时疼痛。每日发作 3 次或 3 次以上，或稳定型心绞痛患者心绞痛发作更频繁或更严重，持续时间更长，或诱发体力活动的阈值降低	7.3%
Ⅱ级	静息型亚急性心绞痛。在就诊前 1 个月内发生过 1 次或多次静息型心绞痛，但近 48 h 内无发作	10.3%
Ⅲ级	静息型急性心绞痛。在 48 h 内有一次或多次静息型心绞痛发作	10.8%

六、抢救治疗

UA/NSTEMI是严重、具有潜在危险的疾病，要做到早期诊断、危险分层、正确分流、科学救治。其治疗主要目的有两个：即刻缓解缺血和预防严重后果（即死亡或心肌梗死或再梗死）。

1. 紧急处理

（1）卧床休息，保持安静，消除情绪紧张和顾虑。

（2）有发绀、呼吸困难或其他高危表现的患者给予吸氧，维持 $SaO_2>90\%$。

（3）心电图　快速做床旁12导联或18导联心电图。

（4）镇痛　保持安静，必要时应用小剂量的镇静剂和抗焦虑药物，以减轻或缓解心绞痛。

（5）做好心理护理和疾病相关知识的宣教，消除紧张、恐惧、焦虑情绪，减轻患者的心理压力及负担。

2. 严密观察病情变化

（1）UA/NSTEMI是严重、具有潜在危险的疾病，易发生死亡、心肌梗死或再梗死。

（2）观察患者胸痛、胸闷等不适症状的改善情况，并注意伴随症状及程度。

（3）密切观察患者的精神状态及生命体征的变化，严密观察心率、心律、心电图示波的动态改变，发现缺血和心律失常，立即报告医生并配合抢救。

（4）定时进行心电图检查和心肌酶的检测，了解UA/NSTEMI的发展情况。

（5）做好护理记录。

3. 药物治疗及护理

（1）抗心肌缺血药物　主要目的是为减少心肌耗氧量（减慢心率、降低血压或减弱左心室收缩力）或扩张冠状动脉，缓解心绞痛发作。常用的药物有硝酸酯类药物、β-受体拮抗剂、钙通道阻滞剂等。

（2）抗血小板药物　阿司匹林、氯吡格雷、替格瑞洛、血小板糖蛋白Ⅱb/Ⅲa（GPⅡb/Ⅲa）受体拮抗剂（阿昔单抗）。

（3）抗凝药物　抗凝治疗常规应用于中危和高危的UA/NSTEMI患者中，常用的抗疑药包括普通肝素、低分子肝素、磺达肝癸钠和比伐卢定。

（4）降脂药物　他汀类药物在急性期应用可促进内皮细胞释放一氧化氮（NO），有类硝酸酯作用，远期有抗炎症和稳定斑块作用，能降低冠状动脉疾病的死亡和心肌梗死发生率。

（5）血管紧张素转换酶抑制剂　研究表明，血管紧张素转换酶抑制剂（ACEI）可以降低急性心肌梗死合并左室功能不全或心力衰竭的死亡率及心血管事件发生率。对合并心功能不全的不稳定型心绞痛和非ST段抬高的心肌梗死患者，长期应用ACEI能降低心肌梗死和再发心肌梗死率。

4. 冠状动脉血供重建及护理

目前对UA/NSTEMI有“早期保守治疗”和“早期有创治疗”两种治疗策略。冠状动脉血运重建术包括:经皮冠状动脉介入治疗(PCI)和冠状动脉旁路术(CABG)。

第二节　高血压危象

【概述】

高血压危象是高血压的常见并发症,在原发性和继发性高血压的发展过程中,在某些诱因作用下,使血压急剧升高,病情急剧恶化以及由于高血压引起的心脏、脑、肾等主要靶器官功能严重受损的并发症;或者舒张压持续高于140～150 mmHg和(或)收缩压持续高于220 mmHg,无论有无症状亦应视为高血压危象。特别强调的是,除了血压升高的绝对水平和速度外,靶器官受累程度亦极为重要,在并发急性肺水肿、主动脉夹层动脉瘤、心肌梗死或脑血管疾病时,即使血压仅中度增高,也应视为高血压危象。

【分类】

高血压危象原统称为高血压急症,1997JNCVI统一命名为高血压危象,并根据靶器官损害和是否需要立即降压治疗而将高血压危象分为高血压急症和高血压次急症。

1. 高血压急症

高血压急症指高血压伴有急性进行性靶器官病变,舒张压常≥130 mmHg,需要立即降压治疗(但并不需要降至正常范围)以阻止或减少靶器官损害,常需要静脉内用药。主要包括:① 高血压脑病;② 急进型/恶性高血压伴有心、脑、肾、眼底的损害;③ 严重高血压出现急性并发症,如合并脑血管病、心脏疾病、急性肾功能衰竭以及子痫和嗜铬细胞瘤等(表9-4)。

2. 高血压次急症

高血压次急症也称为高血压紧迫状态,指血压剧烈增高而尚无急性靶器官损害。允许在几小时到24 h内将血压降低,不一定需要静脉内用药。主要包括:① 急进型/恶性高血压无心、脑、肾、眼底损害;② 先兆子痫;③ 围手术期高血压等(见表9-4)。

表9-4 高血压危象分类表

高血压急症	高血压次急症
1. 高血压脑病 2. 急进型/恶性高血压有心、脑、肾、眼底损害 3. 严重高血压出现急性并发症 (1) 脑血管病： 脑内出血 蛛网膜下腔出血 急性粥样硬化血栓性脑梗死 (2) 快速进行性肾衰竭 (3) 心脏疾病： 急性左心衰竭伴肺水肿 AMI 不稳定性心绞痛 急性主动脉夹层 (4) 子痫或妊娠期严重高血压 (5) 儿茶酚胺过高分泌状态： 嗜铬细胞瘤危象 食物或药物(酪胺)与单胺氧化酶抑制剂相互作用 少数严重撤药综合征(如可乐定等撤药后) (6) 冠状动脉搭桥术后高血压 (7) 头部损伤	1. 急进型/恶性高血压未出现急性并发症 2. 高血压合并视盘水肿、进行性其他靶器官损害 3. 先兆子痫 4. 急性全身性血管炎合并严重高血压 5. 与外科有关的高血压 需即刻手术的严重的高血压 严重围手术期高血压 肾移植后严重高血压 6. 高血压严重鼻出血 7. 撤药综合征 8. 药物诱发高血压： 过量拟交感神经药物 α-激动剂和非选择性β-受体阻滞剂相互作用 9. 慢性脊髓损伤伴发作性严重高血压 (自律性过高反射综合征)

【诱因与病因】

精神创伤、情绪变化、过度疲劳、寒冷刺激、气候变化和内分泌失调(如绝经期或经期)等。

1. 原发性高血压

包括严重的缓进型高血压和急进型高血压。

2. 继发型高血压

如妊娠高血压疾病、急性肾小球肾炎、肾动脉狭窄、嗜铬细胞瘤等。

【常见高血压急症的临床诊断与护理】

一、高血压脑病

1. 血压急剧升高

在原有高血压的基础上，出现血压急剧升高，舒张压常超过 120 mmHg，甚至在短时间内升高到 200～260 mmHg/140～180 mmHg。

2. 神经系统症状

主要是脑水肿和颅内高压的症状，常先有严重的弥漫性头痛，常伴呕吐，有时呈喷射性。初期兴奋、烦躁不安，继而精神萎靡、嗜睡；病情继续进展，脑水肿加剧，则出现意识模糊，甚至昏迷。可有一过性偏瘫、半身感觉障碍甚至失语，有的还有颈项强直、全身抽搐、四肢痉挛等神经症状，严重者合并有呼吸中枢衰竭症状。可出现偏盲、黑矇等症状。

3. 眼底改变

眼底有局限性或弥漫性视网膜血管痉挛，可伴有渗出、出血和视盘水肿。

4. 辅助检查

(1) 脑电图检查　出现局限性异常或双侧同步锐慢波或因脑水肿而出现广泛性慢波。

(2) 脑脊液检查　脑脊液压力明显升高，镜检仅见红细胞或白细胞，蛋白质含量稍增加。但一般不主张做脑脊液检查，以防因脑压过高发生脑疝。

(3) 头部 CT 或 MRI 检查　可显示颅内出血及梗死灶。

5. 护理措施

(1) 绝对卧床休息　头高位，避免一切不良刺激，安定患者情绪，必要时使用镇静剂，向家属交代病情，通知病危，专人陪护。

(2) 保持呼吸道通畅　必要时吸氧，备好各种抢救药品，迅速建立静脉通道，根据医嘱给药，给予速效降压、脱水、镇静剂。快速降压药首选硝普钠，能同时扩张静脉和动脉，能降低心脏前后负荷，并密切观察疗效和副作用，按要求的速度滴注。

(3) 密切观察血压的变化　每 15～30 min 测一次，24 h 内血压降低 20%～25%，48 h 血压不低于 160/100 mmHg，再将血压降至正常水平，不宜降压过低，以免发生脑梗死或心肌梗死。

(4) 血压稳定后每 1～2 h 测血压一次，详细记录。

(5) 注意神志、瞳孔、脉搏、呼吸及肢体肌力变化。

(6) 心功能不全者　应用脱水剂要注意控制给药速度，并观察心律、心率的变化与水、电解质平衡，严格记录出入量。

(7) 有癫痫发作者　执行癫痫护理常规。

二、急进型恶性高血压

本病多见于青年人和中年人，约 80%患者的年龄在 30 岁左右，男性居多，多数在发展成急进型恶性高血压前有良性高血压史，以后血压逐渐增高，发展甚快。约 20%发病一开始即为急进型恶性高血压。

1. 症状

多无特异性症状，头痛占 70%，且较剧烈；视力模糊；胸闷、心慌气短；恶心呕吐；烦躁多尿，尤其是夜尿增多。

2. 血压显著升高

达到急进型恶性高血压水平（DBP≥130 mmHg）。

3. 眼底改变

可见视盘水肿或出血、渗出。

4. 其他

严重者常出现心、肾功能不全的表现。由于微小动脉溶血和弥散性血管内凝血（DIC），可有溶血性贫血和出血的表现。

5. 辅助检查

（1）实验室检查　几乎所有患者尿内可出现红细胞和（或）蛋白；约69%患者血清肌酐增高；还常有低钙血症，重症患者可出现代谢性酸中毒；溶血性贫血发生率约为41%。由于肾小动脉内弥漫性纤维素样改变，动脉堵塞、痉挛，可造成严重肾缺血，肾素活性增高，继而出现继发性醛固酮增多症，半数患者血钾降低，使病情迅速恶化。

（2）心电图检查　心电图有左心室肥大、劳损等改变，可伴各种心律失常。

（3）X线检查　胸部X线片可有主动脉型心脏改变。

（4）超声心动图检查　超声心动图显示室间隔和左心室壁对称性肥厚，主动脉内径增宽；心功能检查示左心室舒张功能、收缩功能异常。

（5）免疫学检查　急进型高血压患者血清免疫球蛋白IgG、IgM可能增高；抗核抗体、抗α肾上腺素能受体抗体、抗血管紧张素II受体抗体的检测对本病的诊断具有重要意义。

（6）肾组织活检　肾组织活检可发现肾脏组织及血管的病理变化。

6. 饮食与护理

（1）防治高血压的危险因素、改变不良的生活方式。包括要合理膳食、减轻体重、戒烟限酒、保持心理平衡和进行适当的体力活动。

（2）定期进行体检，早期发现高血压，坚持长期治疗。

（3）多以清淡食物为主，注意饮食规律。

（4）根据医生的建议合理饮食。

（5）该疾病对饮食并没有太大的禁忌，合理饮食即可。

三、高血压合并脑卒中

1. 缺血性脑卒中

（1）早期　一般认为在急性缺血性脑卒中的早期，除非血压很高（如>180/105 mmHg），应暂停用降压药，直至病情稳定；否则积极地降血压可能降低脑灌流，而低灌流将进一步加重神经损害。所以,缺血性卒中急性期的血压在一段时间内都应维持在相对较高的水平。此外,脑卒中患者即使要进行降压治疗,降压过程也要平稳,血压不宜降得太快,要使 24 h 内血压的“波峰”和“波谷”接近,这样既可避免血压波动对血管壁的损害,又可防止血压过低可能导致的脑灌注不足。降压幅度应降到比卒中前稍高的水平,使收缩压维持在 150～160 mmHg,舒张压维持在 100 mmHg 左右。

(2) 溶栓　对脑梗死进行溶栓治疗,在 24 h 内要监测血压。溶栓治疗对血压的要求是:① 既往有高血压的患者,血压维持在 160～180 mmHg/100～105 mmHg 水平;② 既往无高血压的患者,血压维持在 160～180 mmHg/90～100 mmHg;③ 当血压高于 200/105 mmHg 时,先考虑谨慎的降压治疗。

(3) 脑血管痉挛　对于急慢性脑血管痉挛,可选用尼卡地平或尼莫地平等钙拮抗剂进行降压治疗,在降压的同时可以增加脑动脉血流。

2. 出血性脑卒中

(1) 降压治疗　高血压脑出血的内科治疗主要是降低颅内压,控制血压,防止再次出血及并发症的治疗。对于颅内出血的降压治疗有一定的争议,虽然降压治疗可减少再出血和降低水肿形成,但可因降低脑血流量而增加脑缺血。对于血压轻、中度增高的患者可不必治疗,尤其是对于长期慢性高血压的患者;而对于急性、严重的血压增高,也应在几个小时内使血压逐渐降低。当脑出血者的收缩压＞200～210 mmHg,和(或)舒张压＞110 mmHg 时应降压治疗,使收缩压降至 140～160 mmHg 即可。

(2) 其他治疗　可用地西泮 10～20 mg 肌肉注射或静脉注射或用苯巴比妥 0.1～0.2 g 肌肉注射制止抽搐。用呋塞米 40～80 mg 静脉注射和(或)20%甘露醇 250 ml 快速静脉滴注,进行脱水降颅压治疗。还要加强对症处理、吸氧、镇静、卧床休息、支持疗法等措施。

四、高血压与主动脉夹层(血肿)

主动脉夹层血肿或主动脉夹层分离简称为主动脉夹层,过去曾称为夹层动脉瘤,是由于内膜撕裂后高压血流进入中层,或中层滋养动脉破裂产生血肿后压力过高导致内膜撕裂所致。动脉内膜撕裂、动脉管壁剥离和血肿在动脉壁内蔓延扩大是夹层动脉瘤的基本病理发展过程。内膜一旦撕裂,由于血流顺向和逆向冲击,剥离的范围越来越大,夹层血肿可破入胸腔、心包,导致猝死,或破入主动脉内,形成第二个开口,形成主动脉的假腔道。因而是一种常被疏忽而又极为凶险的高血压急性并发症。

1. 病因与发病机制

主动脉由三层组成,即非薄的内层、较厚的中层和较薄的外层。主动脉强度依赖于中层,正常主动脉壁非常坚固(使主动脉壁裂开需 500 mmHg 以上的压力),能承受巨大的张力,而且具有很大的膨胀性和弹性。因此,动脉壁缺陷尤其是中层的薄弱、缺陷,或中层变性是发生主动脉夹层的先决条件。主动脉夹层的发病有关因素如下。

(1) 高血压是主动脉夹层最常见的致病因素，70%～87%主动脉夹层是由高血压所致，长期高血压可引起平滑肌细胞肥大、变性及中层坏死，主动脉壁应力增加，导致中层弹力纤维断裂。近半数A型和几乎全部B型主动脉夹层患者有高血压史，急性发作时多有血压升高。

(2) 动脉中层囊性变性、坏死是主动脉夹层的另一个重要原因，常表现为胶原和纤维组织变性坏死伴囊性改变，导致夹层破裂，如Marfan综合征(占主动脉夹层的6%～9%)。

(3) 妊娠　40岁以下妇女发生主动脉夹层者有1/2以上在妊娠期发病，多数在妊娠晚期，原因不明，可能与怀孕后期心排血量、血容量增加及内分泌变化使主动脉的结构发生改变而易于裂开有关。

(4) 主动脉粥样硬化可促进夹层的发生，但其在本病中的重要性有争论。因主动脉夹层分离较多发生于升主动脉，但降主动脉的粥样硬化往往较升主动脉的粥样硬化严重，而且内膜破裂处很少发生在粥样斑块溃疡的底部。

(5) 先天性心血管疾病，如二叶式主动脉瓣、主动脉缩窄、主动脉发育不全等可发生急性主动脉夹层。

(6) 感染　梅毒性主动脉炎是主动脉夹层的常见原因。巨细胞主动脉炎也可引起主动脉夹层。

(7) 其他　如外伤和主动脉内气囊反搏、造影剂误注入动脉内膜下、冠状动脉旁路术等医源性因素也可引起主动脉夹层分离。

2. 临床表现

(1) 疼痛　90%的病例表现出相应部位的突发性、剧烈的疼痛。疼痛能提示本病的起始时间，疼痛性质常常因人不同而呈现为撕裂样、刀割样、搏动性或压榨性；疼痛从发病开始即达高峰，极为剧烈，常常难以忍受，使用强止痛剂也无法缓解，部分患者疼痛甚至可以持续到死亡，部分疼痛减轻或消失后再反复发生者提示病变范围的扩展。依病变部位不同，临床以胸骨后疼痛最为常见，其次为腹痛或腰痛，多伴有放射性疼痛。

在疼痛发生的同时，绝大部分患者有大汗淋漓、头晕、恶心、呕吐等伴随症状，甚至部分患者伴有强烈的恐惧感或濒死感。

(2) 休克样症状　在急性发病期，常出现呼吸急促、大汗淋漓、颜面苍白、皮肤湿冷、脉搏快速等休克样表现，但症状与血压多不呈平行关系，故称为与血压不成比例的休克样症状。有些患者发病早期血压可能骤然升高达200～220 mmHg/110 mmHg；部分患者可有一时性血压过低，但会很快恢复至正常或偏高的水平。如血压明显过低或不能测到并伴有急性贫血表现时，多为动脉夹层外破裂所致，预后不良。

3. 邻近器官和血管受压的表现

当夹层血肿压迫邻近的脏器或使脏器发生供血不足时，临床上可出现受累脏器引发的症状或体征。

(1) 心血管系统　突然出现的主动脉听诊区的舒张期杂音或同时伴发的收缩期杂音提示主动脉瓣受累。在大动脉夹层分离部位，常可闻及血管样杂音或触及震颤，波及冠脉血流者，可产生心绞痛或急性心肌梗死的表现。病情危重者，多发生急性左心衰竭；部分患者可发生心包填塞或猝死。

(2) 呼吸系统　主要表现为胸痛、呼吸困难、咳嗽或少量咯血，部分患者可有出血性休克，此类表现多是由于夹层血肿破入胸腔所致，临床以左侧胸腔较为多见。

(3) 消化系统　以恶心、呕吐、呕血、便血、腹痛较为常见，个别可发生吞咽困难。由于病变发生突然，或以腹主动脉夹层为主要临床改变时，极易误诊为急腹症。影响肝动脉者，可出现黄疸、肝功能异常。

(4) 泌尿系统　临床主要表现为突发性腰痛或血尿，部分患者可发生少尿或无尿，出现急性肾功能衰竭的改变。

(5) 神经系统　可表现为头晕、失眠、偏瘫、神志模糊、嗜睡、晕厥、昏迷，以及 Hornor 综合征的表现。

(6) 其他　颈动脉至股动脉的搏动减弱或消失，肢体血压不对称；声音嘶哑、声带麻痹等。

4. 辅助检查

(1) 血管造影(DSA)　主动脉造影检查对确立诊断、了解病变的范围、脏器受累情况有重要意义(金标准)，对外科手术计划的制定具有重要的参考价值。但该检查方法为有创性检查，具有较大的危险性。

(2) 多排螺旋 CTA(金标准)　为目前重要的检查手段之一，配合静脉注射造影剂更增加了诊断的准确性，此种方法为无创性检查，对危重患者更安全。

(3) MRI(金标准)　具有较强的特异性和敏感性，诊断率较高，是目前无创检查中最好的方法之一。

(4) 超声波检查　对临床诊断具有重要的提示作用，尤其病变位于升主动脉及主动脉弓者，诊断率较高；对降主动脉及腹主动脉检查效果不佳；对心包积液或胸腔积血有提示作用；对排除心脏瓣膜病所致的心脏杂音有鉴别意义。

(5) 心电图　急性主动脉夹层一般无特异性心电图改变，如伴有明显 ST-T 改变，常提示冠状动脉受累。

(6) X 线检查　平片摄像往往缺乏确切的诊断价值。

5. 治疗

主动脉夹层发病急、进展快，病情及并发症严重，死亡率极高，除积极内科保守治疗外，有条件者要积极进行介入治疗或外科手术治疗。

(1) 一般治疗 主动脉夹层一旦诊断应立即进入监护室进行监护、卧床、吸氧。常用吗啡5～10 mg静脉注射止痛，6～8 h可重复一次。将血压降到能维持人体生命器官灌注的最低水平，如血压降至100 mmHg/70 mmHg。常用硝普钠静脉滴注，也可使用硝酸甘油、乌拉地尔、柳胺苄心定等。将心率降至50～60次/min，常用β-受体阻滞剂。度过急性期后，需长期药物维持治疗，其原则和方法与急性期相同，要将收缩压控制在120 mmHg以下。

(2) 手术治疗 适应证：① A型主动脉夹层。急性A型主动脉夹层有导致主动脉破裂、心脏压塞、急性主动脉瓣反流等致命后果的可能，首选手术治疗。② B型主动脉夹层。一旦发生重要脏器损伤进行性加重、主动脉破裂或接近破裂(如囊状主动脉瘤形成)、主动脉瓣反流、逆行扩展至升主动脉等情况，也应及时手术；对于无并发症的B型患者可先采用药物治疗。③ Marfan综合征发生主动脉夹层。无论A型或B型，均需手术治疗。

(3) 介入治疗 近年来发展起来的血管内导管介入治疗克服了药物治疗和外科治疗的一些不足，具有创伤小、恢复快的优点，多数患者能够耐受。

① 对B型患者，主要采取以下方法进行介入治疗：Ⅰ. 近端破口未闭，有血流进入假腔者，用带膜支架封闭破口，阻滞真假腔之间的血流交通；Ⅱ. 夹层进展迅速、压迫真腔导致重要脏器缺血者，用支架开放真腔及重要分支血管，重建血运；Ⅲ. 近端破口难以通过带膜支架封闭，夹层继续扩展者，通过球囊开窗术或用血管内剪切技术切开内膜片，开放夹层远端，与真腔交通，降低假腔压力，改善脏器血供，防止夹层延伸。介入治疗B型主动脉夹层使得病死率降至20%以下，明显优于外科治疗。

② 对于有远端并发症的A型主动脉夹层，如果难以进行外科手术或疗效不好，导管介入治疗也有较好疗效，可成为联合外科手术治疗的重要方法。

五、嗜铬细胞瘤危象

1. 概述

嗜铬细胞瘤危象是起源于肾上腺髓质、交感神经节或其他部位的嗜铬组织的肿瘤，这种肿瘤能间歇或持续分泌过多的儿茶酚胺类物质(多巴胺、肾上腺素或去甲肾上腺素)，引起持续性高血压或阵发性高血压，以及靶器官的功能障碍和(或)代谢紊乱。嗜铬细胞瘤约占高血压患者的0.1%，随着诊疗水平的提高，发病率可能进一步增加。本病的高血压为继发性，治疗效果较好；但如不及时治疗或治疗不恰当可威胁患者的生命。本病发病年龄以20～50岁多见，男女之间发病率无明显差异；少数患者有家族史。

嗜铬细胞瘤80%～90%位于肾上腺，其中90%为良性，恶性者仅约10%。80%以上为单侧单个腺瘤，双侧腺瘤约占10%。发生于肾上腺外的嗜铬细胞瘤约为10%，以位于腹主动脉旁的最多，其他部位包括肾门、肝门区、左右腰椎旁间隙、腹腔神经丛、近胰腺处、直肠后、卵巢、膀胱内、纵隔、颈部等处。

2. 临床表现

嗜铬细胞瘤多见于年轻人，以发作性血压升高为特点；出现阵发性或持续性血压升高，常伴发作性头痛、出汗、心悸、面色苍白、发抖、瞳孔扩大、视力模糊等交感神经兴奋征象；可表现为代谢亢进和糖代谢紊乱的征象，后者可出现糖尿病综合征，也可出现低血糖综合征；常因精神刺激、剧烈运动、体位改变和挤压肿瘤所致。嗜铬细胞瘤的临床表现还有以下特点：

(1) 阵发性　高血压常自发发作，也可因某些诱因如改变体位、焦虑、大小便、挤压肿瘤引起发作。发作时，血压骤然升至200～300 mmHg/130～180 mmHg。发作频率可数月一次至每天数十次；持续几分钟到24 h；发作逐渐加重，每次的表现基本相同；发作时间多在夜间或晨起不久。

(2) 多样(变)性　肿瘤以分泌去甲肾上腺素和(或)肾上腺素为多见。分泌去甲肾上腺素为主者症状多与α-受体兴奋有关，除高血压外，可伴有休克、低血压和间歇发作三个症状的组合。分泌肾上腺素为主者β-受体兴奋的表现较突出，表现为收缩压升高、心动过速、出汗、高代谢状态、直立性低血压、焦虑等。分泌多巴胺为主的血压正常或低血压，可有心动过速、腹泻、多尿、恶心等。肿瘤分泌的生化特点与患者临床表现并不完全吻合，每次释放的儿茶酚胺也不完全相同。结合型和游离型儿茶酚胺比值的变化也可影响儿茶酚胺的生物活性，从而产生千变万化的临床表现。

(3) 不典型性　嗜铬细胞瘤典型三联征：失重、心率快、多汗怕热。尚可伴有高血糖、发热、白细胞计数升高、ESR加快、高基础代谢率、低血钾等。但典型表现较为少见。

(4) 低血压、休克和高、低血压交替出现　其原因有：① 肿瘤出血、坏死，儿茶酚胺释放骤停。② 大量儿茶酚胺引起严重心律失常、心功能不全，导致心排血量锐减。③ 肿瘤分泌肾上腺素为主，兴奋β受体扩张周围血管。④ 大量儿茶酚胺使血管强烈收缩、组织缺氧，血管通透性增加、血容量下降、血压降低，然后又反射性地刺激儿茶酚胺分泌，血压又迅速上升，如此反复交替。⑤ 血中大量儿茶酚胺使血管壁交感神经末梢在从卧位站起时失去反射性增高去甲肾上腺素分泌的能力，且因慢性动静脉收缩、血容量减少，立位时血管床难以进一步收缩，从而产生直立性低血压和心动过速。⑥ 手术切除肿瘤或静脉注射α受体阻断药时也可见低血压。⑦ 血中结合型多巴胺高时血压低，游离型多巴胺高时心率减慢。

(5) 急症性　常因麻醉、妊高征诱发，病情凶险，如不及时治疗可以致死，也可导致心脑血管急症等并发症。

3. 辅助检查

(1) 血糖　空腹血糖升高和尿糖阳性，特别是在血压持续升高的患者中，常伴有糖耐量的改变，但在阵发性高血压、血液中儿茶酚胺升高时，亦可出现低血糖。

(2) 脏器的缺血性改变　表现为血中胰腺、肝脏和心肌等脏器酶谱升高，心电图有缺血性改变等，重症病例甚至可以出现儿茶酚胺性心肌病。

(3) 血浆和尿儿茶酚胺或其代谢产物的测定　嗜铬细胞瘤患者在持续性高血压或阵发性血压升高时，血浆、尿儿茶酚胺及其代谢产物均升高。正常 24 h 尿香草扁桃酸(VMA)含量应＜7 mg/24 h，患嗜铬细胞瘤时可高达 14 mg/24 h。血浆去甲肾上腺素水平＞2 000 pg/ml，肾上腺素＞200 pg/ml 有诊断意义。

(4) 定位检查　嗜铬细胞瘤的定位检查十分重要，它决定患者的手术治疗。一般嗜铬细胞瘤的瘤体较大，多数直径在 2 cm 以上，较肾上腺的其他肿瘤为大，所以定位检查阳性率都比较高。定位检查方法：

① B超：为首选检查，可全方位扫描不受断层限制，且简便、价廉，阳性率可达 80%～90%。但对小于 2 cm 的肿瘤不易检出，因胃肠道气体影响，使腹膜后显像受干扰。随着仪器和技术进步，B超检出的阳性率和准确性会进一步提高。

② CT：是目前常用的定位检查方法之一，其阳性率可达 90%～97%，但对小于 0.8 cm 的肿瘤不易检出，对肾上腺外肿瘤因断层部位限制检出困难。配合B超，对可疑部位进行薄层扫描，可以提高检出的阳性率。

③ MRI：优点为无放射性，孕妇也可做，且可做矢状面、冠状面的检查，有利于肿瘤准确定位和显示与周围组织关系，能很好地显示椎旁组织，便于寻找肾上腺外肿瘤。

④ ^{131}I-MIBG：该试剂是一种标有放射性碘的肾上腺素能受体阻断药，其分子结构与去甲肾上腺素相似，可作为一种假神经递质被嗜铬细胞瘤组织摄取并与儿茶酚胺库的受体结合。正常嗜铬组织不显像，只有具高功能的嗜铬细胞瘤才能显像，因此可对嗜铬细胞瘤作出定性和定位诊断，其准确率可达 80%～98%。但有人报道仅有 50%的恶性嗜铬细胞瘤摄取^{131}I-MIBG。

⑤ 膀胱镜：怀疑为膀胱嗜铬细胞瘤的患者应做膀胱镜检查，国内报道其阳性率可达 100%。

【紧急救治】

高血压病的危害在于高血压能导致心、脑、肾等多个器官和系统的病变，高血压发生时间越久，血压越高，组织器官受损的可能性越大，越容易产生并发症。在我国，高血压病最常见的并发症是脑卒中；其次是高血压相关心脏损害，包括心肌肥厚、冠状动脉硬化、心律失常和心力衰竭等；再次是肾脏损害，周围血管病变，以及视网膜病变。较少见但极为严重的并发症是主动脉夹层血肿。糖尿病也是高血压常见的并发症之一。

一、治疗原则

1. 正确判定病情

正确判断是威胁生命的高血压危象还是无急性靶器官损伤的高血压重症。

2. 合理使用降压药物

结合患者的具体病情正确选择和合理使用降压药物。高血压急症应在 1 h 内或更长一段时间内控制血压,应静脉给予降压药物。高血压次急症,可在 24 h 内逐步降低血压,一般口服给予负荷量的降压药物。如已经使用了抗高血压药物却未能降低血压时,应逐渐加大剂量或加用另一类药物,避免快速更换药物。

3. 降压的幅度和速度

取决于靶器官损伤的缓急和程度,一般来说,收缩压不要低于 160 mmHg,舒张压不要低于 100 mmHg,或最初 48 h 内平均动脉压不要低于 120 mmHg,或平均动脉压下降不超过危象发作时平均动脉压的 25%。降压程度要参考治疗前的血压水平,收缩压下降 50～80 mmHg,舒张压降低 30～50 mmHg,不同类型的患者应采用个体化治疗方案。将血压降至安全水平,而不是立即降至正常,避免血压下降过快和过低而给患者带来不利的影响。

二、需立即治疗的高血压急症

1. 高血压脑病和主动脉夹层

需紧急降压,其治疗原则基本一致,要争分夺秒尽快降压,制止抽搐和防止严重并发症。但紧急降压到什么程度应视患者原有的基础血压而定,一般情况下先将血压降低 25%左右为好,或将血压先保持在 160/100 mmHg 左右。药物选择如下:

(1) 硝普钠　目前迅速降压首选硝普钠。本药属于动、静脉扩张剂,通过降低外周血管阻力而降压,降压作用发生和消失均迅速,使用硝普钠时应严密监测血流动力学。避光静脉滴注,一般剂量为 50～100 mg 加入 5%葡萄糖液 500 ml 中静脉滴注,开始剂量为 20 μg/min,视血压和病情可逐渐加量,剂量范围在 0.25～10 μg/(kg・min);将血压降至上述安全范围或稍低即可。持续静脉点滴不宜超过 72 h,以避免发生硫氰酸盐中毒。副反应有恶心、呕吐、出汗、肌肉抽搐等。本品应临时配制成新鲜药液,药液滴注超过 6 h,应重新配制。

(2) 硝酸甘油　近年来主张用硝酸甘油静脉滴注代替硝普钠。大剂量静脉滴注硝酸甘油可明显扩张静脉和小动脉,在降压的同时,还能增加心、脑等部位的血供。一般剂量为硝酸甘油 10～30 mg 加于 5%葡萄糖液 500 ml 中静脉滴注,血流动力学监测较硝普钠简单,副反应较少,对合并冠心病、心肌供血不足和心功能不全者尤为适宜。

(3) 乌拉地尔　α 肾上腺素能受体阻滞剂,具有中枢和外周性扩血管作用。用法:首次静脉注射25 mg，然后以6 μg/(kg·min)静脉滴注，并根据血压调整滴速。

(4) 二氮嗪　50～100 mg快速静脉注射，应与速尿联用，以防止水钠潴留。

(5) 可乐定　0.15～0.3 mg加入50%葡萄糖液20～40 ml中缓慢静脉注射。

(6) 拉贝洛尔(Labetalol、柳胺苄心定)　兼有α-和β-受体阻滞作用，50 mg加入5%葡萄糖液40 ml中，以5 mg/min静脉推注。注射完后15 min无效者，可重复注射2～3次，若3次无效则停用。

(7) 利血平和硫酸镁　在基层单位，若无上述药物可用利血平1～2 mg皮下或肌肉注射，或以5%葡萄糖液20 ml稀释后缓慢静脉注射。也可用25%硫酸镁10 ml深部肌肉注射。

2. 嗜铬细胞瘤急性发作性血压升高

首选酚妥拉明5～10 mg快速静脉注射，有效后维持静脉滴注。一般认为待收缩压降至180 mmHg，舒张压降至110 mmHg后逐渐减量，并用口服降压药维持。也可选用拉贝洛尔，用法同上。

三、允许短期内降压至要求水平的高血压次急症的治疗

高血压次急症病情尚未处于危重状态，患者一般情况良好，也无心、脑、肾的严重并发症，可采用口服降压药缓慢降压。具体药物选择：① 选用血管扩张剂如硝酸甘油和硝普钠静脉滴注，加噻嗪类利尿剂。② 选用钙离子拮抗剂(CCB)如硝苯地平每次10～20 mg或尼群地平每次10 mg，均每日3～4次口服；或其他的长效CCB如硝苯地平控释片、非洛地平缓释片、氨氯地平等。③ 选用或加用β-阻滞剂，如美托洛尔。④ ACEI，如卡托普利每次25～50 mg，每日3次；依那普利每次5～10 mg，每日2次，或贝那普利或福辛普利等长效ACEI。⑤ 用α-受体阻滞剂如特拉唑嗪等。

四、急救原则

1. 一般处理

高血压危象患者应立即进入抢救室，或收入ICU，卧床休息，避免过多搬动，室内保持安静，光线柔和。

2. 吸氧

病情需要时吸氧，密切注意神志改变。

3. 开放静脉通道、监测生命体征

立即开放静脉通道，进行动脉内测压，定时测量血压、心率和呼吸。

4. 准确评定血容量和颅内压

准确评定血容量和颅内压，谨慎使用脱水药或快速利尿药。

5. 迅速将血压降至安全范围

迅速将血压降至160/100 mmHg左右，以缓解靶器官急性损伤。

6. 必须注意的几个因素

(1) 年龄　老年患者常合并有冠心病、血压自动调节能力较差，因而血压下降过低容易引起低灌注；此外，对药物的敏感性也增加。因而老年患者应选用低剂量。

(2) 体液容量状态　如果不存在容量的过度负荷，在高血压危象的早期是否使用利尿剂值得考虑。严重的高血压，尤其是恶性高血压，其血管内容量常常是降低的。此时，应谨慎地使用血管舒张剂。在液体容量过度负荷时，如由于肾实质性疾病、急性肾小球肾炎、原发性醛固酮增多症或高血压合并左心衰竭时，建议使用利尿剂。

(3) 高血压病程　对于慢性高血压患者，自动调节功能受损，快速降压可导致心、脑等脏器缺血。而且恶性高血压的患者，由于小动脉管腔狭窄并已导致局部缺血，因此，即使血压降至正常，也可能引起脑缺血。

(4) 药物的不良反应　某些药物如可乐定、甲基多巴和利血平等具有中枢抑制作用，使用时应监测其神经系统症状。在心肌缺血和主动脉夹层的患者应避免使用可引起反射性交感神经兴奋的药物。

第三节　急性心律失常

【概述】

心律失常是指心律起源部位、心搏频率与节律，以及冲动传导等任何一项发生异常，曾被称为心律紊乱或心律不齐。

急性心律失常是指各种原因所致的突发的紧急心律紊乱或在原心律失常的基础上突然加重的心律异常，是急诊急救中较常见的临床急症或危重症。由于大部分急性心律失常对血流动力学有严重影响或有潜在性影响，特别是与某些心脏病或危重症同时伴发时，可能对患者生命构成威胁，因此，需要及时辨认并给予紧急处理。

【分类】

心律失常有多种分类方法，常根据发生原理、部位等因素分类。临床上，最实用的还是按其发作时心率的快慢，分为快速性和缓慢性两大类。在急诊急救中应以对自身生命构成危害程度的不同将其分为对血流动力学有明显影响的、有潜在影响的和无明显影响的三大类，这将更有利于临床救治。

一、按病理、生理学分类

(1) 由于冲动发生异常引起的心律失常。

(2) 由于传导异常引起的心律失常。

(3) 由于冲动发生和传导异常及其他原因引起的心律失常。

(4) 人工起搏所引起的心律失常。

二、按心律失常发生的部位分类

(1) 窦性心律失常。

(2) 房性心律失常。

(3) 房室交接区心律失常。

(4) 室性心律失常。

(5) 其他　如预激综合征等。

三、按心律失常时心室率的快慢分类

1. 快速性心律失常

(1) 期前收缩(早搏)　房性、房室交界性或室性早搏。

(2) 心动过速　① 窦性心动过速；② 室上性心动过速；③ 室性心动过速。

(3) 扑动和颤动　心房扑动(房扑)和心房颤动(房颤)，心室扑动(室扑)和心室颤动(室颤)。

(4) 预激综合征引起的快速性心律失常。

2. 缓慢性心律失常

(1) 窦性　① 窦性心过缓；② 窦性停搏；③ 窦房传导阻滞；④ 病态窦房结综合征。

(2) 房室交界性心律。

(3) 心室自主心律。

(4) 引起缓慢性心律失常的传导阻滞　① 房室传导阻滞；② 室内传导阻滞。

四、按心律失常时血液循环障碍的严重程度分类

1. 良性心律失常

(1) 窦性心动过缓。

(2) Ⅰ度房室传导阻滞。

(3) 单源性房性早搏。

(4) 单源性室性早搏。

(5) 非阵发性交界性心动过速。

(6) 非阵发性室性心动过速。

2. 潜在恶性心律失常

(1) 窦性心动过速。

(2) 阵发性房性心动过速。

(3) 持续性房性心动过速。

(4) 紊乱性房性心动过速。

(5) 阵发性室上性心动过速。

(6) 心房扑动。

(7) 心房颤动。

(8) 多源性室性早搏。

(9) 成对性室性早搏。

(10) 联律型室性早搏。

(11) RonT 型室性早搏。

3. 恶性心律失常

(1) 阵发性室性心动过速。

(2) 持续性室性心动过速。

(3) 双向性室性心动过速。

(4) 尖端扭转型室性心动过速。

(5) 心室扑动。

(6) 心室颤动。

(7) Ⅱ度Ⅱ型房室传导阻滞。

(8) Ⅲ度房室传导阻滞。

(9) 窦性停搏。

【病因与发病机制】

一、自律性异常

生理情况下，心脏自律细胞在动作电位 4 相能自动除极，称为心脏的自律性。在病理情况下，如自主神经功能改变、心肌坏死、缺血、电解质紊乱、药物中毒等，钙依赖的慢通道反应在病变组织可以占优势，使异位兴奋点自律性增高从而引起心动过速。异位自律性增高机制所致的心动过速可自发发生，不能用程控刺激诱发或终止。

二、触发激动

触发激动是由振荡电位引起，在心肌细胞复极晚期，即有效不应期之后，动作电位还未恢复到静息状态之前出现的电位波动，即振荡电位。当振荡电位达到阈电位水平，可触发心肌细胞再次除极。由于触发活动总是在正常除极后发生，故又称后除极，根据除极出现的时间分为早期后除极和迟发后除极两种。前者发生在动作电位复极的早期，即第 2、第 3 相处，可由药物如普鲁卡因胺、奎尼丁，以及儿茶酚胺、低钾、Q－T 间期延长综合征等引起。后者发生在动作电位复极后期，即第 4 相处，常为洋地黄中毒所致，与钙离子内流和细胞内钙离子增高有关。

三、折返心律

折返心律的形成要有 3 个条件：① 传导系统环路；② 单向传导阻滞；③ 传导速度减慢。

单个折返引起早搏，连续折返引起心动过速或扑动，多处发生微小折返引起颤动。过去认为心房扑动和颤动发生机制中的环形节律，现已被归入折返心律范畴。折返性心动过速可由程控刺激和快速心脏起搏诱发和终止。

四、传导异常

常见的冲动传导异常有：① 异常传导通道，即预激综合征；② 传导障碍，即传导延缓甚至阻滞；③ 递减传导；④ 超常传导。

五、缓慢性心律失常的发生机制和原因

1. 器质性病变导致的缓慢性心律失常

炎症、缺血坏死、纤维化、淀粉样变、退行性病变等器质性病变可引起缓慢性心律失常，包括窦性心动过缓、窦房传导阻滞、房室传导阻滞等。

2. 功能性因素或药物导致的缓慢性心律失常

迷走神经兴奋性过高、服用了某些抑制心脏起搏和传导阻滞功能的药物等功能性因素也可导致缓慢性心律失常。一般在去除了诱因后，心脏的起搏和传导功能能够恢复。临床上特别需要注意的是，在器质性病变的基础上，功能性因素能够明显地抑制心脏的起搏和传导功能。

【临床表现】

1. 症状

急性心律失常来就诊的患者或在监测下发现的急性心律失常患者，常有一些共同的特

征：① 发病突然或原有症状突然加重，呈现阵发性或持续性的心慌、胸闷、气短感；② 血流动力学改变引发的临床表现，头晕、眼花、耳鸣、黑曚、休克、呼吸困难或急性肺水肿，甚至出现阿-斯综合征；③ 原发病的表现，急诊心律失常的发生大多有诱发因素或原发性心脏病的基础，或发生在某些急、危、重症的基础上，所以有相应的原发病的表现。

2. 常见体征

心率或快或慢、节律可规整也可不规整。有无心音改变、杂音及心包摩擦音取决于原发病。

【辅助检查】

1. 心电图监测

在一定时间内连续监测和记录 24～48 h 心电图，可发现常规心电图所不易发现的各种心律失常，还可算出各种心律失常的发作频率和程度。24 h 动态心电图可测定心率和心律变异性能，反映自主神经系统对心律失常的影响。

2. 心腔内心电图和多导电极心脏电生理检查

即用单导或多导电极同时分别置于右心房、冠状静脉窦、三瓣环和右心室，记录希氏束电图和心腔内心电图，了解心脏电生理活动。进行人工心脏起搏，结合程控刺激测定窦房结功能；心房、房室结、心室内传导系统及旁路传导通路的前向不应期和逆向不应期；诱发各种心律失常以判断快速心律失常的发生机制。

3. 食管导联心电图检查

因探查电极靠近心房或心室表面，有助于房性与室性心律失常的识别。用食管调搏的方法进行递增刺激及程控额外刺激，对窦房结功能等进行测定。

4. 心前区心电图标测

有助于对异位起搏和异常传导束的定位，并借此进行射频消融。

5. 心室晚电位

用信号平均心电图测定心室晚电位，有助于预测发生严重室性心律失常的可能性。

6. 窦房结电图检查

用类似记录希氏束电图的方法，以电极接触窦房结，观察和描述其电活动，测试窦房结功能。

【诊断】

1. 诊断依据

急性心律失常诊断可依据病史、查体和心电图检查三者结合来确立，病史和查体对原发病是否存在、了解心律失常发生的时间有一定帮助;心电图改变则是确定和鉴别心律失常类型的重要依据。

2. 病情评估

心律失常的类型、心律失常对血流动力学的影响以及原发病的严重程度是评估病情轻重的主要依据。

3. 紧急抢救

对已有心律失常的患者,如突然发生阿-斯综合征,常来不及进行心电图检查,应按心室颤动进行紧急处理。

【急性心律失常治疗】

治疗目的:① 终止发作,恢复健康;② 预防复发,维持疗效;③ 纠正心律失常所致的血液循环障碍。

一、室性心律失常

1. 室性早搏

(1) 不伴有器质性心脏病的室性早搏　即使在 24 h 动态心电图监测中属于频发室性早搏或少数多形、成对、成串室性早搏,预后一般良好,从危险-效益比的角度不支持常规抗心律失常药物治疗。

应去除患者诱发因素,对有精神紧张和焦虑者可使用镇静剂或小剂量 β-受体阻滞剂,其治疗目的是缓解症状,而非室性早搏数目的明显减少。对某些室性早搏多、心理压力大且暂时无法解决者,可考虑短时间使用 Ib 或 Ic 类抗心律失常药,如美西律或普罗帕酮。

(2) 伴有器质性心脏病的室性早搏　特别是复杂(多形、成对、成串)室性早搏伴有心功能不全者预后较差,应该根据病史、室性早搏的复杂程度、左室射血分数,并参考信号平均心电图和心律变异性分析进行危险分层,越是高危的患者越要加强治疗。

首先应治疗原发疾病,控制诱发因素,在此基础上用 β-受体阻滞剂作为起始治疗。我国学者证实,在非心肌梗死的器质性心脏病患者中,普罗帕酮、美西律和莫雷西嗪是有效且比较安全的。Ⅲ类抗心律失常药,胺碘酮或索他洛尔可用于复杂室性早搏的患者。

(3) 需急诊治疗的室性早搏　急性心肌梗死、急性心肌缺血、再灌注性心律失常、严重心衰、心肺复苏后存在的室性期前收缩、正处于持续室速频繁发作时期的室性期前收缩、各种原因造成的 QT 间期延长产生的室性期前收缩、其他急性情况(如严重呼吸衰竭伴低氧血症、严重酸碱平衡紊乱等)。

2. 有器质性心脏病基础的室速

(1) 非持续性室速　发生于器质性心脏病患者的非持续性室速很可能是恶性室性心律

失常的先兆，应该认真评价预后，并积极寻找可能存在的诱因。治疗主要针对病因和诱因，在此基础上应用β-受体阻滞剂有助于改善症状和预后。对于上述治疗措施效果不佳且室速发作频繁、症状明显者可以按持续性室速用抗心律失常药预防或减少发作；对于电生理检查能诱发非持续性室速者，应按持续性室速处理。如果患者有左心功能不全或诱发出有血流动力学障碍的持续性室速或室颤，应该首选埋藏式心脏复律除颤器（ICD）；无条件置入ICD者按持续性室速进行药物治疗。

（2）持续性室速　发生于器质性心脏病患者的持续性室速多预后不良，容易引起心脏性猝死。除了治疗基础心脏病、认真寻找并去除诱发因素外，还必须及时治疗室速本身；室速的治疗包括终止发作和预防复发。

① 终止室速。有血流动力学障碍者立即同步电复律，情况紧急，如发生晕厥、多形性室速或恶化为室颤也可非同步转复。药物终止室速需静脉给药，常用利多卡因，但效果欠佳，易出现消化道和神经系统不良反应，还会加重心功能不全；胺碘酮静脉用药安全有效；心功能正常者也可以使用普罗帕酮。QT 正常的多形室速，常用美托洛尔 5～10 mg 稀释后缓慢静脉注射，室速终止立即停止给药；β-受体阻滞剂无效者，再使用胺碘酮。药物治疗无效的要给予电复律。心率在 200 次/min 以下的血流动力学稳定的单形室速可以置右心室临时起搏电极。

② 预防复发。没有可逆性或一过性因素所致的持续性室速是 ICD 的明确适应证，ICD 可显著降低这类患者总死亡率和心律失常猝死率，效果明显优于包括胺碘酮在内的抗心律失常药。无条件安置 ICD 的患者可给予胺碘酮治疗，单用胺碘酮无效或疗效不满意者可以合用β-受体阻滞剂，β-受体阻滞剂从小剂量开始，注意避免心动过缓。心功能正常的患者也可选用索他洛尔或普罗帕酮，但索他洛尔有引起扭转型室速的可能，应在住院条件下开始用药，如用药前使用过胺碘酮，需待 QT 间期恢复正常后再使用。索他洛尔的β-受体阻滞剂作用明显，需时刻警惕其减慢心率和负性肌力作用；普罗帕酮也可引起或加重心功能不全，用药过程中要注意。

3. 无器质性心脏病基础的室速

此类室速亦称特发性室速，一般不合并有器质性心脏病，发作时有特征性心电图图形。发作持续时间过长且有血流动力学改变者宜电转复。药物治疗可分为：

（1）发作时的治疗　① 对起源于右室流出道的特发性室速可选用维拉帕米、普罗帕酮、β-受体阻滞剂、腺苷或利多卡因。② 对左室特发性室速，首选维拉帕米静脉注射。

（2）预防复发的治疗　① 对右室流出道室速，β-受体阻滞剂的有效率为 25%～50%，维拉帕米和地尔硫䓬的有效率为 20%～30%，β-受体阻滞剂和钙拮抗剂合用可增强疗效。如果无效，可换用Ⅰc 类，如普罗帕酮，或Ⅰa 类，如普鲁卡因胺、奎尼丁等药物，其有效率为 25%～59%。胺碘酮和索他洛尔的有效率为 50%左右。②对左室特发性室速，可选用维拉帕米每次40～80 mg,每日3～4次。特发性室速可用射频消融根治,成功率很高。

4. 尖端扭转型室速(TdP)

常反复发作,可恶化为室颤。TdP多见于Q-T延长者。Q-T延长综合征(LQTS)可以是先天的,也可以是后天获得性的。

(1) 先天性LQTS ① 避免使用延长Q-T间期的药物;② 对于发生过SCA的幸存者或使用患者所能耐受的最大剂量的β-受体阻滞剂仍有反复晕厥发作的宜安置ICD;③ 对不能耐受足量β-受体阻滞剂,及无法植入ICD者可考虑左侧第4～5交感神经结切除术。

(2) 获得性LQTS 多由电解质紊乱如低血钾、低血镁引起;可发生于严重的心动过缓如Ⅲ度房室传导阻滞伴缓慢心室逸搏;也可由药物引起,如抗心律失常药、非竞争性抗组胺药(如阿司咪唑)、三环类抗抑郁药等。

对发生于获得性LQTS基础上的TdP发作期的紧急治疗措施:① 首先寻找并处理QT延长的原因,如低血钾、低血镁或药物等;② 停用一切可能引起或加重QT延长的药物;③ 采用药物终止和预防扭转室速发作,首选硫酸镁,首剂2～5 g静脉注射(3～5 min),然后以2～20 mg/min速度静脉滴注;无效时,可试用利多卡因、美西律或苯妥英钠静脉注射;④ 行人工心脏起搏,可以增加心率(≥110次/min)、缩短Q-T,预防心律失常进一步加重;⑤ 静脉滴注异丙肾上腺素,提高心率、缩短心室复极时间,有助于控制扭转型室速,但有可能使部分室速恶化为室颤,使用时应小心。适用于获得性Q-T延长综合征、心动过缓所致扭转型室速而没有条件立即行心脏起搏者。

5. 极短联律间期的室速

维拉帕米能有效地终止并预防其发作,对反复发作的高危患者应安置ICD。

二、宽QRS心动过速的处理

宽QRS心动过速是指发作时QRS间期≥0.12 s的心动过速。以室速最为常见,也可见于下列室上性心律失常:血流动力学不稳定的宽QRS心动过速,应尽早行电复律。血流动力学稳定者首先应进行鉴别诊断,主要确定是室上性快速心律失常还是室速以及基础病因。在能够明确诊断的情况下可按照各自的治疗对策处理。对不能明确类型的宽QRS心动过速,可考虑电转复,或静脉应用胺碘酮。有器质性心脏病或心功能不全的患者,不宜使用利多卡因,也不应使用索他洛尔、普罗帕酮、维拉帕米或地尔硫䓬,可选用胺碘酮。

三、室上性快速心律失常

1. 窦性心动过速(窦速)

窦速是指成人的窦性心率>100次/min。① 寻找并去除引起窦速的原因;② 首选β-受体阻滞剂;③ 不能使用β-受体阻滞剂时,可选用维拉帕米或地尔硫䓬。

2. 房性早搏(房早)

房早见于器质性心脏病和无器质性心脏病者。对于无器质性心脏病且单纯房早者,去除诱发因素外一般不需治疗,症状十分明显者可考虑使用β-受体阻滞剂。伴有缺血或心衰的房早,随着原发因素的控制往往能够好转,而不主张长期用抗心律失常药物治疗。对可诱发室上速、房颤的房早应给予治疗。

3. 房性心动过速(房速)

大多患者有器质性心脏病基础,特发性房速少见,多发生于儿童和青少年,药物疗效差。

(1) 治疗基础疾病,去除诱因。

(2) 发作时治疗　其目的在于终止心动过速或控制心室率。可选毛花苷C、β-受体阻滞剂、胺碘酮、普罗帕酮、维拉帕米或地尔硫䓬静脉注射。对血流动力学不稳定者,可采用直流电复律。

(3) 对反复发作的房速　药物治疗目的是减少发作或减慢发作时心室率,以减轻症状。可选用β-受体阻滞剂、维拉帕米或地尔硫䓬;洋地黄可与β-受体阻滞剂或钙拮抗剂合用。如果无心功能不全、无心肌缺血,也可选用Ⅰc类或Ⅰa类药物;对冠心病患者,选用β-受体阻滞剂、胺碘酮或索他洛尔;对心衰患者,首选胺碘酮。

(4) 对合并病态窦房结综合征或房室传导功能障碍者　若必须长期用药,需安置心脏起搏器。

(5) 对特发性房速　应首选射频消融治疗,无效者可用胺碘酮口服。

4. 阵发性室上性心动过速(PSVT)

PSVT绝大多数为旁路参与的房室折返性心动过速及慢-快型房室交界区折返性心动过速,一般不伴有器质性心脏病,射频消融已成为有效的根治办法。

(1) 急性发作的处理　可采用刺激迷走神经方法、经食管快速心房起搏法、同步电复律法以及药物等方法终止发作。可选用以下药物终止发作:① 维拉帕米静脉注入;② 普罗帕酮缓慢静脉推注,如室上速终止则立即停止给药。以上两种药物有负性肌力和抑制传导系统功能的副作用,对有器质性心脏病、心功能不全、基本心律有缓慢型心律失常的患者应慎用。③ 腺苷或三磷酸腺苷静脉快速推注,往往在10～40 s内能终止心动过速。④ 毛花苷C静脉注射,因起效慢目前已少用。⑤ 静脉推注地尔硫䓬或胺碘酮也可考虑使用,但终止阵发性室上速有效率不高。在用药过程中,要进行心电监护,当室上速终止或出现明显的心动过缓及(或)传导阻滞时应立即停止给药。

(2) 防止发作　对发作频繁者首选经导管射频消融术,也可口服β-受体阻滞剂或普罗帕酮。发作不频繁者不必长年服药。

5. 加速性交界区自主心律

异位节律点位于房室交界区,频率多为70～130次/min。见于心肌炎、下壁心肌梗死、心脏手术后、洋地黄过量，也可见于正常人。积极治疗基础疾病后心动过速仍反复发作并伴有明显症状者，可选用β-受体阻滞剂。如系洋地黄过量所致，应停用洋地黄，并给予钾盐、利多卡因、苯妥英钠或β-受体阻滞剂。

6. 房颤

房颤是最常见的心律失常之一，发生于器质性心脏病或无器质性心脏病的患者，后者称为特发性房颤。按其发作特点和对治疗的反应，一般将房颤分为五种类型：① 房颤持续时间≤7 d，能够自行终止或干预后终止者为阵发性房颤；② 房颤持续时间>7 d 者为持续性房颤；③ 在拟节律控制之前房颤已持续超过一年称为长期持续性房颤；④ 患者及医生接受长期房颤的事实放弃节律控制为永久性房颤，如果患者改变想法尝试复律应重新归为持续性房颤；⑤ 无风湿性二尖瓣狭窄、机械或生物瓣膜或二尖瓣修复等情况可称之为非瓣膜病性房颤。

(1) 控制心室率　永久性房颤一般需用药物控制心室率，以避免心率过快，减轻症状，保护心功能。地高辛和β-受体阻滞剂是常用药物，必要时二药可以合用，剂量根据心率控制情况而定。上述药物控制不满意者可以换用地尔硫䓬或维拉帕米；个别难治者也可选用胺碘酮或行射频消融改良房室结；慢-快综合征患者需安置起搏器后用药，以策安全。

(2) 心律转复(复律)及窦性心律(窦律)维持　房颤持续时间越长，越容易导致心房电重构而不易转复，因此复律治疗宜尽早开始；超过1年的持续性房颤者，心律转复成功率不高，即使转复也难以维持；阵发性房颤多能自行转复，如果心室率不快，血流动力学稳定，可以观察24 h，如24 h后仍不能恢复则需进行心律转复。复律治疗前应查明并处理可能存在的诱发或影响因素，如高血压、缺氧、急性心肌缺血或炎症、饮酒、甲状腺功能亢进、胆囊疾病等，去除上述因素后房颤可能消失。无上述因素或去除上述因素后，房颤仍然存在者则需复律治疗。对冠心病、风心病、心肌病等器质性心脏病本身的治疗不能代替复律治疗。

① 复律方法。房颤心律转复有药物和电复律两种方法。电复律(详见有关章节)见效快、成功率高。电复律后需用药物维持窦律者在复律前要进行药物准备，拟用胺碘酮维持窦律者最好在用完负荷量后行电复律。

② 复律药物。药物转复常用Ⅰa、Ⅰc及Ⅲ类抗心律失常药，包括胺碘酮、普罗帕酮、莫雷西嗪、普鲁卡因胺、奎尼丁、丙吡胺、索他洛尔等，一般用分次口服的方法。静脉给予普罗帕酮、伊布利特、多非利特、胺碘酮终止房颤也有效；药物复律最好在有心电监护的条件下进行；对用完负荷量而未复律者可再使用电复律。有器质性心脏病、心功能不全的患者首选胺碘酮，没有器质性心脏病者可首选Ⅰ类药。近年有报道，用普罗帕酮450～600 mg顿服，终止房颤发作，成功率较高。

③ 窦律维持。房颤心律转复后要用药维持窦律，此时可继续使用各有效药物的维持量。偶发的房颤不需维持用药；频繁的阵发性房颤可在发作间歇期用药预防房颤发作。

④ 紧急复律。阵发性房颤发作时，往往心室率过快，还可能引起血压降低甚至晕厥(如预激合并房颤或房颤合并肥厚梗阻性心肌病)，应该紧急处理。对于预激合并经旁路前传的房颤或任何引起血压下降的房颤，立即施行电复律；无电复律条件者可静脉应用胺碘酮；无预激综合征的患者也可以静脉注射毛花苷C；效果不佳者可以使用地尔硫䓬。

(3) 房颤血栓栓塞并发症的预防　风湿性心脏瓣膜病合并房颤，尤其是经过置换人工瓣膜的患者，应用抗凝剂预防血栓栓塞已无争议，非瓣膜病房颤是否用抗凝剂已经有明确的证据。目前非瓣膜病房颤的发生率增加，≥80岁的人群中超过10%；非瓣膜病房颤的血栓栓塞并发症较无房颤者增高4～5倍；血栓栓塞并发症以缺血性脑卒中为主，并随年龄增长，一旦发生，约有半数致死或致残；非瓣膜病房颤通过抗凝治疗，其降低栓塞并发症的获益远大于出血风险。

7. 房扑的治疗

房扑相对少见，一般将其分为两型。Ⅰ型房扑心房率为240～340次/min，Ⅱ、Ⅲ、aVF导联F波倒置，V_1导联直立，电生理检查时可以诱发和终止，折返环位于右心房。Ⅱ型房扑心房率为340～430次/min，Ⅱ、Ⅲ、aVF导联F波向上，F波不典型，电生理检查不能诱发和终止。Ⅱ型房扑有时介于房颤与房扑之间，称为不纯房扑。房扑可表现为阵发性，亦可表现为持续性。Ⅰ型房扑射频消融是首选方法，成功率达到83%～96%。对于血流动力学稳定的房扑可使用静脉注射地尔硫䓬、维拉帕米、美托洛尔等药物。血流动力学不稳定的患者应予同步电复律，同时应对房扑患者进行抗凝治疗。

8. 诊断不明的室上性心动过速的处理

见图9-1。

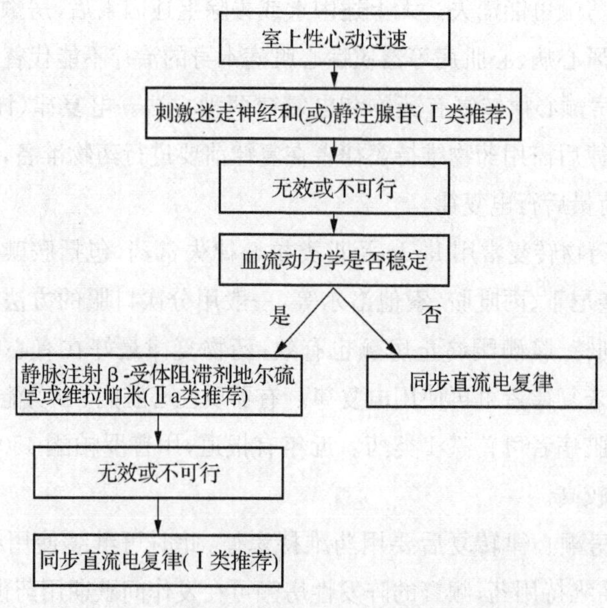

图9-1　诊断不明的室上性心动过速的处理流程

四、缓慢性心律失常

1. 病态窦房结综合征

病态窦房结综合征是一种窦房结自律性及其所发冲动传到心房延迟或阻滞的疾病。主要是窦房结功能部分或整个毁坏，由纤维化、坏死或炎症所引起，见于心肌炎、心肌病、风心病、系统性红斑狼疮、冠心病等。

(1) 病因治疗　改善心脏血液供应，纠正电解质紊乱，治疗原发病，停用相关药物等。

(2) 药物治疗　对有眩晕、黑矇等症状，心率明显减慢为 40 次/min 左右，运动后也不能使之增加的病例，可使用阿托品、异丙肾上腺素、麻黄碱等药物增加心率。

(3) 人工起搏器治疗　如对药物治疗无效，且有发作性脑缺血症状，甚至发生阿-斯综合征的患者应考虑安装人工心脏起搏器。

2. 房室传导阻滞

心房冲动在房室传导过程中，于心房、房室结、房室束、束支任何部位发生延迟、部分或完全阻断者都能引起房室传导阻滞。按阻滞程度可分为Ⅰ度、Ⅱ度、Ⅲ度。Ⅰ度为传导时间延长，无传导中断；Ⅱ度有部分冲动传导中断；Ⅲ度为全部冲动传导中断。

(1) 病因治疗　如控制感染，停用相关药物，纠正水与电解质紊乱，治疗原发病如风心病、冠心病等。

(2) 药物治疗　如阿托品、异丙肾上腺素，碱性药物如碳酸氢钠或乳酸钠静脉给药。

(3) 人工起搏器治疗　心室率过度缓慢、严重影响血流动力学，有导致晕厥和阿-斯综合征可能者，宜安装人工心脏起搏器。

五、特殊临床情况下快速心律失常的处理

1. 心肌梗死合并心律失常的处理

(1) 急性心肌梗死伴室上性快速心律失常的治疗

① 房性期前收缩与交感神经兴奋或心功能不全有关，无特殊治疗。② 阵发性室上速能增加心肌耗氧量，必须积极处理。可静脉用维拉帕米、地尔硫䓬或美托洛尔；合并心衰、低血压者可用电转复或食管心房起搏治疗；洋地黄制剂有效，但起效时间较慢。③ 急性心肌梗死合并房颤较为常见，而且影响预后。血流动力学不稳定，需迅速电转复治疗；血流动力学稳定的患者，以减慢心室率为首要；无心功能不全者，可用美托洛尔、维拉帕米、地尔硫䓬静脉注射，然后口服治疗；心功能不全者，首选洋地黄制剂；胺碘酮对终止房颤、减慢心室率及复律后维持窦律均有价值，可静脉用药并随后口服治疗，合并房扑少见且多为暂时性。

(2) 急性心肌梗死伴室性快速心律失常的治疗

① 心室颤动、持续性多形性心动过速应该立即非同步直流电除颤，或者是同步直流电

复律。起始电能 200 J,如果不成功可以在给予 300 J 重复。② 持续性单形性心动过速伴有心绞痛,肺水肿、低血压应该予以同步直流电复律,电能 200 J。③ 持续性室性单形性心动过速不伴有上述情况的,可以首先给药物治疗,首选胺碘酮 150 mg 于 10 min 之内静脉注射,必要时可以重复。④ 如果有频发的室性早搏、成对室性早搏、非持续性室速,可以严密观察和应用胺碘酮、利多卡因治疗。⑤ 偶发室性早搏、加速的心室自主心律,可以严密观察不做特殊处理。⑥ 急性心梗心肌缺血可以引起短阵多形性室性心动过速,酷似尖端扭转性心动过速,治疗方法可以用胺碘酮、利多卡因等。

2. 心衰中心律失常的处理

(1) 伴有心衰的房颤治疗

① 复律:应尽可能使房颤转复为窦性,胺碘酮可用于复律并维持窦律。

② 抗凝治疗:心衰伴慢性房颤者并发脑卒中的年发生率高达 16%,如合并其他危险因素,发生率更高,必须同时抗凝治疗。

(2) 心衰室性心律失常的治疗 血流动力学不稳定的持续性室速、室颤应立即电转复。血流动力学稳定的持续性室速,首选胺碘酮,其次利多卡因,无效者电复律。

3. 心源性猝死的抗心律失常治疗

心源性猝死主要由恶性室性心律失常即室颤和快速或多形室速引起,其中很小一部分是由预激综合征伴发房颤经房室旁路下传引起室颤所致,极少数心脏猝死发生于心动过缓。因此,除心肺复苏的常规步骤外,关键是处理快速室性心律失常或严重心动过缓。

电复律是处理致命性快速室性心律失常的最迅速有效的方法;对心动过缓所致者应进行临时起搏。在没有条件电复律或临时起搏,或电复律后不能恢复自身心律时需在进行人工心肺复苏的同时经静脉应用抗心律失常药,目前主张首选胺碘酮。利多卡因仍可使用,但效果不如胺碘酮确切,静脉应用胺碘酮 300 mg 可以提高院外 SCA 患者的入院成活率达 15%。电复律虽然有效,但对屡除屡发者静脉用胺碘酮尤为重要。

【治疗与护理】

急性心律失常并非都是致命性心律失常,是否对其采取紧急处理措施决定于所发生的心律失常对血流动力学的影响。因此在治疗前应确认:① 该心律失常是否有紧急处理的指征;② 是否有可以去除的引起心律失常的病因或诱因;③ 准备采取抢救或治疗的方式,药物治疗、直流电复律还是临时人工心脏起搏;④ 如进行抗心律失常药物治疗,应如何选择适宜的药物(多采用经验性用药)。

一、对症处理

1. 心悸的处理

(1) 体位　轻度心悸不受体位限制，一般情况下可卧床休息，采取半卧位。

(2) 兴奋迷走神经　常用方法有：① 刺激咽喉，诱发恶心、呕吐；② 屏气(即深吸后闭口、手捏鼻，然后用力呼气后闭口、手捏鼻，然后用力吸气)；③ 压迫眼球；④ 颈动脉窦按摩。

(3) 给氧　伴有呼吸困难、发绀等缺氧表现时，可给予氧气吸入。

(4) 病情观察　心悸发作时立即记录心电图以协助诊断。

(5) 心理护理　嘱患者安静勿躁，心情舒畅，避免诱发因素。

(6) 制订活动计划　建立健康的生活方式，避免过度劳累。对于无器质性心脏病的心律失常患者，则鼓励其正常工作和生活。

2. 心源性晕厥的处理

(1) 休息与活动　患者一旦有头晕、黑矇等先兆症状应立即平卧，防止摔伤。反复发作者则应卧床休息，加强生活护理，控制活动范围。

(2) 避免诱因　避免情绪激动和紧张、剧烈活动及快速改变体位等诱因。

(3) 复苏准备　对反复发生阿-斯综合征的患者做好随时复苏的准备。

二、病情观察

1. 明确心律失常的性质及严重程度，寻找心律失常的病因和诱因。

2. 临床观察

密切注意患者的意识、心率、心律、呼吸、血压的变化，观察脉搏的频率、节律的变化及有无心排出量减少的症状。注重患者的主诉，及时处理先兆症状。

3. 心电监护

对严重心律失常者进行心电监护。应熟悉监护仪的性能、使用方法，要注意有无引起猝死的危险征兆，一旦发现立即向医生报告，并进行紧急处理。发现下述情况应立即向医生报告并进行适当处理：① 室性期前收缩(RonT 型、RonP 型、二联律)；② 连发性室性期前收缩；③ 外源性室性期前收缩；④ 室性期前收缩达到或超过 5 次/min；⑤ 室性心动过速；⑥ Ⅱ度以上房室传导阻滞；⑦ 心动过缓，心率不超过 50 次/min。

4. 急救准备

备足常用的抗心律失常药物，准备安装心脏起搏器，做好同步或非同步电击除颤及心肺复苏的准备。

三、用药的注意事项

1. 几种常用抗心律失常药物的用法

及时给药,需按时按量。静脉药应缓慢注射,同时监测用药过程中及用药后的心率、心律、脉搏、血压、呼吸和意识状态,判断疗效和药物的不良反应。

(1) 利多卡因　Ⅰb类抗心律失常药,用于室性心律失常。给药方法:负荷量 1.0 mg/kg,在 3～5 min 内静脉注射,继以 1～2 mg/min 静脉滴注维持。如无效,5～10 min 后可重复负荷量,但 1 h 内最大用量不超过 200～300 mg(4.5 mg/kg)。连续应用 24～48 h 后半衰期延长,应减少维持量。在低心排血量状态,70 岁以上高龄和肝功能障碍者,可接受正常的负荷量,但维持量为正常的 1/2。毒性反应表现为语言不清、意识改变、肌肉搐动、眩晕和心动过缓,应用过程中随时观察疗效和毒性反应。

(2) 美西律　利多卡因有效者口服美西律亦可有效,起始剂量每次 100～150 mg,每 8 h 一次,2～3 d 后每次可增加 50 mg。宜与食物同服,以减少消化道反应。常有眩晕、震颤、运动失调、语言不清、视力模糊等副作用,有效血浓度与毒浓度接近,剂量不宜过大。

(3) 普罗帕酮　Ⅰc类抗心律失常药,适用于室上性和室性心律失常的治疗。口服初始剂量每次 150 mg,每 8 h 一次;3～4 d 后加量到每次 200 mg,每 8 h 一次;最大每次 200 mg,每 6 h 一次。对原有 QRS 波增宽者,剂量每次不得＞150 mg,每 8 h 一次;静脉注射每次 1～2 mg/kg,以 10 mg/min 速度静脉注射,单次最大剂量不超过 140 mg。副作用为:室内传导障碍加重,QRS 波增宽;诱发或使原有心衰加重;诱发恶性心律失常。心肌缺血、心功能不全和室内传导障碍者相对禁忌或慎用。使用该类药时需监测血压、心率及心律的变化,尤其应警惕发生奎尼丁晕厥及阿-斯综合征。

(4) 艾司洛尔和美托洛尔　主要用于房颤或房扑紧急控制心室率。用法:艾司洛尔负荷量 0.5 mg/(kg·min)静脉注射,继之以 0.05 mg/(kg·min)静脉滴注 4 min,若在 5 min 后获得有效反应,重复上述负荷量后继以 0.1 mg/(kg·min)静脉滴注 4 min。每重复一次,维持量增加 0.05 mg,一般不超过 0.2 mg/(kg·min),连续静脉滴注不超过 48 h。用药的目的为达到预定心率,且监测血压不能降得过低。静脉注射或滴注时药物不能渗漏出静脉外。

(5) 胺碘酮　Ⅲ类抗心律失常药,适用于室上性和室性心律失常的治疗,可用于器质性心脏病、心功能不全者。静脉注射负荷量 150 mg(3～5 mg/kg),10min 内注入,10～15 min 后可重复,随后 1～1.5 mg/min 静脉滴注 6 h,以后根据病情逐渐减量至 0.5 mg/min,24 h 总量一般不超过 2 g。主要副作用为低血压和心动过缓,尤其用于心功能明显障碍或心脏明显扩大者,更要注意注射速度,监测血压。口服胺碘酮负荷量每次 0.2 g,每日 3 次,共 5～7 d;然后每次 0.2 g,每日 2 次,再服 5～7 d;以后每次 0.2 g,每日 1 次,长期维持。服药期间

Q－T 间期均有不同程度的延长(不一定是停药指征)，要进行心电图检查监测 Q－T 间期。对老年人或窦房结功能低下者，胺碘酮可进一步抑制窦房结，窦性心率<50 次/min 者，宜减量或暂停用药。长期应用的主要副作用为甲状腺功能改变，应定期检查甲状腺功能。部分患者发生肺纤维化，应注意询问病史和体检，定期摄胸片。副作用还有日光敏感性皮炎、角膜色素沉着等。该类药可导致心动过缓，大剂量时可致房室传导阻滞，同时应注意肝功能和甲状腺功能的变化。

(6) 维拉帕米　静脉注射用于终止阵发性室上性心动过速(室上速)和某些特殊类型的室速，剂量每次 5～10 mg，缓慢静脉注射(约 10 min)，如无反应，15 min 后可重复 5 mg。口服用于控制房颤和房扑的心室率，减慢窦速。地尔硫䓬适应证与维拉帕米相同。应注意有无低血压、心动过缓、房室传导阻滞、心搏停顿等。

(7) 洋地黄类　用于终止室上速或控制快速房颤的心室率。毛花苷 C 0.4～0.8 mg 稀释后静脉注射，可以再追加 0.2～0.4 mg，24 h 内不应>1.2 mg。地高辛每次 0.125～0.25 mg，每日 1 次口服，用于控制房颤的心室率。洋地黄类适用于心功能不全患者，不足之处为起效慢，对体力活动等交感神经兴奋时的心室率控制不满意。必要时与 β－受体阻滞剂或钙拮抗剂同用，但要注意调整地高辛剂量，避免过量中毒。该类药可引起窦性心动过缓、房室传导阻滞、低血压、心力衰竭及诱发支气管哮喘等。

四、健康指导

(1) 积极防治原发疾病，避免各种诱发因素，如发热、疼痛、饮食不当、睡眠不足等。使用某些药物(抗心律失常药、排钾利尿药等)后产生不良反应时应及时就医。

(2) 养成健康的生活习惯，注意劳逸结合，生活有规律。保证充足的休息与睡眠，保持乐观、稳定的情绪。戒烟酒，避免摄入刺激性食物，指导患者正确选择饮食。饱食、刺激性饮食、嗜烟酒等均可诱发心律失常，应选低脂、易消化、清淡、富营养饮食并少量多餐。合并心力衰竭及使用利尿剂时应限制钠盐的摄入，多摄入含钾的食物，以减轻心脏负荷和防止低钾血症而诱发心律失常。

(3) 保持大便通畅，心动过缓患者避免排便时屏气。

(4) 介绍自我监测脉搏的方法，对危及患者生命的严重心律失常，应教会家属心肺复苏术。

(5) 定期复诊，以便及早发现病情变化。

(6) 讲解坚持服药的重要性，不可自行减量或撤换药物，如有不良反应及时就医。

(7) 有介入治疗适应证的心律失常患者应劝其早日接受介入治疗。

【参考文献】

[1] 许铁，张劲松，燕宪亮. 急救医学[M]. 2 版. 南京：东南大学出版社，2019.

[2] 张波，桂莉. 急危重症护理学[M]. 4 版. 北京：人民卫生出版社，2017.

[3] 吕静. 急救护理学[M]. 北京：中国中医药出版社，2016.

[4] 唐维新. 实用临床护理“三基”理论篇[M]. 南京：东南大学出版社. 2020.

[5] 王惠珍. 急危重症护理学[M]. 3 版. 北京：人民卫生出版社，2014.

[6] 尤黎明，吴瑛. 内科护理学[M]. 6 版. 北京：人民卫生出版社，2017.

第10章

呼吸系统急症

第一节　呼吸困难及评估

【概述】

呼吸困难是指各种原因引起的患者主观感觉不能吸入足够的气体，呼吸费力，甚至产生窒息感；客观上表现有呼吸频率、幅度和节律的异常，甚至出现张口呼吸、端坐呼吸、发绀，辅助呼吸肌参与呼吸运动的现象。由于“主观”特点，同样程度的呼吸困难个体感觉的差异却很大。

【病因与发病机制】

一、呼吸困难的病因

呼吸困难是许多累及呼吸系统疾病的非特异性表现，病因很多。

1. 肺部疾病

(1) 感染　急性感染如支气管炎、肺炎；慢性感染如慢性支气管炎、肺结核。呼吸困难伴有咳痰和发热。

(2) 哮喘和 COPD　由于气道狭窄呼气时气道阻力增加导致气体残留肺内。呼吸困难可伴有哮鸣音。哮喘发病年龄轻，通常有过敏史；COPD 发病年龄大，通常有吸烟史。

(3) 肺部肿瘤　表现为呼吸困难常伴有食欲减退、体重减轻，有长期吸烟史。

(4) 职业病　有害物质致肺组织损伤，如石棉肺、尘肺、蘑菇肺，有职业接触史。

(5) 肺栓塞　呼吸困难突然发生，伴呼吸急促、胸痛。常有下肢静脉血栓形成，与体质虚弱、制动、高凝遗传倾向有关。

(6) 肺间质病变　进行性加重的活动性气喘。继发性肺纤维化多见于系统性自身免疫性疾病，如类风湿、SLE，有相应系统疾病表现。

(7) 胸膜疾病　如胸膜肥厚、胸腔积液、气胸，肺扩张受限导致呼吸困难。

(8) 其他　膈肌麻痹、呼吸肌疲劳、肥胖、脊柱和胸壁畸形均可导致呼吸困难。

2. 心血管病

(1) 心功能不全　左心功能不全由于心脏充盈和排空能力降低，导致肺淤血、肺水肿，表现为平卧时呼吸困难、咳嗽，常常夜间憋醒，必须高枕卧位；右心功能不全表现为下肢水肿、体重增加、活动性气喘。

(2) 心肌病　见于病毒感染、中毒(酒精、可卡因)、遗传及不明原因的心肌损害。

（3）冠心病　心绞痛发作或心肌梗死发生，胸痛、胸闷，呼吸困难，合并急性或慢性心功能不全时，呼吸困难更突出或为主要表现。

（4）心脏瓣膜病　风湿性心脏病瓣膜狭窄和关闭不全引起心功能不全。

（5）肺动脉高压　原发或继发性肺动脉高压主要症状为活动性气喘，继而出现右心功能不全表现。

3. 系统性疾病

（1）贫血　红细胞具有携氧功能，当红细胞数量显著降低时，机体的氧需求不能满足，于是气短发生。

（2）代谢增加　如甲亢、休克、严重的全身感染、发热，均增加机体的氧耗量，为满足需求呼吸加深加快。

（3）慢性肝肾疾病　水钠潴留，腹胀、水肿，心肺负荷增加，都会出现呼吸困难。

4. 神经系统疾病

（1）脑部病变　脑外伤、肿瘤、脑血管意外、脑炎引起脑压增高，影响呼吸中枢，呼吸困难随之发生，甚至呼吸骤停。

（2）神经肌肉疾病　脊髓灰质炎、多发性神经炎、重症肌无力、破伤风均可累及呼吸肌功能，造成呼吸肌无力或麻痹，引起呼吸困难。

（3）焦虑　有时伴呼吸加深加快（过度通气），焦虑缓解，气促消失。

5. 中毒性疾病

（1）镇静安眠药物、农药（如有机磷）或灭鼠药中毒　直接抑制呼吸中枢或作用于呼吸肌等引起呼吸困难。

（2）刺激性/窒息性气体吸入　如一氧化碳、硫化氢中毒，引起组织细胞缺氧，刺激呼吸中枢引起呼吸困难。

（3）代谢性酸中毒时　体内血液pH降低，刺激呼吸中枢和外周化学感受器，通过增加通气量代偿，出现呼吸深大的呼吸困难，称之为库斯莫尔（Kussmaul）呼吸。

二、呼吸困难的发病机制

（1）通气功能障碍　因呼吸道、肺实质、胸膜、腹部因素导致。

（2）呼吸驱动刺激增加　低氧血症、高碳酸血症、代谢性酸中毒、代谢紊乱。

（3）呼吸肌功能障碍　过度通气、胸壁肌无力。

（4）精神因素　焦虑、纠纷。

（5）其他　肺血管疾病。

【临床表现】

一、呼吸型态的改变

1. 呼吸频率

呼吸每分钟超过24次称为呼吸频率加快，常见于呼吸系统疾病、心血管疾病、贫血、发热等；每分钟少于10次称为呼吸频率减慢，是呼吸中枢抑制的表现，多见于急性镇静催眠药中毒、CO中毒等。

2. 呼吸深度

呼吸加深见于糖尿病酮症酸中毒，呼吸深而慢称为酸中毒深大呼吸或库斯莫尔(Kussmaul)呼吸。呼吸变浅见于肺气肿、呼吸肌麻痹及镇静剂过量等。

3. 呼吸节律

常见的呼吸节律异常可表现为潮式呼吸(Cheyne-Stokes呼吸)或间停呼吸(Biots呼吸)，是呼吸中枢兴奋性降低的表现，反映病情严重。潮式呼吸表现为一段呼吸暂停之后，随之以一连串潮气量逐次增大的通气，速率加快，出现气促，随之呼吸的深度与速率迅速降低，又进入一段呼吸暂停，如此有规律地反复循环。这是呼吸中枢兴奋性降低的表现，表示病情严重，见于中枢神经系统疾病和脑部血液循环障碍如脑动脉出血、心力衰竭、颅内压增高、尿毒症、糖尿病昏迷和高山病等。间停呼吸表现为呼吸快速，常由通气不足突然变为呼吸暂停，间期多变，是一种节律不规则的呼吸困难，见于脑炎、脑膜炎、中暑、颅脑损伤等。

二、起病急缓

突起呼吸困难如呼吸道异物、张力性气胸、肺梗死、ARDS等；急性呼吸困难如肺水肿、肺不张、肺炎、大量胸腔积液等；缓起呼吸困难如肺结核、肺气肿、肺部肿瘤、肺心病等。

三、症状

呼吸困难伴发热考虑肺部感染、胸膜炎和心包炎等；呼吸困难伴咯血考虑支气管扩张、肺结核、肺癌等；呼吸困难伴胸痛考虑自发性气胸、胸膜炎、肺炎、肺栓塞和急性心肌梗死等；呼吸困难伴昏迷考虑脑出血、脑膜炎、尿毒症、糖尿病酮症酸中毒、肺性脑病、急性中毒等。当患者有不能解释的呼吸困难、胸痛、咳嗽，同时存在深静脉血栓的高危因素，应高度怀疑急性肺栓塞的可能。既往曾诊断哮喘或有类似症状反复发作，突然出现喘息、胸闷，伴有哮鸣的呼气性呼吸困难可考虑支气管哮喘急性发作。急性起病，呼吸困难和(或)呼吸窘迫，顽固性低氧血症，常规给氧方法不能缓解，出现非心源性肺水肿可考虑为ARDS。呼吸困难伴有突发一侧胸痛(每次呼吸时都会伴随疼痛)，呈针刺样或刀割样疼痛，有时向患侧肩部放射常提示气胸。

四、体征

可通过观察患者的胸廓外形及呼吸肌活动情况，有无“三凹征”和颈静脉充盈，叩诊胸廓和听诊呼吸音等评估呼吸困难患者的体征。肺栓塞患者可有颈静脉充盈，肺部可闻及局部湿性哮鸣音，肺动脉瓣区第二心音亢进或分裂，严重时血压下降甚至休克。支气管哮喘急性发作时胸部呈过度充气状态，吸气性三凹征，双肺可闻及广泛的呼气相哮鸣音，但非常严重的哮喘发作可无哮鸣音(静寂胸)。呼吸浅快、桶状胸、叩诊呈过清音，辅助呼吸肌参与呼吸运动甚至出现胸腹矛盾运动常见于COPD。患侧胸廓饱满、叩诊呈鼓音、听诊呼吸音减弱或消失应考虑气胸。

五、呼吸困难根据临床特点分类

1. 吸气性呼吸困难

多见于喉头水肿、喉气管炎症、肿瘤、异物引起的上呼吸道机械性梗阻。发生时常伴干咳及高调吸气性哮鸣音，严重时可出现“三凹征”：胸骨上窝、锁骨上窝、肋间隙明显凹陷。

2. 呼气性呼吸困难

表现为呼气费力、缓慢及呼气时间延长，常伴有呼气期哮鸣音，多见于支气管哮喘和慢性阻塞性肺疾病。

3. 混合型呼吸困难

吸气和呼气均感费力，呼吸频率增快、深度变浅，常伴有呼吸音减弱或消失。临床上常见于重症肺炎、重症肺结核、广泛性肺纤维化、大量胸腔积液和气胸。

【辅助检查】

1. 血氧饱和度监测

了解患者缺氧情况。

2. 动脉血气分析

是判断呼吸衰竭和酸碱失衡的重要指标。$pH < 7.35$为失代偿性酸中毒，$pH > 7.45$为失代偿性碱中毒，HCO_3^-是反映酸碱失衡的代谢性指标。PaO_2正常值80～100 mmHg，$PaCO_2$正常值35～45 mmHg。$PaO_2 < 60$ mmHg，$PaCO_2$正常，诊断为Ⅰ型呼吸衰竭；$PaO_2 < 60$ mmHg，$PaCO_2 > 50$ mmHg，诊断为Ⅱ型呼吸衰竭。SaO_2正常值97%，是常用的血氧连续监测指标。

3. 胸部X线检查或CT

可以了解肺部疾病如肺水肿，胸腔疾病、心脏大小等。

4. 血、尿常规和血生化检查

有助于病因寻找，能够了解机体的内环境。

5. 肺功能

判断呼吸功能障碍的程度。

6. 心脏检查

包括心电图、动态心电图、超声心动图、核素扫描。可以了解心脏瓣膜病变、心脏大小及血管收缩和舒张功能。

7. 血脑利尿钠肽(BNP)和D-二聚体测定

有助于左心室功能不全、肺栓塞的诊断。

【诊断】

详细的病史和体格检查对呼吸困难的诊断是必要的。注意询问的关键问题有：症状的持续和变化情况；加重的原因或诱发因素；减轻症状的药物和体位；伴随症状。

一、呼吸困难的诊断分级

由于呼吸困难有主观感觉，因此要注意检查客观表现：呼吸频率、节律，心率，呼吸方式、辅助呼吸肌运动情况，体位、运动等。呼吸频率加快，指每分钟超过24次；呼吸频率减慢，指每分钟少于10次；呼吸深度，指深大或表浅(表10-1)。

表10-1　呼吸困难分级

分级	表现
0	重体力活动出现呼吸困难
1	快步行走或上楼时发生呼吸困难
2	由于呼吸困难行走比同龄人慢或正常行走需停下喘气
3	行走100 m或几分钟需要停下喘气
4	气喘而不能出门和穿衣、脱衣

以下情况需要进一步进行详细的医学检查：

(1) 呼吸困难持续存在。

(2) 突然发作而严重的呼吸困难，即使持续时间短。

(3) 休息状态下的呼吸困难或平卧时呼吸困难。

(4) 活动后出现或加重的呼吸困难。

(5) 接触可疑过敏原或刺激性物质引起的呼吸困难。

(6) 伴有其他症状时：胸痛及放射性痛，下肢水肿，持续咳嗽、痰血，发绀，头晕、乏力，体重减轻、食欲下降,发热等。

二、鉴别诊断

1. 喉头水肿

患者可能有感染、过敏病史,出现吸气性呼吸困难伴有喉头喘鸣音、发绀、干咳、声音嘶哑,重者迅速出现窒息。

2. 急性左心功能不全(心源性呼吸困难)

常有以下特点:有心脏病的病史(如冠心病、高血压)及相应心电图和心脏超声表现;呼吸困难与活动及劳累有关,严重时患者常取端坐位,常伴下肢水肿;呼吸困难发生急骤;应用强心、利尿剂后,症状能较快缓解。如测定肺毛细血管楔压小于10 mmHg者可排除心源性病因。

三、评估和体格检查

1. 呼吸困难发生的急缓

突然发作的呼吸困难常见于喉头水肿、气管异物、哮喘、气胸、肺栓塞、急性左心衰及非心源性肺水肿。间断发作呼吸困难常见于哮喘、心衰。

2. 呼吸困难发作的诱因

季节性和花粉、异味吸入诱发,见于哮喘;劳累活动引起,多是慢性心肺疾病导致的心肺功能不全;进食后呛咳警惕气管异物;长期制动或下肢静脉血栓要排除肺栓塞。

3. 伴随症状

发热、咳嗽、咳痰、咯血是肺部病变的表现;伴有胸痛要考虑胸膜炎、肺栓塞、气胸、急性心肌梗死、急性心包炎、主动脉夹层等;粉红色泡沫痰见于左心衰竭;下肢水肿见于右心功能不全;神志不清要排除中枢性呼吸困难。

4. 体位改变

平卧时呼吸困难加重,患者被迫采取端坐位,常见于急性左心衰、重症哮喘、COPD急性发作期;端坐或前倾位呼吸困难则多见于急性心包炎。

5. 基础疾病

是否存在基础疾病对诊断很有帮助,注意除询问心肺疾病史外,还要注意代谢性疾病如糖尿病史、慢性肝肾疾患史及血液疾病。

6. 职业接触史

工作环境是否有粉尘、有毒气体;种植蘑菇、饲养鸟类及宠物等。

【抢救治疗】

一、救治原则

保持呼吸道通畅，纠正缺氧和二氧化碳潴留，纠正酸碱平衡失调，以救生命为首要原则。保护器官功能，防治并发症。基础疾病和并发症的治疗是关键。

二、护理评估

(1) 仔细观察呼吸困难发作的情况，有无伴随症状，如咳嗽咯血、胸痛、心悸、发热、喘鸣、下肢水肿等。

(2) 评估呼吸的频率、深度及节律，观察面色、神志等变化。

(3) 对重度呼吸困难者，评估有无焦虑和恐惧。

三、护理措施

1. 保持呼吸道通畅

根据患者情况予半坐卧位或端坐位，昏迷患者应使其处于仰卧位，头后仰，托起下颌并将口打开；鼓励患者咳痰，痰多黏稠、难以咳出的患者予湿化气道，协助翻身拍背，迅速清除口腔和气道内分泌物，防止呕吐和反流。必要时应建立人工气道，气管插管或气管切开。

2. 氧疗

鼻导管、面罩或鼻罩给氧。PaO_2＜60 mmHg 是吸氧的指征。在保持 PaO_2＞60 mmHg (SaO_2 92%～96%)的前提下，逐渐降低吸氧浓度。对低氧性呼吸困难，氧耗增加者大多有效。对于呼吸衰竭的患者，Ⅰ型呼衰的氧疗应给予高浓度吸氧(＞35%)，Ⅱ型呼衰的氧疗应给予低浓度吸氧。

3. 治疗

诊断为心衰，选择的药物有利尿剂、ACEI、地高辛、β-受体阻滞剂；哮喘或 COPD 的治疗在于减轻气道炎症、解痉、吸氧；肺炎要积极控制感染；中毒要用解毒药物。

(1) 支气管扩张剂治疗　糖皮质激素兼有解痉、消炎、抗过敏等作用。

(2) 呼吸兴奋剂　主要用于呼吸骤停、中枢性呼吸衰竭，在气道通畅、吸氧前提下使用。常用药物如尼可刹米、洛贝林。

(3) 祛痰药　溴己新、氨溴索等，使痰液稀释。

(4) 纠正酸碱平衡失调和电解质紊乱　呼吸衰竭时多伴有呼吸性酸中毒、代谢性酸中毒及电解质紊乱，及时根据监测结果补充钾、钠、氯离子，严重酸中毒 pH＜7.25，在设法改善通气的同时，给以碱性药物，根据血气分析结果调整用量；呼吸性酸中毒合并代谢性碱中毒，

应避免 CO_2 排出过快和补充碱性药物过量，并给予氯化钾。酸中毒的纠正关键在于改善通气，纠正缺氧，当 pH<7.20 时，适当补碱。

(5) 控制感染　呼吸道感染常诱发急性呼吸衰竭，应根据痰液或呼吸道分泌物培养及药敏结果，遵医嘱予抗生素的使用。

(6) 止痛　因剧烈疼痛影响呼吸功能时，遵医嘱使用止痛药物，并严密观察呼吸变化。

4. 留取血标本

迅速完成动脉血气分析检查，送检血常规、电解质、D-二聚体、凝血功能、心肌标志物等血标本。定时复查患者动脉血气分析，及时了解动脉血气分析、尿常规、血电解质等检查结果。

5. 备好急救物品

如患者呼吸困难严重，随时做好气管插管或气管切开、机械通气的准备与配合工作，备好吸引器等抢救物品和抢救药品。

6. 做好呼吸道隔离

对怀疑传染性呼吸系统疾病的患者，做好隔离及防护工作，防止交叉感染。

7. 病情观察

严密监测生命体征和呼吸频率、深度、节律的变化。通过监护仪观察心率、呼吸、血压、血氧饱和度的变化。密切观察咳嗽、咳痰的情况，包括痰液颜色、量及性状的变化。注意 SaO_2 的变化及有无肺性脑病的表现。观察有无缺氧及 CO_2 潴留的症状和体征，如有无发热、球结膜水肿和肺部呼吸音的变化；有无出现心力衰竭和严重的心律失常，尿量及水肿情况。观察各类药物应用后的反应。及时根据患者的症状及医嘱调整氧疗措施。如使用呼吸机等设备，出现报警需及时处理。

8. 心理护理

呼吸困难的患者常伴有濒死感，会出现恐惧、焦虑、抑郁心理，应保持冷静和耐心，给予充分的解释，适时地安慰患者，增强其安全感。

9. 机械通气(详见相关章节)

10. 做好转运工作

在患者转运检查和住院的过程中，要做好评估工作：备好抢救物品及药品、氧气筒、相关仪器，与相关检查科室或病房做好联系工作，与家属做好沟通，根据患者病情配备合适的工作人员参与转运，并与转运科室做好交接工作，保证患者安全。

第二节　急性肺水肿

【概述】

急性肺水肿是由于各种病因引起的过多的液体聚积在肺血管周围、血管外间质组织、肺泡壁或肺泡内的一种临床综合征。肺毛细血管通透性增加、肺毛细血管内静水压增高、肺淋巴管阻塞和血浆胶体渗透压降低等均可引起肺水肿。

【病因及发病机制】

一、临床上引起急性肺水肿的病因

1. 血流动力学因素

左心衰、二尖瓣梗阻(如二尖瓣狭窄、左房黏液瘤)、容量负荷过重。

2. 通透性改变

吸入有毒气体和烟雾、肺部感染、内毒素血症、淹溺、吸入性肺炎、变态反应(过敏性肺水肿)、ARDS等。

3. 血浆胶体渗透压下降

肾病、肝病引起的低蛋白血症。

4. 胸膜内负压过低

气胸、积液抽气抽液后肺重新膨胀(复张性肺水肿)。

5. 组织代谢增加和循环加速

甲状腺功能亢进、严重贫血等。

6. 其他

如神经性因素(如颅脑严重创伤、颅内出血)、海洛因过量、高原性肺水肿、肺栓塞、淋巴回流障碍等。

二、发病机制

1. 肺毛细血管液体交换

肺水肿主要是毛细血管静水压和胶体渗透压之间量的关系失去平衡所致。研究表明:在正常血浆蛋白浓度(正常胶体渗透压)时,左房压或肺毛细血管静水压>25 mmHg,就可发生肺水肿;用生理盐水稀释血浆蛋白,使其浓度下降一半,左房压上升至11 mmHg时即可发生肺水肿。

2. 肺毛细血管壁及肺泡壁通透性增加

肺部感染或败血症，各种毒素及机体释放各种血管活性物质等均可损害毛细血管内皮和肺泡上皮，使血管壁和肺泡壁通透性增加，血浆蛋白漏出到组织间液，使血管内外胶体渗透压差减小，液体进入肺组织而发生肺水肿，尤其易发生急性呼吸窘迫综合征（ARDS）。

3. 肺淋巴回流受阻

肺部淋巴系统对血管外水分引流入静脉及维持液体流动压差具有重要作用。液体滤过增加时，淋巴流动量和速度加快将间质内多余的液体引出。一旦淋巴引流不畅，肺间质就可能有液体积滞，产生肺水肿。

4. 间质负压增加

当快速大量从胸腔抽出液体或气体，因胸腔负压突然增加，使流入扩张肺部的血流量骤增，肺毛细血管壁内外静水压的压差大为增加。另外，因萎陷的肺组织通气和血流灌注不足，影响肺毛细血管内皮和肺泡上皮细胞的代谢，使其通透性增加，肺泡表面活性物质减少，导致肺水肿。

【临床表现】

一、症状

早期表现为胸闷、咳嗽、呼吸困难、呼吸浅速、烦躁不安，症状加剧常表现为严重的呼吸困难、端坐呼吸，也可为阵发性夜间呼吸困难、咳嗽、咳吐白色或粉红色泡沫样痰、焦虑、大汗，病情不断进展，可出现严重缺氧、酸碱平衡紊乱、休克、神志障碍等。

二、体征

肺部有哮鸣音和（或）广泛湿啰音；血压升高或下降、颈静脉怒张、房性和（或）室性奔马律、脉搏细速或交替脉搏；晚期可出现口唇、甲床发绀，涌出大量粉红色泡沫痰，满肺湿啰音，血压下降。

【辅助检查】

1. X线检查

肺血管纹理模糊，肺门阴影不清楚，进一步加重出现肺泡状增密阴影，相互融合呈不规则片状模糊影。

2. 血气分析

血气分析可以发现有无低氧血症、酸碱代谢紊乱并了解其严重程度，对于病情评估及治疗具有指导意义。

3. 实验室检查

由于病因不同，随原发病有相应指标改变，如感染性疾病则血白细胞升高，低蛋白血症引起者血中总蛋白降低、白蛋白降低，或有肝肾功能指标的变化等。

4. 胸部 CT 和 MRI

胸部 CT 可用于定量诊断；MRI 可根据信号强弱确定肺的含水量。

【诊断】

肺水肿的诊断主要根据症状、体征和 X 线表现。

一、详细询问病史

(1) 随原发病不同而有相应症状。

(2) 理化刺激引起者有急性支气管炎症现象，如咳嗽、憋喘、呼吸困难等。

(3) 肺炎引起者有咳嗽、咳痰、发热等呼吸道感染症状。

(4) 左心衰竭引起者有心悸、气短、心前区不适、夜间发作性呼吸困难等。

(5) 纵隔肿瘤引起者有气促、上腔静脉梗阻征象。

(6) 低蛋白血症引起者有营养不良、肝肾疾病的临床症状。

(7) 氧中毒引起者有长时间吸入高浓度(60%)氧史。

二、鉴别诊断

1. 心源性肺水肿

有心脏病史，发病急骤，突然出现严重呼吸困难，呼吸可达 30～40 次/min，伴烦躁不安，面色灰白，口唇青紫，大汗淋漓。发作时心率和脉搏增快，出现心源性休克，严重者可出现晕厥和心搏骤停。

2. 肺复张后肺水肿

由于迅速排出大量胸腔积液或大量气胸，使肺脏突然复张所致。在引流过程中突然出现持续性咳嗽、胸闷，即应警惕早期肺水肿。

3. 高原肺水肿(高山肺水肿)

由于高海拔低氧环境所引起的肺水肿。本病多发生在海拔 4 000 m 以上地区。一般认为寒冷、繁重的体力劳动和上呼吸道感染是发病的主要诱因。典型者多发生在快速登山 6～36 h 后，早期表现如头痛、头昏、心悸、失眠、厌食、恶心等高原适应不全症状，应予高度警惕。

4. 肺静脉闭塞性疾病

大多数在 20 岁以前发病，临床表现为肺水肿征象，并有低氧血症、红细胞增多和肺动脉高压、肺心病和右心衰竭等表现。

5. 化学性肺水肿

刺激性气体氯、氨、二氧化硫、氧化氮等吸入，能损伤呼吸道，其程度与气体性质和浓度有关。当短期内吸入大量气体，可导致化学性肺水肿，为刺激性气体引起呼吸道疾病中最严重的表现。典型临床表现可分为四期：

(1) 刺激期　吸入气体后立即发生气急、胸闷、头痛、恶心等症状。

(2) 诱导期　脱离接触 1～2 h 后，症状自行缓解。

(3) 肺水肿期　经过一段时间缓解(2～48 h)后突然出现呼吸急促，频繁咳嗽，咯大量泡沫痰等典型肺水肿表现。

(4) 恢复期　经积极抢救，病情逐渐缓解。化学性水肿的 X 线表现可先于临床症状，有助于早期诊断。抢救措施为早期排毒和局部喷雾拮抗剂、氧疗、机械通气及大量肾上腺皮质激素应用等。

6. 中枢神经性肺水肿

各种颅内疾病如脑出血、头部外伤、肿瘤、脑脊液压力升高等，既往无心肺疾病 11%～28%可伴发肺水肿。头部外伤时，肺水肿的发生极为迅速，在受伤后数秒乃至数分钟后出现，原发病一旦好转，肺水肿可自行吸收好转。

三、分期

1. 发病期

症状不典型，呼吸短促、焦虑，体检可见皮肤苍白湿冷，心率增快，胸片肺门附近可有阴影。

2. 间质性肺水肿期

有呼吸困难，但无泡沫痰，有端坐呼吸、皮肤苍白，肺部可闻哮鸣音，无水泡音。

3. 肺泡内肺水肿期

有频繁咳嗽、极度呼吸困难、白色泡沫痰或粉红色泡沫痰、大汗等，体检双肺布满大、中水泡音，可伴哮鸣音，可有奔马律、颈静脉怒张等。

4. 休克期

血压下降、脉搏细速、皮肤苍白、发绀加重、冷汗淋漓、意识模糊等。

5. 临终期

心律及呼吸均严重紊乱。

【抢救治疗】

一、护理评估

（1）有无突发胸闷、呼吸急促、端坐呼吸、发绀、咳嗽、咳痰、咳泡沫样血痰、面色苍白、大汗淋漓。

（2）评估肺部是否布满湿啰音，是否有心率快、心律不齐，有无心前区压迫感或疼痛。

（3）评估心理状态。

二、护理措施

1. 体位

嘱卧床休息，予坐位或半卧位，双腿下垂，能够减少静脉回流，减轻肺水肿症状。

2. 迅速有效地纠正缺氧

鼻导管或面罩法给予氧气吸入，流量为5～10 L/min，一般氧浓度为40%～60%，病情特别严重者可用无创正压通气经面罩加压给氧并加大给氧浓度。如吸入高流量高浓度氧气，患者动脉血氧分压仍不能维持在60 mmHg左右，或患者有进行性高碳酸血症及pH降低，要考虑气管插管，正压呼吸配合氧疗。

3. 治疗

（1）减轻心脏前负荷

① 利尿剂：呋塞米最常用，利尿的同时扩张静脉血管作用，使静脉回流减少而减轻肺水肿。一般20～40 mg静脉推注，据临床表现，可酌情增至100～200 mg。首选地西泮，如无效并有烦躁不安者可使用吗啡5～10 mg皮下注射，若已行呼吸机辅助呼吸可以静脉注射。对有呼吸抑制、支气管哮喘和休克者应慎用或禁用。

② 血管扩张剂：既可降低肺动脉高压又可改善通气，改善肺气体弥散交换功能，减轻心脏前负荷。常用硝普钠50～100 mg加入葡萄糖溶液或生理盐水中静脉滴注。其次是硝酸甘油静脉滴注。也可采用多巴胺、多巴酚丁胺和酚妥拉明联合静脉滴注。或使用氨茶碱、硝酸盐、钙离子通道阻滞剂等药物。其他：如轮流结扎四肢，放血，血液滤过或腹膜透析。

③ 增加心肌收缩力药物：多用于室上性快速心律失常引起的肺水肿，减慢心率的意义远大于强心作用。如2周内未用洋地黄类药物，可用毛花苷C 0.4～0.8 mg或毒毛花苷K 0.25 mg静脉缓慢注射。氨茶碱具有强心、利尿、平喘及降低肺动脉压的作用，一般采用250 mg稀释后缓慢静脉注射，尤其适用于心源性哮喘和支气管哮喘鉴别困难时。因可出现低血压和心律失常，给药速度不能过快。

④ 降低肺毛细血管通透性的药物：肾上腺皮质激素，常用地塞米松10～20 mg或甲泼

尼龙 80～160 mg 静脉注射，或氢化可的松 100 mg 静脉滴注。减少渗出，有利于急性肺水肿的控制。另外，控制肺部感染也可降低肺毛细血管的通透性。

(2) 对于心源性休克，尤其是急性心肌梗死合并急性肺水肿者，可采用主动脉内球囊反搏术的措施增加心排血量，改善肺水肿。

(3) 注意纠正酸碱、电解质失调。在大量利尿过程中应注意补钾。

(4) 基本病因的治疗　对严重高血压者需有效控制高血压；对冠心病严重心肌缺血或心肌梗死者，应采取介入手术等方式；对严重瓣膜病者，行换瓣手术；对先心病者，行手术根治。

(5) 诱因的治疗　仔细寻找诱因并消除诱因，如高血压、肺感染、快速心律失常、重度贫血、输液过快等。避免过劳、情绪激动，妥善处理好心脏病患者的妊娠与分娩。

急性肺水肿应尽快去除病因，进行氧疗和镇静，控制输液量，给予利尿、强心治疗，必要时使用血管扩张剂和肾上腺皮质激素。严重者应尽早使用呼吸机辅助呼吸，以改善缺氧，减轻心脏负荷(表 10－2)。

表 10－2　急性肺水肿的分类及治疗

分类	治疗
高压性肺水肿	氧疗、镇静、利尿剂、血管扩张剂、增强心肌收缩药、氨茶碱、肾上腺皮质激素、呼吸机辅助呼吸
高原性肺水肿	卧床休息、高流量持续吸氧、利尿、激素、氨茶碱和血管扩张剂
中枢神经性肺水肿	可按高压性肺水肿处理，加用脱水剂。注意：避免用 PEEP 通气，防止增高颅内压和减少大脑供血
淹溺性肺水肿	特别强调应用机械辅助呼吸、氧疗和激素的重要性
肺复张性肺水肿	重在防止肺水肿的发生。一旦发生，处理上与一般肺水肿相似
中毒性肺水肿	保持呼吸道通畅，应用机械辅助呼吸，多选择持续正压和呼气末正压通气模式，同时应用大剂量激素和抗生素
急性肺水肿合并低血容量	选用胶体溶液

4. 心电血压监护

严密监测患者心率、呼吸、血压、血氧饱和度。

5. 留取血标本

迅速完成动脉血气分析检查，送检血常规、电解质、D－二聚体、凝血功能、心肌标志物等血标本。

6. 做好呼吸道隔离

对怀疑传染性呼吸系统疾病的患者，做好隔离及防护工作。

7. 呼吸机辅助呼吸

多选择持续正压和呼气末正压通气模式。根据呼吸困难和缺氧情况，调节吸气与呼气的比例、提高吸氧浓度(一般应小于60%，危急情况可吸纯氧)。

8. 病情观察

严密监测生命体征和呼吸的变化。通过监护仪观察心率、呼吸、血压、血氧饱和度的变化。密切观察呼吸频率、深度、节律的变化。定时复查患者动脉血气分析，及时根据患者的症状及医嘱调整氧疗措施。如使用呼吸机等设备，出现报警需及时处理。

9. 记录患者液体出入量

通过对患者出入液量的观察及正确记录，及时了解病情动态变化，并根据患者的病情变化制定相应的治疗措施，有效控制液量，减少并发症的发生。

10. 心理护理

呼吸困难的患者常伴有濒死感，会出现恐惧、焦虑、抑郁心理，应针对患者的情绪予以恰当的心理护理，使患者尽可能保持安静。

第三节　急性肺栓塞

【概述】

肺栓塞(PE)是以各种栓子阻塞肺动脉系统为其发病原因的一组疾病或临床综合征的总称，包括肺血栓栓塞症、脂肪栓塞综合征、羊水栓塞、空气栓塞等。肺血栓栓塞症(PTE)是肺栓塞最常见类型，通常所称PE即指PTE。PTE系来自静脉或右心循环系统的血栓阻塞肺动脉或其分支所致的疾病，以肺循环和呼吸功能障碍为主要病理生理特征和临床表现。引起PTE的血栓主要来源于深静脉血栓形成(DVT)。本书阐述的肺栓塞指PTE。

【病因与发病机制】

一、病因

深静脉血栓形成(DVT)占肺栓塞的栓子来源的50%～90%，因而，引发PE的危险因素与静脉血栓栓塞症(VTE)基本相同，包括原发性因素和继发性因素。原发性因素多由遗传变异引起，常以反复静脉血栓栓塞为主要临床表现；对40岁以下无明显诱因或反复发生VTE，或呈家族遗传倾向，应注意做相关遗传学检查。继发性因素是指后天获得的易发生VTE的多种病理生理异常；可以单独存在，也可同时存在，通过静脉血流淤滞、血液高凝状态和静脉系统内皮损伤三方面共同作用，导致静脉系统内血栓形成。常见易患因素有：重大创伤、大手术、骨折、房颤、房扑等。

二、发病机制

血流淤滞、静脉损伤和血液高凝状态等因素综合作用易引起血栓形成，血栓脱落后导致肺动脉管腔阻塞，血流减少或中断，引起不同程度的血流动力学和气体交换障碍。轻者几乎无任何症状，重者因肺血管阻力突然增加，肺动脉压升高，压力超负荷导致右心室衰竭，是急性肺栓塞死亡的主要原因。

1. 血流动力学改变

急性肺栓塞可导致肺循环阻力增加，肺动脉压升高。物质释放可诱发血管收缩。阻塞和血管收缩导致肺血管阻力增加，动脉顺应性下降。肺血管阻力突然增加导致右心室压力和容量增加、右心室扩张，使室壁张力增加、肌纤维拉伸影响了右心室的收缩性，使右心室收缩时间延长。右冠状动脉相对供血不足，同时右心室心肌氧耗增多，可导致心肌缺血，进一步加重右心功能不全。右心室收缩时间延长，致左心室舒张早期充盈受损，加之右心功能不全导致左心回心血量减少，使心排血量降低，造成体循环低血压和血流动力学不稳定。

2. 呼吸功能改变

急性肺栓塞时呼吸衰竭主要为血流动力学紊乱的结果。心排血量降低引起混合静脉血氧饱和度降低。此外，阻塞血管和非阻塞血管毛细血管床的通气/血流比例失调，导致低氧血症。由于右心房与左心房之间压差倒转，约1/3的患者超声可检测到经卵圆孔的右向左分流，引起严重的低氧血症，并增加栓塞和卒中的风险。

【临床表现】

一、症状

典型症状为呼吸困难、胸痛和咯血，被称为“肺梗死三联征”，但同时出现的发生率不足20%。

1. 呼吸困难

呼吸困难是PE最常见的临床症状，可伴发绀。栓塞大血管时，呼吸困难严重且持续时间长；栓塞小血管时，只有短暂的呼吸困难或仅持续几分钟；反复发生的小栓塞，可出现阵发性呼吸困难。

2. 胸痛

心绞痛样疼痛和胸膜性疼痛。心绞痛样疼痛为胸骨后压迫性疼痛，与冠状动脉供血不足或肺动脉高压有关；胸膜性疼痛因栓塞部位附近的胸膜有纤维素性炎症。

3. 咯血

均为小量咯血，鲜红色，数日后变为暗红色；大咯血少见。

4. 晕厥

当大块肺栓塞或重症肺动脉高压时，可引起一过性脑缺血，表现为晕厥，有时是唯一和首发症状。

5. 休克

均为巨大肺栓塞，严重者可猝死。

6. 其他

原发病症状加重，发热、心悸、烦躁不安等。

二、体征

1. PE 体征

呼吸急促（频率超过 20 次/min）、心动过速（超过 90 次/min，或发生快速性心律失常）、发绀、发热、颈静脉充盈或搏动、肺部可闻及哮鸣音和（或）细湿啰音、胸腔积液的相应体征、肺动脉瓣区第二音亢进或分裂，三尖瓣区收缩期杂音，肝脏触诊肿大、触痛，两下肢远端凹陷性水肿等提示右心负荷加重，严重者可出现血压下降甚至休克。

2. 深静脉血栓的症状与体征

在考虑 PE 诊断的同时，要注意发现是否存在下肢（尤其单侧性）肿胀、周径增粗、疼痛或压痛、浅静脉扩张、皮肤色素沉着、行走后患肢易疲劳或肿胀加重等 DVT 症状。

【辅助检查】

1. 血气分析

血气分析指标无特异性，可表现为低氧血症、低碳酸血症、肺泡-动脉血氧梯度 $P_{(A-a)}O_2$ 增大及呼吸性碱中毒。但多达 40% 的患者动脉血氧饱和度正常，20% 的患者 $P_{(A-a)}O_2$ 正常。检测时应以患者就诊时卧位、未吸氧、首次动脉血气分析的测量值为准。

2. 血浆 D-二聚体

急性血栓形成时，凝血和纤溶同时激活，可引起血浆 D-二聚体水平升高。为一个特异性的纤溶过程标志物。对于低或中度临床概率的急诊患者，优选高敏试剂进行血浆 D-二聚体检测，高度急性肺栓塞可疑的患者不主张检测 D-二聚体水平，此类患者无论采取何种检测方法以及结果如何，均不能排除急性肺栓塞，需行 CT 肺动脉造影进行评价。

3. 心电图

表现无特异性，轻症可仅表现为窦性心动过速，约见于 40% 的患者。房性心律失常，尤其心房颤动也较多见。心电图的动态改变较之静态异常对于提示 PE 更具有意义。心电图表现有助于预测急性 PE 不良预后。

4. 超声心动图

在提示诊断、预后评估及除外其他心血管疾病方面有重要价值。超声心动图可提供急性肺栓塞的直接和间接征象。在临床表现基础上结合超声心动图特点,有助于鉴别急、慢性肺栓塞。

5. 胸片

肺动脉高压征象表现为右下肺动脉干增宽或伴截断征,肺动脉段膨隆以及右心室扩大。可有少至中量胸腔积液征。

6. 螺旋 CT 肺血管造影(CTPA)

CTPA 能够发现亚段以上肺动脉内的栓子,是 PE 的确诊手段之一,CTPA 已成为确诊 PE 的常规检查;CT 肺动脉造影是诊断急性肺栓塞的重要无创检查技术,敏感性为 83%,特异度为 78%~100%,主要局限性是对亚段及亚段以下肺动脉内血栓的敏感度较差。

7. 肺动脉造影

肺动脉造影是一项有创检查,敏感性和特异性均达到 98%,肺动脉造影是 PE 诊断的"金标准",在其他检查难以确诊时,如无禁忌可进行该项检查。

8. 放射性核素肺通气/灌注扫描

肺的放射性同位素灌注显像简便安全,对 PE 有确定诊断价值,敏感性为 92%,特异性为 87%,且不受肺动脉直径的影响。对诊断亚段以下的 PTE 具有特殊意义。此检查可同时行双下肢静脉显像,与胸部 X 线平片、CT 肺动脉造影相结合,可显著提高诊断的特异性和敏感性。

9. 磁共振肺动脉造影(MRPA)

可直接显示肺动脉内栓子及急性肺栓塞所致的低灌注区,相对于 CT 肺动脉造影,MR-PA 的一个重要优势在于可同时评价患者的右心功能,适用于碘造影剂过敏者。

10. 下肢深静脉检查

由于急性肺栓塞和 DVT 关系密切,对可疑急性肺栓塞的患者应检测有无下肢 DVT 形成。

(1) 静脉造影　是诊断深静脉血栓的金标准,其诊断敏感性和特异性均接近 100%。

(2) 多普勒超声　对下肢深静脉血栓的检出敏感性和特异性高,是一项无创安全的检查。

(3) MRI　对有症状的急性 DVT 诊断的敏感性和特异性可达 90%~100%。

(4) 放射性核素静脉造影　属无创性 DVT 检测方法,常与肺灌注扫描联合进行。

【诊断】

对PE应强调早期诊断。对存在有形成栓子风险的原发病或高危因素的病例,突然发作不明原因的呼吸困难、胸痛、晕厥、咯血和休克等症状高度疑似PE,应首先进行临床可能性评估,然后进行危险分层,最后逐级选择检查手段明确诊断。

一、临床可能性评估

常用的临床评估标准有加拿大Wells评分和修正的Geneva评分,二者简单易懂,所需临床资料易获得。最近,Wells和Geneva评分法则均进一步简化,更增加了临床实用性,有效性也得到证实(表10-3)。

表10-3　临床可能性评分系统(Wells评分)

变量		分值
易发因素	既往有DVT或PE	1.5
	近期有手术或制动	1.5
	肿瘤	1
症状	咯血	1
体征	心率>100次/min	1.5
	DVT临床症状	3
诊断其他疾病的可能性小于PE		3

临床可能性:低度<2.0;中度2.0～6.0;高度>6.0。

二、鉴别诊断

急性PE的症状无特异性,临床容易与胸痛、呼吸困难的其他原因混淆。

1. 冠心病

心肌梗死和心绞痛有胸痛、呼吸困难、休克等表现,且约19%的肺栓塞可发生心绞痛,易与之混淆。注意心绞痛病史,动态观察心电图与心肌酶的变化等有助于二者的鉴别。要注意两者合并存在。

2. 主动脉夹层

也有胸痛、血压下降等表现,但患者多有高血压病史,胸痛剧烈,无咯血,两侧脉搏不等。胸片有上纵隔增宽。胸部CTA、MRI检查等可作出鉴别。

3. 细菌性肺炎

可有与PE相似的症状和体征,如呼吸困难、胸痛、咳嗽、咯血、心动过速、发热、发绀、低血压，X线表现也可相似，但肺炎有寒战、高热、脓痰等感染表现，白细胞计数明显增高，抗生素治疗有效，而无栓子形成的原发病史和高危因素。

4. 胸膜炎

约1/3的急性PE患者可发生胸腔积液，易被诊断为感染性胸膜炎。全身中毒症状，胸腔积液性质、细菌学、细胞学检查可资鉴别。

5. 晕厥

部分PE仅表现为晕厥，需要与心脑血管、迷走神经反射、代谢因素引起的晕厥相鉴别。

三、危险分层

1. 高危（大面积）PE

以休克和低血压为主要表现。排除心律失常、低血容量或感染性休克、中毒等原因所致的低血压。

2. 中危（次大面积）PE

未出现休克和低血压但存在心功能不全和心肌损伤。

3. 低危（非大面积）PE

血流动力学稳定、未出现心功能不全及心肌损伤。

【抢救治疗】

一、救治原则

抢救生命，稳定病情，使肺血管再通。

二、护理评估

(1) 有无突发呼吸困难、胸痛症状。

(2) 患者心理状态。

三、监测

发病后1～3 d内最危险。对高度疑诊或确诊PE的患者，应进行严密监护，监测意识状态、呼吸、心率、血压、心电图及血气的变化。要求绝对卧床，避免突然改变体位，并保持大便通畅，避免用力，以防止栓子再次脱落。对于有焦虑、胸痛、发热、咳嗽等症状可给予镇静、止痛、镇咳等相应的对症处理。

四、呼吸循环支持治疗

采用经鼻导管或面罩吸氧。当合并严重的呼吸衰竭时，可使用经鼻导管、面罩无创性机械通气或进行气管插管机械通气。对于右心功能不全,血压尚正常的病例,可用多巴酚丁胺和多巴胺;如出现血压下降,可使用其他加压药物,如间羟胺、肾上腺素等。补液时应注意控制液体量,液体负荷量控制在 500 ml 以内,保护心功能。

五、治疗

1. 溶栓治疗

溶栓治疗能迅速溶解部分或全部血栓,恢复阻塞的血液循环,纠正血流动力学障碍,降低肺动脉压,改善右室功能,减少严重 PTE 患者的病死率和复发率。急性肺栓塞发病 48 h 内开始行溶栓治疗,疗效最好,对于有症状的急性肺栓塞患者在 6～14 d 内溶栓治疗仍有一定作用。

(1) 溶栓治疗的适应证

① 急性大面积 PE。

② 次大面积 PE 合并重症心、肺疾患,而抗凝疗法无效。

(2) 溶栓治疗的禁忌证

① 绝对禁忌证:出血性卒中;6 个月内缺血性卒中;中枢神经系统损伤或肿瘤;近 3 周内重大外伤、手术或头部损伤;1 个月内消化道出血;已知的出血高风险患者。

② 相对禁忌证:6 个月内短暂性脑缺血(TIA)发作;应用口服抗凝药;妊娠或分娩后 1 周;不能压迫止血部位的血管穿刺;近期曾行心肺复苏;难以控制的高血压(收缩压＞180 mmHg);严重肝功能不全;感染性心内膜炎;活动性溃疡。对于危及生命的高危急性肺栓塞患者大多数禁忌证应视为相对禁忌证。

(3) 溶栓方法

以下方案与剂量主要参照欧美的推荐方案,供参考使用。溶栓治疗应监测凝血酶原时间(PT)或活化部分凝血活酶时间(APTT)。

① 尿激酶(UK):2 h 溶栓方案:按 20 000 IU/kg 剂量,维持静脉滴注 2 h;负荷量 4 400 IU/kg,静脉注射 10 min,随后以 2 200 IU/(kg · h),持续静脉滴注 12 h。

② 链激酶(SK):负荷量 25 万 IU,静脉注射 30 min,随后以 10 万 IU/h,持续静脉滴注 24 h。本药有抗原性,故用药前半小时需肌肉注射苯海拉明或地塞米松,以防止过敏反应。链激酶 6 个月内不宜再次使用。

③ 重组组织型纤溶酶原激活剂(rt-PA):溶栓作用与链激酶、尿激酶相当,但对血栓有较快的溶解作用,是溶栓的首选药物。推荐 50～100 mg 持续静脉滴注 2 h,体重＜65 kg 的患者总剂量不超过 1.5 mg/kg。

④ 瑞替普酶 r-PA:是目前国内临床上唯一的第 3 代溶栓药,广泛应用于急性心肌梗死、卒中、急性肺栓塞、下肢深静脉栓塞等血栓性疾病的溶栓治疗。

2. 抗凝治疗

对于疑似高危肺栓塞患者，应立即使用动静脉普通肝素抗凝治疗。

(1) 肝素 3 000～5 000 IU 或按 80 IU/kg 静脉注射，随后以 18 IU/(kg・h)，使部分凝血活酶时间和凝血时间保持在正常对照的 1.5～2.5 倍之间。肝素亦可用皮下注射方式给药，每 12 h 皮下注射 1 次。

(2) 低分子肝素 据体重给药，不同低分子肝素的剂量不同，每日 1～2 次，皮下注射。出血并发症比普通肝素要低，故不需监测 APTT 和调整剂量。

(3) 磺达肝癸钠 2.5 mg 皮下注射，每天 1 次，无须监测。对体重<50 kg 的患者慎用，严重肾功能不全应禁用。

(4) 华法林 初始剂量为 2.5～5 mg。由于需要数天才能发挥全部作用，因此需与肝素/低分子肝素重叠应用至少 5 d，通常在肝素或低分子肝素应用后的第 1～3 d 加用华法林。单用华法林抗凝治疗，需定期测定以调节华法林的剂量。

(5) 新型抗凝药物 直接凝血酶抑制剂阿加曲班、达比加群酯、利伐沙班、阿哌沙班。

3. 手术和介入治疗

(1) 经静脉导管碎解和抽吸血栓 包括猪尾导管或球囊管行血栓碎裂，液压导管装置行血栓流变溶解，抽吸导管行血栓抽吸以及血栓旋切。适用于溶栓绝对禁忌证的患者，以及经溶栓或积极的内科治疗无效者。

(2) 肺动脉血栓摘除术 手术风险大，技术条件要求高(成功率 40%～60%)，应严格掌握适应证。手术治疗的指征：①有溶栓禁忌证者；②经溶栓和其他积极的内科治疗无效者。

(3) 腔静脉阻断术 方法有：下腔静脉结扎术；下腔静脉折叠术和下腔静脉滤器。可过滤由下腔静脉来的巨大栓子，预防下肢或盆腔栓子脱落进入肺循环，减少严重肺梗死的发生。置入滤器后要长期抗凝治疗。

六、给药护理

按医嘱及时、正确给予溶栓及抗凝制剂，药物应现配现用，监测疗效及不良反应，应注意对临床及相关实验室检查情况进行动态观察，评价溶栓疗效。溶栓治疗的主要并发症是出血，用药前应充分评估出血的危险性，必要时应配血，做好输血准备。肝素或低分子肝素的疗程一般需 7～10 d。肝素使用 3～5 d 和低分子肝素使用 7 d 时需检查血小板。抗凝治疗的主要并发症是出血，活动性出血、凝血功能障碍、未能控制的严重高血压等禁用。

对溶栓治疗患者应采取以下措施：

(1) 密切观察出血征象，如皮肤青紫、血管穿刺处出血多、血尿、腹部或背部疼痛、严重头疼、神志改变等。

(2) 严密监测血压，当血压过高时及时通知医生进行适当处理。

(3) 给药前宜留置外周静脉套管针，以方便溶栓过程中取血监测，避免反复穿刺血管。静脉穿刺部位压迫止血需加大力量并延长压迫时间。

(4) 用尿激酶或链激酶溶栓治疗后，应每 2～4 h 测定一次 PT 或 APTT，当其水平降至正常值的 2 倍时遵医嘱开始应用肝素抗凝。

七、心理护理

增加患者的安全感，鼓励患者充分表达自己的情感。应用适当的沟通技巧促使患者表达自己的担忧和疑虑。当患者突然出现严重的呼吸困难和胸痛时，医护人员需保持冷静，避免引起紧张慌乱的气氛而加重患者的恐惧心理，并采用非言语性沟通技巧，如抚摸、握住患者的手等可增加患者的安全感，减轻其恐惧感。

第四节　大咯血

【概述】

大咯血是一种呼吸系统急危重症，约占所有咯血患者的 5%，通常提示存在潜在的严重呼吸系统或全身性疾病。当声门以下气管、支气管或肺组织出血时，血液经口腔咳出称为咯血。咯血是一种临床常见症状，可表现为痰中带血或咯大口鲜血。常由呼吸、循环系统疾病所致，有时也可由外伤、其他系统的疾病或全身性因素引起。

患者咯血量的判断很重要，出血量和出血速度与病死率密切相关。一般认为：每 24 h 咯血量＜100 ml 称小量咯血，包括痰中带血丝；100～500 ml 称中量咯血；＞500 ml 或一次咯血＞100 ml 称为大量咯血，又称大咯血。由于出血量难以准确估计，因此，大咯血可被定义为任何危及生命的咯血量以及可能导致气道阻塞和窒息的任何咯血量。大咯血的病死率为 6.5%～38%。死亡原因一般为气道梗阻导致窒息或出血量过多导致休克，其中窒息是死亡的主要原因。

【病因与发病机制】

一、肺血管解剖与咯血的关系

肺有双重血管供应。肺循环，起源于右心室动脉圆锥的肺动脉及其分支，为低压系统，顺应性高，提供肺组织(主要是肺泡)约 95%的血供，满足气体交换需要。支气管动脉循环，发自于主动脉，为高压系统(大约是肺循环的 6 倍)，提供肺组织约 5%的血供，主要作用为营养气道和作为肺的支撑结构。出血可以发生于任一血管循环系统，但在大咯血患者中 90%

的出血来自支气管循环,出血来自肺循环者仅占10%左右。

肺组织出血的机制不外乎三种情况:① 肺动脉压力升高,如二尖瓣狭窄致肺静脉淤血、先天性血管发育异常等;② 肺血管受侵害,如结核、支气管扩张侵蚀支气管血管引起大咯血;肺脓肿、癌性空洞在空洞形成的过程中侵蚀肺循环血管或形成假性动脉瘤并破裂出血,均可导致大咯血;③ 出血性疾病的并发症。

二、大咯血的病因

大咯血病因复杂,呼吸系统疾病及全身各系统疾病均可导致大咯血。支气管扩张、结核、肺曲霉菌病、坏死性肺炎、隐源性咯血和肺癌被认为是大咯血最常见的原因。尽管医学在不断进步和发展,仍有高达20%的患者未发现明显病因,被归类为隐源性大咯血。随着现代医学的发展,疾病病因谱发生变化以及抗菌药物的广泛应用,感染导致的大咯血发生率已显著降低。大咯血的常见病因见表10-4。

表10-4 大咯血的常见病因

分类	疾病
感染	结核/非结核分枝杆菌感染、支气管扩张症(包括囊性纤维化)、侵袭性肺真菌病、肺脓肿、肺吸虫病、坏死性肺炎、肺栓塞(脓毒症性)
肿瘤	原发性肺癌、气管内转移癌、肺内转移癌
自身免疫性疾病	弥漫性肺泡出血、肉芽肿性多血管炎、显微镜下多血管炎、Good-pasture综合征、结节性多血管炎、系统性红斑狼疮、类风湿性关节炎、系统性硬化症
心血管疾病	动静脉畸形、二尖瓣狭窄、肺栓塞/梗死、先天性心脏病(如房间隔缺损、动脉导管未闭等)、原发性肺动脉高压、主动脉瘤、支气管动脉瘘、充血性心力衰竭、房颤消融术后局限性肺静脉狭窄
血液系统疾病	凝血病(先天性、后天性或医源性)、血小板疾病、血栓性血小板减少性紫癜
其他	医源性咯血(如支气管镜检查相关操作、经皮肺穿刺活检等)、创伤性咯血(如肺部钝器伤、胸部穿透伤等引起的咯血)

【诊断】

咯血首先要注意与口咽、鼻咽部出血及胃肠道出血进行鉴别。咯血的特点是:血液因混有气体而呈泡沫样,色鲜红,可伴有喉痒、咳嗽症状。同时迅速估计咯血量和出血来源。大咯血需要先立即救治,再展开必要的检查,进一步诊治。

一、病史询问

1. 咯血量

中大量咯血最常见于肺结核空洞、支气管扩张;肺癌多为持续血痰或小量咯血。有时咯血量的多少与病变严重程度并不完全一致,肺功能严重障碍或发生血块阻塞窒息,少量咯血也可致命。

2. 伴随症状

① 长期反复咳嗽、咯血、咳脓痰的患者多为支气管扩张;② 咯血伴发热、脓痰,多见于肺脓肿、肺炎、支气管扩张症、肺结核空洞继发细菌感染等;低热、盗汗可见于肺结核;③ 伴刺激性干咳、持续痰血,体重减轻见于肺癌;④ 伴有胸痛、憋喘应考虑肺栓塞;⑤ 伴有黏膜、皮下出血等全身出血倾向要考虑钩端螺旋体病、肾综合征出血热、血液病、结缔组织病等;⑥ 肺泡出血综合征多伴有活动性气喘;⑦ 心悸气喘、心脏杂音提示风湿性心脏病二尖瓣狭窄。

3. 年龄和性别

青壮年咯血要考虑肺结核、支气管扩张、肺血管畸形。年龄较大者,尤其是男性吸烟患者应首先考虑肺癌。

4. 咯血的颜色和性状

鲜红色多为肺结核、支气管扩张症、肺脓肿和出血性疾病所致;铁锈色血痰见于典型的肺炎球菌肺炎,及肺吸虫病和肺泡出血;砖红色胶冻样痰见于肺炎克雷白杆菌肺炎;暗红色多见于二尖瓣狭窄;浆液性粉红色泡沫痰多见于左心衰竭;黏稠暗红色血痰见于肺梗死。

5. 其他

幼年时麻疹、百日咳或下呼吸道感染病史提示支气管扩张,还应注意有无结核病接触史;职业性粉尘接触史;吸烟史;抗凝药物使用史,如华法林;生食海鲜及月经史。

二、体格检查

仔细检查口咽和鼻咽部以排除口鼻咽腔及上消化道出血;注意皮肤黏膜有无发绀或出血点以明确有无凝血机制障碍;锁骨下、腋下淋巴结肿大提示胸腔内恶性肿瘤;杵状指(趾)见于肺癌、支气管扩张、慢性肺脓肿、先天性心脏病。

肺部体征有助于判断出血量及出血来源。咯血量多时,患侧肺部可呈实变体征,呼吸音减弱,健侧肺呼吸音正常或粗糙;肺部湿啰音是肺炎、支气管扩张、心功能不全或吸入的血液引起;而局限性干鸣音提示支气管狭窄,如气管内肿瘤或异物堵塞;肺动脉第二心音亢进,心律不齐、心脏杂音等提示肺动脉高压及心脏疾病;伴有呼吸急促、发绀,要注意弥漫性肺泡出血或肺栓塞。

三、辅助检查

1. 实验室检查

初始评估应包括完整的血、尿、便常规,痰液检查,血型,凝血功能,肝肾功能等实验室检查。这些检查可提示大咯血的病因,如凝血功能异常、自身免疫性肺-肾综合征等。另外,应根据可能病因进行相应的实验室检查。

2. 影像学检查

影像学检查是大咯血诊断的基础,胸部X线检查是一项重要的初始评估工具,但其假阴性率高达20%～40%。胸部CT扫描是咯血最重要的影像学检查方法,其敏感性高于胸片。增强扫描可发现肺栓塞、动静脉畸形或动脉瘤。CT增强显影有不同的时相,不同的目的应选用不同的时相。此外,CT还有助于判断出血来源于哪一侧肺。但是CT检查对于大咯血患者存在一定局限性,一是需要时间,二是在操作时患者需要保持仰卧位,易发生窒息。因此,急性大咯血病情危及患者生命时不宜进行急诊胸部CT扫描。

3. 支气管镜检查

可以确定出血部位及病因。对大咯血病因诊断不清,或经内科保守治疗止血效果不佳者,目前多主张在咯血期间及早施行支气管镜检查。

4. 肺血管造影

如肺动脉造影或选择性支气管动脉造影。由于出血部位多来自支气管动脉,选择性支气管动脉造影可明确出血部位,还可进行栓塞止血治疗。

【治疗与护理】

大咯血是临床急症,需紧急救治。应根据大咯血的病因、救治医生的经验及可用的医疗资源制定救治方法。其救治应由呼吸与危重症医学科、介入放射科、心胸外科及麻醉科等多学科医师团队共同实施。

一、救治原则

大咯血的急诊处理原则是确保气道通畅及隔离出血源。

1. 保持气道通畅

急性活动性出血并发大咯血时,应鼓励患者通过咳嗽自我清除气道内积血和分泌物。如患者咳嗽反射不能有效清除气道积血、缓解窒息并出现进行性呼吸困难或低氧血症,则应立即行气管插管。选择带大侧孔的大管径气管导管(直径大于7.5 mm),以利于吸引、排除积血。必要时可直接使用硬质支气管镜进行处理。

2. 隔离出血源

保持气道通畅的同时，要尽快隔离出血源，防止溢入健侧的血液形成血凝块阻塞气道、影响肺泡气体交换。因此，在非双侧肺同时出血情况下，首先应快速明确出血来自哪侧肺及哪个肺叶，并防止血液进入健侧肺叶，最基本的方法是让患者取患侧卧位。还可以根据实际情况采取选择性单侧气管内插管，在支气管镜引导下置入球囊，双腔气管插管置管及在支气管镜引导下出血局部喷洒冰生理盐水、稀释的肾上腺素、凝血酶或纤维蛋白复合物以收缩血管止血等方法隔离出血源。

二、急救护理措施

1. 即刻护理措施

大咯血患者需立即卧床休息，可取患侧卧位，防止血液进入健侧支气管内。保持气道通畅，满足氧供，防止窒息的发生。建立静脉通道，根据出血量及时补液，必要时给予输血治疗。密切监护患者的生命体征，准确留取患者的血标本。床旁备好急救物品，随时做好气管插管或气管切开、机械通气的准备与配合工作，备好吸引器等抢救物品和抢救药品。对可疑呼吸道传染性疾病，注意做好隔离与防护，防止交叉感染。

2. 大咯血窒息的护理

大咯血窒息的临床表现为患者突感胸闷难忍，烦躁不安，面色苍白或发绀；咯血突然减少或中止，呼吸困难，喉部作响，大汗淋漓，甚至意识丧失。护理人员应立即采取以下措施：① 保持呼吸道通畅，取头低足高 45°俯卧位，轻拍患者健侧背部，开口器打开口腔，将舌拉出，迅速清除口腔及咽喉部积血，必要时协助医生气管插管或气管切开。② 静卧，绝对卧床，尽可能减少搬动。③ 高浓度吸氧，以快速纠正低氧血症。④ 密切监护患者的心率、心电波形、血压、血氧饱和度等，详细记录患者的咯血量，观察有无新鲜出血，迅速建立静脉通道，按需补充血容量。⑤ 遵医嘱给予止血剂、抗生素等药物治疗，对于患者焦虑、恐惧情绪明显的可适当给予镇静剂，咳嗽剧烈和频繁者酌情给予镇咳剂。

3. 出血性休克的护理

出血性休克的临床表现为患者出现头晕、心慌、出冷汗、少尿或无尿、意识障碍、面色苍白等症状，或患者的心率＞100 次/min、收缩压＜90 mmHg 或比平时血压降低＞30 mmHg。护理人员应立即采取以下措施：① 补充血容量，根据出血程度确定补液量及液体性质，以维持血流动力学稳定，使血红蛋白水平维持在 80 g/L 以上。扩容应迅速而谨慎，过多扩容会引起再出血和增加病死率。液体选择应避免仅应用氯化钠溶液，因其不但会促进再次出血，也会加重血管外液体的蓄积。② 开放静脉通道，备血，通常先输液，如有以下情况可考虑输血：收缩压＜80 mmHg 或较基础血压下降＞30 mmHg；心率增快＞120 次/min；血红蛋白＜

50 g/L，血细胞比容<25%。病情危重、紧急时，输液、输血宜同时进行。当收缩压<50 mmHg时，要适当加快输液、输血速度，甚至需加压输血，以尽快使收缩压升高至80～90 mmHg，血压稳定后减慢输液速度，输入库存血较多时每600 ml血应静脉补充葡萄糖酸钙10 ml。③ 对于有心、肺、肾疾患及老年患者，应检测患者的中心静脉压以确定补液量，防止急性肺水肿的发生。④ 有意识障碍和排尿困难的患者需留置导尿管。

4. 用药护理

遵医嘱及时准确给予各种药物。

(1) 垂体后叶素　可收缩肺小动脉，降低肺静脉压而止血。一般每次10～20 U加入5%葡萄糖液500 ml中静脉滴注，必要时可先用10 U加入20～40 ml溶液中，缓慢静脉注射(≥20 min)。用药过程中要监测血压，及时调整药物静脉滴注速度；注意观察有无头痛、面色苍白、心悸胸闷、腹痛、便意等副作用。患高血压病、冠心病、肺心病、心衰及妊娠等忌用。

(2) 血管扩张剂　通过直接扩张血管作用，降低肺循环压力和体循环压力，起到止血效果。常用药物为酚妥拉明，每次10～20 mg加入5%葡萄糖液500 ml中持续静脉滴注。治疗中防止低血压发生，注意有无恶心、呕吐、心绞痛、心律失常等不良反应。主要用于老年人、有垂体后叶素禁忌证的患者。

(3) 促凝药物　抗纤维蛋白溶解药物如6-氨基己酸(4～6 g加入生理盐水100 ml中，15～30 min内静滴，维持量1 g/h)、氨基苯酸(100～200 mg加入5%葡萄糖液或生理盐水40 ml内静脉注射，每日2次)；改善毛细血管抵抗力和血小板功能的药物如酚磺乙胺(250～500 mg，肌内注射或静滴，每日2～3次)；血凝酶(1～2 kU静脉注射，5～10 min起效，可持续24 h)。

(4) 控制感染　针对原发病因，遵医嘱使用抗生素治疗，注意观察有无药物过敏反应。

(5) 糖皮质激素　有非特异性抗炎作用，可减少血管通透性。可短期及少量应用，甲泼尼松龙20～40 mg或地塞米松5 mg静脉注射，1～2次/日。

5. 病情观察

严密观察病情变化，专人护理，随时注意患者的呼吸及全身情况，做好抢救准备。

6. 手术护理

依据患者咯血的速度、基础病变、出血来源及患者的耐受程度做好急诊气管镜或支气管动脉栓塞术和手术治疗的术前准备工作。

7. 心理护理

关注患者的心理，给予恰当的病情告知、安慰与心理支持，使其尽可能消除恐惧，保持情绪平稳，有良好的遵医行为。

第五节　重症哮喘

【概述】

支气管哮喘(简称哮喘)是因过敏或非过敏因素引起的一种以嗜酸粒细胞、肥大细胞反应为主的气道变应炎症和气道高反应性为特征的疾病,以反复发作、暂时性、带哮鸣音的呼气性呼吸困难,持续时间数分钟至数小时不等为特点,多数患者可自行缓解或经治疗缓解。重症哮喘是一种病死率较高的疾病,表现为控制水平差,患者通常在短时间之内便进入危重状态中,并且常常伴发严重酸中毒、高碳酸血症以及呼吸衰竭等,临床上常常难以处理,具有很高的住院率及病死率,严重影响患者生活质量,加重社会经济负担。因此,重症哮喘受到临床高度重视。

【病因和发病机理】

重症哮喘的形成原因较多,其发病机制也较为复杂,各种原因可单一存在亦可相互重叠使哮喘持续发作不能缓解。其病因和发病机制如下。

一、引起哮喘发作的过敏原或其他致喘因素持续存在

如果患者持续吸入或接触过敏原(如尘螨、霉菌、花粉、动物皮毛和分泌物、丝织品、香料、鸡蛋、奶制品、肉制品、豆制品、海产品、水果、干果、化妆品、染发剂、油漆等)或其他致喘因子(如烟草烟雾、大气污染等),导致支气管平滑肌的持续痉挛和气道炎症的进行性加重,并使黏膜充血水肿、黏液大量分泌甚至形成黏液栓,以及气道平滑肌极度痉挛,严重阻塞呼吸道,最终使哮喘难以缓解。

二、失水、痰栓形成

哮喘发作时患者张口呼吸、多汗、饮水过少,氨茶碱应用致尿量相对增多,从而造成全身和气道局部的失水,使痰液黏稠,形成无法咳出的黏液痰栓,广泛阻塞中小气道。

三、呼吸道感染

重症哮喘发作时由于痰液不易排除,常继发细菌等病原微生物引起的呼吸道感染,而且部分哮喘的发病本身就与病原微生物的感染有关。感染能刺激支气管内胆碱能神经纤维引起迷走神经介导的支气管痉挛;可损伤支气管黏膜引起黏膜急性炎症、充血、水肿和分泌物

增多变稠，致小气道阻塞；使气道上皮细胞损伤，感觉神经末梢暴露，气道高反应性加剧，支气管解痉剂难以奏效，导致哮喘呈重度发作或持续状态。

四、酸中毒

哮喘持续发作时，通气功能障碍，二氧化碳潴留，致呼吸性酸中毒；严重缺氧、进食少、肾功能障碍等致体内酸性代谢产物增多，发生代谢性酸中毒。两种酸中毒的并存，导致病情严重恶化。在酸中毒情况下，气道对许多平喘药的反应性降低，进一步加重哮喘病情。

五、β_2 受体激动剂的应用不当

在临床上许多哮喘患者长期盲目地使用以 β_2 激动剂为主的支气管扩张剂，从而使 β_2 受体发生调节作用，导致其“失敏”产生耐药。在这种情况下突然停止用药可造成气道反应性显著增高，从而诱发重症哮喘。

六、抗炎治疗不充分

哮喘是一种气道炎症性疾病，抗炎药物为治疗哮喘的第一线药物。然而由于认识上的不足，抗炎治疗往往不充分或药物使用不当，导致气道变态反应性炎症未能有效控制，使气道炎症和气道高反应性加剧，哮喘病情更加恶化。

七、突然停用激素，引起“反跳现象”

长期反复不恰当地使用或不规则使用糖皮质激素，使机体产生依赖性或耐受性。在某些情况下如手术、妊娠、消化道出血、糖尿病或治疗失误等，突然停用糖皮质激素，致使哮喘不能控制并加剧。

八、出现严重的并发症

如气胸、纵隔气肿或伴发心功能不全、肺血栓栓塞性疾病等均可使哮喘的症状加重。

【病理生理】

一、气道炎症异质性明显

炎症细胞与炎性介质在重症哮喘的发生发展中起重要作用。根据诱导痰、支气管黏膜活检、支气管肺泡灌洗等检查结果可将重症哮喘气道炎症分为嗜酸粒细胞性、中性粒细胞性、混合粒细胞性和少炎症细胞性。各炎症亚型的结构性、生理性及临床特征不同。与轻中度哮喘患者相比，重症哮喘患者诱导痰中嗜酸粒细胞及中性粒细胞数量升高更为明显，且

IL-4、IL-5、IL-13 等 Th2 型细胞因子的表达水平明显增加，高于轻中度哮喘。IL-4 可促进 Th0 细胞向 Th2 细胞分化及 B 淋巴细胞生成 IgE；IL-5 是嗜酸粒细胞成熟及活化的关键性细胞因子；IL-13 不仅可诱导 IgE 生成、促进嗜酸粒细胞向气道迁移，而且可通过作用于气道平滑肌细胞引起气道反应性升高。肥大细胞在气道平滑肌中的浸润是重症哮喘的重要病理特征之一，这可能是哮喘难以控制及气道反应性增高的重要因素。

二、气道重塑严重

气道壁损伤和修复的重复循环可引起气道壁结构改变，即气道重塑，包括上皮损伤、杯状细胞增生、黏液腺肥大和黏液性化生、上皮下纤维化、成纤维细胞增殖和活化、基底膜增厚、细胞外基质（ECM）蛋白沉积、平滑肌增生和肥大、血管生成等病理特征。气道重塑使气道弹性下降，气流受限持续甚至不可逆，肺功能持续下降，气道高反应性持续，症状更严重，哮喘难以控制。

三、与遗传因素相关

遗传因素和环境因素共同参与了哮喘的发生和发展，重症哮喘亦存在遗传易感性。IL-4 受体 α 的单核苷酸多态性与持续性气道炎症、重症哮喘急性加重及黏膜下肥大细胞浸润相关。IL-6 受体突变与肺功能降低和哮喘严重程度相关。重症或难治性哮喘的发生机制可能与遗传药理学相关，使部分患者对哮喘治疗的反应性发生改变或下降。

四、糖皮质激素反应性降低

重症哮喘常表现为糖皮质激素反应性降低，使用糖皮质激素治疗后临床症状无明显改善且外周血或痰中嗜酸粒细胞无明显减少。

【临床表现】

一、症状和体征

1. 症状

休息状态下极度呼气性呼吸困难、被迫采取坐位呈端坐呼吸，并出现语言表达不连贯；干咳或咳大量白色泡沫痰；焦虑烦躁、表情痛苦而恐惧、疲惫衰竭；可出现神志改变、意识模糊、嗜睡、昏迷。

2. 体征

明显发绀、大汗淋漓、脱水、呼吸频率＞30 次/min 或呼吸微弱出现节律异常；出现吸气“三凹征”及胸腹矛盾呼吸等；胸部听诊布满哮鸣音，或哮鸣音明显降低甚至消失，表现为所谓“寂静肺”；心率>120 次/min，出现节律不齐，可出现血压下降，“肺性奇脉”。

二、并发症

重症哮喘出现并发症常使病情进一步恶化，因此对难以控制的哮喘要仔细排查是否发生了并发症。常见的并发症包括：气胸、纵隔气肿，肺炎及胸腔积液，肺不张，心功能不全，消化道出血和水、电解质及酸碱失衡等。

【辅助检查】

一、肺功能测定

判断哮喘严重性的最常用指标是一秒最大呼气量(FEV_1)和呼气峰流率(PEFR)。一般而言，FEV_1 或 PEFR 低于预计值或个人水平的 30%～50%(FEV_1<1 L、PEF<120 L/min)预示着病情恶化；FEV_1<25%预计值，PEF<60 L/min，应视为哮喘危重状态。

二、血气分析

重症哮喘发作患者都有中度以上缺氧，PaO_2 降低，缺氧产生代谢性酸中毒；早期出现代偿性过度通气，使 $PaCO_2$ 下降，呈呼吸性碱中毒。随着病情的恶化，广泛性气道阻塞进一步加重，缺氧加重，CO_2 潴留，呈呼吸性酸中毒伴代谢性酸中毒。早期哮喘患者一旦出现 $PaCO_2$ 不降低，即意味着气道阻塞严重，当 $PaCO_2 \geqslant 50$ mmHg 时，通常需要机械通气。

三、胸部 X 线检查

重症哮喘肺部呈过度吸气状态，可见两肺野透亮增强。合并呼吸道感染时可见肺纹理增粗及炎症浸润影。有并发症者可出现肺不张、气胸、纵隔气肿等。

四、心电图检查

急性重症哮喘患者的心电图常表现为窦性心动过速或其他心律失常，电轴右偏、顺钟向转位或右束支传导阻滞，少数出现肺性 P 波和右心室负荷过重。

五、血液常规检查

可有嗜酸性粒细胞增高；白细胞总数及中性粒细胞数一般正常，合并细菌感染时则相应增高。

【诊断】

大多数哮喘患者通过典型的病史即可作出诊断，但重症哮喘临床表现更为复杂，往往缺乏典型哮喘的特征性，容易与其他类似哮喘的疾病相混淆。诊断重症哮喘仍然必须符合“全球哮喘防治创议”(Global Initiative for Asthma，GINA)和我国哮喘诊治指南的标准，特别强调两点：① 重症哮喘患者均需要做支气管激发试验或(和)舒张试验、弥散功能在内的全套肺功能测定及峰流速监测，必要时还需要经过1个疗程的治疗试验再次复查肺功能。② 胸部影像学检查，特别是高分辨率CT(HRCT)，对鉴别其他肺部疾病具有很高的价值，但不推荐作为常规的诊断工具。对症状不典型者，如大量咯痰、肺功能迅速减退及弥散功能降低，应考虑做HRCT检查。部分疾病的临床表现类似哮喘，需要仔细鉴别。

【鉴别诊断】

重症哮喘要与其他引起呼吸困难、喘鸣的心肺疾病鉴别。

一、心源性哮喘

心源性哮喘多发生于急性左心功能不全时，出现与支气管哮喘相似的喘息性呼吸困难。心源性哮喘多有心脏病病史和相应的体征，如高血压、冠心病、风心病等。临床呈阵发性咳嗽，端坐呼吸，咯粉红色泡沫痰；体检有左心界扩大、心率增快，心尖部可闻奔马律；两肺可闻广泛的湿性啰音和哮鸣音；X线片可见心影增大、肺淤血。

二、慢性喘息性支气管炎

患者多为中老年。多有吸烟史，冬季好发，常反复发作，无明显过敏史。以慢性咳嗽、咳痰为主要症状，可并发喘息。长期发作呈肺气肿体征。抗感染联合平喘药治疗有效。

三、肺嗜酸细胞浸润症

为临床上较常见的一组外源性变态反应性肺泡炎，包括热带性嗜酸细胞增多症、嗜酸性粒细胞增多性肺浸润、多源性变态反应性肺泡炎等。致病原为寄生虫、霉菌、花粉、药品、职业粉尘等，多有接触史。中青年多见，临床症状较轻，可有咳嗽、气促、低热、乏力，胸部体征轻微可有哮鸣音。胸部X线改变呈游走性的浸润灶，可自行消失或再发，血中嗜酸性粒细胞增多(常＞6%，甚至达20%～70%)。

四、其他

还要与肺栓塞、上气道阻塞(如会厌炎、声带功能失调、异物吸入、气道肿瘤或血管性水肿)、过度通气综合征、急性支气管炎等疾病鉴别。

【治疗与护理】

目前，全球的哮喘患者至少有3亿例，我国成人的哮喘患病率为1.24%，其中重症哮喘占5.99%。虽然重症哮喘占总哮喘人数的比例较小,但其直接医疗费用占哮喘总体治疗费用的50%,同时也是哮喘致残、致死的主要原因,重症哮喘是临床急危重症,对于重症哮喘患者,我们必须要为患者提供及时、有效的治疗和护理。

一、救治原则

1. 合理氧疗,纠正低氧血症

哮喘急性发作加重时,应立即经鼻塞或面罩给氧,吸氧浓度3~5 L/min,吸氧的同时必须注意加强湿化,可避免干燥气体对鼻腔的气管、支气管的刺激,有利于痰液稀释,防止痰栓形成。氧疗过程中监测血气变化以便及时调整氧流量。

2. 解除支气管痉挛

在治疗过程中,可以应用β_2受体激动剂、茶碱类药物、抗胆碱能药物、糖皮质激素等药物降低气道阻力,改善通气功能。常用的药物有:① 吸入速效β_2受体激动剂如沙丁胺醇或特布他林。可用定量吸入器(MDI)吸入沙丁胺醇,每20 min一次,连用三次,每次2揿(100 μg/揿)或沙丁胺醇0.25 mg加入2.5 ml生理盐水中雾化吸入,速度为0.1~0.2 ml/min,还可以经与呼吸机相连的管道雾化给药。② 吸入抗胆碱药如异丙托溴铵、噻托溴铵,与β_2受体激动剂联合吸入较任一种药物单用效果好,可以显著改善FEV_1和PEF值。③ 氨茶碱仍是我国哮喘的主要治疗药物。对于24 h内未用过者,4~6 mg/kg负荷量稀释至100 ml液体中静脉滴注30 min,以0.6~0.9 mg/(kg · h)静脉滴注维持,成人总量24 h不超过1~1.5 g。24 h内用过氨茶碱的患者,不给负荷剂量。④ 糖皮质激素是治疗哮喘最为有效的抗炎药。能够促使哮喘患者β_2受体数目和功能恢复;抑制炎症细胞的迁移和活化;抑制细胞因子的生成;抑制炎症介质的释放;减少毛细血管渗出,抑制气道黏液分泌;降低气道反应性。糖皮质激素使用后需4~6 h方才充分发挥作用,故应尽早应用激素。重症哮喘患者需大剂量冲击给药,通常认为第一天静脉应用氢化可的松400~1 500 mg,或相当剂量甲基强的松龙(80~320 mg),每6~8 h用一次;尽量短程使用,症状缓解后尽快减量,使用时间在3~5 d内,可直接停药。

3. 维持酸碱及水、电解质平衡

重症哮喘发作的患者因过度通气、出汗、食欲减退、饮水减少及氨茶碱的利尿作用等因素,造成失水。失水使呼吸道分泌物干燥,粘附于管壁,不易排除,易产生黏液栓加重气道阻塞。因此足量补液是哮喘治疗的重要方法之一,每日补液量为2 500~3 000 ml。重症哮喘时,由于二氧化碳潴留产生呼吸性酸中毒,以及低氧血症、乳酸生成增加可致代谢性酸中毒。若有代谢性酸中毒(pH<7.20),可适当补充碱。因体内酸碱紊乱,摄入不足及糖皮质激素、β_2受体激动剂等药物的应用,易于发生电解质紊乱,以血钾紊乱(低血钾)最常见和危险,应予纠正。

4. 去除病因,控制感染

根据评估,仔细分析导致哮喘病情加重或持续不缓解的因素并给予合理治疗。哮喘重症发作时,由于糖皮质激素的大量应用,抑制了机体免疫力,氨茶碱可使中性粒细胞趋化力减低,吞噬能力下降,加之气道炎症、支气管痉挛和黏液栓等,使痰液引流不畅等易并发感染,要根据患者病情及血常规、痰液细菌涂片及培养、药敏试验结果慎重选择抗生素。

5. 促进痰液排出

哮喘发作时气道分泌亢进,大量黏液阻塞气道,可形成黏液栓堵塞小支气管形成肺不张,造成猝死。因此必须促进痰液排出,畅通气道。常用方法有给予祛痰剂必漱平、沐舒坦。雾化吸入:可选用生理盐水 20 ml,加入糜蛋白酶 5 mg、庆大霉素 4 万单位,以溶解稠痰。机械性排痰可翻身拍背,经气管插管或气管切开处吸痰。

6. 机械通气辅助呼吸

如果病情恶化缺氧不能纠正时,可进行机械通气。重症哮喘治疗时,采用无创或有创正压机械通气,建议首先使用面罩双向正压支持通气(BIPAP)或持续气道正压通气(CPAP),可对挽救危重型哮喘的生命起重要作用。

7. 预防并发症

要注意并防止低血压、气胸和纵隔气肿、消化道出血、休克、心律失常、乳酸酸中毒、肺水肿、心力衰竭和 DIC 等并发症的发生。

二、急救护理措施

1. 即刻护理措施

帮助患者取舒适体位,让患者取坐位或半卧位,背后给予支撑物。保持呼吸道通畅,合理氧疗,持续生命体征监护,建立静脉通道,遵医嘱应用抢救药品。床旁备好吸痰装置及机械通气所需物品。病室应保持空气清新、流通,尽量避免室内存在有可能诱发哮喘发作的物质。保持室内空气温暖,防止哮喘患者因对冷空气过敏而导致哮喘发作或加重。

2. 密切观察病情变化

为患者实施心电监护,持续 24 h,护理人员对患者心率、肺部体征、动脉血氧饱和度、血压、神志、尿量等进行密切观察,一旦患者出现意识丧失、反应迟钝、神志恍惚等情况,第一时间告知医生,并且配合医生进行紧急处理。对患者生命体征进行及时、详细的记录,为医生随时查看患者病情提供重要的依据。

3. 氧疗的护理

遵医嘱为患者调节合适的氧流量,为避免气道干燥,吸入的氧气应尽量温暖湿润。告诉患者和家属不能擅自改变氧流量。在救护过程中注意观察氧气鼻导管是否脱出,面罩是否有效固定，以保证吸氧的有效性。

4. 呼吸道护理

保持呼吸道通畅，促进排痰。要保证患者的液体入量，咳嗽无力者给予患者手法辅助拍背排痰。手法如下：将手掌微屈成弓形，五指并拢，有节奏地拍打患者背部，重点叩击需引流部位，沿着支气管走向由外周向中央叩击，利用腕关节活动，力量适中，重复叩击 1～5 min。教会患者在进行雾化吸入治疗时应注意深呼吸，同时用口腔吸气鼻腔呼气，以保证药液发挥最大的作用。在患者雾化过程中，护理人员应对患者心率进行密切观察，明确患者是否存在疲劳、心率加快等问题。

5. 用药护理

观察药物的作用和副作用，比如应用茶碱类药物时，注意患者有无恶心、呕吐、心律失常等不良反应。尤其注意糖皮质激素药物应用后的副反应，吸入性糖皮质激素可引起局部不良反应，如咽部的念珠球菌感染，声音嘶哑，一般为可逆性。而长期糖皮质激素全身用药可引起严重的全身副反应，包括骨质疏松、高血压、液体潴留、体重增加、满月脸、股骨头非化脓性坏死等。

6. 机械通气的护理

护士必须密切观察病情变化，熟悉应用呼吸机的指征。及时准备好气管插管的用物，熟练有序，积极主动配合医生抢救。对应用机械通气治疗的患者，在机械通气护理过程中，护理人员应熟悉呼吸机的性能和一般故障的处理，掌握各种参数的意义和调节原则，严密观察机械的运转和患者的全身情况，准确记录呼吸机各参数，尤其是注意患者的自主呼吸是否与呼吸机同步以及对呼吸机报警原因的判断。在临床护理工作中最常发生高压报警，提示气道阻力增加，常见于患者咳嗽、痰液堵塞、激动、烦躁不安或想要交谈，应及时给予安慰使患者情绪稳定，检查原因，作相应处理。

7. 心理护理

哮喘发作时患者大多情绪紧张，有濒死感，导致喘憋持续，诱发和加重病情，及时耐心的心理护理将缓解患者的心理压力及紧张情绪。要针对不同文化层次，不同心理状态的患者做好心理护理，给予更多的关心、支持，灵活应用疏导、解释、鼓励、诱导、示范等心理支持疗法，鼓励患者表达自己的感受，打消顾虑，树立战胜疾病的信心。

【参考文献】

[1] 许铁，张劲松. 急救医学[M]. 南京：东南大学出版社，2010.

[2] 张波，桂莉. 急危重症护理学[M]. 3 版. 北京：人民卫生出版社，2012.

第11章 消化系统急症

第一节　消化道大出血

【概述】

急性消化道出血分为上消化道出血和下消化道出血，上消化道出血指屈氏（Treitz）韧带以上的消化道出血，包括食管、胃、十二指肠、胰腺、胆管以及胃空肠吻合术后的空肠等病变引起的出血。下消化道出血指屈氏韧带以下的消化道出血，包括空肠、回肠、结肠、直肠病变引起的出血。上消化道出血相对下消化道出血更为多见。急性消化道大出血指数小时内失血量超过 1 000 ml，或超过循环血量的 20%，并出现低血压、休克和严重贫血症状，需紧急处理才能纠正的消化道出血，是临床常见急症，以上消化道出血多见。

【病因与诱因】

1. 食管疾病

食管炎症、食管溃疡、食管肿瘤、Mallory-Weiss 综合征、异物损伤、强酸强碱引起的化学性损伤等。

2. 胃、十二指肠疾病

消化性溃疡、急性糜烂性炎症、肿瘤、急性胃扩张等。

3. 门静脉高压引起的疾病

门静脉高压引起的食管-胃底静脉曲张破裂或门静脉高压性胃病。

4. 上消化道邻近器官或组织的疾病

胆道疾病，胰腺疾病累及十二指肠，主动脉瘤破裂入食管、胃或十二指肠，纵隔肿瘤或脓肿破入食管等。

5. 下消化道疾病

肠道的肿瘤、息肉、炎症，肠系膜血管栓塞、畸形，肛裂等。

6. 其他

过敏性紫癜、血友病、血小板减少性紫癜、白血病、弥散性血管内凝血及应激相关的胃黏膜损伤等。

【临床表现】

1. 呕血与便血

上消化道急性大量出血多表现为呕血，多呈咖啡样胃内容物，如出血速度快、出血量大，则为暗红色，甚至鲜红色，可有血凝块。上消化道出血后均有黑便，即柏油样便。若出血量大，血液在肠道停留时间短，可呈暗红色血便。下消化道出血以血便为主，高位下消化道出血血液在肠道停留过久，亦可呈柏油样便，左半结肠及直肠出血，为鲜红色血便。

2. 失血性周围循环衰竭

消化道大出血可致循环血容量迅速减少引起周围循环衰竭，表现为头晕、乏力、心悸、肢体冷感、心率加快、血压偏低、站立性晕厥等，严重者呈休克状态，表现为烦躁不安或神志不清、面色苍白、四肢湿冷、口唇发绀、呼吸急促、血压持续下降、少尿或无尿。

3. 氮质血症

大量血红蛋白在肠道中被分解吸收，导致血中尿素氮升高，称为肠源性氮质血症。多于出血后数小时开始升高，24～48 h达高峰，3～4 d降至正常。大量失血会导致肾血流量减少、肾小球滤过率和肾排泄功能降低，产生肾性氮质血症，常在无反复或持续出血情况下出现，持续数天或更长。

4. 发热

大量出血后，多数患者在24 h内出现低热，一般不超过38.5 ℃，可持续3～5 d。发热的原因可能与血容量减少、贫血、周围循环衰竭、血分解蛋白的吸收等因素导致体温调节中枢功能障碍有关。

5. 贫血

消化道大出血后可有不同程度的贫血。早期，血红蛋白浓度、红细胞计数和血细胞比容可无明显变化。3～4 h后，因大量组织液渗入血管内使血液稀释，才逐渐出现正细胞正色素性贫血。

【辅助检查】

1. 实验室检查

(1) 血常规　血红蛋白、红细胞计数、血细胞比容一般在出血后3～4 h开始减少。白细胞在出血后2～5 h升高，可达$(10～20)\times10^9$/L，出血停止后2～3 d可恢复正常。血小板多略有升高。如原有脾功能亢进，白细胞、血小板计数可不增高。

(2) 隐血试验　大便或呕吐物隐血试验强阳性是诊断消化道出血的重要依据。

(3) 血尿素氮　一般在出血数小时后血尿素氮开始上升，24～48 h达高峰，大多不超过14.3 mmol/L，3～4 d降至正常。

2. 内镜检查

急诊胃镜检查是目前上消化道出血的首选诊断方法，诊断正确率高达80%～94%，宜在出血后24～48 h内进行。还可在胃镜下进行止血治疗。小肠镜可直接观察十二指肠远侧段及空肠近侧段出血病变。

3. X线钡剂造影

X线钡剂造影是诊断肠道疾病的重要方法,一般在出血停止、病情稳定3 d后进行。

4. 选择性腹腔动脉造影

对反复消化道出血而内镜未能发现病灶,或不宜接受内镜检查,或高度怀疑小肠出血者,应做选择性动脉造影,可显示出血速度超过0.5 ml/min的活动性出血。还可通过造影导管滴注血管收缩剂或注入人工栓子进行止血治疗。

5. 其他

放射性核素扫描、胶囊内镜等对消化道大出血也有重要的诊断价值。

【诊断】

1. 诊断依据

患者有呕血和(或)黑便以及急性周围循环衰竭的表现,并能排除急性感染、过敏、中毒及心源性因素,排除其他内出血(如异位妊娠破裂、动脉瘤破裂、自发性或外伤性肝脾破裂)的可能,即可考虑急性消化道出血。

2. 上消化道出血与下消化道出血的鉴别

见表11-1。

表11-1 上消化道出血与下消化道出血的鉴别

鉴别要点	上消化道出血	下消化道出血
既往史	多有溃疡,肝、胆疾病史或呕血史	多有下腹部疼痛、包块及排便异常或便血史
出血先兆	上腹闷胀、疼痛或绞痛发作、恶心、反胃	中下腹不适或下坠,欲排便感
出血方式	呕血或柏油样便	便血、无呕血
便血特点	柏油样便、稠或成形,无血块	暗红或鲜红、稀,多不成形,大量出血时可有血块

3. 判断出血是否停止

下列情况应考虑有继续出血或再出血:反复呕血和(或)黑便次数增多,粪质稀薄,甚至转为暗红色,伴有肠鸣音亢进;经输血、补液等治疗,周围循环衰竭表现未见明显好转,或好转后又恶化;留置胃管不断有血液吸出,或紧急内镜检查见出血灶正在出血;补液与尿量足够的情况下,血尿素氮持续或再次升高;血红蛋白浓度、红细胞计数与血细胞比容继续下降,网织红细胞计数明显升高。

【治疗与护理】

一、治疗原则

1. 补充血容量

及时补充和维持血容量，改善周围循环，防止微循环障碍影响脏器功能。输液开始宜快，可用生理盐水、林格液、低分子右旋糖酐、血浆或其他血浆代用品，必要时输入全血或红细胞悬液。下列情况为紧急输血指征：收缩压＜90 mmHg，或基础收缩压降低幅度＞30 mmHg；血红蛋白＜70 g/L，或血细胞比容＜25%；心率＞120次/min。

2. 药物止血

(1) 降低门静脉压力的药物

① 血管升压素及其类似物可以减少门静脉血流量、门体侧支循环血流量和曲张静脉压力，常用的药物有血管升压素、三甘氨酰赖氨酸加压素等。

② 生长抑素及其类似物可以抑制胰高血糖素等扩血管激素的释放，间接收缩内脏血管，减少门静脉血流和曲张静脉压力；生长抑素还可抑制胃泌素、胃酸及胃蛋白酶的分泌，常用的药物有奥曲肽、施他宁等。

(2) 抑制胃酸分泌的药物　质子泵抑制剂和 H_2 受体拮抗剂能够抑制胃酸分泌，对消化性溃疡和急性胃黏膜病变有较好的治疗作用。常用的质子泵抑制剂有奥美拉唑、兰索拉唑等，H_2 受体拮抗剂有西咪替丁、雷尼替丁等。

(3) 胃黏膜保护药物　如硫糖铝、前列腺素E制剂。

(4) 纠正凝血机制障碍的药物　如立止血、凝血酶、冻干凝血酶原复合物等。

3. 内镜止血

内镜止血起效迅速、疗效确切，是消化性溃疡出血的首选止血措施。根据病变的性质可以在内镜下进行局部喷洒止血药、微波、电凝、激光、钳夹等治疗。

4. 气囊压迫止血

食管胃底静脉曲张破裂出血者可用三腔二囊管进行压迫止血。

5. 动脉栓塞治疗

部分患者可行选择性动脉造影寻找出血灶，在出血灶注入栓塞药物进行止血。

6. 手术治疗

出血不止、保守治疗无效者需行紧急手术治疗。

二、护理措施

1. 即刻护理

协助患者卧床休息，头偏向一侧，保持呼吸道通畅，给予吸氧。严密监测患者的生命体征，定期检查血红蛋白浓度、红细胞计数、血细胞比容与血尿素氮情况，观察呕血和黑便情况。

2. 补液护理

迅速建立静脉通道，及时补充血容量，并根据患者的生命体征、尿量、中心静脉压调整输液速度和量，避免输血、输液过多过快而引起急性肺水肿。

3. 胃灌注止血护理

临床常用去甲肾上腺素 6～8 mg 加入 100 ml 4 ℃生理盐水经胃管灌注，可收缩局部黏膜血管起到止血的作用。也可在生理盐水中加入凝血酶冻干粉 1 000～2 000 U 加速血液凝固从而止血。灌注过程中应加强腹胀情况的监测，并置患者于头高脚低位，防止胃内容物反流，避免发生误吸。

4. 三腔二囊管压迫止血的护理

插管前检查有无漏气，抽尽囊内气体，在气囊表面涂以润滑油，经鼻腔或口腔插入胃内约 65 cm。插管过程中密切观察患者的面色、神志。插管后先向胃囊注入空气 150～200 ml，将三腔管轻轻向外拉，使胃囊压迫胃底部曲张静脉。若已止血，则不必向食管囊内注气，若未能止血，再向食管囊内注入空气 100～150 ml，压迫食管下段曲张静脉。管外端连接 0.5 kg 沙袋，经牵引架作持续牵引。将食管引流管、胃管连接负压吸引器或定时抽吸，观察出血是否停止，并记录引流液的量、色、质。气囊充气加压 12～24 h 应放松牵引，放气 15～30 min，防止食管及胃黏膜因长时间压迫而糜烂、坏死。出血停止后，放松牵引，放出囊内气体，保留管道继续观察 24 h，未再出血可考虑拔管。拔管前口服液体石蜡 20～30 ml，润滑黏膜及管、囊的外壁，抽尽囊内气体，缓慢、轻柔拔管。气囊压迫一般 3～4 d，继续出血者可适当延长。置管期间定时清洁鼻腔、口腔，并用液体石蜡润滑鼻腔、口唇。床旁置备用三腔二囊管、血管钳及换管所需用品，以便紧急换管时使用。

5. 饮食护理

大出血休克、呕血、便血者应禁食；少量便血或仅有少量黑便而无呕血者给予清淡流质饮食；呕血患者呕血停止 12～24 h 后可进流质饮食；食管胃底静脉曲张破裂出血者，需在出血停止 2～3 d 后进食流质，病情稳定后可逐渐改为软食，忌食生、冷、硬和刺激性食物。

6. 基础护理

每次呕血后及时做好口腔护理，以免口腔中的血腥味再次引起恶心、呕吐。做好皮肤护理，保持皮肤清洁及床铺清洁、干燥，促进患者舒适。

7. 心理护理

消化道出血患者常有恐惧不安、紧张等，导致出血加重或再出血。应及时清除血迹，对患者及家属讲解消化道出血相关知识，消除其恐惧和紧张心理。

8. 健康教育

(1) 规律饮食，注意饮食卫生；进食营养丰富、易消化的食物；避免粗糙、刺激或生、冷、硬的食物；戒烟酒。

(2) 生活起居规律，劳逸结合，保持乐观情绪，保证身心休息；避免长期精神紧张和过度劳累。

(3) 在医生指导下用药。

(4) 教会患者及家属学会早期识别出血征象及应急措施，如出现头晕、心悸等不适，或呕血、黑便时，立即卧床休息，保持安静，减少身体活动；呕吐时取侧卧位以免误吸；立即送医院治疗。

(5) 定期门诊随访。

第二节　重症胰腺炎

【概述】

多种病因造成胰酶排泌障碍，使胰酶在胰腺内被激活引起胰腺组织自身消化、出血、坏死的化学性炎症反应，称为急性胰腺炎(AP)。急性胰腺炎是临床常见的急腹症之一，多见于青壮年，女性高于男性(约2∶1)。临床上将急性胰腺炎分为轻症急性胰腺炎(MAP)和重症急性胰腺炎(SAP)。重症急性胰腺炎发病急、进展快、病情凶险、并发症多，常引起多器官功能障碍综合征，死亡率高达15%～25%。本节主要介绍重症急性胰腺炎。

【病因与发病机制】

一、病因与诱因

重症胰腺炎病因复杂，在我国，胆管疾病是其主要原因，占40%～60%，在国外，胰腺炎的主要原因是大量饮酒。

1. 胆道疾病

胆道结石、胆道炎症、胆道蛔虫等疾病使胆汁不能通畅流入十二指肠内，而反流至胰管内，造成胰管内压力升高，胰腺腺泡破裂，胰蛋白酶对胰腺组织进行“自我消化”。

2. 胰管阻塞

结石、蛔虫、狭窄、肿瘤等可导致胰管阻塞，使胰管内压力升高，胰液外溢，胰蛋白酶原被激活。

3. 过量饮酒

过量饮酒使胰腺外分泌增加，且酒精可引起 Oddi 括约肌痉挛及十二指肠乳头水肿，胰液排出受阻，致胰管内压力升高。

4. 暴饮暴食

短时间内大量食糜进入十二指肠，会引起十二指肠乳头水肿及 Oddi 括约肌痉挛，同时刺激大量胰液及胆汁分泌，使胰管内压力骤增。

5. 手术与创伤

腹腔手术、腹部创伤可直接或间接损伤胰腺组织，或影响胰腺的血液供应引起胰腺炎。

6. 其他

高脂血症、高钙血症，一些药物如噻嗪类利尿药、硫唑嘌呤、糖皮质激素、磺胺类药物等可引起重症胰腺炎。重症胰腺炎也可以继发于一些感染性疾病，如急性流行性腮腺炎、病毒性肝炎等。

二、发病机制

胰酶原的激活是急性胰腺炎的重要发病机制之一，即胰腺自身消化学说。其机制为：一方面各种病因导致胰腺腺泡内酶原激活，发生胰腺自身消化；另一方面胰腺导管内通透性增加，使活性胰酶渗入胰腺组织，加重胰腺炎症。各种消化酶原激活后起主要作用的活化酶有磷脂酶 A、激肽释放酶、弹性蛋白酶和脂肪酶，上述消化酶共同作用，造成胰腺实质及邻近组织的损伤、坏死，同时又进一步促进消化酶释出，形成恶性循环。后期，胰腺的微循环障碍、白细胞过度激活和全身炎症反应综合征等因素是造成病情加重的主要因素，可以加重全身组织器官的损害，引起多器官功能障碍综合征。有研究表明，缺血再灌注损伤、神经体液因素、炎性介质等在胰腺炎的发展中也起重要作用。

【临床表现】

1. 剧烈腹痛

剧烈腹痛是重症胰腺炎的主要症状，多在大量饮酒或饱餐后突然发生，呈绞痛或刀割样疼痛，一般止痛药难以缓解。腹痛多位于中上腹部，向左肩或两侧腰背部放射。

2. 恶心、呕吐

发病初期即可出现恶心、呕吐，发作频繁，呕吐后腹痛不缓解。

3. 发热

发热是由于吸收坏死组织所致，常在38 ℃左右，3～5 d后逐渐下降，合并感染时可有高热。

4. 休克

多发生在病后2～3 h。腹腔、腹膜后大量渗液出血，肠麻痹致肠腔内积液，呕吐使体液丧失可引起低血容量性休克；大量蛋白质分解产物被吸收可导致中毒性休克。

5. 水、电解质、酸碱平衡紊乱

患者可出现脱水、低钾血症、代谢性酸中毒、低钙血症等。

6. 腹部体征

腹膜炎体征明显，出现腹部压痛、反跳痛及肌紧张。患者可因肠麻痹而出现腹胀，肠鸣音减弱或消失。部分患者移动性浊音呈阳性。少数可因胰液外溢，溶解脂肪，使毛细血管破裂出血，引起前下腹壁及腰部皮肤青紫色改变(Grey-Turner征)或脐周皮肤青紫色改变(Cullen征)。部分患者可出现血性腹水。

7. 局部并发症

重症胰腺炎可出现胰腺坏死、胰腺假性囊肿、胰腺脓肿等并发症。

8. 多器官功能障碍

重症胰腺炎还可导致急性呼吸窘迫综合征(ARDS)、急性肾功能衰竭、循环功能衰竭、胰性脑病、DIC等多器官功能障碍的表现。

【辅助检查】

一、实验室检查

1. 血、尿淀粉酶测定

血、尿淀粉酶是诊断胰腺炎最重要的实验室指标。血清淀粉酶常在发病后6～12 h开始升高，24 h达高峰，可持续3～5 d。尿淀粉酶常在发病12～24 h开始升高，48 h达高峰，可持续1～2周。淀粉酶升高的幅度与病变严重程度不成正相关。

2. 血脂肪酶测定

血清脂肪酶常在胰腺炎发病后24 h升高，可持续5～10 d，和淀粉酶联合测定可增加诊断的准确性。

3. 白细胞计数

多数患者有白细胞计数升高，重者可超过20×10^9/L。

4. 血钙测定

监测血清钙可判断病情，血清钙<1.75 mmol/L，提示病情严重，预后不良。

5. 血糖测定

患者血糖升高，甚至超过11.2 mmol/L。

6. 其他

患者还可出现血清钾浓度降低、血清C反应蛋白升高、肝肾功能异常等。

二、影像学检查

1. CT检查

CT检查是胰腺炎的重要诊断方法，可鉴别轻症胰腺炎和重症胰腺炎。

2. B超检查

可检查胰腺组织形态学变化，并判断有无胆道疾病。

3. MRI

临床上也可以通过核磁共振检查协助诊断。

【诊断】

1. 诊断依据

病因与诱因；临床表现；实验室检查；影像学检查。

2. 鉴别诊断

本病需注意与急性胆道疾病、胃十二指肠穿孔、急性肠梗阻、急性阑尾炎、急性心肌梗死、肾与输尿管结石等疾病相鉴别。

3. 病情评估

以下项指标可以反映病情：全腹剧痛、恶心呕吐、腹胀、腹肌强直、腹膜刺激征；休克；多器官功能障碍综合征；肠胀气等麻痹性肠梗阻，肠鸣音减弱；出现Grey-Turner征和(或)Cullen征；白细胞计数≥20×10^9/L；血清钙<2 mmol/L；血清/尿淀粉酶显著增高，或与病情不相符的突然下降；腹腔诊断性穿刺，可抽出淡黄色或血性液体，且腹水淀粉酶含量高于血清淀粉酶；正铁血红蛋白阳性；氧分压≤60 mmHg；血糖>11.2 mmol/L(无糖尿病)；血尿素氮>14.3 mmol/L。

Ranson等根据上述指标确定了简易评估预后的方法：少于以上3项指标的患者，临床死亡率为1%左右；具有3～4项者，死亡率为18%；具有5～6项者，死亡率为50%；具有7～9项者，死亡率为90%。

【治疗与护理】

一、治疗原则

重症胰腺炎的救治原则为抑制胰酶分泌，缓解疼痛，抗休克，纠正水、电解质、酸碱平衡失调及应用抗生素。

1. 非手术治疗

(1) 抑制胰腺分泌

① 禁食与胃肠减压，减少食物对胰腺的刺激，减少胰液分泌。

② 应用抑酸药物，降低胃酸对胰液分泌的刺激，同时预防应激性溃疡。

③ 应用生长抑素类药物，奥曲肽或施他宁能抑制胰酶分泌，减轻已激活胰酶的损害作用，同时保护胰腺细胞。

(2) 抑制胰酶活性　常用药物有加贝酯、乌司他丁、抑肽酶、5-氟尿嘧啶等。加贝酯可强力抑制蛋白酶、激肽系统、纤维蛋白溶酶、凝血酶系统的活力，显著减轻胰腺炎症；乌司他丁可稳定溶酶体膜，抑制溶酶体酶的释放，并抑制心肌抑制因子的产生。目前主张加贝酯和乌司他丁联合应用。

(3) 补充血容量，维持水、电解质、酸碱平衡　重症胰腺炎患者由于呕吐、禁食、胃肠减压、胰周大量体液渗出等可使血容量急剧下降，应积极补充血容量，及时纠正钠、钾、氯、钙、镁离子紊乱和代谢性酸中毒。

(4) 镇静镇痛　可使用哌替啶缓解疼痛。禁用吗啡，以防引起 Oddi 括约肌痉挛，加重病情。

(5) 应用抗生素　合理使用抗生素预防局部或全身感染。

(6) 营养支持　早期给予肠外营养，病情缓解稳定后，给予肠内营养，可通过内镜将营养管放到 Treitz 韧带以下 20～30 cm，以减少对胰液分泌的刺激。

(7) 内镜治疗　对胆源性重症胰腺炎，应尽早行内镜下逆行胰胆管造影术(ERCP)，并酌情行胆管引流或内镜下括约肌切开术。

(8) 腹腔灌洗疗法　腹腔灌洗可清除腹腔内渗出物和各种活性酶、血管活性物质、细菌和毒素，减轻其对腹膜的刺激作用和对全身器官的损害。

2. 手术治疗

手术可清除感染和坏死的胰腺及其周围组织，引流出脓液与其他液体。手术适应证包括：不能排除其他原因所致的急腹症患者；经积极非手术治疗，病情继续加重者；合并腹腔内严重感染者；出现胰腺脓肿或胰腺坏死者。

3. 防治并发症

积极预防和处理 ARDS、急性肾功能衰竭、循环功能衰竭、胰性脑病、DIC 等各种并发症。

二、护理措施

1. 心理护理

重症胰腺炎发病急、进展快、病情危重，患者常产生恐惧心理；同时该病病程长、治疗费用高且易反复，患者及家属易产生消极情绪。护理人员应与患者和家属多沟通，了解其感受，给予安慰和鼓励，并向其讲解疾病的相关知识，使患者以良好的心态接受治疗。

2. 疼痛护理

应禁食和持续胃肠减压以减少胰液对胰腺及周围组织的刺激；协助患者膝盖弯曲，靠近胸部以缓解疼痛；遵医嘱使用抑制胰腺分泌和抑制胰酶活性的药物；疼痛剧烈时，遵医嘱给予解痉、镇痛药物。

3. 病情观察

密切观察患者各项生命体征、尿量、意识及腹部体征。重症胰腺炎患者可在数日内出现严重并发症，病死率极高，护理人员应加强对各脏器功能的监测，及时发现并协助医生处理各种并发症。

4. 补液护理

建立多条静脉通道进行补液，以迅速补充血容量，纠正水、电解质、酸碱平衡失调。补液过程中严密监测患者的呼吸、血压、心率、意识、尿量和皮肤黏膜情况，准确记录 24 h 出入量，留置中心静脉导管，监测中心静脉压，根据中心静脉压、血压和尿量调整补液速度和量。

5. 健康教育

帮助患者和家属正确认识胰腺炎的发病特点，强调预防复发的重要性。告知患者出院后合理休息和活动，保持良好心情，避免过度劳累和情绪激动。指导患者合理饮食，进食清淡易消化食物，限制浓茶、咖啡及酸辣刺激性食物的摄入，切勿暴饮暴食，戒烟酒。避免使用磺胺类药物、解热镇痛药物、免疫抑制剂等药物，积极预防和治疗胆管疾病，定期门诊复查。

【参考文献】

[1] 许铁，张劲松，燕宪亮. 急救医学[M]. 2 版. 南京：东南大学出版社，2019.
[2] 张波，桂莉. 急危重症护理学[M]. 4 版. 北京：人民卫生出版社，2017.
[3] 李乐之，路潜. 外科护理学[M]. 6 版. 北京：人民卫生出版社，2017.
[4] 曹美芹. 现代急诊医学[M]. 长春：吉林科学技术出版社，2016.
[5] 温韬雪. 危重症临床护理指南[M]. 北京：人民卫生出版社，2013.

第12章 糖尿病急症

第一节　糖尿病酮症酸中毒

【概述】

糖尿病酮症酸中毒(DKA)是指糖尿病患者在各种诱因作用下，由于体内胰岛素绝对或相对缺乏，胰岛素拮抗激素增多，引起糖和脂肪代谢紊乱，形成以高血糖、高血酮和代谢性酸中毒为主要表现的临床综合征。DKA是糖尿病的严重并发症之一，一旦发生，应积极治疗。

【病因与发病机制】

1. 病因与诱因

DKA多见于1型糖尿病，1型糖尿病患者有自发DKA倾向，2型糖尿病患者在一定诱因作用下也可发生DKA。感染是DKA患者最常见的诱因，以呼吸道、消化道、泌尿道感染最为多见。另外，胰岛素治疗中断或不适当减量、饮食不当，各种应激如创伤、手术、妊娠和分娩、过度紧张、情绪激动、急性心脑血管疾病等也可以诱发DKA，有时可无明显诱因。

2. 发病机制

DKA的发病机制是胰岛素缺乏和胰岛素拮抗激素(如胰高血糖素、肾上腺素、糖皮质激素、生长激素等)增加，导致糖代谢障碍，血糖不能正常利用，引起血糖增高；脂肪动员和分解加速，生成大量酮体，当酮体生成超过组织利用和排泄的速度时，将发展至酮症和酸中毒。

【病理生理】

DKA的主要病理生理改变包括高血糖、酮症、代谢性酸中毒、严重脱水、电解质代谢紊乱、周围循环衰竭、肾功能障碍和中枢神经系统功能障碍等。

【临床表现】

DKA早期症状主要为原有糖尿病症状加重，口渴、多饮、多尿明显，随后出现乏力、食欲减退、恶心呕吐，常伴有头痛、烦躁、嗜睡，呼吸加深加快，严重时可出现Kussmaul呼吸，呼出气体有烂苹果味是DKA的特征性表现。随着病情进一步发展，出现严重脱水、皮肤弹性差、眼窝凹陷、心率加快、血压下降，晚期出现不同程度的意识障碍。少数患者出现上腹部疼痛、腹肌紧张及压痛，常被误诊为急腹症。

【辅助检查】

1. 血糖

血糖明显升高，多在16.7～33.3 mmol/L，若血糖>33.3 mmol/L，多伴有高渗性高血糖状态或肾功能障碍。

2. 血酮

血酮>5 mmol/L即有诊断意义。

3. 尿液检查

尿糖强阳性，尿酮体强阳性。肾功能严重损害时，肾小球滤过率降低，肾糖阈和肾酮阈升高，尿糖及尿酮减少或消失，此时应以血糖、血酮检测为主。

4. 血气分析

代偿期pH及CO_2结合力可在正常范围内，失代偿期pH<7.35。严重酸中毒患者pH可低于7.2，HCO_3^-降至10～15 mmol/L以下，二氧化碳结合力降低。

5. 血清电解质

高血糖的渗透性利尿可使钠离子丢失，患者可出现轻中度低钠血症。由于多尿和呕吐，患者体内总钾量减少，酸中毒可使细胞内钾离子转移至细胞外，血清钾可维持正常。随着酸中毒的纠正，钾离子重新进入细胞内而出现低钾血症。

6. 其他

血肌酐、尿素氮可因脱水而轻度升高，血液浓缩时血红蛋白和红细胞比容升高，血常规示白细胞计数增高，以中性粒细胞增高明显。

【诊断】

1. 诊断依据

糖尿病病史；诱发因素；临床表现；辅助检查。

2. 诊断标准

无论有无糖尿病病史，有诱发因素，并出现脱水、酸中毒、休克、神志淡漠、意识模糊或昏迷等表现，应考虑DKA的可能，并立即检查血糖、血酮、尿糖、尿酮，以及血pH，以确定或排除DKA诊断。

3. 鉴别诊断

少数DKA患者可出现昏迷，应注意与脑血管意外、中毒、肝性脑病等导致昏迷的疾病相鉴别。此外，还要与糖尿病的其他急症，如高渗性高血糖状态、低血糖、乳酸酸中毒等加以区别(表12-1)。

表 12-1　与糖尿病昏迷有关的几种急症的鉴别诊断

疾病	病史、症状	服药史	体征	辅助检查
酮症酸中毒	青年患者多发口渴、多尿、恶心呕吐、食欲减退、腹痛	部分有服降糖药或胰岛素应用史	轻度脱水、Kussmaul呼吸、呼吸有酮味	血糖>16.7 mmol/L，尿糖、尿酮阳性，血 pH 和 HCO_3^- 降低
高渗性高血糖状态	多为老年，40%可无糖尿病史，有缺水和感染史，昏迷多见	利尿药、激素	明显脱水、血压低或休克，可有病理反射	血糖>33.3 mmol/L，尿糖强阳性、尿酮阴性或弱阳性，血浆渗透压>330 mmol/L
低血糖昏迷	心悸、出汗、饥饿、颤抖、癫痫样发作、意识障碍甚至昏迷	胰岛素或其他降糖药物	瞳孔散大、心率快、多汗	血糖<2.5 mmol/L、尿糖阴性
乳酸酸中毒	多有肝肾病史或慢性心肺疾患或缺氧	苯乙双胍	深大呼吸、皮肤潮红、发热	血乳酸>5 mmol/L、阴离子间隙>18 mmol/L

4. 病情判断

DKA 患者出现以下情况提示病情危重：重度脱水、Kussmaul 呼吸和昏迷；血 pH<7.1，HCO_3^-<10 mmol/L；血糖>33.3 mmol/L，血浆渗透压>330 mmol/L；出现血清钾浓度过高或过低等电解质紊乱；血尿素氮持续升高。

【治疗与护理】

一、治疗原则

DKA 一旦明确诊断，应立即进行治疗，治疗原则包括：提高循环血容量和组织灌注；控制血糖和血浆渗透压至正常水平；以平稳速度清除血中和尿中酮体；纠正水、电解质、酸碱平衡失调；积极治疗诱因。

1. 补液

补液是救治 DKA 首要的、关键的措施，补液不仅能迅速纠正脱水，改善循环血容量与肾功能，还有助于降低血糖和清除酮体。一般原则是先快后慢、先盐后糖、适时补钾。

2. 胰岛素治疗

采用小剂量胰岛素治疗，输注胰岛素 0.1 U/(kg·h)，血中浓度可达 120 μU/ml，该浓度可有效地降低血糖，也能对酮体生成产生最大的抑制效应，用药过程中要严密监测血糖和患者的生命体征，尤其是对合并感染或原有胰岛素抵抗的患者。

3. 纠正电解质及酸碱平衡失调

通常在经过输液和胰岛素治疗后，酮体水平下降，酸中毒可自行纠正，一般不必补碱；若需补碱，不宜过多过快，一般采用5%碳酸氢钠溶液。根据血清钾浓度和尿量情况补钾：治疗前血清钾低于正常，开始治疗时即应补钾，每小时补充氯化钾1.0～1.5 g；治疗前血清钾正常，若尿量＞40 ml/h，在输液和输注胰岛素的同时即开始补钾，每小时补充氯化钾1.0 g，若尿量＜30 ml/h，暂缓补钾，待尿量增加后再开始补钾；治疗前血清钾高于正常，暂不补钾，但要密切监测血清钾水平。治疗过程中密切监测血清钾浓度和尿量，以调整补钾的量和速度。

4. 积极治疗诱因，防治并发症

(1) 防治感染　感染是DKA最常见的诱发因素，而DKA患者又因抵抗力的下降易于合并急性感染，应选用对肾功能无损害的抗生素防治感染。

(2) 积极防治　积极防治休克、心力衰竭、肾衰竭和脑水肿等各种并发症。

(3) 支持治疗　注意增加患者营养，增强患者抵抗力。

二、护理措施

1. 即刻护理

协助患者卧床休息，注意保暖，防止误吸，保持呼吸道通畅，必要时建立人工气道；如有低氧血症，给予吸氧；迅速建立静脉通道；抽取动脉血行血气分析，及时送检血、尿等标本。

2. 补液护理

(1) 补液速度及量　补液总量可按原体重的10%估计，一般第1天输液总量4 000～5 000 ml，失水严重者可达6 000～8 000 ml。补液速度应根据失水程度及患者的心肺功能而定，通常在第1小时快速静脉滴注1 000 ml，然后以500 ml/h的速度再补1 000 ml，以后逐渐减慢输液速度，并根据血压、尿量、心率、末梢循环状态调节输液的速度和量。

(2) 补液种类　开始用等渗氯化钠溶液或林格液，当血糖降至13.9 mmol/L后，改为5%的葡萄糖溶液或葡萄糖盐水。已经发生休克的患者，应输入胶体溶液如血浆或血浆代用品等。

3. 胰岛素治疗护理

使用胰岛素治疗时应注意：正确使用胰岛素，注意胰岛素的剂型、用量，抽吸胰岛素时剂量要准确；经静脉持续滴注胰岛素时，应单独建立静脉通道，以便准确计算胰岛素用量；降血糖速度不宜过快，血糖下降速度一般以每小时降低3.9～6.1 mmol/L为宜，应密切监测血糖变化，根据血糖检测结果遵医嘱调节胰岛素用量。

4. 严密观察病情

严密监测患者的生命体征；密切观察心电监护情况，预防心律失常、心力衰竭的发生；严密观察患者意识状态、瞳孔大小及对光反射情况，预防脑水肿；准确记录24 h出入量，观察尿量变化和肾功能。

5. 加强基础护理

做好口腔、皮肤和会阴部护理，协助患者翻身，预防感染和压疮。

6. 健康教育

指导患者和家属增加对糖尿病相关知识的了解，学会监测血糖、血压和体重指数，掌握降糖药物的名称、剂量、给药时间和方法，并注意观察疗效和不良反应；向患者说明情绪、精神压力对疾病的影响，指导患者保持心情愉快；指导患者熟悉DKA的主要表现、观察方法和处理措施，以便及时发现和处理；指导患者定期复查。

第二节　高渗性高血糖状态

【概述】

高渗性高血糖状态（HHS）既往称为糖尿病高渗性非酮症昏迷，以严重高血糖、高血浆渗透压和脱水为特点，无明显酮症酸中毒，常伴有不同程度的意识障碍或昏迷，是糖尿病急性代谢紊乱的另一种严重的临床类型，死亡率高达10%～20%。HHS发病率低于DKA，好发于50岁以上的2型糖尿病患者，男、女发病率大致相同，超过2/3的患者发病前无糖尿病病史。

【病因与发病机制】

1. 病因与诱因

HHS基本病因与DKA相同，除了原有的糖尿病基础外，常见的诱因有：

(1) 急性感染、外伤、手术、脑血管意外等各种应激。

(2) 水分摄入不足或丢失过多。

(3) 糖摄入过多。

(4) 应用糖皮质激素、免疫抑制剂、利尿剂等药物。

2. 发病机制

HHS发病的基本机制为胰岛素绝对或相对不足、周围组织对胰岛素敏感性降低和胰岛素拮抗激素分泌增加。在糖代谢紊乱的基础上，各种诱因可促进血糖增高及引起脱水，使机体处于极度高血糖、高血钠和高渗透压状态，从而导致细胞脱水、血液浓缩，引起循环衰竭、急性肾功能不全、血栓形成和中枢神经系统障碍。HHS有严重高血糖，但无明显酮症。

【临床表现】

多数HHS患者起病隐匿，病情发展缓慢，早期多表现为烦渴、多饮、多尿、乏力，反应迟钝、表情淡漠。随着病情进展，患者出现口唇干燥、眼窝凹陷、皮肤弹性差、血压降低、心率加快等脱水征象。脑细胞脱水和循环障碍时，患者可出现神经系统症状和体征，表现为一过性偏瘫、偏盲，幻觉，眼球及肌肉震颤、肌张力增高、癫痫样发作及病理反射阳性，甚至出现意识障碍和昏迷。

【辅助检查】

血糖明显升高，一般高于33.3 mmol/L，血酮体正常或轻度升高；血浆渗透压高于350 mmol/L；血钠正常或升高；尿糖强阳性，尿比重增高，尿酮体阴性或弱阳性；血肌酐与尿素氮多增高。

【诊断】

对于昏迷老年人，脱水伴有糖尿或高血糖，特别是有糖尿病病史并使用过利尿剂或糖皮质激素者，应高度警惕患有高渗性高血糖状态的可能。详细询问病史和诱因，结合临床表现和相应的实验室检查，一般可以确诊HHS。

1. 实验室诊断依据

血糖>33.3 mmol/L；血浆渗透压>350 mmol/L；尿糖强阳性，尿比重增高，尿酮体阴性或弱阳性；血清钠>145 mmol/L；血肌酐、尿素氮升高。

2. 鉴别诊断

本病需要与糖尿病酮症酸中毒、低血糖昏迷、脑血管意外和其他引起昏迷的疾病相鉴别。

3. 病情判断

所有高渗性高血糖状态均为危重患者，有下述表现者提示预后不良：昏迷持续48 h尚未恢复；血浆高渗状态于48 h内未能纠正；昏迷伴癫痫样抽搐和病理反射阳性；血肌酐、尿素氮持续增高；合并严重的细菌感染；出现横纹肌溶解或肌酸激酶升高。

【治疗与护理】

一、治疗原则

HHS患者病情危重，并发症多，病死率高，应积极抢救。救治原则：及时补充血容量以纠正休克和高渗状态；小剂量胰岛素治疗纠正血糖及代谢紊乱；消除诱因，积极防治并发症。

1. 补液

迅速补液恢复血容量，纠正脱水和高渗状态是抢救成功的关键。

2. 胰岛素治疗

治疗原则与DKA相同，所需剂量较小。开始以0.1 U/(kg・h)的速度静脉滴入，使血糖以 3.3～5.6 mmol/(L·h)的速度下降，当血糖降至 16.7 mmol/L 时，改胰岛素滴速为 0.05 U/(kg·h)，逐渐过渡到皮下注射。应注意高血糖是维持 HHS 患者血容量的重要因素，如血糖降低过快，而液体补充不足，将导致血容量和血压进一步下降。

3. 纠正电解质紊乱

与 DKA 相同。

4. 积极治疗诱因，防治并发症

合理使用抗生素，预防和控制感染。当血浆渗透压高于 380 mmol/L，应加用小剂量肝素或其他抗凝剂，预防脑血栓形成。密切监测心功能，预防心力衰竭。

二、护理措施

1. 即刻护理

立即吸氧，保持呼吸道通畅，防止误吸；建立 2 条以上静脉通道予以补液；快速采集血、尿等标本，及时送检。

2. 补液护理

(1) 补液量和速度　一般按体重的 10%～15%计算补液总量。输液时先快后慢，前 2 h 输入 1 000～2 000 ml，4 h 内输入总量的 1/3，12 h 内输入总量的 1/2 加当日尿量，其余在 24～36 h内输入，根据患者心肺功能和病情变化随时调整输液量和速度。

(2) 补液种类　一般首选等渗盐水，以迅速补充血容量，纠正低血压。若患者血清钠>155 mmol/L，血浆渗透压>350 mmol/L，可输入 0.45%的低渗盐水，以降低渗透压，纠正细胞内脱水。当血糖低于 16.7 mmol/L 时，输入 5%葡萄糖溶液或葡萄糖盐水，以防止血糖及血浆渗透压过快下降。

3. 胰岛素治疗护理

使用胰岛素过程中严密监测血糖，当血糖降至 13.9 mmol/L，血浆渗透压≤330 mmol/L 时，应及时报告医生，遵医嘱停用胰岛素。

4. 严密观察病情

严密观察患者的生命体征、意识状态、瞳孔大小及对光反射情况，预防脑水肿；准确记录 24 h 出入量，密切观察尿量变化。

5. 做好基础护理

卧床休息，注意保暖；保持皮肤清洁，预防感染和压疮。

第三节　低血糖症昏迷

【概述】

多种病因可引起血糖浓度降低，当血糖≤2.8 mmol/L时，即可诊断为低血糖症，临床上以交感神经兴奋、心血管系统功能异常及脑功能障碍为主要症状。持久严重的低血糖将导致昏迷，称为低血糖症昏迷，可造成永久性脑损伤，甚至死亡。

【病因与发病机制】

一、病因与分类

低血糖症昏迷的病因复杂，根据临床发作特点和发病机制分为三类。

1. 空腹低血糖症昏迷

可见于胰岛素瘤、生长激素或肾上腺皮质激素缺乏症、中毒性肝炎、肝硬化、严重营养不良、系统性红斑狼疮等。

2. 药源性低血糖症昏迷

可见于长期口服磺胺类降糖药或胰岛素使用不当者。

3. 餐后低血糖症昏迷

主要由于自主神经功能失调、迷走神经功能亢进，刺激胰岛β细胞分泌过多的胰岛素所致，也可见于胃切除术、迷走神经切断术、胃肠吻合术后等患者。

二、发病机制

神经系统只能利用葡萄糖和酮体作为能量来源，神经组织细胞本身没有糖原储备，短暂的低血糖可导致脑功能不全，严重而持久的低血糖可引起昏迷，甚至导致脑死亡。引起血糖严重降低的具体机制有：糖摄入严重不足或消化吸收不良；糖代谢酶缺陷或获得性肝病，使糖原储藏、分解或异生减少；生长激素、糖皮质激素、胰高血糖素和肾上腺素等胰岛素拮抗激素分泌不足；供给糖异生的底物不足；胰岛素等使血糖降低的激素或物质过多；组织消耗能量过多；迷走神经过度兴奋等。

持久严重的低血糖可引起脑细胞水肿及缺血性坏死，尤以大脑皮层、基底节和海马等部位最明显。最终神经细胞广泛坏死消失、脑组织软化，病情不可逆转。

【临床表现】

低血糖症昏迷发生前常有一些前驱表现，如患者突然出冷汗、心悸、饥饿感、血压升高、呼吸困难、手足抽搐、视物模糊、感觉异常等。若前驱表现得不到及时治疗，患者会迅速出现神志恍惚、癫痫样抽搐，继而呼吸减慢、心动过缓、体温和血压降低、瞳孔缩小，可导致不可逆性脑损害和死亡。

【辅助检查】

血糖低于 2.5 mmol/L，胰岛 β 细胞瘤患者胰岛素释放指数常高于 1。

【诊断】

1. 诊断依据

低血糖症昏迷的临床表现；血糖≤2.5 mmol/L。

2. 鉴别诊断

低血糖症昏迷应注意与糖尿病酮症酸中毒、高渗性高血糖状态、脑血管疾病等相鉴别。

【治疗与护理】

一、治疗原则

1. 升高血糖

(1) 补充葡萄糖　立即静脉注射 50%葡萄糖溶液，可在数分钟内纠正低血糖症昏迷。

(2) 肾上腺素　皮下注射 1%的肾上腺素 0.5 ml，可以促进肝糖原分解，减少肌肉对葡萄糖的摄取。

(3) 胰高血糖素　肌内或静脉注射胰高血糖素 1～2 mg。

(4) 氢化可的松　静脉滴注氢化可的松 100～200 mg。

2. 病因治疗

积极治疗原发病，防止低血糖症昏迷再次发作。

二、护理措施

1. 即刻护理

协助患者取平卧位，头偏向一侧，开放气道，保持呼吸道通畅，给予吸氧；立即抽血，检测血糖和胰岛素水平。

2. 升高血糖的护理

立即静脉注射50%葡萄糖溶液40～100 ml,然后持续静脉滴注10%葡萄糖溶液,直至患者清醒、血糖恢复到正常水平。必要时遵医嘱给予肾上腺素、胰高血糖素或氢化可的松。血糖恢复正常且维持30 min以上仍昏迷者,称为低血糖后昏迷,这类患者多存在脑水肿,应在维持血糖正常的同时进行脱水治疗。

3. 严密观察病情

严密观察患者生命体征、神志变化、心电图、尿量,定时监测血糖。意识恢复后注意观察患者是否有出汗、嗜睡、意识模糊等再度低血糖状态,以便及时处理。

4. 加强基础护理

注意保护患者,防止意外损伤。少量多餐,给予低糖、高蛋白、高纤维素饮食,减少对胰岛素分泌的刺激。做好口腔、皮肤和会阴部护理,协助患者翻身,预防感染和压疮。

5. 健康教育

加强对糖尿病患者预防低血糖的教育,指导糖尿病患者合理饮食、适量运动和自我监测血糖,教会患者及亲属识别低血糖早期表现和自救方法。

【参考文献】

[1] 许铁,张劲松,燕宪亮.急救医学[M].2版.南京:东南大学出版社,2019.
[2] 尤黎明,吴瑛.内科护理学[M].6版.北京:人民卫生出版社,2017.
[3] 张波,桂莉.急危重症护理学[M].4版.北京:人民卫生出版社,2017.
[4] 李乐之,路潜.外科护理学[M].6版.北京:人民卫生出版社,2017.
[5] 李小刚.急诊医学[M].2版.北京:高等教育出版社,2016.
[6] 曹美芹.现代急诊医学[M].长春:吉林科学技术出版社,2016.
[7] 王惠珍.急危重症护理学[M].3版.北京:人民卫生出版社,2014.
[8] 温韬雪.危重症临床护理指南[M].北京:人民卫生出版社,2013.

第13章 内分泌急症

第一节　垂体功能减退危象

【概述】

垂体功能减退危象简称垂体危象，是在垂体功能减退的基础上，由于各种应激状态诱发的垂体激素严重缺乏，导致多种代谢紊乱和器官功能失调的一种内分泌急症，是危及生命的危重症之一。

垂体危象是一种临床容易漏诊的危重疾病之一。常见误诊原因有电解质紊乱、低血容量休克、低血糖昏迷、阿尔茨海默病、脑梗死等。

【病因与发病机制】

由垂体本身病变引起的是原发性垂体功能减退症，由垂体门脉系统障碍或下丘脑以上神经病变引起的是继发性垂体功能减退症。

垂体功能减退可由多种因素引起，如垂体和下丘脑附近肿瘤、蝶鞍区手术、外伤和放射治疗、颅内感染或浸润性疾病以及缺血坏死等；其中最常见的病因是垂体腺瘤和产后大出血所致垂体缺血性坏死。因产后大出血所致垂体功能减退亦称为希恩综合征。

垂体危象最常见诱因是感染。在垂体功能减退的基础上出现如下情况，易诱发危象：① 过度劳累、寒冷刺激；② 进食过少或不进食、进水量过多；③ 手术创伤、停药、麻醉剂和镇静剂不当等。

【临床表现】

根据病情进展过程，可分为危象前期和危象期两个阶段。

1. 危象前期

在一些诱因促发下，原有的垂体功能减退症状加重，以精神神志改变和胃肠道症状加重尤为突出。精神神经症状主要表现为患者严重乏力、精神萎靡、表情淡漠、嗜睡；胃肠道症状主要表现为显著的厌食、恶心、自发呕吐或进食进水后呕吐，可伴有上腹痛。

2. 危象期

因分泌不足的激素种类和程度具有差异性，垂体危象的危象期临床类型有多种。

(1) 低血糖昏迷型　是垂体危象中最常见的临床类型，约占总数的1/3。可分为快速发生的反应性低血糖型和缓慢发生的低血糖型。快速发生的反应性低血糖多发生在空腹、饮酒、高糖饮食、输入葡萄糖溶液时发病，出现典型低血糖表现，甚至昏迷，多伴有口吐白沫、抽搐、血压下降、休克症状。缓慢发生的低血糖型常见于年龄较大、长期卧床而进食量很少的患者，以神经症状改变为主，如嗜睡、神志模糊，或最初有烦躁、呻吟，逐渐进入昏迷状态，常无明显大汗，血压正常或降低。

(2) 低钠性昏迷型　多因胃肠功能紊乱、手术和感染等应激诱发因素导致的以低钠血症、低血容量，甚至休克和昏迷为特点的表现。

(3) 水中毒性昏迷型　由于排水障碍，若摄水过多则引起水钠潴留、血液稀释和血浆渗透压下降，水分向细胞内转移致使脑细胞肿胀，造成水中毒。水中毒临床表现有恶心、呕吐及一系列神经精神症状，如意识淡漠、精神错乱、抽搐、嗜睡和昏迷。

(4) 低温性昏迷型　多发生于冬季，是比较少见的一种类型。患者起病缓慢，逐渐进入昏迷，昏迷时体温很低，甚至在 30 ℃以下。

(5) 感染性昏迷型　多发生在感染后，体温可高达 40 ℃。脉搏不随着体温升高而加快，可伴随恶心、呕吐、烦躁不安、意识不清或反应迟钝、谵妄、昏迷及休克等症状。

(6) 镇静剂、麻醉剂所致昏迷　镇静安眠药是导致昏迷的诱因之一。垂体功能减退患者对镇静剂、麻醉剂甚为敏感，即使服用一般常用剂量亦可能发生长时间昏睡，昏睡中血糖逐渐下降，进入低血糖昏迷。

3. 垂体卒中

因垂体肿瘤缺血坏死或出血，导致体积突然增大，压迫垂体及周围组织，引起一种特殊的危象状态，称为垂体卒中。垂体卒中起病急剧，病情凶险，多因神志障碍或昏迷死亡。可出现以下临床表现：

(1) 颅内压突然增高的症状　如剧烈头痛、眩晕、呕吐，严重者昏迷。

(2) 蝶鞍临近组织压迫的症状　向上压迫视觉通路、间脑和中脑，可引起视力下降、视野缺损及生命体征改变；向下压迫丘脑，可引起血压、体温、呼吸及心律失常；压迫侧面进入海绵窦，可引起眼外肌麻痹、三叉神经症状及静脉回流障碍等。

(3) 少数有尿崩症或抗利尿激素分泌不当综合征(SIADH)。

【辅助检查】

1. 内分泌功能检查

(1) 垂体前叶激素测定　泌乳素、促甲状腺激素、促性腺激素和促肾上腺皮质激素明显减少。由于垂体激素在血中含量很低，而且其分泌呈脉冲式，所以血中水平波动很大。

(2) 靶腺激素测定　甲状腺激素、性激素和糖皮质激素等均显著降低。

(3) 兴奋试验　垂体联合功能试验在垂体前叶功能减退的诊断中具有重要价值，但必须在急性期度过以后实施。可进行促甲状腺激素释放激素(TRH)兴奋试验、黄体生成素释放激素(LHRH)兴奋试验以及促肾上腺皮质激素(ACTH)刺激试验，以了解下丘脑-垂体-

甲状腺轴、下丘脑-垂体-性腺轴和垂体-肾上腺皮质轴的功能情况。如一次性静脉注射ACTH 25 U，注射前、注射后30 min，注射后60 min取血清测定皮质醇浓度，正常人升高到552 nmol/L及以上，而患者反应降低或消失。原发性靶腺功能减退者始终无反应，而垂体功能减退者，使用垂体激素刺激时靶腺可有迟发反应。

下丘脑激素兴奋试验还可鉴别损害是来自下丘脑抑或垂体，垂体疾病者不发生反应。在下丘脑损害时，垂体可发生迟发反应；而靶腺原发功能减退时，垂体呈过高反应。

2. 代谢紊乱的指标

因临床类型不同，生化检查结果常不一致，一般可见血糖、血钠、血氯下降。

3. 其他

X线检查、CT、MRI、脑血管造影可发现垂体肿瘤。

【诊断】

1. 诊断

经过详细地询问病史，了解有无诱发因素，加上具有垂体功能减退的症状与体征，并伴有休克或昏迷，一般可以明确诊断。对于诊断有疑问时，可以先行针对性治疗，待病情平稳后，再做相关的辅助检查，以便明确诊断。

2. 鉴别诊断

垂体危象易与其他原因导致的低血糖症、黏液性水肿、昏迷和肾上腺危象混淆，应注意加以鉴别。

当证实有靶腺功能减退时，需鉴别是原发性或继发于垂体的靶腺功能减退。靶腺原发性功能低下者，多为个别腺体功能减退，其特点是靶腺激素显著降低，而垂体相应的促激素明显升高；反之，继发性靶腺功能减退者，靶腺激素和垂体各相应的促激素都降低。

【抢救治疗】

治疗原则：经过详细地询问病史，了解有无诱发因素，加上具有垂体功能减退的症状与体征，并伴有休克或昏迷，一般可以明确诊断。对于诊断有疑问时，可以先行针对性治疗，待病情平稳后，再做相关的辅助检查，以便明确诊断。

1. 紧急处理

(1) 迅速开通静脉通道补液　首先给予静脉推注50%葡萄糖40～60 ml抢救低血糖，接着给予5%葡萄糖氯化钠每500～1 000 ml中加入氢化可的松50～100 mg静脉滴注，保证激素类药物准确及时使用。

(2) 保持呼吸道通畅，给予氧气吸入。

(3) 维持有效循环及抗感染 有循环衰竭者按休克原则治疗;有感染败血症者给予积极抗感染治疗;有水中毒者应加强利尿,可口服泼尼松、可的松或氢化可的松治疗。

(4) 低温或高温 低温与甲状腺功能减退有关,可使用电热毯等使患者体温逐渐回升至 35 ℃以上,并给小剂量甲状腺激素。高热者应予物理降温,并及时去除诱发因素,慎用药物降温。

(5) 禁用或慎用吗啡 禁用或慎用麻醉药、安眠药、镇静药等中枢抑制剂及各种降血糖药物,以防止诱发昏迷。

2. 用药护理

(1) 肾上腺皮质激素 在补充葡萄糖的同时,必须补充糖皮质激素。立即在 5%葡萄糖氯化钠注射液中加入氢化可的松 200~300 mg 静脉滴注。病情稳定后,逐渐减量,最后改为维持量口服。一般在 1~2 d 后减量,7~10 d 降至平日替代量。

(2) 甲状腺激素 可增加代谢率、提高体温。对水中毒、低体温患者,首选三碘甲状腺原氨酸(T_3)鼻饲或静脉注射,每次 12.5~25 μg,每 12 h 一次;也可口服甲状腺素(T_4),每次 0.1~0.2 mg,每日 1~2 次;或干甲状腺片,每次 20~40 mg,每 12 h 一次。在使用甲状腺激素的同时或之前,应给予氢化可的松,以免发生严重的肾上腺皮质功能不全。

用药护理应保证激素类药物准确及时使用,同时注意观察用药的效果。

3. 对症护理

密切观察患者意识状态和生命体征的变化,注意有无低血糖、低血压和低体温等情况。评估患者神经系统体征以及瞳孔大小、对光反射等变化。

(1) 如果发生低血糖,立即建立静脉通道,静脉注射 50%葡萄糖液 40~80 ml,随后改用 10%葡萄糖液持续静脉滴注,不可突然停用,以免患者再次昏迷;或在数小时后再给予 50%葡萄糖液 40~60 ml 静脉注射。清醒后能进食的患者,可给予糖水、食物,第一个24 h糖的摄入量不少于 150~200 g。当患者血压稳定、饮食恢复正常时停止静脉输液。

(2) 如果有胃肠道紊乱、失钠及血容量不足表现者,可给予 5%葡萄糖氯化钠注射液。严重低钠血症者,可酌情补给高渗盐水。输液量根据血容量不足的严重程度而定,注意出入量平衡,避免输液过量。有水中毒者,应严格控制输液量,加用利尿药和脱水剂,保持轻微的水负平衡。

(3) 低温患者应予保温,体温低于 35 ℃时可采用热水浴、热床褥加热。注意复温不宜过快,体温回升速度以每小时不超过 1 ℃为宜。体温回升过快,可增加耗氧量并使周围血管突然扩张,以致发生不可逆性休克。复温的同时,应使用氢化可的松及甲状腺激素。

(4)对水中毒昏迷者,要严格控制入水量,并将氢化可的松 25~50 mg 加入 25%~50%葡萄糖液 40 ml 中静脉推注,继之以 5%~10%葡萄糖液 250 ml 加氢化可的松 100 mg 静脉滴注。

垂体危象患者常出现血压下降，失水、血容量不足、低血糖和皮质激素缺乏是其重要原因。经上述处理后多数患者不用升压药，血压即可逐渐恢复。但有部分严重感染患者，经上述治疗后血压仍不能恢复，需及时遵医嘱加用升压药物。

4. 去除诱因、积极控制感染

感染是发生危象最为常见的诱因，积极控制感染是尽快治愈危象的关键之一。应根据感染的性质、细菌学检查结果选用有效的抗生素，剂量和疗程要足够。

患者病情平稳后，应该给予激素替代治疗，包括糖皮质激素、甲状腺激素和性激素。

第二节　甲状腺功能亢进危象

【概述】

甲状腺功能亢进危象简称甲亢危象，是在原有甲状腺功能亢进症未治疗或未得到良好控制的情况下，由于精神刺激、感染、手术创伤等一些诱因致使病情加剧而导致的一种严重的内分泌急症。此类患者病情凶险，需及时抢救。

【病因】

甲亢危象的根本原因是原有甲状腺功能亢进，某些诱因导致甲亢的症状和体征显著加重，使其表现为一种危及生命的严重状态。甲亢危象主要的病因如下：

1. 甲状腺手术前准备不充分或术中过度挤压甲状腺

机体高代谢状态未得到有效控制即进行手术，麻醉及手术对患者的刺激以及手术过程中对甲状腺的过度挤压。

2. 放射性碘（^{131}I）治疗

^{131}I治疗所致危象常见于甲状腺肿大明显及病情较重者，接受^{131}I治疗后5%～10%患者出现放射性甲状腺炎，使甲状腺激素大量释放导致危象的发生。

3. 重度甲亢

严重甲亢药物尚未控制时，病情急剧进展，也可发生危象。

4. 不适当地停用抗甲状腺药物

病情未得到有效控制而突然停用抗甲状腺药物，原有甲亢表现可迅速加重。

5. 诱因

各种感染，急性上呼吸道感染和胃肠道感染是最常见的诱因。精神极度紧张、过度劳累、创伤、分娩、妊娠、肺栓塞、糖尿病急症、严重的药物反应和输液反应等情况均可导致甲状腺突然释放大量的甲状腺激素进入血中。

【发病机制】

1. 血液循环中甲状腺激素水平骤然升高

甲亢手术、131 I 治疗或挤压甲状腺，大量甲状腺激素迅速释放进入血液，使循环中甲状腺激素含量突然增加，由此导致甲亢危象。

2. 血中游离甲状腺激素增加

感染、甲状腺以外其他部位的手术等应激，可使血中甲状腺激素结合蛋白质浓度减少，与其结合的甲状腺激素解离，血中游离甲状腺激素增多，导致甲亢危象。

3. 机体对甲状腺激素反应性增加

某些甲亢危象患者血中甲状腺激素水平并无明显增高，但机体对甲状腺激素的耐受力降低，对甲状腺激素的反应性发生改变。

4. 儿茶酚胺作用增强

应激使交感神经系统和肾上腺髓质活性增加，分泌大量儿茶酚胺；甲状腺激素对儿茶酚胺受体有上调作用，增强儿茶酚胺的效应，由此加重甲亢，诱发甲亢危象。

5. 肾上腺皮质功能减退

甲亢患者肾上腺糖皮质激素的代谢、清除加快，肾上腺皮质功能储备不足。应激时，肾上腺皮质不能代偿地分泌更多的糖皮质激素，造成肾上腺皮质功能衰竭。

【临床表现】

甲亢危象多为突然起病，原有甲亢症状加重，表现为发热、心动过速，伴有神经、循环、消化系统的严重功能紊乱。严重患者可有心衰、休克、昏迷甚至死亡。

临床上把那些甲亢症状突然加重而尚未进入危象期的早期患者称为危象前期或危象先兆。这时患者体温在 38 ℃～39 ℃之间，心率在 120～160 次/min 之间，部分患者可有心律不齐。同时患者多有乏力、多汗、焦虑、烦躁不安、食欲不振、恶心、大便次数增多。危象前期进一步发展即为危象期。患者多表现为以下症状。

1. 高热

体温骤升，常在 39 ℃以上，伴有皮肤潮红和大汗淋漓。高热是甲亢危象的特征性表现，是与重症甲亢的重要鉴别点。

2. 中枢神经系统症状

极度烦躁不安、激动、震颤、焦虑和幻觉等，甚至可出现谵妄和昏迷。

3. 循环系统症状

心动过速（>160 次/min）、与体温升高程度不成比例，可出现严重心律失常，严重者可出现休克。

4. 消化系统症状

食欲极差、恶心呕吐频繁及腹痛腹泻是常见的临床表现，严重者可导致脱水。

但有的甲亢危象症状和体征不典型，表现为淡漠、极度衰弱、嗜睡、反应迟钝、木僵、昏迷，甚至死亡。

【辅助检查】

1. 甲状腺激素

血清总 T_3、T_4 升高、促甲状腺激素（TSH）降低，但危象患者血游离甲状腺激素升高更为显著，所以测定血清游离 T_3 和游离 T_4 水平最有价值。

2. 电解质

可有血钠、血氯、血钙降低，部分患者血磷与血钾升高。

3. 肝肾功能

可见胆红素升高及转氨酶异常，部分患者血清尿素氮升高。

【诊断】

1. 诊断

高热和心动过速是甲亢危象诊断最关键的指标。任何一个甲亢患者，尤其是未经正规治疗，或治疗中断，或有上述诱因存在的情况下，原有的甲亢病情突然明显加重，出现交感神经过度兴奋和代谢旺盛等甲亢危象的典型表现，即可以诊断为甲亢危象。对淡漠型危象，应该给予高度警惕，诊断困难时，应注意检查甲状腺激素。

诊断依据：① 极度不安、谵妄、昏迷；② 高热达 39 ℃以上，一般退热剂无效；③ 心率异常升高与体温升高程度不相对应，>160 次/min；④ 大汗淋漓；⑤ 频繁呕吐、腹泻等。

2. 鉴别诊断

本病应与引起高热、心动过速、胃肠炎和神经精神症状的其他疾病鉴别诊断，应重点与感染、心血管疾病和嗜铬细胞瘤等鉴别诊断。

3. 病情评估

甲亢危象患者出现下列情况提示病情危重：① 过高热；② 惊厥、昏迷；③ 严重心律失常和心衰；④ 休克；⑤ 体温不升；⑥ 极度衰竭。

【抢救治疗】

治疗原则：早期治疗甲亢，采取积极治疗措施，抑制甲状腺激素的合成，减少甲状腺激素的释放，拮抗甲状腺激素的作用，注意对症支持治疗，去除诱因，防治感染，做好充分的术前准备。一旦发生危象，应积极抢救。

1. 紧急处理

(1) 绝对卧床休息　如果呼吸困难，取半卧位，立即给予氧气吸入。

(2) 按时正确给药　立即建立静脉通道，遵医嘱给予丙硫氧嘧啶(PTU)、复方碘溶液、氢化可的松等药物，严格按规定的时间给予抢救药物，并观察用药效果。

(3) 病情观察　密切观察生命体征和意识状态的变化，准确记录24 h出入量。

2. 药物治疗及护理

(1) 快速抑制T_3、T_4的合成　甲亢危象治疗的根本在于抑制甲状腺素的合成和释放，确诊后立即用丙硫氧嘧啶或甲巯咪唑口服或鼻饲。丙硫氧嘧啶吸收快，用药后50 min血中浓度达到峰值，而且可以抑制组织中5-脱碘酶的活性，阻断T_4向生物活性更强的T_3转化，故为首选药物。一般使用丙基硫氧嘧啶，每次200～300 mg，每日3～4次口服；使用甲巯咪唑，每次20～30 mg，每日3～4次口服。此疗法可使T_3浓度在24 h后下降50%。待甲亢危象缓解后，再逐渐减至维持量。

(2) 阻止甲状腺激素的释放　碘制剂能使甲状腺球蛋白上的甲状腺激素不被水解，减少甲状腺激素向血中释放，且用碘制剂治疗危象其疗效更为迅速有效。因此，碘制剂应同抗甲状腺药物同时使用。口服或经胃管灌入复方碘溶液(Lugol液：含碘5%、碘化钾10%)，首剂30～60滴，以后每6～8 h一次，每次5～10滴。或将碘化钠0.5～1 g溶于10%葡萄糖液中持续静脉滴注12～24 h，然后开始减量。危象缓解后3～7 d可停用碘剂，最长疗程不超过2周。碘剂对外科手术引起的甲亢危象，效果常不明显。对碘过敏的患者可选用碳酸锂每日0.5～1.5 g，分3次口服。

(3) β-受体阻滞剂　可抑制外周组织的T_4向T_3转化和明显的缓解症状。一般选用普萘洛尔，每次10～40 mg，每4～6 h口服一次；或静脉注射每次1～2 mg，每2～5 min重复一次，总剂量用至5～10 mg。严重的心力衰竭、房室传导阻滞及哮喘者慎用。

(4) 利血平　为肾上腺素能阻滞剂，能使神经组织储存的儿茶酚胺耗竭。肌肉注射每次1～2 mg，每4～6 h一次。本药能够引起意识障碍，临床上应给予重视。

(5) 胍乙啶　肾上腺素能阻断剂，使组织中的儿茶酚胺耗竭。每日每公斤体重1～2 mg，分3次口服。

(6) 肾上腺糖皮质激素　甲亢危象患者应用肾上腺糖皮质激素具有以下作用：① 纠正肾上腺皮质功能相对不足状态；② 抑制甲状腺激素的分泌；③ 抑制T_4向T_3的转化；④ 减轻外周组织对甲状腺激素的反应；⑤ 退热、抗毒与抗休克等。

因此，治疗甲亢危象时，推荐同步使用肾上腺皮质激素，如氢化可的松200～500 mg或地塞米松10～30 mg静脉滴注，每日1次，待病情好转后逐步停用。

3. 对症护理

(1) 对于高热的患者,应该积极采用物理或药物降温的方法,必要时可用人工冬眠。应观察并记录降温效果。

(2) 加强皮肤护理、口腔护理,定时翻身预防压疮。

(3) 烦躁者做好安全护理。

第三节　肾上腺危象

【概述】

肾上腺危象又称急性肾上腺皮质功能减退症或艾迪生危象,是各种原因引起的皮质醇和醛固酮绝对或相对分泌不足所导致的临床症状群。临床表现以恶心、呕吐、严重低血压、高热、昏迷等为特征,是临床急诊抢救时经常遇到的一种内分泌急症。此类患者病情凶险、死亡率高,临床上缺乏特异性表现,容易被误诊或漏诊。

【病因】

1. 原发性肾上腺皮质急性损伤

肾上腺急性损伤会引起肾上腺皮质激素的分泌急剧减少。引起原发性肾上腺皮质急性损伤的情况有:严重感染败血症、全身性出血性疾病、抗凝药物治疗引起的肾上腺出血、癌瘤的肾上腺转移破坏、外伤直接引起肾上腺出血等。

2. 继发性肾上腺功能不全

是下丘脑-垂体疾病所致。

3. 诱发因素

可因各种应激状态的出现或治疗不当诱发肾上腺危象:① 感染、劳累、外伤、手术、分娩、呕吐、腹泻和饥饿等应激情况;② 长期激素替代治疗患者突然减停激素;③ 垂体功能降低患者,在没有补充激素情况下给予甲状腺素或胰岛素时也能诱发肾上腺危象。

【发病机制】

正常人在应激情况下皮质醇分泌较基础水平增加 10 倍,而慢性肾上腺皮质功能降低、肾上腺皮质破坏的患者的皮质醇分泌则不能相应地增加,导致肾上腺皮质激素严重不足。皮质激素不足会引起肾小管 Na^+ 重吸收障碍,大量失钠伴失水使血容量急剧减少,血压下降,休克,导致肾上腺危象的发生。糖皮质激素不足还会使糖原异生减弱导致低血糖的出现。

【临床表现】

肾上腺危象一般来说病情凶猛，若不及时抢救，患者常在24～48 h内死亡。

1. 循环系统

在原有血压偏低、心音低钝的基础上，突发脉搏细弱、心率加快、血压下降甚至休克。

2. 消化系统

食欲缺乏、厌食、恶心、呕吐、腹痛、腹泻、腹胀。部分患者的消化道症状特别明显，会出现严重腹痛、腹肌紧张、反跳痛，酷似外科急腹症。

3. 神经系统

软弱无力、萎靡嗜睡、意识障碍和昏迷。发生低血糖患者常有出汗、震颤、视力模糊、复视，严重者会出现精神失常、抽搐。

4. 泌尿系统

合并肾功能减退时，出现少尿或无尿，血肌酐、尿素氮增高。

5. 全身症状

突发高热，可达40 ℃以上，也可出现体温不升，呼吸困难，或明显脱水、少尿、无尿及急性肾衰竭，或有淋巴结肿大。

【辅助检查】

1. 实验室检查

(1) 血常规检查　白细胞计数多数正常，嗜酸性粒细胞可升高达$0.3\times10^9/L$。

(2) 生化检查　血钠低、血氯低、血清钾和尿素氮偏高；空腹血糖低，口服葡萄糖耐量出现低平曲线。

(3) 激素测定　是肾上腺皮质功能低下或肾上腺危象最有特异性诊断意义的指标，典型患者常有如下改变：①血皮质醇降低；②24 h尿皮质醇及17-羟皮质类固醇下降。

2. 腹部X线片，肾上腺CT及肾上腺彩超

患者腹部X线片及肾上腺CT可发现肾上腺区钙化，或因结核、真菌感染、出血、肿瘤转移等引起的双侧肾上腺增大。肾上腺超声可以看到肾上腺结构改变，为临床提供诊断依据。

【诊断】

1. 诊断

肾上腺危象如果是由已确诊的慢性肾上腺皮质功能减退导致的，一般诊断不难；对尚未明确诊断的患者，诊断肾上腺危象较为困难，容易发生漏诊或误诊。在临床急诊工作中，如果患者有导致肾上腺危象的原因和诱因，伴随下列情况之一时就应诊断为肾上腺危象：① 不能解释的频繁呕吐、腹泻或腹痛；② 发热、白细胞增高但用抗生素治疗无效；③ 顽固性低血压、休克；④ 顽固性低血钠（血钠/血钾＜30）；⑤ 低血糖频繁发作；⑥ 不明原因的神经精神症状；⑦ 精神萎靡、乏力明显、虚脱或衰弱与病情不符，伴随皮肤色素沉着迅速加深。

总之，凡有慢性肾上腺皮质功能减退、皮质醇合成不足的患者，一旦遇有感染、外伤或手术等应激情况时，出现明显的消化道症状、神志改变和循环衰竭，即可初步诊断为肾上腺危象；如血、尿皮质醇或尿 17-羟皮质类固醇降低即可确诊。

2. 鉴别诊断

（1）与其他病因引起的昏迷鉴别　由于大多数肾上腺危象患者表现有恶心、呕吐、脱水、低血压、休克、意识障碍和昏迷，必须与其他病因的昏迷鉴别，如糖尿病酮症酸中毒昏迷、高渗性昏迷、急性中毒及急性脑卒中等，此类患者血糖高或正常，嗜酸性粒细胞数不增加，而本症表现为血糖和皮质醇低、嗜酸性粒细胞增加等可助鉴别。

（2）与急腹症鉴别　因为急性双侧肾上腺出血和破坏引起的肾上腺危象患者，超过半数有腹痛、肌紧张并伴有恶心、呕吐、血压低和休克等症状，所以必须和胃肠穿孔、急性胆囊炎、急性重症胰腺炎、肠梗阻等急腹症相鉴别。若患者伴有血 K^+ 高、嗜酸性粒细胞增高和血、尿皮质醇减低，则提示有可能是肾上腺危象。

【抢救治疗】

治疗原则：立即补充肾上腺皮质激素，纠正水和电解质紊乱，抗休克，去除诱因与病因，对症支持治疗。

1. 紧急处理

（1）保持气道通畅，维持呼吸，采取仰卧位，防止直立性低血压发生。

（2）建立静脉通道，必要时给予中心静脉置管，输液。

（3）采血测定血常规、电解质、肝肾功能、血糖及血 ACTH。

（4）遵医嘱立即通过静脉给予皮质激素并补充盐水。

2. 用药护理

（1）补充糖皮质激素　立即静脉补充氢化可的松 100 mg，然后每 6 h 给予 100 mg，在第一个 24 h 总量为 400 mg。若病情改善则第二天改为每 6 h 给予 50 mg。当患者一般状态改善、血压稳定后，可按每日20%～30%的速度逐渐减量，但应强调：如患者的诱因和应激状态未消除，则不能减量过快。当患者病情稳定并能进食后，糖皮质激素改为口服，并逐渐减至维持量(醋酸可的松25～75 mg/d)。

(2) 纠正水和电解质紊乱 补液量应根据失水程度、呕吐等情况而定，一般第一日需补2 500～3 000 ml以上，以5%葡萄糖盐水为主，有显著低血糖时另外加入10%～50%葡萄糖液，以后根据血压、尿量等调整入量。补液时需注意电解质平衡，若治疗前有高钾血症，当纠正脱水和休克、增加尿量、补充糖皮质激素和葡萄糖后，血钾一般都能降至正常；若起始血清钾>6.5 mmol/L或同时心电图有高血钾引起的心律失常，则需要给予碳酸氢钠。呕吐、腹泻严重者，经大量补葡萄糖液和皮质激素后应密切注意患者血钾水平及时补钾。

(3) 抗休克 伴有低血压、休克患者，经补液及激素治疗仍不能纠正循环衰竭时，应遵医嘱及早给予血管活性药物。

3. 对症护理

(1) 积极处理感染、劳累、创伤、手术、分娩以及血容量缺乏等诱因。

(2) 对于有发生肾上腺危象的高危患者，在患者应激状态下，可预防性给予糖皮质激素。

(3) 指导长期使用激素的患者规律用药，不可随便减量或停药。

【参考文献】

[1] 许铁，张劲松，燕宪亮. 急救医学[M]. 2版. 南京：东南大学出版社，2019.
[2] 尤黎明，吴瑛. 内科护理学[M]. 6版. 北京：人民卫生出版社，2017.
[3] 张波，桂莉. 急危重症护理学[M]. 4版. 北京：人民卫生出版社，2017.

第14章 急性中毒

第一节　急性中毒总论

【概述】

中毒是指外源性化学物质(毒物)进入人体后,产生毒作用,导致机体功能障碍和/或器质性损害,引起的疾病甚至死亡的过程。根据接触毒物的毒性、剂量和时间,中毒可分为急性中毒和慢性中毒两类。急性中毒是大量毒物在短时间内(<24 h)一次或多次进入人体内引起的中毒。急性中毒发病急骤、症状严重、变化迅速,如不及时处理常危及生命。慢性中毒是由小量毒物多次或持续缓慢进入人体内蓄积引起的。慢性中毒起病缓慢、病程较长,多缺乏特异性中毒诊断指标,容易误诊和漏诊。根据《中国卫生健康年鉴(2019)》,各类中毒性疾病已位居疾病谱第四位。

【毒物的分类和毒性】

毒物是指在一定条件下,给予较小剂量即可与生物体相互作用,引起生物体功能性或器质性改变,导致暂时性或持久性损害,甚至危及生命的化学物质。

一、毒物的分类

毒物按其来源分为生物性毒物及化学性毒物两大类。按其作用性质分为刺激性毒物、腐蚀性毒物、窒息性毒物、麻醉性毒物、溶血性毒物和致敏性毒物等类型。按其作用的靶器官分为神经毒性毒物、心脏毒性毒物、肺毒性毒物、肾毒性毒物、血液毒性毒物、生殖毒性毒物和免疫毒性毒物等类型。按其理化状态分为固态或粉尘毒物、液态毒物、气态或蒸气态、气溶胶态(雾、烟)毒物等类型。

临床上一般结合毒物的来源和用途分为以下几类。

1. 工业毒物

(1) 金属、类金属及其化合物　如砷、汞、铅、钡、铬、锰、镉等。

(2) 刺激性气体　如氮氧化物、氨气、氯气等。

(3) 窒息性化合物　如氰化物、一氧化碳、硫化氢等。

(4) 有机化合物　如甲醇、四氯化碳、苯酚等。

2. 农药

(1) 杀虫剂　如有机磷杀虫剂、氨基甲酸酯类杀虫剂等。

(2) 杀菌剂　如有机硫类杀菌剂等。

(3) 杀鼠剂　如氟乙酰胺、毒鼠强等。

(4) 除草剂　如百草枯、敌稗等。

3. 植物性毒物

(1) 含生物碱类植物　如曼陀罗、马钱子等。

(2) 含苷类植物　如万年青、苦杏仁等。

(3) 含毒蛋白类植物　如蓖麻子、巴豆等。

(4) 含萜及内酯类植物　如苦楝子、雷公藤等。

(5) 含酚类植物　如大麻子、狼毒等。

(6) 含其他毒素类植物　如甜瓜蒂、八角莲等。

(7) 其他　如毒蘑菇、油桐子等。

4. 动物性毒物

(1) 动物咬、蜇中毒　如毒蛇、毒蜘蛛等。

(2) 有毒动物或器官　如河豚、鱼胆等。

5. 药物

有些药物过量会引起中毒，如安定、吗啡、地高辛等。

6. 日常生活用化学品

如化妆品、洗涤剂、消毒剂等也会引起中毒。

7. 军用毒物及化学品

如军用毒剂、纵火剂、发烟剂等。

二、毒物的毒性

1. 毒性

指某种毒物引起机体损害的能力，如导致机体功能障碍、应激能力下降、维持机体内稳态能力降低，或对其他环境因素的敏感性增高，以及致癌、致突变和致畸形的能力。毒性是影响毒物作用的主要因素，毒性与其化学结构及理化性质等诸多因素有关。

2. 急性毒性

一次投给时，物质所产生的毒性称为急性毒性。衡量急性毒性的指标有半数致死剂量或浓度、最小致死剂量或浓度、绝对致死剂量或浓度、最大耐受量及浓度等。

3. 致死剂量(Lethal Dose，LD)

指毒物接触或进入机体后引起死亡的剂量。毒物的毒性常以此物质引起实验动物死亡数所需的剂量表示，常以 mg/kg 或 mg/m^2 为单位。其中常用的有：① 半数致死剂量(Half Lethal Dose，LD_{50})指毒物引起急性实验动物群体中半数(50%)动物死亡的剂量；② 最小致死剂量(Minimum Lethal Dose,MLD)指引起一组实验动物中个别死亡的剂量;③ 绝对致死剂量(Absolute Lethal Dose,LD_{100})指引起一组实验动物全部(100%)死亡的最低剂量。

4. 致死浓度(Lethal Concentration,LC)

指经呼吸道吸入的毒物在空气中的浓度,此浓度可以引起机体中毒死亡,常以 mg/L 或 mg/m^3 作为单位。其中常用的有:①半数致死浓度(Half Lethal Concentration,LC_{50})指气态毒物引起急性实验动物群体中半数(50%)动物死亡的浓度;②最小致死浓度(Minimum Lethal Concentration,MLC)指引起一组实验动物中个别死亡的浓度;③绝对致死浓度(Absolute Lethal Concentration,LC_{100})指引起一组实验动物全部(100%)死亡的最低浓度。

5. 毒性分级

一般根据毒物的 LD_{50} 或 LC_{50} 将毒物的毒性分为剧毒、高毒、中等毒和低毒四个等级。常用的化学物质的急性毒性分级标准见表 14-1、表 14-2。

表 14-1 化学物质的急性毒性分级

毒性分级	小鼠一次经口 LD_{50}(mg/kg)	兔涂皮时 LD_{50}(mg/kg)	对人可能致死量	
			剂量(g/kg)	总量(g/60 kg)
剧毒	<1	<5	<0.05	0.1
高毒	1	5～	0.05～	3
中等毒	50～	44～	0.5～	30
低毒	500～	350～	5～	>250

表 14-2 世界卫生组织(WHO)/国际化学品安全署(IPCS)建议分级(依据大鼠 LD_{50})

危害分级	经口(mg/kg)		经皮(mg/kg)	
	固态	液态	固态	液态
$Ⅰ_a$剧烈危害	≤5	≤20	≤10	≤40
$Ⅰ_b$高度危害	5～50	20～200	10～100	40～400
Ⅱ 中度危害	50～500	200～2 000	100～1 000	400～4 000
Ⅲ 低度危害	>500	>2 000	>1 000	>4 000

【影响毒物作用的因素】

毒物的毒作用必须在一定条件下才发生。人们经常可以看到,在相同中毒的情况下,各个中毒者的病情轻重不一样,有的甚至不发生中毒。这说明许多因素影响中毒的发生及中毒的严重程度。

一、毒物因素

1. 剂量

一般来说，同一种毒物，剂量越大毒性越大、毒性作用越快；但是毒性作用的增加比剂量的增加更大，如毒物剂量仅增加 2 倍，但毒性作用却增加 10～20 倍甚至更多。毒物对机体的毒性作用还取决于毒物被机体吸收的剂量。

2. 毒物的化学结构

低价化合物较高价化合物的毒性为大。

3. 毒物的物理性质

毒物吸收的快慢、难易与毒物状态及性质有关。

4. 毒物的协同或拮抗作用

两种以上毒物联合作用时，它们的毒性作用是相加或相互促进的，其毒作用增强，称为协同作用。两种以上毒物联合作用时，其毒性作用相减或相互抵消，或一种毒物使另一种毒物变得难以溶解或不溶解，称为拮抗作用。

5. 毒物性状的改变

毒物经过较长时间的存放毒性会降低，挥发性毒物可因自然挥发而毒性变弱。

二、机体的因素

1. 体重

毒物的中毒剂量与体重成正比，体重越重，中毒剂量越大；体重越轻，中毒剂量越低。

2. 年龄

儿童对毒物较成人敏感，特别是麻醉药，如吗啡等。老年人对毒物的耐受力减低，特别是作用于血液系统的药物及催吐药、泻药等。

3. 性别

妇女在妊娠、哺乳或月经期对毒物的反应较为剧烈。

4. 营养状况

营养不良、饥饿、消瘦或过度肥胖等能降低对毒物毒作用的耐受性。

5. 健康状态

全身疾病，特别是心、肝、脑、肾疾病能降低机体对毒物的耐受性。

6. 耐受性或成瘾性

长期使用同样的毒物能使机体对该毒物的反应逐渐减弱，达到能耐受中毒量甚至超过致死量的程度。

7. 超敏性

与耐受性相反，有些人对某种药物特别敏感，在治疗剂量时可出现中毒症状。

8. 体内蓄积

一些分解或排泄慢的毒物可在体内蓄积，反复使用该类物质可发生蓄积中毒而出现类似急性中毒的表现，如洋地黄类药物。

三、环境因素

1. 温度

高温环境中皮肤毛细血管扩张，吸收加快，可加速毒物从皮肤和呼吸道吸收。

2. 湿度

潮湿环境促进一些毒物经皮肤吸收，如芥子气在高温、高湿环境中毒性明显增强。

四、毒物进入机体途径和速度

同一种毒物，同一剂量，相同的侵入途径，但进入速度不同，可产生完全不同的后果。侵入速度越快，生物效应越激烈，例如氯化钾静脉滴注可起到治疗作用，而用静脉推注则可导致死亡。

【毒物的吸收、分布和排泄】

1. 毒物的吸收

毒物从局部进入血流的过程称为吸收，有以下途径：

（1）经消化道吸收　经消化道吸收的毒物、药物多数在肝脏内进行生物转化，再进入循环、组织器官发挥毒性作用。

（2）经呼吸道吸收　有毒气体和易挥发性毒物、气溶胶和粉尘类毒物经呼吸道进入肺内，能迅速大量地弥散入血液而直接进入体循环，毒性作用发生迅速，瞬间到几分钟内即出现中毒症状，甚至死亡。

（3）经皮肤或黏膜吸收　脂溶性毒物可经健康皮肤缓慢吸收；液态毒物也能通过直肠、阴道、尿道、外耳道及眼结膜而被吸收。皮肤破损后，毒物易从创面被吸收，腐蚀性毒物在腐蚀破坏接触部位的皮肤或黏膜后，能迅速被吸收。

（4）经注射吸收　血管内和椎管内注射毒物，其毒性作用发生最快，其他依次为体腔内注射、肌内注射和皮下注射。

2. 毒物的分布与蓄积

毒物从血液循环通过不同屏障达到作用部位的过程即为分布。

影响毒物分布的因素：① 毒物与血浆蛋白的结合力；② 毒物与组织的亲和力；③ 毒物对体内屏障（如血脑屏障等）的透过能力；④ 毒物的理化性质；⑤ 毒物透过生物膜的能力等。有人将毒物浓度或含量最高的器官或组织称为该毒物的蓄积库，例如脂肪组织是脂溶性有机氯农药 DDT 的蓄积库，骨组织是铅的蓄积库。

3. 毒物在体内的生物转化（代谢）

毒物在肝脏、组织进行的化学变化过程称为生物转化或体内代谢，包括氧化、还原或水解以及结合等过程。毒物经过生物转化，能促使毒物失活和排出体外，称为解毒。但有的毒物经生物转化后产生比原型毒性更强的中间代谢产物，称为活化或毒化。

4. 毒物的排泄

毒物经排泄和分泌器官以被动扩散或主动分泌的方式从机体排出体外称为排泄。毒物以代谢产物形式或原形排泄。排泄缓慢的毒物可因蓄积导致中毒。

【中毒机制】

不同毒物的中毒机制不同，有许多毒物通过几种机制产生毒作用。

1. 局部刺激和腐蚀

强酸和强碱对细胞结构有强烈水解作用，使细胞中某些有机物的键断裂，造成细胞变性或死亡。有些化学毒物的刺激腐蚀作用是由于其强烈的氧化能力。硫酸是由于其强烈的吸水性而使机体灼伤。

2. 缺氧

毒物通过引起机体缺氧，使组织器官功能和代谢发生障碍而出现中毒症状。

3. 干扰酶的活性

大部分毒物是通过对酶系统的干扰而引起中毒。

4. 与生物大分子结合

如烷化剂、芥子气与正在复制的 DNA 和/或 RNA 结合，干扰 DNA 和 RNA 的合成，造成染色体的损伤，破坏细胞的功能与结构。

5. 对组织的直接毒性作用

对组织的直接毒性作用包括对生物脂质的过氧化作用、对膜蛋白的作用，使膜结构及通透性改变等直接作用，如百草枯的脂质过氧化作用可导致肺纤维化及多脏器功能障碍、衰竭。

6. 对受体的作用

如箭毒与烟碱受体结合，导致骨骼肌神经肌肉接头传导功能阻断，产生骨骼肌麻痹。

7. 改变机体的免疫功能

毒物作为半抗原与人体蛋白结合成为全抗原，诱导过敏反应、细胞溶解型变态反应、抗原-抗体复合型反应和细胞免疫反应。化学毒物还能抑制机体的免疫能力，如使白细胞吞噬能力下降，导致感染性疾病的发病机会增加。

【中毒的原因】

1. 意外中毒

意外中毒是急性中毒中最常见的一类。

2. 他杀中毒

投毒途径以经胃肠道多见，罪犯将毒物混在饮料、食物或药物中，再有目的地投放；近年胃肠外投毒途径也不少见，如各种方式的注射，塞进阴道、肛门，滴入外耳道，吸入有毒气体，毒蛇咬伤等。

3. 自杀中毒

用毒物自杀是国内外最常见的一种自杀方式。

4. 滥用药物

滥用药物有麻醉药、中枢神经兴奋药、致幻剂、镇静催眠药、镇痛药、乙醇及麻醉药的溶解剂、添加剂、替代药等。

5. 环境污染

随着工业化、城市化的不断发展，能源、矿产、化工、植被等被大量开发利用，加之交通运输发展迅速、车辆增多，人群接触和迁移增多，大气、江河、土壤被大量有毒的化学物质严重污染，由此引起群体性中毒和死亡事件屡有发生。

【临床表现】

一、皮肤黏膜表现

1. 皮肤及口腔粘膜灼伤

见于强酸、强碱、甲醛、苯酚等腐蚀性毒物灼伤。硝酸使皮肤黏膜痂皮呈黄色，盐酸使痂皮呈棕色，硫酸使痂皮呈黑色。

2. 发绀

引起氧合血红蛋白不足的毒物可产生紫绀。麻醉药、有机溶剂抑制呼吸中枢，刺激性气体引起肺水肿等可引起缺氧和发绀。亚硝酸盐和苯胺、硝基苯等中毒能产生高铁血红蛋白血症而出现发绀。

3. 黄疸

四氯化碳、毒蕈、鱼胆中毒损害肝脏可致黄疸；溶血也可致黄疸。

4. 大汗或无汗

如有机磷农药中毒或胆碱类药物过量中毒。

二、五官表现

1. 瞳孔

瞳孔扩大见于阿托品、莨菪碱类中毒；瞳孔缩小见于有机磷或氨基甲酸酯杀虫药中毒。

2. 视力减退或失明

如甲醇中毒引起视神经炎。

3. 辨色异常

洋地黄过量或中毒可出现黄视、绿视。

4. 其他

听力减退；嗅觉减退；齿龈黑线；唾液分泌增加(流涎)或减少。

三、神经系统表现

1.急性中毒性脑病

主要是脑水肿和谵妄综合征。可表现为头昏、头痛、恶心、呕吐、嗜睡、谵妄、惊厥或抽搐、意识障碍或昏迷。部分出现迟发性脑病，即在急性中毒症状恢复后(1～60 d)，再次出现中毒性脑病症状，如CO中毒迟发性脑病。

2. 急性中毒性精神障碍

出现狂躁、忧郁、欣快、消沉等各种类型精神症状。

3. 运动异常

患者可出现偏瘫、截瘫、呼吸肌麻痹等临床表现，或可出现抽搐、震颤、舞蹈样手足多动症。

4. 多发性神经炎

主要损害周围神经系统，以感觉障碍多见；常伴有腱反射减退。少数以运动障碍为主，患者肢体无力，甚至瘫痪。

5. 神经衰弱综合征

出现头昏、头痛、乏力、睡眠障碍等症状，多见于轻度急性中毒或中毒恢复期。

四、呼吸系统表现

急性中毒可引起：① 严重的中毒性咽喉炎、喉痉挛、喉水肿，可因呼吸道的机械性阻塞而窒息死亡;② 中毒性或化学性呼吸道和肺部炎症;③ 中毒性肺水肿甚至 ARDS;④ 中枢性呼吸抑制或呼吸肌麻痹。临床可有以下表现:

1. 呼吸气味改变

有机溶剂挥发性强,而且有特殊气味,如酒味;氰化物有苦杏仁味;有机磷杀虫药、黄磷、铊等有蒜味;苯酚、甲酚皂溶液有苯酚味。

2. 呼吸频率改变

能引起缺氧和/或引起酸中毒的毒物可使呼吸加快。而引起中毒性脑水肿、抑制呼吸中枢的毒物可使呼吸减慢。

3. 严重呼吸困难和肺水肿

刺激性气体、安妥、磷化锌、有机磷农药、百草枯等中毒可引起严重的呼吸困难和肺水肿。出现频繁咳嗽、端坐呼吸、烦躁不安、口唇发绀、咯粉红色泡沫痰、两肺广泛湿性啰音等表现。

4. 哮喘样发作

少数毒物具有致敏反应,能引起支气管哮喘或哮喘样发作。

5. 其他

少数急性中毒患者合并严重的上呼吸道炎、肺炎或肺水肿,由于黏膜的严重损害,可遗留慢性鼻炎、气管炎及支气管炎,甚至肺气肿。极少数患者在急性中毒症状缓解后 2 周出现迟发型阻塞性细支气管炎。

五、循环系统表现

1. 心肌损害和心力衰竭

锑、砷、磷、有机汞农药等毒物可直接或间接损害心肌,造成急性心肌炎症或坏死,出现心悸、心率加快等表现,严重者可发生心力衰竭。

2. 心律失常与心脏骤停

洋地黄、夹竹桃、乌头、蟾蜍、拟肾上腺素药、三环类抗抑郁药中毒可引起心律失常,甚至心脏骤停。

3. 休克

① 剧烈的吐、泻导致血容量减少;② 严重的化学灼伤造成血浆渗出,使血容量减少;③ 毒物抑制血管舒缩中枢,引起周围血管扩张;④ 心肌损害,心肌收缩力下降、心排血量减少。

六、消化系统

毒物可引起:① 急性口腔疾病(齿龈红肿、出血,口腔溃疡);② 腐蚀性食管和胃炎;

③ 急性中毒性胃(肠)炎;④ 急性中毒性肠坏死;⑤ 急性中毒性肝病。临床可出现流涎、口干,恶心、呕吐、腹痛(铅绞痛)、腹泻,呕血、便血,消化道穿孔,黄疸等表现。

七、泌尿系统

急性中毒可引起急性肾衰竭,出现少尿以至无尿。

八、血液系统

1. 溶血性贫血

中毒使红细胞破坏增速或导致溶血,如砷化氢中毒;严重者可出现贫血、黄疸、血红蛋白尿和急性肾衰竭。

2. 白细胞减少和再生障碍性贫血

见于氯霉素、抗肿瘤药、苯等中毒以及放射病。

3. 出血

由阿司匹林、氯霉素、氢氯噻嗪、抗肿瘤药等引起。

4. 血液凝固障碍

见于肝素、双香豆素、水杨酸类以及敌鼠或蛇毒中毒。

九、发热

可以是药物热、中枢性高热、溶血所伴寒战高热,或抗胆碱能药过量或中毒。

【辅助检查】

一、毒物鉴定

毒物鉴定可以帮助确定中毒的物质,评估中毒的严重程度,在很多情况下对确定诊断和鉴别诊断具有决定性作用。因此,对急性中毒的病例只要有可能必须做毒物鉴定,特别是牵涉到群体中毒、自杀、他杀或有法律纠纷的病例。毒物鉴定是由专门的实验室来完成。但临床医师应知晓毒物鉴定的步骤和方法,对可疑的急性中毒提出有效的筛选方案,提交合格的标本,申请恰当的检测方法,并提供可疑毒物的名单。

二、毒物的代谢产物和病理产物的测定

部分急性中毒测定毒物本身有一定困难,可以通过测定一些特异性指标以帮助诊断。一是测定毒物经体内生物转化后的代谢产物、结合产物;二是测定毒物的病理产物,即中毒后机体生物化学或细胞形态学等方面异常改变的指标。

三、实验室检查

实验室检查包括血细胞计数、血糖、动脉血气分析、凝血酶原时间、血清电解质和尿常规、肝功能、肾功能等，主要用于判断机体受到的中毒损害和主要靶器官的病变情况及其严重程度，对诊断、鉴别诊断和病情评估有重要参考意义。

四、其他辅助检查

胸部X线或胸部CT有助于化学性支气管炎、肺炎、肺水肿的诊断；头颅CT、MRI检查有助于了解中枢神经系统的改变；其他还有心电图、脑电图、脑诱发电位、肌电图、同位素、超声波与活体组织检查等。

五、动物实验

临床上对高度怀疑的某些特殊毒物中毒的病例，可以使用动物实验的方法取得诊断的佐证。可以将剩余物喂食小动物，或取其浸出液或中毒者的尿5 ml，注入实验动物(雄蟾)腹腔内，若有中毒性反应，则有助于中毒的诊断。此种方法虽然简单易行，但特异性不高，仅能作出“有毒”或“无毒”的初步界定。

【急性中毒的诊断】

一、诊断及依据

急性中毒的诊断依赖于毒物接触史、中毒的临床表现和实验室检查。

1. 毒物接触史

毒物接触史的采集方法与内科急诊疾病病史的采集有所区别，主要围绕着“毒物”来进行，有其自身的特点，是急诊医师应熟悉和掌握的基本功之一。由于毒物接触史是诊断急性中毒的“因”，故记录时应将其列在主诉之后、现病史之前。

2. 中毒的临床表现

某些毒物造成的急性中毒可出现特征性的临床表现，即特殊的临床综合征，能为诊断提供重要线索。

3. 毒物分析鉴定、毒物代谢产物和病理产物的测定

毒物鉴定是由专门的实验室来完成。部分急性中毒测定毒物本身有一定困难，可以通过测定一些特异性指标以帮助诊断。一是测定毒物经体内生物转化后的代谢产物、结合产物；二是测定毒物的病理产物，即中毒后机体生物化学或细胞形态学等方面异常改变的指标。

4. 其他辅助检查

胸部X线或胸部CT等;头颅CT、MRI;其他还有心电图、脑电图、脑干诱发电位、肌电图、同位素、超声波与活体组织检查等,有助于评估病情。

二、诊断程序

1. 明确诊断

依据毒物接触史、临床表现、毒物和毒物代谢产物及病理产物的分析和鉴定以及必要的辅助检查,可以明确诊断。

2. 病情评估分级

在确定诊断后,要对中毒的程度进行评估分级,对出现的严重并发症、重要脏器的损害、迟发性损害等予以补充诊断。

3. 群体性急性中毒的诊断

对重大的疑似的群体性急性中毒及特殊毒物的中毒,必须经相关专业专家会诊或经当地专业的急性中毒诊断组织集体讨论来确定诊断。

4. 试验性治疗

对高度怀疑中毒的、又一时不能确诊的患者,可以做试验性治疗。下列情况下可做试验性治疗:① 临床表现有特异性,高度指向某一种或一类毒物。② 标本已预留并送检,但等待报告所需时间较长。③ 导致中毒的毒物成分复杂,目前尚无可供使用的鉴定方法,无法做毒物鉴定。④ 通过临床实验室和其他辅助检查未发现异常,或发现的异常与可疑毒物不是特异性对应的关系。

试验性治疗的方法是使用小剂量解毒药或拮抗剂等特异性治疗,根据用药后病情是否好转判断是否对诊断有帮助。在使用试验性治疗的同时,要考虑到解毒药或拮抗剂等本身的毒性,在严密观察病情变化下谨慎使用。

【治疗】

一、急性中毒的抢救治疗原则

(1) 解除毒物威胁,维持生命功能。

(2) 清除毒物。

(3) 及时采用针对性的特殊治疗。

(4) 对症支持治疗。

二、急性中毒现场急救

1. 切断毒源

中毒现场如有毒物持续危害，特别是气态或液态毒物继续溢漏时，应采取措施及时切断毒源（如关闭阀门等）；对存有窒息性、刺激性气体的现场应先通风，降低有毒气体的浓度；施救者应戴防毒面具，系安全带，再进入现场施救。

施救者应必须注意自身的安全保护，杜绝不采取防护措施贸然进入有毒气体现场施救，避免造成伤亡。

2. 脱离中毒现场

迅速使中毒者脱离中毒现场，移至通风好、空气新鲜处，适当保温并保持安静。

3. 一般处理

避免活动和紧张，解开衣领，卸去假牙，清除口腔异物和呼吸道堵塞物，保持呼吸道畅通，并用简易方法给氧。有条件时，可使用呼吸器和急救用吸痰器，以利于呼吸道吸入的毒物自呼吸道排出。

4. 清除毒物及减少毒物吸收

具体方法见入院后治疗。

5. 维持循环和呼吸功能

保持呼吸道畅通、维持循环和呼吸功能，如发生心脏呼吸骤停，迅速实施心肺脑复苏术。

6. 及早使用特效解毒药物

如有条件时可在现场及早使用特效解毒药物。如在使用有机磷农药的情况下，发生了由皮肤或呼吸道吸收引起的中毒，现场可立即注射氯解磷定和阿托品/长托宁等。

三、入院时的一般处理

1. 早期诊断

急诊医师应一边快速询问简要病史，一边注意收集备作毒物鉴定的标本（如残留毒物及其包装物、洗胃抽出液、血、尿等标本），并详细记录关键性病情变化和诊治处理措施，为尽早确诊提供依据。

2. 维持生命体征稳定

处理危及生命的状况，如心搏停止、呼吸困难、惊厥、严重心律失常、休克等。

3. 生命体征监护

对病情危重者均应给予生命体征的监护，入住急诊 ICU 进行抢救。

四、迅速清除尚未吸收的毒物

及早、尽快、彻底地清除滞留于机体而未被吸收的毒物，是最简单、最重要的病因治疗手段，其疗效远优于毒物吸收后的解毒或其他治疗措施。

1. 体表污染毒物的消除

（1）皮肤污染　体表遭刺激性或腐蚀性等毒物污染，首先脱下所有被污染衣物，再彻底地清洗体表被污染部位，或在现场已初步冲洗的基础上，根据毒物性质，选用适当的溶液再做彻底清洗。一般情况下，使用清水清洗。冲洗液的量比冲洗液的类型更加重要。忌用热水，以微温为宜。

（2）眼内污染　可用等渗盐水或其他适当溶液彻底清洗，腐蚀性毒物须反复冲洗；强碱或强酸类毒物溅入眼内，淋洗时间不少于30 min。

（3）伤口染毒　有毒动物蜇、刺、咬伤，伤口染毒或被误注射毒物，为阻止毒素、毒物由伤口或随静脉进入全身，应迅速在伤口近心端用软布条、橡皮带等绑扎，以阻止静脉回流，其后每间隔15～30 min放松1 min，防止组织坏死。同时，限制患者活动。局部可用等渗盐水过氧化氢溶液或高锰酸钾溶液冲洗并冷敷，然后局部切开，使用负压吸引或引流等方法清除残留毒物。如为毒蛇咬伤应注意创口清创，局部使用季德胜蛇药涂抹，可注射抗毒血清等进一步处理。

2. 胃肠道毒物的清除

胃肠道毒物清除方法的采用应根据摄入毒物的种类、数量和患者的状态来选择。

（1）催吐　适应于意识清醒且无催吐禁忌的患者，在催吐时要注意预防窒息。

① 机械刺激催吐：让患者以手指、压舌板、羽毛、棉棒、纸卷或其他钝物刺激软腭、咽后壁及舌根部催吐；或先服牛奶或蛋清加水混合液200 ml，然后再催吐。

②药物催吐：口服吐根糖浆，一般1～12岁可服15 ml，12岁以上服30 ml，在服吐根糖浆后应立即口服一定量液体，以增强催吐的效果。呕吐一般发生在服药后30 min；90～120 min即停止呕吐。吐根糖浆催吐的不良反应罕见。

③ 催吐的禁忌证：昏迷状态、呼吸抑制、抽搐或惊厥未得到控制，溃疡病活动期、食管静脉曲张、主动脉瘤、近期发生过心肌梗死，或已发生剧烈呕吐者禁忌催吐。老人、小儿、孕妇易造成误吸，应谨慎应用。摄入腐蚀性毒物或石油蒸馏物（如汽油）等是否应催吐意见尚不一致。

（2）洗胃　是抢救经口中毒使用最多的方法，无禁忌证都应洗胃。

① 洗胃的时间要求：经口摄入毒物、时间在6 h以内都应洗胃，1 h内洗胃效果最好。如摄入毒物较多、固体毒物或服毒后又食入大量牛奶或蛋清者，洗胃不受6 h时间限制。

② 洗胃方法：详见护理操作技能部分。

③ 洗胃液选择：在大多数情况下，特别是毒物不明，成人选用清水、儿童选用等渗盐水；有条件可根据毒物的性质选用或配制不同的洗胃液（表 14－3）。洗胃液的温度应＜37 ℃。

表 14－3　洗胃液选择参考

洗胃液	浓度	作用及用途	注意事项
高锰酸钾	0.02%～0.05%	氧化剂：多用于生物碱及有机物中毒，能有效破坏阿片类、士的宁、烟碱、毒扁豆碱等，可使氰化物及有机磷氧化而失去毒性	对胃黏膜有刺激，浓度不宜过高，忌用于氧化后能增毒的毒物，如硫代硫酸酯有机磷中毒等
活性炭悬液	成人 50～100 g，儿童 1.0 g/kg	强力吸附剂：适用于除氰化物之外的大多数化学毒物	一般无毒副不良反应
碳酸氢钠溶液	1%～5%	弱碱液：适用于大多数有机磷中毒；能沉淀多数生物碱。用于硫酸亚铁中毒，可形成难溶性碳酸亚铁	敌百虫、安妥等遇碱增毒的毒物不宜用，也不用于强酸经口中毒作中和剂
鞣酸溶液	3%～5%	收敛剂：能使大部分有机及无机物沉淀，包括多数生物碱及重金属等	无此液时可用浓茶水代替
等渗盐水（食盐加温开水）	0.9%	适用于毒物不明的中毒，对硝酸银中毒可形成难溶的氯化银	汞中毒忌用
硫酸铜溶液	0.2%～0.5%	适用于无机磷及其化合物中毒，可形成不溶的磷化铜	洗后再用清水或等渗盐水洗净残余硫酸铜
氧化镁乳液	2%～3%	碱性液：适用于中和某些酸性毒物，如阿司匹林、硫酸、草酸等	中和时不会产生气体
过氧化氢溶液	0.3%	氧化剂：适用于有机物，如阿片类、士的宁等，以及高锰酸钾、氰化物和有机磷中毒	对黏膜有刺激，可释放出氧气，对氧化后增毒的毒物慎用
淀粉悬液	7%～8%	用于碘中毒	
乳类	牛奶等	适用于硫酸铜、巴豆油、氯酸盐及汞盐中毒等	
葡萄糖酸钙液	1.5%～3%	适用于氟及草酸中毒，分别形成不溶性氟化钙及草酸钙	
碘化钠或碘化钾溶液	1%	适用于铊中毒，形成不溶性碘化铊	洗后应再用清水或等渗盐水洗净
醋酸铵或稀氨水	0.8%	适用于甲醛中毒，可形成低毒的六甲烯四胺	洗后应再用清水或等渗盐水洗净

④ 禁忌证：Ⅰ. 对已发生穿孔性腹膜炎者；Ⅱ. 服用强酸、强碱、强腐蚀性毒物，且时间较长；Ⅲ. 最近有上消化道大出血或胃穿孔病史。

（3）口服腐蚀性化学物的洗胃　历来认为口服腐蚀性化学物是洗胃的禁忌证，容易造成胃穿孔及化学性腹膜炎等。但如不清除存留在胃内的腐蚀性化学物又常能使灼伤加重，导致食管或胃部组织严重瘢痕收缩，即使中毒痊愈后也无法进食，生存质量下降。故有人主张对口服酸、碱等腐蚀性毒物时间不长、估计消化道管壁尚未穿透者可酌情予以洗胃。

① 腐蚀性毒物洗胃的实施：Ⅰ. 是否洗胃及洗胃时机应根据酸碱的品种、剂量和距离口服的时间等来决定。洗胃离口服时间越短，风险越小，效果越好，并发症越少。反之则应持慎重态度。Ⅱ. 严禁使用洗胃机，可选择一粗细适当的洗胃软管（最好是硅胶管），轻轻插入胃内，采用手工洗胃。Ⅲ. 洗胃液最好选用无菌等渗盐水，每次注入量小于 300 ml；洗胃前尽量吸尽毒物及胃内容物；可首先注入适当牛奶、豆汁或蛋清等以吸附与中和毒物。Ⅳ. 不必顾虑酸碱吸水放热可能加重灼伤的理论，因为洗胃液迅速进出，实际温度不会太高。严格控制进出量，反复清洗至洗胃液无酸碱气味为止。Ⅴ. 洗胃后必须留置这一胃管，在没有确切把握前，千万别轻易换管。

② 腐蚀性毒物洗胃的注意事项：Ⅰ. 保留胃管可用于减压，及时吸出毒物及坏死组织，监视有无消化道出血或继发感染，以便及时采取对策；病情稳定后给予鼻饲以维持营养，并起到扩张上消化道、防止其挛缩的功能；也可为将来做食管扩张术保留一通道，故对挽救患者生命、便利善后处理、减少后遗症等至关重要。Ⅱ. 待病情稳定后，应在空腹时通过管内外喂水来清洗胃管。Ⅲ. 洗胃后，早期、足量、短程使用肾上腺糖皮质激素有利于减轻化学灼伤，保护重要脏器，减少瘢痕形成；但激素使用不当会有碍伤口愈合，继发二重感染，发生应激性溃疡，导致致命的消化道出血等，必须谨慎处置。Ⅳ. 可同时加用 H_2 受体拮抗药或奥美拉唑防治相关并发症。Ⅴ. 如发生穿孔性腹膜炎，此时被灼伤的消化道组织变脆，难以缝合，故先尽量采用低位造瘘引流等保守疗法，以利于减轻毒血症，促进伤口愈合。

(4) 导泻　在催吐或洗胃后，由胃管注入或口服泻药，促进肠道迅速排出毒物，阻止毒物从肠道继续吸收。常用的泻药有硫酸钠、硫酸镁、甘露醇和油类泻药等。常用硫酸钠或硫酸镁 20～30 g 或 20%甘露醇 500 ml 加入 5%葡萄糖氯化钠注射液 500 ml 口服或由胃管注入。

对婴幼儿和心血管系统功能不稳定者，慎用泻药；巴比妥类、阿片类、颠茄类中毒可抑制肠蠕动，增加镁的吸收，引起镁对神经系统及呼吸系统抑制，故这类中毒或中枢神经系统严重抑制的其他中毒不用硫酸镁导泻。

(5) 灌肠　适用于清除已进入肠道、导泻又有所限制的毒物。常用温水、等渗盐水或肥皂水等 1 000 ml 高位灌肠，以清除毒物。

近年来出现新的肠道净化方法，即全肠灌洗法。使用聚乙二醇等不被胃肠道吸收的化合物，在 1～2 h 内将 4～6 L 液体从鼻胃管滴入，引起大量腹泻，快速、有效地消除全肠道的毒物。这种方法适于大量摄入毒物又不能用催吐或洗胃法清除者，如缓释胶囊。

3. 减少胃肠道毒物吸收

可用下列方法降低毒物在胃肠道的毒性和防止继续吸收。

(1) 吸附剂　最常使用的吸附剂是活性炭粉。活性炭是最有效的强力吸附剂,能与毒物结合为复合物,使之不被吸收,而且安全、可靠。活性炭在胃、小肠和大肠里都能结合毒物,此结合是非特异性的、可逆的。在毒物量不明时,成人用 50～100 g、加水 300～400 ml;儿童按 1 g/kg、加水 100～200 ml,口服或通过胃管注入。可根据毒物的特性和摄入量将活性炭在胃中适当保留一定时间再抽吸,可酌情多次使用;与泻药一起服用能使活性炭加速通过肠道。活性炭不良反应很少,其外观能使患者出现恶心、呕吐;但如吸入肺部,可发生严重并发症。

(2) 中和剂　用药物对进入体内的毒物或其分解产物进行中和以降低其毒性;其原则是强碱用弱酸、强酸用弱碱中和。如摄入强酸者可给予氢氧化铝胶 60 ml,但忌用碳酸氢钠;摄入强碱可用 1%～5%醋酸或淡醋等中和,但摄入碳酸盐类则忌用。氯气、二氧化硫等气体吸入后,可用 4%碳酸氢钠超声雾化吸入。

(3) 沉淀剂　口服或经胃管滴入沉淀剂能使可溶性毒物形成不溶性沉淀物,延缓其吸收,然后被排出肠外。一些毒物可相应使用的沉淀剂如表 14-4。

表 14-4　常用沉淀剂作用机制和用法

毒物	沉淀剂、作用机制及用法
汞化物	用甲醛次硫酸钠使汞盐还原为金属汞
碘	75 g 淀粉加 1 L 水成混悬液,洗胃至无蓝色洗出液为止
可溶性钡化物	30～60 g 硫酸钠或硫酸镁
铊中毒	用普鲁士蓝或碘盐使其变为不溶的碘化铊
磷	用 0.1%～0.5%硫酸铜溶液洗胃,形成不溶的磷化铜
铁化物	用碳酸氢钠溶液洗胃,把亚铁离子变为碳酸亚铁;或用 200～300 ml 碳酸氢钠留置胃内,再抽出
砷化物	用新配制的氢氧化铁溶液,与砷形成不溶性的络合物砷酸铁,每 5～10 min 服 1 匙,直至呕吐
银盐	用 0.9%氯化钠溶液洗胃,使其形成无腐蚀性的氯化银沉淀
氟化物、草酸盐	10%氯化钙 5 ml 加水至 1 L 或 15%乳酸钙洗胃,与氟结合形成氟化钙

(4) 氧化剂　部分毒物可用氧化剂使其氧化减毒。常用高锰酸钾溶液(0.02%～0.05%)或 0.3%过氧化氢溶液,用于尼古丁、奎宁、士的宁、吗啡、氰化物及磷中毒等。一般仅配为洗胃液用,但浓度不能过高,也不宜反复用,以免腐蚀胃黏膜。

(5) 保护剂　牛奶、蛋清、豆浆、植物油等能减轻腐蚀性毒物的腐蚀作用,保护和润滑黏膜,适用于强酸、强碱及重金属盐类中毒。牛奶是最常用的保护剂,适用于除磷以外的多种口服毒物,而且大量服用尚有稀释毒物和缓冲作用。洗胃后可将橄榄油或其他植物油 60 ml 留置于胃中,用于酚类中毒,有保护作用。

五、迅速促进已吸收的毒物的排泄

促进已吸收的毒物排出可减轻中毒症状，改变临床过程，减少病死率。

1. 输液利尿

虽然进入体内的毒物或其代谢产物理论上可被肾脏清除，然后经尿排出，但输液利尿对于大多数药物或毒物中毒的治疗效果并不太好，特别是不适合于主要通过肝脏或组织代谢而消除的毒物、与蛋白紧密结合的毒物、分布容积大的毒物、高脂溶性的毒物等。许多毒物本身会导致脑水肿、肺水肿，再快速、大量输液可引发水及电解质紊乱，诱发脑水肿、肺水肿。利尿排毒只用于溴化物、苯丙胺类、水杨酸盐、异烟肼、苯巴比妥等中毒，通常用呋塞米，成人40 mg/次、儿童1 mg/kg，静脉推注。

2. 酸化或碱化尿液

理论上酸化或碱化尿液对某些毒物有促进排出的作用；但由于使用酸或碱性药物对机体酸碱平衡的严重干扰作用，所以，在急性中毒的实际救治中酸化或碱化尿液的方法很少使用。

3. 血液净化

是急性化学物中毒抢救中清除体内毒物的重要治疗措施之一。急性中毒是血液净化疗法的绝对适应证，应尽快施行，中毒后8～16 h内采用疗效最好。

(1) 血液净化疗法的适应证　① 毒物或其毒性代谢产物能被排出，且清除毒物的速度超过体内肝脏、肾脏自然清除毒物的速度。② 毒物吸收量大，尤其是有迟发性毒性作用的毒物。③ 合并肝、心、肾功能不全或阻塞性气道疾病，机体清除毒物的功能受损。④ 合并昏迷、换气不足、低体温或低血压等，已采取的治疗措施效果差。⑤ 迟发作用的毒物中毒，如甲醇、百草枯等。

(2) 血液净化疗法的禁忌证　① 严重感染；② 严重贫血；③ 严重的心功能不全；④ 严重出血倾向；⑤ 收缩压超过220 mmHg等。

(3) 血液灌流、血浆置换和血液透析等血液净化治疗方法　详见相关章节。

六、特殊解毒治疗

特殊解毒治疗是指针对毒物和毒物的致病机制，选用拮抗剂、络合剂等解除、降低或拮抗毒物毒性的方法。对有特效解毒治疗方法的某种毒物中毒，应尽可能早期、足量使用。

1. 解毒药

解毒药是针对中毒发病机制，解除或减轻其毒性作用的药物，具有特异性强、解毒效能高的特点。

2. 拮抗剂

作用与毒物的作用相反，能对抗或解除毒物毒性的药物称为拮抗剂。如阿托品用于急性有机磷中毒，可消除和减轻毒蕈碱样症状。

3. 络合剂

此类药是沿用已久的特效解毒药，主要指金属络合剂，用于金属、类金属等中毒。它能与多种金属或类金属离子配位结合成环状络合物（又称螯合物），从而使被络合的金属变为无毒或低毒的化合物，然后随尿排出体外。故它们有解毒和促排两方面的作用，通常以促排作用为主。

4. 应用特殊解毒治疗的注意事项

① 掌握适应证；② 掌握剂量；③ 掌握时机；④ 掌握疗效。

七、其他治疗

1. 氧疗

一般情况采用面罩及鼻导管吸氧已足够；但对呼吸抑制、呼吸功能不佳的急性中毒患者，必须尽早使用人工辅助呼吸纠正缺氧。对窒息性、刺激性气体中毒必须采取高压氧治疗，高压氧治疗还适用于急性中毒导致的严重缺氧。高压氧治疗对一氧化碳、硫化氢等毒物有特异性的解毒作用，促使有毒气体以原形从肺排出（详见相关章节）。

2. 肾上腺糖皮质激素

广泛用于急性化学物中毒性脑病、肺水肿、ARDS、肝损害、肾损害及溶血等。其治疗原则仍然是早期、足量、短程应用。

3. 对症和支持治疗

对症治疗和支持治疗是急性中毒救治的重要手段。正确的对症和支持治疗可以改善全身状况，减轻症状，控制病情发展，维护重要脏器的功能，为特殊解毒药的寻找和应用争取时间。对无特效解毒药的毒物引起的急性中毒，对症治疗和支持治疗可以促进受损脏器的功能恢复，是挽救生命和减少并发症及后遗症唯一的途径。

【护理措施】

一、紧急护理措施

保持呼吸道通畅，及时清除呼吸道分泌物，根据病情给予氧气吸入，必要时气管插管。

二、洗胃

(1) 严格掌握洗胃的适应证、禁忌证。

(2) 洗胃前做好各项准备工作。洗胃时严格规范操作,插胃管动作要轻柔、快捷,插管深度要适宜。严密观察病情,首次抽吸物应留取标本做毒物鉴定。

(3) 拔胃管时,要先将胃管尾部夹住,以免拔管过程中管内液体反流入气管;拔管后,立即嘱患者用力咳嗽,或用吸引器抽吸出患者口咽部或气管内的分泌物、胃内容物。

(4) 洗胃后整理用物,观察并记录洗胃液的量、颜色及患者的反应,同时记录患者的基本生命体征。严格清洗洗胃机并消毒。

(5) 防治洗胃并发症,如心搏骤停、窒息、胃穿孔、上消化道出血、吸入性肺炎、急性胰腺炎、急性胃扩张、咽喉食管黏膜损伤及水肿、低钾血症、急性水中毒、胃肠道感染、虚脱及寒冷反应、中毒加剧等。

三、病情观察

(1) 及时发现患者是否新出现烦躁、惊厥、昏迷等神志改变以及昏迷程度是否发生变化;及时发现瞳孔大小及对光反应的变化,早期甄别脑水肿、酸碱失衡等。

(2) 密切观察患者神志、瞳孔、体温、脉搏、呼吸、血压、心率、血氧饱和度等生命体征的变化,及时发现呼吸频率、节律、幅度变化,及时发现并处理各种心律失常。

(3) 密切观察皮肤色泽、湿润度、弹性的变化,如有皮肤溃疡、破损时应及时处理,防止感染。

(4) 详细记录出入量,密切观察患者的尿量、尿液的性状、每日进食进水量、口渴情况及皮肤色泽、弹性、出汗情况,注意血压与尿量的关系,及时给予适量补液。

(5) 严重呕吐、腹泻者应详细记录呕吐物及排泄物的颜色和量,必要时留标本送检。

(6) 注意追查血电解质、血糖、肝肾功能、血气分析等结果,以便及时对症处理。

四、一般护理

1. 休息及饮食

急性中毒者应卧床休息、保暖,病情许可时,尽量鼓励患者进食。急性中毒患者应进食高蛋白、高碳水化合物、高维生素的无渣饮食;腐蚀性毒物中毒者应早期给予乳类等流质饮食。

2. 口腔护理

吞服腐蚀性毒物者应特别注意其口腔护理,密切观察患者口腔黏膜的变化。

3. 对症护理

昏迷者尤须注意保持呼吸道通畅,维持其呼吸循环功能,做好皮肤护理,定时翻身,防止压疮发生;惊厥时应保护患者避免受伤,应用抗惊厥药物;高热者给予降温;尿潴留者给予导尿等。

4. 心理护理

细致评估患者的心理状况，尤其对服毒自杀者，要做好患者的心理护理，防范患者再次自杀。

五、健康教育和中毒预防

急性中毒包括工业毒物中毒、农药中毒、食物中毒、药源性中毒、动植物中毒等，在日常生活活动中经常发生，往往情况紧急，危害严重。对急性中毒的危害和危险有充分的认识，了解各种急性中毒的预防方法和措施可以减少急性中毒的发生。

1. 工业毒物中毒的预防

基本原则是按三级预防要求实施：第一级预防是改进生产技术措施、工程控制、工艺管理，加强对有毒物品的保管；第二级是预防为主，开展健康监护、职业安全管理；第三级预防原则是处理中毒事故，对中毒者进行处理、治疗，保护劳动者。

2. 农药中毒的预防

农药品种多、毒性较强、使用面广、接触人群多，急性中毒时有发生，预防农药中毒具有重要的现实意义。

3. 食物中毒的预防

(1) 细菌性食物中毒的预防　① 加强对食品企业的卫生管理，严格遵守《食品卫生法》，严格遵守操作规程，防止食品被细菌污染。② 采取冷藏、冷冻措施，控制细菌繁殖。③ 食品在食用前进行高温杀菌。④ 少食或不吃不洁生冷饮食。

(2) 化学性食物中毒的预防　① 严格执行《食品卫生法》和国家制定的有关各种化学毒物、药物的使用、保管、销售以及运输等规章制度。② 大力做好食品卫生宣传工作，提高人民群众的食品常识和水平。③ 治理三废污染，改进食品加工技术，尽量避免不科学的加工，防止有害物质对食品的污染。④ 教育儿童养成好的饮食习惯，并告知某些物品有毒，如学习用品中带色的画笔、颜料等都会有毒性成分，防止舔食。⑤ 加强农药、杀鼠剂保管的安全性，防止儿童误食、误饮或当作盛水容器。

(3) 动植物食物中毒的预防　避免食用具有毒性的动物、植物，如毒蛇、河豚、蛇胆、蟾蜍、苦杏仁、发芽马铃薯、巴豆、乌头等。对有毒性的动植物，要经过处理加工，使之无毒后方可食用。

4. 药源性中毒的预防

核心是科学管理和合理使用药物。特别要引起重视的是医务人员有责任报告所遇到的药物不良反应；让儿童远离药物中毒的伤害，不要将药物说成是糖果来诱哄孩子服药，当大人不在时，儿童就会拿药当糖果吃；家庭常备药都应谨慎收藏好，使儿童不易发现和取到，避免药物中毒的发生。

5. 预防毒蛇咬伤

在野外从事劳动和在深山丛林中作业执勤时，进入草丛前应先用棍棒驱赶毒蛇，夜间还应携带照明用具等，随时注意观察周围情况，并穿好长袖衣裤、鞋袜，必要时戴好草帽。遇到毒蛇时不要惊慌，可采用左右拐弯的走动方式或面向毒蛇，注意来势左右避开，寻找机会逃离现场；或作业前在四肢涂擦防蛇药液及口服蛇伤解毒片，均能起到预防作用。

6. 预防蜂、蝎、毒鱼等蜇刺伤中毒

① 搞好环境卫生，消除毒虫的隐蔽场所。② 不要随意驱逐蜂类和捣毁蜂巢；不要在乱石、杂草或阴暗潮湿的地方玩耍，不捕捉蜂。③ 为避免毒鱼刺伤，下海作业之前应做好个人防护，皮肤上可涂擦防护药水或防护膜。

第二节　急性食物中毒

【急性细菌性食物中毒】

急性细菌性食物中毒是指进食被细菌或细菌毒素污染的食物而引起的急性感染中毒性疾病。其特征是有较明确的进食后发病史、突然爆发、潜伏期短、常集体发病。临床上分为胃肠型与神经型，以胃肠型多见。

一、胃肠型细菌性食物中毒

胃肠型细菌性食物中毒是指进食被细菌及其毒素污染的食物而引起的，以急性胃肠炎为主要表现的中毒性疾病。临床特点为恶心、呕吐，腹痛、腹泻，可出现电解质紊乱，严重患者伴失水甚至休克。

1. 病因

引起胃肠型食物中毒的细菌有很多，常见的病原菌有以下几种：

(1) 副溶血性弧菌　是革兰氏染色阴性多形态菌，广泛存在于海产品及含盐分较高的腌制食品中。

(2) 金黄色葡萄球菌　葡萄球菌广泛分布于自然界，常存在于人体的皮肤、鼻腔、鼻咽部、指甲下、各种皮肤化脓性感染灶中。该菌为革兰阳性球菌，不耐热，但能耐受干燥和低温。致病的是金黄色葡萄球菌产生的肠毒素，而且肠毒素具有一定的耐热性，被污染的食物加热煮沸 30 min 仍能致病。

(3) 大肠埃希菌　革兰氏染色阴性杆菌，为肠道正常寄居菌，在特殊条件下可治病。

(4) 沙门菌　致病性最强的是猪霍乱沙门菌。广泛存在于猪、牛、羊、狗、鸡、鸭及鼠类的肠道与肌肉中。

(5) 变形杆菌　为革兰氏染色阴性杆菌,分为普通变形杆菌、奇异变形杆菌、莫根变形杆菌。莫根变形杆菌可使蛋白质中的组氨酸脱羧基形成组胺,引起过敏反应。致病食物以鱼蟹类为多,尤其以赤身青皮鱼最多见。

(6) 空肠弯曲菌　革兰氏染色阴性菌,存在于生殖道及肠道,可通过分娩或排泄物污染食物和饮用水。本菌有内毒素,能侵袭小肠和大肠黏膜而发病。

(7) 产气荚膜杆菌　为厌氧革兰氏染色阳性芽孢杆菌。致病食物由于存放时间较长或加热不足,细菌大量繁殖,产生毒素引起中毒。

2. 流行病学

(1) 传染源　带菌的动物如家畜、家禽及其蛋品、鱼类、野生动物等是本病的主要传染源。

(2) 传播途径　被细菌及其毒素污染的食物经口进入消化道而得病。食品本身带菌,或在加工、储存过程中被污染;苍蝇、蟑螂是沙门菌、大肠埃希菌污染食物的媒介。

(3) 人群易感性　人群普遍易感,病后多无明显免疫力。

(4) 流行因素　本病在5～10月发病较多,尤其是7～9月更易发生。常因摄入不新鲜食物或病死性畜肉,或食物保存不当或储存条件差,或烹调不当,或生熟刀板不分或剩余食物处理不当而引起。

3. 中毒机制

病原菌在污染的食物中大量繁殖,产生各种外毒素如肠毒素等,或菌体裂解释放内毒素。进入体内的细菌和毒素,可引起人体剧烈的胃肠道反应。但是,除沙门菌感染外,其他细菌感染发生败血症或严重毒血症者少,病程多呈自限性。

(1) 肠毒素　细菌毒素中的肠毒素可激活肠黏膜上皮细胞中的腺苷酸环化酶,使ATP转化为环磷酸腺苷cAMP,进而活化一系列细胞内的酶系统,使肠液分泌增加;同时肠毒素还能抑制肠黏膜吸收肠液,致使肠液在肠腔内大量聚积,促进肠蠕动,引起收缩,导致腹泻、腹痛。

(2) 内毒素　致病性较强,能引起发热、胃肠黏膜炎症,使消化道蠕动增强产生呕吐、腹泻等症状。

(3) 侵袭性损害　副溶血性弧菌、沙门菌、变形杆菌等细菌能直接侵袭肠黏膜上皮细胞,引起黏膜充血、水肿,上皮细胞变性、坏死、脱落并形成溃疡。侵袭性细菌性食物中毒的潜伏期较毒素引起者稍长,大便可见黏液和脓血。

(4) 过敏反应　少数病菌使蛋白质中的组氨酸脱羧基而形成组胺,引起过敏反应。由于细菌不侵入组织,无炎症性改变。

4. 临床表现

(1) 潜伏期短　胃肠型食物中毒潜伏期短，一般在进食后1～24 h内发病。

(2) 症状、体征　以恶心、呕吐和腹痛、腹泻为最突出而普遍的症状。初期仅有腹部不适，随之出现上腹部或脐周疼痛，有些患者呈阵发性绞痛；恶心明显，呕吐剧烈，呕吐物为胆汁性、血性或黏液性。腹泻轻重不一，大便次数为每日数次至数十次，呈黄色稀便、水样便或黏液便，亦可呈脓血便或血水便。部分患者出现畏寒、发热和全身中毒症状，尤其是副溶血性弧菌和沙门菌属等引起者。吐泻严重者出现不同程度的脱水和电解质紊乱。体检时可有中上腹部轻压痛，个别患者全腹均有压痛，但无肌紧张和反跳痛，肠鸣音亢进。严重脱水可有脉搏细弱、血压下降，甚至出现休克。病程多在1～3 d内痊愈；沙门菌属感染者病程较长，可达1～2周。

O_{157}：H_7 大肠埃希菌感染，轻者无症状或轻度腹泻，重者可发生出血性肠炎、溶血性尿毒综合征(HUS)和血栓性血小板减少性紫癜(TTP)。鼠伤寒沙门菌食物中毒常呈暴发流行，易导致院内感染，应充分重视。

(3) 常见的胃肠型细菌性食物中毒的特点(表14－5)

表14－5　常见细菌性食物中毒的鉴别

临床表现	金黄色葡萄球菌	嗜盐菌	大肠埃希菌	沙门菌
病史	高淀粉类食物	海产品及盐渍品	隔夜剩饭菜	食物及饮料
潜伏期	2～3 h	3～10 h	2～20 h	8～24 h
呕吐	腹泻较重	有	少	腹泻较重
腹痛	有	显著	轻	有
腹泻	黄水样，恶臭，量不多	水样或洗肉水样，量多	水样或黏液便，臭	黄水样
病程	1～2 d	1～2 d	1～2 d	1～2 d
粪便培养	金黄色葡萄球菌	嗜盐菌	大肠杆菌	沙门菌

5. 实验室检查

病原菌检查：将可疑污染物、呕吐物和粪便作涂片和/或培养可分离出致病菌。

6. 诊断

(1) 流行病学资料　有进食变质食物、海产品、腌制食品，未煮熟的肉类、蛋制品等病史。共餐者在短期内集体发病，有重要诊断价值。

(2) 临床表现　急性胃肠炎症状，病程较短，恢复较快。血样腹泻或腹泻伴溶血性尿毒综合征者，要充分注意 O_{157}：H_7 感染。

(3) 实验室检查　搜集可疑食物、患者呕吐物、粪便等标本做细菌培养，能分离到同一病原菌。疑似金黄色葡萄球菌食物中毒者，可进行动物实验观察，确定耐热的葡萄球菌肠毒素的存在。O_{157}:H_7 大肠埃希菌感染，血清中有针对 O_{157}:H_7 大肠埃希菌或志贺样毒素的特异性抗体。

根据流行病学资料、典型临床表现，培养或分离出相同病原菌即可确诊。

7. 鉴别诊断

(1) 霍乱及副霍乱　为无痛性泻吐，先泻后吐，且不发热；大便呈米泔水样。潜伏期长短不一，罕见短期内出现大批患者。大便涂片荧光抗体染色镜检及培养找到霍乱弧菌，可确定诊断。

(2) 急性菌痢　一般呕吐较少，常有发热、里急后重，粪便多混有脓血，下腹部及左下腹明显压痛，大便镜检有红细胞、脓细胞及巨噬细胞，大便培养约半数有痢疾杆菌生长。

(3) 病毒性胃肠炎　由各种肠道病毒引起，以急性小肠炎为特征，潜伏期 24～72 h，主要表现有发热，恶心、呕吐，腹胀、腹痛及腹泻，稀便或水样便，吐泻严重者可发生水、电解质及酸碱平衡紊乱。

(4) 非细菌性食物中毒　需要与食用砷、有机磷农药等引起的化学性食物中毒，或食用毒蕈、河豚、生鱼胆等引起的生物性食物中毒相鉴别。

8. 治疗与护理

(1) 禁食　首先要停止进食可疑食物。

(2) 一般治疗　卧床休息，流食或半流食，宜清淡，多饮盐糖水。沙门菌食物中毒应床边隔离。

(3) 对症支持治疗　吐泻、腹痛剧烈者除暂禁食外，给予复方颠茄片口服或肌肉注射 654-2。纠正水电解质紊乱和酸碱平衡失调。血压下降者在扩容补液基础上给予血管活性药。高热者用物理降温或退热药。

(4) 病原治疗　细菌性食物中毒多为细菌毒素所致，一般不用抗生素治疗。对病程较长或伴发热者，或明确病原菌者也可采取针对病原菌的治疗：① 沙门菌属食物中毒、副溶血性弧菌食物中毒等一般可选用喹诺酮类；② 大肠埃希菌食物中毒者禁用氨基糖苷类药物；③ 金黄色葡萄球菌食物中毒可用头孢菌素类、喹诺酮类等治疗。

9. 健康教育

食物中毒重在预防，首先要加强对禽畜屠宰前和屠宰后的检验；加强食品加工运输与储存的卫生监督；严禁售卖病死动物肉类及腐败、变质食物。其次，对饮食行业工作人员要定期体检，如不符合健康要求应立即停止参与饮食行业工作。一旦发生食物中毒，应立即报告当地卫生防疫部门，及时进行调查、分析，制定防疫措施，及早控制疫情。最后，应大力进行群众性卫生宣传教育，注意饮食卫生。

二、神经型细菌性食物中毒

神经型细菌性食物中毒，又称肉毒中毒，是因进食含有肉毒杆菌外毒素的食物而引起的中毒性疾病。属少见的食物中毒，但战时可能用作生物武器，应给予高度重视。

1. 病因

肉毒杆菌属严格厌氧的革兰氏阳性梭状芽孢杆菌，主要存在于土壤及家畜肠道中，亦可附着于水果、蔬菜或谷物上。肉毒杆菌按抗原性不同，可分为A、B、C、D、E、F、G七种血清型，各型均能产生外毒素，对人致病者以A、B、C型为主。肉毒杆菌污染火腿、腊肠、罐头或瓶装食品以及臭豆腐、豆瓣酱、豆豉等发酵食品，在缺氧条件下大量繁殖，并产生外毒素。肉毒杆菌外毒素是一种嗜神经毒素，该毒素对胃酸有抵抗力。

2. 流行病学

(1) 传染源　肉毒杆菌随动物粪便排出后，其芽孢在土壤中可长时间存活，在缺氧条件下可大量繁殖。

(2) 传播途径　通过被肉毒杆菌外毒素污染的食物传播，偶尔因伤口感染肉毒杆菌而发生中毒。

(3) 易感性　外毒素有高度致病力，各年龄组均易感。患者间无传染性，病后无免疫力。

3. 发病机制

肉毒杆菌并不致病，主要是细菌产生的外毒素致病。

(1) 肉毒毒素　是一种嗜神经毒素，毒力强大，对人的致死量约为0.01 mg；主要由上消化道吸收，胃酸及消化酶均不能将其破坏，但不耐热，80 ℃时30 min或煮沸10 min即被破坏，暴露于阳光下亦可迅速失去其毒力。肉毒毒素主要作用于颅神经核、外周神经、肌肉接头处及自主神经末梢，可阻断胆碱能神经纤维的传导，使肌肉收缩障碍，发生软瘫；但肌肉仍能保持对乙酰胆碱的反应性，静脉注射乙酰胆碱能使瘫痪的肌肉恢复功能。

(2) 婴儿中毒　婴儿摄入肉毒杆菌芽孢或繁殖体，病菌在肠道内大量繁殖并产生外毒素而引起发病，是婴儿猝死的原因之一。

4. 临床表现

(1) 潜伏期　一般为12～36 h，亦可短至2 h或长达10 d。中毒剂量愈大则潜伏期愈短，病情愈重。

(2) 症状、体征　起病突然，以神经和运动系统症状为主。全身软弱无力、疲乏、头晕、头痛等是最常见的首发症状。稍后出现眼内外肌瘫痪的症状，如视力模糊、复视、眼睑下垂、瞳孔散大，对光反射消失。口腔及咽部潮红，伴有咽痛，如咽肌瘫痪，则致呼吸困难。肌力低下主要见于颈部及肢体近端；由于颈肌无力，头向前倾或倾向一侧；腱反射常对称性减弱。泪腺、汗腺及涎腺等先分泌增多而后减少。血压先正常后升高；脉搏先慢后快。常有顽固性便秘、腹胀、尿潴留。病程中神志清楚，感觉正常，不发热，脑脊液正常。

(3) 病程　轻者4～10 d后逐渐恢复,一般呼吸、吞咽及言语困难先行缓解,随后其他肌肉瘫痪也渐复原。全身乏力及眼肌瘫痪持续较久、视觉恢复较慢,有时需数月之久。重症患者病死率高达30%～60%,死亡原因多为延髓麻痹所致呼吸衰竭,心功能不全,以及误吸和继发感染。

(4) 婴儿中毒　发病有隐匿型和暴发型两种形式,临床表现则与上述症状不完全相同。首发症状常为便秘,继之迅速出现颅神经麻痹,病情进展迅猛。有的患婴入睡前尚能进食,活动自如,数小时后被发现呼吸已停止。肌电图检查显示短暂、低幅、多相的动作电势,有助于诊断的确立。

(5) 实验室检查与实验　可疑食物做厌氧菌培养,可发现肉毒杆菌。以食物渗出液进行动物实验,动物有外毒素所致的瘫痪现象。

5. 诊断

根据:① 摄取可疑食物尤其是罐头食品;② 同食者集体急性发病;③ 典型的临床症状如进行性眼肌、延髓、颈肌等相继麻痹;④ 可疑食物细菌血清学检查或动物接种实验阳性;⑤ 同时除外其他有类似表现的疾病即可确定诊断。

6. 鉴别诊断

需与下列疾病鉴别:

(1) 重症肌无力　是一种表现为神经-肌肉连接点传递障碍的自身免疫性疾病,临床上以出现全身骨骼肌病态疲劳为特征,以眼外肌、面肌、延髓所支配的各组肌肉、颈肌和肩胛带肌受累及最为常见。

(2) 格林-巴利综合征　本病是由病毒感染引起,表现为四肢对称性迟缓性无力或瘫痪;感觉障碍较轻,多为肢体远端感觉异常及手套、袜子型感觉减退;脑脊液检查显示蛋白-细胞分离。

(3) 假性球麻痹　多由于脑血管病、脑炎引起,除咽肌瘫痪外,尚有咽部感觉减退或丧失,咽反射减退或消失,舌肌颤动等临床表现。

(4) 河豚中毒　多发生于沿海及长江下游地区,进食河豚后迅速出现恶心、呕吐等胃肠道症状,继之出现感觉神经麻痹,然后波及运动神经,严重时造成脑干麻痹,导致呼吸循环衰竭。

7. 治疗与护理

(1) 洗胃与导泻　对疑为本病且发现较早的病例应及时给予清水或1∶4000的高锰酸钾洗胃。有效的催吐、洗胃后要导泻;必要时灌肠。

(2) 抗毒素治疗　是本病的特异性治疗方法,使用越早效果越好,特别是起病24 h内或肌肉瘫痪发生前给药最为有效。多价肉毒血清5万～10万单位肌肉或静脉注射,6 h后可再给予同量药物。用药前要先做皮试。

(3) 对症支持治疗　是本病的主要治疗措施。特别应注意保持呼吸道通畅,维持正常呼吸功能,可给予吸氧、及时清除呼吸道分泌物、必要时行气管插管或气管切开、人工辅助呼吸。患者要安静卧床休息,注意保暖。迅速建立静脉通道,静脉输液可稀释和促进毒物排泄。急性胃肠型的治疗,主要是补液和应用抗生素。给予适宜的抗菌药物防治肺炎等继发感染。

(4) 婴儿肉毒中毒治疗　主要为支持和对症治疗;有人主张口服或肌肉注射青霉素,以减少肠道内的肉毒杆菌菌量,防止外毒素的继续产生和吸收。一般不用抗毒血清。

(5) 严密观察病情变化　详细询问病史,注意观察体温、脉搏、呼吸、血压并记录,观察意识及吞咽呼吸情况,有无肌肉瘫痪,有无抗毒血清反应等。详细观察并记录患者的大便次数、量、性状及是否带脓血,对有脱水、电解质紊乱的患者,准确记录尿量及出入量,检测血钾、钠、氯等。按消化道隔离(肉毒杆菌及金黄色葡萄球菌食物中毒例外),防止交叉感染。做好心理护理。

8. 健康教育

如果同时进食者已发生肉毒中毒,对未发病者应立即注射多价抗毒血清,防止发病。其他预防措施与胃肠型食物中毒相同。

【急性亚硝酸盐中毒】

亚硝酸盐中毒是由于进食含硝酸盐或亚硝酸盐较多的食物,使血液中正常携氧的亚铁血红蛋白被氧化成高铁血红蛋白而失去携氧能力,以口唇、指甲以及全身皮肤发绀、组织缺氧为主要表现的中毒性疾病,由于这类亚硝酸盐中毒发生与肠源性有关,故又名肠源性青紫症。严重者可因呼吸循环衰竭而死亡,是我国最常见的化学性食物中毒。

1. 病因

(1) 误作食盐用　亚硝酸盐外观和物理性状与食盐相似,又常用于食品加工业,极易被误为食盐而用于烹调,致食用者集体中毒。

(2) 肠源性青紫

① 放置过久的煮熟蔬菜或变质腐烂蔬菜,以及刚腌不久的蔬菜都含有大量亚硝酸盐,进食后可引起亚硝酸盐中毒。

② 某些蔬菜含丰富的硝酸盐,当患有肠道功能紊乱、胃酸减少等时,肠内的具有硝酸盐还原能力的细菌大量繁殖,其中大肠埃希菌和沙门菌将硝酸盐还原为亚硝酸盐的能力最大;此时,大量进食这些富含硝酸盐的蔬菜,其无毒的硝酸盐被还原为有毒的亚硝酸盐,进而被吸收引起亚硝酸盐中毒。

③ 大量饮用硝酸盐、亚硝酸盐含量过高的井水(尤其是苦井水)、过夜的蒸锅水、果实或大量摄入腌咸肉或添加亚硝酸盐过多的卤肉制品(肴肉)。

(3) 医源性中毒　医院配制的器械消毒液，如0.1%的新洁尔灭内加入0.5%的亚硝酸钠，被误当作软皂液用于灌肠引起急性中毒。

2. 发病机制

亚硝酸盐毒性较大，摄入量达0.2～0.5 g时即可引起急性中毒，1～2 g可致人死亡。亚硝酸盐被吸收入血后，可使血红蛋白中的Fe^{2+}氧化成Fe^{3+}，形成高铁血红蛋白(高铁血红蛋白血症)。高铁血红蛋白没有携氧能力，当>10%的血红蛋白转变为高铁血红蛋白时，可造成机体组织缺氧。亚硝酸盐同时还阻止正常HbO_2释放氧，进一步加重组织器官的缺氧。临床上突出表现为皮肤、黏膜呈青紫色及其他缺氧症状。亚硝酸钠对中枢神经系统，尤其对血管舒缩中枢有麻痹作用；还能直接作用于血管平滑肌，引起血管极度扩张，导致血压降低，甚至发生循环衰竭。口服亚硝酸钠部分在胃中转化为亚硝酸，进而再分解释出一氧化氮，引起胃肠道刺激症状。

3. 临床表现

(1) 潜伏期　潜伏期一般为0.5～3 h，最短10 min，最长可达20 h。

(2) 临床表现　皮肤青紫和缺氧是本病特征性表现。轻者表现为头晕、头痛、乏力、心慌、气促、恶心、呕吐及发绀；重者出现烦躁、嗜睡、呼吸困难、血压降低、肺水肿、心律失常、惊厥、昏迷、呼吸与循环衰竭。

① 轻度中毒：高铁血红蛋白达血红蛋白总量的10%～15%时，口唇、指甲及全身皮肤黏膜呈紫黑色、蓝灰或蓝褐色，同时伴头痛、头晕及乏力等，实质性脏器没有损害。

② 中度中毒：高铁血红蛋白达30%～50%时，青紫加重，出现恶心、呕吐、心悸、呼吸急促，有时可有轻微的意识障碍如烦躁、谵语等；部分伴有心肌损害、心肌酶升高。此时虽有实质性脏器损害，但未出现功能衰竭。

③ 重度中毒：高铁血红蛋白升高至50%以上时，出现实质性脏器功能衰竭表现。呼吸由急促转为抑制，出现肺水肿、呼吸衰竭或循环衰竭；出现脑缺氧、脑水肿的表现，如惊厥、昏迷等。如不及时抢救，可危及生命。当高铁血红蛋白浓度超过70%时，患者随时有死亡的可能，脑水肿是死亡的重要原因之一。

如静脉注射亚硝酸钠过量，几乎在注射后立即发生急性中毒，血管扩张和缺氧表现更明显；而消化道刺激症状较轻，此类病例极为罕见。

若患者同时有沙门菌和致病性大肠埃希菌感染，则可合并存在亚硝酸盐食物中毒和细菌性食物中毒。

4. 实验室检查

(1) 高铁血红蛋白的检查　血液中高铁血红蛋白定性试验阳性；定量检验显示血液中亚硝酸盐含量显著升高。

(2) 检测亚硝酸盐　取残余食物，或污染物，或洗胃抽出液做亚硝酸盐定量测定。

5. 诊断

有误食误用亚硝酸盐制剂(亚硝酸盐)或有进食大量上述蔬菜和饮用含亚硝酸盐的井水史,出现典型的青紫及其他缺氧表现,即可初步诊断;实验室检查结果阳性可确定诊断。投毒或误作食盐使用后,众多同食者可同时出现相似的中毒症状。

6. 鉴别诊断

对于病史不清者,需与高还原血红蛋白血症及硫化血红蛋白血症者鉴别。高还原血红蛋白血症常见于乏氧性疾病;硫化血红蛋白血症常见于某些农用杀菌剂如亚乙基双二硫代氨基甲酸类(代森锌等)中毒。还应注意排除苯的氨基和硝基化合物,农药杀虫脒、氯酸钠、除草醚等能引起高铁血红蛋白血症的化合物中毒。必要时应检验残余食品。

7. 治疗

(1) 急救与治疗

① 一般处理:轻症患者在空气新鲜而通风良好的环境中,吸氧便能自行恢复。让患者绝对卧床休息,注意保暖。

② 清除毒物:误服亚硝酸盐应尽快用 1∶5 000 高锰酸钾溶液洗胃,并导泻;现场不能洗胃者,只要神志清楚,宜先作催吐。如中毒时间较长,可进行高位灌肠以清除残存毒物。

(2) 特效解毒剂应用

① 亚甲蓝的应用:亚甲蓝又名美蓝。用法:首剂 1%亚甲蓝 1~2 mg/kg 溶入 25%~50%葡萄糖液 20~40 ml,于 10~15 min 内缓慢静脉注射,如症状仍不缓解,2 h 后可重复一次。

② 应用高渗葡萄糖液和大剂量维生素 C:50%葡萄糖液 60~100 ml 加维生素 C 1~2 g 静脉注射,或维生素 C 1~2 g 加入 10%葡萄糖液 500~1 000 ml 中静脉滴注。

(3) 高压氧治疗　对于昏迷患者高压氧治疗对本病有特效。轻、中度患者经 1~3 次高压氧治疗即可治愈,大多数昏迷患者经 1 次治疗即可清醒。重度经 3~5 次可治愈。高压氧可以迅速改善机体缺氧状态;血氧分压升高还可以加速置换出与高铁血红蛋白结合的亚硝酸盐,恢复亚铁血红蛋白;能有效地控制肺水肿、脑水肿,增加各器官供氧,改善各脏器功能。

(4) 对症支持疗法　如应用细胞色素 C 防治呼吸循环衰竭等,病情危重经上述处理后发绀仍明显者,可输新鲜血 300~500 ml,或行换血疗法。

8. 护理措施

(1) 迅速排毒的护理　如需洗胃请参照急性中毒总论内容部分。

(2) 病情观察　护理人员应定时巡视病房,定时测量生命体征,观察药液有无外溢及套管针有无脱出等。如发现明显缺氧,给予双侧鼻导管高流量吸氧。如发生意识丧失、大小便失禁、血压下降,立即置患者休克卧位,头偏向一侧,预防呕吐物误吸而导致吸入性窒息。昏迷患者应佩戴腕带以便识别,并转入 ICU 监护病房由专人护理。按病情严格掌握药物剂量、滴速，确保给药准确及时。注意生命体征的变化，并用输液泵点多巴胺升压、抗休克，监测心电、血压、血氧，使患者病情得到缓解，并写好护理记录单。

(3) 饮食护理　洗胃插管容易对患者的口咽部黏膜、胃黏膜造成损伤，洗胃后清醒患者应暂禁水、禁食。恢复期可给予温热的流质或半流质易消化的饮食。

(4) 生活护理　创建良好的住院环境。病房清洁、环境安静、温湿度适宜、空气新鲜，能促进康复。口腔护理动作应轻柔，注意棉球不宜过湿，擦洗完毕后，清点棉球数量。

(5) 心理护理　积极做好患者的心理安抚，及时向患者及家属做好健康宣教，令患者焦虑心情得到释放，从而充分配合医师和护士，确保治疗与护理的顺利进行。

9. 健康教育

勿食用变质、剩余过久的蔬菜，少食新腌制的咸菜。控制熟食卤菜的硝酸盐含量。不饮用含大量亚硝酸盐的井水、蒸锅水等。

【急性酒精中毒】

急性酒精(乙醇)中毒俗称酒醉，系一次饮入过量的乙醇或酒类饮料引起的中毒性疾病，表现为中枢神经系统由兴奋转为抑制的状态，严重者出现昏迷、呼吸抑制及休克，甚至死亡。

1. 病因

主要是饮酒过量所致。部分患者长期饮酒导致酒精耐受和依赖。

2. 乙醇的吸收、分布、代谢和排出

乙醇经胃和小肠在 0.5～3 h 内完全吸收，其中胃内吸收 20%～30%，十二指肠、空肠吸收 70%～80%；乙醇的水溶性很好，能分布全身，能透过血脑屏障和胎盘。90%～98%的乙醇经肝脏分解代谢，在肝内经乙醇脱氢酶作用转化为乙醛，乙醛再由乙醛脱氢酶作用转化为乙酸，进入枸橼酸循环，最后转变为水和二氧化碳；2%～10%乙醇由肾和肺排出。对大多数成人其致死量为纯乙醇 250～500 ml。

3. 发病机制

(1) 抑制中枢神经系统　主要效应是中枢抑制作用，小剂量出现兴奋作用是由于乙醇对大脑皮层高级中枢抑制，从而解除了对边缘系统的抑制所致；也与抑制 γ-氨基丁酸(GABA)作用有关。随饮酒量增加，对中枢神经系统抑制作用增强，皮层下中枢受抑制，引起延髓血管运动中枢和呼吸中枢麻痹。

(2) 代谢异常　乙醇首先氧化为乙醛，进一步氧化为乙酸，最后氧化为二氧化碳和水排出体外。在这一过程中，NAD(辅酶Ⅰ)被还原为 NADH(还原辅酶Ⅰ)，由于 NADH 产生增多，NADH/NAD 比值增高，乳酸转化为丙酮酸的过程受抑，从而使糖原异生减少，在肝糖原耗竭的情况下，可造成低血糖症。

（3）耐受性、依赖性和戒断症状

① 耐受性：饮酒后产生轻松、兴奋的欣快感，继续饮酒后产生耐受性，效力降低。

② 依赖性：心理依赖是指获得饮酒后的特殊快感、渴望饮酒。躯体依赖指反复饮酒使中枢产生了某种生理生化变化，以致需要乙醇持续存在体内。

③ 戒断综合征：长期饮酒后已形成躯体依赖，一旦戒酒可出现与酒精中毒相反的症状。

4. 临床表现

（1）急性中毒

① 兴奋期：血中乙醇浓度达 11 mmol/L，出现兴奋。表现为头痛、欣快、兴奋、健谈、情绪不稳定、自负，可有粗鲁行为或攻击行为；也可能沉默孤僻，颜面潮红或苍白。

② 共济失调期：血中乙醇浓度达 33 mmol/L，出现共济失调。表现为动作笨拙、语无伦次，且言语含混不清、步态蹒跚、眼球震颤、复视、躁动；达 43 mmol/L 出现恶心、呕吐、困倦。

③ 昏迷期：血中乙醇浓度达 54 mmol/L，出现昏睡、昏迷、瞳孔散大、体温降低；达 87 mmol/L，出现深昏迷、心率增快、血压下降、呼吸变慢，最后导致呼吸、循环衰竭。

小儿摄入中毒剂量乙醇后，很快进入沉睡中不省人事，一般无兴奋阶段，但由于有严重低血糖可发生惊厥；可出现高热、休克、继发坠积性肺炎和颅内压升高；在咳痰、吞咽或呕吐时，由于吸入含乙醇饮料，可引起吸入性肺炎或急性肺水肿。

（2）急性中毒常见并发症

① 急性胃黏膜病变：浅表黏膜下出血可出现呕血、黑便。

② 急性胰腺炎：乙醇可致胰外分泌增加，且大量饮酒刺激可引起 Oddis 氏括约肌痉挛，十二指肠乳头水肿，胰液排出受阻，使胰管内压升高，细小胰管破裂，胰液外溢，胰蛋白酶原激活导致胰腺炎。

③ 心血管系统：局部血流缓慢，血小板聚集形成血栓；血黏度升高；心率增快、心肌耗氧增加，诱发急性心脏缺血发作甚至急性心肌梗死。乙醇可致心肌细胞、间质水肿和纤维化线粒体变性等心肌损害；可发生室早、房早等各种心律失常。

④ 双硫仑反应：双硫仑是一种戒酒药，服用该药后即使少量饮酒，身体也会产生严重不适，从而达到戒酒的目的。含硫甲基四氮唑基团的头孢菌素如头孢哌酮、头孢曲松、头孢拉定等；含硝咪唑类药物如甲硝唑、替硝唑、奥硝唑等，抗菌药物如呋喃唑酮、氯霉素、酮康唑、灰黄霉素等药也有类似双硫仑的功能，当应用这些药物患者在饮用乙醇（即使很少量）或酒类饮料时也可引起体内乙醛蓄积，产生“醉酒状”。在所有药物中，以头孢哌酮双硫仑反应发生率最高，而不含硫甲基四氮唑基团的头孢菌素如头孢噻肟、头孢他啶、头孢唑肟、头孢克肟则没有双硫仑反应。

⑤ 诱发和加重皮肤病。

（3）戒断综合征

① 单纯性戒断反应：在减少饮酒后 6～24 h 发病。出现震颤、焦虑不安、兴奋、失眠、心动过速、血压升高、大量出汗、恶心、呕吐，多在 2～5 d 内缓解自愈。

② 酒精性幻觉：幻觉以幻听为主，也可见幻视或视物变形；部分出现迫害妄想。一般持续 3～4 周后可缓解。

③ 戒断性惊厥反应：常与单纯性戒断反应同时发生，或在其后发生癫痫大发作。多数只发作 1～2 次，每次数分钟；也可数日内多次发作。

④ 震颤谵妄反应：在停止饮酒 24～72 h 后，甚至在 7～10 d 后发生。患者精神错乱、全身肌肉出现大震颤。谵妄是在意识模糊的情况下出现生动、恐惧的幻视，可有大量出汗、心动过速、血压升高等交感神经兴奋的表现。

5. 实验室检查

(1) 血液乙醇定量测定　血中乙醇浓度≥11 mmol/L。

(2) 血生化检查和血气分析　可有代谢性酸中毒，电解质紊乱，如低钾、低镁等，低血糖，或肝功能异常。

(3) 心电图　非特异 ST-T 改变、各类心律失常，发生心肌缺血或心肌梗死时有动态演变。

6. 诊断、鉴别诊断

(1) 诊断　根据饮酒史，中枢神经系统先兴奋后抑制的症状，呼气有酒味即可初步诊断；血清或呼出气中乙醇浓度增高可确定诊断。

(2) 鉴别诊断

① 引起昏迷的疾病：主要注意排除伴发引起昏迷的其他疾病，如：镇静催眠药中毒；一氧化碳中毒；脑血管意外；糖尿病昏迷；颅脑外伤。

② 甲醇中毒：酸中毒明显，视力损害严重，双眼可有疼痛、复视甚至失明，查眼底可有视网膜充血、出血，视盘苍白及视神经萎缩。

③ 戒断综合征：发生戒断需与精神病、癫痫、窒息性气体中毒、低血糖症等鉴别。

(3) 注意事项

① 千万注意详细查体，询问病史，尤其是外伤史；② 注意与上述疾病鉴别；③ 注意酒精中毒同时合并其他疾病。

7. 治疗与护理

接诊后即刻对病患的生命体征进行测量，密切注意病患的意识神志，并准确记录。如果病患存在外伤，要加强观察病患的瞳孔及意识。如果病患出现并发症，护理人员要采取相应的治疗及检测措施，降低并发症造成的不良反应。

(1) 轻者　无须药物治疗。

① 解酒饮料：可以喝些果汁、绿豆汤，生吃梨子、西瓜、荸荠、橘子之类的水果解酒，柑橘

皮适量焙干研成细末加入食盐少许、温开水送服解酒更好。

② 适当约束：对兴奋躁动患者必要时可加以约束；伴共济失调患者应休息，避免跌倒摔伤。

（2）清除毒物　乙醇经消化道吸收极快，因而一般不需催吐或洗胃，但如果摄入乙醇量极大或同时服用其他药物，时间在 2 h 以内者，应及时给予催吐洗胃。催吐禁用阿扑吗啡，因可加剧乙醇的抑制；剧烈呕吐者不需洗胃，对呕吐物的颜色、量、性质以及呕吐时间做详细的记录，并收集标本。对于血酒精浓度大于 109 mmol/L、昏迷时间长、有呼吸抑制的患者，应尽早行血液透析治疗。

（3）纳洛酮　有解除 β-内啡肽对中枢的抑制作用，可促醒、抗休克及兴奋呼吸中枢等。用药的原则是足量、尽早，滴速不能太快。

（4）镇静　对过度兴奋的患者可酌情予小剂量地西泮，但应慎重，避免呼吸抑制。

（5）葡萄糖-胰岛素-维生素 B 疗法　严重患者可用 10％葡萄糖 500 ml 加胰岛素 20 u 静脉滴注；$VitB_1$、$VitB_6$、烟酸各 100 ml 肌肉注射，每 6～8 h 可重复应用一次。

（6）对症支持治疗　低血糖者静脉注射高渗葡萄糖注射液或静脉滴注葡萄糖注射液。保持呼吸道通畅，预防误吸。对休克患者，及时补充血容量，纠正酸中毒，使用血管活性药物纠正休克。合并急性胃黏膜病变者使用抑酸剂。

（7）昏迷患者

① 注意是否合并其他疾病。② 维持呼吸、循环，给予心电监测。③ 注意保暖。④ 维持水电解质、酸碱平衡，保留导尿。⑤ 防治脑水肿。⑥ 严密观察生命体征，防治并发症。经治疗生存＞24 h 者多能恢复，昏迷长达 10 h 以上者预后差。清理病患的呼吸道，提高其呼吸的效率。酒精中毒后呼吸道分泌物增多可抑制呼吸，如果病患意识不清晰容易出现误吸。护理人员对病患采取基础护理的过程中，要密切注意病患的缺氧及呼吸状况。

（8）戒断综合征的治疗　患者安静休息，保证睡眠。加强营养，给予 $VitB_1$、$VitB_6$，有低血糖时静脉注射葡萄糖。重症患者宜选用短效镇静药控制症状，以不引起嗜睡和共济失调为宜。常选用地西泮，每 1～2 h 口服地西泮 5～10 mg，病情严重者可静脉给药。症状稳定后，给予维持剂量的镇静剂，地西泮每次 2～5 mg，每 8～12 h 服药一次；以后逐渐减量，一周内停药。有癫痫病史者可用苯妥英钠，有幻觉者可使用氟哌啶醇。

（9）加强巡护并监测患者生命体征　由于患者的体质不同，所以酒精中毒程度也不同，表现的症状也存在程度不同的差异，依据中毒反应的程度，患者常常会有昏迷不醒、过度兴奋及共济失调等症状，因此要密切监测患者生命体征的改变，遵医嘱给予患者有效的给药治疗措施，加强巡护力度。如果患者过度兴奋或意识不清醒，要安排专人进行看护，必要时可用防护栏或束带。

（10）心理护理　依据患者酒精中毒程度采取有针对性的处理措施。护理人员要积极耐心地与患者进行有效的沟通和交流，掌握患者饮酒过度的原因，如果是心理因素，要求助专业的心理医师，开导安慰患者，消除其心理压力；如果是饮食因素，则要积极耐心地与患者及其家属交流沟通，让患者了解饮酒过度的危害，指导患者养成良好的饮食习惯。

【急性毒蕈中毒】

急性毒蕈中毒是因进食毒蕈后而引起的食源性中毒性疾病，出现胃肠道症状，副交感神经兴奋，溶血，或肝、肾及中枢神经系统损害的表现，重度中毒时可致死亡。中毒程度与毒蕈种类、进食量、加工方法及个体差异有关。

1. 病因、中毒机制

急性毒蕈中毒是由于误食毒蕈而引起。毒蕈所含的有毒生物碱或毒素是引起机体损害和中毒的主要成分，已知的重要有毒成分有以下几种。

(1) 毒蕈碱　如捕蝇蕈及斑毒蕈等含有的毒蕈碱，毒蕈碱作用与乙酰胆碱类似，毒性极强，能兴奋胆碱能神经。兴奋副交感神经，引起心跳变慢、变弱，胃肠蠕动加强，平滑肌痉挛，瞳孔缩小等；兴奋交感神经，促进汗腺分泌等。此外，有的毒蕈还含有一种类似阿托品作用的毒素，可表现为阿托品中毒症状。

(2) 毒蕈溶血毒素　如鹿花蕈（马背蕈）所含的马鞍蕈酸，可引起急性溶血。加热至70℃，胃蛋白酶液、胰酶液、弱酸、弱碱环境可部分地消除其溶血性能。

(3) 神经、精神毒素　如发红毛绣伞、红网牛肝蕈、光盖伞等所含的毒蝇碱、光盖伞素等能引起幻觉及其他神经精神异常。

(4) 胃肠道毒素类　含有这种毒素的毒蕈很多，如毒粉褶蕈、毒红菇、墨汁鬼伞、红网牛肝蕈等，主要刺激胃肠道，引起胃肠道炎症反应。

(5) 原浆毒素　是毒伞、白毒伞、鳞柄白毒伞和褐鳞小伞等蕈中所含的毒性物质，主要是毒肽和毒伞肽，剧毒，对人致死量为 0.1 mg/kg，能使体内大部分器官发生变性。

2. 临床表现

不同毒蘑菇所含的毒素不同，中毒后临床表现也各不相同，一般分为四个类型。

(1) 胃肠炎型　潜伏期 0.5～6 h，一般在 2 h 内发病。表现为恶心、呕吐、腹痛、水样腹泻等症状，体温不高。轻症患者恢复较快，预后较好。重症者吐泻严重，腹痛剧烈，全身中毒症状重，并可能有休克、谵妄和昏迷，预后不良，死亡率高。

(2) 神经精神型　潜伏期 0.5～4 h，最短在食后 10 min 发病。除出现胃肠炎型症状外，主要表现为副交感神经兴奋症状，如瞳孔缩小、多汗、唾液增多、流泪、心率缓慢等；重症者可有肺水肿、呼吸抑制及昏迷，甚至死亡；还可有精神症状如谵妄、精神错乱、幻听幻视、狂笑等，个别病例有迫害妄想。

(3) 溶血型　潜伏期较长，达 6～12 h。早期出现胃肠炎表现；2～3 d 出现急性溶血表现,如溶血性贫血、肝脾肿大,少数大量溶血患者可出现血红蛋白尿和急性肾衰;可伴有中枢神经系统表现。治疗及时预后尚佳,死亡率较低。

(4) 多脏器损伤型　进食后6～30 h出现胃肠炎型表现。部分患者可有假愈期,然后出现肝、脑、心、肾等多脏器损害的表现,以肝脏损害最为严重,可有精神症状。此型毒蕈中毒病情凶险,如不积极治疗死亡率可高达50%～90%。一般病程2～3周,有少数病例呈暴发型经过,出现MODS,1～5 d内死亡。多为误食毒伞、白毒伞、鳞柄白毒伞等所引起;主要毒素包括毒肽和毒伞肽两类,其中毒肽作用快,主要作用于肝细胞内质网,大量摄入1～2 h内可致死;而毒伞肽作用较迟缓,但毒性为毒肽的10～20倍,作用于细胞核,抑制RNA聚合酶,显著减少肝糖原而致细胞迅速坏死,兼有肾脏、心脏和神经毒性。

此型中毒的临床经过可分为六期:

① 潜伏期:6～72 h,多在24 h内发病,此期可以无任何症状。

② 胃肠炎期:出现腹痛、恶心、呕吐和腹泻,多不严重,一般持续1～2 d即缓解。

③ 假愈期:吐泻症状好转后,多无不适表现,或仅感轻微乏力、不思饮食等,给人以病愈感觉。但此时已出现实质性脏器损害,轻度中毒脏器损害不严重,可由此期进入恢复期,重者进入内脏损害期。

④ 内脏损害期:中毒后1～5 d,平均2～3 d出现肝、脑、心、肾等内脏损害,以肝脏损害最为严重。可有肝大、黄疸、转氨酶升高,甚至引起急性或亚急性重型肝炎,此时出现肝脏缩小、黄疸加深、烦躁、意识模糊,甚至昏迷。还可有心律失常,少尿、蛋白尿、血尿、管型尿或出现急性肾功能衰竭。

⑤ 精神症状期:在内脏损害后发生,患者呈烦躁不安,或淡漠、嗜睡,或惊厥、昏迷;部分患者出现精神失常,时哭时笑。可因中枢性呼吸和循环抑制,或肝昏迷而死亡。

⑥ 恢复期:经过积极治疗,2～3周后存活病例进入恢复期,症状体征渐次消失,各指标恢复正常。

3. 实验室检查

(1) 毒物检测　检验患者粪便和进食的食物可检测出毒物。

(2) 动物实验　取食后残余毒蕈喂食动物,观察是否出现类似表现。或从胃内容物或残余毒蕈中提取溶于水的毒蕈碱,注入青蛙体内观察,如含有毒蕈碱,可见蛙心处于舒张状态,再注入阿托品,则此作用可被抑制,但仅适用所食毒蕈含有毒蕈碱的病例。

4. 诊断

诊断依据:① 进食野蕈史,且同食者均发病,或呈一户或数户同时发病;② 首发为消化道症状,其后出现一定类型的临床表现,且病情的严重程度与进食毒蕈量呈正相关;③ 检测到毒物,或动物实验阳性;④ 除外其他食物中毒或急性胃肠炎。具备以上各点即可确定诊断。

5. 治疗和护理

(1) 紧急护理措施

① 清除毒物:及时采用催吐、洗胃、导泻、灌肠等方法以迅速排除尚未吸收的毒物。可选用1∶5 000高锰酸钾溶液或1%～4%鞣酸溶液或0.5%活性炭混悬液或浓茶水作为洗胃液。对就诊时已超过8 h的患者,可用温盐水高位结肠灌洗,每次200～300 ml,连续2～3次。适量补液利尿,或血液净化治疗促进已吸收毒素排出。

② 吸氧:保持呼吸通畅,并给予高流量的氧气吸入6～8 L/min,以改善组织缺氧症状。

【解毒剂、拮抗剂】

1. 胆碱受体阻断药物

对抗毒蕈碱样作用,以阿托品最为常用。用法:阿托品0.5～1.0 mg皮下或静脉注射,每15～30 min一次,直至出现阿托品化后,逐渐减量和延长给药时间。阿托品对缓解腹痛、吐泻等胃肠道症状,对中毒性心肌炎所致的房室传导阻滞也有治疗作用。

2. 巯基类络合剂

如二巯丙磺酸钠、二巯丁二酸钠等,适用于多脏器损伤型(中毒性肝炎型)毒蕈中毒,即使在假愈期没有明显内脏损害时,就应给予此类解毒药。作用机理:含巯基药物与某些毒素如毒伞肽等相结合,打断了其分子中的硫醚键,从而保护含巯基酶的活性或部分恢复已与毒素结合的酶活力。具体用法为:① 二巯丁二酸钠0.5～1.0 g稀释后静脉注射,每6 h一次,首剂量可加倍,症状缓解后改为每天2次,连用5～7 d为1个疗程。② 5%二巯丙磺酸钠溶液5 ml肌肉注射,每6 h一次,症状缓解后改为每天2次,5～7 d为1个疗程。

3. 抗毒蕈血清

可试用抗毒蕈血清。

【肾上腺皮质激素】

适用于溶血型毒蕈中毒及其他重症的中毒病例,特别是有中毒性心肌炎、中毒性脑炎、严重的肝损害和出血倾向的病例。可用氢化可的松200～300 mg或地塞米松10～20 mg加入液体中静脉滴注,待症状好转后改为泼尼松口服。有溶血表现者除给肾上腺皮质激素外应同时碱化尿液,注意保护肾脏功能。

【细胞色素C和青霉素G】

适用于治疗毒伞类毒蕈引起的中毒性肝炎型毒蕈中毒。两药与血浆蛋白有较高的亲和力,可以从血浆蛋白结合部位取代毒蕈的毒伞毒素,使之由肾脏排泄,也可抑制毒伞毒素进入肝细胞。

【对症支持治疗】

1. 维持水电解质、酸碱平衡

各型毒蕈中毒的胃肠炎期应积极输液，纠正脱水、酸中毒和电解质紊乱。

2. 保肝治疗

益肝灵具有保护和稳定肝细胞膜的作用，可给予益肝灵片(38.5 mg/片)或水飞蓟宾葡甲胺盐片(50 mg/片)口服，每次2片，每日3次。

3. 镇静止惊

有精神症状或惊厥者可应用镇静药物或抗惊厥药物，并可试用脱水剂。

4. 防治并发症

对昏迷患者应加强呼吸道管理，并加用抗生素防止感染。

【血液净化】

由于毒素的分子量多数较大，血液透析多数无效，活性炭血液灌流可吸附去除部分毒素，排毒效果较好，故应尽早做血液灌流。后期出现急性肾功能衰竭时，血液透析可清除蓄积体内的代谢产物及部分引起或加重肝性脑病的代谢产物，纠正水、电解质紊乱和酸碱平衡。

【病情观察】

密切监测患者的精神状态及生命体征、尿量的变化，患者呕吐及腹泻的性质、颜色、量等，及时采集血标本送检，以检查肝功能。胃肠症状好转后警惕是否痊愈期。对于重症患者给予专人护理，监测心、肝、肾等重要脏器的功能，准确记录出入量，观察患者的精神症状，如有异常及时汇报医生配合抢救。

【一般护理】

1. 饮食指导

指导合理膳食，给予高热量、高蛋白、高维生素、易消化流质半流质饮食，如牛奶、菜汤、鱼汤等。由于患者反复呕吐、腹痛，应鼓励患者进食高热量、高维生素流质饮食，少食多餐，鼓励患者多进食，增强体质。

2. 心理护理

关心和体贴患者及家属，主动和他们交谈，耐心开导，语言亲切，动作轻柔，做到忙而不乱，有条有序，进行洗胃、催吐、灌肠的患者要耐心解释，取得患者的理解与配合。

【健康教育】

加强健康教育，宣传有关毒蕈的毒性知识，劝导人们不食用毒蕈。

第三节　急性农药中毒

【概述】

由于农药进入机体而引起的急慢性中毒称为农药中毒，以急性生活性中毒为多，主要由误服或自杀引起。生产作业环境污染、配制农药或喷洒农药以及检修施药工具时，均可经皮肤和呼吸道吸收发生急性中毒。

【急性有机磷杀虫剂中毒】

急性有机磷杀虫剂中毒(Acute Organophosphorus Pesticides Poisoning，AOPP)是指有机磷杀虫剂进入人体后与胆碱酯酶结合，形成磷酰化胆碱酯酶从而失去水解乙酰胆碱(Ach)的能力，导致乙酰胆碱积聚而引起急性胆碱能危象，严重患者可因昏迷和呼吸衰竭而死亡。

有机磷杀虫剂按大鼠急性经口半数致死量(LD_{50})可将其分为以下四类(表 14－6)：

表 14－6　有机磷杀虫剂毒性分类

类别	LD_{50}(mg/kg)	代表性品种
剧毒类	＜10	对硫磷(1605)、内吸磷(1059)、甲拌磷(3911)、久效磷
高(强)毒类	10～100	敌敌畏、氧化乐果、甲胺磷、甲基对硫磷
中度毒类	100～1000	乐果、敌百虫、乙硫磷、倍硫磷、甲基内吸磷
低度毒类	＞1000	马拉硫磷、辛硫磷、杀螟松、稻瘟散

一、病因

1. 生产及使用时中毒

杀虫剂生产、包装及储运过程中，因设备密封不严，跑、冒、滴、漏等原因致毒物泄漏；手套破损或衣服、口罩污染及杀虫剂配制、使用过程中未按规范操作，用手直接搅拌药液或夏日在身体裸露较多的情况下喷洒农药；喷洒农药后未及时更换衣服及清洗皮肤或清洗不彻底，均易使杀虫剂经皮肤和呼吸道吸收而致中毒。

2. 生活性中毒

主要是由于自服、误服所致。可因摄入被污染的水源、食物、水果而引起中毒，因误用有机磷杀虫剂灭虱或治疗皮肤病而致中毒。生活性中毒是目前最为主要的中毒原因。

二、吸收与代谢

有机磷杀虫剂主要经过消化道、呼吸道、皮肤和黏膜等途径吸收。吸收后迅速分布于全身各个器官，以肝脏含量最多，肾、肺、脾次之，肌肉及脑组织中含量最少。有机磷杀虫剂主要在肝内代谢进行生物转化形成各种代谢产物。一般氧化后毒性增强，水解后毒性降低；如对硫磷在肝脏被氧化成对氧磷，后者对乙酰胆碱酯酶的抑制作用比敌百虫强300倍，敌百虫转化成敌敌畏毒性也显著增强。有机磷杀虫剂排泄较快，其代谢产物大多由肾脏排泄，部分经肠道排出；少量以原形从肾脏排出，多数在24 h被排出，48 h后完全排出体外。

三、药理与中毒机制

体内胆碱酯酶(ChE)分为真性胆碱酯酶或乙酰胆碱酯酶和假性胆碱酯酶或丁酰胆碱酯酶两类。有机磷杀虫剂分布到胆碱能神经的神经突触和神经-肌肉接头处，与乙酰胆碱酯酶(AchE)结合形成稳定而无活性的磷酰化胆碱酯酶，使之失去水解乙酰胆碱的能力，导致Ach在突触间隙积聚。过度积聚的Ach对胆碱能受体产生过度激动，引起中枢和外周持续而强烈的胆碱能兴奋，产生急性胆碱能危象。包括副交感神经节前、节后纤维支配的腺体平滑肌、虹膜括约肌等兴奋，以及交感神经节后纤维支配的汗腺兴奋所引起的毒蕈碱样症状(M样症状)；交感神经节和肾上腺髓质兴奋所引起的烟碱样症状(N样症状)；乙酰胆碱作用于大脑、丘脑和中脑网桥结构，破坏了大脑正常的平衡和协调，出现功能紊乱，最后导致衰竭。神经肌肉接头处的持续积聚，Ach沿终板膜扩散至突触外，突触间隙Ach剩余量减少，加上神经末梢释放的减少，突触间隙Ach量不能达到激动受体的足够浓度，轻者出现肌无力，重者引起肌瘫痪。

有机磷及其活化产物还可与体内神经病变靶酯酶结合形成磷酰化酯酶复合物，一旦老化则活性长期受抑，阻断神经细胞代谢而发生迟发性神经病变。

四、临床表现

AOPP的潜伏期与药物进入途径有关，发病时间与毒物种类、剂量、侵入途径和机体状态(如空腹或进餐)密切相关。经口中毒5～10 min，经皮肤吸收中毒2～8 h。

1. 局部损害

敌敌畏、敌百虫、对硫磷、内吸磷等接触皮肤后可引起过敏性皮炎、剥脱性皮炎；污染眼睛可致眼结膜充血、瞳孔缩小。

2. 急性胆碱能危象

AOPP患者出现毒蕈碱样症状、烟碱样症状以及中枢神经系统表现如意识障碍等严重情况时，称为胆碱能危象。中毒后立即出现，是急性有机磷杀虫剂中毒的主要临床表现。

(1) 毒蕈碱样症状　又称M样症状。主要是副交感神经末梢过度兴奋，产生类似毒蕈碱样作用。多数腺体分泌增加、平滑肌收缩及括约肌松弛。腺体分泌增加表现为多汗、流涎、流泪、鼻塞、痰多和肺部湿啰音甚至出现肺水肿；平滑肌收缩表现为胸闷、气短、呼吸困难、瞳孔缩小呈针尖样、恶心呕吐、腹痛腹泻；括约肌松弛包括大小便失禁。

(2) 烟碱样症状

又称N样症状。交感神经节及肾上腺髓质兴奋，表现为面色苍白、心率增快、血压升高。作用于神经肌肉接头处，出现肌颤、肌无力、肌麻痹，呼吸肌麻痹可致呼吸停止。

(3) 中枢神经系统　轻者头晕、头痛、烦躁不安、情绪不稳；重者表现为抽搐、昏迷，呼吸、循环中枢受抑制导致呼吸、循环衰竭而死亡。

3. 中间综合征(Intermediate Syndrome，IMS)

在急性中毒症状(急性胆碱能危象)缓解后(2～4 d或更长)，在迟发性多神经病变之前，出现的类似重症肌无力症状，称中间综合征。多先有脑神经麻痹，继之表现为屈颈肌、四肢肢体近端肌力减退。表现为眼球活动受限、眼睑下垂、复视；颜面肌、咀嚼肌无力，声音嘶哑及吞咽困难；呼吸肌麻痹则有呼吸困难、呼吸频率减慢、胸廓活动幅度逐渐变浅，引起进行性缺氧，最后导致意识障碍、昏迷，如不及时采用人工辅助呼吸常死于呼吸衰竭。该综合征一般持续2～20 d，个别长达1个月。

IMS与以下因素有关：① 中毒农药的种类，乐果、氧化乐果、久效磷、敌敌畏中毒易发生IMS。② 中毒程度，中毒程度越重，越容易发生IMS。③ 解毒药物的使用不当，如复能剂早期用量不足、使用较晚，阿托品使用剂量过大均可引起IMS。

4. 迟发性多发性神经病

在急性中毒症状消失后1～2周开始发病，部分延迟至3～5周，主要表现为周围神经病变，但中枢神经元也可有类似病变。多见于经口服重度或中度中毒的患者，以甲胺磷、马拉硫磷、对硫磷、甲基对硫磷、敌百虫、敌敌畏、杀螟松、稻瘟散等多见，甲胺磷发病率最高，可高达10%以上。神经-肌电图检查提示神经源性损害。

5. 反跳

部分患者在急性胆碱能危象好转后2～15 d再度出现急性胆碱能危象等中毒症状，而且较初期病情更重甚至猝死，称为反跳。反跳的预后较差，死亡率较高。反跳可能与以下因素有关：① 洗胃不彻底，残留毒物在胃肠道再吸收；② 治疗所用复能剂、抗胆碱能药物剂量不足或停药过早；③ 毒物在体内氧化后毒性增强；④ 短时间内大量输液引起血中有活性的AchE被稀释，而输入的葡萄糖又使体内乙酰胆碱合成增加；⑤ 长期大量使用阿托品而致胆碱能受体功能亢进或紊乱;⑥ 有机磷农药种类,如口服乐果、敌敌畏、甲胺磷等易发生反跳。

6. 其他临床表现

(1) 中毒性心肌炎 有机磷杀虫剂通过抑制心肌 AchE 活性及对心肌的直接损伤而使心肌收缩力减弱、血压下降;心电图表现为 Q-T 间期延长、心律失常及 ST-T 改变。

(2) 急性胃黏膜病变 患者有上腹部不适、腹痛、腹胀、恶心呕吐,可出现上消化道出血。个别患者可出现肠坏死。

(3) 中毒性肝炎 并发中毒性肝炎患者可出现厌食、乏力、黄疸、肝大等表现,肝功能异常,个别可发生肝性脑病。

(4) 急性胰腺炎 极少数患者可并发急性胰腺炎,表现为上腹或左上腹持续剧痛,伴恶心呕吐;血、尿淀粉酶增高。

(5) 中毒性肾病 出现少尿、血尿、蛋白尿等,少数伴肾功能损害,严重者发生急性肾功能衰竭。

五、实验室检查

1. 全血 AchE 活力测定

正常人全血 AchE 活力为 100%,中毒时活力常降至 80%以下。急性中毒时其降低水平可判断病情严重程度:轻度中毒 AchE 活力 50%~70%,中度 30%~50%,重度<30%。

2. 毒物及代谢产物

血、粪及呕吐物有机磷鉴定及尿中有机磷代谢产物测定是重要的辅助诊断手段。尿中测出对硝基酚或三氯乙醇有助于明确诊断。

六、诊断

急性有机磷杀虫剂中毒根据有机磷杀虫剂接触史,结合特征性临床表现,如呼出气有蒜臭味,瞳孔针尖样缩小,大汗淋漓、流涎等腺体分泌增加表现,以及肌纤维颤动和意识障碍等,一般即可做出临床诊断。如有全血胆碱酯酶活力降低,便更可确诊。

1. 试验性治疗

静脉注射阿托品 1~2 mg,如症状缓解且无阿托品化征象出现,有助于诊断。

2. 急性中毒程度分级

(1) 轻度中毒 仅有 M 样症状为主,AchE 活力 50%~70%。

(2) 中度中毒 M 样症状加重,同时出现 N 样症状,AchE 活力 30%~50%。

(3) 重度中毒 M 和 N 样症状,又合并肺水肿、抽搐、昏迷、呼吸肌麻痹及脑水肿,AchE 活力<30%。

七、鉴别诊断

1. 氨基甲酸酯类农药中毒

氨基甲酸酯类能与胆碱酯酶活性中心的丝氨酸结合形成氨基甲酰化胆碱酯酶，使酶失去活性。因此，氨基甲酸酯类农药中毒也可出现毒蕈碱样症状、烟碱样症状和中枢神经系统症状，以及 AchE 活力下降。但氨基甲酸酯类农药中毒有氨基甲酸酯类农药接触史，无蒜臭味，病情相对较轻，病程短，阿托品用量小，AchE 活力恢复快。

2. 中暑

夏季，没有明确的有机磷杀虫剂接触史，出现头痛、头晕、恶心、呕吐等症状，应与中暑鉴别。中暑患者有高温环境接触史，高热无汗，瞳孔正常，无流涎、肌颤，AchE 活力正常。

3. 中间综合征与反跳的鉴别

中间综合征为胆碱能危象消失后突发肌无力或肌麻痹，阿托品应用无效或疗效不肯定，神经-肌电图检查有相应表现；而反跳是胆碱能危象减轻后重新出现，无神经麻痹现象，神经-肌电图检查无变化。

八、治疗和护理措施

1. 终止接触，紧急护理措施

将中毒患者立即撤离中毒现场，脱去污染衣物，用微温的清水、肥皂水或1%～5%碳酸氢钠溶液清洗皮肤、毛发和指甲，直到闻不到农药气味为止。维持有效通气功能，如及时有效地清除呼吸道分泌物，正确维护气管插管和气管切开，正确应用机械通气等。

2. 清除尚未吸收的毒物

主要有催吐、洗胃和导泻。用于经口服中毒的患者，进行得愈早、愈彻底，预后愈好。

(1) 催吐　用于神志清楚、生命体征平稳、配合治疗的患者。

(2) 洗胃　可用温(37 ℃左右)的清水、碳酸氢钠溶液或高锰酸钾溶液洗胃。但敌百虫禁用碱性洗胃液，硫化磷酸酯类(马拉硫磷、对硫磷等)禁用高锰酸钾溶液洗胃。在 24～48 h 内应反复洗胃，即首次洗胃应保留胃管，洗胃要及时、彻底和反复进行，间隔 3～4 h 重复洗胃，直至洗出液无农药味并澄清为止。洗胃过程中应密切观察患者生命体征的变化，若发生呼吸、心搏骤停，应立即停止洗胃并进行抢救。

(3) 导泻　一般选用盐类泻剂，禁用油类泻剂。

3. 促进已吸收毒物的排出

(1) 利尿　因患者接受洗胃、大量补液，常有低渗血症，可选用 20%甘露醇等高渗性利尿剂。

（2）血液净化

① 血液灌流：一般在中毒后12 h内进行效果较好。

② 换血或血浆置换：如果中毒时间较长、毒物已经大量进入血液，在使用解毒剂的同时，可采用静脉换血或血浆置换治疗。每次放血200～400 ml，然后输入新鲜血400～600 ml；对循环衰竭患者不可给予放血治疗。用等量新鲜血浆或5%人体白蛋白置换有毒的血浆，可以直接清除有机磷及其他有机溶剂和杂质，还可以补充有活性的胆碱酯酶，为机体再生胆碱酯酶创造有利条件，改善中毒症状。

4. 用药护理

（1）胆碱酯酶复能剂

① 胆碱酯酶复能剂药理作用：使被抑制的胆碱酯酶恢复活性，其机理是肟类化合物的吡啶环中的氮带正电荷，能被磷酰化胆碱酯酶的阴离子部位所吸引，而其肟基与磷原子形成结合物，使其与胆碱酯酶的酯解部位分离，从而恢复乙酰胆碱酯酶的活性，起到治“本”的作用。同时，胆碱酯酶复能剂能作用于外周N_2受体，对抗外周胆碱受体活性，有利于消除中毒时的烟碱样症状。

② 复能剂的种类：有氯解磷定、碘解磷定、双复磷和双解磷，目前我国最常用的为氯解磷定。氯解磷定和双复磷不但含肟量高，使磷酰化AchE复活作用强，而且毒副作用较小，既可静脉注射，也可肌肉注射。复能剂对内吸磷、对硫磷、甲拌磷效果好，对敌敌畏、敌百虫效果差，对乐果、马拉硫磷疗效不明显。复能剂使用原则：早期、足量、重复、长程、注射用药。

③ 氯磷定治疗有机磷中毒的推荐用法和剂量：见表14－7。

表14－7 氯磷定治疗有机磷中毒推荐用量表

中毒程度	首量(g)	重复量(g)	间隔时间	重复次数
轻度	0.5～1.0	0.5	2～4 h	维持24 h，而后逐日减量
中度	1.0～2.0	1.0	2	维持24～48 h，而后逐日减量
重度	2.0～3.0	1.0	1～2 h	维持24～72 h，而后逐日减量

④ 复能剂常见副作用：常见副作用有头晕、视物模糊、复视、恶心、呕吐、心率过快、血压升高。注射速度过快可抑制呼吸肌引起呼吸抑制；用量过大，可抑制胆碱酯酶活力，引起癫痫样发作，甚至出现昏迷和抽搐。

⑤ 护理注意事项：早期遵医嘱给药，边洗胃边应用特效解毒剂，首次应足量给药；复能剂若应用过量、注射过快或未经稀释，可发生中毒，抑制胆碱酯酶，发生呼吸抑制，用药时应稀释后缓慢静推或静滴为宜；复能剂在碱性溶液中不稳定，易水解成有剧毒的氰化物，所以禁与碱性药物配伍使用；碘解磷定药液刺激性强，漏于皮下可引起剧痛及麻木感，应确定针头在血管内方可注射给药，不宜肌内注射用药。

(2) 胆碱受体阻断剂　抗胆碱药能有效地同乙酰胆碱争夺胆碱能受体，阻滞乙酰胆碱的作用，对抗 AOPP 所致的急性胆碱能危象，起到治“标”的作用。

① 阿托品：是胆碱受体阻断药的代表药物，能有效地阻断 M 受体，改善毒蕈碱样症状；由于不能通过血脑屏障，且对中枢毒蕈碱受体作用弱，故对有机磷杀虫剂中毒出现严重的中枢神经系统症状如惊厥、躁动不安和中枢呼吸抑制等疗效欠佳。

Ⅰ. 阿托品的使用原则：早期、足量、联合(与复能剂和东莨菪碱合用)、重复用药，毒蕈碱样症状明显改善或达到阿托品化后，要及时减量维持直至停药。

Ⅱ. 阿托品的用法：阿托品的使用大致可分为三个阶段：快速阿托品化阶段，一般认为阿托品化时间应尽可能早，最好在 1 h 内达到阿托品化，最迟不应超过 12 h，否则预后较差；阿托品化的维持阶段，达到阿托品化后，根据病情减少给药剂量和/或延长给药间隔时间，保持轻度的阿托品化 24 h，极重度中毒应维持 48 h，然后再逐渐减少阿托品用量；恢复阶段，根据中毒症状的改善和 AchE 的活力测定逐步减量到停药，一般需 2～7 d。当 AOPP 患者的中毒症状消失，全血 AchE 活力稳定在正常的 60%以上时，即停药观察。个别重度患者病例由于就诊晚，复能剂疗效差，只要彻底清除毒物、合理使用阿托品并逐渐减量，病情稳定 5～7 d 之后，即使 AchE 活力仍很低(10%以下)，也可考虑停药观察。

阿托品的用量要因人而异、因病情而异，目前尚无统一标准，表 14－8 显示有机磷杀虫剂中毒阿托品使用方案，表中低限剂量一般用于皮肤和呼吸道染毒患者，高限剂量一般用于经消化道中毒者。

表 14－8　经口有机磷杀虫剂中毒阿托品治疗方案

中毒程度	剂量(mg)	间隔时间(min)	阿托品化后用法	疗程(d)
轻度	1～3(i. m 或 i. v)	15～30	0.5～1 mg(i. m)每 2～6 h	3～5
中度	5～10(i. v)	10～30	1～4 mg(i. v)每 1～6 h	5～7
重度	10～20(i. v)	10～20	逐步减量，延长给药时间	7～10

Ⅲ. 阿托品化及指标：给予足量阿托品后毒蕈碱样症状消失，并出现轻度阿托品药物反应，既达到良好的治疗目的，又不引起阿托品过量或中毒，这样一种状态称为阿托品化。其主要指标为：皮肤干燥、口干、心率不减慢或加快，颜面潮红、瞳孔较前扩大并不再缩小、肺部啰音消失、体温轻度增高并有轻度烦躁。现在认为只要具有前三项就应视为达到阿托品化，不能片面强调要符合全部指标。

Ⅳ. 阿托品中毒：表现为瞳孔扩大、颜面紫红、皮肤干燥，意识转清后又出现神志模糊、谵妄、幻觉、狂躁不安、抽搐或昏迷，心动过速(>140 次/min)，高热或超高热，高度腹胀或伴有尿潴留，阿托品减量或停药后症状好转。在 AOPP 的治疗过程中极易出现阿托品过量或中毒，必须给予高度重视，其原因有：治疗所使用的阿托品的剂量已接近中毒量；既往使用阿托品多采取宁多勿少的错误理念；对于重度 AOPP 患者，即使用了足量的阿托品，颜面仍不潮红，其他阿托品化指征也不典型，容易造成判断错误而继续使用大剂量阿托品。

Ⅴ. 使用阿托品的注意事项：阿托品的用量宜个体化，根据有机磷种类、中毒途径、中毒剂量、中毒程度、就诊时间、急救措施、是否合用复能剂、个体对阿托品的敏感性等选择最佳有效剂量，尽快达到阿托品化；与复能剂和东莨菪碱联合使用时均应减量；并发酸中毒、脑水肿时要同时处理这些并发症，否则难以达到阿托品化；肝肾功能不全和年老体弱患者易发生阿托品过量中毒，注意减少阿托品剂量。

② 东莨菪碱：中枢作用较强，对减轻中毒时的呼吸中枢抑制和惊厥作用强于阿托品，并有助于控制N样症状。东莨菪碱与阿托品联合应用，对严重的中枢症状、中枢呼吸抑制和外周呼吸肌麻痹者具有较好的疗效；东莨菪碱还能减少恢复期的神经系统症状。

采用静脉注射给药，剂量：轻度0.3～0.6 mg、中度0.6～1.2 mg、重度1.5～4.5 mg；每10～30 min一次，阿托品化后逐步减量至停药。

③ 盐酸戊乙奎醚：商品名长托宁，是新型胆碱受体阻断药物。

盐酸戊乙奎醚能通过血脑屏障进入脑内，阻断脑内M受体和N受体，拮抗有机磷农药引起的中枢中毒症状，如惊厥、中枢性呼吸循环衰竭和烦躁不安等。该药还有较强的外周阻断M受体作用，能拮抗有机磷农药引起的M样症状，如出汗、流涎、缩瞳、支气管平滑肌和胃肠道平滑肌痉挛等；而且该药对外周M受体的作用有选择性，主要作用于M_1和M_3受体，对分布在心肌和神经突触前膜的M_2受体作用弱，对心率影响较小。对外周N受体无明显拮抗作用。该药还具有扩张微循环、抗休克及中枢镇静作用，无严重不良反应和阿托品中毒之虑，是阿托品理想的替代品。

盐酸戊乙奎醚半衰期长(10.5 h)，起效快、用量小、用药次数少。一般按轻、中、重度中毒肌肉注射给药(表14-9)，首次给药30 min后，如中毒症状尚未明显消失和全血AchE活力<50%时，再给半量肌肉注射；1～2 h后，如中毒症状仍未明显消失或又重新出现和全血AchE活力<50%时，再重复一次半量肌肉注射。促使尽快达到"长托宁化"或症状消失，以后维持量1～2 mg，6～12 h一次，肌肉注射，维持剂量应以维持长托宁化为准，有时需较大剂量，特别是口服中毒者。当中毒症状基本消失和全血AchE活力恢复至60%以上时可停药观察。

长托宁化指标：口干、皮肤干燥、肺部啰音减少或消失、神经精神状态好转，可有轻度烦躁，可出现谵妄、心率不快、瞳孔不大。

表14-9　盐酸戊乙奎醚的用法与用量

中毒程度	首次用药剂量(mg/人)	重复用药剂量(mg/人)
轻度	1～2	0.5～1
中度	2～4	1～2
重度	4～6	2～3

④ 护理注意事项："阿托品化"和阿托品中毒的剂量接近，因此使用过程中应严密观察

病情变化,区别“阿托品化”与阿托品中毒;阿托品中毒时可导致室颤,应予以预防,给予充分吸氧,使血氧饱和度保持在正常水平;注意观察并遵医嘱及时纠正酸中毒,因胆碱酯酶在酸性环境中作用减弱;大量使用低浓度阿托品输液时,可发生血液低渗,致红细胞破坏,发生溶血性黄疸。

5. 病情观察

(1) 生命体征　有机磷杀虫药中毒所致呼吸困难较常见,在抢救过程中应严密观察患者的体温、脉搏、呼吸、血压,即使在“阿托品化”后亦不应忽视。

(2) 神志、瞳孔变化　多数患者中毒后即出现意识障碍,有些患者入院时神志清楚,但随着毒物的吸收很快陷入昏迷。瞳孔缩小为有机磷杀虫药中毒的体征之一,瞳孔扩大则为达到“阿托品化”的判断指标之一。严密观察神志、瞳孔的变化,有助于准确判断病情。

(3) 中毒后“反跳”　某些有机磷杀虫药如乐果和马拉硫磷口服中毒,经急救临床症状好转后,可在数日至1周后,病情突然急剧恶化,再次出现急性中毒症状,甚至发生昏迷、肺水肿或突然死亡,此为中毒后“反跳”现象。其死亡率占急性有机磷杀虫药中毒者的7%～8%,因此,应严密观察“反跳”的先兆症状,如胸闷、流涎、出汗、言语不清、吞咽困难等,若出现上述症状,应迅速通知医生进行处理,立即静脉补充阿托品,再次迅速达“阿托品化”。

(4) 迟发性多发性神经病变　少数患者(如甲胺磷、敌敌畏、乐果、敌百虫中毒)在急性中度或重度中毒症状消失后2～3周,可出现感觉型和运动型多发性神经病变,主要表现为肢体末端烧灼、疼痛、麻木以及下肢无力、瘫痪、四肢肌肉萎缩等,称为迟发性多发性神经病变。

(5) 中间综合征　是指急性重度有机磷杀虫药(如甲胺磷、敌敌畏、乐果、久效磷等)中毒所引起的一组以肌无力为突出表现的综合征。因其发生时间介于急性症状缓解后与迟发性多发性神经病之间,故被称为中间综合征。常发生于急性中毒后1～4 d,主要表现为屈颈肌、四肢近端肌肉以及第3～7对和第9～12对脑神经所支配的部分肌肉肌力减退,出现眼睑下垂、眼外展障碍和面瘫;病变累及呼吸肌时,常引起呼吸肌麻痹,并迅速进展为呼吸衰竭,甚至死亡。

(6) 心理护理　护士应了解患者服毒或染毒的原因,根据不同的心理特点予以心理疏导,以诚恳的态度为患者提供情感上的支持,并认真做好家属的思想工作。

【急性百草枯中毒】

近年来,化学除草剂发展很快。发达国家除草剂的使用已占农药的第一位,随着我国农业的发展,我国使用的除草剂的数量与品种也逐年增多,除草剂中毒的报道也逐渐增多。目前世界范围内应用的除草剂有100多种,其分类、品种、别名繁多,比较有代表性的是百草枯。

百草枯(Paraquat,PQ)又称对草快、克芜踪,为季胺类化合物,化学名 1,1 -二甲基- 4,4 -联吡啶阳离子盐,一般制成二氯化物或二硫酸甲酯。百草枯纯品为白色结晶、易溶于水,酸性环境下稳定,在碱性溶液中易分解,与阴离子表面活性剂(如肥皂、洗衣粉中的烷基苯磺酸钠)接触也易失去活性,常用商品多为 20%水剂。属中等毒类,大鼠经口 LD_{50} 为 110~150 mg/kg;但对人的毒性较高,成人估计致死量 20%水剂 5~15 ml 或 40 mg/kg,是人类急性中毒致死率最高的除草剂。

一、中毒原因

百草枯可经完整皮肤、消化道吸收,因百草枯无挥发性,一般不易经呼吸道吸收中毒。皮肤若长时间接触或短时间接触高浓度百草枯,特别是破损的皮肤或阴囊、会阴部的污染均可引起全身中毒,但急性中毒几乎均为由口服吸收引起。

二、吸收、代谢

吸收速度快,动物实验表明口服百草枯后 90 min 血浓度即达高峰。百草枯吸收后随血液分布至肺、肾脏、肝脏及甲状腺等器官,但以肺内含量最高,含量可大于血中含量的十至数十倍,且存留时间较久。在体内很少降解,常以原形随粪、尿排出,少量经乳汁排出,24 h 由肾排出 50%~70%,由粪排出 30%。

三、中毒机制

致毒机制尚不完全清楚,目前认为百草枯为一电子受体,在细胞内被活化为氧自由基是其致毒作用的基础。百草枯进入细胞后,作用于细胞的氧化还原反应,产生超氧化阴离子自由基(O^{-})及过氧化氢(H_2O_2)等,引起肺、肝及其他器官细胞膜脂质过氧化,从而造成多系统组织器官的损害。百草枯的肺损伤最为严重,表现为肺水肿、瘀血及出血,此后进入组织修复阶段,成纤维细胞增生,发生进行性不可逆的肺间质纤维化,又称“百草枯肺”。另外,它对皮肤、黏膜也有明显的刺激作用,可引起严重的局部损害。

四、临床表现

1. 局部刺激症状

(1) 皮肤污染　可引起接触性皮炎甚至出现灼伤性损害,临床表现为红斑、水疱、溃疡、坏死等。高浓度百草枯接触指甲后,可致指甲严重破坏甚至脱落。

(2) 眼睛　接触后可引起结膜和角膜水肿、灼伤和溃疡。

(3) 呼吸道损伤　呼吸道吸入者出现鼻出血和鼻咽部刺激症状如喷嚏、咽痛、充血及刺激性咳嗽。

(4) 口腔黏膜　经口服中毒者引起口腔及咽部烧灼，可出现口腔、舌、咽部及食管溃烂，个别患者可引起食管气管瘘。

2. 全身中毒症状

急性中毒可引起多器官损害，除少数大量经口服中毒较快出现肺水肿和出血外，大多呈渐进式发展。

(1) 消化系统　早期表现为恶心、呕吐、腹痛、腹泻，甚至出现呕血、便血和胃穿孔。3～7 d出现中毒性肝病表现，表现为肝区疼痛、肝脏肿大、黄疸及肝功能异常，严重者可引起急性重型肝炎。

(2) 肺损害　为百草枯中毒最突出的临床表现，也是中毒致死的主要原因。中毒早期改变可不明显，甚至无症状，但最后均可发展至肺纤维化，出现顽固性低氧血症。其肺损害大致有三种表现：① 大量经口服吸收中毒者在 24 h 内迅速出现肺水肿和肺出血，严重者引起死亡，1～2 d 内未死亡者其后出现 ARDS，最后进展为迟发性肺纤维化，二者均呈进行性呼吸困难，绝大多数因呼吸衰竭致死亡；② 非大量中毒者在 1～2 周出现肺损害的表现，导致肺浸润、肺不张、胸膜渗出、纵隔气肿、气胸和肺功能受损，临床表现为胸痛、憋喘和咳嗽等，此后可发生肺纤维化；③ 部分患者无明显肺浸润、肺不张和胸膜渗出等改变，无明显临床症状，但缓慢发展为肺间质纤维化，肺功能损害随病变的进展而加重，最终也发展为呼吸衰竭而死亡。

(3) 泌尿系统　于中毒 2～3 d 出现尿频、尿急、尿痛等膀胱刺激症状，以及血尿、少尿。尿液检查可见尿蛋白、管型、镜下血尿，血肌酐、尿素氮升高，严重者发生急性肾衰竭。

(4) 循环系统　重症可有中毒性心肌损害、血压下降甚至心包积血；心电图可有 ST 段压低，T 波倒置和心律失常。

(5) 神经系统　见于严重中毒病例，可出现头痛、头晕、精神异常，幻觉、嗜睡、手震颤、面瘫，并可有脑水肿和脑出血等。

(6) 血液系统　个别病例可出现贫血、血小板减少和高铁血红蛋白血症，甚至发生急性血管内溶血。

3. 中毒的分级

(1) 轻度中毒　百草枯摄入量＜20 mg/kg，除胃肠道刺激症状外，无其他明显器官损害，肺功能可能有暂时性减退。

(2) 中、重度中毒　百草枯摄入量 20～40 mg/kg，除胃肠道症状外，尚伴有多系统损害的表现，数日或数周后出现肺纤维化，多数于 2～3 周内死亡。

(3) 爆发性中毒　百草枯摄入量＞40 mg/kg，有严重的消化道症状，口咽部腐蚀溃烂；多数患者因多脏器功能衰竭、进行性呼吸困难在数小时至数日内死亡。

4. 实验室检查

(1) 百草枯检测　血、尿及胃内容物中可检出百草枯，有确诊价值。血样本必须是患者摄入百草枯后 4 h，并保存在塑料试管内，不用玻璃管。

(2) 其他　临床检验、肺功能、胸片、心电图等可出现异常，但均无特异性，对病情评估有重要价值。

五、诊断

根据百草枯的接触史或服毒史，以肺损害为主的多脏器功能损伤的临床表现，参考尿、血或胃内容物中百草枯的测定，即可明确诊断。

六、治疗和护理

本病无特效治疗，必须在中毒早期控制病情发展，防止肺纤维化的发生，减少毒物吸收及加速其排出为治疗的主要目的，而且处理宜早。

1. 紧急护理措施

(1) 体表毒物　应尽快去除污染衣物，然后用肥皂水彻底清洗后用清水洗净。眼部污染者用 2%～4%碳酸氢钠冲洗 15 min 以上，再用生理盐水洗净。必要时开放气道，保持呼吸道通畅。遵医嘱给予心电、血压监护，密切监测患者的生命体征。

(2) 胃内毒物　经口服者应于现场立即口服肥皂水，既可引吐又可促进百草枯失活。再口服 30%白陶土(每次 60 g)或皂土吸附百草枯，必须在 1h 内使用才有较好疗效。若无白陶土或皂土，也可用普通黏土冲成泥巴水用纱布过滤后服用，或服用活性炭悬液吸附。百草枯具有腐蚀作用，洗胃动作应轻柔，不宜使用灌流式无压力报警的自动洗胃机，以手工洗胃较好，每次交换液量为 200～300 ml，以免引起食管或胃穿孔和出血。洗胃液先用 2%～4%碳酸氢钠液内加适量肥皂液或洗衣粉，以促进毒物失活，洗胃后可再给 30 g 活性炭悬液，并用盐类泻剂导泻。注意加强口腔溃疡的护理，对口腔溃疡、炎症的护理，可应用冰硼散、珍珠粉等喷洒于口腔创面，促进愈合，减少感染机会。除早期有消化道穿孔的患者外，均应给予流质饮食，保护消化道黏膜，防止食管粘连、缩窄。

(3) 血内毒物　主要是血液净化，用于百草枯中毒的血液净化方法：包括持续动静脉过滤、血液灌注、血液透析或血浆置换。普遍认为，持续动静脉滤过清除百草枯的作用有限，应选用血液灌流和血浆置换。血液灌流比血液透析更为有效，特别是在中度中毒和中毒剂量未知的患者。血浆置换术可以逐步减少血液中的药物毒性成分，同时补充正常血液成分，从而达到解除或减少百草枯毒性作用。护理注意事项：① 密切监测患者的生命体征，如有异常及时通知医生。② 血液净化中可能会出现血小板减少，密切注意患者有无出血倾向，如牙龈出血、便血、血尿、意识改变等，谨防颅内出血。③ 严格无菌操作，监测体温，预防感染。④ 妥善固定血管通路，防止脱管，观察敷料情况，定期给予换药。

2. 药物治疗

(1) 竞争性药物　普萘洛尔、丙咪嗪可与结合于肺的毒物竞争，使其释放出来，然后被清除，但临床效果尚难肯定，可试用观察。维生素 B_1 与百草枯的化学结构式同为季胺类型，推测有拮抗作用，可试用。

(2) 抗炎、阻止肺纤维化形成　有报道认为早期肺部病变主要为化学性肺间质炎性变，肾上腺皮质激素有消除此炎症和预防肺纤维化的作用，可早期、足量、脉冲式应用皮质激素，一般成人剂量相当于甲强龙每天 0.5～1.0 g，连用 3 d，必要时重复应用。单纯肾上腺皮质激素治疗疗效难以肯定，可采用与其他药物联合治疗方式，如给予环磷酰胺，每天 0.5～1.0 g，共 2 d，必要时再重复应用，同时注意血常规监测。有报道与复方丹参液、东莨菪碱合用也有一定疗效。

(3) 过氧化及自由基清除剂　一般认为百草枯是一种电子受体，在细胞内活化为自由基是毒作用的基础，因此，及早大量应用自由基清除剂是必要的。但疗效不肯定。在肺损伤出现后使用无效。维生素 C、维生素 E、超氧化物歧化酶(SOD)、还原型谷胱甘肽等均可使用。

(4) 抗生素　适当使用抗生素预防感染。

3. 氧疗

一般禁止或限制吸氧，以免加强百草枯在细胞内活化为氧自由基的作用，只有在 $PaO_2 \leq$ 40 mmHg 或出现 ARDS 时，才考虑浓度＞21％的氧气吸入，但吸氧浓度不宜过高，使 PaO_2 达到 60 mmHg 即可。

4. 加强对症、支持治疗

保护肝、肾、心脏功能，加强口、咽、皮肤炎症的护理，积极处理 ARDS、急性重型肝炎和急性肾功能衰竭，对迟发性广泛肺纤维化患者可作肺移植。

【急性灭鼠药中毒】

一、毒鼠强中毒

毒鼠强化学名为四亚甲基二砜，分子式 $C_4H_8N_4O_4S_2$；又名没鼠命、四二四、TEM；人口服致死量为 0.1～0.2 mg/kg，或总量 12 mg。毒鼠强是有机氮化合物，为白色粉末，极少溶于水，可溶于冰醋酸和丙酮，商品多为 0.5％粉剂；其化学性质稳定，极难排出体外。

1. 中毒机制

毒鼠强是一种中枢神经兴奋剂，具有强烈的致惊厥作用，是通过拮抗 γ-氨基丁酸(GABA)而实现的。GABA 是脊椎动物中枢神经系统的抑制性物质，对中枢神经有广泛的抑制作用；当 GABA 的作用被毒鼠强抑制后，中枢神经呈现过度的兴奋而导致惊厥。

2. 临床表现

(1) 潜伏期　毒鼠强可由口咽黏膜及胃吸收，原形即有直接致惊厥作用，故中毒潜伏期短，多数在进食后 0.5～1 h 内发病，最短仅数分钟。对进食后不明原因发作抽搐者，首先应怀疑毒鼠强中毒。

(2) 临床表现

① 神经系统：首发前驱症状有头痛、头昏、无力，有的出现口唇麻木，醉酒感。严重者可无前驱症状，迅速出现神志模糊、躁动不安、惊厥和抽搐，继而阵发性强直性抽搐；伴有口吐白沫、两眼向上凝视、鼻腔出血、二便失禁等，每次抽搐持续 1～6 min，多自行停止，间隔数分钟后再次发作。部分病例症状缓解后 4～5 d，在一般体力活动时还可出现头晕、乏力、恶心、腹痛等症状。中枢神经系统损伤为可逆性，一般无神经系统后遗症。毒鼠强中毒死亡者尸检均有脑水肿和散在的脑组织死亡、溶解。

② 呼吸系统：毒鼠强中毒常发生 ARDS。其机制可能是：中毒后或继发感染后的内毒素作用；抽搐导致机体缺氧，进而引起肺组织Ⅱ型颗粒细胞受损，肺泡表面活性物质下降，诱发 ARDS；抽搐时误吸的异物直接损伤肺组织，导致 ARDS；因继发感染而致肺毛细血管通透性增加，导致肺间质毛细血管通透性增加，引起肺水肿，促使 ARDS 的发生。上述机制在尸检材料已得到证实。急性重度中毒者可因强直性抽搐、肺水肿和 ARDS 而迅速出现呼吸衰竭，甚至死亡。

③ 消化系统

Ⅰ. 肝功能障碍：上腹部不适、疼痛、恶心、呕吐、厌食，可有黄疸，约 1/4 病例有肝大及触痛。总胆红素、ALT、AST 明显升高，ALT 甚至超过 2000 IU。

Ⅱ. 消化道功能障碍：恶心、呕吐、上腹部烧灼感和腹痛，甚至有消化道出血的表现。

④ 循环系统：患者一般有心悸、胸闷等。心电图可表现为窦性心动过速、窦性心动过缓，或其他的心律失常；可有 ST 段及 T 波改变。毒鼠强中毒多伴有心肌酶谱升高，其中以 CK 增高尤为明显，且持续时间较长。

⑤ 其他：多数患者无泌尿系统症状，无肾损害。极少数患者可有血尿、蛋白尿，有的甚至出现急性肾功能衰竭。中毒引起机体频发性抽搐，直接导致毛细血管内皮的损伤，或因合并感染均可导致 DIC 的发生。可引起循环衰竭、微循环灌注不足，水电解质平衡的失调和酸碱失衡。体温一般正常，但小儿中毒可致高热。

3. 辅助检查

(1) 血清心肌酶测定　毒鼠强中毒患者血浆CK、CK-MB、AST、LDH、HBDH等酶的活性增高，目前认为酶升高主要与抽搐有关，而非毒鼠强所致的心肌损害。

(2) 心电图检查　可有各种类型的心律失常、ST段改变、T波低平或倒置、QT间期延长等。

(3) 毒物分析　采用气质联用技术(GC-MS)检测血、尿、呕吐物、洗胃液等标本中是否含有毒鼠强，如检测到毒鼠强即可确定诊断。

(4) 脑电图　急性期脑电图显示阵发性慢波或棘慢波，病情缓解后脑电图多恢复正常。

(5) 其他　血、尿、大便常规一般正常，个别可有白细胞升高。部分患者还可出血糖、血生化异常。

4. 诊断、鉴别诊断

(1) 诊断及依据

① 毒鼠强误用或误服史，或职业接触史。② 癫痫大发作样惊厥、抽搐频繁发作。③ 毒物分析，在血、尿、胃内容物中发现毒物。④ 除外其他有类似表现的疾病。

(2) 鉴别诊断　毒鼠强中毒以反复发作性惊厥、抽搐为特征，必须除外其他以癫痫样大发作为主要表现的疾病，如原发性癫痫、中枢神经系统感染性疾病、脑血管意外、亲神经性毒物中毒等，特别要与氟乙酰胺中毒等进行鉴别。

5. 治疗和护理

(1) 清除毒物

① 催吐：对于神志清晰、经口中毒者，均应立即催吐。

② 洗胃：无洗胃禁忌证的口服中毒患者均要进行洗胃。使用清水洗胃即可，洗胃方法见中毒总论。中、重度中毒洗胃后要保留洗胃管，以备反复洗胃和灌入活性炭。

③ 灌入活性炭：洗胃后应立即给予活性炭，每次50 g、儿童1 g/kg，配成8%～10%混悬液经洗胃管灌入。轻度中毒给予1次即可，中、重度中毒最初24 h内，每6～8 h给予活性炭1次。

④ 导泻：洗胃后可经胃管注入硫酸镁或甘露醇导泻。

⑤ 血液净化治疗：血液净化治疗是目前唯一证实能有效彻底清除体内毒鼠强的方法。血液灌流、血液透析或血浆置换均可加速毒鼠强的清除，减轻中毒症状，缩短病程。其中血液灌流使用较多，效果较好，即使中毒已达48 h，血液灌流仍有确切的疗效。因此，中、重度毒鼠强中毒患者都应尽早进行血液灌流。需多次进行血液净化治疗，两次治疗间隔以8～24 h为宜。

(2) 控制抽搐　控制抽搐是挽救生命、提高抢救成功率的关键，可选用苯巴比妥钠和地西泮。苯巴比妥钠抗惊厥效果较好，地西泮效果较差，但地西泮对癫痫样大发作的疗效较好。

(3) 二巯基丙磺酸钠　目前毒鼠强无特效解毒药。但最近有人报道二巯基丙磺酸钠(Na-DMPS)对毒鼠强中毒有治疗效果。其确切的药理作用、作用机制以及疗效尚待进一步研究证实。

(4) 对症支持治疗

① 维持呼吸功能：对有急性肺水肿、呼吸道分泌物增多、频繁的强直性抽搐及大剂量使用镇静解痉剂的患者，要及时给予气管插管或气管切开，并备有呼吸机。

② 防治脑水肿：特别要重视脑水肿的早期治疗，避免或减轻脑组织的损害。对抽搐、昏迷的患者可使用甘露醇、呋塞米和地塞米松，同时给予吸氧、胞磷胆碱、脑活素等静脉滴注。

③ 脏器功能保护：毒鼠强中毒可序贯引起脑、骨骼肌、胃肠、心、肝、肺、脾、肾等多脏器功能不全，其中以脑、胃肠、心、骨骼肌损害更明显。因此，治疗上除制止抽搐及清除毒物外，应加强综合治疗，积极防治MODS。可使用ATP、肌苷、辅酶A、辅酶Q_{10}、维生素C、维生素B_6、维生素E、肝泰乐、甘利欣、门冬氨酸钾镁、1,2-二磷酸果糖等。心率缓慢者(<50次/min)，可给予阿托品，必要时进行人工心脏起搏。

(5) 恢复期的高压氧治疗　中毒性脑病是毒鼠强中毒的主要后遗症，高压氧治疗是其恢复期的主要治疗措施，一般为1～3个疗程(10 d为1疗程)。

二、氟乙酰胺与氟乙酸钠中毒

氟乙酰胺(FCH_2CONH_2)又名敌蚜胺、氟素儿、邱氏灭鼠药等；氟乙酸钠(FCH_2COONa)又名1080、氟醋酸钠等。这两种杀鼠药都是有机氟类杀鼠剂，其纯品为白色粉末或结晶，无臭、无味，有吸水性，残效期长，化学性质稳定，煮沸亦不能使之分解。虽然我国早在20世纪70年代即命令禁止其使用，但仍有中毒事件发生。

1. 中毒机制

大鼠经口LD50为15 mg/kg，人经口致死量为0.1～0.5 g，氟乙酰胺或氟乙酸钠进入人体后，通过脱胺或脱钠而生成氟乙酸，氟乙酸先与三磷酸腺苷和辅酶接触，进而和草酰乙酸作用，生成氟柠檬酸，氟柠檬酸在化学结构上与柠檬酸相似，但不能被乌头酸酶催化，反而会产生抑制乌头酸酶的效应，致使柠檬酸不能代谢为乌头酸，三羧酸循环因此中断，造成能量代谢障碍。此外，该过程还导致柠檬酸的堆积和丙酮酸代谢受阻，终致心、脑、肝、肾等器官的细胞产生难以逆转的病理改变，细胞变性坏死，并常有明显的脑水肿和肺水肿。误服被该类药毒死的动物肉或内脏可引起二次中毒。

2. 临床表现

该类鼠药潜伏期为10～15 h，中毒以神经、心血管、消化及呼吸系统表现为主，尤以前两者较为突出。以神经系统症状为主的称为神经型，以心血管系统症状为主的称为心脏型。

可分为轻、中、重三度，重者病死率高。① 轻度中毒型：头晕、头痛、视力模糊，疲乏无力，四肢麻木，肢体小抽动，恶心、呕吐，口渴，上腹部烧灼感，腹痛，窦性心动过速，体温下降。② 中度中毒型：除上述症状外，尚有消化系统分泌物增多，可有血性呕吐物；呼吸困难；烦躁不安，阵发性抽搐；血压下降，心电图出现心肌损害的表现。③ 重度中毒型：在中度中毒的基础上出现下列症状：昏迷、惊厥；呼吸衰竭；肠麻痹，大小便失禁；瞳孔缩小；心律失常、心力衰竭，常有严重的心肌损害。

(1) 潜伏期　急性中毒的潜伏期与中毒原因、吸收途径及摄入量有关，一般为 5～15 h。

(2) 神经系统　是最早出现的损害。轻者出现头晕、头痛、乏力、四肢麻木、肢体小抽动、易激动等，随着病情加重则可出现烦躁不安、神志恍惚、肌肉震颤、肢体阵发性抽搐和膝反射亢进。严重者意识丧失，全身阵发性强直性惊厥甚至呈角弓反张样，大小便失禁，瞳孔对光反射迟钝，视神经盘水肿，四肢肌张力增高，病理反射阳性，腱反射消失。部分患者尚可出现精神障碍、谵妄、语无伦次。氟乙酰胺最突出的临床表现是强直性抽搐，具有反复发作、进行性加重等特点。

(3) 心血管系统　早期出现心悸，严重者常并发严重心肌损害、恶性心律失常、心力衰竭和循环衰竭。

(4) 消化系统　食欲缺乏、口渴、恶心、呕吐、上腹痛及烧灼感，也可出现腹泻。

(5) 其他　体温降低被认为是发病的先兆，但反复抽搐时也可有体温升高。部分患者可出现皮疹及皮肤黏膜出血。重症患者可因呼吸道分泌物增多而出现呼吸困难。

3. 辅助检查

(1) 毒物检测　从患者血、尿、呕吐物、尸检的内脏组织，或被毒物掺和过的大米、食品、蔬菜、饲料、中药材及盛装器皿中检测到氟乙酰胺或氟乙酸钠或其代谢产物氟乙酸。

(2) 血氟、尿氟测定　中毒患者血氟、尿氟显著增高。

(3) 血、尿柠檬酸含量测定　中毒患者血、尿中的柠檬酸含量明显增高。

(4) 其他　心电图可出现 QT 延长，ST－T 改变。心肌酶 CK 的增高尤为明显。血钙降低，血酮可增加，抽搐发生前后血糖常有明显下降。血、尿 β_2 微球蛋白水平可升高。脑电图可异常。

4. 诊断及鉴别诊断

(1) 诊断　有明显服用毒物史者，较易确诊；对可疑病例应做毒物分析检查，阳性检测结果，结合临床特征可做出诊断。

(2) 鉴别诊断　由于氟乙酰胺中毒的主要症状是抽搐、惊厥，与毒鼠强中毒非常相似，必须注意对两者进行鉴别，可取中毒者的生物材料进行毒物检测。对服毒史不明者，应注意与有机磷杀虫药中毒、中暑和食物中毒相鉴别。

5. 治疗和护理

(1) 阻断毒物的继续吸收

① 及早洗胃:用1∶5 000高锰酸钾或0.15%石灰水洗胃,可使氟乙酰胺或氟乙酸钠氧化或转变为不易溶解的氟乙酰钙或氟乙酸钙而减低毒性。在洗胃后酌情灌入适量白酒,乙醇经肝代谢氧化为乙酸也有解毒效果;灌入食醋150~250 g也有一定疗效。

② 保护胃黏膜:可给予牛奶或生鸡蛋清或氢氧化铝凝胶。

③ 促进毒物排泄:对中、重度中毒患者应尽早采用血液净化疗法,如血液灌流、血液透析等。

(2) 特效解毒剂的应用

① 解氟灵:又名乙酰胺。用法用量:每次乙酰胺2.5~5 g肌肉注射,每日2~4次;加入1%普鲁卡因可减轻注射疼痛;对危重者,第一次注射剂量可增加到10 g。连用5~7 d。但该药不能立即控制抽搐,需联合使用地西泮、米达唑仑、苯巴比妥钠等药物,或亚冬眠疗法。

② 乙醇:在没有乙酰胺的情况下,用无水乙醇。轻度中毒者适量饮白酒有助于治疗。

③ 醋精:又名甘油酸酯,每次0.1~0.5 mg/kg,肌肉注射,每半小时可重复一次,但市售醋精制品的纯度与污染状态不清,应用时应谨慎。

④ 纳洛酮:可显著提高治愈率,原则是:首剂足量、尽早使用,意识恢复、抽搐停止后再用1~3 d。

(3) 护理注意事项　严密监护病情变化;可静脉注射地西泮、苯巴比妥钠镇静止痉。静脉滴注1,6-二磷酸果糖等心肌保护药物,防治心肌损害和心血管并发症。预防感染,维持水、电解质平衡。深昏迷者除常规对症治疗外,可用高压氧疗法帮助脑功能恢复。

三、敌鼠中毒

敌鼠($C_{23}H_{16}O_3$)化学名为2-(2,2-二苯基乙酰基)-1,3-茚满二酮,系无臭的黄色针状结晶体,其钠盐易溶于热水和乙醇,是目前应用较普遍的杀鼠剂,其用量较少,且安全性较其他杀鼠剂相对安全些。人口服较大剂量时才引起中毒,但极个别特别敏感者小剂量也可引起出血。

1. 中毒机制

该类鼠药易蓄积在肝,清除慢,能干扰肝脏对维生素K的利用,抑制凝血因子Ⅱ、Ⅳ、Ⅸ、X和凝血酶原合成,使出、凝血时间延长,血凝功能紊乱。其分解产物苄叉丙酮还具有破坏毛细血管壁的作用,对眼有中度刺激作用。部分该类新型鼠药在人体内半衰期长达20多天。

2. 临床表现

(1) 潜伏期　较长,一般在1~7 d以上。

(2) 广泛性出血　是敌鼠中毒的突出表现，可出现皮肤紫癜、鼻衄、齿龈出血、咯血、呕血、便血、血尿等。合并脑及蛛网膜下腔出血时，表现为头痛、呕吐、颈项强直，肢体瘫痪，颅内高压，血性脑脊液；眼底出血时，视力模糊甚至失明；女性可有阴道出血。上述症状可持续数月。少数患者有低热、肝损及肾功能不全。中毒剂量小者无出血现象，不治自愈。

(3) 急性中毒　一次服用大量敌鼠钠盐，可引起急性中毒，迅速出现头痛、恶心、呕吐、腹痛、心悸、乏力等症状，继之出现意识障碍，甚至休克和昏迷。一般在误服后 3 d 出现中毒症状。

(4) 亚急性中毒　一次服用量较小或连续数次口服，引起亚急性中毒。服后数日乃至半月发病，开始头疼、头晕、呕吐、食欲缺乏及精神不振，继之发生出血。重度中毒患者出现血压降低，中毒后 10 d 左右可因颅内出血或胃肠道出血导致休克、死亡。

3. 辅助检查

可见出血时间延长，凝血时间、活化部分凝血活酶时间和凝血酶原时间延长，第Ⅱ、Ⅳ、Ⅸ、Ⅹ凝血因子减少或活动度下降。

4. 诊断和鉴别诊断

(1) 诊断　根据毒物的服用史或密切接触史，结合临床特点能作出诊断。但早期未出现出血症状时不易诊断，对可疑中毒者检查凝血酶原时间、凝血酶原活动度有助于早期发现出血患者。最终确诊有赖于呕吐物、洗胃液中检出毒物成分。

(2) 鉴别诊断　临床须与血友病、DIC、血小板减少性紫癜、肾综合征出血热等鉴别。

5. 治疗和护理

(1) 立即催吐、洗胃　洗胃后经胃管注入活性炭吸附毒物，并用 20%～30%硫酸镁导泻。

(2) 特效拮抗剂　维生素 K_1 是特效的拮抗剂，轻者每次用 10～20 mg 肌肉注射，每日 3～4 次；重者先用 10～20 mg 静脉注射，然后用 60～80 mg 维持静脉滴注，每日总量可达 120 mg 以上；一般疗程 12～15 d。维生素 K_3 和维生素 K_4 疗效较差。需要注意的是，溴敌隆在体内清除慢，抗凝血作用持续时间长，直到维生素 K 依赖性因子逐渐恢复到一定浓度后，抗凝血作用才消失，所以需要持续用药 2～3 个月。

(3) 输血或血制品　出血严重者，应及时输新鲜血、凝血因子或新鲜冰冻血浆。

(4) 其他　可酌情给予地塞米松或氢化可的松，同时用大剂量维生素 C 和芦丁。积极防治肝、肾功能不全和蛛网膜下腔出血等。

第四节 急性吸入性气体中毒

【急性一氧化碳中毒】

一氧化碳(CO)是最常见的窒息性气体,俗称煤气,又叫瓦斯,为无臭、无味、无刺激性的剧毒气体。凡含碳物质不充分燃烧,均可产生CO。如吸入空气中CO含量超过0.01%,即有引起急性中毒的危险。

一、中毒机制

1. 碳氧血红蛋白形成

CO吸收入血后,85%与血液中与血红蛋白迅速形成不易解离的碳氧血红蛋白(CO-Hb),使之失去带氧功能;使Hb的氧离曲线左移,妨碍氧合血红蛋白释放氧,共同引起机体缺氧。

2. 与二价铁结合

高浓度的CO还可与含二价铁的蛋白质如肌球蛋白结合,影响氧从毛细血管弥散到细胞内的线粒体,损害线粒体功能;CO与还原型细胞色素氧化酶的二价铁结合,抑制细胞色素氧化酶活性,影响细胞呼吸和氧化过程,阻碍细胞对氧的利用(细胞内窒息)。

3. 其他机制

动物实验证实:机体内自由基产生增加、生物膜脂质过氧化增强与急性CO中毒所致中枢神经系统损害密切相关。

二、病理生理

CO中毒主要是造成组织细胞缺氧,致死的主要原因就是大脑缺氧。中枢神经系统对缺氧耐受性最差,中毒后可发生血管壁细胞变性、水肿、渗透性增加,引起急性脑水肿。缺氧造成皮质或基底节的局灶软化或坏死,还可引起广泛的脱髓鞘病变,致使少数患者发生迟发性神经精神障碍。中毒还可引起继发性脑血液循环障碍和脑血管病变,严重时可发生血栓形成。

CO中毒因缺氧或CO的直接毒性作用使心肌受损,使心肌酶升高,并引起各种心律失常或传导阻滞、ST段下降甚至心肌梗死。骨骼肌是代谢旺盛的组织,CO中毒后由于肌细胞缺氧或CO直接毒性作用,以及局部水肿、挤压,可发生大量肌肉坏死(横纹肌溶解症),甚至出现挤压综合征。CO中毒还可引起肺水肿,造成肝肾功能损害,其发生都与缺氧有关。

血中 HbCO 浓度升高到一定程度可产生樱桃红色，重度中毒幸存者才有可能呈现这种颜色，故在 CO 中毒病例中见到皮肤和黏膜呈现樱桃红色者仅为少数（占 2%～20%）。CO 中毒可产生皮肤水疱。

三、临床表现

1. 中枢神经系统

初期表现为头痛、头晕、眼花、恶心、呕吐、四肢无力、胸闷、心悸等症状。进一步发展出现意识障碍，抽搐、癫痫持续状态或去大脑强直，以及中枢性高热，瞳孔缩小、视盘水肿，病理征阳性等。后期可因脑疝致死。

2. 循环系统

表现为心慌气短、全身乏力、脉搏细数、血压下降，甚至出现面色苍白或休克；心脏听诊可有心音低弱、心率增快，或有心律失常。可诱发或加重心绞痛或心肌梗死，增加室颤发生率。

3. 呼吸系统

表现为呼吸急促，呈现不同程度的呼吸困难，甚至点头样、叹息样或潮式呼吸。常见肺水肿征象，如粉红色泡沫痰、双肺水泡音，X 线示两肺阴影，肺功能检查异常。

4. 消化系统

表现为恶心、呕吐或大便失禁症状，呕吐咖啡色胃内容物，甚至出现呕血或黑便。肝脏损害可有转氨酶升高。

5. 泌尿系统

经常出现小便失禁，重者可出现急性肾功能衰竭表现。部分患者表现为排尿困难或尿潴留。化验检查肾功能异常、钾升高、蛋白尿、肌红蛋白尿、代谢性酸中毒等。

6. 听觉、前庭、眼

听力下降或耳聋、耳鸣、眩晕、恶心、呕吐、眼球震颤、视力障碍、眼底出血水肿等。

7. 皮肤黏膜

部分患者口唇黏膜及面颊、胸部皮肤可呈樱桃红色；皮肤出现丹毒样红斑，形态不一，边界清楚，略高出皮肤，斑块中可伴存水疱疹，若融合一起可形成大疱。

8. 肢体

肌肉丰满的肢体及臀部出现红肿、胀痛、发硬，局部皮温改变，感觉和运动障碍，此表现称为非外伤性挤压伤，部分出现筋膜间隙综合征。

9. 其他

CO 中毒可伴发急性胰腺炎、血栓性血小板减少性紫癜、红细胞增多症等。

四、病情分级

1. 轻度中毒

血液中 COHb 浓度在 10%～20%。患者出现剧烈头痛、头晕、心悸、四肢无力、口唇黏膜可呈樱桃红色、恶心、呕吐、视物不清、感觉迟钝，或有短暂的晕厥、谵妄、抽搐、意识不清、幻觉等。离开中毒环境并吸入新鲜空气后，症状很快消失。

2. 中度中毒

血液中 COHb 浓度在 30%～40%。上述症状加重，患者出现呼吸困难，口唇、指甲、皮肤、黏膜呈樱桃红色，意识丧失，呈轻度或中度昏迷，各种反射正常或迟钝，对外界强烈刺激尚有反应。吸入新鲜空气或氧气后可很快苏醒而恢复，一般无并发症和后遗症。

3. 重度中毒

血液中 COHb 浓度达 50%以上。患者迅速出现深昏迷或呈去大脑皮层状态，出现惊厥，呼吸困难以至呼吸衰竭，即所谓“卒中型”或“闪击样”中毒。可并发脑水肿、肺水肿、心肌损害、心律失常或传导阻滞、休克、上消化道出血，昏迷时间较长者可有锥体系或锥体外系症状。肝、肾及皮肤可有损害表现。死亡率高，抢救后存活者，常有不同程度的后遗症。

4. 晚发神经中毒型

少数重症患者脱离昏迷后可出现遗忘症，此症一般可逐渐好转。其中有少数患者在神志恢复后，经过 2～60 d 的“清醒期”或“假愈期”后，可出现一系列神经系统严重损害表现，称为“急性一氧化碳中毒的神经系统后发症”或“急性一氧化碳中毒迟发脑病”。常见以下几种类型：

(1) 急性痴呆木僵型精神障碍　在一段清醒期后突然发生定向力丧失，记忆障碍、语无伦次、狂喊乱叫，出现错觉和幻觉，生活不能自理，数日内逐渐加重，并出现痴呆或木僵状态，肌张力增高。

(2) 精神症状　表现为癫痫、失语、肢体瘫痪、感觉障碍、不能站立、皮质性失明、偏盲、惊厥，甚至再昏迷等，部分患者出现去大脑皮质综合征的表现。

(3) 震颤麻痹　表现为情感淡漠、四肢肌张力增高、静止性震颤或前冲步态等症状。

(4) 其他脑部症状　可有单瘫、偏瘫、截瘫、四肢瘫、发音困难、吞咽困难、失语、偏盲、失眠、惊厥等症状，可反复出现昏迷。

(5) 周围神经炎　在中毒数天内可出现视神经萎缩、听神经损害、皮肤感觉障碍或缺失、皮肤色素减退、水肿等表现，有时也有球后视神经炎或其他颅神经麻痹等症状。

五、辅助检查

1. 碳氧血红蛋白测定

在患者脱离中毒现场 8 h 以内，抽取静脉血，血液可呈樱桃红色。测定血中 COHb 的含量，不仅可明确诊断，而且有助判断中毒的程度及判断其预后。

2. 脑电图

显示两侧半球有弥漫性 δ 或 θ 波活动，与缺氧性脑病进展相平行。

3. 头部 CT、MRI 检查

严重脑水肿者可见大脑深部白质或双侧苍白球部位有病理性密度减低区、脑水肿改变。

六、诊断及依据

1. 详细询问病史

是确定诊断的主要依据。工业性 CO 中毒，多见于意外事故，常为集体性中毒；家庭中常因煤球炉取暖而门窗紧闭、通风不好，或煤气、煤气燃水器等使用不当而引起 CO 中毒。

2. 有特征性临床表现

如口唇黏膜呈樱桃红样改变。

3. 碳氧血红蛋白

血液中 COHb 阳性或含量显著升高。

4. 除外其他疾病或中毒

需与各种脑血管疾病、糖尿病酮症酸中毒以及其他中毒引起的昏迷相鉴别。

七、治疗与护理

1. 紧急护理措施

① 保持呼吸道通畅，给予吸氧。② 昏迷伴高热和抽搐患者，降温和解痉的同时应注意保暖，防止自伤和坠伤。③ 开放静脉通路，按医嘱给予输液和药物治疗。

2. 氧疗

氧疗能加速血液 COHb 解离和一氧化碳排出，是治疗一氧化碳中毒最有效的方法。氧疗的原则是高流量、高浓度，患者脱离中毒现场后应立即给氧。明确诊断后应立即放入高压氧舱内治疗，重症者高压氧舱治疗次数应在 20 次以上，早期显效率达 95%～100%。

(1) 高压氧治疗指征　原则上无禁忌证都应进行高压氧治疗，以下情况可能从高压氧治疗中获得更大益处：① 急性中、重度 CO 中毒，昏迷不醒、呼吸循环功能不稳定，或曾出现过呼吸、心跳停止者；② 中毒后昏迷时间 >4 h 或长期暴露于高浓度 CO 环境，经抢救苏醒，但不久病情又有反复者；③ 中毒后恢复不良，出现精神、神经症状者；④ 意识虽有恢复，但血 COHb 再度升高，尤其>30%者；⑤ 脑电图、头部 CT 检查异常者；⑥ 轻度中毒患者持续存在头痛、头晕、乏力等，或年龄 40 岁以上，或职业为脑力劳动者；⑦ 孕妇和婴儿 CO 中毒病情较轻者也建议给予高压氧治疗；⑧ 出现迟发性 CO 中毒性脑病，病程在 6 个月至 1 年之内者。

(2) 高压氧治疗方法　对危重病患者或昏迷患者以进大舱治疗为宜，既安全又方便。小舱以纯氧加压，不用戴面罩，适用于呼吸无力、气管切开患者。一般说来，首次压力 2 ATA～3 ATA，开始治疗的 1～3 d，每天应加压治疗 1～3 次，以后改为每天 1 次，压力可稍低于首次治疗。10 d 为一疗程，重者可延长；可重复 2～3 个疗程。

(3) 高压氧治疗的护理　① 进舱前护理：认真观察患者生命体征，了解患者的中毒情况及健康史。给患者更换全棉衣服，注意保暖，严禁火种、易燃、易爆物品进入氧舱。对轻度中毒患者，教会其在加压阶段进行吞咽、咀嚼等动作，保持咽鼓管通畅，避免中耳、鼓膜气压伤，并介绍进舱须知、一般性能、治疗效果、治疗过程中可能出现的不良反应及预防方法、注意事项等，以取得患者合作。② 陪舱护理：需要医护人员陪舱的重症患者，进入氧舱后，如带有输液，开始加压时，要将液体平面调低，并注意输液速度的变化。保持呼吸道通畅，患者平卧，头偏向一侧，及时清除呼吸道分泌物。密切观察患者神志、瞳孔、呼吸、心率、血压变化。观察有无氧中毒情况。注意翻身，防止局部受压形成破溃或发生压疮，烦躁患者要防止受伤。减压时，舱内温度会降低，注意保暖，并将输液的液平面调高，以免减压时液平面降低使空气进入体内。

3. 防治脑水肿

严重中毒后，脑水肿可在 24～48 h 发展到高峰，应用甘露醇、地塞米松、呋塞米和甘油氯化钠等脱水药物。频繁抽搐、脑性高热和昏迷时间超过 10 h 者可采用人工冬眠疗法。根据患者病情，参考其生命体征、神志、瞳孔、眼底变化和影像学变化，特别注意观察是否有过度脱水表现。此外，还可给予糖皮质激素、抗抽搐药物及促进脑细胞功能恢复的药物降低颅内压和恢复脑功能。

4. 促进脑细胞功能恢复

常规应用能量合剂，如甲氯芬酯(氯酯醒)每次 250～500 mg 肌肉注射，或用 5%葡萄糖溶液 20～40 ml 稀释后静脉注射，每日 1～2 次；或胞磷胆碱每次 0.5～1.0 g 加入 5%葡萄糖溶液 250 ml 中静脉滴注，每日 1 次；或醒脑静 2～4 ml，肌肉注射或加入 5%葡萄糖溶液 250 ml 中静脉滴注，每日 1～2 次。

5. 病情观察

注意观察患者：① 基本生命体征，尤其是呼吸和体温。高热和抽搐患者更应密切观察，防止坠床和自伤。② 瞳孔大小、液体出入量及静脉滴速等，防止脑水肿、肺水肿及水、电解质代谢紊乱等并发症发生。③ 神经系统的表现及皮肤、肢体受压部位损害情况，如有无急性痴呆性木僵、癫痫、失语、惊厥、肢体瘫痪、压疮、皮肤水疱及破溃，防止受伤和皮肤损害。

6. 一般护理

患者发病早期就出现认知功能障碍，特别容易走失，应向家属交代可能发生的病情变化，避免发生意外。随着病情进展，患者大小便失禁，肌张力高，行动困难，此时家属和医护人员对其护理要特别重视。重症卧床患者应给予对症支持治疗，半卧位姿势，翻身拍背，避免食管胃内容物反流而引起吸入性肺炎和反复感染；肢体摆放恰当，避免肢体痉挛、挛缩和足下垂；进食困难者给予鼻饲饮食，计算出入量和热量。在康复医师指导下进行肢体被动性功能锻炼。

7. 健康教育

加强预防一氧化碳中毒的宣传。居室内火炉要安装管道、烟囱，其室内结构要严密，防止泄漏，室外结构要通风良好。不要在密闭空调车内滞留时间过长。厂矿使用煤气或产生煤的车间、厂房要加强通风，配备一氧化碳浓度监测、报警设施。进入高浓度一氧化碳环境内执行紧急任务时，要戴好特制的一氧化碳防毒面具，系好安全带。出院时留有后遗症的患者，应鼓励其继续治疗；痴呆或智力障碍患者，应嘱其家属悉心照顾，并教会家属对患者进行语言和肢体锻炼的方法。

【急性氯气中毒】

氯气（Cl_2）是一种具有特殊刺激性臭味的黄绿色气体，比重为 2.488，高压下呈液态，易溶于水、乙醇和醚等溶剂。氯气是一种强氧化剂，化学性质活泼，易着火爆炸。氯气用途广泛，工业上主要在于氯化工业，还用于制造漂白粉、光气、颜料、鞣革以及饮水消毒等诸多方面。

一、中毒机制

氯气经呼吸道吸入后与呼吸道黏膜表面水分接触，生成次氯酸和盐酸，次氯酸可再分解为盐酸和新生态氧，产生局部刺激和腐蚀作用，引起支气管痉挛、支气管炎或发生气管周围炎，严重者引起肺水肿。氯气还可刺激迷走神经，反射性引起心脏骤停，出现所谓的“闪击样”死亡，可伴有心肌及其他系统的损害。中毒的严重程度与氯气浓度及接触时间有关。

二、临床表现

急性氯气中毒是以急性呼吸系统损害为主的疾病。急性氯气中毒可分为四级：

1. 氯气刺激反应

出现一过性的眼和上呼吸道黏膜刺激症状。肺部无阳性体征或偶有少量干性啰音，一般在24 h内消退。胸部X线无异常发现。

2. 轻度中毒

主要是支气管炎或支气管周围炎。出现咳嗽、咳吐少量痰、胸闷等症状，以及两肺散在干鸣音或哮鸣音、少量湿性啰音。胸部X线表现为肺纹理增多、增粗，边缘不清，下肺野更明显。

3. 中度中毒

主要是支气管肺炎、间质性肺水肿或局限的肺泡性水肿。可出现以下表现：① 眼和上呼吸道刺激症状加重；② 胸闷、呼吸困难、阵发性呛咳、咳痰，咳粉红色泡沫痰或痰中带血；③ 伴有头痛、乏力及恶心、食欲不振、腹痛、腹胀；④ 轻度发绀，两肺闻及干性或湿性啰音，两肺弥漫性哮鸣音。胸部X线表现为肺纹理增多、增粗，两下肺野的内中带可见肺纹理分布不规则的斑片状模糊阴影，或有散在性或广泛网状阴影；肺野透亮度降低；有时可有单个或多个局限性密度增高阴影。

4. 重度中毒

主要是严重的化学性支气管肺炎、肺泡性肺水肿和ARDS。在临床表现或胸部X线检查中，出现下列情况之一者，即为重度中毒：① 咳嗽、咳大量白色或粉红色泡沫痰，呼吸困难，胸部紧束感，明显发绀，两肺有弥漫性湿性啰音；② 严重窒息；③ 休克，惊厥，中到深度昏迷；④ 反射性呼吸中枢抑制或心脏骤停；⑤ 出现气胸、纵隔气肿等严重并发症；⑥ 胸部X线检查发现大片状均匀密度增高阴影，或大小与密度不一、边缘模糊的片状阴影，广泛分布于两肺野，少数呈蝴蝶翼状。重度中毒除呼吸系统和中枢神经系统症状外，常伴有心、肝、肾、胃肠道损伤的症状，如消化道出血、急性心脏和/或肾功能衰竭等。

三、辅助检查

1. 心电图检查

酷似冠心病或急性心肌梗死的波形变化。

2. 血常规

血白细胞显著增高。

3. 内环境紊乱

水、电解质和酸碱平衡失调。

4. 动脉血氧分析

PaO_2降低、pH降低。

四、诊断鉴别诊断

短时间内吸入大量氯气，迅速出现呼吸系统刺激症状，结合临床表现及胸部X线，符合肺炎或肺泡性肺水肿改变，双肺有广泛的斑片状弥漫性的浸润阴影，甚至融合成大片，血气分析提示低氧血症，基本可以确定诊断。还需要排除引起支气管炎、支气管哮喘、肺炎、肺间质纤维化、肺水肿的其他疾病。

五、治疗和护理

急性氯气中毒一般发生在意外事故中，常有多人同时中毒，应根据病情分级处理，首先使危重病例得到有效救治。治疗原则为降低氧耗，纠正缺氧，限液利水，足量激素，对症治疗和防治并发症。抢救的要点：① 保持呼吸道通畅；② 有效地给氧；③ 早期、足量应用糖皮质激素。

1. 紧急护理措施

立即脱离现场，至空气新鲜处，保持安静、注意保暖，卧床休息、避免活动，严密观察生命体征。必要时作胸部X线检查。保持呼吸道通畅，及时有效给氧。视病情给予支气管解痉剂、镇咳剂、镇静剂等，并以5%碳酸氢钠液雾化吸入。

2. 预防肺水肿

包括限制液体入量，高渗葡萄糖液加入地塞米松10～20 mg，静脉推注。减少氧耗，局部药物超声雾化吸入。一旦出现肺水肿，其治疗和护理措施如下：

(1) 氧疗　鼻导管给氧，开始2～3 L/min，以后逐渐增至5～6 L/min；如缺氧不能纠正，应采用面罩加压给氧，注意压力不宜过大，以防发生纵隔气肿和气胸；对咳大量粉红色泡沫痰时难以排出，或神志不清、分泌物不易排出，或喉痉挛者，应做气管插管或气管切开。可用二甲硅油雾化吸入去泡沫。

(2) 高压氧治疗　关于高压氧治疗国内外学者持有不同观点，应视具体病情而定。

(3) 早期、足量、短程应用糖皮质激素　常用地塞米松或琥珀氢化可的松静脉滴注，能减轻化学性炎症反应，缓解支气管痉挛，改善肺泡毛细血管通透性。在治疗急性氯气中毒时应早期、足量、短程应用。

(4) 利尿剂应用　利尿剂能减少肺循环容量，促进肺水肿吸收，但要小剂量应用。

(5) 莨菪碱类药物　东莨菪碱或山莨菪碱能改善微循环，扩张周围血管，解除肺部微小血管痉挛，改善肺循环功能，可小剂量使用。

3. 其他

防治酸、碱失衡及电解质紊乱。对症治疗，如镇咳解痉等；支持治疗，如能量合剂等。防止继发感染，早期应用有效抗生素。

六、健康教育

生产车间要经常检修以防氯气泄漏，进入车间应配戴个人防护用具。一切氯化工序反应器必须严密封闭，产生的含氯废气必须净化后才能排入大气。患慢性鼻炎、气管炎、哮喘等疾病以及眼部疾病、心肺疾病者，不宜在含有氯气的生产过程中工作。

【硫化氢中毒】

硫化氢(H_2S)是一种无色而有腐蛋臭味的可燃气体，密度比空气大(密度＝1.2 g/L)，沸点为－60.8 ℃，可溶于水生成氢硫酸，也可溶于醇类及石油溶剂等。与CO和氰化氢并列为剧毒性全身吸入气体。

一、吸收、代谢

呼吸道是H_2S吸收的主要途径，易被吸收并分布于肺循环。H_2S没有生物聚集性。进入机体的H_2S通过氧化机制生成硫代硫酸盐，随后经肾脏排泄被解毒。少量的H_2S可进入肌肉，通过肌红蛋白参与生物转化。

二、中毒机制

H_2S是窒息性气体，也是刺激性气体，主要引起细胞内窒息和呼吸道黏膜刺激。

1. 局部刺激

吸入H_2S浓度>76 mg/m³时，能直接刺激终末气道和小气道，导致弥散性肺泡损伤。

2. 组织缺氧

H_2S透过细胞膜，与细胞色素氧化酶a_3中的三价铁结合，抑制线粒体电子传递并减少细胞氧的摄入，导致细胞缺氧、厌氧代谢和乳酸酸中毒。

3. 直接影响神经系统

H_2S通过直接抑制ATP产生，或增加钾通道的气传导率，或抑制Na^+/K^+-ATP酶活性，诱导神经去极化。H_2S使脑干神经递质如丙氨酸、天冬氨酸、γ-氨基丁酸、5-羟色胺、多巴胺、肾上腺素、去甲肾上腺素、谷氨酸盐、甘氨酸和牛磺酸增加。低剂量(30～106 mg/m³)慢性暴露H_2S能抑制胎儿神经递质含量和小脑蒲肯野细胞，引起新生儿可逆性脑病。

4. 其他

硫氢根离子与还原性血红蛋白形成复合物，称为硫高铁血红蛋白，其特性与氰化高铁血红蛋白类似，其临床意义尚待深入研究。

三、临床表现

H_2S中毒迅速，高浓度吸入时几秒内即可发生急性中毒。

1. 特征性嗅觉改变

在H_2S达到1.5 mg/m³水平时，可发觉有特征性的臭鸡蛋味或硫臭味；浓度在150 mg/m³，

10 min 即能发生嗅觉疲劳，更高浓度时出现嗅觉疲劳甚至更快。

2. 黏膜刺激症状

包括眼痛、角膜炎、畏光、咳嗽、咽喉痛、睑痉挛、恶心和呕吐；较长时间暴露能导致角膜溃疡，可发展成角膜瘀痕和永久的视觉损伤。在一定范围内，H_2S 浓度（$>76\ mg/m^3$）与黏膜刺激呈现剂量—效应关系。

3. 低水平暴露

在低水平（约 $15\ mg/m^3$）暴露期间，肌肉内乳酸增加，氧摄入增强，提示肌肉需氧代谢抑制以及肌肉疲劳增加。

4. 细胞缺氧

当 H_2S 浓度$>380\ mg/m^3$ 时，即出现细胞缺氧等一系列症状。首先出现呼吸困难、咳嗽、呼吸急促、胸痛，以及肺水肿等呼吸道症状。随后出现头痛、头晕、昏睡、易激惹、精神错乱、眼球震颤和谵妄等神经系统症状。如 H_2S 浓度$>760\ mg/m^3$，并且长时间暴露，可出现中毒性脑病、缺氧性抽搐和昏迷。心血管受损可出现低血压、心动过速、心力衰竭和心律异常，甚至急性心肌梗死。由于细胞窒息，发生乳酸酸中毒，可出现深大呼吸。若吸入 H_2S 浓度$>1\,500\ mg/m^3$ 时，很快就会发生呼吸衰竭，由呼吸瘫痪直接引起突然死亡，即“电击样”死亡。

5. 急性中毒评估

（1）刺激反应　眼和上呼吸道黏膜出现轻度刺激症状，在短时间内可以恢复。

（2）轻度中毒　出现眼结膜炎症，轻度头痛、头昏、乏力等症状，肺部可有干性啰音。

（3）中度中毒　具有下列临床表现之一者：有明显的头痛、头昏等症状，并出现轻度意识障碍；有明显的黏膜刺激症状，视力模糊，眼结膜水肿、角膜溃疡，以及化学性支气管炎或肺炎。

（4）重度中毒　具有下列临床表现之一者：肺水肿；呼吸循环衰竭；“电击样”中毒。

四、辅助检查

1. 毒物鉴定

用乙酸铅试纸简易显色测定法来鉴定 H_2S。

2. 实验室检查

白细胞增高，蛋白尿，肝肾功能异常，PaO_2 下降，HCO_3^- 降低，硫化血红蛋白增高。

3. 肺部 X 线

肺纹理增多、增粗，斑片状模糊阴影，间质或肺泡性肺水肿等表现。

五、诊断、鉴别诊断

1. 诊断及依据

依据 H_2S 接触史以及吸入 H_2S 后的临床表现，如头晕、头痛、视力障碍、烦躁不安、呼吸困难等症状并排除其他疾病即可作出诊断。

2. 鉴别诊断

首先需排除的疾病是其他吸入性毒物中毒。需除外的其他疾病及状况，如换气过度综合征、食源性/水源性感染、流行性瘟病、环境缺氧。还要除外其他可产生“臭鸡蛋”气味的物质等。

六、治疗和护理

1. 紧急救治和护理原则

“六早方案”：① 早期现场处理；② 早期使用地塞米松和山莨菪碱；③ 早期气道湿化；④ 对重度吸入中毒患者早期气管切开；⑤ 早期预防肺水肿的发生；⑥ 早期进行综合治疗。

2. 现场急救

H_2S 所致的中毒损伤在临床上病情发展迅猛，救治比较困难，病死率极高。现场正确施救对 H_2S 中毒的恢复最为重要，要让患者在尽可能短的时间内获得最确切的救治，特别重视中毒后的“白金抢救”时间(10 min)和“黄金抢救”时间(1 h 内)。

现场抢救措施概括为“一戴、二隔、三救出”：“一戴”即施救者应首先戴好防毒面罩，做好自身应急防护；“二隔”是在做好自身防护的前提下，施救者应尽快隔绝毒气继续被中毒者吸入；“三救出”是指在“一戴、二隔”的基础上，争分夺秒地将中毒者移离出毒源区，再进一步作医疗救治。一般以 2 名施救人员抢救 1 名中毒者为宜。

3. 高压氧治疗

是纠正组织细胞缺氧和治疗神经损害的重要方法；肺水肿患者也可从高压氧治疗中受益。做好高压氧治疗期间患者和陪护人的护理(参照急性一氧化碳中毒高压氧治疗护理要点)。

4. 解毒治疗和护理要点

(1) 对-二甲基氨基酸(DMAP)　是急性 H_2S 中毒的特效解毒药物，具有生效快、疗效好、无明显副作用的特性，但是用量不宜过大，一般 1 支即可。

(2) 高铁血红蛋白形成剂　一般不主张使用高铁血红蛋白形成剂，但对严重中毒的患者应该使用。该解毒剂在中毒几分钟内就应开始使用，短时期即可获明显效果。

5. 眼部治疗和护理

首先用大量的生理盐水或注射用水冲洗眼部 10～30 min。如发生角膜结膜炎，可使用作用短暂的睫状肌松弛剂、抗生素软膏,局部应用糖皮质激素和眼罩。

6. 对症支持和其他治疗

(1) 换血治疗　症状严重的婴儿应当考虑换血疗法,但这种疗法还没有深入进行研究。

(2) 支持治疗　使用血管活性药和静脉补液治疗低血压休克;应用苯二氮䓬类药物控制抽搐;应用碳酸氢钠纠正酸中毒。

(3) 入院观察　暴露后有症状的患者都应当入院观察 24～48 h。

(4) 随访　起病时曾有昏迷症状的患者应当在 1 周内复查,以及时发现迟发的神经后遗症。

七、健康教育

轻度 H_2S 中毒患者,在及时治疗后精神神经症状可以完全恢复,通常在 4 h 内恢复正常。但有报道指出 H_2S 中毒可出现长期的神经后遗症如退行性记忆缺失、小脑共济失调、感觉神经的听力丧失(2 000 Hz 处)、意向震颤和痉挛等。重度或电击样 H_2S 中毒死亡率和致残率较高。在 H_2S 的生产过程中,应强化管道密闭或周围环境通风。在排放 H_2S 前应采取净化措施,将废气通过碱液中和回收,以免造成空气污染。从事下水道作业前,应先进行通风换气,戴隔离式防毒面具,且身上缚以救护带,做好急救准备。有可能发生 H_2S 中毒的工作场所,有条件时可安装自动报警器。患有中枢神经系统疾病、心肺功能不全者不宜从事 H_2S 浓度较高的作业。

第五节　急性镇静催眠药物中毒

【概述】

能缓和激动,消除躁动,恢复安静情绪的药物称镇静药。能促进和维持近似生理睡眠的药物称催眠药。但同一药物,在较小剂量时起镇静作用,在较大剂量时则起催眠作用,因此统称为镇静催眠药。传统的镇静催眠药,如巴比妥类等,都是普遍性中枢抑制药,随剂量逐渐增加而产生镇静、催眠、抗惊厥和麻醉作用,中毒量可致呼吸麻痹而死亡。这一特点曾被认为是镇静催眠药的一般作用规律。长期滥用催眠药可引起耐药性和依赖性而导致慢性中毒。突然停药或减量可引起戒断综合征。

【巴比妥药物中毒】

一、巴比妥类药物分类(表14-10)

1. 长效类

巴比妥、苯巴比妥。

2. 中效类

戊巴比妥、异戊巴比妥、异丁巴比妥。

3. 短效和超短效类

司可巴比妥、硫喷妥钠。

表14-10 巴比妥类药物的作用时间和常用剂量

类别	作用时间(h)	代表药物	常用催眠量(g/次)
长效类	6～8	苯巴比妥(鲁米那)	0.03～0.1
中效类	3～6	异戊巴比妥(阿米妥)	0.2～0.4
短效类	2～3	司可巴比妥(速可眠)	0.1～0.2
超短效类	<2	硫喷妥钠	0.5～1.0

二、发病机制

巴比妥类药物通过抑制丙酮酸氧化酶,从而抑制神经细胞的兴奋性,阻断脑干网状结构上行激活系统,使整个大脑皮层产生弥漫性的抑制。大剂量应用可直接抑制延脑呼吸中枢和血管运动中枢,导致呼吸衰竭和循环衰竭。精神抑郁,肝、肾功能不全和饮酒后,易致中毒或使病情更加严重。该类药最小致死量为0.5～2 g。

这类药易产生耐药性和依赖性,突然停药可发生严重反应。少数人还可发生过敏反应。该类药物可以诱导肝药酶,提高酶活性,可以改变自身及其他药物的代谢。

三、临床表现

1. 急性中毒

根据中毒程度的不同,临床分为三度(表14-11)。

表 14-11　不同程度巴比妥类药物中毒的临床表现

中毒程度	剂量	临床表现
轻度中毒	2～5倍催眠剂量	嗜睡但能唤醒，情绪不稳定，注意力不集中，记忆力减退，共济失调，步态不稳，发音不清，眼球震颤，意识模糊
中度中毒	5～10倍催眠剂量	沉睡，即使推醒也不能答问，腱反射消失，呼吸减慢，角膜反射及咽反射存在，可有唇、手指或眼球震颤
重度中毒	10～20倍催眠剂量	深昏迷，呼吸浅快到停止；早期可有四肢强直、腱反射亢进、阵挛或巴宾斯基征阳性；后期循环功能下降，体温下降、肌张力松弛、胃肠蠕动减弱。可并发肺炎、肺水肿、脑水肿、肾衰竭而导致死亡

2. 停药反应

主要表现为自主神经兴奋性增高和神经精神异常。早期（12～16 h）可出现戒断症状，如恐惧感、肌无力、震颤、体位性虚脱、食欲缺乏及睡眠障碍等。停药 3～8 d 可发生痉挛、恶心呕吐，偶有惊厥、谵妄等。癫痫患者可诱发癫痫发作或轻躁狂状态，甚至出现癫痫持续状态。用药时间长、剂量大而骤然停药者症状更严重。

3. 实验室检查

采集血液、呕吐物或尿液标本，检测巴比妥类药物浓度有助于确定诊断、评估病情和预后。致死量血药浓度：短效类为 30 mg/L，长效类为 60～80 mg/L。

四、诊断和鉴别诊断

1. 诊断依据

① 用药史，如过量用药或长期用药突然停用的病史；② 临床出现不同程度的中枢神经系统功能受抑制的表现；③ 实验室检查支持诊断。

2. 鉴别诊断

急性中毒主要与其他昏迷疾病相鉴别，询问有无原发性高血压、糖尿病、肝病、肾病等疾病史，以及一氧化碳、酒精、有机溶剂等毒物接触史；检查有无头部外伤、发热、脑膜刺激征、偏瘫、发绀等；再做必要的实验室检查，可作出鉴别诊断。

戒断综合征须与神经精神病，如精神分裂症、癫痫发作，以及酒精中毒引起的震颤、谵妄等相鉴别。

五、治疗

1. 一般处理

保持呼吸道通畅，维持呼吸和循环功能。吸氧，必要时气管插管或切开行人工辅助呼吸。定时翻身，注意保温。

2. 清除药物

(1) 洗胃　服药在3～6 h内立即用1∶2 000高锰酸钾溶液或清水洗胃。洗胃后胃内注入硫酸钠和活性炭混悬液。忌用硫酸镁导泻，以免Mg^{2+}吸收后抑制呼吸。

(2) 利尿　在适量静脉补液的同时，用呋塞米利尿或甘露醇脱水。用碳酸氢钠碱化尿液，使尿液pH≥7.5(药物排出量增加5倍)，减少重吸收，加快排泄。

(3) 血液净化　对中、重度中毒患者，特别是合并肝肾损害可进行血液净化治疗。在中毒后16 h内行血液透析的救治率可高达100%。

3. 催醒药物或中枢兴奋剂的应用

对于深度昏迷、呼吸不规则或吸氧后症状改善不明显者可予以应用。目的在于恢复和保持反射，待机体清除药物后逐渐清醒，而非解毒。注意剂量不宜太大，时间不宜过长，以免引起惊厥，增加氧耗而加重中枢抑制和衰竭。

【苯二氮䓬类药物中毒】

临床常用的苯二氮䓬类药物(BZD)有20余种，具有抗焦虑、镇静催眠、抗惊厥、肌肉松弛和安定等作用。本节讨论用于镇静催眠的衍生物，包括地西泮(安定)、氟西泮(氟安定)、氯氮䓬、奥沙西泮和三唑仑。

一、药物分类

根据药物半衰期将苯二氮䓬类分为长效类、中效类和短效类三类，见表14-12。

表14-12　苯二氮䓬类药物半衰期和代表药物

类别	半衰期($T/2$)	代表药物
长效类	>30 h	安定、利眠宁、氟安定、氯硝安定
中效类	6～30 h	舒乐安定、阿普唑仑、氯氮䓬、利眠宁
短效类	<6 h	三唑仑、普拉安定、克罗西培、咪唑安定

二、发病机制

苯二氮䓬类药物能增强GABA能神经传递功能和突触抑制效应，还有增强GABA与$GABA_A$受体相结合的作用。$GABA_A$受体是氯离子通道的门控受体，当GABA与$GABA_A$受体上β亚单位相结合时，Cl^-通道开放，Cl^-内流使神经细胞超极化，产生抑制效应。滥用该类药物也可以产生耐受性、习惯性和成瘾性，成瘾后突然停药可导致戒断症状。

三、临床表现

1. 轻度中毒

出现头晕、嗜睡、语言含混不清、共济失调、意识模糊。

2. 重度中毒

一般较巴比妥类要轻一些，可出现昏迷、呼吸抑制、血压下降等表现。很少出现长时间昏迷和严重呼吸抑制，如果出现应考虑同时服用了其他镇静催眠药或饮酒。

3. 其他

可出现可逆性视力障碍、复视、眼球震颤以及锥体外系症状、尿潴留和少尿。

4. 长期用药及停药反应

长期用药有男子乳房女性化，女性月经不调、不排卵等副作用，此类药还有致畸作用。成瘾者突然停药可表现为失眠、兴奋、呕吐、出汗、焦虑、震颤和抽搐。

5. 实验室检查

① 药物测定，包括血、尿及胃液的定性检查有助于诊断，但血药浓度测定价值有限。② 血液生化检查和血气分析则有助于了解机体内环境和判断病情。

四、诊断和鉴别诊断

1. 诊断依据

① 用药史，如过量用药或长期用药突然停用的病史；② 相应的临床表现；③ 实验室定性检查支持诊断。

2. 鉴别诊断

急性中毒需与其他中毒性疾病和昏迷疾病相鉴别。

五、治疗

1. 清除胃肠道毒物

尽早洗胃，对昏迷患者可在洗胃前先行气管插管，防止误吸。洗胃后可给活性炭，首次 1 g/kg，每 4～6 h 可重复给半量。

2. 对症治疗

首先保证呼吸道通畅，防止误吸；严密监护呼吸、血压及心脏情况。有低血压者可快速静脉输注晶体液 1～2 L；补液后血压仍不升，可用多巴胺每分钟 5～20 μg/kg 静脉滴注，或换用去甲肾上腺素(从每分钟 0.1 μg/kg 开始)。

呼吸明显受抑制者，可应用贝美格 50 mg 加入葡萄糖 40 ml 中缓慢静脉注射，每隔 2 h

一次，直至肌张力及反射恢复为止。

3. 特效解毒药

氟马西尼（安易行，原名安易醒）是特异性苯二氮䓬受体拮抗剂，可竞争性阻断苯二氮䓬受体，拮抗其中枢神经效应，迅速逆转其镇静和催眠作用（静脉注射后 30～60 s）。但因其排泄半衰期短（53 min），用药几小时后苯二氮䓬作用复现，需重复给药。对昏迷患者，初次量为 0.3 mg 静脉注射，每隔 1 min 可重复给药 0.1 mg，直至苏醒或总量 1 mg；维持量为 0.1～0.4 mg/h。

由于使用本药的经验有限，下列情况应慎用或禁用：① 同时服用易诱发抽搐的药物，特别是三环类抗抑郁药；② 地西泮用于控制抽搐；③ 有脑外伤，改变颅内血流。

4. 支持治疗

有呼吸抑制和低氧血症（PaO_2＜50 mmHg），即应人工辅助呼吸；给予肠外营养，维持水电解质和酸碱平衡；防治肺部感染及急性肾功能衰竭。

【吩噻嗪类中毒】

吩噻嗪类的代表药物是氯丙嗪，临床常用的还有奋乃静、三氟拉嗪、氟哌啶醇等。

一、发病机制

该类药物是中枢性多巴胺受体阻断剂，通过阻断中脑边缘系统，抑制网状结构的感觉通路及下丘脑多巴胺受体，产生抗精神病作用，以减轻焦虑紧张、幻觉和病理性思维等精神症状。当一次量达 2～4 g 时，可引起急性中毒，表现为中枢抑制，出现过度镇静、嗜睡、谵妄及昏迷，或呼吸抑制、体温调节能力下降。而且该类药物还能抑制脑干血管运动和呕吐反射，阻断肾上腺素能受体，抗组胺及抗胆碱能作用，以及奎尼丁样作用。患者常有心动过速、高热及肠蠕动减少；血管扩张及血压降低；心律不齐、PR 间期和 QT 间期延长等表现。一次急性过量可有锥体外系症状。用药早期药物对骨髓有直接毒性作用，对心肌也有毒性和抑制作用。

二、临床表现

1. 急性中毒

有两类表现：一种呈严重嗜睡状态，易叫醒也易入睡；另一种血压下降乃至休克，甚至发生猝死，系过量注射所致。其他症状：恶心呕吐、呼吸困难、瞳孔缩小、流涎、抽搐及蛋白尿等。

2. 慢性中毒

(1) 锥体外系症状　约半数长期大量服用者出现锥体外系症状，如 Parkinson 综合征、静坐不能、急性肌张力障碍，以及迟发性运动障碍，成独特的“口—舌—咀嚼”三联征等。

(2) 神经精神症状　可出现头昏、软弱、淡漠、感觉迟钝、自卑感或自罪感等表现。

(3) 惊厥发作　特别是有惊厥史者易出现惊厥发作，或使原有癫痫史者发作加剧。

(4) 低血压反应　直立性低血压或持续性低血压甚至休克，多发生于有基础心脏病者。

(5) 中毒性肝炎和肝内胆汁淤积　后者与剂量无关，是一种迟发性过敏反应。多在用药1～4周发病，表现为发热寒战、消化道症状、肌肉酸痛、皮肤瘙痒、皮疹和黄疸。黄疸一般在停药后数周内消失，但少数人可持续1～2年。

(6) 造血系统反应　粒细胞减少、血小板减少及再生障碍性贫血。

(7) 其他　眼压增高诱发青光眼，角膜和晶体浑浊，哮喘，尿频、蛋白尿等。

3. 实验室药物检测

有效治疗剂量为0.03～0.3 mg/L；＞0.7～1.0 mg/L引起中毒。

三、诊断要点

(1) 长期用药或大剂量服药史。

(2) 急慢性中毒的临床表现。

(3) 实验室检查血药浓度＞0.7～1.0 mg/L。

四、治疗

1. 急性中毒的治疗

(1) 促使毒物排出体外　尽早洗胃、导泻、补液，严重者可行血液净化治疗。

(2) 一般处理　平卧，少搬动，避免直立性低血压；保持气道通畅等。

(3) 低血压休克　可用去甲肾上腺素静脉滴注；忌用肾上腺素或多巴胺，也不主张用间羟胺。

(4) 惊厥发作　可用地西泮、异戊巴比妥钠或硫喷妥钠等。

(5) 昏迷　可用哌甲酯(利他林)，但惊厥者忌用之。

2. 慢性中毒的治疗

(1) 立即停药。

(2) 锥体外系症状　可用拟多巴胺类药物如左旋多巴。另外尚可选用卡比多巴、溴隐亭，甚至安坦、开马君等。

(3) 低血压　对明显低血压患者可肌内注射去甲肾上腺素或间羟胺。

(4) 胆汁淤积性黄疸　可用熊去氧胆酸、糖皮质激素，或门冬酸钾镁、茵栀黄等治疗。

【护理措施】

一、紧急护理措施

保持呼吸道通畅；仰卧位时头偏向一侧，可防止呕吐物或痰液阻塞气道；及时吸出痰液，并给予持续氧气吸入，防止脑组织因缺氧而加重脑水肿，予心电血压监护，并尽快建立静脉通路等。

二、严密观察病情

1. 意识状态和生命体征的观察

监测生命体征，观察患者意识状态、瞳孔大小、对光反应、角膜反射等。若瞳孔散大、血压下降、呼吸变浅或不规则，常提示病情恶化，应及时向医生报告，采取紧急处理措施。

2. 药物治疗的观察

遵医嘱静脉输液，并密切观察药物作用、副作用及患者的反应，监测脏器功能变化，尽早防治各种并发症和脏器功能衰竭。

三、饮食护理

昏迷时间超过 3～5 d，不易维持营养的患者，可由鼻饲补充营养及水分。应给予高热量、高蛋白易消化的流质饮食。

四、心理护理和健康教育

对服药自杀患者不宜让其单独留在病房内，以防止其再度自杀。向失眠者宣教导致睡眠紊乱的原因及避免失眠的常识。长期服用大量镇静催眠药的患者，包括长期服用苯巴比妥的癫痫患者，切忌突然停药，须逐渐减量后停药。镇静催眠药的使用、保管应严加管控，特别是对情绪不稳定或精神不正常者，应慎重用药，避免形成药物的依赖性。

第六节　常见毒品中毒

【海洛因等毒品中毒】

海洛因为白色粉末状，俗称“白粉”，其精神依赖性及躯体依赖性均极强，不允许临床使用，为非医疗用毒品。在毒品流通市场，根据海洛因的纯度、精度、色度，将海洛因分为“黄皮”“Ⅰ号”“Ⅱ号”“Ⅲ号”,“Ⅳ号”和“Ⅴ号”等多级别品系。其中,滥用范围最广,就是被称为毒品中精品之王的“Ⅳ号”海洛因。

一、中毒机制

海洛因,即二乙酰吗啡,又名二醋吗啡,是阿片毒品系列中最纯净的精制品,为白色粉末,微溶于水,易溶于有机溶剂,盐酸海洛因易溶于水,其溶液无色透明。高纯度的海洛因有比吗啡更强的中枢抑制作用,镇痛作用是吗啡的4～8倍,对人体的毒性是吗啡的5倍,吸食一次后即可成瘾。

海洛因对中枢神经系统有先兴奋后抑制作用,以抑制为主:主要是抑制大脑高级中枢而昏迷,随即抑制延脑呼吸中枢导致呼吸抑制;降低胃肠蠕动产生便秘,可以出现胃肠道功能紊乱,如神经性嗳气、神经性呕吐、神经性厌食和肠易激惹综合征;大剂量海洛因抑制延脑血管运动中枢。引起支气管、输尿管和胆管平滑肌的收缩,导致海洛因性肺水肿、尿潴留、胆绞痛;兴奋动眼神经缩瞳核,产生针尖样瞳孔。

二、临床表现

急性肺水肿和心律失常较常见,可引起猝死。

(一)海洛因中毒症状

1. 三联征

瞳孔缩小如针尖样;深度昏迷,压眶无反应;呼吸频率极慢(4～6次/min)或出现叹气样呼吸或潮式呼吸,以上三种表现称为海洛因中毒“三联征”。

2. 其他

四肢口唇发绀,皮肤湿冷;骨骼肌松弛无力,当脊髓反射增强时,常有惊厥、牙关紧咬和角弓反张。呼吸先变浅而慢,出现叹气样呼吸或潮式呼吸,常因呼吸中枢麻痹而致命。可出现心率减慢,甚至休克。

(二)对神经精神系统的损害

1. 海洛因生理依赖性

又称生理依赖性,是指由于反复连续使用某种药物使机体处于一种适应状态,一旦中断用药后即可产生一系列强烈的躯体方面的损害及药物戒断综合征,出现由于生理功能改变而产生的临床症状和体征。

海洛因依赖者,在停药后4～12 h即出现呵欠、流泪、淌涕、鼻塞、出汗、心境焦虑、烦躁不安、周身不适、心慌、嗜睡却又烦躁不眠;8～16 h又陆续出现周身鸡皮疙瘩、寒战、喷嚏、恶心、呕吐、腹痛、腹泻、肌肉酸痛、骨关节疼痛、乏力、激惹、易怒，甚至行为失控，出现攻击行为或抑郁绝望。查体发现瞳孔缩小、脉搏加快、血压上升、呼吸急促、肌张力增高等，在 36～72 h 达高峰。不给予阿片类药物治疗戒断症状可自行逐渐减弱缓解，大部分症状在 6～12 d 消失。

2. 海洛因精神依赖性

是阿片类毒品对中枢神经系统所产生的一种特殊病理性精神损害。它使依赖者处于一种追求使用毒品的强烈欲念之下，有一种不可抑制的“渴求”寻觅毒品的执着要求和强迫行为。

3. 海洛因对中枢神经系统的损害

主要是长期滥用蓄积而产生的毒性反应，包括慢性缺氧性脑损伤，局灶性脑梗死、脑内坏死性动脉炎、败血症性脑脓肿、感染性脑栓塞和脑萎缩等。长期滥用可引起智力减退、个性改变、记忆力下降、定向力障碍、睡眠障碍、震颤性麻痹等大脑功能改变。

4. 海洛因中毒性迟发性脑病

病理改变多系脑白质海绵状变性，反应迟钝、语言障碍、四肢乏力、动作笨拙及步态不稳，甚至出现幻觉、昏迷等。

5. 海洛因对周围神经的损害

周围性多发性神经炎，亚急性不对称性多发性神经炎、周围神经慢性炎症改变和退行性改变等。

6. 海洛因对脊髓的损害

急性脊髓炎、急性多发性神经根炎和脊神经节神经炎等。

（三）对心血管系统的损害

1. 感染性心内膜炎

急性感染性心内膜炎是静脉海洛因滥用者最常见的全身化脓性重症之一，是引起猝死的常见原因之一。亚急性感染性心内膜炎也不少见。

2. 缺血性心肌病

常致心律失常和心力衰竭。

3. 中毒性心肌病

可致猝死。

4. 急性心包炎

5. 周围血管疾患

血栓性浅静脉炎、深部静脉血栓形成、多动脉炎、肺栓塞等。

（四）对呼吸系统的损害

在海洛因成瘾引起的并发症中，呼吸系统占21%～91%，是海洛因依赖人群最常见的并发症。

1. 呼吸系统感染性疾患

常见的有急性上呼吸道感染、急性气管-支气管炎等。

2. 细菌性肺炎

比普通人群高20倍，其发病机制与依赖者体质虚弱、免疫功能障碍、静脉滥用杂质毒品、使用污染注射器和受凉等因素有关。

3. 肺结核

活动性肺结核高达3.5%，比普通人群高近30倍。

4. 肺脓肿

发病率2.1%，比同龄正常人群高10倍。

5. 海洛因性肺水肿

在海洛因滥用过量中毒时，常出现严重的呼吸困难，面色苍白，发绀，咳吐大量白色或血性泡沫痰，两肺布满湿啰音和哮鸣音等严重表现。X线示肺纹理模糊、增多，肺门阴影不清，两肺透光度减低，肺小叶间隔增宽，谓之海洛因性肺水肿。发生肺水肿的机制有：海洛因中毒导致严重缺氧、肺血管通透性增大；与海洛因依赖人群营养不良、低蛋白血症有关；肺静脉被感染性因子和异物性栓子（毒品颗粒和杂质等）阻塞，静脉压上升；心血管系统受损引起心功能障碍；肺血管受损和神经因素等。

（五）对消化系统的损害

1. 胃肠道功能紊乱

主要表现为神经性嗳气、神经性呕吐、神经性厌食和肠易激综合征等。

2. 肝脏损害

主要表现为病毒性肝炎发病率高，肝功能受损导致肝功能异常增高。

（六）对泌尿系统的损害

可造成急性肾小球肾炎、肾病综合征，甚至急性肾功能衰竭。此外，泌尿系感染发病率增高。

三、实验室检查

1. 毒物检测

(1) 血、尿中毒物成分定性试验阳性。

(2) 血、尿中毒物浓度的定量检测。

2. 其他检查

(1) 血液学检查　血常规、电解质、肝肾功能、血气分析等。

(2) 头颅CT或MRI　双侧大脑半球白质内、脑干和小脑半球白质广泛对称性病灶。

四、诊断及依据

根据吸毒史，典型的中毒(三联征)表现、戒断表现，以及毒物检测阳性即可诊断。

五、治疗和护理

(一)急性中毒的治疗

1. 清除毒物

(1) 口服中毒　同样给予洗胃灌肠和导泻等治疗。由于海洛因致幽门痉挛，即使中毒较久可能还有少量毒物潴留胃内，应坚持洗胃。可选用活性炭50～100 g混悬液或1∶5 000高锰酸钾溶液。注意：禁用阿扑吗啡催吐。

(2) 静脉中毒　迅速于注射部位上方扎紧止血带，局部冷敷延缓吸收，注意定时放松止血带。

2. 特效解毒剂应用

尽早使用纳洛酮是抢救成功的关键。纳洛酮是单纯性阿片受体拮抗剂，对阿片受体的亲和力大于吗啡，可全部拮抗海洛因与阿片μ、κ及σ受体结合，迅速扭转海洛因过量或急性中毒的神经系统效应。使用原则：尽早、迅速、足量给药；立即静脉注射0.4～0.8 mg，如呼吸未见改善，3～5 min后可重复给药，维持时间不应少于4～8 h，持续观察不少于24～48 h。大剂量纳洛酮可导致兴奋、烦躁不安、血压上升，应予注意。

3. 对症支持治疗

(1) 氧疗和气道管理　立即给予氧气吸入，氧流量4～5 L/min，有肺水肿需用消泡剂。保持呼吸道通畅，适当应用呼吸兴奋剂，必要时气管插管或气管切开，保证氧气吸入。

(2) 建立静脉通路，快速补液，纠正水、电解质和酸碱紊乱。

(3) 在补液基础上快速利尿，加快海洛因代谢产物的排出。

(4) 保护肾功能，必要时保留导尿，记录每小时尿量或24 h尿量。

(5) 纠正非心源性肺水肿，可应用利尿剂或脱水药，结合应用肾上腺皮质激素，保持气道通畅等。

（二）戒断症状的处理

遇到有吸毒史的昏迷患者，如呼吸浅促应高度怀疑海洛因戒断症状，静脉推注吗啡 5～10 mg，病情迅速缓解，如 20 min 内改善不明显，可再静脉推注吗啡 5～10 mg，其余处理同急性中毒的治疗。

（三）抢救治疗时的注意事项

(1) 并发非心源性肺水肿，抢救难度大，纳洛酮治疗无效，建议采用人工正压通气；不建议使用洋地黄、利尿剂和吗啡。

(2) 滥用作用时间长的阿片类药物或强效阿片类药物所致的中毒，常需很大剂量的纳洛酮，采用 1 000 ml 生理盐水中加入 4 mg 纳洛酮静脉滴注，12 h 内滴完。

(3) 因纳洛酮的作用时间短，几小时后可再度发生呼吸抑制，所以对海洛因中毒患者至少应观察 24h。

(4) 慢性中毒者，在 2～3 周内逐渐撤除药物，同时以巴比妥类和其他镇静剂对症处理。

(5) 纳洛酮用于阿片类中毒时可能催促戒断症状，如出现戒断症状并确定为阿片类药物依赖者，应转诊至戒毒机构进行脱瘾治疗。

六、护理措施

1. 呼吸道护理

首先应清理口腔及呼吸道分泌物，防止舌后坠，保持呼吸道通畅，有效地持续供氧，应用拮抗剂纳洛酮后病情还没有缓解的患者必要时需进行气管插管等措施以确保供氧通畅。

2. 病情评估

密切观察患者的生命体征如呼吸、血压、尿量、意识和瞳孔等病情变化，重点保护好心、脑和肺等重要器官，做好对症支持治疗和护理显得尤为重要。

3. 维持内环境稳态

定时进行相关生化检查，维持患者的水电解质和酸碱平衡，使用利尿剂促进和加快海洛因的排泄，输注营养药物维持机体所需，严防其他脏器的继发感染和进一步损害，掌握病情并及时处理。输液速度不应太快，以防肺水肿的发生，密切观察记录患者的出入量，防止患者急性水中毒或者继发肾功能衰竭的发生。

4. 生活护理

患者卧床治疗期间协助患者进行日常生活料理，意识清醒后逐渐从流质饮食到半流质饮食过渡。患者在有幻觉的情况下，为避免造成不必要的伤害可以使用约束性保护措施 直到患者清醒。

5. 心理护理

海洛因成瘾患者的心理是矛盾的，一方面努力地想戒毒，一方面又控制不住对毒品的渴求，所以医务人员一定要耐心地给患者解释长期吸食毒品的副作用对个人、家庭及社会造成的危害，同时做好家人的工作。患者的维持治疗也需要他们的监督和支持，使患者尽早地康复重返并适应社会。

七、健康教育

降低或限制毒品非法需求的政策选择；降低或限制毒品非法供应的政策选择；国际合作，帮助"毒源国"实行毒品替代种植的公共政策选择。严格适应证、用药剂量及持续时间，切勿滥用本类药品。药品由专人负责保管。年老体弱、危重病患者减量使用。肝功能损害、支气管哮喘、肺部疾病、肺源性心脏病、甲状腺功能低下、婴儿及哺乳期妇女禁用。巴比妥类镇静剂能增强吗啡的呼吸抑制作用，在吗啡急性中毒时切忌使用。

【苯丙胺类毒品中毒】

目前常用的苯丙胺类毒品主要有苯丙胺、冰毒和"摇头丸"三种。苯丙胺又称安非他明或非那明。冰毒，又称甲基苯丙胺或脱氧麻黄碱(methamphetamine)，麻黄素是制造冰毒的前体。"摇头丸"是多种致幻性苯丙胺类兴奋剂的混合物。按其作用特性分为：① 兴奋型，有中枢兴奋作用，如苯丙胺、甲基苯丙胺、卡西酮和哌甲酯(哌醋甲酯)；② 致幻型，具有明显致幻作用，如二甲氧甲苯丙胺、溴基二甲氧苯丙胺；③ 抑制食欲型，有抑制食欲作用，如芬美曲秦、苯甲曲秦、二乙胺苯丙酮、芬氟拉明及右旋芬氟拉明等；④ 混合型，有中枢神经兴奋作用和致幻作用，如亚甲二氧甲基苯丙胺和亚甲二氧基乙基苯丙胺等。

一、中毒原因

主动吸食、误服或对本品敏感。

二、中毒机制

苯丙胺口服吸收迅速，成人致死量为 20～25 mg/kg，儿童致死量约为 5 mg/kg；冰毒是苯丙胺衍生物，其毒性为苯丙胺的 2 倍，药效维持时间长。能减少抑制性神经递质 5-羟色胺(5-HT)的含量，促进儿茶酚胺类神经末梢释放肾上腺素(NE)和多巴胺(DA)；或直接作用于 NE 受体、DA 受体，产生的短暂的"飘飘欲仙"感。苯丙胺突然戒断可使潜在的抑郁表现出来或导致严重的抑郁反应，在戒断后 2 d 或 3 d 会出现强烈疲乏感或嗜睡及精神抑郁。

冰毒长期滥用后突然停止使用，患者会出现高度疲劳、精神抑郁、饥饿感，以及强烈的求药行为。

“摇头丸”维持时间长(5～6 h)，精神依赖性强，在各类毒品中仅次于海洛因。对人产生两方面作用：一是心理方面产生精神依赖，对大脑神经细胞产生直接的损害作用，导致神经细胞变性、坏死，出现急慢性精神障碍；二是生理损害作用，对心血管产生兴奋性作用，导致心肌细胞肥大、萎缩、变性、小血管内皮细胞损伤和小血管痉挛，从而导致急性心肌缺血、心肌病和心律失常，使吸毒者突然死亡。频繁使用“摇头丸”后，身体出现了耐受性，戒毒或停止吸食毒品一段时间后，耐受性消失，此时吸食少量的“摇头丸”身体就会出现强烈反应，导致急性和严重的血管收缩、痉挛，心肌急性缺血，严重心律失常甚至导致突然死亡。此外，大量饮酒后，服用“摇头丸”类毒品的毒性会增加，吸食较小剂量也可能导致吸毒者突然死亡。一次服用较大剂量摇头丸可全身骨骼肌痉挛、肌溶解、肾功能衰竭，恶性高热甚至死亡。

三、临床表现

1. 兴奋作用

中小剂量可以提高人的心境，有能力增加、觉醒程度提高的感觉，表现出精神振奋、清醒、机敏、话多、兴致勃勃、思维活跃、情绪高涨、注意力集中、工作能力(技巧性工作)提高，而且长时间工作或学习无疲劳感、无饥饿感。

2. 急性中毒

表现为不安、头昏、震颤、腱反射亢进、话多、易激惹、烦躁、偏执性幻觉或惊恐状态，有的会产生自杀或杀人倾向。可出现心血管病症状如面色苍白、心悸、心律不齐、心绞痛、血压升高或低血压休克，还可出现肠胃功能障碍如口干、口中有金属味道、厌食、恶心、呕吐、腹泻、腹部绞痛，严重的可产生惊厥、脑出血、昏迷，甚至死亡。

3. 慢性中毒

主要是长期滥用所致，表现为体重下降、消瘦、溃疡、脓肿、指甲脆化和夜间磨牙。静脉注射方式滥用者可引起各种感染并发症，包括肝炎、细菌性心内膜炎、败血症和艾滋病等。

4. 偏执性精神病

长期大量口服或静脉注射苯丙胺几乎必然会发生偏执性精神病。典型表现为被害妄想、牵连观念以及“无所不能”的感觉。那些大剂量静脉注射者往往认为自己迟早要产生偏执心理，所以会从容应对，早期倒不会出现偏执情况。苯丙胺性精神病，常能康复，曾有极度紊乱和偏执的滥用者也缓慢恢复原样的报告。最重的症状消失得最早，只要几天或数周，但意识混乱，记忆丧失和妄想观念等症状则可持续数月之久。可出现焦虑、害怕、颤抖，关注自己的躯体健康。苯丙胺性精神病患者会错误地理解他人的行为，出现幻觉并不切实际地多疑，在兴奋期后极度疲乏，长期情绪抑郁，可能发生自杀。

5. 中毒性精神病

大剂量或重复使用可产生中毒性精神病或称妄想障碍，酷似偏执性精神分裂症，表现有被害妄想、幻觉，多为幻视，也可能出现听幻觉和触幻觉，称之为苯丙胺精神病。严重者出现精神错乱、性欲亢进、焦虑、烦躁、幻觉状态、惊厥、昏迷甚至死亡。

6. 毒品依赖

吸食冰毒可产生强烈的依赖性，一旦断药会出现戒断症状。

7. “摇头丸”中毒

可诱发心脏病如室颤、心律失常、心肌缺血等发作而致死；导致高热综合征，代谢性酸中毒，弥漫性血管性凝血，急性肾功能衰竭，中毒性肝炎、肝功能衰竭等。

四、实验室检查

1. 血药浓度测定

血中苯丙胺浓度>0.5 mg/L，若>大于2.0 mg/L则可致死。

(1) 筛选方法　使用体外检测商品试剂盒进行测定。

(2) 确诊法　选用气相色谱法或高效液相色谱法定量测定。

2. 其他检查

白细胞升高，高血糖，电解质紊乱，肾功能异常，CPK升高，酸中毒，肌红蛋白尿。

3. ECG

发现窦性心动过速、房早或室早等心律失常，或出现心肌缺血或心肌梗死的改变。

五、诊断

根据过量摄入本类药品史、中毒的临床表现、实验室检查结果阳性，并除外其他精神病、低血糖或拟交感神经药中毒，即可诊断。

六、治疗

轻者以对症支持治疗为主，严重者以处理高血压、心律失常和惊厥为主。

(一) 减少吸收

(1) 服药时间不超过4 h，洗胃、催吐、导泻。

(2) 活性炭混悬液50～100 g灌胃。

(3) 重症患者可行血液净化治疗。

（二）对症、支持治疗

1. 镇静

将患者置于安静的环境，减少环境刺激，防止惊厥发作和精神失常导致的损伤。

2. 严密监测生命体征

保持呼吸道通畅、循环稳定，维持水、电解质及酸碱平衡，必要时给氧。鼓励多饮水，维持足够尿量，防止肾功能衰竭。

3. 处理精神失常

药物剂量不宜太大，以免加重意识障碍。

(1) 惊厥　用短效巴比妥类药物或苯二氮䓬类药物，如地西泮 10～20 mg 静脉注射，15 min 后重可复一次。

(2) 兴奋激越、行为紊乱　氯丙嗪 25～50 mg 肌肉注射，或用氟哌啶醇 2.5～10 mg 肌肉注射，或用地西泮 10～20 mg 静脉注射。

(3) 谵妄　用氟哌啶醇或地西泮。

(4) 持久的精神病性状态或其他心理障碍　需适当的精神科治疗。

4. 肺水肿治疗

可给氧，禁用氨茶碱。

5. 处理心血管并发症

严重高血压要给予降压治疗，如酚妥拉明 2～5 mg，静脉缓慢注射。及时发现和处理心律失常、心力衰竭。

6. 防止肌红蛋白沉积

保持足够尿量，也可碱化尿液。

7. 降温治疗

对于高热要给予物理降温和药物降温。

七、护理措施

密切观察生命体征；输液促排，包括酸化尿液；治疗并发症，如心血管系统并发症、神经系统并发症；抗精神病药物治疗；维持水、电解质平衡；给氧；对症治疗；必要时进行血液透析等。在治疗中还需注意以下几点：

(1) 尽量减小约束躯体的方法来控制激越，避免增加高热与横纹肌溶解的危险，防止严重并发症的发生。

(2) 酸化尿液，加速排泄，可用氯化铵 0.5 g，1 次/日，使 pH<6.6。但是患者有高热、出

汗、代谢性酸中毒时不宜用。

(3) 激越、焦虑患者,可用地西泮控制,尽量少用抗精神病药物,因能加重拟交感神经与心血管药物效应,降低癫痫发作阈值,增加高热风险。如需要,应首先用氟哌啶醇、利培酮,其抗胆碱能活性较轻。

(4) 严重高血压,舒张压超过 120 mmHg,持续超过 15 min,可使用酚妥拉明 2～5 mg 缓慢静脉注射;若无效,则采用硝普钠静脉注射或硝酸甘油片口服。禁止使用普萘洛尔、艾司洛尔,因其可加重血管收缩使血压升高,加重病情。

(5) 恶性高热的处理:少数严重患者,可能出现恶性高热,体温达 41 ℃以上,这时必须尽快采取强有力的措施处理,如物理降温、药物降温。

(6) 横纹肌溶解问题:兴奋剂所致的横纹肌溶解,一般不会出现肌肉疼痛、压痛和肿胀等症状,要注意查肌酸激酶,若超过正常值 5 倍以上、尿隐血试验阳性而镜检无明显红细胞时,应考虑有横纹肌溶解可能,应大量补液、加速排泄,避免肌红蛋白尿性肾衰。

(7) 极重度患者,可考虑血液透析治疗。

八、健康教育

加强毒品知识宣传和进行戒毒知识宣传。

【麦角酰二乙胺等致幻剂中毒】

致幻剂,亦称致幻药、幻觉药、迷幻药或拟精神病药物。代表药物是麦角酰二乙胺(LSD),其他还有 α-甲基色胺、二甲基色胺、二乙基色胺、北美仙人球毒碱、2-甲基北美仙人球毒碱、毒蕈碱,以及苯丙胺及其衍生物。

一、中毒原因

主要原因是滥用本品及投毒,但具体机制不详。

二、临床表现

1. 急性严重中毒

表现为瞳孔扩大、面色潮红、结膜充血、流泪流涎、脉搏加快、血压上升、体温升高,也可出现血压下降和呼吸抑制,以及反射亢进、肢体震颤、运动失调和痉挛性瘫痪等表现。

2. 心理效应

(1) 情绪改变　早期表现欣快或焦虑。欣快常占优势,可发展为一种心醉神迷的感觉,继之突然出现情绪低落、抑郁、惊慌或深沉的凄惨感觉。

(2) 感知觉紊乱　出现知觉紊乱、错觉与幻觉。主要累及视觉,也可累及所有的感知觉。视力有明显的增进和鲜明感或显得模糊;出现视幻觉,可为有形的物体或无形的色彩瑰丽的多变光环。听力变得迟钝或过敏。

(3) 人格解体与现实解体　体像障碍较常见,由于自我体像障碍,患者出现离奇的感觉。患者有时有强烈的躯体不适感,还可发展到对自己的外形辨认不清,对自己在镜中的形象视若路人。

(4) 心理依赖　LSD有强烈的心理依赖,依赖者常将服用LSD的体验当成他生存中的重要内容。有时会发展成为一种劝诱的狂热,竭力企图说服他人相信它的价值。

3. 中毒性精神病状态

(1) 急性精神错乱　最常见的是急性惊恐反应,认为服药后的体验超过了他的控制能力而深感不安,有时感到自己会变成"疯子"或去杀人,因此十分恐惧。或出现抑郁、妄想情绪及暴发性愤怒发作,严重的抑郁可导致自杀企图或自杀成功。

(2) 冲动行为　自我控制能力明显减退,赤身裸体、公开地进行同性恋或调情活动。易于出现强烈的犯罪活动,以及凶杀企图或行为。此外,由于患者自认为不会受到伤害,而进行一些对身体有害的危险活动,如认为自己能从火车上安全地飘然而下,而去跳车。

(3) 急性精神病反应　精神分裂反应最常见,出现幻觉、妄想及活动过多。或急性脑器质性反应,表现为意识浑浊、定向障碍。

(4) 迟发性不良反应　LSD所导致的精神症状可迁延数月不愈,甚至数年不愈。其特点是集精神分裂症、情感性精神病和神经症状于一身。

三、诊断要点

有毒物接触史及相应的临床表现。

四、治疗和护理

参见苯丙胺类毒品中毒。

第七节　急性强酸强碱中毒

【强酸中毒】

强酸主要包括硫酸(H_2SO_4)、盐酸(HCl)和硝酸(HNO_3),它们都具有强烈的刺激作用和腐蚀作用。引起中毒的主要原因是生产过程中接触、吸入毒物,或误服毒物或有意伤害等。浓硫酸的致死量为1 ml,盐酸为15 ml,硝酸为8 ml。

一、中毒机制

强酸经呼吸道、皮肤以及消化道进入体内，分布全身，引起组织器官损害，以肝肾组织变性坏死为主。强酸在体内通过中和解毒，由肾脏排出体外。

1. 局部损伤

强酸主要通过吸收组织水分，引起细胞脱水，使蛋白质与角质溶解或凝固，造成局限性、界限明显的组织灼伤和坏死，可深入皮下组织致坏死。可致皮肤黏膜局部充血、水肿、坏死及溃疡，严重时致脏器穿孔、瘢痕形成、狭窄或畸形。

2. 口服者

强酸致口腔、食管和胃肠黏膜出现腐蚀性损害，引起组织收缩、干燥、变性，严重者可致穿孔、瘢痕形成和狭窄。

3. 吸入强酸烟雾

可导致中毒性肺水肿，其发生机制是强酸类烟雾对肺组织产生强烈的刺激和腐蚀作用，损伤了肺的表面活性物质，使肺泡壁通透性增强，同时可损伤毛细血管壁的通透性，致使体液由毛细血管渗透到肺间质和肺泡内。淋巴管痉挛致损伤使淋巴回流障碍，也可引起或加重肺水肿。

4. 全身中毒

强酸经呼吸道、皮肤或消化道进入血液，消耗血液中的碱储备，可产生代谢性酸中毒；导致严重肝肾损害、神经系统损害、呼吸循环衰竭；诱发 DIC。

二、临床表现

1. 呼吸道刺激征

由于吸入强酸烟雾所致，出现呛咳、流泪、咳嗽、胸闷、呼吸加快。发生中毒性肺水肿可有呼吸困难、发绀、咳粉红色泡沫痰、两肺湿啰音等表现。严重时可致喉头水肿、支气管痉挛及呼吸衰竭等。

2. 皮肤损伤

若皮肤接触强酸可致灼伤、腐蚀、坏死及溃疡形成，痊愈后留瘢痕。硫酸所致的皮肤溃疡界限清楚，周围微红，溃疡较深，溃疡面上覆盖灰白色或棕黑色痂皮，受损部位疼痛剧烈。若受损面积大时，由于广泛渗出可致休克。盐酸溶液接触皮肤使局部出现红斑及水疱，造成灼伤；盐酸气体接触皮肤可致皮炎、局部潮红、发痒，或出现红色小丘疹以及水疱。硝酸接触皮肤可迅速与皮肤蛋白质结合，使皮肤变黄色，若浓度为50%～60%时，皮肤变黄褐色，并有结痂，经1～2周后脱落，不留瘢痕；若浓度为98%时可致皮肤三度烧伤，局部褐色，局部结痂的皮肤界限清楚，周围红肿起疱，痂皮脱落后可致溃疡或瘢痕形成。

3. 眼睛损害

强酸烟雾或蒸气刺激眼睛可致眼睑水肿、结膜炎、角膜灼伤变浑浊，甚至穿孔，严重时可致全眼炎以致完全失明；强酸类溶液直接接触眼睛时，可灼伤结膜、角膜及形成溃疡，严重时也可发生失明。

4. 口服强酸

唇、口腔、咽部、食管和胃黏膜灼伤，出现严重的局部烧灼痛，局部溃疡形成；恶性、呕吐，可吐出大量褐色物或咖啡样物以及糜烂的黏膜和消化道碎片；吞咽困难或腹泻等。严重时可发生胃穿孔、腹膜炎、喉头痉挛和水肿、声音嘶哑和窒息，常因肝肾损害、肺水肿和循环衰竭而死亡。溃疡愈合后均遗留不同程度的狭窄、腹膜粘连及消化道功能紊乱等后遗症。

5. 其他症状

强酸吸收后可致肝肾损害、神经系统损害和严重酸中毒，表现为头痛、烦躁、惊厥、意识丧失、气急、呼吸困难等症状。若皮肤大面积灼伤时可发生休克，最终因呼吸和循环衰竭而死亡。

三、诊断

根据接触或误服强酸类病史，及以皮肤黏膜刺激、腐蚀症状为主的临床表现，可以诊断。

四、治疗

（一）急性吸入性中毒的治疗

1. 脱离现场

立即使患者脱离现场，给予2%～4%碳酸氢钠溶液雾化吸入，同时吸氧。

2. 中毒性肺水肿的治疗

在给予高浓度吸氧或正压呼吸给氧，同时给予大剂量肾上腺皮质激素，可用氢化可的松200～400 mg或地塞米松30～40 mg静脉滴注，一般短期应用，3～5 d逐渐减量停药。严重者用呼气末正压通气以维持呼吸功能。

3. 喉头痉挛、水肿的治疗

应及时行气管插管或气管切开以保持呼吸道通畅。

4. 皮肤灼伤的治疗

脱去污染衣服，皮肤接触部位用大量清水彻底冲洗，也可用4%碳酸氢钠溶液洗涤皮肤，冲洗后创面按一般灼伤处理。

5. 眼睛损伤的处理

用大量生理盐水彻底冲洗后，用可的松眼药水或抗生素眼药水交替滴眼，必要时可用0.5%地卡因眼药水滴眼以止痛。

（二）口服中毒的处理

1. 黏膜保护剂

口服牛奶或蛋清200 ml，或氢氧化铝凝胶60 ml，或花生油、香油100 ml，保护食管、胃黏膜。禁用碳酸氢钠溶液口服，以免产生大量二氧化碳（CO_2）增加胃穿孔的危险。口服泼尼松预防食管狭窄。一般不主张催吐洗胃、使用中和剂和活性炭，以免加重损伤和引起穿孔。

2. 对症治疗

主要是止痛、维持水电解质平衡、预防感染及营养支持等。若有穿孔、腹膜炎或愈合后瘢痕狭窄者应及早手术治疗。

【强碱中毒】

强碱包括氢氧化钠（NaOH）、氢氧化钾（KOH）、氧化钠（Na_2O）、氧化钾（K_2O）等4种，具有极强的腐蚀作用。强碱在工业上广泛应用，还用作实验试剂。日常的去污剂、烫发剂也含有此类物质。

一、中毒原因

（1）在生产、包装、运输和使用过程中，直接接触或被溅洒的碱液所致皮肤、黏膜和眼睛灼伤和腐蚀。

（2）口服本类强碱自杀或误服该类物质。

二、中毒机制

强碱经皮肤或消化道吸收进入体内，损害肝、肾等器官，引起全身中毒。在体内小部分被中和解毒，其余大部分由肾脏排出。

1. 局部作用

强碱与皮肤、黏膜接触，或误服进入消化道后，立即与组织蛋白结合形成可溶性、胶样化的碱化蛋白盐；它与脂肪接触后则使脂肪皂化，皂化时产生的热量使深层组织坏死；破坏细胞膜结构，致使病变向深处发展，从而造成广泛而严重的组织损伤。由于对皮肤、黏膜有强烈刺激作用，故可引起皮肤及口咽、食管、胃黏膜的肿胀、坏死及溃疡形成，严重时可致胃穿孔及胃肠道出血，急性期后可引起受损害器官的瘢痕形成、狭窄及畸形等。若进入眼内可破坏角膜、结膜以及虹膜，引起结膜炎、充血、水肿，角膜溃疡，以及虹膜炎，甚至可致失明。

2. 全身中毒

吸收过量强碱，超过机体的调节能力，可发生代谢性碱中毒。强碱随血流分布全身可损害肝、肾等内脏器官。

三、临床表现

（一）局部表现

1. 皮肤黏膜损害

局部受损的皮肤及黏膜出现充血、水肿、糜烂、坏死。坏死灶痂皮软、易碎，分界不清。脱落后形成溃疡，易出血、难愈合，留瘢痕。

2. 消化道症状

可致口腔、咽、喉、食管及胃肠等部位的剧烈疼痛，恶心呕吐，吐出物为褐红色黏液或咖啡样液体，伴有腹痛、腹泻、血样大便等，严重时可致食管或胃穿孔，并发腹膜炎、脱水、休克等。

3. 眼部症状

可发生结膜充血、水肿及虹膜炎等，结膜和角膜溃疡、坏死，严重者可致失明。

4. 呼吸道症状

吸入氢氧化铵所释出的氨可刺激眼及呼吸道黏膜，出现剧烈咳嗽，严重者可致呼吸困难、喉头水肿、声门狭窄及呼吸道黏膜脱落，造成气管阻塞以致窒息。当吸入高浓度氨气时可致肺水肿。

（二）全身中毒症状

发生碱中毒后，可因血中游离钙浓度降低，导致手足搐搦症；可有恶心、呕吐、腹痛，头痛、头晕，严重者出现休克、昏迷；可因休克、出血、喉头水肿和呼吸衰竭而死亡。发生肝肾损害出现相应表现。

四、诊断

根据强碱接触或误服史，结合皮肤黏膜腐蚀特点、全身中毒症状，基本可以确诊。

五、治疗

1. 口服中毒

可速服果汁、柠檬汁或稀释的食醋或1%醋酸溶液，再口服牛奶、蛋清或植物油等。一般禁忌催吐洗胃。早期安排上消化道内镜检查，以评估预后。

2. 皮肤灼伤

可用大量清水冲洗，洗到皂样物消失为止，再按一般灼伤处理。

3. 眼部灼伤

立即用无菌蒸馏水或生理盐水冲洗（不可用酸性液体冲洗），然后按眼睛灼伤处理。

4. 对症治疗

纠正水、电解质紊乱、低血压休克。有手足搐搦时，用10%葡萄糖酸钙10～20 ml静脉注射。防治并发症和继发感染。

5. 严密观察

判断有无食管及胃穿孔的发生，并给予相应处理。

6. 食管扩张

穿孔危险期过后2～3 d，就应行食管扩张术，以防食管狭窄。对中毒所致的消化道狭窄或畸形应给予手术治疗。

【强酸强碱中毒的护理】

一、一般护理

1. 口腔护理

吞服强酸、强碱类毒物，易致口腔黏膜糜烂、出血、坏死，需即刻用清水、中和剂冲洗。已引起口腔黏膜灼伤者，口腔分泌物增加，再加上食管痉挛易致吸入性肺炎，因此要加强口腔护理，可用1%～4%过氧化氢溶液擦洗口腔，防止厌氧菌感染，动作宜轻柔，尽量避免新鲜创面。急性期宜少漱口，以减少疼痛，避免再出血。

2. 营养支持

中毒早期严格禁食，经中心静脉胃肠外营养，中毒恢复期宜改为流质饮食，少量多餐，逐渐过渡到半流质、普食，避免干、硬、刺激性、不易消化食物的摄入。吞咽障碍者可考虑鼻饲供给营养。应注意过早插入胃管有引起食管狭窄延长的可能，应慎用。

3. 心理护理

由于此类患者极度痛苦，尤其出现食管狭窄不能进食者，再加上经济的负担，极易产生悲观绝望情绪。因此，应加强与患者的沟通，取得患者的信赖，及时给予疏导和心理支持，树立战胜疾病的信心和生活的勇气，实行24 h监控，防止患者的过激行为。

二、临床观察内容

严密观察病情，注意体温、脉搏、呼吸、血压及神志变化；应用止痛药物应慎重；注意观察有无纵隔炎、腹膜炎的表现，宜用 4～6 L/min 吸氧。

三、药物观察内容

1. 对强酸、强碱类毒物接触皮肤的患者

清洗毒物以清水为首选，并要求冲洗时间在 15～30 min 或稍长一些，然后选用合适的中和剂，如酸灼伤，局部用 2%～5%碳酸氢钠或 1%肥皂水中和，碱灼伤用 1%醋酸或 4%硼酸中和。

2. 口服强酸、强碱的患者

禁止洗胃，可给予胃黏膜保护剂如牛奶、蛋清、米汤、植物油等，经胃管缓慢注入胃内，注意用力不要过大，速度不宜过快，防止造成穿孔。

四、健康教育

加强工作人员的防护措施，应穿防护服、防护靴，戴手套和防护面具。采用密闭式生产设备，以减少酸雾产生。

第八节　急性重金属中毒

【概念】

重金属在人体内以极其微量的浓度存在。重金属中毒是指相对原子质量大于 65 的重金属元素或其化合物引起的中毒，在临床上表现为一定的神经、消化和呼吸等系统症状。常见的重金属中毒包括铅中毒、汞中毒、铊中毒等。铅中毒以腹痛、贫血为主要表现；汞中毒则以呼吸衰竭、肝肾衰竭为特点；铊中毒则以神经系统症状为主要表现。下面以铊中毒为例进行阐述。

铊曾用于治疗梅毒、淋病、结核、头癣等，后因出现中毒致死并发现剧毒性而被禁用。目前，铊时常被用作投毒工具或污染食品、药品（包括中药材）而使人中毒。其中毒后发病较为隐匿，引起全身各系统受损，不易诊断，从而导致死亡。20 世纪 90 年代初以来，我国发生了多起使用铊进行的校园投毒案，影响恶劣。

【毒理学特点及发病机制】

铊中毒的主要方式为职业性接触以及口服（误服、投毒以及自杀等），可以通过粉尘吸入、由破损皮肤进入人体；暴露后快速吸收。铊在全身各器官组织分布，但以肠道、肝、肾、心、脑及肌肉中的浓度最高。半衰期为 1.7 d,主要经过肠道排泄(51.4%);其次是尿排泄(26.4%),经肾小球滤过,但肾小管可以重吸收;其他途径如胆汁也可分解。

铊中毒机制复杂,至今尚不明确,在体内发生三相代谢:第一时相发生于 4 h 内,铊在血中迅速向血运丰富的器官如肝、肾、肌肉分布;第二时相是中毒后 4～24 h,铊向中枢神经系统分布,此时脑脊液中浓度升高;第三时相也就是排泄相,始于中毒后 24 h。

铊离子和钾离子具有相似的离子半径和电荷量,且铊与 Na^+-K^+-ATP 酶的亲和力远远超过 K^+,铊在体内通过竞争性抑制 K^+ 的生理作用而产生毒理作用;铊与蛋白质的巯基结合,影响体内的能量代谢,其中铊与谷胱甘肽结合会使体内自由基生成增多。铊可造成动物脑区的脂质过氧化,引起神经系统损伤。此外,铊还具有细胞毒性,拮抗钙离子对心肌的激活作用,致突变效应。

【临床表现】

多数患者中毒后症状不特异,发病时间不一,潜伏期多为 2～24 h。早期表现为腹痛、恶心、呕吐等消化系统症状,几天后出现肌肉震颤、眼睑下垂、下肢疼痛、手脚感觉异常等周围神经系统症状。各种症状见表 14-13,其中,脱发和以疼痛为主要表现的上行性周围神经病最具特征性。

1. 脱发

多见于慢性暴露者。脱发为铊中毒的特异性症状,常于急性中毒后 1～3 周出现,毛发成簇状脱落。脱发虽然严重,是因铊干扰半胱氨酸的代谢所致,并不破坏毛囊,故接受治疗后毛发可重新生长。

2. 皮肤

患者的指(趾)甲根部的米氏线在暴露后 2～4 周出现。其他症状还包括皮肤干燥、皮疹、痤疮、色素沉着等。

3. 消化系统

与其他重金属中毒不同,其胃肠道症状较轻微甚至缺乏,可表现为腹痛、呕吐、腹泻或便秘。

4. 心血管系统

心动过速、高血压常见,常见于毒物摄入后第 1～2 周。持续的、显著的心动过速提示预后不好。

5. 中枢神经系统

症状常见于暴露后 2～5 d,为剧痛、快速进展的上行性周围神经病。疼痛及感觉异常在下肢,尤其是足底常见,手指、足趾常有麻木。运动功能障碍程度不一,以远端为重。有程度不一的昏迷、幻觉、抽搐、精神异常、头痛、失眠、焦虑、共济失调等。多数颅神经可受损，常表现为动眼神经受累，出现单侧眼睑下垂。视神经受累后，表现为程度不同的视力下降，甚至失明。重度中毒者可发生中毒性脑病，出现嗜睡、癔症样表现，提示预后不良。

6. 泌尿系统

危重症患者可以出现肾衰竭，表现为少尿、蛋白尿、血肌酐水平升高等。

7. 其他

铊还可对生殖系统造成损伤，引起阳痿、性欲降低等。

表 14－13　急性铊中毒的临床表现

器官及表现	症状起始时间			
	早期(小于 6 h)	中期(数天至 2 周)	晚期(大于 2 周)	残留效应
胃肠道				
恶心	有			
呕吐	有			
腹泻	有			
便秘	有	有		
心血管				
非特异性心电图表现	有	有		
高血压		有		
心动过速		有		
呼吸系统				
胸膜炎疼痛	有	有		
呼吸抑制		有	有	
肾				
蛋白尿		有		
肾功能不全		有		有
皮肤				
干燥		有		
脱发		有		有
米氏线			有	有
神经系统				
上行性周围神经痛		有	有	有
运动神经元病		有	有	有

续表 14 - 13

器官及表现	症状起始时间			
	早期(小于 6 h)	中期(数天至 2 周)	晚期(大于 2 周)	残留效应
颅神经受损		有		
神志改变		有		有
抽搐		有	有	

【辅助检查】

1. X 线检查

与其他急性重金属中毒一样，在中毒后的数小时内，X 线检查食物及患者腹部，可以发现金属影，有助于辅助判断。但其敏感性、特异性还不明确。

2. 常规检查

血常规、电解质、尿常规及心电图的诊断作用有限。

3. 毛发检查

95%患者的头发发根可以在显微镜下发现黑色素沉着。

4. 毒物分析

确定性诊断依赖于发现血铊水平增高。正常情况下，血铊水平<9.78 nmol/L(<2 μg/L)，24 h 尿铊水平<24.5 nmol/L(<5 μg/L)。铊在头发、指甲、粪便、唾液及尿中亦可被发现。

【诊断】

具有上述临床表现，尤其是感觉异常性上行性周围神经病、脱发；查体发现米氏线；实验室检查发现血、尿铊水平升高，即可诊断。对于有明确的铊接触史的患者，结合铊中毒典型三联征：胃肠道炎、多发性神经病和脱发，可作出早期诊断；无明确接触史的患者，常就诊于消化科或神经内科而误诊。

【鉴别诊断】

铊中毒极易误诊，应注意与砷、汞等其他物质中毒，以及吉林-巴雷综合征(GBS)、肉毒杆菌中毒、艾滋病、维生素 B_1 缺乏等鉴别。

(1) 铊中毒患者，尤其是服毒量小或者慢性中毒时，多以脱发或各类神经病就诊。

(2) 铊中毒时感觉异常性上行性周围神经病及各种反射的存在，有利于鉴别 GBS 和其他原因导致的急性神经病。一个以上肢体进行性无力，腱反射消失是临床诊断 GBS 的必备条件。可借此与铊中毒鉴别。

(3) 当胃肠道症状与神经病、器官功能不全合并存在时,应考虑砷、汞等中毒。

(4) 脱发可见于砷、硒、秋水仙碱、长春新碱等中毒,但砷中毒一般没有脑部受损的表现。

(5) 米氏线不是铊中毒的专有特征,可见于砷等其他物质中毒。

【救治和护理措施】

与所有的中毒抢救一样,其治疗原则是稳定生命体征、阻断吸收及增强排泄。详见表 14-14。

表 14-14　急性铊中毒的治疗

早期(服毒后 1 h 内来诊) • 依照心肺复苏 ABC 原则,稳定患者的气道、呼吸及循环功能 • 若患者没有呕吐,则考虑洗胃 • 若患者摄入量大,或者在腹部 X 线片上可以看到金属影,使用聚乙二醇进行全胃肠道灌洗 • 开始多剂药用炭治疗。若患者没有腹泻则在首剂药用炭后加用泻剂 • 普鲁士蓝 250 mg/(kg · d),分 2～4 次溶于水口服,若没有腹泻则给予 20%甘露醇导泻 • 同时考虑应用药用炭进行血液灌流及血液透析,尤其是患者合并肾功能不全时
后期(服毒后 24 h 来诊或慢性中毒) • 依照心肺复苏 ABC 原则,稳定患者的气道、呼吸及循环功能 • 开始多剂药用炭治疗。若患者没有腹泻则在首剂药用炭后加用泻剂 • 普鲁士蓝 250 mg/(kg · d),分 2～4 次溶于水口服,若没有腹泻则给予 20%甘露醇导泻

1. 清除肠道毒物

4 h 内服毒者应给予洗胃。若已经超过上述时间或有剧烈呕吐者,则不必洗胃。应给予药用炭,可以清除尚未吸收的毒物,并阻断肠、肝循环。使用聚乙二醇可以进行全胃肠道灌洗,对于尚未吸收的铊的清除效果肯定。因此,若腹部 X 线片提示胃肠内尚存有铊,则应该彻底清除,直至粪便呈水样、无渣,腹部 X 线片阴性为止。

2. 特效解毒剂

普鲁士蓝是美国食品和药品监督管理局(FDA)批准用于铊中毒的特效解毒药物。口服后,其作为离子交换器交换单价阳离子,吸附力随阳离子的价数升高而升高,通过与钾离子交换,干扰铊的肠肝循环,从而增加粪便中的排泄,降低血中毒物水平。一旦铊中毒诊断确定,就应该立即使用普鲁士蓝,否则待到铊引起全身各器官、组织的毒性作用,则治疗效果极其有限。普鲁士蓝 250 mg/(kg · d)分成 2～4 次口服或通过胃管给予,直至血铊、尿铊水平恢复正常。若患者便秘,则建议与甘露醇同时服用。不建议使用硫酸镁,因其有神经系统抑制效应。

3. 血液净化

依据病史或临床表现高度怀疑铊中毒或血铊浓度＞1.0 mg/L 者需要使用。应该在中毒后 24～48 h 内使用，直至血铊浓度＜0.1 mg/L，并维持至少 72 h。

【参考文献】

[1] 许铁，张劲松，燕宪亮. 急救医学[M]. 2 版. 南京：东南大学出版社，2019.

[2] 尤黎明，吴瑛. 内科护理学[M]. 6 版. 北京：人民卫生出版社，2017.

[3] 李小刚. 急诊医学[M]. 2 版. 北京：高等教育出版社，2016.

[4] 曹美芹. 现代急诊医学[M]. 长春：吉林科学技术出版社，2016.

[5] 王惠珍. 急危重症护理学[M]. 3 版. 北京：人民卫生出版社，2014.

第15章 中暑

【概述】

中暑是指在高温、高湿环境下，因“热”的作用而发生的一组以体温调节中枢功能障碍、汗腺功能衰竭和(或)水、电解质丢失过量等为主要表现的急性热损失性疾病。根据发病机制与临床表现不同，通常将中暑分为先兆中暑、轻症中暑和重症中暑。重症中暑又包括中暑高热、热射病、中暑痉挛、中暑衰竭。

【病因与发病机制】

在烈日的暴晒下，或在高温(气温＞35 ℃)、高湿(相对湿度＞80%)环境中，从事长时间工作、运动等，又无防暑措施，常易发生中暑。常见的诱发因素有：① 在高温环境下，气压低，风力小，空间小或通风不良都会影响机体的散热；② 运动强度大、劳动时间长都会产热过多；③ 老年体弱、过胖过瘦者，饥饿时、饮酒后，其体温调节功能下降；④ 患有慢性疾病者如先天性汗腺缺乏，或服用某些药物后如阿托品会抑制汗腺的分泌。

当机体自身产生的热量增多，加上通过对流、辐射获得环境的热量，就会引起体内热量蓄积，如果产热远远大于机体散热的能力，体温急剧升高达 40 ℃以上，称为中暑高热。烈日暴晒或长时间热辐射引起脑组织水肿，称为热射病。在高温环境下，机体过量出汗，丢失大量钠离子又未能及时补充，可引起神经肌肉兴奋性增高，肌张力增高、肌肉痉挛、抽搐，称为中暑痉挛。在高温环境下，大量出汗又未及时补充水、盐，使机体有效容量减少，同时外周血管的扩张、皮肤血流量的增加，必然使内脏血管收缩，供血减少，结果导致各脏器功能衰竭，尤其是循环功能、中枢功能的衰竭，称为中暑衰竭。

【临床表现】

1. 先兆中暑

有乏力、头昏、注意力不集中、眼花、耳鸣、胸闷、心悸、恶心、大汗、肢体发麻等症状，体温正常或稍高。

2. 轻症中暑

除上述症状外还出现体温升高至 38 ℃以上，出现面色潮红、胸闷、皮肤灼热，或见面色苍白、皮肤湿冷、弹性下降、脉搏细弱、血压偏低、躁动不安或表情淡漠等循环衰竭的早期表现。

3. 重症中暑

在上述表现的基础上，病情进一步加重，出现晕厥、昏迷、痉挛、高热等症状。典型的有中暑高热、热射病、中暑痉挛和中暑衰竭的临床表现。

(1) 中暑高热　多见于老年人。持续高温数天后大量出冷汗、高热，肛温 41 ℃～43 ℃，继而皮肤干燥无汗，呼吸浅快，脉搏细数140次/min，血压正常或降低，烦躁不安，神志模糊、谵妄，逐渐昏迷或抽搐。严重者有肺水肿、心功不全、DIC、肝肾功能损害。

(2) 热射病　因烈日或强烈辐射直接作用于头部，引起脑组织充血或水肿，出现剧烈头痛、头昏、眼花、耳鸣、剧烈呕吐、烦躁不安、意识障碍，严重者发生昏迷、惊厥。体温正常或稍高。

(3) 中暑痉挛　多见于健康青壮年者。因高温环境出汗较多，大量饮水未补充钠盐，使血钠、血氯降低，引起四肢阵发性肌肉痉挛，多见于腓肠肌。可引起急性腹痛，一般体温正常。

(4) 中暑衰竭　多见于老年人及未能适应高温者，因大量出汗，外周血管扩张，使血容量不足，引起周围循环衰竭。临床表现头晕、头痛、恶心、呕吐、面色苍白、皮肤湿冷、血压下降、昏厥甚至昏迷。

重症中暑的四种类型表现常不同程度地混合存在，评估病情时要注意仔细、全面，以利措施得当。

【辅助检查】

外周血白细胞总数增高，以中性粒细胞增高为主。血清电解质检查可有高钾、低氯、低钠血症。尿常规可有蛋白尿、血尿、管型尿，血尿素氮升高，血肌酐升高。

【诊断】

结合季节、气温和临床表现，中暑诊断并不困难。

有高温接触史并有大量出汗，伴有肌痉挛及直立性晕厥、短暂血压下降，符合热痉挛或热衰竭的诊断；高温环境中突然发病，过高热、干热皮肤和严重中枢神经系统症状则是热射病的基本特征。

热射病要与乙型脑炎、脑膜炎、中毒痢疾、疟疾、中毒性肺炎等发热性疾病相鉴别。中暑痉挛伴腹痛要与各种急腹症相鉴别。中暑衰竭要与消化道出血、异位妊娠、低血糖以及其他能引起虚脱和低血压的疾病相鉴别。

【抢救治疗】

一、现场救护

一旦发生中暑又得不到及时治疗，病情往往发展很快，一些患者可在1 h内就从先兆中暑发展到重症中暑，而且可导致其他疾病的发生或加重，甚至死亡。所以采取快速有效的救护是极其重要的。

1. 降低环境温度

将患者移到阴凉、通风处，避免阳光直射，喝适量凉水，先兆中暑经此处理，一般休息数分钟或几十分钟可恢复正常。遇轻症或重症中暑患者，有条件时用空调或冰块将室内温度降至 25 ℃以下，使室内空气流通，保证患者安静休息，有利于病情的恢复。

2. 补充水分、电解质

轻者口服含盐饮料即可。对病情较重者，有条件应尽快进行静脉输液补充水分和电解质。失水较多时，应经静脉滴注补充等渗葡萄糖；以低钠血症为主者，可经静脉滴注给予生理盐水；重症低钠血症而又有水中毒者，可经静脉滴注给予 3%的高渗盐水。中暑痉挛轻者，经静脉滴注给予 5%的葡萄糖盐水，或经静脉滴注给予 10%的葡萄糖酸钙；重者要去医院进行治疗。

3. 降低体温

体温升高者可用冷水擦洗全身，直至体温低于 38 ℃，也可用冷水或冰袋放置患者的头部、腋窝、大腿根部等处，以加快散热降温。在降温操作过程中要注意患者的反应，如有不适应改变方法，或去医院做进一步处理。

二、医院内救护

1. 中暑先兆与轻症中暑

及时脱离高温环境至阴凉、通风处静卧，观察体温、脉搏、呼吸、血压变化。服用防暑降温剂，如仁丹、十滴水或藿香正气散等，并补充含盐清凉饮料，如淡盐水、冷西瓜水、绿豆汤等。经以上处理即可恢复。

2. 重症中暑患者处理原则

降低体温，纠正水、电解质紊乱及酸中毒，积极防治休克及肺水肿，包括环境降温、体表降温、体内降温、药物降温。

(1) 中暑发生循环衰竭者，治疗、护理的重点是纠正失水、失钠、血容量不足，预防脱水和循环衰竭。尽快建立静脉通路，补充等渗葡萄糖盐水或生理盐水，纠正休克。注意输液速度不可过快，以防增加心脏负荷，发生肺水肿。密切观察病情变化。

(2) 中暑出现痉挛者，除补充足量的液体外，注意监测血、电解质。纠正低钠、低氯，控制痉挛，抽搐频繁者应静脉推注 10%葡萄糖酸钙 10 ml 或用适量的镇静剂如 10%水合氯醛 10～15 ml 灌肠，或苯巴比妥钠 0.1～0.2 g 肌肉注射。注意安全保护、防止坠床，及时吸氧，保持呼吸道通畅。

(3) 对热射病者应严密观察意识、瞳孔等变化，头部置冰袋或冰帽，用冷水洗面及颈部，以降低体表温度。有意识障碍呈昏迷者，要注意防止因呕吐物误吸而引起窒息，将患者的头偏向一侧，保持其呼吸道通畅。

(4) 中暑高热者主要是纠正体温功能失调所致高热，同时注意生命体征、神志变化及各脏器功能状况，防治并发症。降温措施多主张物理降温与药物降温联合进行，其方法有头部置冰袋或冰帽，大血管区置冰袋，利用空调或风扇控制室温在22～25 ℃。也可采用将身体(头部除外)置于4 ℃冰水浴降温，老年人、新生儿、昏迷、休克、心力衰竭、体弱或伴心血管基础疾病等不能耐受者应禁用。危重者可采用酒精擦浴或冰水擦浴，体外降温无效者，用冰盐水200 ml注入胃内或灌肠；或用4 ℃ 5%葡萄糖盐水1 000～2 000 ml静脉注射，开始滴注速度应稍慢，30～40滴/min，患者适应低温后再增快速度，但应密切观察，以免发生急性肺水肿。同时注意防止因降温过快引起虚脱。药物降温可采用氯丙嗪25～50 mg，加入500 ml葡萄糖盐水静脉滴注，1～2 h滴完，必要时加用异丙嗪25～50 mg，以增加药效。滴注时密切观察体温、脉搏、呼吸、血压，若血压有下降趋势，应酌情减慢滴速或停止给药。采用解热剂降温可酌情选用阿司匹林口服，柴胡注射液肌肉注射，消炎痛栓剂肛内纳入，也可采用水合氯醛加冰盐水低压灌肠降温，有时配合静脉滴注氢化可的松或地塞米松辅助治疗。一般当体温降至38 ℃左右应逐渐停止用药，擦干全身，加强防护。降温治疗中还应注意纠正水、电解质及酸碱平衡失调，尤其是年老、体弱及有心血管疾病的患者。除观察体温外，还需注意有无心衰、肾衰、肺水肿、脑水肿、呼衰、弥漫性血管内凝血等并发症的迹象，要及时报告医师给以相应处理。按常规做好口腔、皮肤等基础护理，详细记录各观察项目，以及液体出入量和治疗效果。

三、健康教育

(1) 改善高温作业条件，加强隔热、通风、遮阳等降温措施，供给含盐清凉饮料。

(2) 加强体育锻炼，增强个人体质。

(3) 宣传防暑保健知识，教育工人遵守高温作业的安全规则和保健制度，合理安排劳动和休息。

【参考文献】

[1] 中国热射病诊断与治疗专家共识[J]. 解放军医学杂志，2019，44(3)：181-196.

[2] 许铁，张劲松，燕宪亮. 急救医学[M]. 2版. 南京：东南大学出版社 2019：411-416.

[3] 张波，桂莉. 急危重症护理学[M]. 4版. 北京：人民卫生出版社，2017：167-171.

[4] 金静芬，刘颖青. 急诊专科护理[M]. 北京：人民卫生出版社，2018：249-251.

第16章 淹溺

【概述/定义】

淹溺是人淹没于水中，吸入水、污泥、杂草等物造成呼吸堵塞，或因受强烈刺激使喉头、气管反射性痉挛，引起窒息，造成严重的缺氧、高碳酸血症和酸中毒。如不及时抢救，可导致呼吸、心跳停止而死亡。

【病因与发病机制】

(1) 意外落水又无游泳能力。

(2) 在游泳过程中发生意外，如时间过长导致体力耗竭，或因冷刺激发生肢体抽搐，或被植物缠身，或被动物咬伤等原因淹没于水中。

(3) 违规游泳造成淹溺，如入水前饮过量的酒、吃镇静药等，或患有心、肺、脑及癫痫等疾病不能胜任游泳者入水游泳。

(4) 跳水致伤而发生淹溺。

(5) 潜水意外而造成淹溺。

发生淹溺后，首先是本能地屏气，以避免水进入呼吸道。不久，由于缺氧，不能继续屏气，水随着吸气而进入呼吸道和肺泡，引起严重缺氧、高碳酸血症和代谢性酸中毒。根据发病机制，淹溺分为两类，即干性淹溺和湿性淹溺。干性淹溺是指人入水后，因受强烈刺激(惊慌、恐惧、骤然寒冷等)，引起喉头痉挛，以致呼吸道完全梗阻，造成窒息死亡。呼吸道和肺泡很少或无水吸入，约占淹溺者的10%。湿性淹溺是指人淹没于水中，由于缺氧，不能坚持屏气而被迫深呼吸，从而使大量水进入呼吸道和肺泡，阻滞气体交换，患者数秒后神志丧失，继之发生心跳、呼吸骤停，约占淹溺者的90%。根据发生水域不同，淹溺又可分为淡水淹溺和海水淹溺。

① 淡水淹溺：淡水是指江、河、湖泊之水，只含极少量电解质，渗透压很低。当低渗液进入肺泡后，迅速渗入肺毛细血管而进入血液循环，使血容量增加、血液稀释，导致低钠、低氯、低钙血症。血容量增加使心脏前负荷加大可引起心力衰竭，血液稀释后血浆渗透压降低导致水分渗入红细胞使其肿胀、破裂、溶血。红细胞破裂时大量钾离子和血红蛋白释出进入血浆，造成高钾血症和高血红蛋白血症。过量的血红蛋白可堵塞肾小管导致急性肾功能衰竭，而高血钾可导致心搏骤停而死亡。

② 海水淹溺：海水含有3.5%的氯化钠和大量的钙盐、镁盐，与体液相比为高渗性液体。当海水进入肺泡后，使肺毛细血管内的水分渗入肺泡内，加上海水对呼吸道的化学性刺激，可损伤呼吸道上皮，引起急性肺水肿而死亡。此外，高渗海水使血液浓缩可出现高钠血症，血容量降低可使循环衰竭。海水中的钙盐吸收引起的高钙血症可使心跳缓慢、心律失常、传导阻滞，甚至心跳停止。镁盐吸收引起的高镁血症可抑制中枢和周围神经，扩张血管和降低

血压。

【临床表现】

根据溺水持续时间、吸入水量、器官损害的程度以及个体差异等不同情况，可出现不同的表现。

(1) 轻者神志清，呼吸、心跳存在，面色苍白，口唇青紫，恐惧。

(2) 重者出现口、鼻充满泡沫、污物或外溢血性泡沫，颜面肿胀，皮肤苍白，眼结膜充血，四肢厥冷，寒战，脉搏细弱，呼吸浅快或不规则，呼吸困难，发绀，可伴有剧烈咳嗽，咳粉红色泡沫痰，上腹部膨胀等。

(3) 危重者出现意识丧失，或伴有抽搐，呼吸、心跳停止。

(4) 24～48 h后出现脑水肿、急性呼吸窘迫综合征、溶血性贫血、急性肾衰竭或DIC的各种临床表现，合并肺部感染较为常见。淹溺者中约有15%死于继发的并发症。因此，应特别警惕迟发性肺水肿的发生。

【辅助检查】

1. 血液检查

白细胞总数和中性粒细胞比例增高。淡水淹溺者，血清钠、氯、钙降低和低蛋白血症，而血清钾增高。海水淹溺者，血清钠、钾、钙、镁、氯均增高。动脉血气分析显示低氧血症和代谢性酸中毒。

2. 尿常规

可见到蛋白尿、管型尿、血红蛋白尿。

3. X线

肺门阴影扩大和加深，肺间质纹理增粗，肺野中有大小不等的絮状渗出或炎症改变，或有两肺弥漫性肺水肿的表现。

【抢救治疗】

一、现场救护

1. 自救

落水后要镇静不慌，此时千万不要紧张，不要将手臂上举乱扑动，否则会使身体下沉更快。不熟悉水性者，除呼救外，取仰卧位，头后仰，可使鼻子露出水面呼吸。呼气要浅，吸气要深，因呼气后人体比重为1.057，深吸气时，人体比重降到0.967，比水略轻，可浮出水面，这样可使人勉强浮起，等人来救援。

若游泳时发生抽筋一定要保持镇静，不要惊慌，在浅水区或离岸较近时应立即上岸，在深水区或离岸较远时，应一面呼救，一面根据不同部位采取相应措施自救。如脚趾抽筋时，将腿屈曲，用力将足趾拉开、扳直；脚掌抽筋时，迅速用手扳起脚尖，使足背屈起，另一手用力按揉脚掌抽筋部位；小腿抽筋是最常见的一种，可先吸一口气，仰浮在水面上，用抽筋腿对侧的手握住抽筋腿的脚趾，并将其向身体方向拉，同时用另一手掌压在抽筋腿的膝盖上，帮助小腿伸直，促使抽筋缓解，也可以将足跟向前用力蹬直，同时用一手握住抽筋腿的踇趾并朝足背方向扳拉，另一手轻轻按揉抽筋的小腿肌肉；大腿抽筋，应取仰卧并立即举起抽筋的腿，使其与身体成直角，然后双手抱住小腿，用力屈膝，使抽筋大腿贴在胸部，再以手按揉大腿抽筋处肌肉，并将腿慢慢向前伸直，抽筋即可缓解；上臂抽筋，应将抽筋手握拳，并尽量屈肘关节，然后用力伸直，反复数次，直到缓解；腹肌抽筋较少见，但危险性极大，应立即呼救，并赶快上岸，取仰卧位，伸直躯干。

2. 他救

救护溺水者，应迅速游到溺水者附近，观察清楚位置后，从其后方入手，用左手从其左臂和上半身之间握对方的右手，或拖住溺水者的头，用仰泳方式将其拖到岸边。急救者要防止溺水者抱住自己，如果被抱住，急救者应松手下沉，先与溺水者脱离，然后再救。

急救者若不会游泳，应立即投入救生圈、木板、长杆等，让落水者攀扶上岸。如一时无救生工具，应一边高声呼喊求救，同时在周围积极寻找救生工具，加快急救。

3. 出水后现场救护

(1) 应立即清除其口、鼻腔内的水、泥及污物，用纱布或手帕裹着手指将伤员舌头拉出口外，解开衣扣、领口和紧裹的内衣(胸罩)、腰带，以保持呼吸道通畅。

(2) 采用头低脚高的体位将溺水者肺内及胃内积水排出。最常用的简单方法是迅速抱起溺水者的腰部，使其背向上、头下垂，尽快倒出肺、气管内积水。也可将其腹部置于抢救者屈膝的大腿上，使头部下垂，然后用手压其背部，使气管内及胃内的积水倒出。如果溺水者呼吸或心跳已停止，应首先或同时进行人工呼吸或胸外心脏按压，切忌过分强调倒水而耽误心肺复苏，失去抢救时机。

(3) 呼吸、心跳停止者，应立即对其进行心肺复苏术。

(4) 经现场初步处理后尽快转送，迅速将溺水者转送至附近医院进一步救治，转运途中要保持严密监测与救治。

二、医院内救护

对于心肺复苏成功、意识已经清醒，但还存在缺氧、酸中毒或低温者，应继续观察和治疗，以防止病情反复和恶化。对于呼吸、心跳没有恢复或已恢复但不稳定者，应送 ICU 抢救。

1. 维持呼吸功能

保持呼吸道通畅是维持呼吸功能的前提。自主呼吸未恢复者，应行气管内插管进行机械辅助呼吸，同时静脉注射呼吸兴奋剂，严密监测血气分析。早期使用广谱抗生素，控制呼吸道感染。

2. 维持循环功能

患者心搏恢复后，常伴有血压不稳定或低血压状态，应建立静脉通道，遵医嘱用药，监测预防低血容量的发生。

3. 监测病情变化

密切观察体温、脉搏、呼吸、血压的变化，观察意识、瞳孔对光反射是否存在；检测电解质及血气分析；留置导尿，观察尿液的颜色、性状、量，注意是否出现血红蛋白尿，防治肾衰；对于肺水肿者，应给予强心利尿药，预防迟发性肺水肿的发生。

4. 复温和保温

注意保持室内的温度，使患者体温在较短时间内升至正常，随后要注意保温，加强基础护理，预防并发症。对昏迷患者要做好口腔护理，定时翻身，预防压疮。

5. 对症处理

① 纠正血容量：对淡水溺水者可静脉滴注3%氯化钠溶液500 ml，或输入全血，减轻肺水肿；对海水淹溺者可予5%葡萄糖溶液或低分子右旋糖酐纠正血液浓缩。② 防治脑水肿：可连续静滴地塞米松和脱水剂2～3 d，冰帽置头部降温。③ 及时应用保护肝、肾功能，促进脑功能恢复的药物。

【参考文献】

[1] 中国心胸血管麻醉学会急救与复苏分会. 淹溺急救专家共识[J]. 中华急诊医学杂志，2016，25(12)：1230-1236.

[2] 张波，桂莉. 急危重症护理学[M]. 4版. 北京：人民卫生出版社，2017：171-175.

[3] 中国淹溺性心脏停搏心肺复苏专家共识[J]. 中华急诊医学杂志，2020，29(08)：1032-1045.

第17章 急危重症的监测及护理

急危重症患者的系统功能监护是指针对患者体温、血流动力学、心电图、呼吸功能、脑功能、消化功能、肾功能、凝血功能以及动脉血气、水、电解质及酸碱平衡等情况进行动态监护，以便有效反映急危重症患者全身脏器功能和内环境情况的重要辅助手段，也是重症监护的主要项目之一。

第一节　体温的监护

【概述】

体温是最常监测的生命体征之一，是判断机体健康状况的基本依据。动态监测重症患者的体温，监测皮肤温度与体核温度及两者之间的温差，可协助判断重症患者的病情变化趋势。

机体温度分为体核温度和体表温度。医学上体温常指体核温度，指人体内部胸腔、腹腔和中枢神经的温度，具有相对稳定的特点。皮肤温度也称体表温度，指皮肤表面的温度，受环境温度和穿着情况的影响较大，且一般情况低于体核温度。体温的相对稳定是机体新陈代谢和正常生命活动的必要条件。由于体核温度不易测量，临床上常用口腔、直肠或腋窝等处测得的温度代表体温。在上述三种测量方法中，直肠温度与体核温度最接近。正常情况下，体温在一个相对恒定的水平，如口腔温度在 36.3 ℃～37.2 ℃、肛温在 36.5 ℃～37.7 ℃、腋温在 36.0 ℃～37.0 ℃。正常成人体温昼夜间可有轻微波动，清晨稍低，起床后逐渐升高，下午或傍晚为一天内最高体温，但波动范围一般不超过 1 ℃。感染或手术后患者体温往往升高，极度危重或衰弱的患者体温往往降低。

【体温监测】

能反映中心温度的测温方式包括：血液温度、直肠温度、鼓膜温度、口腔温度、鼻咽温度及深部鼻腔温度、食管温度。体表温度主要为皮肤温度（多采用腋窝温度），操作简单，但易受外界环境影响。理想测温部位的选择应具备热量不易散失、温度测量精确、实施方便、不限制患者活动等优点。

一、水银体温计

水银体温计又称玻璃体温计，有口表、肛表和腋表三种。水银体温计使用简便，测量准确，是国内目前临床普通病房最常用的测量体温的工具，其缺点是不能持续测温，主要成分含玻璃和汞，易碎，安全性差。使用前将汞柱甩至 35 ℃下，置于测温部位相应时间，即可得到该部位体温。

1. 水银体温计测量体温操作方法

(1) 操作前应检查体温计,确保准确性和体温计完好 将体温计汞柱甩至 35 ℃以下,置入已测好的 40 ℃以下的水中,3 min 后取出检查,误差在 0.2 ℃以上、玻璃管有裂痕、汞柱自行下降者不能使用。合格体温计用纱布擦干,放入清洁容器备用。

(2) 操作前准备

① 评估患者的年龄、病情、意识及合作程度,并向患者解释测量体温的目的、方法、注意事项和配合要点。

② 患者取舒适体位,情绪稳定,测温前如有进食、冷热饮、冷热敷、灌肠、运动等可影响测量结果的活动,则需休息半小时后再测。

③ 护士应衣帽整洁、洗手,戴口罩、帽子。

④ 用物准备,包括放置使用前和使用后体温计的容器两个,消毒纱布,挂表,体温计。如需测量肛温,另准备润滑油、棉签和卫生纸。

(3) 操作过程

① 携用物至床边、核对患者,再次检查体温计,体温计读数在 35 ℃以下。

② 测量口温时将温度计水银端置于舌下热窝,嘱患者闭口勿咬,3 min 后取出读取结果;测量腋温时将温度计水银端置于患者腋窝正中,嘱患者屈臂过胸,夹紧体温计,10 min 后取出读取结果;测量肛温时先将体温计水银端用润滑油润滑,插入患者肛门 3～4 cm(婴幼儿 1.25～2.5 cm),3 min 后取出读取结果。

③ 取出体温计,用消毒纱布擦拭后读数,并记录在相应医疗文件上。

④ 测温后协助患者穿好衣服、取舒适体位。

(4) 操作后

消毒体温计,处理操作用物,绘制体温单。

2. 水银体温计测温注意事项

(1) 口腔是传统的测温部位,若测口腔温度前进食冷或热的食物、测量时患者张口呼吸及测温时间不够等,均易引起误差。经口腔测温不适用于婴幼儿、精神异常、昏迷、口腔疾病、口鼻手术、张口呼吸、不能合作及病情需连续监测体温的重症患者。测口温过程中,患者不慎咬破体温计的处理方法:及时清除玻璃碎片,再口服蛋清或牛奶,可进食粗纤维食物,加速汞的排出。

(2) 腋窝温度简称腋温,由于操作简单,适用于普通患者,也可用于不合作或昏迷患者。腋下有创伤、手术、炎症、腋下出汗较多者,肩关节受伤或消瘦夹不紧体温计者禁测腋温。腋温一般比口腔温度低 0.3 ℃～0.5 ℃,腋温与直肠温度相差 0.5 ℃～1.0 ℃。测量腋下温度时,若上臂未能紧贴胸壁,有空气流通,则所测温度偏低。

(3) 肛温较接近体核温度，但肛周病变及术后、心肌梗死患者不宜测量肛温。

(4) 婴幼儿、危重症者、躁动者，测温过程要专人守护，防止意外。

(5) 避免影响体温测量的各种因素，如运动、饮食、冷疗、热疗、坐浴和灌肠等。

3. 水银体温计其他测温方法

1 岁内较胖的患儿可采用颌下测温法，将体温计置于颌下颈部皮肤皱褶处，10 min 后取出读数；在暖箱中的新生儿可采用背部肩胛间测温法，10 min 后取出读数；将体温计水银端置于腹股沟中点，紧贴皮肤可测量腹股沟温度，10 min 后取出读数。

二、电子温度计和电子体温监测系统

采用电子感温探头来测量体温，测得的温度直接由数字显示，读数直观，精准度高，能满足持续监测体温的需要。包括热敏电阻温度计及温差电偶温度计两种。

电子体温监测系统包括温度感应探头、温度传感线、温度监测模块和显示屏等部分。将温度感应探头置于相应部位，通过温度感应探头感应，通过温度传感线传递信号，温度监测模块分析信号，显示屏直接显示感应到的温度。该方式的优点是精确、直观，可实时监测患者体温变化。有些电子体温监测系统还有自动记录和报警功能，能自动记录体温监测数据，当监测到的体温超出设置的报警范围时，系统发出警报，告知医护人员。电子体温监测系统主要用在中心体温的监测。

1. 血液温度监测

将带有温度感应探头的导管置入血管内，可持续监测血液温度。目前临床常用的监测技术包括 Swan-Ganz 导管，用热敏电阻持续监测肺动脉血温，PICCO 通过同样方法测得股动脉的血温。血液温度能准确反映中心温度，可在床边持续、动态监测。对于需要进行持续体温监测的重症患者，常常选择血温监测。不同器官的血液温度略有不同，肝脏和脑血液温度最高。

2. 鼻咽温度及深部鼻腔温度监测

将测温感应探头分别置于鼻咽部或鼻腔顶部，可持续监测鼻咽及深部鼻腔温度。此处接近颅底，可反映脑部温度，能迅速反映体温变化情况。但易受吸入气流温度的影响，测温感应探头可能损伤鼻黏膜。另一侧鼻腔给予鼻饲食物时，会影响测得的温度。

3. 直肠温度监测

直肠是测量中心温度常用的部位，主要反映腹腔脏器的温度。持续监测可将测温感应探头置入直肠，一般小儿为 2～3 cm，成人为 6 cm 以上较为准确。肛温比体内其他部位温度高，在降温复温过程中，直肠温度变化最慢。肛温有时受粪便、腹腔冲洗液和膀胱镜检的影响。直肠温度与食管、膀胱、鼓膜温度相关性良好，能较可靠地反映中心温度，需要密切监测中心温度的危重患者可考虑使用。

4. 食管温度监测

将温度感应探头置于食管中下 1/3，相当于心脏后方的位置，能较迅速、可靠地反映中心温度或主动脉血液的温度。若温度感应探头置于食管上端，则易受气流温度影响，测温读数偏低。因食管温度对心脏大血管血温的改变反应迅速，常用于体外循环期间，可反映人工复温过程。

5. 膀胱温度监测

将尖端带温度感应探头的导尿管插入膀胱，进行体温监测，可较好地反映中心温度。研究显示经尿道的膀胱温度可以代替鼓膜温度，反映中心温度。临床上已逐渐推广使用，可用于上腹部或开胸手术，但会受膀胱内给药、冲洗等影响。

三、其他测温方法

前额体温计、远红外体温计等。前额体温计可将体温计黑色面贴在患者前额，室温下 15 s 后可获得体温信息，适用于小儿。远红外体温计利用远红外感应功能，常用于人群聚集处，如机场、车站的旅客。

【体温异常的护理】

正常人由大脑皮质和下丘脑体温调节中枢通过神经体液调节产热和散热，维持体温相对恒定。重症患者可因体温调节功能失常、循环障碍、内分泌代谢失常和水、电解质平衡紊乱等而发生体温过高或过低。

一、体温过高

机体在致热原的作用下，使体温调定点上移而引起调节性体温升高，称为发热。发热不是独立的疾病，是多种疾病的重要病理过程和临床表现，也是疾病发生的信号。一般腋下温度超过 37 ℃或口腔温度超过 37.3 ℃称为发热，一昼夜体温波动在 1 ℃以上也可称为发热。体温过高时，患者可出现谵妄、烦躁不安甚至惊厥，机体氧耗增加，对呼吸、循环及肝肾功能产生不利影响。

1. 发热的病因

引起发热的病因较多，临床上可分为感染性和非感染性两大类。感染性发热是由于机体受细菌、病毒及真菌感染，病原体的代谢产物或毒素作用于白细胞，释放出致热原导致。如：细菌感染性疾病包括化脓性脑膜炎、细菌性痢疾、伤寒、肺结核等；病毒感染性疾病包括麻疹、腮腺炎、病毒性肝炎、流行性乙型脑炎等。非感染性发热的原因包括血液病、变态反应性疾病、产热与散热异常及体温调节中枢障碍等。如：恶性肿瘤、变态反应性疾病、结缔组织病、甲状腺功能亢进、癫痫持续状态等导致产热过多；泛发性皮炎、全身大面积瘢痕、鱼鳞病、先天性汗腺缺乏症等导致散热减少；中暑、脑出血、下丘脑肿瘤等导致体温调节中枢功能障碍，可使体温升高。

2. 发热的分度

以口腔温度为例，将发热分为：低热(37.3 ℃～38 ℃)、中等热(38.1 ℃～39 ℃)、高热(39.1 ℃～41 ℃)、超高热：超过 41 ℃。

3. 常见热型

根据体温波动情况，临床上将发热分为稽留热、弛张热、间歇热、回归热、波状热、不规则热等热型。

(1) 稽留热　体温持续在 39 ℃～40 ℃，达数日或数周，24 h 体温波动在 1 ℃以内。见于大叶性肺炎、伤寒、恙虫病及急性传染病的极期。

(2) 弛张热　体温常在 39 ℃以上，24 h 内温差在 1 ℃以上，体温最低时仍高于正常水平。见于结核病、严重感染、支气管肺炎、风湿热等。

(3) 间歇热　体温突然上升达 39 ℃以上，常伴有寒战，数小时后又恢复正常，经一至数天后又出现高热，高热期与无热期交替出现。见于疟疾、急性肾盂肾炎、化脓性局灶性感染。

(4) 回归热　体温骤升至 39 ℃或以上，持续数天后又骤降至正常。高热与无热期各持续数天后规律性交替一次。见于霍奇金病等。

(5) 波状热　又称“反复发热”。体温在数天内逐渐上升至高峰，然后逐渐降至正常或微热，不久再发，呈波浪式起伏。见于布氏杆菌病、恶性淋巴瘤和周期热等。

(6) 不规则热　发热无一定规律，持续时间不定。见于流感、支气管肺炎、渗出性胸膜炎和亚急性细菌性心内膜炎等。

4. 发热的护理

(1) 密切观察病情变化　观察生命体征，定时测量体温，高热时每 4 h 测量体温一次，待体温恢复正常 3 d 后可减至每日 1～2 次；观察是否有其他伴随症状，如寒战、淋巴结肿大、关节肿胀、意识障碍等；观察发热的原因是否消除；观察治疗效果、降温效果；观察饮食、饮水量及尿量、体重变化。

(2) 降低体温　可采用物理降温或药物降温法。物理降温有局部降温和全身降温两种方法。可采用冰袋、冰枕、冰帽、擦浴、4 ℃盐水灌肠、静脉输液等方法降温。药物降温要遵医嘱准确用药。实施降温措施 30 min 后应测量体温，并做好交班和记录。

(3) 促进患者舒适　高热患者由于新陈代谢率增快，消耗大而进食少，体质虚弱，应卧床休息减少活动。在退热过程中往往大量出汗，应及时擦干汗液并更衣以防感冒。应勤换内衣裤，加强皮肤护理，防压疮发生。加强口腔护理，长期发热患者，唾液分泌减少，口腔内食物残渣易于发酵、促进细菌繁殖，同时由于机体抵抗力低下及维生素缺乏，易于引起口腔溃疡，应加强口腔护理，减少并发症的发生。

(4) 饮食护理　高热时,由于迷走神经兴奋性降低,使胃肠活动及消化吸收降低;另一方面,由于分解代谢增加,营养物质大量消耗。因此,应供给高热量、高蛋白的流质或半流质饮食,并鼓励患者进食,对不能进食者,必要时用鼻饲补充营养,以弥补代谢消耗。高热可使其机体丧失大量水分,应鼓励患者多饮水,必要时,由静脉补充液体、营养物质和电解质等。发热期间选用营养高、易消化的流质,如豆浆、藕粉、果泥和菜汤等。待体温下降病情好转后,可改为半流质,如面条、粥,配以高蛋白、高热量菜肴,如豆制品、鱼类、蛋黄等以及各种新鲜蔬菜。恢复期改为普通饮食,食欲好者可进食鸡肉、鸭肉、牛肉、鱼肉、猪肉、蛋、牛奶和豆类等。

(5) 注意安全　高热出现谵妄时,应及时用床档防坠床。出现昏迷时,按昏迷患者护理常规进行护理。

(6) 给予患者心理支持　发热期患者心理恐惧、紧张、不安、烦躁,对发热毫无思想准备,会有一种害怕心理。应安抚患者,满足患者的合理需要,解除患者痛苦。如患者感口干口渴,护士应尽量提供糖盐水,并鼓励多饮,补足大量水与电解质,以防发热大量出汗后的虚脱,并可解除患者的烦渴。与患者多沟通,给予鼓励支持。

二、体温过低

体温低于正常范围称体温过低。

1. 体温过低的病因

散热过多(如长时间暴露在低温环境中,使机体散热过多过快)、产热减少(如重度营养不良,极度衰竭,使机体产热减少)或体温调节中枢受损(如颅脑外伤、药物中毒、麻醉剂过量等)均可导致体温过低。

2. 临床分度

轻度(32.0 ℃～35.0 ℃;)中度(28.0 ℃～32.0 ℃);重度(<28.0 ℃,此时瞳孔散大,对光反射消失);致死温度(23.0 ℃～25.0 ℃)。

3. 体温过低的护理

(1) 密切观察病情变化　观察生命体征变化,持续监测体温,至少每小时测量体温一次,直至体温恢复正常且稳定。

(2) 环境温度适宜,维持在 22 ℃～24.0 ℃。

(3) 给予保暖措施,防止热量散失。

(4) 采取复温措施　循环加热水垫、空气对流升温毯、静脉加温输液等。

(5) 遵医嘱用药,协助病因治疗。

(6) 给予患者心理支持。

4. 低温治疗的护理

低温治疗指由于病情需要，采用人工冬眠或物理降温作为治疗措施，使体温下降至预定范围，以降低组织代谢，提高组织对缺氧的耐受性，减轻重要器官因缺血、缺氧和再灌注导致的损害。低温治疗广泛应用于脑保护。

低温治疗时，应给予镇静剂、冬眠合剂或肌松药，防止寒战，确保降温效果。低温期间要严密监测体温、循环和呼吸功能，患者若发生心律失常、血压下降、呼吸减慢等，应及早处理。低温治疗期间咽喉反射减弱，下颌松弛，应保持呼吸道通畅和湿润，防止发生误吸及呼吸道梗阻。低温治疗时皮肤及血管壁呈收缩状态，抗压能力降低，要定时为患者翻身、活动肢体，防止压疮和深静脉血栓发生。在复温期间要注意复温速度，不宜过快，以免出现血压下降和高热。

第二节　血流动力学监护

【概述】

血流动力学是指血液在循环系统中流动的物理学，通过对作用力、流量和容积三方面因素的分析，观察并研究血液在循环系统中的运动情况。血流动力学监测是对急危重症患者监测的一项重要内容。血流动力学监测是反映心脏、血管、容量、组织的氧供氧耗等方面功能的指标，为临床监测与临床治疗提供数字化的依据。一般可将血流动力学监测分为无创伤性血流动力学监测和有创伤性血流动力学监测。无创伤性血流动力学监测是指应用对机体没有机械损害的方法来获得的各种心血管功能的参数，使用安全方便，患者易于接受；有创伤性血流动力学监测是指经体表插入各种导管或探头到心腔或血管腔内，来直接测定心血管功能参数的监测方法，该方法能够获得较为全面的血流动力学参数，有利于深入和全面地了解病情，尤其适用于危重患者的监测，其缺点是对机体有一定的伤害性，操作不当会引起并发症。临床上，应根据患者的病情与治疗的需要考虑具体实施的监测方法。在选用监测方法时应充分权衡利弊，掌握好适应证。

【动脉血压监测】

动脉血压与心排血量和外周血管阻力直接相关，反映心脏后负荷，心肌耗氧和做功及周围组织和器官血流灌注情况，是判断循环功能的重要指标之一。动脉血压的正常值随年龄、性别、精神状态、活动情况和体位姿势而变化。各年龄组的血压正常值见表 17－1。

表 17-1　各年龄组的血压正常值

年龄(岁)	血压[mmHg(kPa)]	
	收缩压	舒张压
新生儿	70～80(9.3～10.7)	40～50(5.3～6.7)
<10	110(14.7)	60～70(8.0～9.3)
<40	140(18.7)	70～80(9.3～10.7)
<50	150(20)	70～80(9.3～10.7)
<60	160(21.8)	80～90(10.7～12)
<70	170(22.7)	100(13.3)

无创动脉血压监测

无创动脉血压是常规监测项目，原则上对所有重症患者均应监测无创动脉血压。规范操作，准确测量血压是高血压诊断、分级护理及疗效评估的关键。应根据病情调整监测频率。对于重症患者或血流动力学明显不稳定的患者，改为有创血压监测。

1. 测压方法

(1) 玻璃汞柱血压计听诊法　采用玻璃汞柱血压计，血压计必须校正过且有标记，打开后水银应保持零点位，手臂和血压计零点与心脏尽量处于同一水平位置。把血压计气袋内的空气排尽，平整地缠绕于上臂，气袋的下端应高于肘上 2～3 cm，不能过紧或过松，一般应以能伸进 1～2 手指为宜。听诊器应按于肱动脉搏动最明显处。准备工作完成后，扭紧气阀，用橡皮球慢慢打气，加压至肱动脉搏动声消失后再打 20～30 mmHg，停止打气。扭开气阀，以每秒钟 2～4 mmHg(《中国血压测量指南 2019》)速度放气，使水银柱缓慢下降，当听到第一个清晰的"啪、啪"声时水银柱显示的为收缩压。水银柱继续下降，"啪、啪"声规律且同等度地搏动，当突然声音转柔和(或)变音时的血压为舒张压。有部分人认为声音突然消失或变闷也是舒张压。测量次数 2～3 次，至少测量 2 次，间隔 1 min。

(2) 电子振荡自动测压法　用微型电动机使袖套自动充气，袖套内压高于收缩压，然后自动放气，当第一次动脉搏动的振荡信号传到仪器内的传感器，经放大和微机处理，即可测得收缩压，振荡幅度达到峰值时为平均动脉压，袖套内压突然降低时为舒张压。本法可按需自动定时或手动测压，有脉率和血压(收缩压、舒张压和平均动脉压)显示或打印，并可设定上下限警报。目前应用的监护仪多采用该方法监测血压。

(3) 指容积脉搏波法　根据 Penaz 技术，应用带有微弱光源的无创指套，套在食指上，利用波动性血流的密度改变，相应发生光强度变化，由光传感器接受不同光的原理，经处理后测压。

(4) 动脉张力测量法　应用一种多成分压力换能器系统放在桡动脉上，可自动传感桡动脉壁的压力，测量每次搏动血压和显示脉搏波形，同时每 3～10 min 由振荡测压法定标一次，可实现连续无创血压监测。

2. 测压仪器

台式水银血压计，电子血压计，动态血压计。

3. 并发症

(1) 尺神经损伤　常由于袖带位置太低，压迫了肘部的尺神经，应定时检查袖带防止位置过低。

(2) 肱二头肌肌间隙综合征　由于无创血压监测时间太长、袖带过紧或测压过于频繁导致上臂水肿、局部淤血瘀斑或水疱等，因此在监测过程中应注意袖带松紧或定时更换手臂测量。

(3) 输液受阻、指脉氧饱和度监测中断　应尽量不在输液侧和进行指脉氧饱和度监测的手臂进行测量。

4. 护理要点

(1) 测压前准备　患者测压前 30 min 内不喝咖啡或酒，不剧烈活动，排空膀胱，静坐休息 5～10 min。

(2) 血压计的零点需对准腋中线水平，应定期用汞柱血压计校正，误差不可超过 3 mmHg。

(3) 选择合适的袖带　测量时应根据患者上肢的情况选择袖带，小儿有 4×13 cm，8×18 cm，12×26 cm 几种型号可供选择；瘦型成人或少年选用 12×18 cm(超小号)；上臂围 22～26 cm，选用 12×22 cm(成人小号)；上臂围 27～31 cm，选用 16×30 cm(成人中号)；上臂围 35～44 cm，选用 16×36 cm(成人大号)；上臂围 45～52 cm，选用 16×42 cm(成人超大号，大腿号)。成人的袖带不可用于儿童的血压监测，以免因充气压力的差别造成测量结果的误差。袖带包裹不能太紧或太松。袖带偏小，血压偏高；袖带过大，血压偏低；袖带松脱时血压偏高；振动时血压偏低或不准确。袖带宽度一般应为上臂周径的 1/2，小儿需覆盖上臂长度的 2/3。肥胖患者使用标准宽度的袖带，因部分压力会作用于脂肪组织，所以血压读数仍偏高。

(4) 应注意每次测量时将袖带内残余气体排尽，以免影响测量结果。

第三节　心电图监测及护理

【概述】

心脏在每个心动周期中，由起搏点、心房和心室相继兴奋，伴随着生物电的变化，利用心电图机自体表记录心脏每一心动周期所产生的电活动变化的曲线图形，即心电图（ECG）。ECG 是危重症患者常规无创监测项目之一，通过监护仪持续监测患者心电活动，医护人员可以从中获得患者心电活动的变化情况，以及早采取相应的措施，处理可能发生危及患者生命的恶性事件。

【监测 ECG 的意义】

（1）对心脏电活动做持续的观察。

（2）对心率、心律进行持续监测，识别有无心律失常发生。

（3）观察心肌损害、心肌缺血及电解质紊乱的发生。

（4）监测药物对心脏的影响，协助指导用药。

（5）判断起搏器的功能。

【心电图基本知识】

1. 心电图各波的形成

P 波是心电周期的第一个波。它是由于左右心房除极所产生的平面 P 向量环在各导联轴上的投影，代表左右心房除极的电位变化，形态可以为单向（正向或负向）、双向，不同导联 P 波方向不同。QRS 波群是紧跟 P 波后的一个综合波，是心室除极波形成的总称，代表左右心室除极电位变化。QRS 波群可由一个或多个成分组成。T 波是心室的复极波，它是 T 向量环在各导联的投影产生的，T 波的方向与 QRS 综合波的主波方向一致，代表左右心室快速复极过程。

2. 心电图的测量方法

心电图记录纸上的心电图多是直接描记在印有许多纵线和横线交织而成的小方格纸上，小方格的各边细线间隔均为 1 mm。纸上的横向距离代表时间，用以计算各波和间期所占的时间，因为心电图纸移动的速度一般为每秒 25 mm，所以每一小格（1 mm）代表 0.04 s；粗线间隔内有 5 小格，故每两条粗线之间代表 0.2 s。纸上的纵向距离代表电压，用以计算各波振幅的高度或深度，每一小格（1 mm）代表 0.1 mV。

3. 心率的计算方法

在心电图上测量心率，应用分规测量 P－P 间期求出心房率，测量 R－R 间期求出心室率。无房室传导阻滞者，测量 R－R 周期即可求出心房率及心室率。测定邻近 2 个 P－P 间隔的时间(代表一个心动周期)，然后代入以下公式：心率＝60/P－P 或 R－R 间期(s)。例如 R－R 间隔平均为 0.8 s，心率便是 72 次/min。数 30 大格(相当于 6 s 距离)中 P 或 R 波的数目，乘以 10，便得出一分钟心房率或心室率，此法常用于计算心率不规则者的平均心率。

4. 心电图各波振幅及时间的测量

测量各波的时间应选择波形比较清晰的导联。从波形的起始部分内缘测量至波形的终末部分的内缘。各波振幅的测量：如测量一个向上波形的高度，应从等电线的上缘垂直地量到波的顶端；测量一个向下波形的深度时，应从等电线(基线)的下缘垂直地量到波的最低处；测量一个双向的 P 波，应将等电线的上缘垂直地量到波的顶点，加上等电线下缘垂直地量到波的最低处振幅之间的算术和。

【心电图的监测方法】

1. 12 导联或 18 导联心电图

是利用心电图机进行记录而获得即时心电图，12 导联包括 3 个标准肢体导联，即Ⅰ、Ⅱ和Ⅲ导联；3 个加压肢体导联，即 aVR、aVL 和 aVF 导联；6 个胸导联，即 V_1、V_2、V_3、V_4、V_5 和 V_6 导联。18 导联心电图是在 12 导联心电图基础上增加了 6 个胸导联，即 V_{3R}、V_{4R}、V_{5R}、V_7、V_8、V_9 导联。

心电图导联电极放置位置。标准肢体导联为双电极导联，Ⅰ导联为左上肢(＋)，右上肢(－)；Ⅱ导联为左下肢(＋)，右上肢(－)；Ⅲ导联为左下肢(＋)，左上肢(－)。加压肢体导联属单极导联，aVR、aVL 和 aVF 导联分别为右腕、左腕及左足。胸导联为单极导联，V_1 导联置于胸骨右缘第 4 肋间，V_2 导联置于胸骨左缘第 4 肋间，V_3 导联置于 V_2 与 V_4 导联连线的中点，V_4 导联置于左锁骨中线与第 5 肋间相交处，V_5 导联置于左腋前线与 V_4 水平线相交处，V_6 导联置于左腋中线与 V_4 水平线相交处，V_7 导联置于左腋后线与第 5 肋间相交处，V_8 导联置于左肩胛线与第 5 肋间相交处，V_9 导联置于第 5 肋间同水平脊柱左缘，V_{4R} 导联置于右锁骨中线与第 5 肋间相交处，V_{3R} 导联置于 V_1 与 V_{4R} 中点，V_{5R} 导联置于右腋前线与第 5 肋间相交处(图 17－1)。心电图导联线有红、黄、绿、黑标记，红线连在右上肢，黄线连在左上肢，绿线连在左下肢，黑线接在右下肢并与心电图机地线相连。

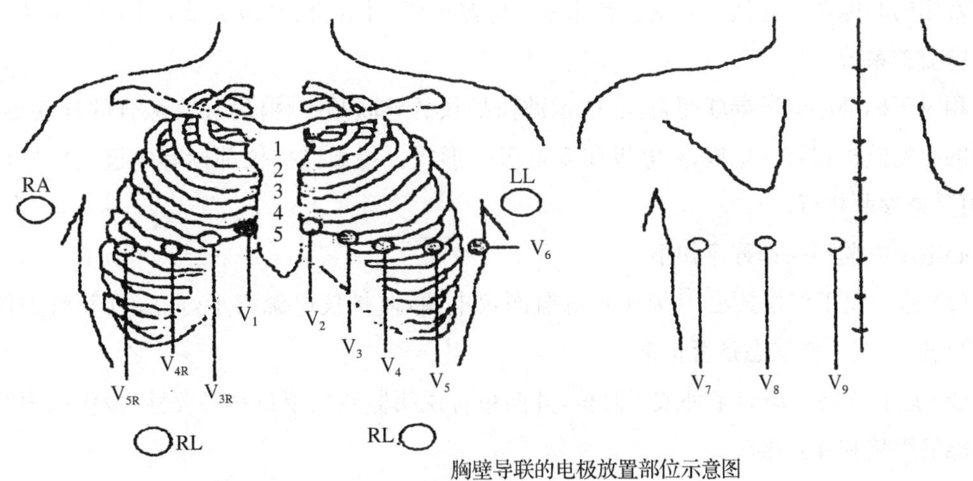

注：V_1：胸骨右缘第4肋间；
V_2：胸骨左缘第4肋间；
V_3：V_2与V_4连线的中点；
V_4：左锁骨中线第5肋间；
V_5：左前腋线V_4水平；
V_6：左中腋线V_4水平；
V_7：左后腋线V_4水平；
V_8：左肩胛角线V_4水平；
V_9：脊柱左缘V_4水平；
V_{2R}：V_1与V_{4R}连线的中点；
V_{4R}：右锁上骨中线第5肋间；
V_{5R}：右前腋线V_{4R}水平

图 17-1　胸壁导联的电极放置部位示意图

2. 动态心电图监测(Holter 监测)

动态心电图是通过贴在患者前胸的 7 个电极，将受检者 24 h 静息、活动以及立、卧、坐位等日常生活状态下的心电波形，连续不断地记录于记录仪中，经过综合分析得出结论。适用于常规心电图正常但有心脏症状，或心律变化与症状并不相符时。但由于心电异常只能通过回顾性分析，不能反映出即时的心电图变化，因此，不能用于危重症患者连续、实时的心电图监测。

佩戴动态心电图记录仪时应当注意以下几点：

(1) 宜动不宜静。佩戴记录仪后，日常起居应与佩戴前一样，应做适量运动，但不是运动愈剧烈愈好，特别是要避免双上肢的剧烈运动，以减少各种肌电干扰和伪差。根据病情和检查目的，住院患者可慢步、上下楼等；疑心绞痛者则选择可诱发疾病的较为激烈的运动，以便观察运动量与心肌缺血、心律失常的关系，供医生诊断参考。不过病情严重者应遵循医生嘱咐。

(2) 皮肤宜干燥不宜潮湿，必要时剃去皮肤毛发，用磨皮纸或布擦拭相应区域，去除死皮。在检查前一日洗澡并保持皮肤清洁干燥，电极贴在前胸皮肤上经导线与记录仪相连，如果皮肤湿润，电极与皮肤的接触就较差，甚至造成电极脱落，受检者只能重做。

(3) 宜记日记。将 24 h 内身体不适和运动时间详细登记，就可看出此时间段的心电图变化情况，为医生诊治提供可靠依据。

3. 心电示波监测

是通过心电监护仪连续、动态地反映心电图的变化，可及时发现变化异常，是重症监护室最常用的心电监测方法。可由多台床旁心电监护仪、计算机、打印机及心电图分析仪等构成心电监护系统。

相对于标准心电图导联而言，心电示波监护仪的导联是一种模拟的、综合的导联形式，常用的心电监护仪有3电极、4电极和5电极等形式。每种监护仪都标有电极放置的示意图，可具体参照执行。

心电示波监测操作程序如下：

(1) 监测仪工作指挥台　接通心电监测仪电源，监护仪电源指示灯亮，打开监护仪开关，检查监护仪工作状态是否正常。

(2) 患者准备　患者平卧或半卧位，并向患者说明监测的项目和必要性、操作的内容及其可能的影响和注意事项。

(3) 电极片粘贴位置　根据3导或5导心电监测，确定电极片的粘贴位置。

① 5导联心电监测电极片安放位置：右上导联(RA)：右锁骨中线第1肋间；右下导联(RL)：右锁骨中线剑突水平处；中间导联(C)：胸骨左缘第4肋间，或者临床需要的监测胸导联的位置；左上导联(LA)：左锁骨中线第1肋间；左下导联(LL)：左锁骨中线剑突水平处。

② 3导联心电监测电极片安放位置有以下两种：Ⅰ. 右上导联(RA)：右锁骨中线第1肋间；左上导联(LA)：左锁骨中线第1肋间；右下导联(RL)：右锁骨中线剑突水平处。Ⅱ. 右上导联(RA)：右锁骨中线第1肋间；左上导联(LA)：左锁骨中线第1肋间；左下导联(LL)：左锁骨中线剑突水平处。

(4) 电极片的粘贴　用生理盐水棉球擦拭患者胸部贴电极处皮肤，贴好电极片。

(5) 导联的选择　将心电导联线与电极片(已有导电糊)连接，监护仪屏幕出现心电示波后，选择ECG菜单栏"导联选择"。根据临床监测需要选择合适导联。

(6) 监测设置　设置ECG波形大小、心率报警的最低及最高极限、心律失常报警范围以及报警强度等。

【主要观察指标】

(1) 持续监测心率和心律。

(2) 观察心电图是否有P波，是否规则出现，P波形态、高度和宽度有无异常。

(3) 观察QRS波形是否正常，有无"漏搏"。

(4) 观察ST段有无抬高或者降低，如有异常及时使用床边12导联心电图明确有无心肌缺血或者心肌梗死的发生。

(5) 观察T波是否正常。

(6) 注意有无异常波形出现。

(7) 出现报警需及时明确原因并及时处理。

【常见异常心电图】

1. 窦性停搏

心电图表现为规则的 P－P 间距中突然出现 P 波脱落，形成长 P－P 间距，且长 P－P 间距与正常 P－P 间距不成倍数关系(图 17－2)。

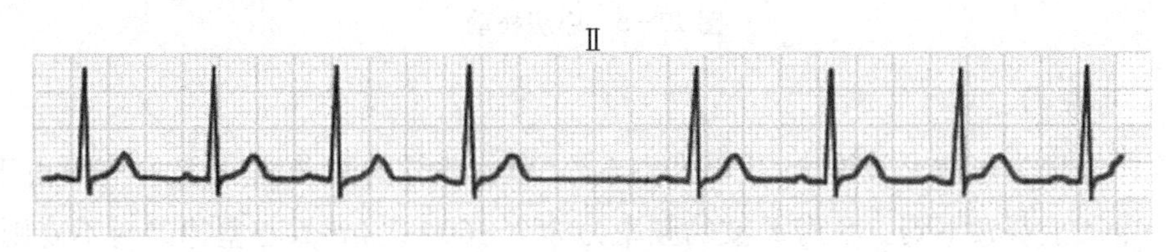

图 17－2　窦性停搏

2. 房性早搏

心电图表现为提前出现的异位 P 波，其形态与正常窦性 P 波不同，P－R>0.12 s，期前收缩前后两个窦性 P 波的间距小于正常 P－P 间距的两倍。QRS 波形态一般正常，但如果同时伴有室内差异性传导会出现 QRS 波增宽并且形态的异常(图 17－3)。

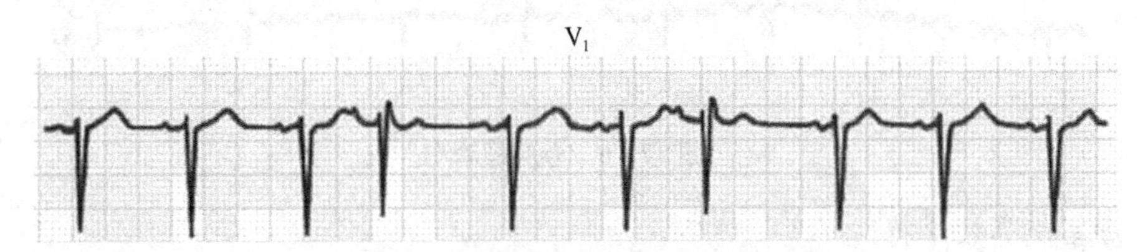

图 17－3　房性早搏伴室内差异性传导

3. 阵发性室上性心动过速

该类心动过速发作时有突发、突止的特点，心电图表现为节律快而规则，频率一般在 160～250 次/min，QRS 形态一般正常，伴有束支阻滞或室内差异传导时，可呈宽 QRS 波(图 17－4)。

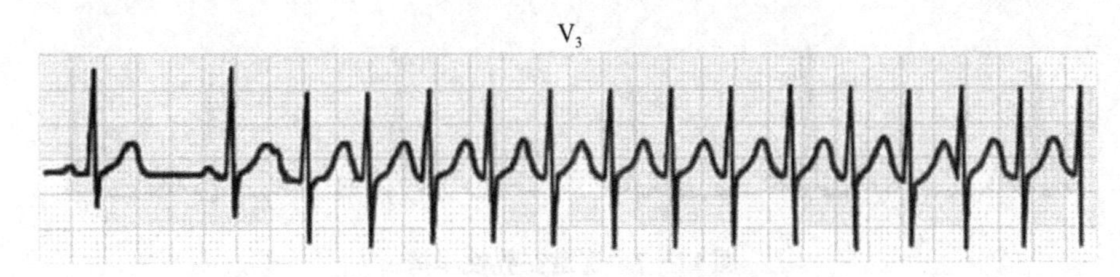

图 17－4　阵发性室上性心动过速

4. 心房扑动

心电图提示正常 P 波消失，代之连续的大锯齿状扑动波(F 波)，F 波间无等电位线，波幅大小一致，间隔规则，频率为 250～350 次/min。F 波大多不能全部下传激动心室，而以固定房室比例(2∶1 或 4∶1)下传，故心室律规则(图 17－5)。

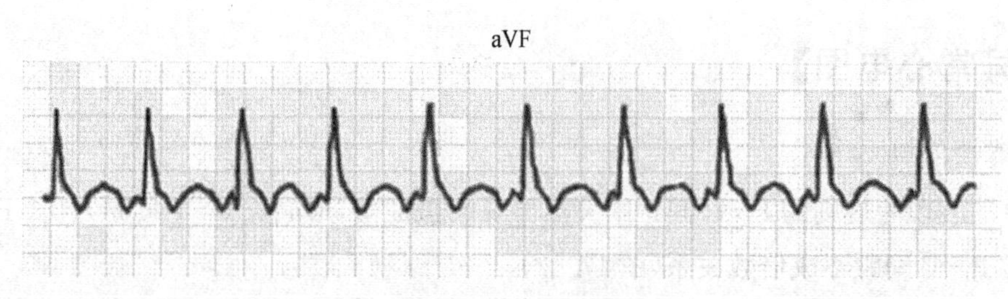

图 17-5 心房扑动

5. 心房颤动

心电图表现为正常 P 波消失，代以大小不等、形状各异的颤动波（F 波），有时由于 F 波很小在心电图上观察不到。心房 F 波的频率为 350～600 次/min，心室律绝对不规则，QRS 波一般不增宽。如果心室率大于 100 次/min，考虑房颤伴心室率过速（图 17-6）。

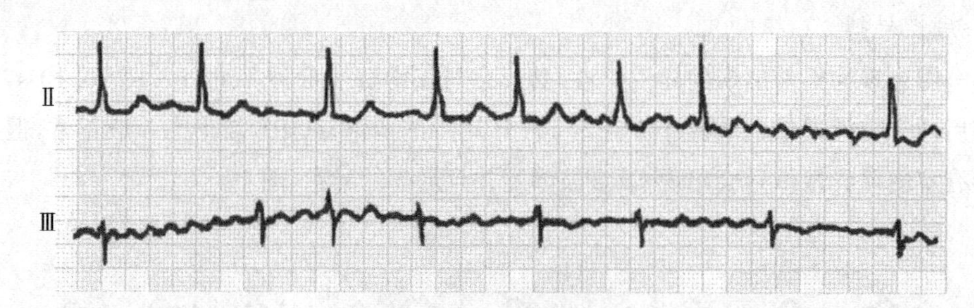

图 17-6 心房颤动

6. 房室交界性早搏

心电图表现为提前出现 QRS-T 波，其前无窦性 P 波，QRS-T 形态与窦性下传者基本相同。出现逆行 P 波（P 波在Ⅱ、Ⅲ、aVF 倒置，aVR 导联直立），可发生于 QRS 波之前（P-R 间期＜0.12 s）或 QRS 波群之后（P-R 间期＞0.12 s），或者与 QRS 波相重叠。大多为完全性代偿间期（图 17-7）。

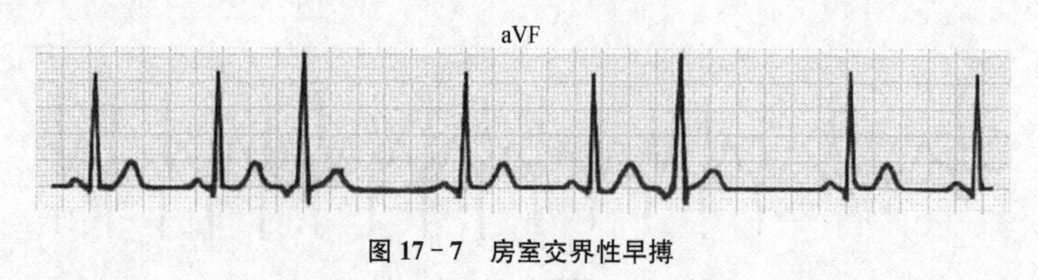

图 17-7 房室交界性早搏

7. 室性早搏

心电图提示提前出现宽大畸形的 QRS 波，其前无 P 波或无相关 P 波，时限通常大于 0.12 s，T 波方向多与 QRS 的主波方向相反，往往为完全性代偿间期（图 17-8）。

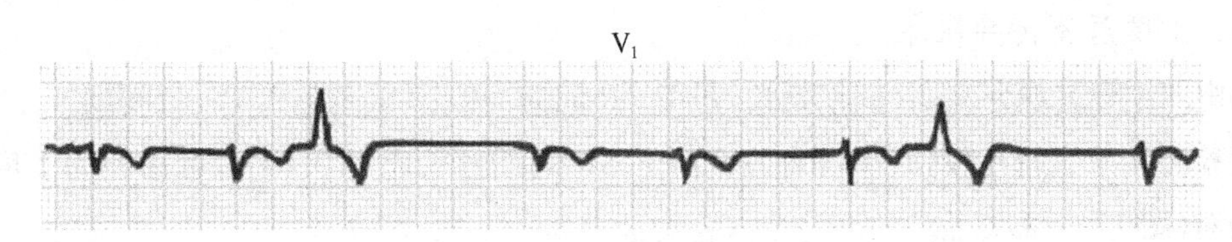

图 17－8　室性早搏

8. 阵发性室性心动过速

心电图表现为 QRS 波频率多在 140～200 次/min，节律可稍不齐，QRS 波宽大畸形，时限通常＞0.12 s，并有继发性 ST－T 改变，如能发现 P 波，并且 P 波频率慢于 QRS 频率，P－R 无固定关系（房室分离），则可明确，偶尔心房激动夺获心室或发生室性融合波，也支持室性心动过速的心电图表现（图 17－9）。

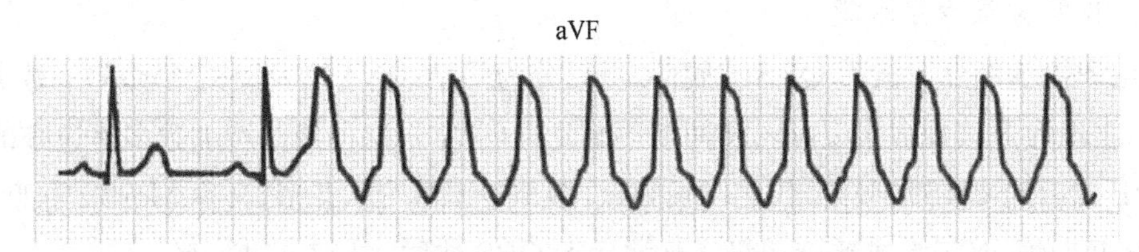

图 17－9　阵发性室性心动过速

9. 扭转型室性心动过速

心电图表现为发作时可见一系列增宽变形的 QRS 波群，以每 3～10 个心搏围绕基线不断扭转其主波的正负方向，每次发作持续数秒到数十秒而自行中止，但极易复发或转为心室颤动。临床表现为反复发作的心源性昏厥或为阿-斯综合征（图 17－10）。

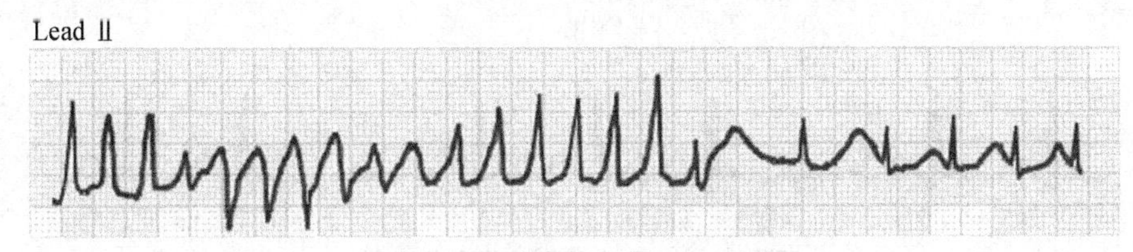

图 17－10　扭转型室性心动过速

10. 心室扑动与心室颤动

心室扑动心电图特点为无正常 QRS－T 波群，代之以连续快速而相对规则的大振幅波动，频率可达 200～250 次/min，由于心脏失去排血功能，患者会出现神志、意识的变化。心室颤动心电图表现为 QRS－T 波群完全消失，出现大小不等、极不匀齐的低小波，频率达 200～500 次/min（图 17－11）。

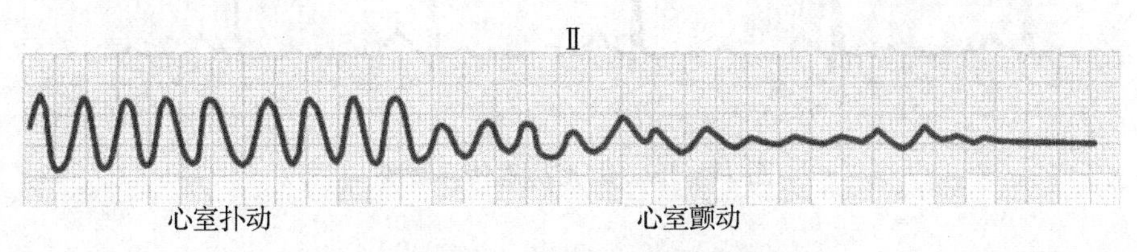

图 17－11　心室扑动与心室颤动

11. Ⅰ度房室传导阻滞

心电图主要表现为P－R间期延长，若P－R间期＞0.20 s(老年人P－R间期＞0.22 s)，或两次检测结果进行比较，心率没有改变而P－R间期延长超过0.04 s，可诊断为Ⅰ度房室传导阻滞(图17－12)。

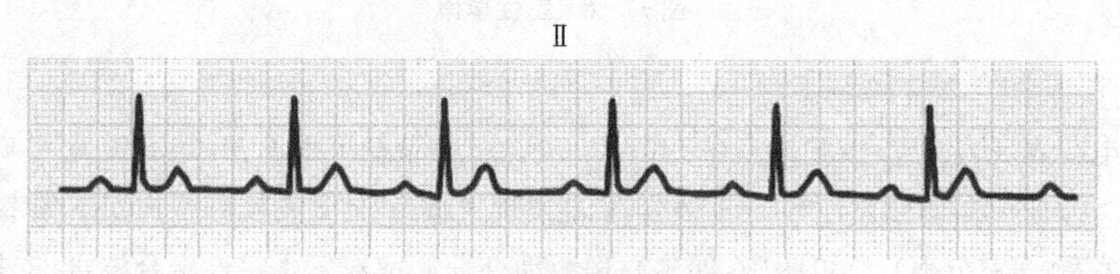

图17－12　Ⅰ度房室传导阻滞

12. Ⅱ度房室传导阻滞

心电图提示部分P波后QRS波脱落，可以分为两型：① Ⅰ型，亦称Morbiz Ⅰ型房室传导阻滞，表现为P波规律出现，P－R间期逐渐延长(通常每次的绝对增加数多是递减的)，直到1个P波后的QRS波脱落，代之以长间歇(图17－13)。② Ⅱ型，又称Morbiz Ⅱ型，表现为P－R间期恒定(正常或延长)，部分P波后无QRS波群(图17－14)。

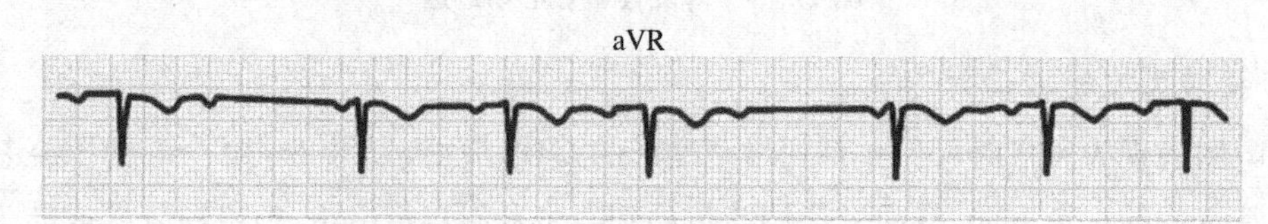

图17－13　Ⅱ度Ⅰ型房室传导阻滞

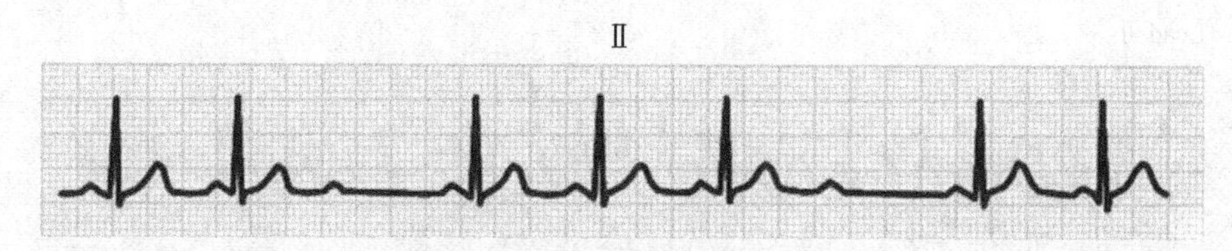

图17－14　Ⅱ度Ⅱ型房室传导阻滞

13. Ⅲ度房室传导阻滞

又称完全性房室传导阻滞，心电图表现为P波与QRS波毫无关系(P－R间期不固定)，各保持自身的节律，心房率高于心室率，常伴有交界性(多见)或室性逸搏(图17－15)。

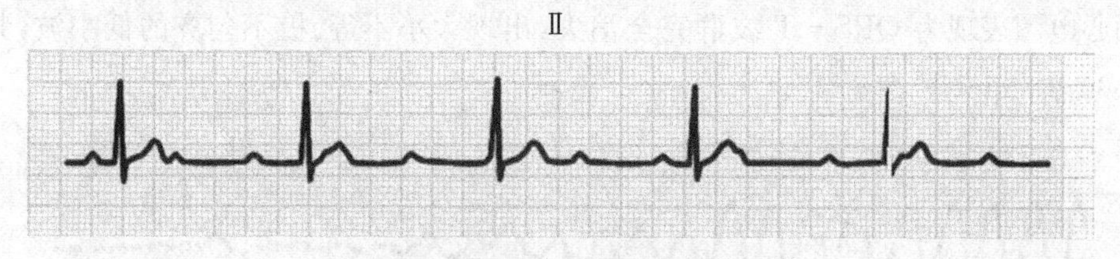

图17－15　Ⅲ度房室传导阻滞

14. 高钾血症

在高钾血症初期，Q－T间期缩短和T波高耸，基底部变窄；当血钾进一步增高，则QRS波群增宽，P－R及Q－T间期延长，ST段压低，然后QRS波群进一步增宽，P－R及Q－T间期进一步延长，P波增宽，振幅减低，甚至消失；高血钾的最后阶段，宽大的QRS波甚至与T波融合呈正弦波(图17－16)。高血钾在临床上可引起室性心动过速或过缓、心室扑动或颤动，甚至心脏停搏。

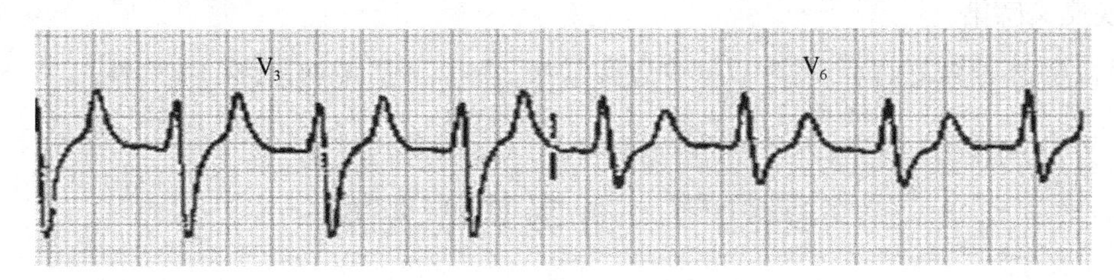

图17－16　高钾血症

15. 低钾血症

心电图提示存在T波低平或倒置、U波增高、T－U融合形成双峰，Q－T间期一般正常或轻度延长，表现为QT－U间期延长。当患者存在严重低钾血症时，QRS波群时限延长，并且P波振幅明显增高(图17－17)。低钾血症可引起房性心动过速、室性异位搏动、室性心动过速、室内传导阻滞以及房室传导阻滞等各种心律失常。

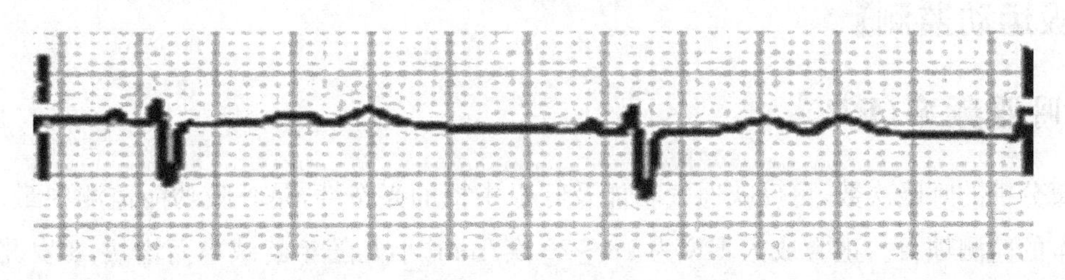

图17－17　低钾血症

【心电图监测护理要点】

(1) 心电监测导联应选择P波显示良好的导联，信号良好，基线平稳。

(2) 一般QRS波振幅大于0.5 mV，才能触发心率计数。

(3) 心电监测能够准确地监测心率、心律变化，对诊断心肌缺血和心肌梗死有一定的参考价值。当怀疑心肌缺血和心肌梗死时，需要做12导联心电图。

(4) 仪器须平放，注意周围通风，保持监护仪的干燥，避免潮湿。

(5) 使用监护仪前需检查仪器及各输出电缆线是否有损害、破损、故障等问题，如仪器出现故障，及时通知维修人员。

(6) 持续监测过程中，不宜随意取下心电、血压、血氧饱和度监测电缆线。

(7) 持续监测过程中注意减少电磁干扰给监测带来困难。

(8) 仪器长期不使用时,应每月充放电一次,以延长电池寿命。

(9) 清洁仪器时,使用无腐蚀性洗涤剂、表面活性剂、氨基或乙醇基清洁剂,不要使用丙酮、三氯乙烯等强溶性化学溶剂,以免损坏仪器表面深层。清洁仪器的屏幕时需格外小心,避免液体进入监护仪外壳,勿将液体倾倒在监护仪表面。

(10) 患者转出后,监护仪、导联线、血压袖带、经皮血氧饱和度监测传感器等需进行消毒,以免交叉感染。

(11) 操作前做好解释工作,以减少患者紧张、恐惧心理,增加监测的准确性。

第四节　呼吸功能监护

【概述】

呼吸功能是人体生命功能之一。呼吸功能监测的主要目的是对患者的呼吸运动、呼吸容量状态、呼出气体等方面进行分析,了解患者的通气与换气功能,以便于病情观察和调整治疗方案,及时对呼吸治疗的有效性做出合理的评价。

【呼吸运动监测】

一、呼吸频率(RR)

每分钟的呼吸次数,可反映通气功能及呼吸中枢的兴奋性,是呼吸功能监测中最简单、最基本的监测项目。正常成人 RR 为 16～20 次/min,小儿随年龄减小而增快,8 岁儿童约 18 次/min,1 岁为 25 次/min,新生儿为 40 次/min。

二、呼吸幅度

呼吸运动时患者胸腹部起伏程度,一般男性及儿童呼吸方式以膈肌运动为主,胸廓上部及上腹部活动比较明显,形成所谓腹式呼吸。女性呼吸以肋间肌运动为主,形成所谓胸式呼吸。实际上这两种呼吸单独存在的机会很少。胸式呼吸不对称时常提示一侧胸腔积液、气胸或肺不张等病变;胸式呼吸增强常见于腹部病变或疼痛限制膈肌运动;胸式呼吸减弱或消失常提示两侧胸部均有损伤或病变,也可见于高位截瘫或肌松剂作用所致;胸式呼吸与腹式呼吸不能同步常提示有肋间肌麻痹。

三、呼吸节律

指呼吸的规律性，正常呼吸是节律自然均匀的。观察呼吸节律的变化，可发现异常呼吸类型，提示病变部位，如伴有喘鸣和呼气延长的呼吸状态多由慢性阻塞性肺疾病所致。

四、呼吸周期的吸呼比率

也称吸呼比，指一个呼吸周期中吸气时间与呼气时间之比。正常吸呼比为 1∶1.5～2，吸呼比的变化反映肺的通气与换气功能。

五、常见异常呼吸类型

1. 呼吸过速

指成人 RR>24 次/min。见于发热、疼痛刺激、贫血、心力衰竭、甲状腺功能亢进等。一般体温升高 1 ℃，呼吸大约增加 4 次/min。

2. 呼吸过缓

指成人 RR<12 次/min。见于麻醉剂或镇静剂过量、颅内压增高等。

3. 呼吸暂停

指呼吸周期中出现的呼吸停顿。见于麻醉意外、新生儿肺不张等危重情况。正常人在吞咽、排便时可有呼吸暂停。

4. 浅呼吸

指呼吸深度变浅。见于呼吸肌麻痹、肺炎、胸腔积液、气胸、肺气肿、肋骨骨折、应用呼吸中枢抑制剂、碱中毒、严重的腹胀气、腹水、肥胖等。

5. 呼吸深快

指呼吸频率增加、幅度加深的异常呼吸，见于正常人剧烈运动后、严重的代谢性酸中毒、糖尿病酮症酸中毒、尿毒症等。

6. 吸气性呼吸困难

表现为吸气时极度费力，吸气时间延长，吸气时出现胸骨上窝、锁骨上窝、肋间隙明显凹陷（又称三凹征），患者呼吸肌紧张，吸气时头向后仰。见于喉、气管、大支气管因炎症、水肿、肿瘤、异物等造成的狭窄，也见于迷走神经、喉上神经、喉返神经麻痹等。

7. 呼气性呼吸困难

表现为呼气费力、呼气时间延长，肋间隙膨隆。是肺组织弹性减弱、小支气管狭窄，呼气时气流呼出不畅所致。见于支气管哮喘、喘息性支气管炎、阻塞性肺气肿。

8. 混合性呼吸困难

表现为呼气与吸气都困难，常伴呼吸频率增加。多为广泛的肺部病变或肺组织受压，呼吸面积减少，影响换气功能所致。见于大片肺不张、肺梗死、大量胸腔积液或气胸、大面积肺炎、肺纤维化、纵隔肿瘤、左心衰引起的肺淤血等。严重的心功能不全尤其是左心功能不全引起的呼吸困难常表现为端坐呼吸。患者被迫采取坐位或半卧位，坐于床边，双腿下垂，两手置于膝盖上或扶在床边，因呼吸辅助肌亦参与呼吸运动，患者常因尽全力呼吸而不能说话、进食和饮水。这种体位可以使膈肌下降、肺通气量增加，下肢回心血流量减少，从而减轻心脏负担和肺淤血，减轻呼吸困难。

9. 叹气样呼吸

在正常呼吸的基础上，患者每间隔一段时间就会因为感到胸闷而进行一次深大呼吸，类似叹气样，而后胸闷减轻或消退。多在安静时出现，转移其注意力如工作、运动时，胸闷和叹气样呼吸消失。见于神经衰弱、抑郁症或精神紧张者。

10. 鼾声呼吸

指呼吸时喉中发出粗大的鼾声。是由于气管、支气管内有较多的黏稠分泌物所致。常见于昏迷、濒死的患者。

11. 点头呼吸

吸气深长且头后仰，呼气时头恢复原位，表现为头部随呼吸而出现有节奏的后仰和前俯，如同点头状，即为点头呼吸。患者多呈昏迷状，极度衰竭，是濒死的表现。

12. 潮式呼吸

又称 Cheyne-Stokes 呼吸，呼吸由浅慢逐渐变为深快，再由深快变为浅慢，随后出现一段呼吸暂停，然后重复上述周期性呼吸。潮式呼吸的出现是呼吸中枢兴奋性降低的表现。在呼吸暂停阶段，缺氧加重，二氧化碳潴留，达一定程度时可刺激颈动脉窦和主动脉体的化学感受器和呼吸中枢，使呼吸恢复和加强。随着呼吸频率的增加和幅度的加深，二氧化碳大量排出，呼吸中枢又失去有效的兴奋，呼吸再次变慢、变浅，直至暂停，二氧化碳重新积累，如此周而复始。潮式呼吸是病情危重、预后不良的表现，见于多种疾病的晚期和病情危重时。

13. 间停呼吸

又称 Biot's 呼吸。表现为在一段幅度相等的呼吸后，出现一段呼吸暂停，然后又开始深度相同的呼吸，如此周而复始，形成间停呼吸。它与潮式呼吸不同，每次的呼吸深度相等，而不是逐渐加深和变浅，呼吸暂停的时间比潮式呼吸的时间长，呼吸次数也明显减少。间停呼吸的间歇期长短不定，呼吸频率和幅度大致相等，有时也不规则。它的发生机制与潮式呼吸大致相同，所见疾病也大致相同，但患者的呼吸中枢的兴奋性比出现潮式呼吸时更低，功能更差，病情更重，预后更坏，常为临终前表现。

【呼吸容量监测】

1. 潮气量(V_T)

为平静呼吸时一次吸入或呼出的气量。根据体重可以计算出 V_T，正常值为 8～12 ml/kg，平均约为 10 ml/kg，男性略大于女性。V_T反映人体静息状态下的通气功能，在使用人工呼吸机时还可通过测定吸气与呼气的差值判断呼吸管道是否漏气。

2. 每分钟通气量(MV 或 V_E)

指在静息状态下每分钟呼出或吸入气体的量，为潮气量(V_T)与每分钟呼吸频率(RR)的乘积。正常值为 6～8 L/min。

3. 肺活量(V_C)

最大吸气后，再做最大呼气所能呼出的气量。平均正常值为男性 3.47 L，女性 2.44 L。还可以根据体重计算出每千克体重肺活量(V_C/kg)。肺活量测定法能够测量疾病对肺功能的影响，评估气道反应性，监测疾病进程或治疗干预的结果，评估术前风险以及确定任何肺部疾病的预后。肺活量测定法是一种有价值的工具，可为临床医生提供重要信息，并结合症状和病史一起进行诊断。

4. 生理无效腔容积(V_D)

是解剖无效腔与肺泡无效腔之和。解剖无效腔指从口、鼻、气管到细支气管之间的呼吸道所占空间，肺泡无效腔指肺泡中未参与气体交换的空间。

5. 每分钟肺泡通气量(V_A)

指静息状态下每分钟吸入气体量中能达到肺泡进行气体交换的有效通气量。$V_A=(V_T-V_D)\times RR$。正常值为 4.2 L/min，它反映真正的气体交换量。

【呼气末二氧化碳分压监测】

呼气末二氧化碳分压($P_{ET}CO_2$)属无创性监测法，可反映肺的通气功能状态和二氧化碳的产生量，也可以反映患者的代谢、通气和循环状态，临床上通过测定 $P_{ET}CO_2$ 反映 $PaCO_2$ 的变化，以监测患者的通气功能。

目前 $P_{ET}CO_2$ 监测的方法共有三种：红外线法、质谱仪法和比色法。$P_{ET}CO_2$ 分析技术的取样方法包括主流式和旁流式。主流式是将传感器连接于患者的呼吸管道上，其优点是直接与气流接触，能快速识别，且气道内的分泌物或水蒸气对监测效果影响小，无气体的丢失；缺点主要是传感器有一定重量，增加了额外的无效腔量(约 7 ml)，不能用于未建立高级人工气道的患者。旁流式则是经取样管往气道内持续吸出部分气体来检测，传感器不直接与通气管路连接，且不增加额外的无效腔，不增加管路额外的重量，若患者未建立高级人工气道，改装后的取样管置入鼻咽部亦可精确测定结果；缺点是反应慢，采样管细长且易扭曲，水蒸气或气道的分泌物会堵塞管道而影响测量，在低流量麻醉或小儿麻醉中应注意补充因取样而丢失的气体。

一、$P_{ET}CO_2$ 监测的临床意义

1. 反映循环功能

$P_{ET}CO_2$ 监测能够提供简单、无创监测心肺复苏期间血流量的指标，且能有效预测自主循环的恢复情况（ROSC）。在低血压、低血容量、休克和心力衰竭时，随着肺血流量减少，$P_{ET}CO_2$ 逐渐减低，呼吸心跳停止时，$P_{ET}CO_2$ 急剧降至零，复苏后逐渐回升。2015 年美国心脏协会心肺复苏与心血管急救指南中指出，对已有气管插管的患者，若给予 20 min 的心肺复苏后，呼气末二氧化碳分压不能达到 10 mmHg，可作为停止复苏的一个因素，但不建议单凭此项来维持患者的有效通气。另外，一项关于心肺复苏中呼气末二氧化碳分压和 ROSC 相关性的系统评价和 Meta 分析中指出，心肺复苏后 ROSC 患者的平均呼气末二氧化碳分压水平为 25 mmHg，高于 10～20 mmHg 这个阈值，此条件更利于提高胸外按压的质量。

2. 判断人工气道通畅程度

推荐气管插管后使用 $P_{ET}CO_2$ 监测仪判断插管位置。完成气管插管以后，使用连续监测的 $P_{ET}CO_2$ 监测仪是判断管路位置的优选法，优于胸部听诊、X 线摄片。通常观察到连续 4～6 个以上的稳定波形即可判断气管插管在气道内，但注意该方法不能判断气管插管的深度。

3. 肺栓塞筛查

目前 $P_{ET}CO_2$ 监测筛查肺栓塞主要有两种方法：① 比较 $P_{ET}CO_2$ 数值与动脉血二氧化碳分压数值，若 $P_{ET}CO_2$ 数值下降而血中二氧化碳分压数值升高，则提示肺栓塞可能。② 使用容量－$P_{ET}CO_2$，计算死腔通气比例，比例上升可考虑肺栓塞可能。判断时需结合 D－二聚体等其他指标或 WELLS 评分表评估肺栓塞病情。

4. 代谢监测及恶性高热的早期诊断

恶性高热时 CO_2 产量增加，$P_{ET}CO_2$ 不明原因突然升高达正常的 3～4 倍，经有效治疗后 $P_{ET}CO_2$ 开始下降。静滴碳酸氢钠过快、过多也可引起血中 CO_2 突然升高，$P_{ET}CO_2$ 增加。

5. 在机械通气中的应用

呼气末二氧化碳分压与动脉血二氧化碳分压有很好的一致性。通常情况下，机体组织细胞代谢产生的二氧化碳量（VCO_2）和肺泡通气量（V_A）决定肺泡内的二氧化碳分压。呼吸衰竭患者进行机械通气支持时，相关参数的调节则有赖于血气分析的结果，但是动脉血气分析需要采集动脉血后才能获得，这个过程是有创的、间歇性的。但是 $P_{ET}CO_2$ 的监测却是无

创的、动态且连续的。所以依据呼气末二氧化碳分压的变化，可及时调节呼吸模式和参数。若是肺部病变，肺泡通气/肺血流（V/Q）失调，引起无效腔通气和肺内静脉分流的变化，$P_{ET}CO_2$ 与 PCO_2 会产生一定差异，此时延长呼气法所监测 $P_{ET}CO_2$ 更接近 PCO_2。机械通气患者评定撤机时机：若 $P_{ET}CO_2$ 的波形在呼气平台出现凹陷，并与呼吸机对抗，提示患者有自主呼吸，进一步观察波形，了解其自主呼吸的频率和强度；若患者完全在自主呼吸状态下能维持 $P_{ET}CO_2$ 在正常范围，可考虑撤离呼吸机。

6. 判断通气功能、发现通气故障

在呼吸机治疗或麻醉手术过程中，可随时根据监测结果调节通气量，保证正常通气，避免通气过度或通气不足。气管导管接头脱落时，$P_{ET}CO_2$ 立即降至零。

7. 其他

用于指导纠正危重患者体位。危重患者因翻身、叩背或其他原因改变体位后，若气管导管贴壁、管道通畅度降低等原因，则会影响机械治疗的效果。通过及时监测呼气末二氧化碳分压，充分避免换气过度、通气不足的发生，减少因体位变化而产生的低或高碳酸血症。可用于预测急症危重患者的预后，管癸芬等认为，对于病情符合《急诊患者病情分级试点指导原则（征求意见稿）》的Ⅰ级患者，呼气末二氧化碳分压可较好地预测其预后。

二、$P_{ET}CO_2$ 监测的护理

（1）确保监测装置正常　正确连接监测装置，监测前对监护仪进行性能测试，使各部件工作正常，无机械性误差。

（2）准确监测及动态观察 $P_{ET}CO_2$ 数值的变化。

（3）密切观察呼吸频率、幅度、血氧饱和度与 $P_{ET}CO_2$ 的关系。

（4）妥善固定监测管道，防止脱落、漏气。

（5）保持监测装置清洁，如被痰液污染应及时处理，做好终末消毒，预防院内感染。

【呼吸力学监测】

呼吸力学监测的参数包括有与呼吸相关的压力、顺应性、阻力和呼吸做功等。严格掌握这些参数的测定条件，结合临床分析其结果，有利于认识疾病的发病机制、诊断和指导治疗。在进行机械通气时，密切监测这些参数，有利于发现病情变化和指导呼吸机的合理应用。

一、呼吸相关的压力指标

1. 经肺压（P_L）

P_L 是指气道开口压（Pao）与胸膜腔压（Ppl）之间的差值，即 $P_L = Pao - Ppl$。它反映在相应的肺容量时需要克服肺的阻力，也是产生相应的肺容量变化消耗于肺的驱动压力。通常

采用食管囊管法检测食管中下 1/3 交界处附近的压力(Peso)来反映 Ppl,即 P_L = Pao－Peso。

2. 经胸壁压(P_W)

P_W是指胸膜腔压(Ppl 或 Peso)与体表压力(Pb)的差值,即 P_W = Ppl－Pb,它反映在相应的容量时胸廓的阻力,也是产生相应的胸廓容量变化所消耗的驱动压力。因 Pb 为大气压(参照零点),所以,P_W = Ppl。只有在呼吸肌肉完全放松、气道阻断的条件下,Ppl 才能反映 P_W。

3. 经呼吸系统压(Prs)

Prs 是指呼吸运动过程中所需要克服的整个呼吸系统的总体压力,为经肺压(P_L)和经胸壁压(P_W)的总和。

4. 气道压(Paw)

气道内压是指气道开口处的压力,常用于正压通气过程中的监测,通常在呼吸机管道近患者端或口腔处测定。Paw 在呼吸过程中动态变化,通常用气道峰压(Ppeak)、平均气道压(MPaw)和呼气末正压(PEEP)等指标来描述 Paw 的特征。Ppeak 是指吸气过程中 Paw 的最高值。MPaw 是指呼吸周期中 Paw 的平均值。PEEP 是指呼气相 Paw。

5. 呼气末正压(PEEP)

在正常情况下,呼气末肺容量处于功能残气量时,肺脏和胸壁的弹性回缩力大小相等、方向相反,呼吸系统的静态弹性回缩压为 0,肺泡压也为 0。但在病理情况下,呼气末肺容量高于功能残气容量,此时呼吸系统的静态弹性回缩压升高,肺泡压也升高,这种升高的肺泡压称为 PEEP。

二、顺应性监测

顺应性(compliance,C)是指单位压力改变(ΔP)所产生的容量变化(ΔV),是反映弹性回缩力的大小指标(弹性回缩力＝1/C)。呼吸系统的顺应性(Crs)包括肺的顺应性(CL)和胸廓顺应性(CL)。根据其检测方法的不同,顺应性又分为动态顺应性和静态顺应性。

1. 肺顺应性(CL)

肺顺应性(CL)＝肺容积改变(ΔV)/经肺压(ΔPL)。与肺弹性相关的因素有:肺弹性组织、表面张力和肺血容积等,其中主要是表面张力和肺弹性组织。

2. 胸壁顺应性(CW)

胸壁顺应性(CW)＝肺容积改变(ΔV)/经胸壁压(ΔPW)。影响胸壁顺应性的因素有:胸壁呼吸肌张力和胸壁弹性回缩压。

3. 呼吸系统顺应性(CRS)

CRS 是 CL 与 CW 的总和。由于肺与胸壁属于串联连接,呼吸系统的弹性回缩力

(ERS)是肺弹性回缩力(EL)和胸廓弹性回缩力(ECW)的总和,CRS 与 CL 和 CW 的关系可以通过下式表示:1/CRS=1/CL+1/CW。

4. 静态顺应性(Cstat)

Cstat 是指在呼吸周期中,气道阻断使气流量为零时测得的顺应性。

5. 动态顺应性(Cdyn)

Cdyn 是指在呼吸周期中,不阻断气流的条件下,通过寻找吸气末与呼气末的零流量点而测得的顺应性。在测定 Cdyn 时,由于没有足够的时间让呼吸系统内的压力达到平衡,其结果不仅与呼吸系统的弹性有关,而且受气道阻力的影响,使 Cdyn<Cstat。当气道阻塞严重(肺排空的时间常数延长)或呼吸频率增快(呼气时间缩短)时,这种影响尤为明显。

三、气道阻力监测

呼吸系统的阻力分弹性和非弹性阻力。肺和胸壁的弹性阻力通过顺应性的检测来反映。非弹性阻力包括气道阻力(RAW)、惯性阻力(Rin)、重力(Rgr)和肺组织与胸廓的变形阻力(Rdis)。在多数情况下,气道阻力是非弹性阻力的最主要的组成部分。

1. 气道阻力(RAW)

RAW 是指气流通过气道进出肺泡所消耗的压力,用单位流量所需要的压力差来表示。即:RAW=(Pao-Palv)/F。Pao 为气道开口压,Palv 为肺泡内压。阻力常用的表示单位为每秒 1 升的气流所消耗的压力($cmH_2O/L \cdot s$)。RAW 来源于气流与气道管壁之间相互摩擦。RAW 的大小受到气流形式的影响。

2. 机械通气的总阻力(Rtot)

在机械通气过程中,气管插管的阻力(Rtube)通常与呼吸系统的阻力(RRS)一样大甚至比后者大。气管插管和呼吸系统的阻力呈串联和相加的关系。因此机械通气时的总阻力(Rtot)为:Rtot=RRS+Rtube。

【脉搏血氧饱和度监测】

脉搏血氧饱和度(SpO_2)监测是通过动脉脉搏波动分析来测定血液在一定氧分压下氧和血红蛋白占全部血红蛋白的百分比。常用的 SpO_2 监测法是利用光学法监测,与动脉血氧分压相关性良好,同时且具有快速、动态、能连续监测的特点,临床应用日渐广泛。

一、SpO_2 监测基本原理和方法

根据光电比色的原理,不同物质吸收光线的波长不同。SpO_2 监测的原理是假设手指或耳郭为盛满血红蛋白的透明容器,使用波长 660 nm 的红光和 940 nm 的红外光线为入射光源,测定通过组织床的光传导强度来计算 SpO_2。血红蛋白在氧化和还原状态下的吸收光谱

不同。还原型血红蛋白(Hb)在红光区吸收大于氧化血红蛋白(HbO_2),而在红外光区则相反。分离相应的直流部分(DC),并除去“脉搏叠加”的环境光的干扰,通过公式可计算出两个光谱的吸收比率R。R=(AC660/DC660)/(AC940/DC940)。R与SpO_2呈负相关,在标准曲线上可得出相应的SpO_2值,其正常值为96%~100%。

常用的脉搏血氧仪包括手指脉搏血氧仪、耳脉搏血氧仪等类型。

二、SpO_2 监测操作步骤

(1) 打开心电监护仪。

(2) 报警设置　设置SpO_2和脉搏的警报上下限及警报警度。

(3) 传感器固定　清洁监测部位皮肤后,将传感器固定在毛细血管搏动部位,如指(趾)端、耳垂、鼻翼、足背、舌、颊等部位。确保传感器与皮肤贴合严密,患者保持安静,以确保SpO_2测定准确。

三、正常脉搏信号的识别

读取SpO_2数据前应先明确脉搏信号是否正常,正常脉搏信号是尖型波,其下降支有明显的切迹,SpO_2的脉搏波形满意是判定SpO_2读数可靠性的良好指标,应注意识别低灌注波形与运动伪像。将SpO_2显示的脉率和心电监测显示的心率进行比较,是保证SpO_2读数准确的良好方法。如脉率和心率存在差别(房颤除外),常提示探头位置不正确或探头功能失常。

四、SpO_2 监测注意事项

影响SpO_2监测准确性的因素

(1) 外部因素　① 监测传感器部分脱落时产生“黑色效应”,此时SpO_2监测值低于实际值。② 房间的亮度过高或监测传感器与皮肤的黏合度差,导致外来光线被传感器感知,影响SpO_2监测的准确性。③监测部位的过度移动影响传感器信号的接收,从而影响SpO_2监测的准确性。

(2) 监测局部循环血流　休克、局部低温、低血压或使用缩血管药物导致血管的收缩,监测局部灌注不良时,可影响SpO_2监测的准确性。

(3) 监测局部皮肤因素　皮肤色素沉着也会对SpO_2的数值有影响:① 黑色素沉着,可造成SpO_2假性增高。② 皮肤黄染对SpO_2测定影响不大。③ 染甲或灰指甲(黑或蓝色)可造成SpO_2假性降低。

(4) 血液因素　① 异常血红蛋白血症(如碳氧血红蛋白)时SpO_2假性增高。② 血液内有色物质(如甲基蓝)可影响SpO_2监测的准确性。③ 血液中存在脂肪悬液(脂肪乳或异丙酚输注）可吸收部分光线，影响 SpO_2 监测的准确性。④ 贫血在红细胞比容>15%时，不影响 SpO_2 监测的准确性。

五、传感器的使用和保护

① 若 SpO_2 监测传感器重复使用，应在每次使用后根据厂商建议进行清洁、消毒。② 尽量测量指端，病情不允许时可监测趾端。③ SpO_2 传感器不应与血压监测或动脉穿刺在同一侧肢体，否则可能会影响监测结果。④ 监测过程中至少每 4 h 改变一次佩戴部位，防止局部组织循环障碍引起青紫、红肿。⑤ 应注意爱护传感器，以免碰撞、坠落，在行磁共振成像过程中使用 SpO_2 可能会对传感器造成严重损伤。

六、脉搏血氧饱和度与血气监测指标的关系

当患者血气监测的动脉血氧饱和度>70%时，SpO_2 与动脉血氧饱和度的相关性良好。受氧解离曲线的影响，在动脉血氧饱和度>90%～94%时，SpO_2 对动脉血氧分压的变化相对不敏感。因此，经皮血氧饱和度测定虽可减少动脉血气分析的次数，但并不能完全取代动脉血气分析。

第五节　脑功能监护

【概述】

危重症患者尤其是颅脑损伤和颅脑疾病患者的脑功能监测是对患者进行监护的重要内容之一。一般的脑功能监测包括观察患者意识状态的变化、瞳孔的大小和反应等，除此之外，颅内压监测、脑电图监测、脑血流监测等监测技术的发展，使得对脑功能的监测方法逐渐多样化，准确性也大大提升。

【意识状态】

意识状态是大脑功能活动的综合表现，是对环境的知觉状态。正常人应表现为意识清晰，反应敏捷、准确，语言流畅、准确，思维合理，情感活动正常，对时间、地点、人物判断力和定向力正常。

意识障碍是指个体对外界环境刺激缺乏正常反应的精神状态。神经病学上分为以觉醒程度改变为主的意识障碍和以意识内容改变为主的意识障碍。

一、以觉醒程度改变为主的意识障碍

1. 嗜睡

嗜睡是最轻的意识障碍。患者处于持续睡眠状态，但能被言语或刺激唤醒，醒后能正确回答问题，但反应迟钝，刺激去除后又很快入睡。

2. 昏睡

患者处于熟睡状态，一般的外界刺激不易唤醒。压迫眶上神经、摇动身体等强烈刺激可被唤醒，醒后答话含糊或答非所问，停止刺激后即又入睡。

3. 昏迷

昏迷是最严重的意识障碍，按其程度可分为：

(1) 浅度昏迷　意识大部分丧失，无自主运动，对声、光刺激无反应，对疼痛刺激（如压迫眶上缘）可有痛苦表情及躲避反应。瞳孔对光反射、角膜反射、眼球运动、吞咽反射、咳嗽反射等可存在。呼吸、心跳、血压无明显改变，可有大小便失禁或潴留。

(2) 中度昏迷　对周围事物及各种刺激均无反应，对强烈疼痛刺激可有防御性反应。角膜反射减弱、瞳孔对光反射迟钝、无眼球运动，可见生命体征轻度异常及不同程度的排便功能障碍。

(3) 深度昏迷　意识完全丧失，对各种刺激均无反应。眼球固定、瞳孔散大、深浅反射消失，生命体征明显异常，大小便失禁或去脑强直。

格拉斯哥昏迷评分（GCS）：是临床较常用的昏迷评分法，GCS对伤者的睁眼（反映脑干激活系统的活跃程度）、言语（反映大脑网状结构系统功能和高级综合能力）、运动（反映大脑皮质的功能状态）三方面所得总分表示意识障碍程度。最高分为15分，表示意识清楚；12～14分为轻度；9～11分为中度；8分以下为昏迷；最低3分，分数越低则意识障碍越重（表17-2）。

表17-2　GCS评分表

睁眼反应	评分	言语反应	评分	运动反应	评分
自动睁眼	4	回答正确	5	按嘱动作	6
呼之睁眼	3	回答错误	4	刺痛定位	5
刺痛睁眼	2	答非所问	3	刺痛躲避	4
不能睁眼	1	只能发音	2	刺痛屈肢	3
		不能言语	1	不能伸肢	2
				不能运动	1

二、以意识内容改变为主的意识障碍

1. 意识模糊

表现为注意力减退，情感反应淡漠，定向力障碍，活动减少，语言减少，语言缺乏连贯性，对外界刺激可有反应，但低于正常水平。对时间、地点、人物的定向力有部分或完全障碍，表现为不知所处何方、白昼与夜晚颠倒、亲疏不分等。

2. 谵妄

谵妄是一种急性的脑高级功能障碍，表现为认知、注意力、定向、记忆功能受损，思维推理迟钝，语言功能障碍，睡眠觉醒周期紊乱，错觉，幻觉，紧张，恐惧，兴奋不安，甚至可能有冲动和攻击行为。病情常呈波动性，夜间加重，白天减轻，常持续数小时和数天。

【瞳孔】

正常两侧瞳孔等大等圆，在普通环境光线下直径为 3～4 mm，直接对光反射和间接对光反射灵敏。瞳孔大小及对光反射改变能反映患者脑部病情变化。

临床上多借助手电筒观察瞳孔情况，先对准双眼中间照射，对比观察双侧瞳孔的大小、形状是否等大等圆，再将光源分别移向左右瞳孔中央，观察瞳孔的直接与间接对光反射是否灵敏。反复观察瞳孔是否有变化，对危重患者应每 15～30 min 观察 1 次，并做好详细记录。观察瞳孔时应注意患者机体条件和外界因素的影响。相对来说，成人瞳孔较大，儿童和老年人瞳孔较小；女性的瞳孔大于男性；近视者瞳孔较大，远视者较小；兴奋时瞳孔较大，嗜睡时瞳孔较小；吸气时较大，呼气时较小；白天光亮时较小，黑暗时则较大。

瞳孔接受交感和副交感神经的双重支配，交感神经受到刺激或副交感神经受到破坏者瞳孔扩大，反之则缩小。上述两种神经均受到大脑皮层的控制，额叶和枕叶有调节瞳孔大小的中枢。

(1) 双侧瞳孔散大，直接和间接对光反射消失，伴视力完全丧失，而神志清楚，表示双侧视神经受损，可见于双侧视神经炎、多发性硬化症等。

(2) 双侧瞳孔散大，对光反射迟钝或消失，伴有昏迷者，表示中脑动眼神经核受损或小脑扁桃体疝。见于癫痫大发作时、脑干脑炎的晚期、脑血管病、各种脑炎、脑膜炎等多种疾病引起的颅内压增高症及临终前的表现。

(3) 一侧瞳孔散大，直接和间接对光反射迟钝或消失，表示原发性动眼神经损害或原发性中脑损害。若神志清楚多表示动眼神经损害，伴有昏迷及对侧肢体瘫痪者，表示中脑损害。若伴有会聚调节反应迟缓，表示中脑顶盖病变，见于动眼神经麻痹、脑干的炎症血管病变引起的中脑被盖综合征、脑动脉瘤及占位性疾病引起的中脑顶盖综合征。

(4) 一侧瞳孔散大，直接对光反射消失或间接对光反射存在，常伴有视力障碍，表示原发性视神经损害，见于原发性视神经炎，多颅神经炎。

(5) 一侧瞳孔进行性散大，对光反射迟钝或消失，伴有意识障碍者，表示颞叶沟回疝。脑干移位使大脑后动脉压迫动眼神经引起同侧瞳孔散大，见于各种特异性脑炎、脑膜炎和脑血管病及占位性病变引起的颅内压增高。

(6) 双侧瞳孔缩小，表示大脑皮层和脑干(以脑桥损害为主)的损害，见于药物中毒(如冬眠灵、巴比妥类、抗精神病药物、抗癫痫药物)、流脑、蛛网膜下腔出血、脑室或桥脑出血(伴有对光反射消失、意识障碍和去大脑僵直)。

(7) 一侧瞳孔缩小，对光反射迟钝，表示动眼神经受到刺激，应注意区别是单侧瞳孔缩小还是对侧瞳孔扩大，见于外伤性颅内出血，各种疾病引起的颞叶沟回疝的早期，因持续时间短而易被忽略。

(8) 一侧瞳孔缩小，对光反射灵敏，表示颅底损害并波及颈动脉周围交感神经丛，见于脑干和上颈髓的肿瘤、炎症、血管病、外伤等单侧病变引起的霍纳氏综合征的海绵窦炎，眶上裂病变的早期亦可见瞳孔缩小。

(9) 双侧瞳孔不等大，时大时小，左右交替，形状不规则，表示脑干病变，尤其中脑受损明显，见于脑干出血、多发性硬化、神经梅毒及嗜睡性脑炎、病毒性水肿刺激中脑所致。若双侧瞳孔不等大，边界不整齐呈锯齿状，对光反射消失而调节反应存在，应视为阿罗氏瞳孔，见于神经梅毒，偶见于结核性脑膜炎。

【脑电监测】

一、脑电图常见波形

脑电图(EEG)显示脑细胞群自发而有节律的生物电活动。人的脑电图波形根据振幅和频率不同可分为四类(图 17-18)。

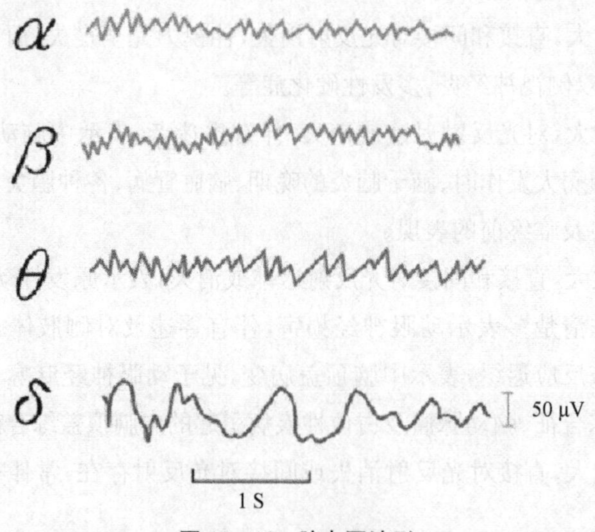

图 17-18　脑电图波形

1. α 波

频率为每秒 8～13 次，平均 10 次左右。成年人觉醒且静息闭眼时，在头皮的任何部位都可以记录到，尤以枕叶及顶叶最为明显，是正常成年人脑电图的基本节律。

2. β 波

频率每秒 14～30 次，以额叶及中央区最明显。β 节律与精神紧张程度和情绪激动有关，情绪紧张、激动和服巴比妥类药物时节律增加。

3. θ 波

频率每秒约 4～7 次，在顶叶及颞叶较明显，是儿童觉醒时脑电图的主要成分，成年人浅睡眠时出现。

4. δ 波

频率每秒 1～3 次，出现在颞叶与枕叶，是婴儿脑电图中的主要节律。成人见于麻醉和深睡眠时。

二、脑电图的监测及护理

常规脑电图是指在正常生理条件下和安静舒适状态下按规定的统一方法和时间描记的头皮脑电图。目前临床上应用最多的是国际脑电图，除了要标准安放电极，监测时还需头皮电极固定良好，一般通过电极膏粘连于头皮表面，用火棉胶固定，可进行长时间监测。脑电图监测时应做好护理措施：

(1) 将头发洗干净，不要涂抹油性物质，以免引起连接不良。

(2) 提供良好的监测环境，做到安静舒适。

(3) 前一天晚上要睡好觉(剥夺睡眠者除外)，临做前按需进食，避免过饥检查，以减少低血糖对检查结果的干扰。

(4) 操作时态度和蔼可亲，将要求向患者解释清楚，让患者能充分理解并配合，并严格按操作者的指令去做。

(5) 安放电极要轻柔、准确，使之紧密贴于皮肤上。

(6) 对于年龄太小或不能合作者，必要时给予镇静剂。

(7) 有高热惊厥者，最好在症状停止 10 d 后进行脑电图检查。

(8) 对于儿童患者监测电极数量也应遵守成人标准。电极数量的减少(甚至比 10～20 个电极更少)无法监测到某些重要的脑电活动，而大大减少可获得的定位信息。脑电定位分析的精确度与电极数量相关。尽管由于患儿头颅体积较小，小儿脑电使用更少的电极已经成为惯例(常常只有 10 或 12 个电极)，但是由于儿童头骨更薄，理论上监测到的脑电信号更容易出现空间定位的混淆。因此，儿童需要比成人更多的电极来进行检测。

(9) 检查时将手机、平板电脑等通讯设备关闭或放置于检查室外以减少电磁波干扰。

三、脑电图监测在危重症患者监测中的意义

EEG监测的临床意义是多方面的，根据EEG对监测脑病理生理变化敏感的特点，EEG监测的意义有以下几点：

1. 监测脑代谢变化

EEG对脑代谢变化异常敏感。

2. 脑细胞缺血、缺氧的监测

EEG对脑细胞缺氧十分敏感。当脑细胞缺血、缺氧时，EEG会出现短阵的EEG快波；当脑血流量持续减少，EEG波幅开始降低，频率减慢，最后呈等电位线表现。

3. 昏迷患者的监测

EEG是昏迷患者脑功能监测的重要指标，可协助判断病情及预后。昏迷时EEG一般呈δ波，若恢复到θ波或α波，表明病情有所改善；反之，若病情恶化，δ波将逐渐转为平坦。

4. 监测脑内局灶病变

EEG电极监测部位与大脑半球解剖相关，当重症患者不能移动，不能进行脑CT和MRI，床旁EEG检查可辅助脑疾病定位诊断。连续动态地监测病变演变过程是EEG床旁监测的另一优势。

5. 监测癫痫活动

脑电图监测对于癫痫等发作性疾病的诊断及鉴别诊断具有重要意义。需要注意的是，标准导联的覆盖范围是有限的，如果放电只存在于特定的导联，癫痫性电活动可能就没有被记录。如果患者被高度怀疑为某个脑区相关的癫痫，通过标准脑电图未监测到癫痫性电活动或需要精确定位癫痫灶，推荐使用完整10～10系统的电极记录或更多的电极记录。

【颅内压监测】

颅内压(ICP)是指颅内容物(脑组织、脑脊液、血液)对颅腔壁的压力。正常成人在身体松弛状态下，侧卧时的腰穿或平卧测脑室内的压力为6.0～13.5 mmHg(81.6～183.6 mmH_2O)，儿童为3.00～6.75 mmHg(40.8～91.8 mmH_2O)。平卧时成人颅内压持续超过正常限度15 mmHg(204 mmH_2O)，即为颅内高压。多种重症神经系统疾病，如颅脑创伤、脑血管疾病、脑炎、脑膜炎、静脉窦血栓、脑肿瘤等，多伴有不同程度的颅内压增高。颅内压增高可使患者出现意识障碍，严重者出现脑疝，并可在短时间内危及生命。ICP监测是诊断ICP增高最迅速、客观和准确的方法，同时也是观察危重症患者病情变化、指导临床治疗与预后判断的重要手段。

一、影响 ICP 的因素

1. $PaCO_2$

血中 $PaCO_2$ 下降会导致 pH 上升，脑血流量减少，ICP 下降；反之亦然。

2. PaO_2

PaO_2 在 60～300 mmHg 范围波动时，脑血流量和 ICP 基本不变。当 PaO_2 低于 50 mmHg 时，脑血流量明显增加，ICP 增高。但当低氧血症持续时间较长，形成脑水肿时，即使 PaO_2 改善，ICP 也不能很快恢复。

3. 血压

平均动脉压维持在一定水平时，由于大脑的调节作用，ICP 可维持基本不变，超过 150 mmHg 时，ICP 将随着血压的升高而增高。

4. CVP

CVP 增高可影响颅内静脉的血液回流，使 ICP 增高，反之亦然。

5. 其他

使脑血流量增加的药物可致 ICP 增高，渗透性利尿可使有效循环血量降低，从而起到降低 ICP 的作用。体温每下降 1 ℃，ICP 可降低 5.5%～6.7%。

二、颅内压监测指征

1. 强力推荐

头部 CT 检查发现颅内异常（颅内出血、脑挫裂伤、脑水肿、脑肿胀、脑积水、基底池受压等）的急性重型颅脑创伤患者（GCS 3～8 分）。

2. 推荐

CT 检查发现颅内异常（颅内出血、脑挫裂伤、脑水肿、脑肿胀、脑积水等）的急性轻中型颅脑创伤患者（GCS 9～15 分）和急性轻中型颅脑创伤合并全身多脏器损伤休克的患者。

3. 不推荐

CT 检查未发现颅内异常、比较稳定的轻中型颅脑创伤患者（GCS 9～15 分）不应该行有创颅内压监测。

三、ICP 监测方法

根据 ICP 监测传感器放置位置的不同，可将颅内压监测分为脑室内、脑实质内、硬膜下和硬膜外测压（图 17－19）。按其准确性和可行性由高到低依次排序为：脑室内导管、脑实质内光纤传感器、硬膜下传感器、硬膜外传感器。临床首选脑室置入探头导管方法。此法操作简单，精确度高，可放出脑脊液降低颅压，但对于脑室受压消失的患者无法实施。

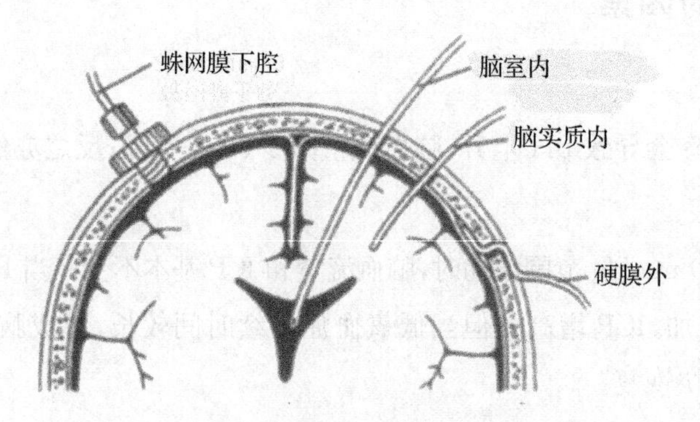

图 17－19　颅内压监测部位

1. 脑室内压力监测

脑室内压力监测是目前测量颅内压的金标准。它能准确地测定 ICP 与波形，便于调零与校准，可行脑脊液引流，便于取脑脊液化验与脑内注射药物，安装技术较简单。

操作方法：无菌条件下，选右侧脑室前角穿刺，于发际后 2 cm(或眉弓上 9 cm)，中线旁 2.5 cm 处颅骨钻孔，穿刺方向垂直于两外耳道连线，深度一般为 4～7 cm。置入内径 1～1.5 mm 带探头的颅内压监测导管，将导臂置入侧脑室前角，将导管的颅外端与传感器、换能器及监测仪相连接。将传感器固定，并保持在室间孔水平(图 17－20)。如选用光导纤维传感器须预先调零，持续监测不会发生零点漂移。如选用液压传感器，则监测过程中应按时校零。

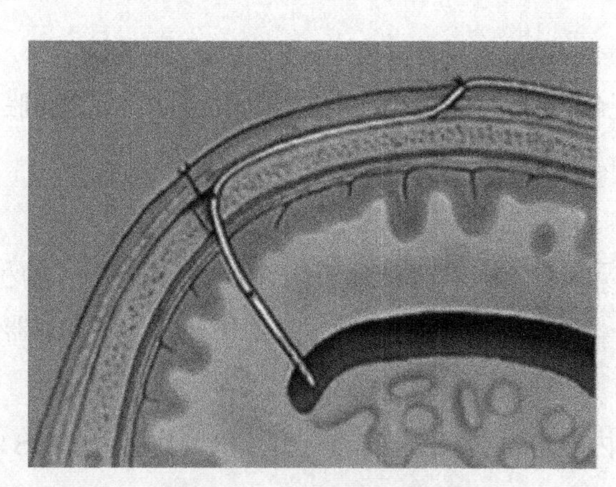

图 17－20　脑室内压力监测

(1) 脑室内 ICP 监测的优点　ICP 测定准确，方法简单易行，可通过导管间断放出脑脊液，以降低 ICP 或留取脑脊液化验，适用于有脑室梗阻和需要引流脑脊液的患者。

(2) 脑室内 ICP 监测的缺点　易引起颅内感染、颅内出血、脑脊液漏、脑组织损伤等并发症，脑室移位或受压、塌陷变小造成置管困难。

2. 脑实质测压

脑实质测压是目前国外使用较多的一种ICP监测方法(图17－21)，操作方便，技术要求不高。在额区颅骨钻孔，将光纤探头插入脑实质(非优势半球额叶)内2～3 cm即可。

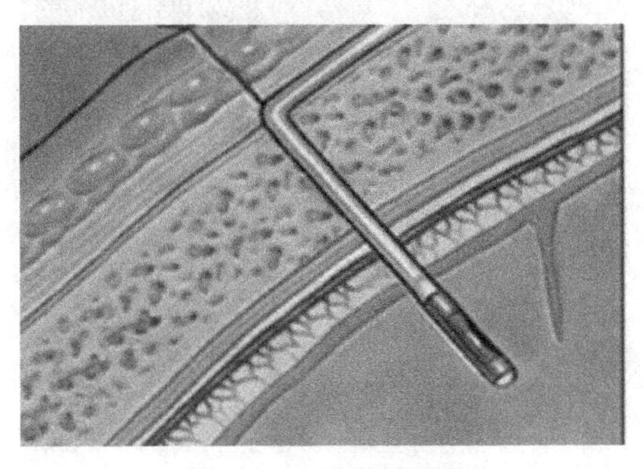

图17－21　脑实质测压

(1) 脑实质ICP测压的优点　测压准确，不易发生零点漂移，创伤小，操作简便，容易固定，颅内感染发生率低。

(2) 脑实质ICP测压的缺点　创伤大，拔出后不能重新放回原处，价格较昂贵。

3. 硬脑膜下(或蛛网膜下隙)压力监测(亦称脑表面液压监测)

用于开颅术中，将微型传感器置于蛛网膜表面或蛛网膜下隙，可对术中和术后患者进行颅内压监测(图17－22)。因为没有硬脑膜的张力和减幅作用，测量结果比硬膜外法更可靠。

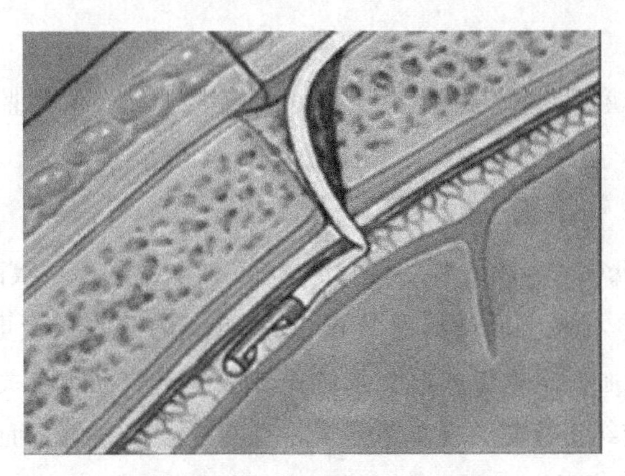

图17－22　硬脑膜下压力监测

(1) 硬脑膜下ICP测压的优点　颅内压测定准确，误差小。

(2) 硬脑膜下ICP测压的缺点　传感器置入过程复杂；置入时间受限，一般不超过1周；易引起颅内感染、脑脊液漏、脑组织损伤、颅内出血等并发症。

4. 硬脑膜外压力监测

于颅骨钻孔或开颅术中，将光纤传感器或电子传感器置于硬脑膜与颅骨之间，紧贴硬脑膜(图 17－23),硬脑膜外压力比脑室内压力高 2～3 mmHg(0.27～0.40 kPa)。

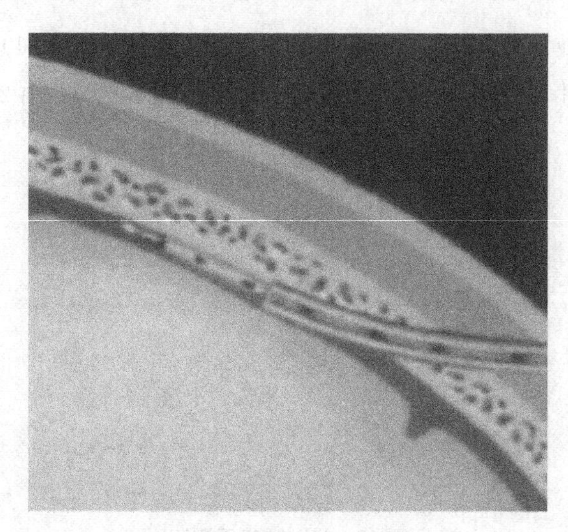

图 17－23 硬脑膜外压力监测

(1) 硬脑膜外 ICP 测压的优点 保持硬脑膜的完整性,减少颅内感染、出血等并发症,监测时间长,不必担心导管堵塞,患者活动不影响测压,监测期间易于管理。

(2) 硬脑膜外 ICP 测压的缺点 由于硬脑膜的影响有时不够敏感,影响监测的准确性,光纤传感器价格昂贵。

四、在有创颅内压监测时可能发生的并发症

1. 感染

轻者为伤口感染,重者可发生脑膜炎、脑室炎和脑脓肿等。一般监测 3～4 d 为宜,时间长感染的机会也增多。监测过程中应始终注意无菌操作。

2. 颅内出血

虽然其发生率较低(0.2%～1.4%),但却是 ICP 监测中的严重致命性并发症,其发生率与监测方法直接相关。与脑实质内监测装置相比,脑室内监测装置更易发生出血并发症。另外,颅内出血亦与凝血机制障碍或监测系统安置中的多次穿刺有关。预防措施:① 在安置 ICP 监测系统前,应纠正存在的凝血功能异常。② 在安装技术方面,应避免反复穿刺,并应防止脑脊液引流过快或将 ICP 降至不合理的低水平。③ 对进行脑脊液引流的清醒患者,防止其随意变动脑脊液引流系统的状态。

3. 医源性颅内高压

由于颅内容量增加所致的意外性 ICP 增高是应用脑室穿刺时的潜在并发症,通常发生在技术失误的情况下。因此在 ICP 监测中,应仔细标记监测系统的每一根管道,并严格按照操作规程处理。输液系统不能与 ICP 监测系统相连接,以防止其意外性开放而将液体输入

颅内。

4. 脑实质损伤

主要由穿刺方向失误或监测装置放置过深引起，最常发生在脑室穿刺患者。脑室穿刺方向不当常会损伤尾核、内囊或丘脑前部的神经核群，而监测装置放入过深，常损伤下丘脑。

五、颅内压监测的注意事项

1. 调零

ICP 监测系统的组成包括光导纤维及颅内压力换能系统或外部充液换能系统。颅内换能 ICP 监测系统常将换能器置于 ICP 导管内，因而无须调零；而外部充液换能系统，因换能器位于颅外，需要将液体充满导管，并需将换能器固定在正确的位置以便调零。外部传感器正确的调零位置应与颅内导管或螺栓的尖端相对。硬膜外/下螺栓应恰好使传感器位于颅外；脑室内导管的外部传感器的体表标志应对应室间孔位置，建议以耳尖和外眦的假想连线中点为零参照点的位置。

2. 避免脑脊液引流过度

行持续性闭式引流术时，压力控制在 15～20 mmHg 很重要。不能将颅内压过度降低，否则会引起脑室塌陷或脑疝。

六、ICP 分级

颅内压增高是指 ICP 超过 15 mmHg。一般将 ICP 分为四级：ICP＜15 mmHg 为正常；15～20 mmHg 为 ICP 轻度升高；21～40 mmHg 为 ICP 中度升高；＞40 mmHg 为 ICP 重度升高。

七、颅内压增高患者的护理

(1) 体位　头位抬高 30°，保持颈部和躯干轴线，通过增加静脉回流来降低颅内压。

(2) 避免低血压和低有效血容量，通过 CVP 或 PICCO 监测仪等监测血流动力学，避免脑低灌注引起的脑缺血以及后续颅内压增高。

(3) 控制高血压，对于原发高血压的患者，在保证脑灌注压的情况下，合理地控制血压，避免过度脑血流灌注增加颅内压，增加再出血和血肿扩大的风险。

(4) 管理好重症患者气道，严密监测血气分析，避免低氧血症，维持 $PaCO_2$ 在 30～35 mmHg 为佳，避免过度通气后的脑血管痉挛和二氧化碳蓄积后的脑血管过度扩张及脑血流过度灌注而增加颅内压。保障 PaO_2 高于 80 mmHg，SpO_2 高于 95％。

(5) 控制体温在正常水平或轻度低体温，以降低脑代谢率，必要时进行亚低温治疗。

(6) 必要时镇静，保持患者处于 Ramsay 镇静评分 3～4 分为佳。

(7) 行脑室型 ICP 探头监测者，可以根据颅内压水平适当通过脑室外引流来辅助控制颅内压，需注意脑脊液引流量和速度的合理控制。

(8) 渗透性利尿治疗，对于肾功能好、高颅压不易控制而脑水肿明显者，建议渗透性利尿治疗的目标值为 300～320 mOsm/L；对于老年患者及肾功能容易损伤的患者，治疗目标可为 290～300 mOsm/L，渗透性治疗可选用甘露醇、甘油果糖、白蛋白、人工胶体、高渗盐水，甚至辅以利尿剂。渗透性治疗需综合脑水肿严重程度、心功能贮备、肾功能、液体管理要求及颅内压程度等来具体选择最佳方案。监测血浆渗透压可使其更合理化。

(9) 采取上述措施后，如颅内压持续增高应及时复查头颅 CT 以排除颅内血肿或脑挫裂伤，必要时手术干预。

第六节　消化功能监护

【概述】

消化功能监护包括肝功能监测与胃肠功能监测等。肝脏与胃肠功能障碍时会引发机体营养、内环境和全身机能状态的改变。因此，危重症患者消化系统功能状态的监测不容忽视。

【肝功能监测】

肝脏是人体重要的代谢器官，涉及脂肪、蛋白质和糖等物质的代谢，还排泄胆红素，通过复杂的机制实现解毒，同时生成凝血与纤溶因子等。

一、精神状态与意识状态监测

肝功能失代偿时易引起肝性脑病，患者会有精神症状及意识障碍的表现。监测精神症状与意识状态成为监测肝功能的简单、方便的监测内容。

二、肝细胞损伤监测

1. 血清转氨酶及其同工酶

临床常用监测项目包括谷丙转氨酶(ALT)和门冬氨酸转氨酶(AST)。当肝脏功能受损时，ALT 和 AST 从肝脏内溢出并进入血液中，可监测出血清中相应的酶升高。血清 ALT 和 AST 参考值：① ALT 成人 8～40 U/L(37 ℃)，儿童＜30 U/L(37 ℃)；② AST 成人 8～40 U/L(37 ℃)，儿童＜30 U/L(37 ℃)。ALT 同工酶分为胞浆 ALT(ALTs)和线粒体ALT(ALTm)。当组织细胞严重受损时,尤其是肝细胞严重损伤时,血液中的ALTm含量明显升高。AST同工酶主要有位于肝细胞线粒体内的ASTm和细胞浆基质内的ASTs。当肝细胞严重损伤时,血液中的ASTm含量明显升高,坏死早期血清中ASTm水平与坏死程度成正比。

2. 乳酸脱氢酶(LDH)及其同工酶

乳酸脱氢酶是一种糖酵解酶,广泛存在于人体组织内。正常人血清$LDH_2>LDH_1>LDH_3>LDH_4>LDH_5$。肝病时其同工酶$LDH_5$增加为主,且$LDH_5>LDH_4$,表明肝损害往往比转氨酶还敏感;心肌病变时$LDH_1$增加为主,且$LDH_1>LDH_2$;肺梗死时$LDH_3$增加为主。

三、肝脏合成功能监测

肝脏合成功能监测主要用于反映病理状态下患者的有效肝细胞总数或肝脏储备功能。

1. 血清蛋白质测定

血清总蛋白(TP)是血清白蛋白(ALB)与球蛋白(GLB)的总称。血清总蛋白参考值为60～80 g/L,白蛋白40～50 g/L,球蛋白20～30 g/L,血清白球蛋白比值(A/G)1.5～2.5∶1。肝脏是合成白蛋白的唯一场所,血清白蛋白下降通常反映肝细胞对其合成减少。白蛋白少于25 g/L时易出现腹水。

2. 凝血因子测定和有关凝血试验

肝脏在凝血机制中占有极其重要的地位。它合成除组织因子、Ca^{2+}和因子$Ⅷ_a$链以外的所有凝血因子、多种凝血抑制物质和纤维溶解物质;肝脏内的巨噬细胞系统能够迅速清除血液循环中活化的凝血因子及其衍生物。肝细胞的严重损害和坏死必然导致凝血障碍和临床出血。

3. 脂质和脂蛋白代谢监测

血浆中脂质包括游离胆固醇、胆固醇酯、磷脂、三酰甘油和游离脂酸等。肝细胞损伤与胆道疾病会影响到脂质代谢的正常进行,监测血清脂质和脂蛋白的变化可反映肝胆系统功能状况。

4. 血氨

体内蛋白质代谢产生具有毒性的氨,肝脏能将氨合成尿素,经肾脏排泄。血氨的正常参考值为18～72 μmol/L。血氨>118 μmol/L者常伴有不同程度的意识障碍,意识障碍的程度与血氨浓度成正比,提示氨中毒为此类肝昏迷的主要原因,故又谓之"氨性肝昏迷"。

四、肝脏排泄功能监测

肝细胞每天分泌600～1 000 ml的胆汁,主要成分为胆色素和胆汁酸。

1. 血清胆红素成分测定

血清胆红素水平取决于胆红素生成和清除两种因素。血清总胆红素(STB)正常值为3.4～17.1 μmol/L,黄疸时血清总胆红素升高。溶血性黄疸时,血清总胆红素升高,但常<85 μmol/L,其中85%为间接胆红素;肝细胞性黄疸时血清总胆红素升高一般不超过170 μmol/L,直接胆红素占30%以上;梗阻性黄疸时血清总胆红素可达510 μmol/L以上,直接胆红素增加,占35%以上,尿中胆红素呈阳性。

2. 胆汁酸测定

成年人正常情况下每日肝脏合成胆汁酸(BA)400～600 mg,并根据每日从粪便中丢失的胆汁酸的量加以调整。测定血清胆汁酸含量可反映肝功能状况。由于餐后2 h是肝脏排泌功能的最大负荷,故肝功能障碍患者餐后2 h血清胆汁酸升高比空腹时更明显。

五、肝血流量监测

直接监测肝血流量较整体循环监测更敏感和精确。利用各种血流量计,分别测定肝动脉、肝静脉的血流量。这种方法测得的结果比较可靠。但是,由于需要开腹和进行有创插管,因此,只限于术中和动物实验使用。

六、肝脏的形态学监测

肝脏的形态学监测包括超声、放射学检查(CT及磁共振成像)、肝血管与胆道造影、核素显像、腹腔镜检查、肝组织活检和病理学检查等。CT和B超可以在无损伤的情况下查知肝内的结构并显示病变,已成为首选检查方法。肝动脉造影对诊断肝占位性病变和血管病变有较大价值,常在B超和CT不能确诊的情况下,或在介入治疗前施行。

【胃肠动力监测】

胃肠动力是指胃肠壁肌肉自主有序地收缩,使胃肠内容物沿消化道前进的过程。胃肠动力障碍在危重症患者中很常见。50%机械通气患者,80%颅脑损伤后颅内压增高的患者会出现排空延迟。胃肠动力障碍可致肠内营养不耐受造成营养不良,也可导致肠黏膜通透性增加和细菌易位,从而加重SIRS、脓毒症和MODS的发生。常见的胃肠动力学监测方法如下。

1. 肠鸣音

肠鸣音是胃肠蠕动的生理信号,也是监测胃肠动力的基本方法,依靠听诊即可获得。为准确评估肠鸣音的次数和性质,应在固定部位至少听诊1 min。正常肠鸣音每分钟4～5次。肠鸣音每分钟超过10次,称为肠鸣音活跃,见于急性肠炎、消化道大出血等。肠鸣音次数增多,且响亮、高亢,呈金属音称肠鸣音亢进,见于机械性肠梗阻。肠鸣音次数明显少于正常,或数分钟才能听到 1 次称肠鸣音减弱，见于腹膜炎、低钾血症及胃肠动力低下等。若持续听诊 3～5 min 仍未闻及肠鸣音称肠鸣音消失，见于急性腹膜炎、腹部大手术后或麻痹性肠梗阻。

2. 胃残留量(GRV)

对实施肠内营养患者需测量 GRV，2016 年国际脓毒症指南建议，针对喂养不耐受或存在高误吸风险的患者需常规测量 GRV。2017 年欧洲危重病学会(ESICM)临床实践指南亦建议，对监测 GRV＞500 mL/6 h 的重症患者实行延迟的胃肠营养。但国内缺乏相关的临床研究。建议针对可能有 EN 不耐受的患者，应进行 GRV 监测，联合其他方法以及动态观察 GRV 的变化趋势较单纯测量 GRV 意义更大。目前较常用的 GRV 监测方法有回抽法和超声法等。回抽法的缺点是抽取胃内容物可造成营养液、消化液的丢失。虽然这可以通过增加营养液的输注、重新输入抽取的胃内容物等方法来解决，但近年来随着重症超声的普及，使 B 超测定 GRV 成为可行的办法，同时也解决了胃内营养液等丢失的问题。

3. 放射性核素影像

该方法被认为是胃排空评估的金标准。用不同的核素分别标记液体和固体，通过特殊的相机监测胃内液体和固体的排空情况，可测得胃内容物半排空时间。该方法无创且具有可重复性，但由于需要转运患者及耗时较长等技术原因，在危重症患者中的应用受到一定限制。

【胃肠黏膜 pH 监测】

胃肠道缺血引起胃肠黏膜屏障受损，造成细菌和内毒素移位，常是 MODS 的重要启动因素。胃肠黏膜 pH(pHi)的监测是近年发展起来的一种新的灵敏可靠评价肠道黏膜并提示内脏血流灌注与氧合状态的监测手段。

一、测定部位与方法

pHi 最常用的测量部位是胃，其次是乙状结肠，也有采用回肠和空肠的。

1. 生理盐水张力法

该方法经胃管插入带有透过 CO_2 硅酮气囊的特制导管，向气囊内注入 2.5 ml 生理盐水，胃黏膜与气囊的 CO_2 达到弥散平衡后，吸取气囊中的标本。然后将标本用血气分析仪测定 PCO_2，同时经动脉采血测定 HCO_3^- 浓度，根据校正的 Henderson-hasselhalch 公式计算。

2. 无创胃张力监测仪

该仪器定时向带有透过 CO_2 硅酮气囊的特制导管的气囊内充入空气，利用红外线探测器测量胃张力气囊 CO_2 分压，当胃黏膜与气囊中 CO_2 达到弥散平衡时，检测仪自动抽取气囊内空气样品测定CO_2分压，通过输入动脉血内HCO_3^-值能自动计算出pH。因此能够简单快速连续地监测pHi。

二、pHi值的正常范围

pHi值的正常范围为7.35～7.45。pHi≥7.35为正常，临床上以pHi<7.32作为黏膜酸中毒的诊断标准。

三、pHi的临床意义

pHi不仅能反映不同临床情况下肠道黏膜的灌注状态以及肠黏膜屏障功能，而且比其他传统指标更能早期反映内脏的灌注和氧合程度。

1. 确定肠道缺血

pHi与肠黏膜的缺血密切相关，也和慢性胃肠系膜缺血有关。

2. 提示黏膜屏障损害和肠道细菌易位

在各种应激状态下(创伤、手术等)，pHi明显下降，且下降程度与黏膜病变的程度呈正相关，使用药物升高则可明显减轻黏膜损伤。这提示黏膜酸中毒的持续时间和严重程度可能与肠道细菌易位有相关性，但低pHi与肠道细菌或细胞因子易位的因果关系尚未确定。

3. 预测严重并发症和死亡率

在危重患者的应用中，pHi是预测危重患者死亡率的敏感指标。在急性循环衰竭的患者中，入院时或入院12 h内，低pHi者死亡率比正常者高。胃肠pHi也是危重患者严重并发症的早期预警指标，pHi监测可为创伤患者复苏后期全身性并发症提供早期预警。创伤后最初24 h低pHi是预测发生器官衰竭的良好指标。

4. 在手术患者中的应用

在重大腹部手术或严重创伤患者中，如pHi<7.30，且持续超过24 h，则有85%的患者发生死亡，并与严重并发症的高发生率有关。

5. 评价治疗对胃肠黏膜灌注

随着内脏血管床血流的增加，内脏的氧合得到明显改善，胃肠黏膜低灌注与pHi同样有显著改善，故pHi对内脏血流改善的治疗具有指导作用。

6. 指导临床复苏治疗

pHi可作为出血性休克初期复苏的效果判断。

【腹内压监测】

腹内压(IAP)为密闭的腹腔内的压力，腹内压可随呼吸变化，正常腹内压大约为5 mmHg。

任何引起腹腔内容积增加的情况均可导致腹腔内压力增高。腹内压持续性或反复病理性升高≥12 mmHg 称为腹内压增高(IAH)，腹内压增高将对心血管、呼吸、肾脏及机体代谢等功能产生不良影响。腹内压持续＞20 mmHg，并合并其他器官功能不全或衰竭，最终导致腹腔间室综合征(ACS)的发生。

一、IAP 测压方法

1. 直接 IAP 测压

穿刺针直接穿入腹腔测得的压力(例如通过腹膜透析管或腹腔镜)。

2. 间接间歇 IAP 测压

通过测量膀胱内的压力获得，较常用。具体为：在膀胱最多灌注 25 ml 生理盐水时测得的膀胱压，成年危重患者正常的 IAP 是 5～7 mmHg。患者取仰卧位，插入 Foly 三腔导尿管，排空膀胱后注入适量的无菌生理盐水，作为腹内压的传导介质，然后夹闭进入尿袋的管道，通过另一根管道与水压计或压力转换器相连，以耻骨联合处为零点测量患者的膀胱内压。

3. 间接连续 IAP 测压

通过置放于胃内气囊导管或通过膀胱灌洗连续监测 IAP。

二、测量 IAP 的意义

1. IAP 监测对判断病情危重程度的临床意义

持续的腹内压增高可导致腹胀、切口疼痛、切口张力增加甚至呼吸功能受限，直接影响病情恢复。

2. IAP 监测对危重患者早期肠内营养(EEN)具有指导作用

近年来提倡危重患者早期肠内营养，但在实施过程中，不当的肠内营养将增加腹腔内容物而进一步增高 IAP，故应谨慎实施肠内营养并根据 IAP 的动态变化及时调整肠内营养方案。我们建议至少每 4 h 监测 1 次 IAP。在 IAP 12～15 mmHg 时可以继续进行常规肠内营养；IAP 16～20 mmHg 时应采用滋养型喂养；当 IAP＞20 mmHg 时则应暂停肠内营养。

三、IAP 分级标准

根据腹内压力不同，IAP 可分为四级：

Ⅰ级：IAP　12～15 mmHg；

Ⅱ级：IAP　16～20 mmHg；

Ⅲ级：IAP　21～25 mmHg；

Ⅳ级：IAP ＞25 mmHg。

第七节 肾功能监护

【概述】

肾脏是排泄体内代谢废物，维持机体钠、钾、钙等电解质稳定及酸碱平衡的重要器官。肾功能监测是危重症患者系统功能监测的一项重要内容。

【尿液监测】

1. 尿量

尿量是反映机体重要脏器血液灌注状态的敏感指标之一。尿量异常是肾功能受损最直接和最常见的指标。正常人尿量为 1 000～2 000 ml/d。24 h 尿量少于 400 ml 或每小时少于 17 ml 称为少尿；24 h 尿量少于 100 ml 者称为无尿或尿闭。24 h 尿量大于 2 500 ml 为多尿，见于急性肾功能衰竭的多尿期，为肾小管重吸收功能受损、肾浓缩功能障碍所致，应当与暂时性多尿与内分泌障碍性多尿相鉴别。对于具有急性肾功能衰竭高危因素的患者，应常规监测每小时尿量。对于发生少尿或无尿者，在排除肾后性因素的情况下，应及时鉴别肾前性少尿和肾性少尿。

2. 尿液外观

正常尿液为透明淡黄色，其颜色改变受食物、药物及尿量影响较大。尿液浓缩时颜色变深呈黄色或深黄色。尿液颜色变深呈棕、褐色提示胆色素、肌红蛋白或血红蛋白含量增加，应及时鉴别是否存在溶血、肌细胞破坏或溶解等导致肾功能损害的因素存在。红色尿提示尿中混有红细胞、肌红蛋白或血红蛋白，应进一步进行显微镜和生化检查以明确其性质和原因。

3. 尿比重

正常尿比重(USG)可波动于 1.001～1.022 之间，常与尿渗透压呈相关性，为机体水合状态提供重要信息，也可初步反映肾小管的浓缩功能。尿比重增加提示尿液浓缩，见于各种原因导致的有效循环血容量不足、急性肾小球肾炎。尿比重下降常提示肾脏浓缩功能降低，肾功能受损，机体水负荷增加。急性肾功能衰竭通常为等渗尿，其比重与肾小球滤液的比重相同，恒定于 1.010～1.014。

4. 尿液 pH

尿液 pH 可波动于 4.5～8，常呈弱酸性(pH：5.5～6.5)，除肾小管酸中毒情况下，尿液

pH 常常反映血清酸碱状况。

5. 尿渗透压

尿渗透压测定反映尿中溶质分子和离子的颗粒总数，单位为 mOsm/kg/H_2O。尿渗透压意义与尿比重相似，主要用于评估患者的血容量及肾脏的浓缩功能。尿渗透压随尿量的变化而变化，但都应该高于血液的渗透压。尿渗透压的波动范围为 600～1 000 mOsm/kg/H_2O，平均为 800 mOsm/kg/H_2O。尿与血浆渗透压之比（Uosm/Posm）被称为浓缩指数，浓缩指数的参考范围为 3～4.5∶1。急性肾衰竭时尿渗透压接近血浆渗透压，两者的比值降低，可小于 1.1。

6. 其他

其他项目主要检查尿中是否出现红细胞、白细胞、管型及蛋白尿等，可有助于评估患者泌尿系统感染或肾损害的情况。

【肾小球功能监测】

肾小球滤过率（GFR）是指单位时间内经肾小球滤出的血浆液流量，是反映肾小球滤过功能的最客观指标（正常 120～160 ml/min）。由于 GFR 难以直接测得，临床上常通过测定各种物质的血浆清除率来计算肾小球滤过率或通过测定血清某些物质的浓度间接反映肾小球的滤过功能。

1. 血肌酐和尿素氮

血肌酐（SCr）和尿素氮（BUN）主要由肾脏清除，其浓度测定是临床常用的肾小球功能监测指标。成人空腹 SCr 和 BUN 正常参考值分别为 53～106 μmol/L 和 3.2～7.1 mmol/L。当 GFR 降低到正常的 1/3 时，血尿素氮才升高；当 GFR 下降至正常的 1/2 时，SCr 才明显升高。因此，SCr 和 BUN 并不是反映 GFR 减少的早期敏感指标。

肌酐包括内生性肌酐和外源性肌酐，内生肌酐是肌肉组织中肌酸和磷酸肌酸的代谢产物，外源性肌酐主要来自饮食中的肉类。肌酐主要从肾小球滤过，不被肾小管重吸收。SCr 受年龄、性别、肌肉量、饮食、肾小管分泌排泄、胃肠道分泌排泄等因素的影响，SCr 水平动态变化在急性肾衰诊断中更有意义，SCr 在短时间内急剧增高往往提示有急性肾功能障碍的发生。

BUN 是蛋白质代谢产生的氨在肝脏经鸟氨酸循环生成的终产物，经肾小球滤过，大部分随尿排出，小部分被肾小管重吸收入血。正常情况下，肾小管重吸收尿素氮 30%～40%，并排泄少量的尿素氮。当脱水、血容量不足、心力衰竭时，肾血流量减少，肾小管重吸收功能增强，尿素氮重吸收增加，BUN 浓度升高，为肾前性氮质血症。高蛋白摄入、消化道出血、高分解代谢使体内尿素氮生成增加，BUN 升高。

2. 肌酐清除率

内生肌酐生成量恒定，肾小球滤过是其主要清除途径，在血肌酐浓度无异常增高时极少经肾小管排泌，故可用肌酐清除率(Ccr)反映 GFR。Ccr 测定的优点是简便、便宜，是最常用的 GFR 检查方法，缺点是受影响因素多，常高于 GFR。正常人 Ccr 80～100 ml/min。当 Ccr 降低至正常值的 80%以下时提示肾小球功能减退，如 Ccr 降至 51～70 ml/min 为轻度，降至 31～50 ml/min 为中度，降至 30 ml/min 及以下为重度。多数急性和慢性肾小球肾炎患者可发生 Ccr 降低。

【肾小管功能监测】

1. 肾小管重吸收功能监测

β_2 微球蛋白(β_2-MG)是一种小分子量蛋白质，易通过肾小球滤膜，在肾近曲小管被重吸收，主要反映肾小管重吸收功能。血浆中 β_2-MG 为 0.8～2.4 mg/L，尿液为 100 μg/L。肾小管病变时尿 β_2-MG 明显增高，有助于肾小球和肾小管病变的鉴别。

2. 肾小管排泄功能监测

肾小管最大排泄量测定常由肾小管对氨马尿酸最大排泄量(TmPH)表示。血液中的对氨马尿酸可经过肾小球滤过，同时由肾小管排泄。提高血中对氨马尿酸的浓度达到一定程度，使肾小管对氨马尿酸的主动排泄达到顶峰，用此时肾脏对氨马尿酸的排泄量减去肾小球滤过率即为最大对氨马尿酸排泄量。正常值为 60～90 mg/min。

【肾脏病的分类】

一、急性肾脏病

1. 定义

急性肾脏病(AKD)是指急性肾损伤(AKI)发作后，急性或亚急性肾功能损害和(或)下降持续 7～90 d，其预后包括痊愈、AKI 复发、恶化或死亡。包括：① 不完全满足 AKI 诊断标准，如不明原因或亚急性肾病；② 超过 7 d 仍未完全恢复正常甚至恶化的 AKI；③ 某些情况下，AKI、AKD 和 CKD 是同一种疾病不同阶段；④ AKI(尤其是持续性 AKI)可进展为 AKD，当 AKD 持续超过 90 d 时可诊断为 CKD。需注意的是 AKD 的诊断条件可能包括患者既往有 AKI 病史，此类患者可当作 AKD 处理，包括避免不必要的肾毒性药物、定期监测血肌酐以及筛查 CKD 危险因素。

2. 分期

临床分期主要依据 AKI 临床分期与恢复状态。① AKI 1 期：SCr 水平是基线水平的 1.5～1.9 倍。② AKI 2 期：SCr 是基线水平的 2.0～2.9 倍。③ AKI 3 期：SCr 是基线水平的 3 倍，或 SCr 持续≥353.6 μmol/l(≥4.0 mg/dl)，或需肾脏替代治疗。

二、慢性肾脏病

1. 定义

慢性肾脏病(CKD)是指各种因素引起肾结构异常或者肾功能异常，持续时间超过 3 个月，同时这种结构异常和功能异常会在一定程度上影响身体健康。按照慢性肾脏病的 K/DOQI 指南，诊断慢性肾脏病的指标如下：肾损伤指标（组织学异常，肾小管相关病变，尿沉渣、蛋白尿异常，影像学检查发现结构异常，肾移植病史），或者肌酐(Scr)异常，肾小球滤过率(GFR)<60 ml/min/1.73 m^2，任意一个指标持续超过 3 个月，则能诊断。

2. 分期

按照 GFR 可以将慢性肾脏病患者分为 5 期：① GFR(>90 ml/min)增高或者正常，具有肾损伤证据则为Ⅰ期；② GFR(60～90 ml/min)降低幅度比较轻微，具有肾损伤证据则为Ⅱ期；③ GFR(45～60 ml/min)的降低幅度为轻到中度则为Ⅲa 期；④ GFR(30～45 ml/min)的降低幅度为中到重度则为Ⅲb 期；⑤ GFR(15～30 ml/min)重度下降则为Ⅳ期；⑥ GFR(0～15 ml/min)肾功能严重下降则为Ⅴ期。慢性肾脏病Ⅴ期也被称为终末肾脏病，临床中需采用肾脏替代治疗，如肾脏移植、血液透析、腹膜透析治疗等。慢性肾脏病的临床分期与并发症的发生密切相关，如果分期为Ⅱ期以上，慢性肾脏病和骨异常、贫血、电解质紊乱、酸碱平衡失常等并发症发生风险则会显著增加。慢性肾脏病患者均有可能出现急性肾损伤，因此对慢性肾脏病患者的饮食与营养要进行有效控制，加强管理，预防劳累、感染、肾毒性药物及食物、电解质紊乱、有效血容量不足、严重高血压等，这对延缓慢性肾脏病的进展非常关键。

3. 饮食方案指导

① 慢性肾脏病患者在采用低蛋白饮食治疗的基础上，应摄入充足的热量，适当添加必需营养素，如钙、锌、铁、叶酸以及 B 族维生素等。② 限制蛋白饮食是治疗的重要环节，能够减少含氮代谢产物生成，减轻症状及相关并发症，甚至可能延缓病情进展。低蛋白饮食中的高生物价蛋白质所占比例应较高，或者给予酮酸、必需氨基酸补充，让氮平衡得以维持。动物蛋白应含较高的必需氨基酸，其摄入占比为 50%～70%。③ 透析前，如果慢性肾脏病患者的病情保持稳定，在排除感染、伴慢性消耗性疾病或者高龄、基础营养状况差等因素外，可以与健康人群一样，对机体进行刺激，让其产生对低蛋白饮食的适应性反应。④ 慢性肾脏病存在钙吸收障碍，患者血钙处于较低水平，需及时补充钙及活性维生素 D，预防肾性骨病。⑤ 对慢性肾脏病患者来讲，其肾脏存在排磷障碍，血磷水平较高，应对磷的摄入进行严格限制，每天所摄入的磷应<800 mg。⑥ 慢性肾脏病为防止出现水、钠潴留需适当限制钠的摄入量，指南推荐钠摄入量不应超过 6～8 g/d。有明显水肿、高血压者，钠摄入量限制在 2～3 g/d，个别严重病例可限制为 1～2 g/d。⑦ 积极预防高钾血症的发生。慢性肾脏病 CKD

3期以上的患者应适当限制钾摄入。若GFR<10 ml/min或血清钾>5.5 mmol/L,则应更为严格限制钾摄入。⑧ 各种肾脏疾病由于发病原因不同,病程不同,在轻度肾衰竭时,因肾脏浓缩功能下降,体内代谢废物需要较多的水分才能从肾脏排出。特别提醒那些慢性肾脏病患者不要认为肾衰竭就得严格限制水分,如果过分限水反而易加重肾功能恶化。计算每日摄水量的一般原则是"量出为入",即前一日尿量加400～500 ml。⑨ 脂肪摄入的限制为控制动物脂肪摄入量,食用油以植物油为宜,禁食动物内脏、脑、蛋黄等胆固醇含量极高的食物。

第八节　凝血功能监护

【概述】

重症患者凝血系统紊乱的现象非常普遍,临床上可以从仅有实验室检查异常的亚临床表现到严重的DIC。危重症患者的凝血功能监测是重症患者救治中十分重要的环节。血小板减少症、口服抗凝药、脓毒症、急性中毒、肝功能损害、严重创伤等都可以造成凝血功能障碍,常导致严重临床后果,需要临床医生及时作出正确诊断和实施适当的治疗。常用的凝血功能监测指标如下。

【凝血功能监测】

1. 血小板计数

正常对照参考值(100～300)$\times 10^9$/L,稀释性凝血病和消耗性凝血病均显示血小板计数降低,而功能性凝血病可以正常。血小板数量减少,提示出血风险增加;血小板数量增多,提示血小板易于发生粘附、聚集和释放反应,形成血小板血栓的风险增加。

2. 出血时间(BT)

正常对照参考值1～3 min(Duke法)或1～6 min(Ivy法),主要决定于血小板数量,也与血管收缩功能有关。血小板计数<100×10^9/L可以导致BT延长。但在由低温和酸中毒导致的功能性凝血病中,虽然BT延长,血小板计数仍可正常,BT缩短见于高凝早期。由于方法不一,试验受干扰因素较多,以及敏感性和特异性较差,故试验价值有限。

3. 活化部分凝血活酶时间(APTT)

正常参考值31.5～43.5 s,为反映内源性凝血途径的试验。APTT延长提示内源性凝血系统的凝血因子存在数量或质量异常,或血中存在抗凝物质;APTT缩短提示血液呈高凝状态。

4. 凝血酶原时间(PT)、凝血酶原时间比值(PTR)和国际标准化比值(INR)

PT、PTR 和 INR 是反映外源性凝血途径的试验。PT 测定的是暴露于组织因子时血浆凝固所需的时间,可用来评估外源性凝血途径和共同凝血途径;PT 正常参考值 11～14 s(Quick 一期法)。为使结果更准确,采用受检者与正常对照的比值,称为 PTR,正常参考值为 0.82～1.15;为进一步达到国际统一标准,又引入国际敏感度指数(ISI)对 PTR 进行修正,即 $INR=PTR^{ISI}$,正常参考值与 PTR 接近。PT 或 INR 延长提示外源性凝血系统的凝血因子存在数量或质量异常,或血中存在抗凝物质。凝血因子减少或抗凝物质增加可导致上述三项试验延长,而高凝则导致缩短。

5. 凝血酶时间(TT)

TT 是测定凝血酶将纤维蛋白原转化为纤维蛋白的时间,正常参考值为 16～18 s。纤维蛋白原含量不足(<100mg/dl)或有抗凝物质,如肝素、纤维蛋白裂解产物,可使 TT 延长。

6. 纤维蛋白原降解产物(FDP)

FDP 是纤溶酶作用于纤维蛋白原或纤维蛋白后生成的降解产物,其水平反映纤溶系统功能状态。ELISA 法正常参考值<10 mg/L。FDP 包括纤维蛋白原和纤维蛋白降解产物,故对反映纤溶的特异性较差。

7. D-二聚体

D-二聚体是纤维蛋白凝块的降解产物,能够特异性地反映交联纤维蛋白的纤溶情况,更可靠地提示血栓形成风险,临床上通常采用血浆 D-二聚体水平<500 ng/mL 作为排除血栓的界值;胶乳凝集法阴性,ELISA 法正常参考值<400 μg/L;对诊断血栓性疾病和消耗性凝血病等继发性纤溶疾病有较高的特异性;原发性纤溶 D-二聚体不会升高,此对于鉴别继发与原发性纤溶十分重要。

8. 血浆鱼精蛋白副凝试验(3P 试验)

高凝产生过量的纤维蛋白单体,鱼精蛋白能够使纤维蛋白单体聚合成胶状或条状物。3P 试验可检出>50 μg/ml 的纤维蛋白单体,故具有较高的敏感性。消耗性凝血病的早、中期试验呈阳性,但后期可以呈阴性。

【常见病因】

1. 血小板减少症

血小板激活形成血小板栓子,是止血过程的启动步骤,各种原因引起的血小板减少症均有可能造成凝血功能障碍。目前,把血小板计数<100×10^9/L 定义为血小板减少,血小板计数<50×10^9/L 定义为重度血小板减少。造成血小板减少症的原因包括血液系统原发疾病、药物、毒物、感染、免疫、出血、机械性破坏、分布异常等。当血小板计数<50×10^9/L 时

出血风险将明显增加，在急危重症患者中，血小板减少的现象相当常见。

2. 口服抗凝药物导致的凝血功能障碍

口服抗凝药物是急性凝血功能障碍的常见原因。随着血栓栓塞性疾病发生率逐渐增高，口服抗凝药物的应用越来越广泛，口服抗凝药物存在出血风险，使用华法林预防房颤血栓形成的出血风险为 1.0%～3.8%/(人·年)，直接口服抗凝药(DOAC)治疗深静脉血栓栓塞症的大出血风险为 1.2%～2.2%/(人·年)。

3. 脓毒症导致的凝血功能障碍

免疫和凝血之间存在密切联系，炎症和相关凝血系统异常是脓毒症的主要机制。脓毒症患者凝血紊乱可导致弥漫性血管内凝血(DIC)，在脓毒症患者凝血功能紊乱进展至显性 DIC 之前，即可出现血小板减少和凝血酶原时间(PT)延长。研究显示，脓毒症患者中大约 30%可合并 DIC，进而造成多器官功能障碍综合征(MODS)。国际血栓与止血协会于 2017 年提议使用"脓毒症相关凝血功能障碍(SIC)"的概念来描述这种 DIC 前期的凝血功能改变。

4. 急性中毒导致的凝血功能障碍

药物中毒常会导致急性凝血功能障碍，其中以抗凝血类灭鼠药多见。目前我国应用的抗凝血类灭鼠药主要包括杀鼠灵、杀鼠醚、溴敌隆、大隆、敌鼠和氯敌鼠 6 种，均为维生素 K 拮抗剂。其他中毒，如毒蛇咬伤、食用毒蕈等亦可致凝血功能障碍。

5. 肝功能损害导致的凝血功能障碍

肝功能损害患者常伴有一种或多种凝血功能障碍：① 凝血因子缺乏，肝脏是大多数凝血因子的合成场所，包括纤维蛋白原(因子Ⅰ)、凝血酶(因子Ⅱ)和凝血因子Ⅴ、凝血因子Ⅶ、凝血因子Ⅸ、凝血因子Ⅹ和凝血因子Ⅺ。② 血小板减少和血小板功能障碍。③ 纤溶亢进。

6. DIC

DIC 是多种疾病复杂病理生理过程的中间环节，其常见的基础疾病或诱因包括：脓毒症、恶性肿瘤、创伤、手术、羊水栓塞、血管内溶血等，可导致大量促凝物质在短时间内出现于循环血液中，引起血管内广泛血栓形成，继而造成凝血因子消耗和纤溶系统被大规模激活，造成纤维蛋白降解产物的增多，阻碍正常纤维蛋白聚合以及纤维蛋白原与血小板结合，干扰纤维蛋白凝块形成和血小板聚集，造成继发的出血倾向。

7. 遗传性和(或)获得性凝血功能障碍

这是指因遗传性因素导致的凝血因子缺乏或因其他疾病导致机体针对凝血因子产生抗体所致的凝血因子缺乏。遗传因素导致的凝血因子缺乏常有阳性家族史，非遗传因素者部分有其他疾病的临床表现。

【凝血功能评估】

1. 血小板计数和血涂片查破碎红细胞

2. 凝血因子消耗的相关指标

PT、APTT、ACT。

3. 纤溶系统活化的相关指标

FDP、D-二聚体。

4. 血栓弹力图(TEG)

记录血栓的全过程，包括血凝块形成和发展、血凝块回缩和溶解，提供血栓形成速度、强度和稳定性等血栓形成过程的信息。血栓弹力图的重要参数包括：① R时间(凝血反应时间)，R<5 min为凝血因子活性高，5 min<R<10 min为凝血因子活性正常，R>10 min为凝血因子活性低。② K时间和α角度(血凝块形成动力指数)反映纤维蛋白水平，K<1 min，α>72°为纤维蛋白水平高；1 min<K<3 min，53°<α<72°为纤维蛋白水平正常；K>3 min，α<53°为纤维蛋白水平低。③ MA(血块强度)直接反映纤维蛋白与血小板相互作用的最强的动力学特性，MA>70 mm为血小板功能高，50 mm<MA<70 mm为血小板功能正常，MA<50 mm为血小板功能低。④ CI(凝血综合指数)，CI<−3为低凝状态，CI>3为高凝状态。⑤ LY30(反映血块稳定性)是指MA后30 min振幅减少百分率，正常值<7.5%，LY30升高提示存在纤溶亢进。⑥ EPL(预测纤溶指数)是指MA出现后预计的血块消融百分率，正常值<15%，EPL升高提示存在纤溶亢进。

检测项目包括：TEG普通检测(患者凝血全貌)、TEG肝素检测(肝素、低分子肝素检测)、TEG血小板图(抗血小板药物检测)。TEG在急性凝血功能障碍中其地位更加突出，可对凝血因子、纤维蛋白原、血小板进行定性分析，协助判断凝血及纤溶状态。对于存在急性凝血功能障碍的患者，尽量完善TEG检查。

5. 新型血栓分子标志物

① 凝血酶抗凝血酶复合物(TAT)；② 纤溶酶抗纤溶酶复合物(PIC)；③ 组织型纤溶酶原激活物-纤溶酶原激活抑制物-1复合物(tPAIC)；④ 血栓调节蛋白(TM)。

【凝血功能异常患者的护理】

1. 病情观察

定时测血压、心率、SpO_2及意识状态；观察皮肤黏膜、出血部位、出血范围、出血量、四肢末梢颜色和血运情况及有关检查结果。

2. 保持身心休息

根据病情适当活动，必要时限制活动，卧床休息以防再次出血，被血液污染的衣物、地面应迅速处理，避免引起患者紧张和焦虑。加强患者心理安慰，以积极配合治疗。

3. 饮食

应给予高热量、高蛋白、高维生素、易消化少渣软食，以避免口腔黏膜擦伤，餐前后可用冷的苏打漱口水含漱。

4. 皮肤出血的护理

肢体皮肤或深层组织出血可抬高肢体，以减少出血，深部组织血肿也可应用局部压迫方法，促进止血。少用注射药物，注射后用消毒棉球充分压迫局部直至止血。保持皮肤清洁，尽量不使用碱性护肤品，以减少皮肤干燥刺激，避免搔抓皮肤。

5. 鼻出血的护理

少量出血可用棉球或1∶1 000肾上腺素棉球塞鼻腔压迫止血，并局部冷敷，促血管收缩达到止血。若出血不止，用油纱条填塞后鼻孔，压迫出血部位促进凝血。嘱患者不要用手挖鼻痂，可用液状石蜡滴鼻，防止黏膜干裂出血。

6. 口腔、牙龈出血的护理

牙龈渗血时，可用肾上腺素棉球或明胶海绵片贴敷齿龈。牙龈出血时易引起口臭，使患者食欲或心情受影响，可用1%过氧化氢液体漱口。不要用牙刷、牙签清理牙齿，可用棉签蘸漱口液擦洗牙齿。用液状石蜡涂抹口唇，以防干裂。

7. 用药的护理

注意观察止血药的作用及副作用。

8. 输血及血液制品

遵医嘱输入浓缩血小板、血浆或新鲜全血，输血前后严格执行“三查八对”，严格做好相关护理记录。血液等容性稀释会导致血小板聚集功能显著下降，严格控制过度输注液体，特别是人工胶体。如使用静脉留置导管时，尽量避免使用肝素封管液冲洗深静脉导管。

9. 抗凝药物

口服抗凝药物是凝血功能障碍的常见原因，对于口服抗凝药引起的出血，及时停药或使用逆转抗凝药物可以纠正凝血功能障碍。

10. 出血护理

当凝血功能障碍患者无出血，或者只有轻微出血，且当前不准备实施侵入性操作时，不一定需要输血和停止抗凝治疗。当凝血功能障碍患者出现大量失血，或者重要的封闭体腔内出血(如颅内出血、后腹膜出血、眼眶内出血等)，或者需要手术、介入或内镜止血的活动性出血时，这些情况被视为严重出血，存在致命性风险，需要积极干预。

11. 出院指导

向患者说明以上处理的必要性，指导患者学会自我护理。

第九节 动脉血气分析、酸碱、水和电解质平衡监护

【概述】

血液气体和酸碱平衡正常是体液内环境稳定、机体赖以健康生存的一个重要方面。动脉血气分析可以确定酸碱平衡，确定氧合作用（动脉 PO_2 可以帮助我们了解气体交换的效率），诊断和确立呼吸衰竭的严重程度（PCO_2 可以帮助我们了解通气情况），可以指导治疗，是抢救危重患者和手术中监护的重要指标之一。

血气分析标本采集的基本要求：① 合理的采血部位（桡动脉、肱动脉、股动脉）；② 严格地隔绝空气，采用肝素抗凝血；③ 标本采集后立即送检，若标本不能及时送检，应将其保存在 4 ℃的环境中，但不能超过 2 h；④ 吸氧者若病情允许可停止吸氧 30 min 后再采血送检，否则应标记给氧浓度或流量。

【动脉血气和酸碱平衡监测】

动脉血气分析反映肺泡与肺循环之间的交换情况，是危重症患者呼吸功能监测的常用指标之一。

1. 动脉血氧分压

动脉血氧分压（PaO_2）是指血液中溶解的氧分子所产生的压力。血液中溶解的氧随氧分压的升高而增多。正常成人 PaO_2 为 95～100 mmHg，并随年龄的增加而下降。PaO_2 用于判断有无缺氧及缺氧的程度。若在海平面、安静状态下呼吸空气时 PaO_2 测定值＜60 mmHg，并可除外其他因素（如心脏内分流等）所致的低氧血症，可诊断为呼吸衰竭。PaO_2 为 60～80 mmHg 提示轻度缺氧，PaO_2 为 40～60 mmHg 提示中度缺氧，PaO_2 为 20～60 mmHg 提示重度缺氧。

2. 肺泡-动脉血氧分压差（$P_{(A-a)}O_2$）

肺泡-动脉血氧分压差是指肺泡氧分压 P_AO_2 与动脉血氧分压 P_aO_2 之差，是肺换气功能的指标，较 P_aO_2 更为敏感，反映了弥散、通气血流比例和动脉静脉分流的综合影响。正常人呼吸空气时 $P_{(A-a)}O_2$ 为 5～15 mmHg，随年龄增大而增大，但最大不超过 30 mmHg。$P_{(A-a)}O_2$ 增大伴有 P_aO_2 降低，提示肺本身受累所致氧合障碍，主要见于左右分流或肺血管病变使肺内动静脉解剖分流增加致静脉血掺杂，弥漫性间质性肺病、肺水肿、急性呼吸窘迫综合征等所致的弥散障碍，以及通气血流比例严重失调，如阻塞性肺气肿、肺不张或肺栓塞。$P_{(A-a)}O_2$ 增大而无 P_aO_2 降低，见于肺泡通气量明显增加，而大气压、吸入氧浓度与机体耗氧

量不变时。

3. 动脉血氧饱和度

动脉血氧饱和度是指动脉血氧与血红蛋白的结合程度，即氧合血红蛋白占总血红蛋白的百分比，或血红蛋白结合的氧量与血红蛋白氧容量之比，以公式表示如下：$SaO_2 = HbO_2/$全部 $Hb \times 100\%$ 或 HbO_2/氧容量$\times 100\%$。正常值为 95%～99%。SaO_2 与血红蛋白的多少没有关系，而与血红蛋白和氧的结合能力有关。SaO_2 还与氧分压、温度、CO_2 分压和 H^+ 浓度等有关。SaO_2 可作为判断机体是否缺氧的一个指标，但是缺氧反应并不敏感，并且会掩盖缺氧的潜在危险。主要原因是氧合血红蛋白解离曲线呈 S 形的特征，即 PaO_2 在 60 mmHg 以上时，曲线平坦，在此段即使 PaO_2 有大幅度变化，SaO_2 增减变化亦很小，就算 PaO_2 降至 60 mmHg，SaO_2 仍可接近 90%，只有 PaO_2 在 60 mmHg 以下，曲线呈陡直，PaO_2 降低，SaO_2 才明显下降。因此在轻度的缺氧，PaO_2 已有明显下降时，SaO_2 仍可无明显变化。

4. 动脉血二氧化碳分压（$PaCO_2$）

$PaCO_2$ 是动脉血中溶解状态的 CO_2 所产生的压力。正常值为 35～45 mmHg，平均约 40 mmHg。$PaCO_2$ 可判断呼吸衰竭类型与程度：Ⅰ型呼吸衰竭时 $PaCO_2$ 正常或降低；Ⅱ型呼吸衰竭时 $PaCO_2 > 50$ mmHg。$PaCO_2$ 还可判断呼吸性酸碱失衡及代谢性酸碱失衡的代偿反应：$PaCO_2 > 45$ mmHg 提示呼吸性酸中毒或代谢性碱中毒的呼吸代偿；$PaCO_2 <$ 35 mmHg 提示呼吸性碱中毒或代谢性酸中毒的呼吸代偿；代谢性碱中毒抑制呼吸中枢，使呼吸变浅变慢，通气量下降，$PaCO_2$ 升高，但一般不会超过 55 mmHg；代谢性酸中毒时，经肺脏代偿后 $PaCO_2$ 降低，最大降低极限可达 10 mmHg。

5. pH

pH 是血液中氢离子浓度的反对数，是反映体液总酸碱度的指标，受呼吸及代谢因素的共同影响。pH 取决于血液中碳酸氢盐缓冲对（HCO_3^-/H_2CO_3），其中碳酸氢由肾调节，碳酸由肺调节。当两者比值为 20∶1 时，血 pH 为 7.40。正常成人动脉血 pH 为 7.35～7.45。pH<7.35 为失代偿性酸中毒，存在酸血症；pH>7.45 为失代偿性碱中毒，有碱血症。pH 正常可有三种情况：无酸碱失衡、代偿性酸碱失衡、混合性酸碱失衡。

6. 标准碳酸氢盐（SB）

SB 是指在 37 ℃、血红蛋白完全饱和、经 $PaCO_2$ 为 40 mmHg 的气体平衡后的标准状态下所测得的血浆 HCO_3^- 浓度。正常值为 22～27 mmol/L，平均 24 mmol/L。SB 是准确反映代谢性酸碱平衡的指标，一般不受呼吸的影响。

7. 实际碳酸氢盐（AB）

AB 是在实际的 $PaCO_2$ 和血氧饱和度条件下所测得的 HCO_3^- 浓度。正常值为 22～

27 mmol/L，平均 24 mmol/L。AB 受呼吸及代谢双重影响。AB 增高见于代谢性碱中毒，亦见于呼吸性酸中毒经肾脏代偿时的反应。慢性呼吸酸中毒时，AB 最大代偿可至 45 mmol/L。AB 降低见于代谢性酸中毒，亦见于呼吸性碱中毒经肾脏代偿的结果。

8. 缓冲碱(BB)

体液中所有缓冲阴离子(碱性物质)的总和，包括 HCO_3^-、血浆蛋白、Hb^- 及 HPO_4^{2-}。HCO_3^- 是 BB 的主要成分。BB 是反映代谢因素的指标，正常值 45～55mmol/l。BB 增加提示代谢性碱中毒，BB 减小提示代谢性酸中毒。仅 BB 一项降低，应考虑为贫血(Hb^- 低)。

9. 碱剩余(BE)

BE 指在 37 ℃、血红蛋白完全饱和、经 $PaCO_2$ 为 40 mmHg 的气体平衡的状态下，将血液标本滴定 pH 7.40 所需要的酸或碱的量。正常值为±3 mmol/L。BE 是反映酸碱失衡代谢性因素的指标。BE 正值时表示缓冲碱增加，BE 负值时表示缓冲碱减少。

10. 阴离子间隙(AG)

AG 是指血浆中示未测定的阴离子和未测定阳离子之差。计算公式为：$AG = Na^+ - (Cl^- + HCO_3^-)$，正常值为 8～16 mmol/L。高 AG 代谢性酸中毒以产生过多酸为特征，常见于乳酸酸中毒、尿毒症、酮症酸中毒等。正常 AG 代谢性酸中毒有高氯性酸中毒，可由 HCO_3^- 减少，如腹泻引起。

【酸碱平衡失调类型】

1. 代谢性酸中毒

代谢性酸中毒是指以原发性固定酸的增多或 HCO_3^- 的原发性减少导致的酸中毒。酸性物质产生过多是主要原因，常见于缺氧和其他代谢障碍性疾病；酸性物质排出过少，主要见于急慢性肾功能障碍的患者。碱性物质丢失增多，主要为 HCO_3^- 原发性丢失，包括消化道和肾脏丢失。血气改变的特点为：AB、SB、BB 下降，pH 接近或达到正常值，BE 负值增大，$PaCO_2$ 下降。机体不能代偿时 $PaCO_2$ 正常或增高，pH 下降。

2. 呼吸性酸中毒

呼吸性酸中毒是指因呼吸功能障碍导致原发的血浆 $PaCO_2$ 升高所致 H^+ 浓度增加、pH 下降的病理生理过程。常见于呼吸系统疾病如慢性阻塞性肺病、胸廓畸形、呼吸肌麻痹等疾病，均导致 CO_2 潴留，产生呼吸性酸中毒。血气改变特点为急性呼吸性酸中毒时，$PaCO_2$ 增高，pH 下降，AB 正常或略升高，BE 基本正常。慢性呼吸性酸中毒时，$PaCO_2$ 增高，pH 正常或降低，AB 升高，AB＞SB，BE 正值增大。但是肾脏代偿有一定的限度，急性呼吸性酸中毒时，HCO_3^- 不超过 32 mmol/L，慢性呼吸性酸中毒时，HCO_3^- 不超过 45 mmol/L。

3. 代谢性碱中毒

代谢性碱中毒是指各种原因引起的血浆 HCO_3^- 浓度增高，血浆 pH 增高，在呼吸功能正

常的情况下伴随 $PaCO_2$ 代偿性升高。常见原因如下：① H^+ 丢失过多，多见于呕吐或胃肠减压的情况下胃液丢失、醛固酮增多症或应用利尿剂自肾脏丢失。② HCO_3^- 补充过多。③ 电解质紊乱导致的转移性碱中毒，主要是低钾血症和低氯血症。④ 慢性呼吸衰竭机械通气不当。血气改变的特点为 AB、SB、BB 增高，pH 接近或达到正常，BE 正值增大，$PaCO_2$ 上升。机体不能代偿时 $PaCO_2$ 正常或降低，pH 升高。

4. 呼吸性碱中毒

呼吸性碱中毒是指由于过度通气使血浆 $PaCO_2$ 下降引起的一系列病理生理过程。各种导致肺泡通气增加，体内 CO_2 排出过多的疾病如癔症、颅脑损伤、脑炎、发热以及机械通气应用不当均可发生呼吸性碱中毒。血气改变特点：$PaCO_2$ 下降，pH 正常或升高，AB 在急性呼吸性碱中毒时正常或略下降，慢性呼吸性碱中毒时下降明显，AB<SB，BE 负值增大。

5. 呼吸性酸中毒合并代谢性酸中毒

呼吸性酸中毒合并代谢性酸中毒是指急、慢性呼吸性酸中毒合并不适当的 HCO_3^- 下降，或者是代谢性酸中毒合并不适当的 $PaCO_2$ 增加所致的呼吸性酸中毒，多见于慢性阻塞性肺疾病。CO_2 潴留导致呼吸性酸中毒，同时因为机体缺氧，体内乳酸堆积导致代谢性酸中毒。血气改变：$PaCO_2$ 上升、正常或轻度下降，pH 明显降低，AB、SB、BB 减少、正常或轻度升高，BE 负值增大。

6. 呼吸性酸中毒合并代谢性碱中毒

呼吸性酸中毒合并代谢性碱中毒是指急、慢性呼吸性酸中毒合并不适当的 HCO_3^- 升高，或者是代谢性碱中毒合并不适当的 $PaCO_2$ 增加，多见于慢性阻塞性肺疾病。CO_2 潴留导致呼吸性酸中毒，同时因为利尿不当、低血钾、低血氯等引起代谢性碱中毒。血气改变：$PaCO_2$ 上升，pH 正常、上升或下降，AB 明显增加，BE 正值增大。

7. 呼吸性碱中毒合并代谢性酸中毒

呼吸性碱中毒合并代谢性碱中毒是指呼吸性碱中毒合并不适当的 HCO_3^- 下降，或代谢性酸中毒伴有不适当的 $PaCO_2$ 减少。多见于各种肺泡通气量增加的疾病，同时因肾功能障碍、机体排酸减少而产生代谢性酸中毒。血气特点：$PaCO_2$ 下降，pH 升高或大致正常，AB、SB、BB 减少，BE 负值增大。慢性呼碱代偿最大范围 12～15 mmol/L，急性呼碱最大代偿范围为 18 mmol/L，若 HCO_3^- 的减少量在上述范围内则为机体代偿功能，若超出此范围，则有代谢性酸中毒存在。

8. 呼吸性碱中毒合并代谢性碱中毒

呼吸性碱中毒合并代谢性碱中毒是指血浆 HCO_3^- 的增加同时合并 $PaCO_2$ 的减少，可引起严重碱血症，预后差。多见于各种引起肺泡通气量增加的疾病而发生呼吸性碱中毒，同时因利尿剂使用不当而发生代谢性碱中毒。血气改变特点：$PaCO_2$ 下降、正常或轻度升高，pH

明显上升，AB增加、正常或轻度下降，BE正值增大。

9. 呼吸性酸中毒合并高AG代谢性酸中毒和代谢性碱中毒

如慢性呼衰患者，因CO_2潴留出现呼吸性酸中毒，同时因缺氧而产生代谢性酸中毒，又因输入碱性液体或使用利尿剂不当致代谢性碱中毒。血气特点：$PaCO_2$升高，AB、SB、BB升高，BE正值增大，Cl^-降低，pH多下降。

10. 呼吸性碱中毒合并高AG代谢性酸中毒和代谢性碱中毒

可见于呼吸性碱中毒伴代谢性碱中毒的基础上，再合并高AG代谢性酸中毒，也可见于呼吸性碱中毒伴高AG代谢性酸中毒基础上，由于补碱过多再合并代谢性碱中毒。其血气变化特点为：PCO_2下降，pH多下降，AG增高。

采用分步式方法解读动脉血气结果：

(1) 第一步：是否存在酸血症或碱血症？

(2) 第二步：原发性酸碱平衡紊乱是呼吸性的还是代谢性的？

(3) 第三步：如果是代谢性酸中毒，阴离子间隙是否升高？

(4) 第四步：是否存在代偿？如果有，代偿是否适度？

(5) 第五步：肺泡-动脉氧梯度是多少？查看动脉PO_2时，要结合吸入氧浓度和动脉PCO_2。

【水钠代谢紊乱】

水、钠代谢失常是相伴发生的，单纯性水(或钠)增多或减少极为少见。血清钠的正常值为135～145 mmol/L。低钠血症是指血清钠＜135 mmol/L，常见于大量消化液丧失、大面积创面渗液及使用排钠利尿剂等所致的低渗性缺水。高钠血症是指血清钠＞145 mmol/L，主要见于摄入水分不足或水分丧失过多而导致的高渗性缺水。

1. 高渗性缺水

又称原发性缺水，水钠同时丢失，但失水多于失钠，血清钠高于正常范围，细胞外液的渗透压增高。主要原因有水摄入不足和水丢失过多两个方面。水摄入不足主要见于淡水供应断绝(如：昏迷、创伤、吞咽困难、地震等)和导致渴感中枢迟钝或渗透压感受器不敏感的疾病(如：脑外伤、脑卒中等)。① 轻度缺水，即失水量相当于体重2%～3%时，渴感中枢兴奋而产生口渴，刺激抗利尿激素释放，水重吸收增加，尿量减少，尿比重增高。如同时伴有多饮，一般不造成细胞外液容量不足和渗透压异常；如伴有渴感减退，可因缺乏渴感而发生高渗性缺水。② 中度缺水，即失水量相当于体重4%～5%时，醛固酮分泌增加、血浆渗透压升高，渴感严重，咽下困难，声音嘶哑；有效循环容量不足，心率加快；皮肤干燥、弹性下降；进而由于细胞内失水造成乏力、头晕、烦躁。③ 重度失水，当缺水量相当于体重的7%～14%时，脑细胞严重脱水，出现躁狂、谵妄、定向力障碍、幻觉、晕厥和脱水热等神经系统异常症状；若缺水量相当于体重的15%时,可出现高渗性昏迷、低血容量性休克、尿闭和急性肾功能衰竭。

2. 等渗性缺水

又称急性缺水或混合性缺水,水钠等比例丢失,细胞外液量减少,血清钠与细胞外液的渗透压维持于正常范围。等渗性失水的主要原因包括消化道丢失(如:呕吐、腹泻、胃肠引流等)和皮肤丢失(如:大面积烧伤、剥脱性皮炎等)两个方面,其由于有效循环血容量和肾血流量减少,出现少尿、口渴,严重者血压下降,但渗透压基本正常。

3. 低渗性失水

又称慢性缺水或继发性缺水,水钠同时丢失,但失钠多于失水,血清钠低于正常范围,细胞外液的渗透压降低。主要原因包括补充水过多和肾丢失两个方面。临床上依据缺钠的程度分为轻、重、中三度。① 轻度缺水,即血钠130 mmol/L左右时,血压可在100 mmHg以上,患者有疲乏、无力、尿少、口渴、头晕等。尿钠极低或测不出。② 中度缺水即血钠120 mmol/L左右时,血压降至100 mmHg以下,表现为恶心、呕吐、肌肉痉挛、手足麻木、静脉下陷和直立性低血压。尿钠测不出。③ 重度缺水,即血钠110 mmol/L左右时,血压降至80 mmHg以下,出现四肢发凉、体温低、脉细弱而快等休克表现,并伴木僵等神经症状,严重者昏迷。

4. 水中毒

又称稀释性低血钠,是机体摄入水的总量超过了排水量,导致水分在体内潴留,血浆渗透压下降,循环血容量增加。常见的病因包括:抗利尿激素代偿性分泌增多,肾脏水排泄障碍,盐皮质激素和糖皮质激素分泌不足等。急性患者起病急,精神神经表现突出,如头痛、精神失常、定向力障碍、共济失调、癫痫样发作、嗜睡与躁动交替出现甚至昏迷。也可呈头痛、呕吐、血压增高、呼吸抑制、心率缓慢等颅内高压表现。慢性轻度水过多仅有体重增加的表现。

【钾代谢紊乱】

正常血清钾浓度为3.5~5.5 mmol/L。

1. 低钾血症

血清钾<3.5 mmol/L为低钾血症。常见原因有摄入钾不足、排出钾过多或血钾向细胞内转移等。低钾血症的临床表现取决于低钾血症发生的速度、程度和细胞内外钾浓度异常的轻重。迅速发生的重型低钾血症症状严重,甚至致命。骨骼肌表现为神经、肌肉应激性减退。当血清钾<3.0 mmol/L时,可出现四肢肌肉软弱无力;低于2.5 mmol/L时,可出现软瘫,以四肢肌肉最为突出,腱反射迟钝或消失。当呼吸肌受累时则可引起呼吸困难。在消化系统可引起肠蠕动减弱,轻者有食欲不振、恶心、便秘,严重低血钾可引起腹胀、麻痹性肠梗阻。中枢神经系统表现症状为精神抑郁、倦怠、神志淡漠、嗜睡、神志不清、甚至昏迷等。低血钾时

典型的心电图改变为早期 T 波低平或倒置,随后出现 ST 段降低、QT 间期延长和 U 波。

2. 高钾血症

血清钾测定>5.5 mmol/L 时,称为高钾血症。常见原因包括:急性肾功能衰竭(少尿期)等原因所致肾排钾困难;静脉输入过多,过快,输注大量库存血等原因所致进入体内(血液内)的钾过多;缺氧、酸中毒、持续性抽搐、大量溶血、大量内出血、大血肿、挤压综合征等使细胞内钾释出造成的细胞内钾移入细胞外液。临床上可表现为抑制心肌收缩,出现心率缓慢、心律不齐,严重时心室颤动、心脏停搏。特征性心电图改变是:早期 T 波高而尖、QT 间期延长,随后出现 QRS 波群增宽,PR 间期延长。

【钙代谢紊乱】

血清钙正常值为 2.25～2.75 mmol/L。

1. 低钙血症

指血清钙低于 2.25 mmol/L。可见于维生素 D 缺乏、甲状旁腺功能减退、慢性肾功能衰竭、慢性腹泻和小肠吸收不良综合征。可出现出血、局部水肿、软弱无力和四肢抽搐。

2. 高钙血症

指血清钙超过 2.75 mmol/L。致病因素包括:恶性肿瘤(尤其是乳腺癌)、甲状旁腺功能亢进、维生素 D 和维生素 A 过多、转移性骨癌和多发性骨髓瘤等。可表现为食欲缺乏、恶心、口渴、倦怠、便秘和尿频等。

【镁代谢紊乱】

血清镁正常值为 0.7～1.1 mmol/L。

1. 低镁血症

日常很罕见,但危重患者不应忽略,多数由于大量镁丧失,少数可因摄入不足引起。当血清镁<0.4 mmol/L 时才出现临床症状,主要为神经肌肉系统和心血管系统的表现。神经肌肉系统以肌肉震颤、手足搐搦和反射亢进最为常见,以上肢更为明显。严重时出现谵妄、精神错乱、定向力失常、幻觉、惊厥甚至昏迷等。心血管系统多表现为心律失常。

2. 高镁血症

常发生在肾功能不全时进行镁剂治疗,或在严重失水和尿少患者给予过多镁剂补充。当血清镁含量超过 3 mmol/L 时可出现中毒症状。高镁浓度抑制中枢及周围神经系统,最早表现为嗜睡、肌力减退,继之出现软瘫,反射消失,终至昏迷。心血管方面表现为心动过速,继以心动过缓、房室和心室内传导阻滞。

【参考文献】

[1] 谭进. 急危重症护理学[M]. 2 版. 北京：人民卫生出版社，2004.

[2] 成人急危重症脑损伤患者目标温度管理临床实践专家共识[J]. 中华急诊医学杂志，2019，28(03)：282-291.

[3] 低温环境战创伤麻醉指南[J]. 解放军医学杂志，2019，44(9)：724-728.

[4] 中国老年高血压管理指南 2019[J]. 中华高血压杂志，2019，27(2)：111-135.

[5] 心电图测量技术指南 2019[J]. 实用心电学杂志，2019，28(02)：77-86.

[6] 2017 ISHNE/HRS 动态心电图和体外心电监测/远程监测专家共识(1)：动态心电监测方法[J]. 实用心电学杂志，2019，28(02)：77-86.

[7] 2015《美国心脏协会心肺复苏与心血管急救指南》.

[8] 急诊呼气末二氧化碳监测专家共识[J]. 中华急诊医学杂志，2017，26(05)：507-511.

[9] 邓云霞，陈琦，肖海涛，等. 二氧化碳分压监测在危重患者救治中的研究进展[J]. 护理研究，2019，33(02)：306-309.

[10] 国际临床神经电生理联盟脑电图电极安放标准指南(2017)解读[J]. 中华神经杂志，2018，51(10)：854-856.

[11] 中国颅脑创伤颅内压监测专家共识[J]. 中华神经外科杂志，2011(10)：1073-1074.

[12] 重症患者早期肠内营养临床实践专家共识[J]. 中华危重病急救医学，2018，30(08)：715-721.

[13] 2017 年 ADQI 急性肾脏病和肾脏恢复的专家共识解读[J]. 中华肾病研究电子杂志，2017，6(06)：278-281.

[14] 急性出血性凝血功能障碍诊治专家共识[J]. 中华急诊医学杂志，2020，29(06)：780-787.

[15] 新型冠状病毒肺炎重症患者相关凝血功能障碍诊疗专家共识[J]. 解放军医学杂志，2020，45(04)：335-344.

[16] 中国成人重症患者血小板减少诊疗专家共识[J]. 解放军医学杂志，2020，45(05)：457-474.

第18章 急危重症的急救技术及护理

第一节　氧疗

【概述】

氧气疗法简称氧疗，是指以高于环境空气(20.9%)的浓度给氧，以治疗或预防缺氧的症状和表现。研究指出，给予血氧饱和度正常的患者吸入氧气会增加患者的病死率。

【氧疗分类】

缺氧：指因氧供不足而引起的病理生理状态。氧疗可以在某种程度上改善缺氧，但氧疗对于缺氧的改善程度取决于缺氧的类型。缺氧按其原因可以分为四类：低张性缺氧、血液性缺氧、循环性缺氧、组织性缺氧。

【缺氧的临床表现】

轻中度缺氧以兴奋呼吸、循环、神经系统表现为主；严重缺氧以抑制呼吸中枢为主；严重贫血的患者缺氧时，不会发绀，故不能仅靠发绀与否判断缺氧程度。

【氧疗指征】

低氧血症：指血液中的动脉血氧分压(PaO_2)降低。大多数学者将标准大气压下，PaO_2 <60 mmHg，经皮氧饱和度(SpO_2)<90%，作为低氧血症的标准。正常的 PaO_2 受吸入氧浓度、大气压、$PaCO_2$ 及患者的体位和年龄的影响。

【氧疗适应证】

(1) 低氧血症。

(2) 单纯低氧血症(如 ARDS)。

(3) 低氧血症伴高碳酸血症(如 COPD)。

(4) 血氧正常的缺氧(发生组织缺氧而没有明显低氧血症情况)。

(5) 心血管系统疾病：心肌疾病、心力衰竭、心律失常等。

(6) 血液系统疾病：严重贫血、高铁血红蛋白病等。

(7) 其他：休克、中毒(一氧化碳、氰化物)、严重酸中毒、急性脑水肿、大气性缺氧(高原等)。

(8) 特殊类型：百草枯中毒患者应避免常规氧疗；氧疗指征为 PaO_2<40 mmHg 或

ARDS。

一、高压氧

（一）高压氧相关概念

1. 高压

从生理学角度讲，环境压力超过 1 个绝对大气压（1 ATA 或 100 kPa 或 0.1 MPa），称为高压。

2. 高压氧

在高压环境下，呼吸气体中氧的分压（即氧的压强，简称氧压）＞1 ATA 者，称为高压氧。所以，不论吸入纯氧、压缩空气还是配制的含氧混合气，只要其氧分压达到此高度，均可吸到高压氧。临床高压氧治疗通常是通过面罩以纯氧为呼吸气体。

3. 常氧

在常压下呼吸空气，其中氧气的体积分数为 0.21，氧分压为 0.21 ATA，称为常氧。混合气中如氧分压为 0.21 ATA，即称常氧混合气。

4. 高氧

氧分压介于 0.21～1.0 ATA 之间的气体，称为富氧或"高氧"或高浓度氧混合气。

5. 高压氧舱

加压舱是为高压氧治疗提供高压背景压力环境的特殊设备。舱内充注的介质为压缩空气称作"空气舱"，充注的介质为纯氧称作"氧舱"，用于进行高压氧治疗的加压舱可简称"高压氧舱"。当舱内压力提高到某一水平时，舱外氧气瓶中高压氧气经减压器、硬质管路进入加压舱，接到供氧面罩上，如面罩紧贴面部，面罩内的氧压与舱内环境压力平衡，即能吸到该压力的高压氧。若氧舱中充满的是设定压力的纯氧，则可直接呼吸高压氧。

6. 高压氧治疗

通过呼吸高压氧以达到治疗目的的方法称高压氧治疗。

在常压条件下，呼吸含氧较多的气体时，如氧体积分数为 0.5、0.8、0.95 的高浓度氧，或体积分数为 1.0 的"纯氧"，血液中的氧分压虽较常氧高，但不可能超过 1 ATA，所以不是高压氧。同理，将肢体某一部分用氧喷射不能称为高压氧治疗。

7. 低氧

常压下氧分压低于 0.21 ATA 称为低氧；若氧分压低于 0.16 ATA 则可引起缺氧。

8. 低压性缺氧

1878 年 Bert P 就已明确指出混合气中各成分在人体内的生理作用不取决于它们在混

合气中的含量百分比(此处指浓度),而取决于各气体的“分压”。这可以解释日常生活中的一个误解,即把在高原地区患高山病的原因归于大气中氧的含量减少、空气稀薄缺氧。事实上在高原地区,大气中氧的体积分数与海平面是相同的,但环境总的大气压力降低了,因而氧分压也相应降低,这种缺氧应称为“低压性缺氧”。

(二)高压氧治疗机制

高压氧的治疗作用绝不是单纯提供更多的氧气,而是人体吸入高压氧后对机体各系统产生的综合效应。但是,不同疾病高压氧治疗的主要机制又不尽相同。现将高压氧治疗疾病的主要机制归纳如下。

1. 提高血氧张力,增加血氧含量

机体在高压氧环境下,高分压氧很快进入肺泡,肺泡处于高分压氧状态,氧又迅速通过肺泡和毛细血管壁的膜性屏障扩散入血液。通常情况下进入血液内的氧,绝大部分与血红蛋白结合成氧合血红蛋白(HbO_2),仅一部分溶于血中。在高压环境下血氧含量的增加主要是物理溶解氧增多,在0.25~0.3 MPa压力下吸纯氧,动脉血氧张力升至1 770 mmHg,每100 ml血中溶解的氧量从0.3 ml提高到5.6 ml以上,约增加18倍,进入血液的溶解氧已满足机体氧化、代谢需要。血红蛋白结合的氧离解极少,甚至完全不离解。实验证实,在高压氧条件下,当机体血红蛋白减少至几乎为“0”时,心电图仍无任何缺氧征象,提示在高压氧治疗条件下即使没有血红蛋白,仅溶解氧也可暂时维持生命的存活。

2. 增加组织氧储量

正常情况下,氧不断地从血液到达组织细胞,细胞不断地消耗氧,在这动态平衡过程中,组织内经常保持着一定的余量氧,这就是组织的氧储量。在常温常压下,平均1 kg组织的氧储量约为13 ml,正常情况下平均每千克组织耗氧量为3~4 ml/min,停止供氧储量仅能维持3~4 min。在0.3 MPa压力下吸纯氧,平均每千克组织的氧储量能增至53 ml。在低温下,组织细胞的耗氧量减少,氧储量反而增加。体温每降低5 ℃,血中物理溶解氧量增加10%,心肌耗氧量降低20%,脑组织的耗氧量降低近50%。采用高压氧配合低温,可使循环阻断的安全时限进一步延长,这对心脏手术极有意义。

3. 提高血氧弥散率和增加组织内氧的有效弥散距离

正常条件时,每分钟从肺泡弥散到血液中的氧为900~1200 ml。在高压氧条件下,肺泡内氧分压成倍地升高,氧梯度增大,从肺泡弥散入血的氧量也相应地增加。溶解于血内的氧随循环流入组织,血中溶解氧即向组织弥散,血氧张力降低,与血红蛋白结合的氧离解一部分,转为溶解状态,使血氧张力不会很快降低,血液与组织间氧梯度也不至于很快缩小,有利于氧向组织弥散直至血液与组织内氧张力平衡。在高压氧条件下,由于血氧张力大大增高,故血向组织内弥散的氧也将大幅度增多。

在高压氧条件下，含氧丰富的血液使毛细血管与组织之间的氧梯度不断扩大。此时，毛细血管内氧的弥散半径可从常压吸空气时的 30 μm 提高到 100 μm，这有利于代偿因血管阻塞原因造成的组织细胞缺氧。

4. 对血管的收缩作用和对侧支循环的影响

高压氧可使许多器官或组织的血管发生收缩，增加阻抗，导致灌注范围内血流量减少。高压氧使血管发生收缩的机制有：① 高压氧直接刺激血管平滑肌，造成血管反射性收缩；② 高压氧使动脉血中二氧化碳分压降低而致使血管收缩；③ 由于组织需氧量已满足，机体自身调节致使血管收缩。

实验证实，细胞的分裂增殖能力与组织内的氧分压密切相关，当细胞外液氧分压低于 10 mmHg 时，细胞不再分裂，不再合成结缔组织。高压氧下，组织液氧分压明显提高，细胞增殖活跃，加速了结缔组织和毛细血管的形成，从而加快了侧支循环的建立。

5. 抑制厌氧菌的生长与繁殖

厌氧菌的生长与环境中氧张力密切关系。一般产气荚膜菌在氧张力＞30 mmHg 时停止生长。在 0.25 MPa 压力条件下，人体组织内氧张力就可以提高到使所有厌氧菌都不能生长、繁殖的水平。此外，在高压氧条件下，巯基被氧化为二巯基，而巯基是许多酶类的组成部分，如辅酶 A、硫辛酸、谷胱甘肽等，琥珀酸脱氢酶和转氨酶等酶中巯基是必要基团。巯基若被氧化，上述酶类便被灭活，机体的代谢就发生障碍，厌氧菌的生长与繁殖均受到抑制。

6. 增强放射线和化学药物对恶性肿瘤的作用

(1) 增敏作用　高压氧可提高某些肿瘤细胞对放射和化疗的敏感性，这主要指肿瘤组织中氧张力升高，某些不敏感的肿瘤细胞，在高氧张力环境中变为敏感细胞，从而增加治疗效果。

(2) 协同作用　高压氧使肿瘤细胞产生过氧化基团以及过氧化氢，进而使酶蛋白及其他蛋白质等被破坏，从而达到与放化疗起协同作用的治疗目的。

7. 高压氧治疗减压病和气栓症

按玻义耳-马略特定律，当温度不变时，一定质量气体的体积与压强成反比。高压环境可使人体内血管、组织和肠腔内出现的气泡体积缩小，压力越大则气泡越小。根据亨利定律，在一定温度下，气体溶入液体的量与该气体的压强成正比。那么，在高气压条件下，体内气泡易于溶入血液或组织液内。若在高气压下吸纯氧，氧又可把气泡内的气体置换出来，加速气体的吸收和排出。因此，对于减压病、气栓症等治疗，根本措施就是再加压，这样就可以获得“压到病除”、转危为安的特殊效果。

8. 高压氧对损伤的修复作用

组织损伤时，血管与组织细胞同时受损，受损区域将出现渗出、水肿、变性、坏死等改变。

高压氧下由于血氧分压增高、血氧弥散加强等作用，使受损组织的氧分压增高，缺氧状态得以改善。同时实验证明高压氧环境下，组织新陈代谢加强，ATP生成增多，纤维细胞增殖活跃，胶原纤维加强。上述作用不仅可减轻受损组织的渗出、水肿，改善局部血液循环，同时可促进新生血管形成，加速侧支循环的建立，加快上皮组织的修复，从而有利于损伤组织的修复和伤口的愈合。

实验和临床证实，早期高压氧治疗可减轻脊髓出血、水肿和缺氧状态，保存较多的可逆损伤的神经组织，有助于神经功能的恢复；可加快烧伤创面的修复，提高移植皮片的成活率；可促进骨折区新生血管的再生，加速新骨形成。

（三）高压氧治疗的适应证和禁忌证

高压氧治疗在临床上应用较为广泛，已40余年。目前，高压氧治疗的疾病已涉及急诊医学、内科、外科、妇产科、儿科、神经科、五官科、骨科、整形科、皮肤科、肿瘤科、传染病科及老年科等临床科室，并向康复、潜水、航空、保健、高原医学及运动医学方面发展。目前，应用高压氧治疗的疾病已达120多种。

1. 高压氧治疗的适应证

(1) 急诊适应证

① 急性CO中毒及其他有害气体中毒；

② 急性气栓症；

③ 急性减压病；

④ 气性坏疽、破伤风及其他厌氧菌感染；

⑤ 心肺复苏后急性脑功能障碍（电击伤、溺水、缢伤、窒息、麻醉意外等）；

⑥ 脑水肿；

⑦ 急性缺血缺氧性脑病；

⑧ 肺水肿（除心源性肺水肿）；

⑨ 断肢（指、趾）及皮肤移植术后血运障碍；

⑩ 挤压伤及挤压综合征；

⑪ 休克的辅助治疗；

⑫ 药物及化学物中毒。

(2) 非急诊适应证

① 缺血性脑血管疾病（脑动脉硬化症、脑血栓、脑梗死等）；

② 快速性心律失常（房颤、期前收缩、心动过速等）；

③ 突发性耳聋；

④ 脑出血恢复期；

⑤ 脑外伤(脑震荡、脑挫伤、颅内血肿清除术后);
⑥ 中心性浆液性脉络膜视网膜炎;
⑦ 骨折及骨折后愈合不良;
⑧ 高原适应不全症;
⑨ 植物状态;
⑩ 颅内良性肿瘤术后;
⑪ 周围神经损伤;
⑫ 病毒性脑炎;
⑬ 牙周病;
⑭ 骨髓炎;
⑮ 面神经炎;
⑯ 脑瘫;
⑰ 无菌性骨坏死;
⑱ 胎儿宫内发育迟缓;
⑲ 癫痫(非原发性);
⑳ 冠状动脉粥样硬化性心脏病(心绞痛、心肌梗死);
㉑ 糖尿病及糖尿病足;
㉒ 心肌炎;
㉓ 老年性认知障碍性疾病;
㉔ 眩晕综合征(梅尼埃综合征等);
㉕ 周围血管疾病(脉管炎、雷诺病、深静脉血栓形成等);
㉖ 脊髓损伤;
㉗ 慢性皮肤溃疡(动脉供血障碍、静脉淤血、褥疮、糖尿病及慢性骨髓炎等所致);
㉘ 溃疡性结肠炎;
㉙ 消化性溃疡;
㉚ 烧伤;
㉛ 冻伤;
㉜ 传染性肝炎(使用传染病专用舱);
㉝ 植皮术后;
㉞ 整形术后;
㉟ 放射性损伤(骨、软组织损伤等);
㊱ 运动性损伤;
㊲ 视神经损伤;

㊳ 恶性肿瘤(放疗或化疗并用);

㊴ 血管神经性头痛;

㊵ 疲劳综合征;

㊶ 银屑病;

㊷ 脓疱疹;

㊸ 玫瑰糠疹;

㊹ 急性感染性多发性神经根炎;

㊺ 多发性硬化;

㊻ 麻痹性肠梗阻;

㊼ 复发性口疮、溃疡;

㊽ 急性呼吸窘迫综合征;

㊾ 支气管哮喘。

2. 高压氧治疗的禁忌证

禁忌证是指不适宜高压氧治疗的某些疾病或状况。目前,中华医学会高压氧医学分会推荐禁忌证介绍如下。

(1) 绝对禁忌证

① 未经处理的气胸、纵隔气肿;

② 活动性内出血及出血性疾病;

③ 氧中毒史;

④ 结核性空洞形成并咯血。

(2) 相对禁忌证

① 重度上呼吸道感染;

② 重度肺气肿;

③ 重度鼻窦炎;

④ 支气管扩张症;

⑤ 二度以上心脏传导阻滞;

⑥ 未经处理的恶性肿瘤;

⑦ 妊娠 3～4 个月以内的孕妇高压氧治疗应取慎重态度;

⑧ 血压过高(大于 160/100 mmHg);

⑨ 心动过缓(心率＜50 次/min);

⑩ 视网膜剥离患者;

⑪ 活动性出血及出血性疾病;

⑫ 早产儿、极低体重新生儿(≤2 000 g);

⑬ 肺大泡。

（四）高压氧在急诊中的应用

高压氧的应用越来越广泛，限于篇幅本章简要介绍高压氧在以下几种急诊病例中的应用。

1. 一氧化碳中毒

(1) 高压氧治疗原理

① 提高机体氧含量，立即使血浆处于氧饱和状态，使组织得到足够的溶解氧，迅速纠正组织缺氧。

② 加速COHb的解离，促进CO的清除，使血红蛋白恢复携氧功能（表18-1）。

表18-1　吸氧对血中碳氧血红蛋白半衰期的影响

呼吸气体	吸氧压力	COHb半衰期
吸空气	1 ATA	320 min
吸纯氧	1 ATA	80 min
吸纯氧	2 ATA	23 min

③ 提高超氧化物歧化酶（SOD）活性，减少自由基的损害。

④ 高压氧使颅内血管收缩，打断脑缺氧与脑水肿之间恶性循环。

⑤ 能防止并发症，纠正CO引起的组织中毒。高压氧增加血浆氧张力的作用并不只是简单地增加溶解氧，它还有助于促使CO和与其结合的各种分子分离，并使其恢复功能，还可阻止HbO_2向COHb的转变以及减少CO与其他分子的结合。

⑥ 防治迟发性脑病。

⑦ 改善中枢神经细胞呼吸障碍。

(2) 高压氧治疗指征

① 急性中、重度CO中毒，昏迷，呼吸循环功能衰竭，或出现过心跳呼吸停止者。

② 中毒后昏迷时间>4 h，或长时间（>8 h）暴露于高浓度CO环境，经抢救后苏醒不久病情又有反复者。

③ 中毒后神志不清，经抢救后清醒，但对外界反应障碍；或有头昏、头痛、心律失常、抽搐以及脑缺氧症状者；或并发脑水肿、肺水肿、心肌损害和消化道出血者。

④ 中毒后恢复不良，出现神经精神症状，如智能障碍、思维障碍、失语、肢体活动障碍等。

⑤ 意识虽恢复，但血中COHb升高，尤其是超过30%者。

⑥ 脑电图（EEG）、颅脑CT检查异常者，或ECG出现ST-T改变等异常。

⑦ 轻度中毒,但持续存在头痛、头晕、乏力等症状;或年龄 40 岁以上;或以脑力劳动为职业者。

⑧ 出现皮肤损害、周围神经损害及筋膜间隙综合征等。

⑨ 出现 CO 中毒脑病(迟发脑病或后遗症),病程 12 个月以内者。

⑩ 凡是妊娠并 CO 中毒者,无论其 COHb 浓度升高与否,均应进行高压氧治疗。

(3) 注意事项

① 明确诊断:在进行高压氧治疗前,首先应明确诊断,确定有无并发症存在。

② 强调综合治疗:在高压氧治疗的同时,重视综合治疗,以便取得最佳疗效。

Ⅰ. 院前急救:转移病患到空气新鲜处,解开衣领,保持呼吸道畅通,将昏迷患者摆成侧卧位,避免呕吐物误吸。

Ⅱ. 现场氧疗:利用现场准备的吸氧装置,立即给予氧疗。"氧"作为一种药,其应用像其他药物一样,应有明确的指征,急性一氧化碳中毒(ACOP)现场氧疗的原则是高流量、高浓度。现场氧疗作为 ACOP 后必不可少的抢救治疗措施,参与抢救和治疗的各部门均应创造条件,立即实施氧疗。采用无重复呼吸面罩(贮氧袋面罩和 Venturi 面罩),其氧疗效果好,实用性、经济性高,首先推荐使用。其次可以选择鼻导管给氧、呼吸机、便携式高压氧舱。

Ⅲ. 高压氧治疗:有条件时,尽早行高压氧治疗可以尽早排出体内 CO,有益于患者尽快清醒,减轻机体缺氧性损伤,降低迟发脑病发生率。在急性期应尽早送到有高压氧舱的医院行高压氧治疗。高压氧治疗 ACOP 并预防迟发脑病尚需设计严谨的前瞻、随机、对照和大样本的临床研究。推荐高压氧治疗压力 0.20～0.25 MPa。舱内吸氧时间 60 min。治疗次数根据患者病情决定,但连续治疗次数不超过 30 次。高压氧治疗间期是否吸氧应根据血气分析的结果决定。

Ⅳ. 防治脑水肿:CO 中毒后,由于缺氧和 CO 的直接毒性作用,经常发生脑水肿。早期严重脑水肿昏迷时可以使用脱水药物,如袢利尿剂,应用甘露醇时应注意心功能及肾功能,注意避免过度脱水。在高压氧治疗的同时使用皮质激素和脱水药可增加疗效,考虑到糖皮质激素的副作用和局限性,不能作为常规治疗手段,仍需进一步大样本研究。

Ⅴ. 亚低温治疗:选择性脑部亚低温,使得脑温迅速下降并维持在亚低温水平(33 ℃～35 ℃),肛温在 37.5 ℃左右。昏迷患者可早期应用亚低温持续 3～5 d。特别注意复温过程,复温不要过快。

Ⅵ. 抗血小板聚集:ACOP 中、重度患者应服用抗血小板聚集药,尤其合并高血压病、糖尿病、心脑血管病、高脂血症等基础病患者及高龄患者应常规服用。

Ⅶ. 顽固性低氧血症:对于不能纠正的顽固低氧血症患者,生命体征不稳定时暂缓高压氧治疗,应考虑机械通气。

Ⅷ. 依达拉奉:ACOP 早期应用依达拉奉对减轻脑水肿、改善神经功能有一定疗效,受到临床医生和专家认可，但目前尚未见大样本随机双盲的临床研究。在重度 ACOP 患者急性期可以应用。

Ⅸ. 吡咯烷酮类：吡拉西坦、奥拉西坦和普拉西坦均为环状 CABOB 衍生物，是作用于中枢神经系统网状结构的拟胆碱能抑制药。此药能透过血脑屏障，选择性作用于皮层和海马，激活、保护或促进神经细胞的功能恢复。奥拉西坦和吡拉西坦对脑器质性病变综合征有明显疗效，奥拉西坦疗效高于吡拉西坦。普拉西坦应用于临床已有 10 年，在改善脑血管病和脑创伤所致认知障碍方面有效。推荐意见：吡咯烷酮类药物保护和促进神经细胞的功能恢复，已应用于治疗 ACOP 多年，有小样本临床研究报告认为有效。此外，有报告认为其对器质性脑病综合征有效，未见不良反应报告，可以在急性期临床使用。

Ⅹ. 另外需注意脏器保护，维持水、电解质平衡，补充能量，预防感染，保证休息，避免劳累。

③ 对于脱离中毒现场较久而未进行高压氧治疗者，为减轻病情，防止中毒性脑病，仍须采用高压氧治疗，不要轻易放弃治疗机会。

④ 对于重症、昏迷时间长、COHb>40%、有明显的代谢性酸中毒、年老体弱者，应给予 30 次以上的高压氧治疗，以防中毒性脑病的发生。

⑤ 老年患者多伴有潜在性心肺功能不全，高压氧治疗的氧压、时程应适当降低和缩短。此外，在治疗脑水肿时慎用或不用甘露醇脱水，以免引起心衰、肺水肿或休克。

⑥ 多个并发症同时存在而处理上又互相矛盾时，应抓主要矛盾。一般来说，休克、脑水肿、呼吸道阻塞等最易威胁生命，应作为主要矛盾来处理。

2. 心肺复苏后脑功能障碍

(1) 高压氧治疗原理

① 高压氧条件下血液运输氧的方式发生变化，血中物理溶解氧量明显增加，血氧含量增加，克服了低氧血症。

② 高压氧可改变血液流变学，改善微循环功能。

③ 高压氧增加血流动力学的作用，改善缺血、缺氧组织的血供。

④ 高压氧下，氧的有效弥散半径加大，弥散速度和范围增加。

⑤ 高压氧下，脑血管床减少，这是降低颅内压的重要原因。

⑥ 高压氧可增强细胞能量代谢和信使系统的调控作用。

⑦ 高压氧治疗可使机体清除自由基的能力加强。

(2) 高压氧治疗指征

① 在心肺复苏后遗有脑缺氧、昏迷者。

② 外伤性和非外伤性引起的缺血、缺氧性脑损伤者，如各种颅脑创伤、各种有害气体中毒、电击伤、自缢、溺水等，即使急性期脑水肿已消退，亦需行高压氧治疗。

③ 植物状态患者。

(3) 注意事项

① 及时、积极、准确的现场复苏是关键,是提高高压氧治疗成功率的首要条件。

② 心脏复苏后及早进行高压氧治疗。

③ 对因转诊等各种原因延误的患者,或昏迷时间较长的患者,仍可用高压氧治疗。只要生命体征比较平稳,无禁忌证者,均应采用长疗程高压氧治疗。

④ 脑电图可作为长疗程高压氧治疗中动态观察的一项重要指标,必要时还可做 CT 检查,以了解脑实质的形态学变化。

⑤ 采用综合治疗是保护脑细胞的一项重要措施。

3. 脑水肿

(1) 高压氧治疗原理

① 高压氧能迅速大幅度增加脑组织及脑脊液的氧含量,提高氧的弥散量及弥散距离,改善脑细胞的缺氧状态。

② 高压氧能阻断脑缺氧-脑水肿-颅高压的恶性循环,增强脑组织对氧的利用,在高压氧环境中能使颅内动脉血管收缩,血管阻力增加,血流量减少,血管通透性降低,减轻脑水肿、降低颅内压。在 0.25 MPa 高压氧环境下,颅内动脉血液减少 25%,颅内压降低 35%。

③ 高压氧能促进脑血管的修复,促进侧支循环的形成和重建,改善脑微循环,使缺氧的神经组织重新获得氧气供给,减轻脑水肿。

(2) 高压氧治疗指征

① 各种原因造成的严重脑缺氧,若无绝对禁忌证,应在积极治疗病因的同时及早进行高压氧治疗。

② 各种原因引起的急性脑水肿,如经脱水或手术减压治疗后无效,颅内压继续升高,甚至出现脑疝前征象者。

③ 心肺复苏建立了有效的呼吸循环后,生命体征仍不稳定,全身缺氧未缓解者。

④ 出现早期神经系统受累征象者。

(3) 注意事项

① 心跳、呼吸骤停,复苏成功后无绝对禁忌证者,应尽早行高压氧治疗。

② 治疗时,应保证血液循环及呼吸道的通畅,必要时可行气管插管或气管切开以维持呼吸功能。

③ 高压氧配合激素治疗可防止肺水肿、脑水肿的反跳现象。

④ 高压氧仅是脑缺氧、脑水肿治疗的一项重要措施,必须采取综合性治疗。

4. 气性坏疽

气性坏疽是由厌氧的革兰阳性梭状芽孢杆菌引起的特殊感染。致病菌产生的外毒素能破坏机体组织，引起组织坏死和全身严重中毒。本病多见于战伤和严重创伤后，偶见于手术后患者。本病是高压氧治疗的绝对适应证，疗效突出。

(1) 高压氧治疗原理

① 抑制厌氧菌生长：实验证实，组织 $PaO_2>12$ kPa(90 mmHg)时梭状芽孢杆菌即不能生长，但并不能杀死芽孢杆菌。

② 抑制外毒素的产生：这一点已被许多实验所证实。

③ 改善伤区缺血、缺氧，消除伤口内气体，减轻局部肿胀，改善局部循环。

(2) 注意事项　尽早采用包括高压氧在内的综合治疗，防止交叉感染。

(五) 高压氧的副作用

1. 氧中毒

高压氧疗法除产生有益的治疗作用外，还可出现一些副作用。长期吸入氧气可导致器官的功能与结构的损伤，一般认为与氧自由基有关，也与中枢神经系统抑制介质 γ-氨酪酸减少及氧直接影响中枢神经系统的新陈代谢，特别是影响酶的巯基的氧化有关。

氧中毒主要分为急性中毒和慢性中毒。急性中毒表现为恶心、呕吐、眩晕、焦虑、出汗、癫痫发作。慢性中毒表现为支气管肺炎、肺不张和最终引起肺纤维化，临床表现为胸骨后不适、疼痛、干咳、肺活量减少和呼吸困难等。

氧中毒和暴露的压力、时程相关。抗氧化剂能减少人对氧中毒的敏感性，在高压氧疗期间可使用维生素 E、含巯基药物，如半胱氨酸、谷胱甘肽、γ-氨基丁酸或维生素 B_6，均有助于防止发生氧中毒。

2. 气压伤

气压伤是因为压力失衡导致中耳、鼻旁窦或肺的挤压伤。在加压过程中，耳膜承受外界的压力，通过吞咽、咀嚼等动作，机体能自动调节中耳内压力的变化来维持中耳内外压力的平衡。呼吸道阻塞时，在快速减压过程中，由于膨胀的气体不能排出呼吸道而发生肺气压伤或气胸。

对于高压氧的毒副作用，重点在于预防。缓慢匀速地加减压力；教导患者在加减压时尽量做张口、吞咽或咀嚼动作使咽鼓管开放；严格掌握高压氧的禁忌证，采取这些措施可有效预防气压伤。对舱内患者严密观察，一旦发生异常应及时采取措施。

二、机械通气

(一) 基本原理

正常人自主呼吸时，由于呼吸肌主动收缩，膈下降，胸内负压增加，使肺泡内压低于气道口压，气体进入气管、支气管和肺泡内。目前临床采用的机械通气，主要是使用正压通气的方式来支持肺功能。正压通气是指由呼吸机提供高于肺泡内压的正压气流，使气道口与肺泡之间产生压力差，从而建立人工通气。因而，机械通气在通气过程中，气道压力势必升高。任何正压通气方式均应有3个必备的机械功能：起动、限制和切换。

1. 起动

起动是指使呼吸机开始送气的驱动方式，它有3种方式：时间起动、压力起动和流量起动。

(1) 时间起动　用于控制通气，是指呼吸机按固定频率进行通气。当呼气期达到预定的时间后，呼吸机开始送气，即进入吸气期，不受患者自主吸气的影响。

(2) 压力起动　用于辅助呼吸。压力起动是当患者存在微弱的自主呼吸时，吸气时气道内压降低为负压，触发呼吸机送气，而完成同步吸气。呼吸机的负压触发范围－1～－5 cmH_2O，一般成人设置在－1 cmH_2O，小儿0.5 cmH_2O以上。辅助呼吸使用压力触发时，能保持呼吸机工作与患者吸气同步，利于撤离呼吸机。当患者吸气用力强弱不等时，传感器装置的灵敏度调节困难，易发生患者自主呼吸与呼吸机对抗以及过度通气或通气不足。由于同步装置的技术限制，患者开始吸气时，呼吸机要延迟20 ms左右才能同步送气，这称为呼吸滞后。患者呼吸频率越快，呼吸机滞后时间越长，患者出现欲吸而无气，反而增加呼吸做功。

(3) 流量起动　用于辅助呼吸。流量起动是指在患者吸气开始前，呼吸机输送慢而恒定的持续气流，并在呼吸回路入口和出口装有流速传感器，由微机测量两端的流速差值，若差值达到预定水平，即触发呼吸机送气。持续气流流速一般设定为10 L/min，预定触发流速为3 L/min。流量触发较压力触发灵敏度高，患者呼吸做功较小。

2. 限定

正压通气时，为避免对患者和机器回路产生损害作用，应限定呼吸机输送气体的量，一般有三种方式：① 容量限定，预设潮气量。通过改变流量、压力和时间三个变量来输送潮气量；② 压力限定，预设气道压力。通过改变流量、容量和时间三个变量来维持回路内压力；③ 流速限定，预设流速。通过改变压力、容量和时间三个变量来达到预设的流速。

3. 切换

切换指呼吸机由吸气期转换成呼气期的方式。有四种切换方式：① 时间切换，达到预设的吸气时间，即停止送气，转向呼气；② 容量切换，当预设的潮气量送入肺后，即转向呼气；③ 流速切换，当吸气流速降低到一定程度后，即转向呼气；④ 压力切换，当吸气压力达到预定值后，即转向呼气。

随着呼吸生理理论的发展，呼吸机的技术性能不断改善，机械通气在临床上应用日益增多。机械通气可大大降低呼吸衰竭的病死率，是治疗呼吸衰竭重要的有效手段。

（二）适应证与禁忌证

1. 适应证

任何原因引起的缺 O_2 与 CO_2 潴留，均是呼吸机治疗的适应证。

(1) 应用范围

① 心肺脑复苏时。

② 中毒所致的呼吸抑制。

③ 神经-肌肉系统疾病造成的中枢或周围性呼吸抑制和停止。脑卒中、脑外伤、各类脑炎、脑部手术、癫痫持续状态、各种原因所致的脑水肿；脊髓、神经根、呼吸肌等受损造成的呼吸抑制、减弱和停止等。

④ 胸、肺部疾病，如 ARDS、严重肺炎、胸肺部大手术后、COPD、危重哮喘等。

⑤ 胸部外伤，如肺挫伤、开放性或闭合性血气胸、多发多处肋骨骨折所致的连枷胸。只要出现无法纠正的低氧血症，均是应用机械通气的适应证。

⑥ 循环系统疾病，急性肺水肿、心脏大手术后常规机械通气支持等。

⑦ 雾化吸入治疗。

(2) 应用指征

① 任何原因引起的呼吸停止或减弱(<10 次/min)。

② 呼吸窘迫伴低氧血症(PaO_2<60 mmHg)。

③ 肺性脑病(强调意识障碍严重程度)。

④ 呼吸道分泌物多，无力排出。

⑤ 胸部手术后严重低氧血症。

⑥ 心脏大手术后，尤其是接受体外循环的患者。

⑦ 胸部外伤致连枷胸和反常呼吸。

2. 禁忌证

呼吸机治疗没有绝对禁忌证。任何情况下，对危重患者的抢救和治疗，均强调权衡利弊。病情复杂，矛盾重重时，需选择利最大、弊最小的治疗方案。除未经引流的气胸和肺大泡是呼吸机治疗的禁忌证外，其余均是相对禁忌证。

(1) 严重肺大泡和未经引流的气胸。

(2) 低血容量性休克患者在血容量未补足以前。

(3) 肺组织无功能。

(4) 大咯血气道未通畅前。

(5) 心肌梗死(相对)。

(6) 支气管胸膜瘘。

(7) 缺乏应用机械通气的基本知识或对机械通气机性能不了解。

(三) 常用机械通气模式

几种常见通气模式的典型气道压力曲线示意图见图 18-1。

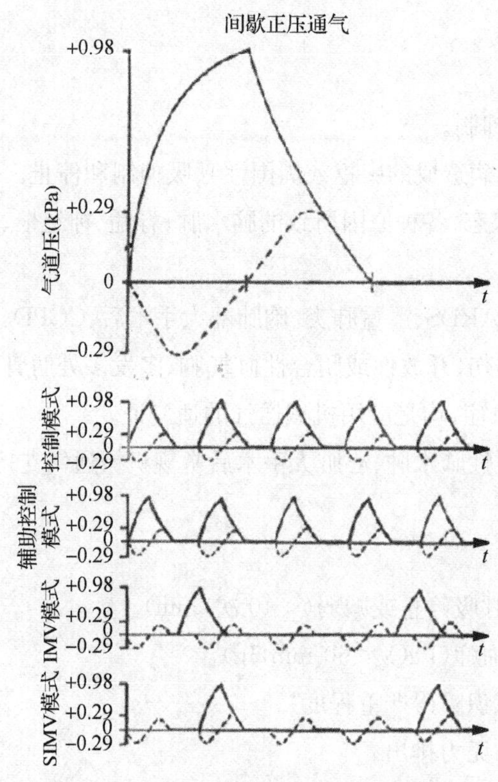

图 18-1 几种通气模式的典型气道压力曲线

(注:虚线示正常的自主呼吸,实线示机械通气时的压力曲线)

1. 控制通气(CV)

控制通气也称间歇正压通气(IPPV)。其特点是无论患者自主呼吸如何,呼吸机总是按预定的频率、潮气量(TV)或压力进行规律的通气,适应于自主呼吸消失或很微弱的患者,若应用于自主呼吸较强的患者则很难达到自主呼吸与机械通气的协调。对自主呼吸增强的患者,如应用辅助通气模式仍不能与自主呼吸协调,可应用药物抑制自主呼吸后再采用控制通气模式。近年生产的呼吸机均兼有控制与辅助通气方式,或二者结合组成辅助控制通气方式。

2. 辅助通气(AV)

与控制通气不同,起动是由患者自发吸气动作来触发。因此,它的通气频率决定于患者的自主呼吸,TV 决定于预先设定的容积(或压力)的大小。对自主呼吸频率尚稳定的患者,应尽量采用辅助通气。

3. 辅助控制通气

辅助控制通气是一种较先进的通气模式。它与单纯辅助通气的主要不同在于，当自主呼吸频率过慢，每分钟通气量小于设定值时，呼吸机本身可测知，并自动以控制通气方式来补充，以防止通气不足，比较安全。即使采用辅助或辅助控制通气模式，有时自主呼吸仍难与机械通气协调，这时应注意触发灵敏度的调节，同时应注意气路是否漏气、堵塞，吸氧浓度是否不足，设定通气频率、每分钟通气量是否合适等。

4. 间歇指令通气与同步间歇指令通气

(1) 间歇指令通气(IMV)　在每分钟内，按事先设置的呼吸参数(频率、流速、流量、容量、吸/呼等)，给予患者指令性呼吸，通气与自主呼吸不同步；在指令通气间隔时间内，患者可以有自主呼吸，但呼吸频率、流速、流量、容量、吸/呼等不受呼吸机的影响。

(2) 同步间歇指令通气(SIMV)　呼吸机提供的指令性通气可以由自主呼吸触发，即通气能与自主呼吸同步。

(3) IMV/SIMV 通气模式的优点

① 无需大量镇静剂；② 可减少因通气过度而发生碱中毒的机会；③ 长期通气治疗时可防止呼吸肌萎缩，有利于脱离机械通气；④ 降低平均气道内压，减少机械通气对循环系统的不良影响。

(4) IMV/SIMV 通气模式的缺点

① 对患者增加通气的要求反应不良，可导致通气不足；② 增加患者呼吸功能消耗，可导致呼吸肌疲劳，使呼吸机撤离过渡时间延长。

5. 压力支持通气(PSV)

(1) 工作原理　是一种辅助通气方式，在自主呼吸的前提下，每次吸气都接受一定水平的压力支持，来辅助和增强患者的吸气能力，增加吸气幅度和吸入气量。与单独应用 IMV/SIMV 通气模式的不同之处是患者每次吸气(指令性或自主性)，均能得到压力支持，支持水平随需要设定。

(2) 临床应用　主要应用于自主呼吸能力不足，但神经调节无明显异常的患者。应用 PSV 时，机体可在一定水平的压力支持下，克服疾病造成的呼吸道阻力增加和肺顺应性下降，得到充足的潮气量(TV)。随着病情好转，压力支持水平可逐渐降低，常用于机械通气撤除的过程中、重症哮喘、COPD、胸部外伤和手术后需长期机械通气机支持者。

6. 容积支持通气(VSV)

VSV 是一种特殊的辅助通气模式，它的优点是能保持恒定的潮气量，当患者自主呼吸增强时，支持压力水平自动降低，相反，则自动增加支持压力水平。当患者自主呼吸停止 20 s 以上时，VSV 可自动转换为压力调节容积控制通气。

7. 持续气道正压通气(CPAP)

CPAP是指在有自主呼吸的条件下,整个呼吸周期内均人为地施以一定水平的正压,故又可称为自主呼吸基础上的全周期正压通气。

(1) CPAP通气模式的特点

① 是一种独立的通气模式。② 是在自主呼吸的基础上,整个呼吸周期内均给予一定水平的正压。③ CPAP与PEEP相仿,也能防止气道闭合和肺泡萎陷,但CPAP仅仅是一种自主呼吸的通气方式,呼吸机并不提供恒定的潮气容积与吸气流速,在纠正由严重肺功能障碍所致的换气功能障碍时,远不如PEEP效果明显。④ CPAP对自主呼吸要求较高,许多有严重肺功能障碍的患者,不适合应用CPAP通气模式。

(2) CPAP通气模式的主要优缺点

① 优点:吸气时恒定的持续正压气流(>吸气气流)使吸气省力,呼吸做功减少;与患者的连接方式较为灵活,经人工气道或面罩均可。

② 缺点:CPAP可引起循环紊乱和气压伤等。

(3) 临床应用　主要用于脱机前过渡或观察自主呼吸情况,如吸气压力、TV、MV等。

8. 双气道正压通气(BiPAP)

(1) 工作原理　吸气、呼气相的压力均可调节。P_1相当于吸气压力(0～90 cmH_2O),P_2相当于呼气压力,T_1相当于吸气时间,T_2相当于呼气时间。这两个时相的压力和时间均可根据临床的需要随意调整。

(2) 临床应用　自主呼吸和控制呼吸时均可使用。一般情况下,根据临床需要,可灵活调节出多种通气方式。① 当P_1=吸气压力,T_1=吸气时间,P_2=0或PEEP值,T_2=呼气时间,即相当于定时压力调节的PPV;② 当P_1=PEEP,T_1=无穷大,P_2=0,T_2=0,即相当于CPAP;③ 当P_1=吸气压力,T_1=吸气时间,P_2=0或PEEP值,T_2=期望的控制呼吸周期,即相当于IMV或SIMV。

(3) 注意事项　应用时应监测TV,设置适当的报警参数,以防通气量不足,尤其当气道压力增高时,TV常常多变或不恒定。

9. 压力调节容积控制通气(PRVCV)

(1) 工作原理　呼吸机通过不断监测患者胸/肺的顺应性(压力-容量变化),计算出达到预定潮气量所需的最低吸气压力,反馈性地自动调节吸气压力,在TV保证前提下,将患者的吸气压力降低至最恰当水平。

(2) 临床应用　该通气模式主要适用于有气道阻力增高的患者,如危重支气管哮喘,或肺部病变较重如气道阻力增加和肺顺应性下降明显的患者。即使肺内存在着严重的时间常数不等和气体分布不均问题,应用PRVCV通气模式,也能得到较好的治疗效果。对需要较高初始流速或流量才能打开的闭合气道和肺单位,PRVCV可能会有一定的价值,如ARDS

患者的肺泡萎陷。

（四）几种主要的通气功能

1. 吸气末屏气

呼吸机在吸气相产生正压，但在吸气末和呼气前，压力仍保持在一定水平，犹如自主吸气的屏气，然后再行呼气。这种将吸气末压力保持在一定水平的通气功能，称为吸气末屏气，或称为吸气平台或吸气末停顿。

该通气功能的优点是，延长了吸气时间，有利于气体分布与弥散，适用于气体分布不均、以缺氧为主（如弥散障碍或通气/血流失调）的呼吸衰竭。吸气末屏气通气功能有利于雾化吸入药物在肺内的分布和弥散，也有助于进行某些肺功能数据的监测，如气道阻力和静态顺应性等。

2. 呼气末正压通气(PEEP)

PEEP是指呼吸机在呼气末仍保持在一定的正压水平。

(1) 临床应用　适用于由 Q_S/Q_T 增加所致的低氧血症，如ARDS。PEEP纠正ARDS低氧血症的作用机制是避免和防止小气道的闭合，减少肺泡萎陷，降低 Q_S/Q_T，纠正由 Q_S/Q_T 增加所致的低氧血症；增加FRC，有利于肺泡-毛细血管两侧气体的充分交换；肺泡压升高，在 FiO_2 不变的前提下，能使 $P_{(A-a)}O_2$ 升高，有利于氧向肺毛细血管内弥散；PEEP使肺泡始终处于膨胀状态，能增加肺泡的弥散面积；肺泡充气的改善，能使肺顺应性增加，在改善肺的通气、弥散、VA/Q失调的同时，还可减少呼吸做功。

(2) 最佳PEEP选择　最佳PEEP应是能使萎陷的肺泡膨胀至最好状态、Q_S/Q_T 降低至最低水平、PaO_2 被提高至基本满意水平；对血流动力学影响和肺组织气压伤降低至最低程度的PEEP水平。由于疾病和严重程度不同，最佳PEEP水平也不尽相同，即使是同一个患者，在疾病发生和发展的不同阶段，所需要的PEEP水平也可能不同。确定最佳PEEP水平最简便的选择法是：在保持 $FiO_2<60\%$ 前提下，能使 $PaO_2\geqslant60mmHg$ 时的最低PEEP水平。临床常用的确定最佳PEEP水平的方法是：在循环状态能负担前提下，$FiO_2\leqslant40\%\sim50\%$、$PaO_2\geqslant60$ mmHg时的最低PEEP水平。呼吸机应用过程中，应该根据患者氧合状况监测结果随时调节PEEP水平。

(3) 内源（内生）性PEEP(PEEPi)或自发性PEEP(auto-PEEP)　指因呼气时间短或呼吸阻力过高，致肺泡内气体滞留，使肺泡内压在整个呼吸周期均保持正压，相当于PEEP的作用，称PEEPi或auto-PEEP。可由多种使呼吸道阻力增加的疾病造成，克服PEEPi的常用方法是应用相同水平的PEEP。

3. 呼气延长或延迟

根据等压点(EPP)学说，呼气延长或延迟可减少支气道的动态压缩，有助于气体排出。

COPD 患者习惯于噘嘴样呼吸，目的在于使 EPP 向口腔端移动，减少气道的动态压缩，有利于呼气。

4. 叹息

叹息即指深吸气。不同呼吸机设置的叹息次数和量不尽相同，一般每 50～100 次呼吸周期中有 1～3 次相当于 1.5～2 倍于潮气量的深吸气，它相当于正常人的呵欠。目的是使那些易于陷闭的肺泡定时膨胀，改善这些部位肺泡的通气，防止肺不张，对长期卧床和接受机械通气治疗的患者有一定价值。

5. 反比通气(IRV)

正常状态下，吸气时间总是少于呼气时间，吸/呼(I/E)多在 1∶(1.5～2)。IRV 时，吸气延长，大于呼气时间，I/E 可在 1.1～1.7∶1 之间。吸气延长有利于改善氧合、纠正缺氧、减少二氧化碳的排出，可以用于治疗 ARDS 或其他原因所致的低碳酸血症。

（五）参数设置和调节

1. 常用参数及设置

(1) 呼吸频率　主要考虑因素是自主呼吸频率。自主呼吸频率正常、减弱、停止时，按正常呼吸频率设置(16～20 次/min)；自主呼吸频率＞28 次/min 时，初始呼吸频率不宜设置过低，随着引起自主呼吸频率增快的原因去除，再将呼吸频率逐渐下调。其次考虑呼吸衰竭的病理生理因素，在有气道阻力增高时，选择慢而深的呼吸频率；有限制性肺部疾病时，选择稍快的呼吸频率(18～24 次/min)。

(2) 潮气量(TV)与每分钟通气量(MV)　TV 与呼吸频率有一定关系，首次 TV 设置，应掌握一定规律，减少设置盲目性。一般先以 5～10 ml/kg 设置，以后根据动脉血气分析调整。特殊状况下，如有肺大泡、可疑气胸、血容量减少尚未纠正、血压下降等，应先将 TV 设置在较低水平，将呼吸频率适当提高，以预防通气不足。自主呼吸频率过快时，为减少对抗，呼吸频率设置应与自主呼吸频率接近，此时应适当降低 TV 水平。MV 等于 TV 与呼吸频率乘积，MV 可以不用设置。

(3) 吸/呼比　呼吸功能正常者以 1∶1.5 左右为妥；阻塞性通气功能障碍者为 1∶(2～2.5)；限制性通气功能障碍者为 1∶(1～1.5)。吸气末屏气时间，应算在吸气时间内。

(4) PEEP　初接受呼吸机治疗时，一般不主张立即应用或设置 PEEP。根据缺氧纠正的难易度适当设置 PEEP 水平，再依据缺氧纠正情况，调节 PEEP 水平。

(5) FiO_2 设置　开始时为迅速纠正低氧血症，可应用较高 FiO_2(＞60%)，100%也经常用。随着低氧血症纠正，再将 FiO_2 逐渐降低至＜60%。低氧血症改善明显后，将 FiO_2 设置在 40%～50%水平为最佳。FiO_2 设置原则是使 PaO_2 维持在 60 mmHg 前提下的最低 FiO_2 水平。当低氧血症未能纠正时，不能盲目以提高 FiO_2 的方式纠正缺氧，应该选择其他通气方式，如 PEEP 等。

2. 常用参数调节

合理调节机械通气各类参数是机械通气治疗的必备条件。否则，非但达不到治疗目的，还会引起各种并发症，严重时能直接导致死亡。常用参数调节依据有动脉血气分析指标、心脏功能、血流动力学状况，避免肺组织气压伤。

（1）动脉血气分析指标

① PaO_2：是低氧血症是否被纠正的标准。$PaO_2 \geq 60$ mmHg，说明所设置的参数基本合理，如果 FiO_2 水平已经降至 40%～50%水平，可以暂不做调整，待 PaO_2 稳定一段时间后再做调整，直至降低至准备脱机前的水平。如果所设置的 FiO_2 水平较高，应逐渐降低 FiO_2 直至相对安全的水平。

若低氧血症未被纠正时，可按以下思路调整机械通气参数：Ⅰ. 分析低氧血症产生的原因，调整相应参数。Q_S/Q_T 增加时，选择 PEEP；弥散障碍时，提高 FiO_2；通气功能障碍时，去除呼吸道分泌物、保持呼吸道通畅，并适当增加 TV；合并二氧化碳潴留时，调节方法见 $PaCO_2$ 升高的处理方法。Ⅱ. 盲目采用各种能纠正低氧血症的方法，如增加 TV、延长吸气时间、增加吸气平段或吸气屏气的时间、应用 PEEP、提高 FiO_2 等，并观察疗效，酌情选择最佳方法。

② $PaCO_2$：是判断呼吸性酸、碱中毒的主要指标。呼吸性酸中毒、$PaCO_2 > 50$ mmHg，提示通气不足；呼吸性碱中毒、$PaCO_2 < 35$ mmHg，提示通气过度。过度通气时，降低 TV、缩短呼气时间；严重低碳酸血症，如果心功能和血流动力学状况允许，采用反比通气；通气不足时，保持呼吸道通畅，增加 TV、MV、呼吸频率和延长呼气时间。

（2）心功能和血流动力学状况　已存在心功能障碍和血流动力学紊乱，慎用 PEEP、吸气延长、吸气末屏气和反比通气等。

（3）肺组织气压伤　熟悉容易引起气压伤的通气模式和通气功能，如 PEEP、PSV、高 TV 等。如有肺组织气压伤易发因素，如先天性或后天性肺大泡、肺损伤时，避免使用容易引起气压伤的通气模式和功能。若无法避免使用这些模式和功能时，应严密观察，及时发现和处理。即使是没有肺组织气压伤等易发因素的患者，也应严密观察，警惕气压伤。

3. 报警参数设置和调节

（1）容量（TV 或 MV）报警　临床意义是预防漏气和脱机。多数呼吸机监测呼出气 TV、MV，或者 TV 和 MV 同时监测。设置依据：依 TV 或 MV 的水平不同而异，高水平设置与 TV 或 MV 相同；低水平能维持生命的最低 TV 或 MV 水平。

（2）压力报警　分上限、下限压力报警，用于对气道压力的监测。气道压升高，超过上限水平时，高压报警；气道压降低，低于低压水平时，低压报警装置被启用。低压报警装置是对脱机的又一种保护措施，高压报警多提示咳嗽、分泌物堵塞、管道扭曲、自主呼吸与机械通气拮抗或不协调等。高压报警参数，设置在正常气道最高压（峰压）再上 5～10 cmH_2O 水平；低压报警参数，设置为能保持吸气的最低压力水平。

（3）低 PEEP 或 CPAP 水平报警　是保障 PEEP 或 CPAP 的压力能在所要求的水平。未应用 PEEP 或 CPAP 时，不需要设置。

（4）FiO_2 报警　是保障 FiO_2 在所需要的水平。根据病情设置，一般高于或低于实际设置的 FiO_2 值的 10%～20%即可。

（六）机械通气对生理的影响

1. 对血流动力学的影响

正压通气使胸膜腔内压（ITP）增高，减少静脉回流至右心的血量，从而导致心排血量下降，下降程度与平均气道压、肺顺应性、胸壁顺应性及 PEEP（CPAP）水平有关。ITP 升高还会阻碍右心室排空，使右心室收缩末容量增加，右房压升高，体循环静脉回流下降。过大的潮气量和高水平的 PEEP（或 CPAP）会对右冠状动脉疾病和右室功能不全患者产生不利影响。肺泡扩张压迫肺毛细血管床，从而增加肺血管阻力（PVR），增加右心室后负荷。当升高气道压力传递到心脏周围时，左心室也会发生改变，其机制是：高 PEEP（CPAP）使右心室舒张末期容量（RVEDV）增加，导致室间隔右向左移动，降低左室顺应性、影响前负荷，较高的 RVEDV 也使心包腔内压增加，限制心脏活动。

为了避免有害的血流动力学影响，应采用支持心血管功能的措施，包括：① 谨慎补充液体，维持合理的血容量及合适的前负荷；② 给予强心药维持足够的心肌收缩力；③ 应用血管扩张药或血管收缩药。但最关键的是选择合适的通气方式，合理调节潮气量、吸气时间和吸气流速，把机械通气对静脉回流影响减至最小。

2. 对脏器功能的影响

正压通气对肾功能的直接影响是使肾灌注减少、肾内血流重新分布，致肾小球滤过率降低，钠和水排泄减少，尿量减少。扩充血容量、给予利尿剂，或给予小剂量多巴胺可减少正压通气对肾功能的直接影响。

应用正压通气治疗超过 3 d，有近 40%的患者会出现胃肠道出血，这主要由于胃肠黏膜急性的多发性溃疡所致。应用抗酸治疗时，维持胃液 pH>5.0，能有效防止胃肠道出血。

（七）呼吸机撤离

呼吸机治疗的时间随病情而异，少时可仅数小时，多时可数月或数年。合理掌握脱机时机，能降低呼吸机治疗的并发症。

1. 脱机指征

（1）导致呼吸衰竭的原发病已经解除或正在解除之中。

(2) 通气和氧合能力良好。

(3) 咳嗽和主动排痰能力强。

(4) 呼吸肌有力量。

(5) 气道通畅。

2. 撤离呼吸机标准

(1) 通气功能　V_C>10～15 ml/kg；TV>5～8 ml/kg；FEV_1>10 ml/kg；最大吸气压>－20 cmH_2O；静态分钟通气量<10 L；每分钟最大自主通气量≥20 L。

(2) 氧合指标(动脉血气分析)

① FiO_2<40%时，PaO_2>60 mmHg。

② FiO_2 为100%时，PaO_2>300 mmHg；$P_{(A-a)}O_2$>300～350 mmHg。

③ Q_S/Q_T<15%，SaO_2>85%。

④ V_D/V_T<0.55～0.6。

(3) 浅快呼吸指数(f/VT)和吸气初始0.1 s时口腔闭合压($P_{0.1}$)　是主张应用的指标。前者≤105、后者≤4～6 cmH_2O 时，预计撤机可能成功。

截至目前为止，大量临床研究尚未寻找到切实可行的呼吸机撤离指标。

3. 撤离呼吸机的方法

人工气道会妨碍患者主动而有效的排痰，人工气道拔除后，咳嗽动作恢复。有效排痰能改善通气和氧合，脱机、拔管后，各项指标有可能较脱机前明显改善。因此，只要患者呼吸平稳，就应在严密观察下试行脱机。

呼吸机撤离(脱机)的难易取决于原先肺功能状况与是否有肺部并发症。

(1) 直接脱机　撤离容易的患者直接脱机，可以先逐步降低呼吸机条件，观察氧合水平。撤除机械通气后，若生命体征稳定，通气和氧合水平符合标准，可以脱机并拔除人工气道。

(2) 间断脱机　撤离困难的患者可以分次或间断撤离，即将脱机的时间分开，先是以分钟或小时为单位，每日分次脱机，以后视病情逐渐增加每日脱机的次数或延长每次脱机的时间，然后改成逐日或白天脱机、夜间上机等，直至完全脱机。

(3) 改变通气模式　在间断脱机前，常采用一定通气模式作为撤除呼吸机的过渡措施。如应用SIMV，逐渐降低SIMV呼吸次数，当降至5次/min时仍能较好地维持通气和氧合，再试行脱机。如应用PSV时，先逐渐增加PSV的压力支持水平，促进肺、胸廓的膨胀，做被动性的肺功能锻炼，然后逐渐降低PSV压力，降至一定水平后仍能维持较好呼吸，可以试行脱机，或转为SIMV的通气模式，再按SIMV撤机方法脱机。

(4) 拔除人工气道　改变通气模式或间断脱机时，仍能维持较好的通气和氧合时，方可拔除人工气道。对病情复杂的患者，即使暂时脱机成功，也应慎重拔除人工气道，适当延长人工气道拔除后观察的时间，因为撤离失败屡有发生。保留人工气道的患者，再次行机械通气治疗并不困难，而拔除人工气道后，重新建立人工气道不仅费时、费力，还会增加痛苦，严重时会给生命带来威胁。

（5）拔管后气道护理　是脱机成败的关键。加强气道护理能促进呼吸道分泌物排出，保持气道通畅，预防肺部感染。主要方法有超声雾化吸入、拍背震荡、刺激咽喉部产生咳嗽与排痰、应用抗生素和祛痰药等。

4. 脱机困难的原因和处理

（1）撤机困难的原因　原发病因未能解除，呼吸肌疲劳和衰弱，心理障碍等。

（2）脱机困难的处理　尽早、尽快控制和去除原发病因；采用特殊通气模式与通气功能，尽早锻炼呼吸肌力量，预防呼吸肌疲劳与衰竭；加强营养支持治疗，增加呼吸肌力量；树立信心，克服心理障碍；原有慢性呼吸功能不全者，尽早做腹式呼吸，增强和改善呼吸功能。脱机困难的患者需要做相当长时间的观察、摸索和调试。大部分患者最终可获得成功，部分患者仍需要长期呼吸机治疗。

（八）常见并发症

1. 气压伤

气压伤较常见临床类型是气胸、皮下和（或）纵隔气肿。气压伤多为闭合性，胸膜腔内压高低取决于破裂口类型，处理方法是排气减压或停止呼吸机治疗。气压伤重在预防和早期发现，要避免所有可能诱发气压伤的因素，慎用 PEEP 和 PSV 等。

皮下和纵隔的气体除来源于肺组织之外，还可来源于呼吸道呼出的气体，如气管切开引起的皮下和纵隔气肿，胸部外伤和某些特殊检查或治疗也可引起皮下和纵隔气肿。

2. 呼吸系统并发症

较常见的有过度通气、通气不足和呼吸机相关性肺炎（VAP）。前两者主要依靠呼吸机参数的调节、设置来预防和处理；后者是临床呼吸机治疗过程中十分棘手的难题。VAP 的病原学特征是多种细菌和真菌同时存在的混合感染，诱发因素很多，如气道开放时空气和环境因素、抵抗力下降、医疗器械污染等。研究还证明，胃肠道反流和误吸也是 VAP 的主要来源。因此，加强气道护理，是预防和治疗 VAP 的主要措施，其作用可能超过抗生素的应用。

3. 气管及邻近组织损伤

（1）气管食管瘘　气管与食管之间相通，气体由瘘口进入胃肠道，胃肠道消化液也可经瘘口进入呼吸道，是十分危险的并发症，常见于气管与食管的直接损伤。

（2）喉损伤　是气管插管的重要并发症，主要临床类型是喉部水肿，多发生在拔管数小时至一天左右，产生的原因是导管与喉部黏膜的机械性摩擦和损伤。

（3）气管损伤　引起出血、气管食管瘘、狭窄。

(4) 血管损伤　气管切开时损伤甲状腺及其血管,气管导管或套管对周围黏膜压迫损伤、感染,侵蚀邻近的大血管。

4. 胃肠道系统并发症

主要是胃肠道充气,尤其当应用面罩连接呼吸机、气管插管误入食管、并发气管食管瘘等时,更容易发生。预防的方法是及时安放胃管和应用胃肠减压。

第二节　气道管理

【概述】

当患者神志丧失后,舌肌松弛,舌根后坠,舌根部贴附在咽后壁,可堵塞声门;另外,口咽部或气管内分泌物或异物潴留,也可造成气道阻塞(图 18-2)。因此,呼吸道管理第一步就是开放气道,开放气道的目的是解除梗阻,畅通气道。其方法可根据是否需要借助器械分为手法开放气道和器械开放气道。

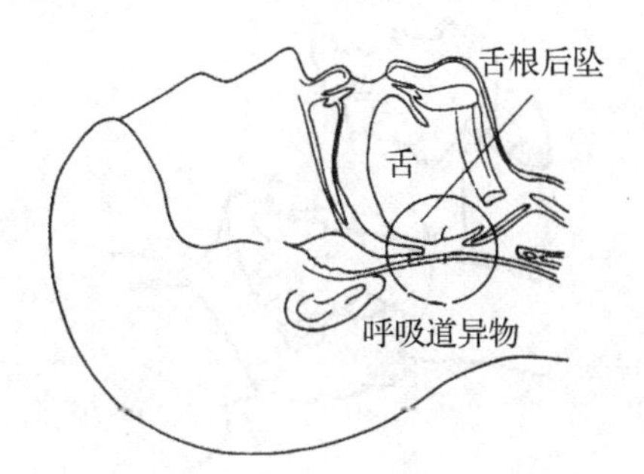

图 18-2　上呼吸道梗阻示意图

【手法开放气道】

手法开放气道方法简单有效,无须借助器械,但须严格训练实践。

(一) 手法开放气道方法

1. 仰头提颏法

患者取仰卧位,操作者站在患者一侧,用一只手的指尖放在患者下颌部,轻轻向前上提起至牙齿近闭合位;将另一只手放在患者的前额部用力向下推,两手合力使头后仰(图 18-3)。对有颈椎损伤的患者,可提颏但尽量不仰头。

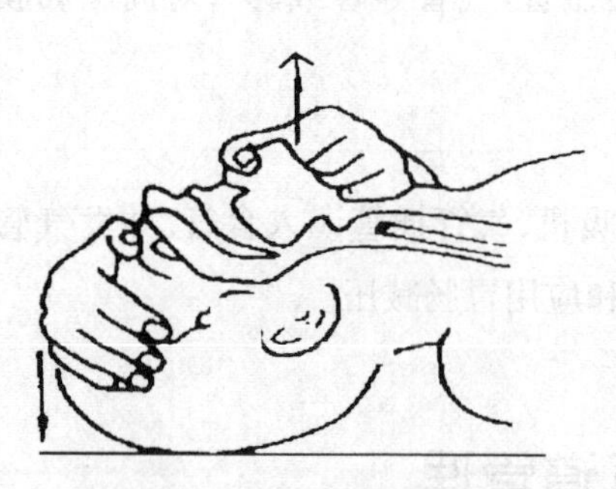

图 18-3　仰头提颏法示意图

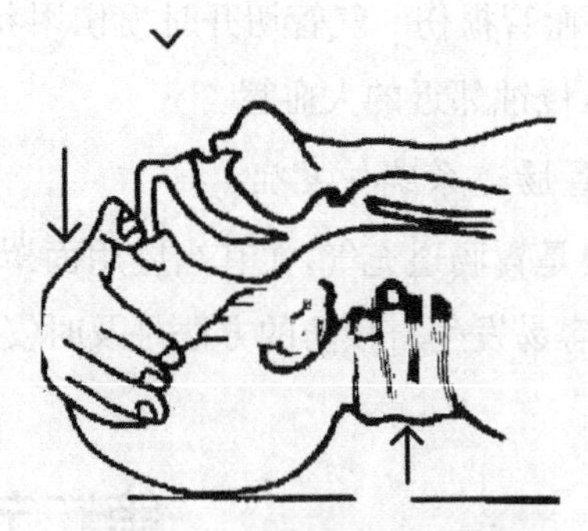

图 18-4　仰头抬颈法示意图

2. 仰头抬颈法

一只手放于患者前额向下压，另一只手放在其颈后部向上用力使头后仰(图 18-4)。此法严禁用于颈椎受伤者。

3. 双手拉颌法

施术者站或跪在患者头顶端，双手中、食指并拢，分别固定两侧的下颌角，并向上提起，使头部后仰，适用于颈椎受伤者(图 18-5)。

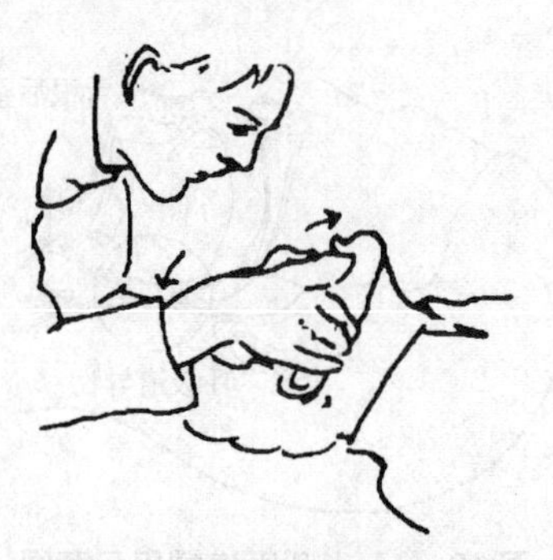

图 18-5　双手拉颌法示意图

（二）适应证

适应于昏迷伴有上呼吸道梗阻，有或无自主呼吸患者等。

（三）注意事项

(1) 对有颈椎损伤的患者，可用双手拉颌法，但尽量不仰头。

(2) 采用上述手法后如气道仍有阻塞，可缓慢、适当地使头后仰，以打开气道。

(3) 对于小儿头不能过度后仰，以免加重气道阻塞。

【三步气道开放法】

三步气道开放法是指头后仰、抬下颌和张口三步，常能解除气道阻塞。

（一）三步法气道开放的方法

患者取仰卧位。对于有自主呼吸的患者，操作者站在其头顶侧，对于无自主呼吸者，操作者站在患者一侧以便进行口对口人工呼吸。第一步：用手压前额，使患者头后仰；第二步：提颏抬下颌，用手置于下颏的骨性部分，并向上抬起；第三步：用双手第 2～5 指从患者耳垂前方抓住患者下颌骨的升支向上提起，使下门齿反扣于上门齿前方，大拇指压在患者下唇或口角处，使患者轻度张口（图 18－6）。对于肌肉完全松弛的患者，操作者可将拇指直接放入其口中提起下颌。

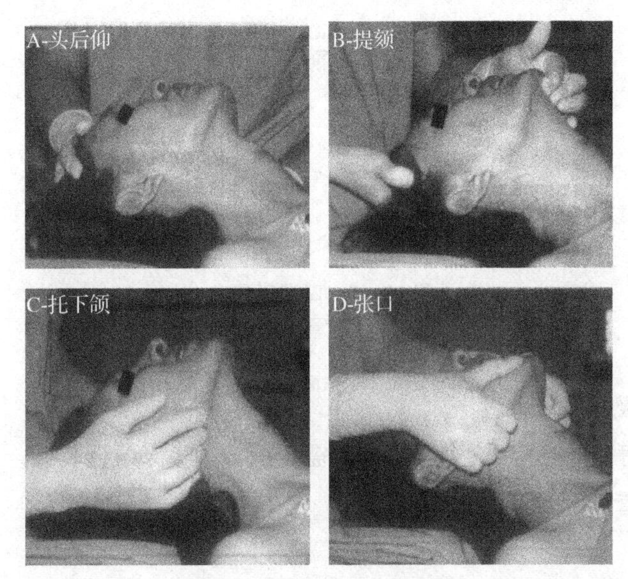

图 18－6　开放气道三步法

A—头后仰；B—提颏；C—托下颌；D—张口

（二）适应证、禁忌证

1. 适应证

适用于舌根后坠、口咽部有分泌物潴留或有异物存留，上呼吸道梗阻者。

2. 禁忌证

颈椎严重损伤的患者。

（三）注意事项

对颈椎有损伤的患者头不能过度后仰，以免加重脊髓损伤，应改为中等度头后仰。过分张口使颈部伸展度减少，咽部反被阻塞或半阻塞，亦应避免。三步法在开放气道的同时可引起疼痛，故可用来判定昏迷程度。

【借助器械气道开放法】

采用手法开放气道方法，虽然能够保持呼吸道通畅，但耗费体力，难以持久和效果不够确切，亦不能防止胃内容物的反流和误吸。故应尽早借助相应的器械来开放气道。

（一）口咽通气道法

是指将口咽通气管插入到口咽部，使其维持气道通畅的技术。该方法操作简便，正确地放置后，可以纠正因舌根后坠引起的气道堵塞（图 18－7）。

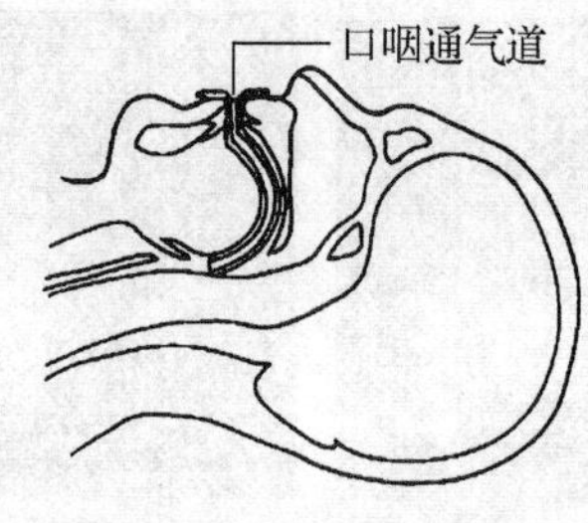

图 18－7　口咽通气道

1. 适应证

（1）有自主呼吸的昏迷患者。

（2）舌后坠致呼吸道梗阻、气道分泌物多需吸引。抽搐时防舌咬伤。

（3）同时有气管插管时，取代牙垫作用。

2. 禁忌证

口咽通气管不可用于清醒患者，因其可引起恶心、呕吐、呛咳、喉痉挛和支气管痉挛等反射，导管移位时还会使气道梗阻。此外，当患者有下列情况时应慎用：① 门齿有折断或脱落危险的患者。② 口腔及上、下颌骨创伤。③ 咽部气道占位性病变。④ 哮喘、咽反射亢进、喉头水肿、气管内异物的患者。⑤ 呕吐频繁的患者。

3. 放置口咽通气道的方法

（1）舌拉钩或压舌板法　选择合适的口咽通气道（大约相当于从门齿至下颌角长度）；将喉镜或舌拉钩或压舌板放置于舌根部，向上提起使舌离开咽后壁；置入口咽通气道至其末端突出门齿 1～2 cm；双手托起下颌使舌离开咽后壁；调整口咽通气道的位置；检查口腔，防止舌或唇夹置于牙和口咽通气道之间。

（2）反向插入法　将口咽通气道的咽弯曲面向腭部插入口腔；当其前端接近口咽部后壁时，将其旋转成正位，调整口咽通气道至正确位置即可。

4. 注意事项

如通气道太长或太短均可加重气道堵塞，不适合用于清醒及浅度昏迷患者。

（二）鼻咽通气道法

鼻咽通气道法是指将鼻咽通气管插入鼻咽部，使其维持气道通畅的技术。由于其对咽喉部的刺激性较口咽通气管小，清醒或浅麻醉患者更易耐受。

1. 适应证

(1) 各种原因引起的不完全呼吸道梗阻，不能耐受口咽通气管或使用效果不佳者。

(2) 牙关紧闭无法经口建立气道的患者。

2. 禁忌证

(1) 颅底骨折、脑脊液耳漏者。

(2) 鼻腔各种疾病，如鼻腔畸形、鼻外伤、鼻息肉或鼻腔炎症等。

(3) 鼻腔出血或有出血倾向者。

3. 放置鼻咽通气道的方法

选择合适的鼻咽通气道（长度相当于从鼻尖至外耳道口的距离，约 15 cm）；在鼻黏膜表面喷洒血管收缩药和局麻药后；将涂有含水溶性局麻药软膏的鼻咽通气道的弯曲面对着硬腭放入鼻腔，沿鼻腔下壁，随腭骨平面向下推送至硬腭至下咽部；调整鼻咽通气道的合适深度和位置（图 18－8）。

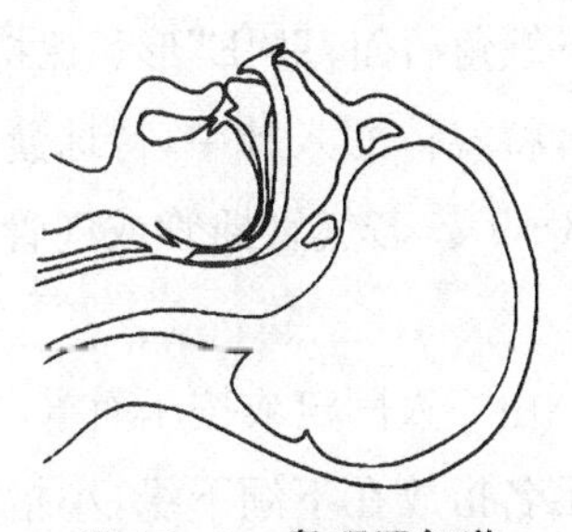

图 18－8 鼻咽通气道

4. 注意事项

具有操作简单，正确地放置后可以纠正因舌根后坠，以及口腔出血或创伤引起的气道堵塞等优点。潜在的并发症：此通气道太长可能加重气道堵塞，太短则无效；可能造成鼻部骨折及黏膜损伤。对有鼻骨折和颅底骨折，凝血机制异常，脑脊液鼻漏等患者禁用。

（三）球囊－面罩通气

球囊－面罩又称简易呼吸器，具有供氧浓度高，操作简便的特点，是进行人工通气的简易工具。国际心肺复苏指南（2015 年）指出，双人心肺复苏基础生命支持阶段，可以用球囊－面罩通气代替口对口人工呼吸。简易呼吸器由面罩、弹性球囊、三通呼吸阀门、衔接管和储氧袋组成。在球囊后面空气入口处有单向阀门，以确保球囊舒张时空气能单向流入，其侧方有氧气入口，连接氧气后，使用储氧袋，可以提高给氧浓度。

1. 适应证

病情较轻，辅助通气 1～2 h 即能撤离呼吸机者。用于短期(<2 h)辅助呼吸，如气管插管或气管切开前作为过渡性的治疗措施，或在机械通气期间更换套管时用面罩继续通气治疗，用于预防或康复治疗。

2. 禁忌证

① 中等以上活动性咯血。② 颌面部外伤或严重骨折。

3. 操作方法

(1) 物品准备　选择合适的通气面罩，以保证使用效果。简易呼吸器外接氧气，调节氧流量(氧流量 8～10 L/min)至储气袋充满氧气。

(2) 患者准备　患者取仰卧位，给予去枕、头后仰体位。

(3) 操作步骤　球囊-面罩通气术分为单人操作法和双人操作法，双人操作法通气效果优于单人操作法。进行通气之前，需要开放气道，清除口腔中义齿与咽喉部任何可见的异物，松解患者衣领，以保证呼吸道畅通。

① 单人操作法(EC 手法)：操作者位于患者头后方，将患者头部向后仰，并托下颌使其朝上，保持气道通畅。将面罩扣在患者口鼻处，用一手拇指和食指呈"C"形按压面罩，中指和无名指放在下颌下缘，小指放在下颌角后面，呈"E"形。保持面罩的适度密封，用另外一只手均匀地挤压球囊，送气时间为 1 s，将气体送入肺中，待球囊重新膨胀后再开始下一次挤压，保持适宜的吸气、呼气时间(图 18-9)。若气管插管或气管切开患者使用简易呼吸器，应先将痰液吸净后再应用。

② 双人操作法(双 EC 手法)：由一人固定或按压面罩，方法是操作者分别用双手的拇指和食指放在面罩的主体，中指和无名指放在下颌下缘，小指放在下颌角后面，将患者下颌向前拉，伸展头部，畅通气道，保持面罩的适度密封，由另一个人挤压球囊(图 18-9)。

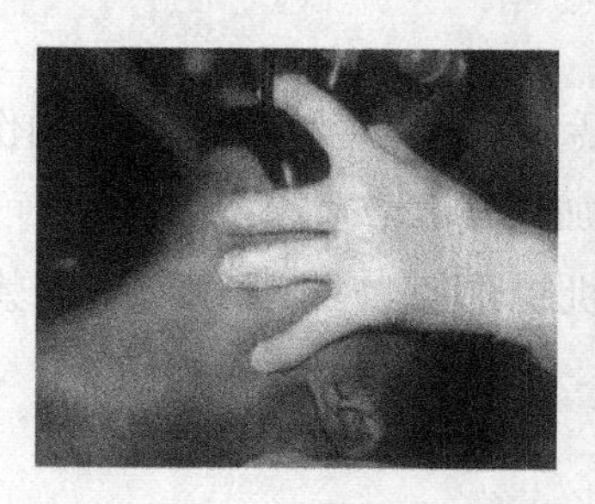
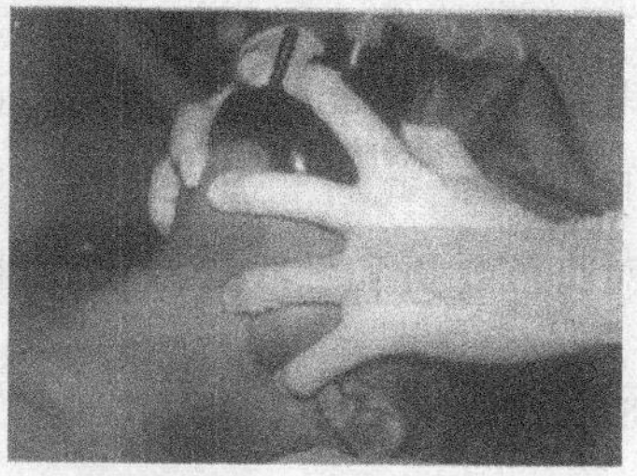

图 18-9　放置面罩方法(左单右双)

4. 面罩通气分级

在应用面罩进行通气时，需要根据患者情况进行通气球囊面罩通气。分为四级，1～2 级可获得良好的通气，3～4 级为面罩通气困难(表 18-2)。

表 18－2　面罩通气分级

分级	定义	描述
1 级	通气顺畅	仰卧嗅物位，单手扣面罩即可获得良好通气
2 级	轻微受阻	置入口咽/鼻咽通气道单手扣面罩；或单人双手托下颌扣紧面罩，即可获得良好通气*
3 级	显著受阻	以上方法无法获得良好通气，需要双人加压辅助通气**，能够维持 SpO_2 ≥90％
4 级	通气失败	双人加压辅助通气下不能维持 SpO_2≥90％

*良好通气是指排除面罩密封不严、过度漏气等因素，三次面罩正压通气的阻力适当（气道阻力≤20 cmH_2O）、胸腹起伏良好、呼气末二氧化碳分压波形规则。

**双人加压辅助通气是指在嗅物位下置入口咽/鼻咽通气道，由双人四手用力托下颌扣面罩并加压通气。

5. 注意事项

（1）选择适宜通气量　根据患者病情、年龄、体质及气囊容量等挤压球囊，通气量以见到胸廓起伏为宜，每次通气量 400～600 ml。

（2）选择适当呼吸频率　美国心脏协会建议，若成人患者有脉搏，每 5～6 s 给予 1 次呼吸（10～12 次/min）；若无脉搏，使用 30∶2 的比例进行按压-通气；若建立了高级气道，可以每 6 s 进行一次人工通气（即每分钟 10 次通气）。若患者尚有微弱呼吸，应注意保持球囊挤压频次与患者呼吸协调，尽量在患者吸气时挤压气囊，而避免在患者呼气时挤压气囊。

（3）不宜使用时间过长　受人为因素的影响，如果长时间使用，易使通气量不足，如需长时间给予通气，必须及时行气管插管。

（4）监测病情变化　使用简易呼吸器过程中，应密切观察患者通气效果，胸、腹部起伏及皮肤颜色，听诊呼吸音，监测生命体征和血氧饱和度等参数。

（四）喉罩通气法

喉罩是指将喉罩经口插入，使其勺状套囊口覆盖于喉的入口，可以行短时机械通气的技术。它是介于面罩和气管内插管之间的一种新型人工通气道。

1. 适应证

（1）需行紧急气道开放的患者。

（2）昏迷，舌咽反射、喉反射消失患者。

（3）气管插管困难的患者。

（4）插入口咽或鼻咽通气道后仍不能充分通气呼吸的患者。

2. 禁忌证

（1）张口度＜2.5～3.0 cm。

（2）咽部病变，如血管瘤、组织损伤等。

(3) 喉部或喉以下气道梗阻者。

(4) 肺顺应性下降或气道阻力增高者。

(5) 存在增加胃内容物反流和呼吸道误吸危险者。

3. 操作方法

(1) 用物准备　根据患者年龄和体形选择合适的喉罩(表 18－3),行漏气检查,在喉罩勺状套囊的背面作适度润滑备用。准备注射器、固定用胶布、吸引装置等。

表 18－3　不同年龄和体形分类下喉罩的型号

患者年龄体形	LMA 型号	套囊容量(ml)
新生儿/婴儿＜5 kg	1.0	4
婴儿 5～10 kg	1.3	7
婴儿/儿童 10～20 kg	2.0	10
儿童 20～30 kg	2.5	14
儿童 30 kg 及体形较小的成人	3.0	20
成人	4.0	30
体形肥胖成人	5.0	40

(2) 患者准备　操作前患者禁食,取平卧或侧卧位,清除口腔、气道分泌物,保持气道通畅。

(3) 操作步骤　① 患者取仰卧位。② 左手推患者下颌或下唇使其张口,右手持喉罩,罩口朝向患者下颌方向,将喉罩顶向患者硬腭方向置入口腔。③ 用食指保持对喉罩头侧的压力,送入喉罩至下咽基底部直至感到有明显阻力。④ 用另一手固定导管外端,退出食指,充气(20～30 ml)使喉罩自行密闭,可见导管自行向外退出约 1.5 cm(图 18－10)。

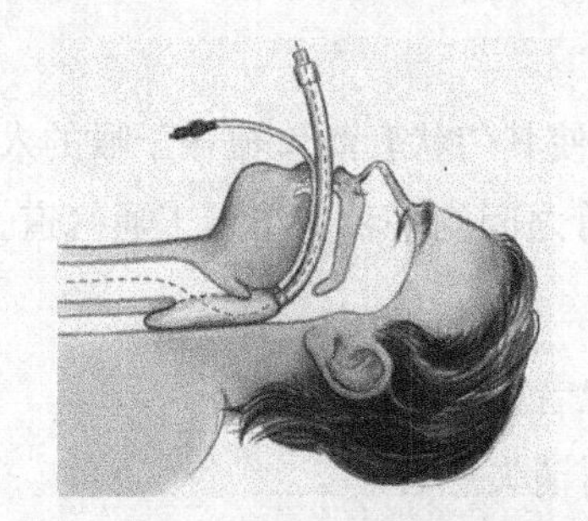

图 18－10　喉罩放置操作示意图

(4) 位置判断　会厌位于喉罩的勺状凹陷内,罩内的通气口正对声门为喉罩的最佳位置。通过连接简易呼吸器行正压通气进行初步判断,如胸廓起伏良好,听诊咽喉部无明显的漏气,多提示喉罩位置良好。

4. 注意事项

(1) 使用喉罩前禁食。

(2) 注意观察喉罩使用后患者呼吸改善情况,听诊双肺呼吸音。

(3) 喉罩不能防止胃内容物误吸,使用过程中应及时清除气道内分泌物。

(4) 喉罩不适用于长期机械通气者。

(5) 拔出喉罩前尽量避免咽喉部刺激。

(五) 食管-气管联合导管法

食管-气管联合导管是为避免气管插入食管和反复气管插管而设计的双腔,双套囊的导管远端为开口,为进入食管的导管,侧面开口是进行气管通气的导管。远端的套囊是堵塞食管的,近端的套囊是堵塞口咽部的(图 18-11)。

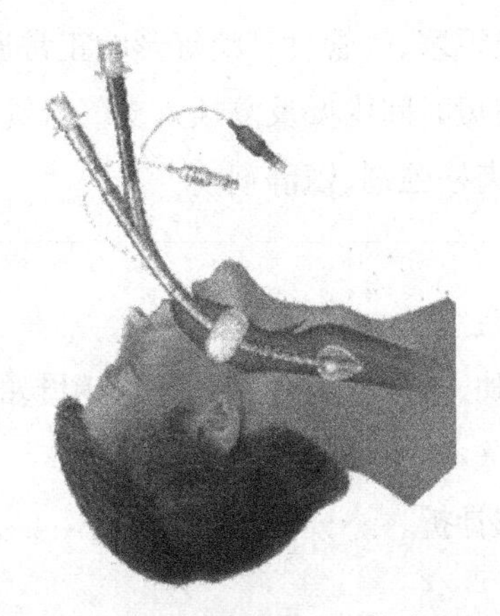

图 18-11 食管-气管联合导管放置示意图

1. 适应证

在插入口咽或鼻咽通气道后仍不能充分通气呼吸的患者;意识消失通气不良、失去呼吸道保护性反射的患者;紧急情况下气管插管困难的患者;或施救者为无气管插管技能的人员。

2. 放置导管方法

操作者用左手提起患者下颌和舌,用右手握持食管-气管联合导管的中段,将其前端插入口腔内后向食管推送,直至其近端的蓝色环形标志位于上下牙齿之间。分别向近端和远端套囊内注入适量的空气,将食管和口鼻封闭即可。或将其前端直接插入气管内,分别向近端和远端套囊内注入适量的空气即可。

3. 注意事项

食管-气管联合导管法是一种有效的开放气道以及保障气道安全的新型方法。不需要喉镜,不需要在直视下操作,插入后可防止胃充气和异物吸入。可提供纯氧,在静脉开放前可作为快速给药途径。缺点和潜在并发症:导管插入过深或过浅时通气无效而延误抢救,插入过程中有损伤、出血和引起胃内容物反流误吸的可能。

（六）气管插管

气管插管是最有效的开放气道的方法，可同时开放上呼吸道和下呼吸道。气管插管可分为经鼻与经口插管两种方法，适应证基本相同。一般来说，经鼻插管保留导管的时间比较长，患者能够自由进食、讲话，因而比较容易耐受。但是如果鼻腔阻塞、鼻甲肥大、有鼻衄倾向、鼻骨折者不宜进行经鼻气管插管。

1. 适应证

(1) 各种原因所致的呼吸衰竭需要较长时间(数小时以上)机械通气者。

(2) 气道分泌物过多或出血，需反复吸引者。

(3) 病情危重，丧失清除呼吸道分泌物的能力，有吸入异物危险者。

(4) 气道损伤、部分狭窄或阻塞、气管食管瘘等影响正常通气者。

(5) 因诊断或治疗需要，在短时间内要反复插入支气管镜者，如支气管肺泡灌洗。

(6) 全麻手术前或使用肌肉松弛剂、镇静剂前。

2. 禁忌证

气管插管没有绝对的禁忌证。

(1) 喉头水肿或黏膜下血肿、急性喉炎、插管创伤等引起的严重出血。

(2) 肿瘤压迫或侵犯气管壁，插管可导致肿瘤破裂者。

(3) 颈椎骨折或脱位，面部骨折。

(4) 会厌炎。

3. 气管插管的路径

(1) 经鼻气管插管(图 18-12)

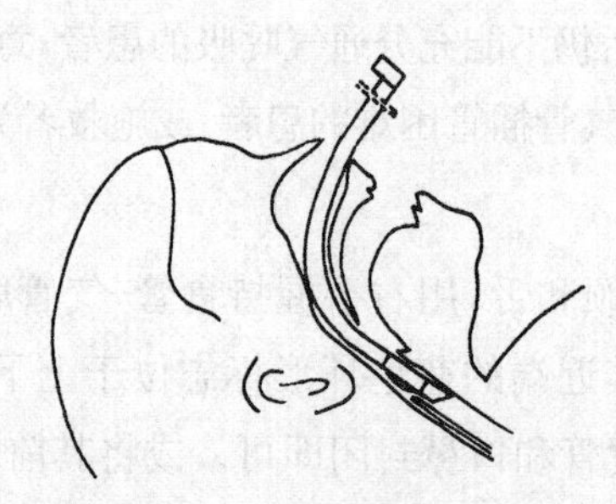

图 18-12 经鼻气管插管示意图

① 优点：经鼻气管插管固定较好，在护理及进行人工呼吸时，滑动较少；患者咬不到插管，清醒的患者感觉鼻插管较舒适，吞咽动作也较好。

② 缺点：经鼻插管，导管较长且内径较小，造成的死腔就大，管腔也易被分泌物阻塞，同时也增加了呼吸道的阻力；经鼻插管难度较大。

(2) 经口气管插管(图 18-13)

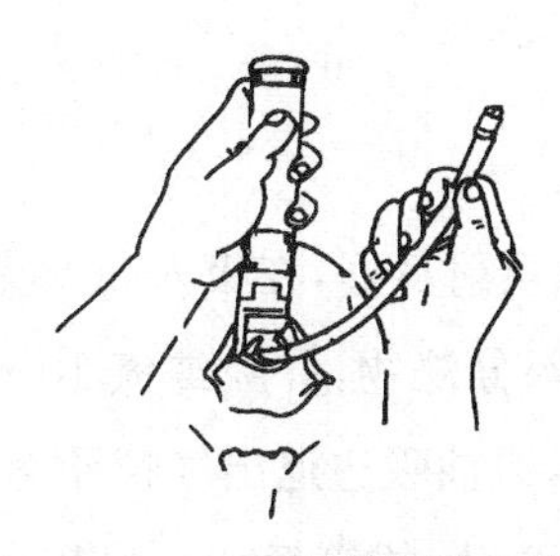

图 18-13　经口气管插管示意图

① 优点：操作简易方便、费时少；可避免鼻腔的损伤；便于吸痰和换药。

② 缺点：插管不易固定，常因吸引分泌物及护理工作而使原来的位置改变；导管易被嘴咬，以致影响通气；清醒的患者则难以耐受，并影响咀嚼和吞咽；并发症较多。

4. 导管的选择

在施行气管插管时，应先选择三根导管备用，成年女性选用腔内径为 7.0～8.0 mm；成年男性选用腔内径为 7.5～8.5 mm。气管插管深度的确定和估计：将气管从鼻孔量至耳垂的距离再加 3 cm，或将气管导管沿患者的颈侧量，从门齿量到甲状软骨的中部再加 3 cm。应根据患者的性别、体重、身高等因素选择，紧急情况下无论男女都可选用 7.5 mm 内径。一般成年男性经口插入长度为 22 cm，经鼻插入长度为 25 cm；成年女性经口插入长度为 21 cm，经鼻插入长度为 24 cm。小儿气管导管内径的选择，可利用公式做出初步估计：导管内径(mm)＝患儿年龄(岁)÷4＋4。气管导管有橡皮管、塑料管和硅胶管，以硅胶管最好。

5. 气管插管前准备

插管前备麻醉喉镜一套，气管导管 3 根，导丝一根，注射器若干，吸引器及吸痰管备用。清醒患者，还应准备麻醉喷雾器一个。在患者准备方面，应仰卧位，若有假牙应取下，做好思想准备工作。

6. 经口腔明视插管术的步骤

(1) 先将患者头向后仰，若其口未张开，可双手将下颏向前、向上托起，必要时可以用右手自右口角处打开口腔，其方法是右手拇指对着下齿列，食指对着上齿列，以一旋转力量启开口腔。左手持咽喉镜自右口角进入口腔，将舌推向左方，然后徐徐向前推进，显露悬雍垂，这时以右手提起下颏，并将喉镜继续向前推进，直至看到会厌为止。

(2) 左手稍用力将喉镜略向前推进，使窥视片前端进入舌根与会厌角内，然后将喉镜向上、向前提起，即可显露声门。若是直喉镜片，其前端应挑起会厌软骨。

(3) 右手执气管导管后端，使其前端自口右侧进入，对准声门，以旋转的力量轻轻地经声门插入气管。进声门后即退出管芯，再向前送导管少许，退出咽喉镜。观察导管是否有气体进出，若无呼吸，接简易呼吸器做人工呼吸，观察胸廓有无起伏运动，听诊双肺呼吸音，以确定气管导管的位置是否恰当。最后将牙垫与气管导管固定好，将气囊充满气体，插管即告完成。

7. 拔管的指征及方法

(1) 患者意识恢复，吞咽、咳嗽反射良好，在吸入30%氧的情况下血气基本正常。

(2) 拔管前应充分吸净口、咽部分泌物，并吸纯氧10 min，然后将气管导管气囊内的气体放出，将吸痰管插入气管导管内，边抽吸边退出气管导管，以便将气管内分泌物吸出。

(3) 拔管后，继续在ICU观察24 h，拔管后4 h内禁食，因为此时声门关闭功能及气道反射功能尚不健全，并禁用镇静剂。

8. 并发症

(1) 插管时用力过猛或动作粗暴可致牙齿脱落，或损伤口鼻腔、咽喉部黏膜，引起出血。

(2) 导管过细，内径过小，可使呼吸道阻力增加，甚至因压迫曲折造成导管堵塞。导管过硬，易引起喉头水肿，甚至引起喉头肉芽肿。

(3) 导管插入过深误入支气管，可引起缺氧及一侧肺不张。

(4) 导管消毒不严，可引起术后肺部并发症。

(七) 环甲膜穿刺法

这是在确切的气道建立之前，迅速提供临时路径，进行有效气体交换的一项急救技术，是施救者通过用刀、穿刺针或其他锐器，从环甲膜处刺入，建立新的呼吸通道，快速解除气道阻塞和(或)窒息的急救方法。当气管插管不成功或面罩通气不充分时，穿刺环甲膜开放气道是一种简单、安全、有效的方法。其有效性和实用性在临床急危重症患者的抢救中已得到确切的证实。

1. 适应证

(1) 在紧急情况下，面罩、口咽或鼻咽通气道、喉罩、联合导管和气管插管等方法开放气道失败时。

(2) 在急性喉痉挛、喉头水肿、异物、创伤感染和肿瘤引起急性上呼吸道梗阻不能在几分钟内有效解除时。

(3) 急救人员缺乏气道开放技术经验，现场缺乏必要的气道开放的器械设备时。

(4) 与上呼吸道有关的手术时。

2. 禁忌证

有出血倾向的患者。

3. 操作方法

(1) 用物准备　环甲膜穿刺针或粗针头，T形管，吸氧装置。

(2) 患者准备　取平卧或斜坡卧位，头部保持正中，尽可能使颈部后仰，不需要局麻。

(3) 操作步骤　常规消毒环甲膜区的皮肤，确定穿刺位置，在环状软骨与甲状软骨之间正中可触及一凹陷，此即环甲膜。用左手食指和拇指固定此处皮肤，右手持针(12～14 号)将针尾压低与皮肤成 30°角(或直角 90°)，向足侧方向穿入环甲膜，依次通过皮肤、筋膜及环甲膜(图 18－14)。有落空感时，挤压双侧胸部，自针头处有气体逸出或易抽吸出气体，患者出现咳嗽，固定针头于垂直位。将 T 形管的上臂与针头连接，下臂连接氧气，也可以左手固定穿刺针头，以右手食指间歇地堵塞 T 形管上臂的另一端开口处而行人工呼吸。同时可根据穿刺目的进行其他操作，如注入药物等。

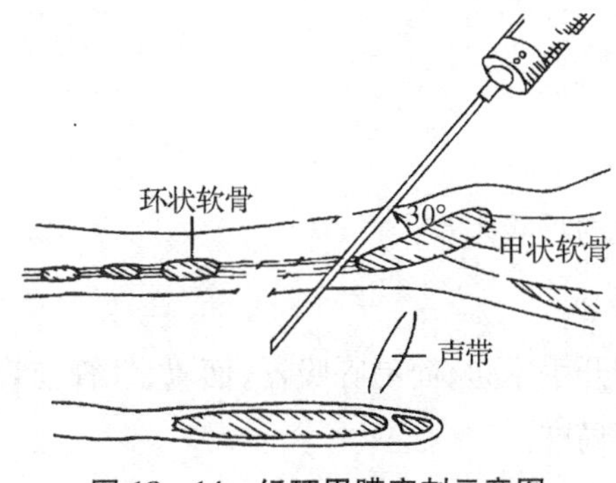

图 18－14　经环甲膜穿刺示意图

(4) 术后处理　整理用物，医疗垃圾分类处置，并做详细穿刺记录。

4. 注意事项

(1) 环甲膜穿刺仅仅是呼吸复苏的一种急救措施，不能作为确定性处理。作为一种应急措施，穿刺针留置时间不宜超过 24 h。

(2) 环甲膜穿刺针头与 T 形管接口连接时，必须连接紧密不漏气。

(3) 进针不宜过深，避免损伤气管后壁黏膜。

(4) 穿刺部位若有明显出血应及时止血，以免血液流入气管内。

(5) 如遇血凝块或分泌物阻塞穿刺针头，可用注射器注入空气，或用少许生理盐水冲洗，以保证其通畅。

(八) 气管切开

气管切开是指切开颈段气管前壁，插入气管套管，建立新的通道进行呼吸的一种技术。它可以减少气道阻力，维持气道通畅，利于减少呼吸道解剖死腔，保证有效通气量。气管切开是气管插管方法的补充或延伸。因此，原则上只有当患者不能继续接受气管插管治疗或需要长时间人工辅助呼吸时，才可考虑气管切开。

1. 适应证

(1) 气管异物、喉及气管外伤伴软组织肿胀、骨折等，是绝对适应证，有立竿见影之效果。

(2) 对呼吸道异物患儿,应尽早取出异物,若无合适器械及取异物条件,可先行气管切开。

(3) 由于药物中毒、神经系统疾病、颅脑外伤、颈椎外伤等引起昏迷、吞咽障碍、咳嗽反射受抑制,为保证呼吸道通畅,可行气管切开。

(4) 慢性阻塞性肺病伴感染、呼吸衰竭。为减少呼吸道阻力,吸出下呼吸道分泌物,或者需要长期行机械通气者。

(5) 已行气管插管,但仍不能顺利排出支气管内分泌物或仍需较长时间呼吸机治疗者。

2. 禁忌证

(1) 严重出血性疾病。

(2) 颈部恶性肿瘤。

(3) 下呼吸道占位而致的呼吸困难。

3. 操作方法

(1) 物品准备　气管切开手术包、简易呼吸器、面罩、气管套管、负压吸引器等。

(2) 麻醉选择　多采用局麻。

(3) 手术方法及术后检查

① 采用仰卧位,头后仰充分暴露颈前部,可用沙袋等垫于肩胛骨下。

② 消毒常规用碘酒、酒精消毒术区。

③ 用2%利多卡因,在颈前部自甲状软骨下缘至胸骨上切迹做局部浸润麻醉,情况紧急可暂不考虑麻醉。

④ 分层切开皮肤、皮下组织、颈浅筋膜。切口有纵切口、横切口两种。多采用纵切口,自甲状软骨下缘至胸骨上切迹附近,沿颈前正中线切开皮肤及皮下组织。

⑤ 用拉钩将胸骨舌骨肌及胸骨甲状肌向两侧拉开。

⑥ 将甲状腺峡部向上游离,显示3、4、5气管软骨环,用注射器穿刺,经3、4软骨环间穿入,抽吸有气,可切开2个软骨环。若已行气管插管,将导管缓慢退至切口上方,切忌拔出。

⑦ 吸出气管内的分泌物,将带有导芯的气管切开套管插入,快速拔出导芯,确定是否在气管内。听诊两肺呼吸音、观察有无气流从切开导管中排出。

⑧ 气管切开置管成功后,拔出经口、鼻插管,向气管套管套囊充气,密封气道。

⑨ 缝合皮肤切口,如皮肤切口较长,可将切口上方缝合1～2针,套管下方创口不予缝合,以免发生皮下气肿,便于伤口引流。放置开口纱布块,垫于套管周围,覆盖伤口。气管套管两侧的系带环颈,于颈后正中打结,固定套管,其松紧以能插入两指为宜。气管套管口以1～2层无菌湿纱布覆盖或接呼吸机。

⑩ 手术结束后,术者应仔细地做术后检查,包括:Ⅰ. 伤口有无出血;Ⅱ. 套管是否通

畅；Ⅲ. 呼吸运动情况如何；Ⅳ. 颈、胸部有无皮下气肿；Ⅴ. 心肺听诊双肺通气情况，心音心律是否正常，有否气胸及纵隔气肿。一切无误后方可离去。

⑪ 拔管：阻塞症状改善或解除。拔管时，应先将管口暂时堵住，观察 1～2 d，患者活动、睡眠时无阻塞症状，即可拔出套管。切口不缝合，拔管后用蝶形黏胶布将切口两侧皮肤向中线拉拢、固定。

4. 并发症

(1) 出血　多与手术中止血不当有关，造成出血，导致窒息。

(2) 皮下气肿、纵隔气肿、气胸　皮下气肿多不用处理；气胸如量多不易吸收，应做闭式引流；轻度纵隔气肿不做处理，重者可行减压术。

(3) 感染　及时吸痰，注意切口消毒，给予充分抗生素。

(4) 气管食管瘘　术中伤及气管后壁、食管壁，感染后形成瘘管都可导致气管食管瘘。

(5) 拔管困难　术中损伤了环状软骨，造成狭窄以致拔管困难，气管前壁损伤塌陷。气管狭窄导致的拔管困难可行扩张或修补、成形等手术。

(6) 脱管　可能造成窒息死亡，为严重的并发症，应严加预防。在发生脱管时，切勿惊慌失措，及时按气管切开时体位固定患者，立即将套管置入。

5. 注意事项

(1) 术前　① 术前不要过量使用镇静剂，以免加重呼吸抑制。② 床边应备好氧气、吸引器、急救药品、气管切开包等，以及同型号气管套管，以备紧急气管套管堵塞或脱出时使用。

(2) 术中　① 皮肤切口要沿正中线进行，不得高于第 2 气管环或低于第 5 气管环。以免损伤颈部两侧大血管及甲状腺，引起大出血。② 气管套管要固定牢靠，太松易脱出，太紧影响血液循环。

(3) 术后　① 保持气管套管通畅。手术初观察切口出血情况，随时清除套管内、气管内及口腔内分泌物。② 维持下呼吸道通畅。③ 防脱管窒息。套管一旦脱出，应立即将患者置于气管切开术的体位，用时先备妥止血钳等器械，在良好照明下分开气管切口，将套管重新置入。④ 防止伤口感染，每天至少更换消毒纱布和消毒伤口一次。经常检查创口周围皮肤有无感染或湿疹。

(4) 防止意外拔管　患者经气管切开术后不能发声，可采用书面文字、示意图或肢体语言交谈。若 24 h 后切口肿胀减轻，应及时调整固定系带，必要时行保护性约束，预防意外。

(5) 拔管　如原发病已愈、炎症消退、呼吸道分泌物不多，便可考虑拔管。拔管时间一般在术后一周以上。拔管前先试堵管 1～3 d，从半堵到全堵管口，如无呼吸困难即可拔管。拔管后，用蝶形胶布拉紧伤口两侧皮肤，使其封闭。外敷纱布，每日或隔日换药一次，一周左右即可痊愈。如不愈合，可考虑缝合。拔管后床边仍需备气管切开包，以便病情反复时急救处理。

（九）经皮扩张气管造口法

该气道开放方法采用类似于血管穿刺技术，操作简单易行，具有创伤小、出血少、并发症少、愈合快、瘢痕小等特点。近年来，由于经皮扩张气管造口法具有极高的成功率和极低的并发症发生率，正在逐渐取代传统的手术气管切开造口方法。常用方法有经皮导丝扩张钳扩张气管造口法（图 18－15）和经皮螺旋扩张器扩张气管造口法两种。

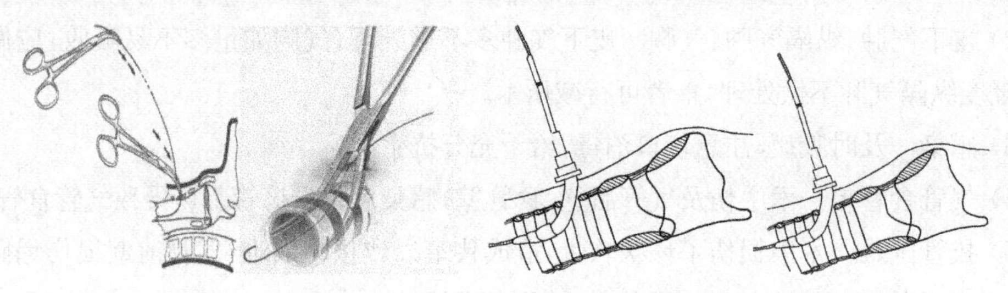

图 18－15　A—D 经皮导丝扩张钳扩张气管造口术示意图

1. 适应证

适用于所有临床需要气管切开的患者，尤其适合于不能耐受手术气管切开的急危重症患者。

2. 经皮扩张气管造口方法

（1）患者取仰卧位，肩下垫高，使颈部过伸；选择第 2～3 或 3～4 气管软骨环间隙正中位为切开穿刺点。

（2）常规消毒铺巾，以左手食指和中指固定气管，用 2%利多卡因局部麻醉后，于穿刺点处横向切开 1～2 cm 皮肤，用带 2 ml 生理盐水的注射器与套管针连接，在切口中点向足侧 45°倾斜穿刺，先遇阻力后有突破感即入气管内，可以见气泡逸出。

（3）固定套管针的外套管，拔出针芯，将“J”形导丝经套管针的外套管送入气管腔内，拔出外套管，用扩张管经导丝导引旋入气管腔内，扩张穿刺口。

（4）用专用扩张钳或螺旋扩张器沿导丝穿透气管前壁，适度扩大气管前壁创口，拔出扩张钳（或螺旋扩张器），将组装好的带内套芯的气管套管顺导丝推入气管腔内，迅速拔出导丝和内套芯。

（5）吸出气管内的痰液和血液，将气囊注入适量气体，切口上垫开口纱，用固定带稳妥固定即可。

3. 注意事项

对甲状腺肿大、不能触及气管的患者以及小儿应慎用。在操作中应频繁采用抽气泡试验以证实穿刺在气管内。在穿刺后的扩张中应注意正确定位，以免损伤气管后壁、周围神经和血管等。必要时应在纤维支气管镜直视下操作。

第三节　电复律与紧急心脏起搏技术及护理

【心脏电复律】

心脏电复律是指在患者出现严重快速型心律失常时，用高能量脉冲电流瞬间通过心脏，使全部或大部分心肌细胞在瞬间同时除极，造成心脏短暂的电活动停止，然后由最高自律性的起搏点（通常为窦房结）重新主导心脏节律的治疗过程。在心室颤动时的电复律治疗又被称为电除颤。心脏电复律在急诊急救中有着十分重要的实用价值，特别在心室颤动引起的心脏骤停，经多种药物治疗不能控制且合并血流动力学障碍的室性和室上性心动过速患者的救治中，具有良好的功效。

一、作用原理

心脏电复律是在极短的时间内通过除颤器实施高压强电流通过心脏，使心脏的大部分心肌纤维同时除极，从而打断折返环路或异位起搏点，使心脏起搏系统中具有最高自律性的窦房结重新恢复主导地位，使异位心律转为窦性心律。

电复律分为同步和非同步两种。同步电复律利用心电图 R 波触发同步装置，在 R 波的降支或 R 波起始后 30 ms（心室的绝对不应期中）发放高能电脉冲，从而使电脉冲避开了心脏的易损期，相当于心电图 T 波顶点前 20～30 ms 之间。而非同步则是随意在心动周期的任何瞬间发放脉冲，使所有心肌纤维同时除极。

二、同步心脏电复律

（一）适应证

室性心动过速，室上性心动过速，快速房颤、房扑，预激综合征合并快速房颤时，对抗心律失常药物治疗无效，或同时合并明显血流动力学障碍的患者。

（二）禁忌证

洋地黄中毒引起的心律失常，室上性心律失常合并高度或完全性房室传导阻滞，病态窦房结综合征伴有慢-快综合征和阵发性心动过速反复频繁发作者。

（三）电复律前准备

1. 患者准备

拟采用电复律的患者确定后，应向患者及其家属说明电复律的作用和临床意义，也要说明可能发生的并发症，合理分析对患者的利弊，帮助患者及其家属消除疑虑，并取得其合作。

2. 设备准备

电复律机也称除颤仪（器），是实施电复律术的主体设备。使用前应检查除颤器各项功能是否完好，电源有无故障，充电是否充足，各种导线有无断裂和接触不良，同步性能是否正常。行电复律术时还需配备各种抢救和心肺复苏所需要的器械和药品，如氧气、吸引器、气管插管用品、血压和心电监测设备，及配有常规抢救药品的抢救车等。

3. 麻醉

电复律患者需要快速、安全和有效的麻醉，保证患者在电击时不感疼痛，事后不能回忆或仅能模糊记忆手术过程。目前常用地西泮静脉注射作为麻醉，常用剂量 10～40 mg，个别患者需要更大剂量。地西泮必须缓慢注射，注射时嘱患者数 1、2、3、……，当患者报数中断或语音含糊呈嗜睡状态时即可电击。注射后 10～20 min 恢复清醒。地西泮有呼吸抑制、心动过缓、低血压和心律失常等不良反应，少数病例有喉头痉挛伴呛咳。有些患者在电击时会发生惊叫，但事后大多不能清晰回忆。

应用硫喷妥钠麻醉，优点是起效快、作用时间短、效果好；缺点是可引起呼吸抑制和低血压，目前较少应用。硫喷妥钠麻醉应由麻醉师执行。

4. 电极

除颤仪均应配有电极板，大多有大小两对，大的适用于成人，小的适用于儿童。体外电复律时，电极板安放包含两种方法。

正确放置电极板：① 前-侧位：A（Apex）电极板放在左乳头外下方或左腋前线第 5 肋间（心尖部），S（Sternum）电极板放在胸骨右缘锁骨下或第 2～第 3 肋间（心底部），此法因方便、快速而更为常用，适用于紧急情况。② 前-后位：A 电极板放在左侧心前区标准位置，而 S 电极板置于左/右背部肩胛下区，此方法适用于电极贴片。上述两种方法均能够使电极板的最大电流通过心肌，且须用较少电能，以减少潜在的并发症。

安放电极处的皮肤应涂导电糊，也可用盐水纱布，紧急时甚至可用清水，但绝对禁用酒精，否则可能引起皮肤灼伤。消瘦且肋间隙明显凹陷而致电极与皮肤接触不良者宜用盐水纱布，并可多用几层，可改善皮肤与电极的接触。两个电极板之间要保持干燥，避免因导电糊或盐水相连而造成短路。也要保持电极板把手的干燥，不能被导电糊或盐水污染，以免伤及操作者。

5. 电能的选择

电复律所用电能用J表示。电复律时电能的选择很重要。能量大复律效果好，但易造成心脏损害；能量小则疗效欠佳，而且还可能诱发室颤；故电复律电能量的选择应以有效低限为原则。电复律电能选择的有关因素包括心律失常类型，患者年龄、体重和体质，心脏大小，心功能状态，病程长短，心脏病的种类和心肌状态。房扑所需电能较低，一般50～100 J即可。房颤、阵发性室上速和室速初次电击一般用100～150 J。一次电击未奏效可增加电能再次电击，不超过3次。儿童由于年龄及体重差别较大，电击所需能量差异也大。一般为5～50 J，不主张反复高能量电击。婴幼儿所需电能应更低一些。

（四）操作步骤

（1）做好术前准备，备好各种抢救器械和药品。

（2）患者平卧于木板床上，开放静脉通道，充分暴露胸壁。

（3）术前常规做心电图。完成心电记录后把导联线从心电图机上解除，以免电击损坏心电图机。

（4）连接除颤器导线，接通电源，检查同步性能，选择R波较高导联进行示波观察。

（5）按要求麻醉。

（6）按要求放置电极板，两个电极板均匀涂抹导电膏，两电极板充分接触皮肤并稍加压（涂导电膏者，应轻微转动电极板，使导电膏分布均匀），压力约5 kg（电极板指示灯显示绿色）。

（7）选择电能剂量，充电。环顾四周，保证所有人员不接触患者、病床以及与患者相连接的仪器设备以免触电。

（8）放电。

（9）电击后即进行常规心电图检查，并进行心电、血压、呼吸和意识的监测，监测至少持续24 h。

（10）擦干患者胸壁的导电糊或生理盐水，整理床单位，做好终末处理。

三、非同步心脏电复律

（一）适应证

非同步心脏电复律又被称为电除颤。心室颤动和心室扑动为电除颤的绝对适应证。对心室颤动和心室扑动的电除颤应强调争分夺秒，从室颤发生至第1次电击的时间直接影响除颤成功率及患者存活率。为了不延误抢救时机，目前主张心脏骤停时，即使无法确认是否为室颤所致，均应迅速“盲目除颤”。

（二）操作步骤

1. 物品准备

除颤仪，导电糊1支或4～6层生理盐水纱布，简易呼吸器，吸氧、急救药品等抢救物品。

2. 患者准备

除颤仪未到时应对患者进行高质量CPR，除颤仪到后确保患者去枕平卧于坚硬平面上，检查并除去身上的金属及导电物质，松开衣扣，暴露胸部，了解患者有无安装起搏器。如果汗液多，用纱布清洁胸壁。如果胸毛过多，可用剃刀迅速刮除。

3. 操作步骤

（1）评估　① 确定心电情况：监测、分析患者心律，确认心室颤动或无脉性室性心动过速，需要行电除颤。② 呼救，记录抢救开始时间。

（2）开机　连接电源，开机，将旋钮调至“ON”位置，机器设置默认“非同步”状态。

（3）选择能量　根据不同除颤仪选择合适的能量，单相波除颤仪为360 J，双相波除颤仪为200 J，或根据厂家推荐；如不清楚厂家推荐，选择可调的最高功率。儿童每千克体重2 J，第二次可增加至每千克体重4 J。

（4）准备电极板　将专用导电糊涂于电极板上，或每个电极板垫以4～6层生理盐水湿纱布。

（5）正确放置电极板　两个电极板均匀涂抹导电膏，两电极板充分接触皮肤并稍加压（涂导电膏者，应轻微转动电极板，使导电膏分布均匀），压力约5 kg（电极板指示灯显示绿色）。

（6）选择电能剂量，充电　环顾四周，保证所有人员不接触患者、病床以及与患者相连接的仪器设备，以免触电。

（7）放电　双手同时按压“放电”按钮，进行放电。注意电极板不要立即离开胸壁，应稍停留片刻。

（8）立即胸外按压　除颤后，大多数患者会出现数秒钟的非灌流心律，需立即给予5个循环（大约2 min）的高质量胸外心脏按压，增加组织灌注。

（9）观察除颤效果　再次观察心电示波，了解除颤效果，必要时再次准备除颤。

4. 除颤后处理

（1）擦干患者胸壁的导电糊或生理盐水，整理床单位。

（2）关闭开关，断开电源，清洁电极板，更换电极板外覆盖纱布，除颤器充电备用。

（3）留存并标记除颤时自动描记的心电图纸。

（三）注意事项

（1）除颤前要识别心电图类型，以正确选择除颤方式。

(2) 电极板放置部位要准确，如带有植入性起搏器，应避开起搏器部位至少10 cm。

(3) 导电糊涂抹均匀，两块电极板之间的距离应超过10 cm。不可用耦合剂替代导电糊。

(4) 电极板应与患者皮肤密切接触，两电极板之间的皮肤应保持干燥，以免灼伤。

(5) 放电前一定确保任何人不得接触患者、病床及与患者接触的物品，以免触电。

(四) 并发症

1. 诱发各种心律失常

心律失常是电复律最常见的并发症，常常是一过性的，但可以是严重或致命的。① 期前收缩(早搏)发生率最高，认为与疾病本身和电刺激有关。房早、室早均可出现，多在数分钟内自行消失，不需特殊处理，若出现持续较长时间的频发室早，或多源、多形性室早，RonT现象，可应用利多卡因静脉点滴，控制后可口服抗心律失常药物维持。房早短时间内不消失者可服胺碘酮等药物治疗。② 室速或室颤，其发生多由同步装置不良、放电能量不足、心肌本身病变、洋地黄过量、低钾、酸中毒等因素引起，应予以静脉注射利多卡因或心律平、溴苄胺，或立即再行电复律/除颤。③ 缓慢型心律失常：常见的是窦性心动过缓、窦性停搏和房室传导阻滞，这与直流电刺激迷走神经、复律前应用抗心律失常药物、本身已存在的潜在窦房结功能不良、房室阻滞等有关，多在短时间内消失，持续时间长或症状严重者可静脉注射阿托品0.5～1 mg，或静脉滴注异丙基肾上腺素，根据心率调节滴速，或行临时心脏起搏治疗。

2. 栓塞

心房纤颤电复律成功后，心房恢复有节律地收缩，可使心房内的附壁血栓脱落引起动脉栓塞。一旦发生，应积极采取抗凝或溶栓治疗。

3. 低血压

发生率为1%～3%，尤其多见于高能量电击后，大部分持续短暂，在数小时内可自动恢复。如果血压持续降低，严重影响重要脏器血流灌注时，应给予升压药。

4. 急性肺水肿

常在电击后1～3 h内发生，发生率为0.3%～3%。与左心房及左心室功能不良有关，患者电转复为窦律后，右心房的收缩比左心房有力(左心房长期明显扩大后恢复较慢)，以致右心到肺循环的血液超过左心室搏出量而发生肺水肿。另一种可能是，恢复窦律后左心房的血液更多地进入左心室，但左心室则因长期扩大而无力收缩，因而产生急性左心衰竭。发生肺水肿后应立即予以相应处理。

5. 心肌损伤

多因使用过大的电击能量或反复多次电击所致，发生率约为3%，表现为心电图ST-T

改变，肌钙蛋白及CK-MB轻度升高，历时数小时或数天。轻者密切观察，严重者予以相应处理。有文献报道，细胞内钙超载是电击后心肌细胞损伤的关键因素，认为电击前使用钙拮抗剂维拉帕米能减轻或限制这种损伤。

6. 皮肤灼伤

皮肤灼伤是电极板按压不紧或导电糊涂得太少或不均匀所致，也与多次重复高能量电击有关，表现为局部红斑或轻度肿胀，无须特殊处理可自行恢复。

【紧急心脏起搏】

人工心脏起搏是利用人工心脏起搏器（简称起搏器）的脉冲发生器，规律地发放一定形式的电脉冲，经导线和电极刺激心脏，引起心房或心室有效的兴奋和收缩的治疗方法。急诊人工心脏起搏主要用于抢救和治疗某些严重而致命性的心律失常，是抢救缓慢性心律失常所致心脏性猝死的唯一而有效的方法。起搏可分为临时心脏起搏法和永久心脏起搏法两种，临时起搏多用于急诊抢救，也常常是安置永久性起搏器的必要步骤。

一、原理

心脏的起搏或传导系统功能发生障碍时，可造成心率极为缓慢，甚至停搏。人工心脏起搏器的作用原理实际上就是利用人工脉冲发生器发出一定形式的微弱的脉冲电流，通过导线和电极的传导，刺激电极所接触的心肌而使之兴奋，继而兴奋沿心肌向四周传导扩散，使心房或心室兴奋和收缩。人工心脏起搏的作用是提供人造的异位兴奋灶，以代替正常的起搏点来激动心脏。对于因心肌的兴奋和收缩功能丧失所致的心脏停搏，人工起搏则不能起效。

二、适应证

（1）心搏骤停的紧急抢救。

（2）急性心肌梗死伴有双束支或三束支阻滞、高度或完全性房室传导阻滞，或伴有临床症状严重窦性心动过缓、窦性停搏及窦房传导阻滞经阿托品治疗无效者。

（3）急性心肌炎、洋地黄中毒或β-受体阻滞剂等药物中毒、高血钾等电解质紊乱引起的缓慢性心律失常，伴有临床症状而经治疗无效者。

（4）阵发性室上性心动过速、室性心动过速、阵发性心房扑动、预激综合征合并房室折返性心动过速，经药物及电复律治疗无效而需行超速抑制者。

三、分类及方法

1. 胸壁起搏

多用无创性胸壁起搏，电极为板状，阴极放置在 V_3 处，阳极置于左肩胛角与脊柱之间。电极板为长方形，面积 13 cm×9.5 cm。起搏脉冲宽度为 40 ms，起搏阈值视患者胸壁的厚薄而定，为 40～80 mA。此法操作起来简单方便，无须消毒和 X 线下操作，且无创伤，适用于心脏停搏紧急复苏。其缺点是较强的电刺激而令患者有不适感，并可有胸部肌肉抽动、呃逆、局部皮肤灼热性痛感。

2. 心肌起搏

此法只适用于开胸手术患者进行紧急起搏或保护性起搏时。电极为细银丝状，术者自行将前端略做轻度螺旋状弯曲，穿缝在心肌内，尾端留在胸部切口外，作体外临时起搏。一旦终止起搏后，将导线拔除即可。

3. 经食管左心房起搏

应用特制的食管专用起搏电极或普通的双极起搏电极，经鼻或口腔进食管，置于左心房的部位（距门齿 40 cm 左右，食管导联 P 波呈双向，振幅较大），一般起搏脉宽为 1.5～5.0 ms，起搏电压在 15～45 V。由于起搏电压较大，食管壁刺激和灼痛感使部分患者不易耐受，故多用来进行超速抑制快速心动过速。

4. 经静脉心内膜起搏

是目前最常用的人工心脏起搏方式。在紧急情况下，可以在无 X 线条件下，经颈内静脉穿刺法置入双极起搏导管或带有气囊的漂浮起搏导管电极，在心腔内心电图监测下进行紧急床旁操作，可迅速有效地起搏。择期的心内膜超速起搏，首选股静脉穿刺，其次选用锁骨下静脉、颈内静脉、颈外静脉穿刺的方法。通过穿刺方法导入双极或多极起搏电极导管，在 X 线的电视监视器下，将电极导管送右心室心尖部。此时测定心腔内心电图，显示 QRS 波为 rS 型，S－T 段呈弓背向上抬高，证明电极位置良好。测定起搏阈值后，连接体外临时起搏器。为了防止近期阈值升高，一般将起搏器输出电压定在起搏阈值的 2～3 倍。

5. 经气管心脏起搏

是应用特制的起搏导线电极，从气管导管的管腔或气管导管壁层的隧道内在插管的前端引出，根据门齿到胸骨角的长度，参考气管导管心电图形态做心房起搏，起搏阈值约20 V。此法适于心脏复苏抢救中，既可行人工呼吸，又可行心脏起搏。

四、并发症及其处理

1. 心律失常

在安置心内膜电极导管时，若电极触及心房壁或心室壁，可因机械性刺激引起房性期前收缩、短阵房性心动过速、室性期前收缩和室性心动过速，此时将导管电极撤离心肌壁，心律失常即可消失。如果导管撤离后仍频繁出现这些心律失常，应将导管电极游离在心腔中，停止操作片刻，待完全消失后再继续进行。若仍频发，可静脉给予相应的抗心律失常药物，待心律失常控制后再进行。

2. 导管电极移位

是术后常见的并发症，电极移位使起搏完全失效或间歇起搏。此时可通过起搏导管的端电极测定心腔内心电图来判断，若抬高的S-T段消失，说明导管电极已脱离心内膜的接触，也可在X线透视下检查。若移位不显著，可试行增大起搏电压，或在无菌条件下将导管再送入数厘米，或在X线透视下重新定位放置。

3. 膈肌刺激

主要由于导管电极插入位置过深，电极靠近膈神经所致。患者可觉腹部跳动感或引起顽固性呃逆，此时可将导管缓缓地退出少许，症状消失即可。

4. 术后近期心脏穿孔

起搏导管过深可以穿破心肌至心包腔，患者出现左下胸痛、呃逆，以及起搏失效。此时通过电极记录的心腔内心电图酷似体表 V_5 导联心电图。如确认穿孔时间不长，可备好心包穿刺及抢救药物，在X线透视下小心撤回电极，并密切观察有无心包填塞；若穿孔时间长，心肌在导管穿透处有机化现象，则导管撤离后，穿透处不易闭合，易造成心包填塞，需开胸做心肌修补。

5. 其他

如股动-静脉瘘、误伤动脉、出血或血肿以及穿刺部位感染，锁骨下静脉穿刺有时可引起气胸等并发症。只要熟悉解剖关系、操作仔细，就可减少这些并发症的发生。

第四节　急诊洗胃术

【概述】

经口腔摄入毒物后，洗胃术是消除毒物，防止其吸收的主要方法之一。最常用的是胃管洗胃术，即经鼻或口腔插入洗胃管，先吸出毒物再注入洗胃液，将胃内容物排出体外以达清除毒物的目的。凡毒物摄入后应尽早洗胃，一般建议在服毒后1 h内洗胃，对某些毒物或有胃排空障碍的中毒患者也可延长至4～6 h。对无特效解毒剂治疗的急性重度中毒，患者就诊时间即使超过6 h，亦可酌情给予洗胃。对于农药中毒，如有机磷、百草枯等要积极洗胃，若治疗药物服用过量，洗胃则要趋于保守。插管洗胃有困难的危重病例，往往采用剖腹胃造口洗胃术,但临床上应用较少。催吐法洗胃术简便易行,在民间常作为自救方法,但效果不确切,入院后常常需重新进行胃管洗胃。

【适应证】

(1) 凡经口毒物中毒,无禁忌证者均应采用胃管洗胃术消除毒物。

(2) 如催吐洗胃无效时或催吐失败,应立即进行胃管洗胃术。

(3) 外院转来中毒患者,为避免洗胃不彻底,需再次采用胃管洗胃术。

(4) 凡需留取胃液标本送毒物分析者,首选胃管洗胃术。

(5) 幽门梗阻或胃扩张者在检查或手术前可行洗胃术。

【禁忌证】

(1) 腐蚀性胃炎(服入强酸或强碱)。

(2) 食管或胃底静脉曲张。

(3) 食管或贲门狭窄、梗阻。

(4) 严重心肺疾病,如主动脉瘤或心肺复苏正在进行。

(5) 近期有胃肠外科手术,或高度怀疑有胃穿孔。

(6) 存在意识障碍等气道不安全因素,没有建立有效的气道保护措施。

【胃管置入术】

1. 物品准备

胃管(口腔:26～28号,鼻腔:16～18号),治疗巾,弯盘,镊子,止血钳,20 ml、50 ml注射器(粗口)各一个,压舌板,纱布,棉签,润滑油,胶布,夹子,听诊器,温开水(25 ℃～38 ℃),水温计,手电筒,咬口等。

2. 插入胃管方法

(1) 备齐用物携至患者床边,对清醒者说明治疗目的,以取得配合。

(2) 患者取坐位或卧位,颌下铺治疗巾,取下活动性义齿。

(3) 插入胃管(不同途径)

①经鼻腔插入洗胃管:清洁鼻腔,润滑胃管前端。左手用纱布包裹胃管,右手持止血钳夹住导管前端测量长度(发际至剑突,45～55 cm),沿一侧鼻孔轻轻插入。当胃管插入14～16 cm处(咽喉部),嘱患者做吞咽动作,使环咽肌开放,导管可顺利通过食管口。若患者出现恶心,应暂停片刻,嘱患者做深呼吸或吞咽动作,随后迅速将胃管插入,以减轻不适。若插入不畅时应检查胃管是否盘在口中。插管过程中如患者出现呛咳、呼吸困难、发绀等情况,表示误入气管应立即拔出,休息片刻后重新插入。

② 经口腔插入洗胃管：先将咬口置于患者口中，让患者咬住并固定。润滑胃管前端，左手用纱布包裹胃管，右手持止血钳夹住导管前端，测量长度(发际至剑突，45～55 cm)，经咬口轻轻插入(插入方法同经鼻腔插入洗胃管法)。

(4) 昏迷患者，因吞咽和咳嗽反射消失，不能合作，为提高插管的成功率，在插管前应将患者头向后仰(图 18－16)，当插入 14～16 cm(会厌部)时，以左手将患者头部托起向前屈，使下颌靠近胸骨柄，以增大咽喉部通道的弧度(图 18－17)，胃管可顺利通过食管口。

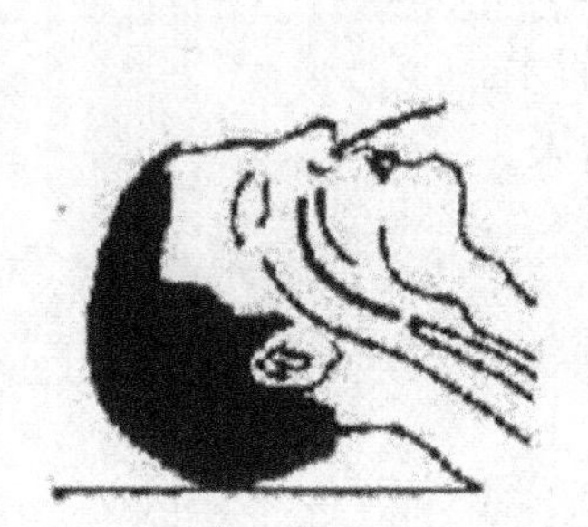

图 18－16　给昏迷患者插胃管头向后仰

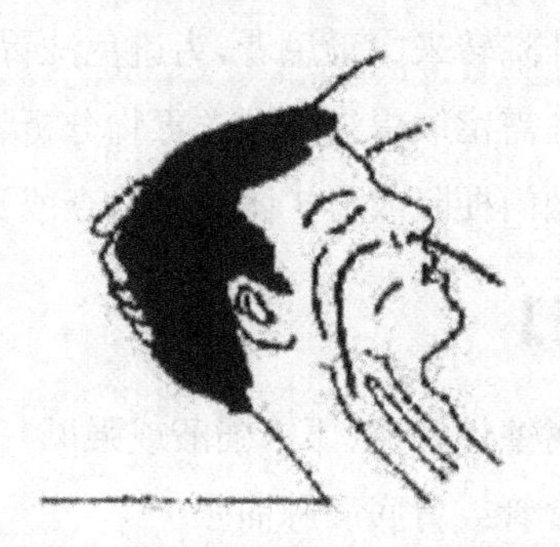

图 18－17　抬高头部增大咽喉部通道的弧度

3. 鉴别胃管在胃内的方法

(1) 将胃管插至测量长度后，可用无菌注射器接于导管末端回抽，看是否可抽出胃液。

(2) 将胃管末端放入盛有凉开水或生理盐水的碗中，看有无气泡溢出。

(3) 用无菌注射器注入 10～20 ml 空气于胃管内，将听诊器放在患者上腹部，听有无气过水声。如胃管已达胃内则将胃管妥善固定(经鼻置入时固定于鼻翼及鼻背部，经口置入时固定于口角及面颊处)。必要时行腹部 X 线摄片检查确认位置。

【洗胃方法】

(一) 口服催吐法

适用于清醒又能合作的患者。

1. 用物

治疗盘内备量杯，10 000～20 000 ml 洗胃溶液，压舌板，橡胶围裙，盛水桶，水温计。

2. 操作方法

(1) 备齐用物携至患者床边，向其解释目的，以取得合作。

(2) 患者取坐位或半坐卧位，戴好橡胶围裙，盛水桶置患者坐位前。

(3) 嘱患者在短时间内自饮大量灌洗液，即可引起呕吐，不易吐出时，可用压舌板压其舌根部引起呕吐。如此反复进行，直至吐出的灌洗液澄清无味为止。

(4) 协助患者漱口、擦脸，必要时更换衣服，卧床休息。

(5) 整理病床单位,清理用物。

(6) 记录灌洗液名称、液量及呕吐物的量、颜色、气味和患者主诉,必要时送验标本。

(二) 漏斗胃管洗胃法

利用虹吸原理,将洗胃溶液灌入胃内后,再吸引出来的方法。

1. 用物

治疗盘内备洗胃包(内盛:漏斗洗胃管,止血钳,纱布2块,弯盘),橡胶围裙,润滑油,棉签,弯盘,水罐内盛洗胃液,量杯,盛水桶,必要时备压舌板,开口器等,灌洗溶液及量按需要准备。

2. 操作方法

(1) 备齐用物携至患者床边,向其解释,以取得合作。

(2) 患者取坐位或半坐卧位,中毒较重者取左侧卧位,床尾和患者臀部各垫高10 cm。如有活动假牙应先取出,盛水桶放头部床下,置弯盘于患者口角处。

(3) 用润滑油润滑胃管前端,左手用纱布裹着胃管,右手用纱布捏着胃管前端5～6 cm处测量长度后,自口腔缓缓插入。

(4) 证实胃管插入胃内后,即可洗胃。将漏斗放置低于胃部的位置,挤压橡胶球,抽尽胃内容物,必要时留取标本送验。

(5) 举漏斗高过头部30～50 cm,将洗胃液缓慢倒入300～400 ml于漏斗内,每次灌洗量不超过500 ml,当漏斗内尚余少量溶液时,迅速将漏斗降至低于胃的位置,倒置于盛水桶内,利用虹吸作用引出胃内灌洗液。若引流不畅时,可将胃管中段的皮球挤压吸引。洗胃液流完后,再举漏斗注入溶液,反复灌洗,直至洗出液澄清无味为止(图18-18)。

(6) 洗胃完毕,反折胃管末端,用纱布包裹拔出。整理病床单位,患者取舒适卧位,清理用物。

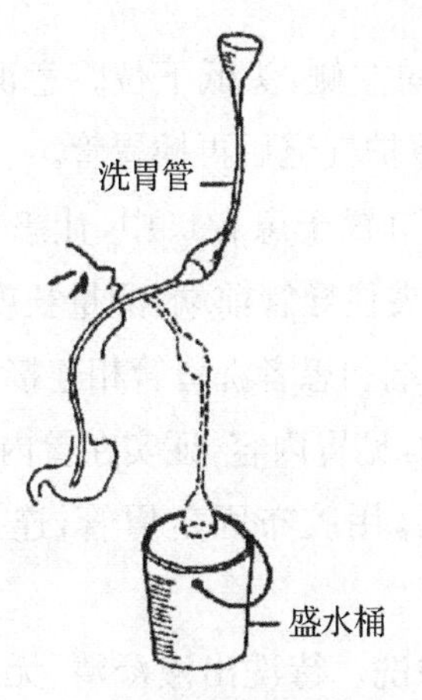

图18-18　漏斗胃管洗胃法示意图

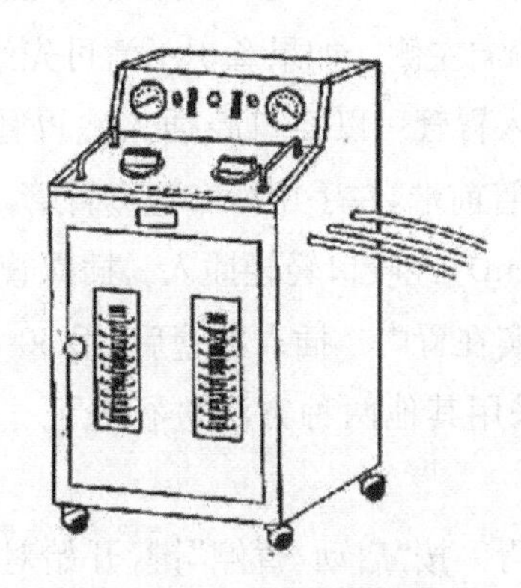

图18-19　自动洗胃机

（三）全自动洗胃机洗胃法

1. 工作原理

全自动洗胃机(图 18－19)的动力是由气泵产生的气体，提供正压和负压，由气体的正负压力来完成向胃内注水与吸水的洗胃过程。

2. 装置

全自动洗胃机操作台面上有洗胃机启动开关、循环次数开关、液量平衡开关及进胃、出胃压力显示屏等。洗胃机正面下部装有进液、接胃管、出液三个管道接口等，机内备滤清器(防止食物残渣堵塞管道)，背面装有电源插头及洗胃机电源开关。

3. 用物

全自动洗胃机(SC-Ⅱ有三个接口，只有一个接胃管接口；SC-Ⅲ有四个接口，接胃管接口分为出胃、进胃)，治疗盘内放洗胃管，26 号胃管头端侧面开有 3 个凹陷的长孔，防止胃管被堵塞和由管内的负压对胃壁黏膜的损伤。塑料桶 2 只，一只盛灌洗液，一只盛污水。

4. 操作方法

(1) 备齐用物携至患者床边，向其解释以取得合作。

(2) 洗胃液选择　最常用的是生理盐水，适用于所有毒物不明时的紧急洗胃或无特异性拮抗剂的毒物洗胃。2%碳酸氢钠洗胃常用于有机磷农药中毒，但不宜用于敌百虫、水杨酸类和强酸类中毒。1∶5 000 高锰酸钾溶液适用于生物碱、毒蕈碱类中毒，但禁用于对硫磷中毒。

(3) 连接洗胃机电源，将配好的胃灌洗液(10 000 ml)放入清洁塑料桶内。将三根橡胶管依照要求分别与机器上的进液口、接胃管口和排液口连接。将进液管的另一端放入灌洗液桶内(管口必须在液面以下)，出液管的另一端放入空污物桶内。按洗胃机“启动/暂停”键，先试吸 2 次，以确定洗胃机良好，当洗胃机试吸由进胃刚转为出胃时，按洗胃机“启动/暂停”键暂停。使洗胃机处于待机备用状态。

(4) 评估患者意识　意识清醒者取左侧卧位，头偏向左侧，头低下位。意识不清者，取平卧位，头偏向左侧。如果意识不清可先给予气管插管保护气道后再插胃管。

(5) 置入胃管　以经口腔插入洗胃管为例，先将咬口置于患者口中，让患者咬住并固定。润滑胃管前端，左手用纱布包裹胃管，右手持止血钳夹住导管前端，测量长度(发际至剑突，45～55 cm)，经咬口轻轻插入。插胃管前将胃管的一端和患者洗胃管相连接。

(6) 证实在胃内　插入胃管后，用 50 ml 注射器回抽，见胃内容，证实在胃内。若无法回抽胃液，可采用其他两种方法进行验证。确定在胃内后，用胶布固定胃管，连接胃管与洗胃机。

(7) 洗胃　按“启动/暂停”键，开始对胃进行自动冲洗。待洗出液澄清、无色、无味，洗胃机由出胃刚转为进胃时，按“启动/暂停”键，停止洗胃，洗胃操作结束。洗胃过程中，如发现有食物堵塞管道，水流减慢、不流或发生故障，可按“液量平衡”键，将胃内存留液体吸出后，自动洗胃机继续进行。

(8) 洗毕，拔出胃管，帮助患者清洁口腔及面部，取舒适体位，给予温水漱口，整理用物。

(9) 做好洗胃机清洁和消毒工作，做好终末处理，洗手、记录。

【注意事项】

(1) 洗胃前应取下假牙，在充分证实胃管确实插入胃内后方可行清洗。

(2) 第一次抽出或洗出的胃内容物应留作检查或毒物分析。

(3) 当不明所服毒物时，可选用温开水或等渗盐水洗胃；毒物性质明确后，再采用对抗剂洗胃。

(4) 在洗胃过程中，患者出现腹痛、流出血性洗液或出现休克症状时，应停止灌洗，并通知医生进行处理。

(5) 洗胃前呼吸道分泌物增多或缺氧患者应先吸痰，维持呼吸道通畅，再洗胃。遇有呼吸心跳停止者，应先抢救后洗胃。

(6) 防止误吸及空气进入胃内。洗胃液出入量要基本相等。

(7) 洗胃液温度保持在35 ℃，以免损伤胃黏膜及防止肠道传染病。

(8) 胃管插入有困难时，可借助气管导管或食管镜将胃管导入，尽量用粗胃管洗胃，洗毕根据患者病情，必要时留置胃管以便再次洗胃。自动洗胃机洗胃时，进液管不能离开洗胃液最高液平面，以免将空气注入胃内。

(9) 洗胃术在抢救口服中毒时十分重要。口服毒物虽已超过6 h也应立即洗胃。临床发现，服药24 h以上洗胃的患者，呕吐物中仍有药片。

(10) 急性口服中毒必须洗胃，但插管洗胃有禁忌或困难者，可考虑行剖腹胃造口洗胃。

【洗胃液】

各种药物中毒的灌洗溶液(解毒剂)和禁忌药物见表18-4。

表18-4　各种药物中毒的灌洗溶液(解毒剂)和禁忌药物

药物	服用或灌洗溶液	禁忌药物或食物
酸性物	镁乳、蛋清水、牛奶	强酸药物
碱性物	5%醋酸、白醋、蛋清水、牛奶	强碱药物
氰化物	饮3%过氧化氢后引吐，1∶15 000至1∶20 000高锰酸钾洗胃	—
敌敌畏	2%至4%碳酸氢钠，1%盐水，1∶15 000至1∶20 000高锰酸钾洗胃	—

续表 18－4

药物	服用或灌洗溶液	禁忌药物或食物
1605、1059、乐果、4049	2%～4%碳酸氢钠洗胃	高锰酸钾洗胃
敌百虫	1%盐水或清水洗胃；1∶15 000 至 1∶20 000 高锰酸钾洗胃	碱性泻药
DDT、666	温开水或等渗盐水洗胃，50%硫酸镁导泻	油性泻药
酚类、来苏尔（煤酚皂）、苯酚	用温水、植物油洗胃至无酚味为止，洗胃后多次服用牛奶、蛋清水保护胃黏膜。1∶15 000 至 1∶20 000 高锰酸钾洗胃	—
巴比妥类（安眠药）	1∶15 000 至 1∶20 000 高锰酸钾洗胃、硫酸钠导泻	—
异烟肼（雷米封）	同上	—
灭鼠药（磷化锌）	1∶15 000 至 1∶20 000 高锰酸钾洗胃，0.1%硫酸铜洗胃，0.5%～1%硫酸铜溶液每次 10 ml，每 5～10 min 服一次，配合用压舌板等刺激舌根引吐	鸡蛋、牛奶、脂肪及其他油类食物

【注意事项】

（1）蛋清水可粘附于黏膜或创面上，从而起保护性作用，并可使患者减轻疼痛，感觉舒适。

（2）氧化剂能将化学性毒品氧化，改变其性能，从而减轻或去除其毒性。

（3）1605、1059、乐果、4049 等禁用高锰酸钾洗胃，否则可氧化成毒性更强的物质。

（4）敌百虫遇碱性药物可分解出毒性更强的敌敌畏。

（5）巴比妥类药物采用硫酸钠导泻是利用其在肠道内形成的高渗透压，来阻止肠道水分和残存的巴比妥类药物的吸收，促其尽早排出体外。硫酸钠对心血管和神经系统没有抑制作用，不会加重巴比妥类药物中毒的病情。

（6）磷化锌中毒内服硫酸铜，可使其成为无毒的磷化铜沉淀，阻止吸收，并促进其排出体外。磷化锌易溶于油类物质，如果中毒，忌用鸡蛋、牛奶、油类等脂肪性食物，以免促使磷的溶解吸收。

（7）针对口服重金属中毒，缓释药物、肠溶性药物中毒以及消化道藏毒者，可进行全肠灌洗，经口或胃管快速注入大量聚乙二醇溶液，从而产生液性粪便，以促进毒物的排出。

（8）百草枯中毒患者洗胃后，采用“白＋黑方案”进行全胃肠洗消治疗，“白”即思密达（因漂白土无药准字号，以思密达替代），“黑”即活性炭。

（9）针对急性酒精中毒患者，如果需要洗胃，洗胃液一般选用 1%碳酸氢钠液或温开水，洗胃液不可过多，每次入量不超过 200 ml，总量多不超过 2 000～4 000 ml，胃内容物吸出干净即可。

（10）其他洗胃液　去甲肾上腺素、活性炭混悬液、氯磷定等，尽管有报道且效果满意，但临床应用较少。

【洗胃并发症】

(1) 胃肠道的机械性损伤 发生胃出血、胃穿孔、破裂等现象。

(2) 急性水中毒及水电解紊乱 主要是低钾血症和低氯性碱中毒。

(3) 出现虚脱及寒冷反应。

(4) 出现中毒加剧现象。

(5) 反流、误吸和窒息,吸入性肺炎或呼吸衰竭。

(6) 心律失常,甚至出现反射性心脏骤停。

第五节 目标体温管理

【概述】

心脏骤停(CA)是导致死亡的常见原因。CA后即使进行了有效的心肺复苏、恢复了自主循环(ROSC),仍有一些患者死亡或留有严重的后遗症。目前认为,亚低温是唯一能有效改善心肺复苏后生存率和神经功能损伤的治疗手段。目前国际上将低温划分为轻度低温(33 ℃~35 ℃)、中度低温(28 ℃~32 ℃)、深低温(17 ℃~27 ℃)、超深低温(4 ℃~16 ℃)。其中轻度低温和中度低温归属亚低温,临床应用最为普遍。多数研究表明,33 ℃是亚低温治疗最合适的温度,对缺血损伤保护效果最佳。深低温只应用于特殊患者(如主动脉狭窄或者主动脉夹层),与亚低温相比,深低温的相关并发症也更多、更加严重。有研究表明,只要降低温度,不一定达到目标温度,对患者的预后也有重要价值。现将治疗性低温(TH)定义为"人为地将患者的核心温度降低到33℃~35℃,以阻止和减轻各类原因引起的神经损伤的方法",这个温度也就是我们常说的亚低温。

【适用范围】

(1) 颅脑损伤患者,包括手术前后、脑水肿和颅内高压。

(2) 感染引起的高热、惊厥。

(3) 中枢性高热患者。

(4) 心肺复苏患者。

【禁忌证】

亚低温治疗无绝对的禁忌证,年老体弱、妊娠、生命体征不稳定的患者慎用。

【降温方法】

降温的方法和设备有很多,根据降温方式不同可以将降温方法分为不同的类型,例如:物理降温和化学降温;侵入性降温和非侵入性降温(表 18-5);全身降温和局部降温;体表降温、体腔降温和血管内降温等。使用血管内降温时,导管一旦到位,可快速降低和有效维持核心温度。缺点有:① 降温治疗前的操作步骤复杂、需要时间长、对医生的经验和能力要求较高,设备昂贵,一般医院难以开展;② 潜在的重要并发症是与导管有关的血栓形成。血栓形成与导管留置的时间有关,33%～67%发生导管相关血栓形成的患者中,导管留置时间≥1周。这些血栓大多数无明显临床症状,拔出导管后可自行消除;③ 另一个潜在的重要并发症是发生导管相关性感染。

表 18-5　侵入性和非侵入性降温技术

侵入性降温技术	非侵入性降温技术
心室内降温技术 体外循环冷却血液技术 心肺转流术 股动脉、颈动脉通路降温 血管内降温 冷乳酸钠林格液 冷生理盐水 经冷却技术进行交换的腹腔灌洗 胃、直肠灌洗 鼻咽气囊导管	充满冷空气或冷水的冰帽或冰盔 充满冷空气或冷水的冰毯 降温毯(水凝胶包被) 冰袋 冷水浸泡 酒精擦拭

体表降温包括体表冷空气降温和体表冷液体接触降温,体表降温的主要优点是它可以迅速开始,操作简便。缺点是降温时间长、温度不易维持(表 18-6)。体表冷液体接触降温需将患者的大部分身体包裹在内,降温的效果取决于冷却装置(冷却垫/毯)的性能。长期强烈的体表降温容易造成皮肤的损伤,这主要与降温垫/毯的温度、剧烈降温的持续时间以及材料的类型有关,使用中需加强监护。输入冷生理盐水也可迅速诱导低温:用 500～2 000 ml 4 ℃的冷液体经静脉进行灌注,能将体温降低 1.24 ℃,温度降至 34.7 ℃,能够有效改善患者预后。为尽快达到目标温度,还可与其他方法联合使用以减少冷液体的使用量。

目前对于降温设备、方法还缺少统一的、可操作的评价方法,选用哪种或哪些技术设备能达到诱导降温、维持低温、复温效果最佳以及并发症最少还难以确定,这方面还需要进一步深入研究。

表 18-6　各种降温技术的缺点

降温技术	缺点
冰帽或冰盔	降温速率缓慢
冷却毯	降温速率缓慢，肌颤发生率高
水凝胶降温	降温速率缓慢，肌颤发生率高，费用高
血管内降温	降温速率快，感染率高，费用高
鼻咽导管	正在实验中，有可能用于选择性的脑部降温

【降温开始和持续时间】

亚低温治疗开始于缺氧缺血原发损伤阶段，持续到整个继发性损伤阶段。亚低温治疗越早、降温速度越快，其治疗效果越好。脑缺氧耐受时限只有 5 min，故应尽早实施亚低温治疗策略。对于颅脑损伤的患者应在 6 h 之内启动 TH 治疗，如果由于各种原因未早期进行 TH 治疗，也应在条件满足后尽早实施。TH 治疗开始的时间越早，越有利于复苏成功和保护神经功能，稍微推迟，即可大大降低 TH 效果，因此，应根据具体情况尽早实施 TH。

目前推荐 TH 持续时间为 12～24 h。动物实验显示：持续长时间（24 h）的 TH 较短时间（4 h）的治疗效果更加显著。目前，临床报道的 TH 持续最长时间为 6 d。对于颅脑损伤的患者，短期（24～48 h）的亚低温治疗难以获得较好的临床效果，建议此类患者亚低温治疗时间应至少维持 3～5 d。亚低温开始的 24～48 h 更易引起颅内压反跳，应积极观察病情变化并采取对症处理措施。

需注意的是，TH 本身会给机体造成一定的损害，给予什么方式 TH 以及降温的持续时间都没有确切的标准，因此临床应用中还需根据具体情况选择不同的治疗方案。

【复温】

由于疾病的不同以及患者间的差异，很难确定复温时机的定量参考指标，应充分考虑原发病的控制情况、患者状态以及生命体征等。一般来说，患者清醒、病情稳定后即可考虑开始复温。复温是 TH 过程中的重要一步，可用体内或体外降温装置或其他加热系统进行调节。目标温度不宜超过 37 ℃，略微地超过都会引起脑血管反应和调节功能损伤，从而加重脑损伤。目前还不知道最理想的复温率，但缓慢复温优于快速复温，TH 后快速复温可对机体产生不利影响。亚低温治疗分为三个阶段，即诱导、维持和复温。诱导阶段需要使患者体温在 30 min 至 2 h 迅速达到目标核心体温。达到核心体温后一般维持 12～24 h，再进行复温。复温要缓慢、可控地进行，对于 CA 患者以 0.2～0.5 ℃/h 为宜，其他患者可以采用 0.1～0.2 ℃/h 的服务策略。整个复温过程大约 12 h，直至体温恢复到 37 ℃～38 ℃。

【并发症的防治】

TH治疗可分为诱导、维持、复温三个阶段，每个阶段都有具体的管理问题。首先是诱导阶段，其目标温度是达到34 ℃以下，并尽快达到目标温度。在维持阶段，应严格控制核心温度的波动(最高0.2 ℃～0.5 ℃)。复温阶段应缓慢复温。诱导期发生低血容量、电解质紊乱和高血糖的可能性较大，因此应尽量减少诱导期时间以尽快达到相对稳定的维持阶段。当核心温度低于33.5 ℃时，患者的各项指标趋于稳定，寒战明显减少或停止，血流动力学也趋于稳定。在此阶段，需注意预防肺炎、褥疮和伤口感染并发症。复温阶段，由于电解质发生细胞内到细胞外的转移，从而引起电解质紊乱，通过缓慢复温可在一定程度减轻电解质紊乱。

需注意的是：TH可引起所有器官的生理变化，存在一些副作用。有些生理变化对危重病患者不利，因此需要采取预防措施和(或)积极治疗。相反，一些所谓TH副作用，对机体不构成很大的风险，通常不需要特殊治疗。

1. 血流动力学变化，心律失常

TH可引起外周动脉和小动脉血管收缩，全身血管阻力和血压略有上升。由于再灌注后全身炎症反应综合征导致循环衰竭，血管张力减低。在这种情况下，TH引起全身血管阻力和血管张力增加将是有益的，有利于增加冠状动脉灌注。TH引起的“冷利尿”，可以引起低血容量，严重者会造成血流动力学不稳，因此必须进行容量监测、注意出入量平衡。

TH还可引起心律发生改变。当TH开始和体温开始下降初期，会发生轻度的窦性心动过速，主要是由于外周血管(特别是皮肤)的静脉回心血量增加，导致反射性心率加快。随着温度进一步降低，心率逐渐下降，如温度下降到35.5 ℃以下，便可引起窦性心动过缓。核心温度在±32 ℃时，心率一般下降到40～45次/min，甚至更低。这种现象是由于窦房结细胞四期自动去极化速率降低引起的；心电图变化包括P-R间期延长，QRS波延长，Q-T间期增加，这些情况通常不需要治疗。相反，在TH过程中，如果心率没有降低，应注意是否是因为镇静不足造成的心动过速。TH治疗中，为了解循环改变情况，混合静脉氧饱和度、乳酸水平和其他代谢参数的监测非常重要。乳酸水平在TH初期常常增加，一旦达到目标温度，则基本保持稳定，如果乳酸和代谢性酸中毒进一步增加，则表明循环不足，需及时干预。

2. 药物清除率降低

大多数酶的动力学性能是温度依赖性的，各种酶调节的反应速度受低温的影响非常显著，因此，药物代谢受TH影响非常大。在大多数情况下，TH可增加药物浓度和(或)提高药效。其机制是：TH可减少许多肝脏酶的活性，减少肝的灌注，减少胆汁分泌排泄药物，TH引起血容量减少和肾小管功能障碍，也可减少药物的代谢。受TH影响的药物很多，包括血管升压药，神经肌肉阻断剂，镇静、镇痛药和麻醉药等。在TH过程中充分镇静至关重要，但低温条件下判断正确的药物剂量比较困难，苯二氮䓬和阿片类等镇静和镇痛药物，尤其是吗啡，在低温时可以蓄积，造成神经评估复杂化。因此，TH 治疗中应特别注意用药剂量，根据病情及时调整。

3. 电解质紊乱

维持电解质平衡对危重患者的病情恢复非常重要，TH 治疗中容易发生电解质紊乱，应密切监测电解质水平。特别是在 TH 诱导期，血浆电解质水平可降低，其原因是电解质通过肾脏的排泄和向细胞内的转移增加。临床研究显示，低镁血症与危重病患者的死亡率相关，补充镁则可改善患者的神经系统损伤。因此，TH 治疗时应保持镁在较高水平，这也适用于其他电解质，如钾和磷。钾水平在复温阶段可能上升，主要原因是 TH 诱导期进入细胞内的钾的释放，如肾功能正常，可通过缓慢复温，使肾脏逐渐排泄过剩的钾，避免高血钾的发生，这也是为什么要缓慢复温的原因之一。电解质紊乱还会增加心律失常等不良事件的风险，因此应及时予以纠正。

4. 高血糖

TH 可同时降低胰岛素敏感性和胰岛细胞分泌胰岛素，从而使 TH 治疗中发生高血糖的风险大大增加或使高血糖更加严重。尽管高血糖是 TH 引起的生理变化，但它对危重患者可产生不良后果，应加以预防。血糖的最佳范围尚不清楚，目前推荐的参考值是 4～8 mmol/L。

5. 凝血功能变化

TH 对骨髓有抑制作用，使血小板生成减少、功能降低。低温还使血小板破坏增加，同时凝血酶和纤溶酶原激活物受到低温抑制，因此 TH 治疗中患者有一定的出血倾向。尽管 TH 可以造成凝血功能损伤，但因 TH 引起的出血在临床中并不常见，甚至在脑外伤、蛛网膜下腔出血、脑卒中或缺氧后昏迷患者 TH 治疗中，没有发生与其相关的显著出血，并且随着复温和积极治疗，凝血功能会很快改善。值得注意的是，对于那些已有活动性出血的患者，如多发伤患者，如需 TH 治疗时应首先控制出血，降温不宜低于 35 ℃，此时可不影响凝血功能。

6. 感染

TH 可抑制多种炎症反应，抑制炎性细胞因子和白细胞的迁移及吞噬功能。TH 诱导的胰岛素抵抗和高血糖可进一步增加感染风险。但大多数研究表明，使用 TH(⩽24 h)感染率无显著增加，TH 治疗时间超过 24 h 即增加严重肺炎的发病率。选择性消化道去污，可以减少革兰氏阴性菌的感染率和死亡率，长时间 TH 治疗，可采用选择性消化道去污防止感染。TH 也可增加皮肤伤口感染的风险，这可能与 TH 削弱白细胞功能和引起皮肤血管收缩有关。因此，TH 治疗时应加强护理，防止发生褥疮或使原有的皮肤损害进一步加重。此外，特别注意导管插入部位和手术伤口的感染。

7. 寒战

诱导低温过程中控制寒战非常重要。寒战可显著增加脑和全身的代谢率，持续的寒战能使代谢率成倍提高，产生过多的热量，提高血管张力，引起不良后果。镇静药、麻醉药、镁、肌松剂等药物可以减轻或消除寒战，手、足、脸加温也可减少寒战。也有学者认为，暖手、足、脸对寒战的阈值没有或只有轻微影响，联合使用镇静药物可达到较好的控制寒战的效果。通常在 TH 诱导阶段，静脉注射大剂量药物，并通过输液泵持续泵入小剂量维持以控制寒战。在低温情况下，多数的药物清除率降低，可造成药物明显蓄积，因此应避免持续大剂量输入。同时也应注意一些药物的不良反应，如可乐定可能加剧 TH 引起的心动过缓。

与多数镇静和止痛药相比，使用肌松药物控制寒战不会引起低血压，这对于血流动力学不稳定的患者来说是非常重要的，特别是在救护车和急诊室没有更多的措施来维持血流动力学稳定时，短时的肌松被认为是控制寒战的一线选择。需注意的是，不必常规使用肌松药物，只有当镇静、止痛药物控制寒战无效时再使用肌松药物治疗。

不推荐常规使用肌松剂的原因是：① 尽管肌松药可减轻寒战，但药物对中枢没有作用，即大脑试图产生寒战的反应并没有停止。② 注射肌松剂掩盖了癫痫的症状，癫痫在缺氧性脑病中有一定的发病率，需持续动态脑电图监测，否则会影响癫痫的诊断。③ 使用镇静和止痛药物可对抗寒战，有利于血管舒张，可以增加散热。④ 肌松药物使用后可以掩盖镇静药物剂量不足的现象。因此，通常避免常规使用该药，需认真权衡控制寒战方法的利害。另外，肌松药物也很少需要维持使用，因为当温度低于 33.5℃时，寒战会明显减少或完全停止。

【核心温度监测】

应用 TH 治疗时，准确测量核心温度至关重要。“真正的”核心温度是指通过肺动脉导管测量的血液温度。选择测量的其他器官温度应能准确、及时地反映“真正的”核心温度。常用的监测体温的部位有：膀胱、鼻咽部、鼓室、食道、直肠。核心温度与器官温度之间的平衡受多种因素的影响，其中包括器官类型、器官灌注情况（如休克或低血容量情况下，灌注减少，温度平衡速度较慢）和各种局部因素。但是当快速降温阶段，各种部位的温度均不能及时反映核心温度的快速变化，特别是使用新的冷却装置降温时，降温速度较快（≥4 ℃/h），如此迅速的降温，除非直接测量血液温度，否则必然导致测量器官温度与核心温度之间存在时间差，器官温度高于核心温度。如果此时以器官温度为标准继续降温，将导致核心温度低于预定的目标温度，此情况需引起临床医师的注意。常用的温度监测部位均有特定的优势和局限性，不同监测部位滞后核心温度的平均时间也受多种因素的影响。研究表明膀胱温度能较好地反映核心温度而且创伤性小，但一些技术上的问题可影响它的准确性，例如：膀胱温度探测器没有固定在导管的内部，它可以在导管内移动，如果接触到充满室温盐水的气囊上，则不能真实反映膀胱温度。所以哪个部位的温度更能准确、及时地反映核心温度，如何能准确、及时地掌握核心温度还需深入研究。

第六节　急诊介入治疗

【概述】

介入治疗在医疗领域的发展极为迅猛，在急诊的地位愈发重要，尤其是在血栓栓塞性疾病和出血性疾病中已经成为重要的急诊治疗手段，急诊介入治疗技术广泛应用于急性心肌梗死、脑动脉瘤、蛛网膜下腔出血、缺血性脑卒中、颈动脉狭窄、内科保守治疗无效的消化道出血、支气管大咯血、产后大出血以及夹层动脉瘤等急危重症疾病当中。下面对基础的急诊介入的设备、器械、操作技术进行阐述。

【术前准备】

动脉介入治疗是一种创伤性治疗措施，术前需要精心准备以避免或减少术中并发症的出现。

(1) 详细询问病史。

(2) 完善各项辅助检查(应包括乙丙肝抗原、HIV等病毒检测)。

(3) 根据患者情况术前30 min可肌注地西泮，镇静、缓解紧张情绪。

(4) 皮肤准备　术前清洁、备皮。

(5) 穿刺准备　静脉通道建立在非手术肢体上，避免影响手术穿刺。

(6) 配合训练　练习呼吸、屏气、咳嗽等动作，术前半小时排空大小便。

(7) 心理准备　患者术前紧张、焦虑可增加术中血管痉挛及迷走神经反射的概率，患者要调整心态、消除疑虑、稳定情绪，并签署知情同意书。

(8) 术前禁饮食6～8 h或少食。手术当天停服降糖药，其他口服药照常服用。

(9) 特殊准备　对于肾功能异常的患者要充分水化，必要时行肾脏替代治疗。

(10) 术前行碘过敏实验。

(11) 服用二甲双胍的患者术前48 h至术后48 h应予停用。

【术后随访】

注意皮肤出血、渗血、血肿等情况；股动脉穿刺注意足背动脉搏动情况。

【禁忌证】

介入治疗的相对禁忌证如下(相对禁忌证在适当的处理后可转为适应证)。

(1) 心导管设施、设备不齐全。

(2) 已知未经控制的出血倾向。

(3) 感染并发热。

(4) 怀孕。

(5) 近期脑血管意外(<1个月)。

(6) 肾衰竭。

(7) 未经控制的充血性心力衰竭、高血压、严重的心律失常。

(8) 不愿配合的患者。

【急诊介入的主要设备、仪器】

有创心导管技师需精通所有手术相关诊断设备和治疗设备的操作和维护,包括负责每台设备的安全。导管室常用的各种仪器如下(以下设备未包括全部导管室设备,设备也不仅限于导管室使用)。

(1) 生理参数监测设备 ① ECG/血压记录/分析仪(是否配备电脑界面均可);② 压力传感器;③ 心电图仪;④ 热稀释心排血量计算仪;⑤ 血气、血氧含量、血氧饱和度分析仪。

(2) 造影设备(血管造影机)、数字图像管理程序、高压注射器。

(3) 体外临时起搏器、经静脉起搏器、起搏器驱动器、起搏器连接线等。

(4) 主动脉球囊反搏设备。

(5) 配备急救药品和除颤器的急救车。

【急诊介入的具体操作】

动脉血管介入术常使用股动脉、桡动脉、肱动脉等作为入路途径。在心脏血管介入治疗中,桡动脉途径以其易压迫止血、术后活动限制少、恢复快等特点得到了越来越多的应用。因此,对桡动脉及股动脉路径的优缺点进行了比较(表 18-7)。

表 18-7 桡动脉和股动脉介入路径比较

不同点	股动脉路径	桡动脉路径
穿刺点出血发生率	3%~4%	0~0.6%
血管穿刺并发症	假性动脉瘤,腹膜后血肿,动静脉瘘,疼痛性血肿	局部刺激症状 3%~9%发生于桡动脉搏动消失者

续表 18-7

不同点	股动脉路径	桡动脉路径
患者舒适度	可接受	比较舒适
卧床时间	2～4 h	无须卧床
额外花费	血管封堵装置	止血腕带
手术时间	略短	略长
射线暴露量	略少	略多
进入 LIMA	容易	右侧入路困难
使用 CABG 备选动脉	不用	不确定
学习周期	较短	较长
>8F 指导引管	可用	对于男性最大可用 7F
外周血管病，肥胖者	可能有困难	无困难

下面以桡动脉途径为例介绍冠状动脉介入治疗的操作步骤。

(1) 桡动脉穿刺前要做好患者的筛选、Allen 试验、桡尺动脉多普勒超声等充分准备，并明确桡动脉的走行。

对于拟行桡动脉介入者，术前建议行 Allen 试验。Allen 试验的目的是评价尺动脉血流情况，试验方法如下：患者用力握拳，同时压迫患者的桡动脉和尺动脉，以阻断血流，张开手时，手部是苍白的。放松尺动脉后，手部的颜色应该在 8～10 s 内恢复正常。另外，也可以用脉搏血氧测定法判断尺动脉血流情况。使用脉搏血氧测定法判断尺动脉血流的方法如下：桡动脉和尺动脉均开放时，记录脉搏波的波形，当压迫桡动脉时，就可以观测到尺动脉脉搏波波形。相反，我们也可以阻断尺动脉来判断桡动脉血流情况，主要推荐用于以前曾经桡动脉行介入术或者反复多次进行动脉血气分析的患者。在阻断桡动脉后，根据脉氧仪的波形可以将 Allen 试验的结果分为三型：① 脉搏波没有变化；② 脉搏波幅度减低；③ 脉搏波消失。对于①型和②型的患者，我们可以经桡动脉路径穿刺置管，但是不推荐用于③型患者。

通常穿刺处在桡骨茎突 1 cm 处，也有学者认为在桡动脉搏动最强处穿刺。穿刺针方向和桡动脉走行一致，穿刺针和皮肤的角度通常为 30°～40°。置入动脉鞘管后注射 100～200 μg 硝酸甘油以预防和解除血管痉挛，注入普通肝素 60～100 U/kg，以后每隔 1 h 追加 2 000～3 000 U。

(2) 选择合适型号的导引导管，在导丝指引下经桡动脉鞘管送至主动脉根部，操纵导引导管，使其进入目标血管的冠状动脉开口处。

(3) 观察压力情况，当导引导管压力正常、无压力衰减且其与目标血管保持良好的同轴状况下，将合适的导丝在体外根据病变特点塑形后，通过导引导管将其送至靶血管远端。

(4) 选择合适的球囊导管，将球囊导管尾端和加压泵相连，使球囊处于负压状态，沿导丝将球囊推送至靶病变处，加压扩张，直至造影显示扩张效果满意。

(5) 选择合适的带球囊支架导管系统，由导丝推送至病变部位，经造影确认支架到位并完全覆盖病变处后，加压扩张球囊，最终再以冠脉造影确定支架置入效果。

桡动脉穿刺置管是冠脉介入治疗成功的重要环节。桡动脉穿刺置管的要点如下：首先触摸桡动脉搏动，穿刺点在桡骨茎突近端 1～2 cm 处。

① 皮下注射少量的利多卡因。

② 穿刺针和皮肤呈 30°～40°缓慢进针，直至血液从针中流出，因为针孔很细，所以喷出的血流不会很强。

③ 小心固定好针头的位置，并送入 0.46 mm 的导丝。导丝进入时应该没有阻力或者阻力很小。拔出穿刺针。

④ 在穿刺点的皮肤上切开一个小口，以便置入鞘管。

⑤ 将鞘管顺着导丝送入桡动脉。若鞘管很容易送入，则可以直接将鞘管推送到位；若输送中途感到有阻力，则可以撤出导丝，打入血管扩张剂“鸡尾酒”配方(硝酸甘油 200 μg、1%利多卡因 1～2 ml、肝素 2 000～4 000 U)，然后重新送入导丝，继续送入鞘管。

⑥ 在鞘管到位之后，通过透明敷贴粘贴或者缝合固定好鞘管。这时，可以将患者的手臂置于身体旁边，准备送入导管。

动脉穿刺最好使用显微穿刺针和 0.46 mm 的导丝。多种带有扩张器的不同长度的鞘管(10～36 cm)可供选择。一些术者提倡用比较长的鞘管，这样患者更舒适，且更易于推送导管，即使对于比较矮小的患者也是如此，这时鞘管可能进入肱动脉。桡动脉介入导管的选择是非常关键的。图 18－20 列举了常用的导管。冠状动脉造影的标准导管是 Judkins 导管或 Amplatz 导管，但是这类导管需要反复推送才能进入冠状窦。3.5 Judkins 左导管经常用于选择性左冠状动脉口的进入。目前新研发的一些导管在左、右冠状动脉造影时都可以使用。减少导管的更换次数可以降低动脉痉挛的发生率。如果行左桡动脉介入术，使用 Judkins 标准导管更容易推送。同时，患者左臂应该置于下腹部，这样便于右利手的术者站在患者右侧进行操作。

【急诊介入相关并发症】

1. 造影剂反应

国际放射学会的造影剂安全委员会报道，通过对超过 30 万例患者的研究发现，总体不良反应的发生率为 5%甚至更少。有过敏史的患者，不良反应发生率为 10%～12%；以往造影发生过不良反应的患者，不良反应发生率为 15%。在这些报道中，再次行造影检查时，重大不良反应再发概率不高，而轻微不良反应相对而言较为常见。

造影剂的变态反应分为三类：

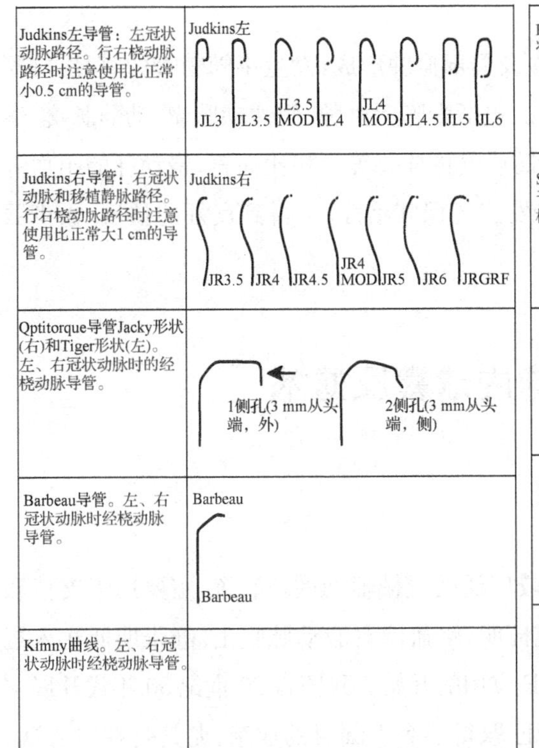

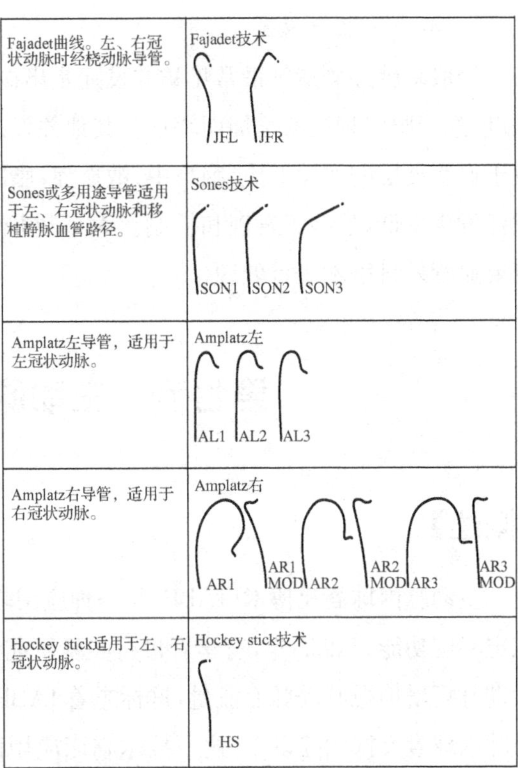

图 18－20　桡动脉穿刺使用的导管

（1）皮肤和黏膜的表现　血管性水肿、皮肤潮红、喉头水肿、皮肤瘙痒、荨麻疹等。

（2）平滑肌反应及轻微变态反应　支气管痉挛、胃肠痉挛、子宫收缩等。

（3）心血管和严重变态反应　心律失常、低血压(休克)、血管舒张。严重变态反应包括喉头水肿或肺水肿，往往伴随其他程度的不良反应。

尽管术前造影剂测试可能引起患者的剧烈反应(这种反应罕有威胁生命的情况发生)，但术前造影剂测试对判断不良反应的发生并没有价值。治疗上可使用苯海拉明、类固醇激素、肾上腺素等药物。

2. 造影剂致肾衰竭(造影剂肾病)

糖尿病、肾功能不全以及任何原因造成脱水的患者是造影剂致肾衰竭发生的高危人群，对此类患者，应当做好准备以降低造影剂导致肾衰竭的发生率。措施包括水化治疗以及维持高尿量(≥200 ml/h)。这些患者手术前夜应接受经静脉的水化治疗，在使用造影剂后，除非血容量负担过大，否则应继续通过静脉给药。呋塞米(速尿)、甘露醇和钙通道阻滞剂对于减少造影剂导致肾衰竭的发生率并无帮助。术后应监测患者尿量，如果尿量减少并且对静脉补液没有反应，则很有可能发生了肾功能不全，这种情况下应邀请肾病学专家会诊。与离子造影剂相比，非离子或低渗造影剂导致肾衰竭的发生率较低。

3. 动脉穿刺并发症

经股动脉穿刺造影最常见的并发症是出血及局部血肿形成，发生率随鞘管的直径、抗凝强度、患者肥胖程度的增加而增加。其他并发症包括腹膜后血肿、假性动脉瘤、动静脉瘘、继发于血管夹层的血栓形成、脑卒中、败血症、脂肪或气体栓塞等。相比而言，桡动脉的出血并发症发生率低，且易于发现和控制。大多数并发症经保守治疗，可得到良好的预后，极少数需要血管外科手术进行处理。

第七节　主动脉内球囊反搏术

【概述】

主动脉内球囊反搏术(IABP)是一种应用较广泛的机械辅助循环装置，主要用于支持和稳定心脏功能。1952年，有学者进行实验研究证明，将血液自股动脉吸出，舒张期回注入冠状动脉可增加冠状动脉血流量，这标志着IABP应用的开始。我国自20世纪80年代开展主动脉内球囊反搏治疗以来，这一技术临床应用已取得了令人瞩目的成绩，尤其是在冠心病、心力衰竭及急性心肌梗死介入治疗等方面得到了广泛的应用。

作用原理：IABP由球囊导管和主动脉反搏泵组成。当球囊在舒张早期快速充气时，主动脉内舒张期压力增加，使冠状动脉、脑动脉的灌注压增加，改善了冠状动脉、脑动脉的血流灌注。当球囊在舒张末期放气时，主动脉内有效血容量减少，主动脉收缩压降低，外周阻力下降，左心室壁张力降低，心肌耗氧量减少。IABP通过这种工作原理调节心肌氧的供需平衡来改善心肌缺血、增加心排血量，起到辅助心脏功能及提供心肌保护的作用。

【适应证】

(1) 不稳定型心绞痛经内科治疗无效者。

(2) 顽固性心力衰竭。

(3) 冠心病高危患者的介入治疗。

(4) 急性心肌梗死伴或不伴急性期并发症。

(5) 心源性休克。

(6) 缺血性顽固性室性心律失常。

(7) 感染性休克。

(8) 体外循环脱机。

(9) 非心脏手术的心脏支持。

(10) 心脏手术前的预防性措施。

(11) 术后心功能异常/低心排血量综合征。

(12) 心肌顿挫。

(13) 过渡至其他左心室辅助装置。

(14) 纠正心脏解剖缺陷手术后的心脏支持。

【禁忌证】

(1) 严重主动脉瓣关闭不全。

(2) 主动脉夹层或动脉瘤。

(3) 主动脉外伤。

(4) 无救治意义的脑死亡或晚期恶性肿瘤患者。

(5) 外周血管畸形致导管不能到位。

(6) 严重凝血功能异常需全身抗凝治疗。

(7) 严重的主动脉和外周血管粥样硬化。

【操作步骤】

(1) 取左或右股动脉经皮穿刺，插入球囊导管，插入前最好做血管超声检查，评估股动脉及髂动脉，排除外周动脉狭窄性病变，以避免插入不成功。

(2) IABP 的球囊导管能通过 8 Fr 鞘管插入，或采用无鞘插入球囊导管的方法。

(3) 球囊导管插入前需排出球囊内气体。

(4) 在 X 线透视下沿导丝送入球囊导管，留置球囊于左锁骨下动脉开口下方 2 cm 处和肾动脉开口上方的降主动脉内。

(5) 撤出导丝，冲洗中央腔，连接压力转换器，固定球囊导管，并与主动脉反搏泵相连。

(6) 反搏开始时应在透视下观察球囊充气情况，调节球囊充气、排气时间。充气应控制在主动脉瓣刚闭合后，在主动脉压力曲线重搏波处；排气应控制在主动脉瓣开放前，在主动脉舒张压的波谷处。

【IABP 护理】

(1) 选择一个有“R”波较清晰的 ECG 导联，避免电极脱落或接触不良。

(2) 监测心率、心律变化，及时发现并预防心动过速、心动过缓或严重心律失常以免影响球囊反搏效果。

(3) 掌握触发方式　大多情况下均以 ECG 触发；因各种原因引起 ECG 不能有效触发时，可临时改用压力触发；当急救患者没有心电活动时，选用内置触发。

（4）注意保持测压中央腔的通畅，一般情况下要每小时用 3 ml 左右的肝素盐水定时冲洗中央腔，避免堵塞。

（5）严密监测反搏压，当反搏压力降低或不反搏时可能出现的原因：①植入的反搏导管堵塞或部分堵塞；②导管位置不佳；③气囊漏气；④导管打折或衔接处松脱；⑤气源不足；⑥ECG 触发时电极脱落或接触不良。

（6）仔细观察及发现反搏有效的征兆。① 循环改善：皮肤、面色见红润，鼻尖、额头及肢体末端转暖，中心静脉压、肺动脉压下降，尿量增多。② 心泵有力：舒张压及收缩压回升，平均动脉压回升，心排血量回升，正性肌力药用量减少。及早发现并掌握停反搏的指标：循环已改善，对药物的依赖性极小（多巴胺用量＜5 μg/(kg・min)），血压稳定（收缩压＞90 mmHg），心脏指数＞2.5 L/(min・m^2)，排尿＞1 ml/(kg・h)。

（7）心肺功能不全的预防

① 观察并保持稳定的血压；注意调整使用正性心力药物并根据血压回升逐渐地适时地减量，直至停用药物。

② 预防及纠正心律失常，注意防止术后机体缺氧、缺血加重。维持血液容量平衡、呼吸道通畅以及纠正电解质紊乱。

（8）加强基础护理

① 应用呼吸机辅助＞2 d 者，每日行口、鼻、咽腔冲洗及口腔清洁 2 次。呼吸机管道及湿化罐每日必须更换、清洗、消毒，如有条件可以用一次性呼吸机管道。全套呼吸机管道和湿化罐最终采用环氧乙烷消毒。

② 循环稳定的患者应 2 h 翻身及拍背 1 次，预防肺水肿、肺炎等肺部并发症。

③ 预防褥疮的发生。要求每班检查全身受压部位的皮肤，定时翻身，并用 50%酒精按摩受压部位。用棉垫或气圈垫靠背的患者，要寻找使患者舒适的体位，避免一处皮肤长期受压。对于卧床排便的患者，每次便后用温水擦洗，并保持干燥清洁。翻抬患者时应避免挫伤皮肤。

④ 各肢体每 4 h 行被动的功能训练，确保肢体的功能位置。防止关节强直，促进血液循环。

（9）营养支持　加强营养，给予鼻饲和静脉高营养，注意鼻饲一次不可过多，以免胃内容物反流引发误吸或胃肠胀气。静脉高营养的管道每日必须更换。

【并发症】

（1）动脉血栓形成　主要是股动脉及其远端动脉血栓形成，表现为患侧下肢疼痛、苍白、局部动脉搏动消失。

（2）动脉壁损伤　股动脉损伤多见，可出现股动脉及其分支撕裂、假性动脉瘤、内膜剥离等。

(3) 球囊破裂　IABP 系统在设计上保证了在球囊破裂时，立即停止反搏并自动变为负压，故因球囊破裂导致的栓塞事件并不多见。

(4) 局部出血和感染。

(5) 其他　动脉栓塞、下肢缺血、贫血及血小板减少等。

【并发症的预防与护理】

1. 下肢缺血

(1) 原因　① IABP 导管置入阻塞动脉管腔影响下肢供血。② 行 CABG 术后，取大隐静脉的下肢用弹力绷带包裹过紧。③ IABP 患者抗凝不当或使用的 IABP 导管留置时间过长。

(2) 预防　① 严密观察置 IABP 导管侧的足背动脉搏动情况，注意下肢皮肤的颜色、温度及感觉等变化并与对侧比较。② 注意 CABG 术后患者置管一侧下肢弹力绷带是否过紧。应在术后 6 h 松解弹力绷带。③ IABP 患者的半卧体位应小于 40°，避免屈膝、屈髋引起的球囊导管打折。④ 抗凝治疗前需遵医嘱监测 ACT，抗凝治疗后需观察有无出凝血现象。⑤ 避免 IABP 1∶3 反搏比>8 h 或停搏超过 30 min(易形成血栓)。

2. 感染

多为局部感染。

(1) 原因　① IABP 后需抗凝治疗患者，因置球囊管处切口渗血多引起继发感染。② 无菌操作不严格。

(2) 预防　① 置管处局部每日消毒并更换敷料，同时检查穿刺局部有无渗血、红肿、分泌物。如污染时，及时更换敷料。② 观察每日体温、血常规的动态变化。③ 观察应用各类抗生素的效果，若效果不佳应及时报告医生。

3. 球囊破裂

(1) 原因　置管不顺利或置管中球囊壁被主动脉壁粥样硬化斑块刺破。

(2) 预防　① 观察有无顽固性低反搏压或反搏无效。② 观察充气管道内有无血液溢出。如发生以上情况应立即停止 IABP，并立即拔出 IABP 导管。如病情需要应重新更换导管。

4. 导管置入动脉夹层或将动脉撕裂、穿孔

【注意事项】

(1) 所有患者应接受肝素抗凝，并且穿刺远端肢体要定时按摩，以防止下肢缺血及深静脉血栓形成。

(2) 患者应保持平卧位或<45°的半坐卧位，穿刺侧下肢伸直，避免屈膝、屈髋。

(3) 穿刺部位每天消毒、更换敷料。

(4) 患者原发病基本稳定后可考虑撤出 IABP，不主张突然撤出。首先应逐渐减少反搏比，若血流动力学稳定，病情无反复，则可停止反搏，将 IABP 球囊导管撤出。

【临床应用】

1. IABP 在急性心肌梗死合并心源性休克的应用

急性心肌梗死(AMI)合并心源性休克时，保护性 IABP 可预防经皮冠状动脉介入术(PCI)再通后再闭塞事件的发生，预防非坏死区的重塑和扩大，促进左心室功能恢复。同时可增加脑、肾等重要脏器的血流灌注，增加尿量，减少酸中毒，改善机体内环境。多中心随机 SHOCK 试验发现，AMI 合并心源性休克的患者应用 IABP 结合血运重建可降低患者死亡率，这对进行早期血管重建术极为重要。Hollenberg 强调早期确诊 CS 并及时开始血流动力学支持(如 IABP)、稳定血压、维持心排血量至关重要。随后应迅速进行血运重建，即使在没能力进行血管重建的医疗机构，尽早行 IABP 稳定血流动力学，选择性溶栓，然后送到有能力进行血管重建的医疗中心是最好选择。

大量 IABP 的临床研究证实，IABP 能降低 AMI 患者临床不良事件发生率和死亡率，即使是合并晚期心源性休克，IABP 也可提供支持使其能耐受 PCI 术。AMI 合并有 CS 的患者，尽早在 IABP 辅助下行 PCI，可提高患者院内存活率并能改善患者预后。

2. IABP 在左主干病变患者中的应用

长期以来，由于左主干血管支配整个左心系统，一旦血流被阻断，将易出现严重的心肌缺血并发症，如室颤、心脏骤停或心源性休克，因此无保护左主干狭窄(ULMCA)患者的治疗一直被人们所关注。

随着心脏介入治疗的迅速发展，临床研究表明：支架治疗 ULMCA 患者的近期和远期疗效是可以接受的，手术成功率高，严重并发症少。术前 IABP 置入可为患者提供稳定的血流动力学基础，IABP 与 PCI 相结合，可提高该类患者生存率。所以，对于存在冠状动脉旁路移植术禁忌证、拒绝外科治疗或经严格选择的左心功能正常的 ULMCA 的患者，PCI 是一种可获得理想疗效的治疗方案，但应重视左心室衰竭的 ULMCA 患者，左心室衰竭是该类患者 PCI 后死亡的独立危险因素。

3. IABP 在其他危重患者的应用

冠状动脉多支血管病变、陈旧性心肌梗死史、糖尿病史、心力衰竭、高龄(>75 岁)等患者血流动力学极不稳定。如果药物治疗不能稳定患者的心脏功能状态，应尽早使用 IABP，同时将 IABP 与再灌注和血运重建治疗相结合能最大限度降低死亡率。有研究报道，IABP 与 PCI 联合救治急性心肌梗死伴心力衰竭患者，可取得良好的临床疗效。

IABP 的临床疗效与 IABP 应用时机相关，如心肌梗死合并心源性休克时，为了最大限度地保护和挽救缺血心肌，使梗死范围缩小到最低限度，多数人主张尽早使用 IABP，若结合紧急 PCI，死亡率可大大降低。有研究认为，术前保护性置入 IABP 临床疗效优于术中或术后挽救性置入 IABP。

【IABP 的不足】

由 IABP 提供的血流动力学支持有限，而且依赖患者自身的心脏功能发挥作用。IABP 只适合于低水平支持的患者，它能提供不超过 1.5 mL/min 的心排血量。当主动脉低于 70 mmHg 时效果差。由于导管植入部位限制患者活动，因而不能长期应用，当 IABP 应用超过 20 d，血管并发症、感染和出血等风险大大增加。

第八节　血液净化技术及护理

【概述】

血液净化是将患者血液引到体外，通过特殊净化装置，以清除体内代谢废物或毒物，纠正水、电解质与酸碱平衡失调的治疗方法，包括血液透析（HD）、腹膜透析（PD）、血液滤过（HF）、血浆置换（PE）、血液灌流（HP）等。近年来在血液滤过的基础上逐渐发展形成了一个新的领域——连续性肾脏替代治疗（CRRT），为急危重症患者的血液净化治疗提供了新途径。

【基本原理】

血液净化是模拟正常肾小球的滤过原理，以超滤为基础的血液净化技术。通过血泵或动静脉压力差作为体外循环驱动力，使血液通过由高通透性膜制成的滤器。在跨膜压的作用下，使中小分子溶质以等渗性对流转运方式穿过滤过膜，水分以超滤的形式被一起清除。通过输液装置，在滤器前或滤器后，补充与细胞外液成分相似的电解质溶液（置换液）以防容量缺失，纠正电解质紊乱和酸碱失衡。

【适应证】

（1）急性肾功能损害，尿毒症。

（2）严重脓毒症，脓毒性休克。

（3）急性高血容量状态，充血性心衰。

(4) 急性肝功能衰竭。

(5) 严重的酸碱和电解质紊乱。

(6) 急性重症胰腺炎。

(7) 急性中毒。

(8) 其他　神经系统疾病如吉兰-巴雷综合征、重症肌无力,血液系统疾病,自身免疫性疾病等。

【禁忌证】

对血液净化相关材料过敏者。其他没有绝对的禁忌证,但对于活动性出血、血流动力学不稳定、严重心律失常、血小板明显减少、凝血功能异常、脑血管意外的患者需要重视。对于终末期患者应权衡利弊而定。

【血液净化技术的选择】

1. 血液透析

血液透析(HD)是最常用的血液净化技术,利用半透膜原理,通过扩散、对流方式将体内各种有害及多余的代谢废物和过多的电解质移出体外,达到净化血液、纠正水电解质紊乱及恢复酸碱平衡的目的。适合于尿毒症、水溶性小分子毒物中毒的清除。

2. 血液滤过

血液滤过(HF)是通过机器(泵)或患者自身的血压,使血液流经体外回路中的一个滤器,在滤过压的作用下滤出大量液体和溶质,同时补充与血浆液体成分相似的电解质溶液,达到血液净化的目的。与血液透析不同的是血液滤过主要通过对流和跨膜压清除中、小分子物质。和血液透析相比的优势在于:可以控制顽固性高血压,纠正心功能不全,清除过多液体,减轻治疗期间副反应,维持心血管状态稳定性,清除中分子物质等。

3. 血液透析滤过

血液透析滤过(HDF)结合了血液透析和滤过的优点,通过弥散作用清除小分子物质和通过对流作用清除中分子物质,因此治疗效果优于透析和滤过的任何一种。但是它仍然不是完美的血液净化技术,因为会导致蛋白质、水溶性维生素和微量元素的丢失。

4. 血液灌流

血液灌流(HP)是借助体外循环,将患者血液引出体外与固态的吸附剂接触,以吸附的方式清除体内某些代谢产物、外源性药物及毒物,使净化后的血液重新返回患者体内,从而达到治疗目的,但不具备清除水分及调节电解质和酸碱平衡的作用。吸附的材料包括活性炭和树脂两类,其中活性炭对中分子量以上的毒物有较好的吸附效应,树脂吸附剂对脂溶性和较大分子量毒物有较强的吸附效应;对于小分子量毒物两种吸附剂作用都较差。急性药物或毒物中毒是HP的主要适应证。

5. 血浆置换

血浆置换(PE)是一种用来清除血液中大分子物质的血液净化疗法。将患者血液经血泵引出,经过血浆分离器分离血浆和细胞成分,去除致病血浆或选择性地去除血浆中的某些致病因子,然后将细胞成分、净化后血浆及所需补充的置换液输回体内。血浆置换可以治疗自身免疫性疾病、血液病、神经系统疾病、高蛋白结合率的毒物中毒及肝功能衰竭等。

6. 免疫吸附

免疫吸附(IA)是将高度特异性的抗原、抗体或有特定物理、化学亲和力的物质与吸附材料结合制成吸附剂(柱),选择性地清除血液中的致病因子,从而达到净化血液的目的。免疫吸附是在血浆置换的基础上发展起来的新技术,优点是对血浆中致病因子清除的选择性更高,血浆中有用成分的丢失范围与数量更小,同时避免了血浆输入所带来的各种不良影响。目前免疫吸附主要用来清除各种自身抗体,常用于新月体肾病、IgA肾病免疫性溶血性贫血、血小板减少性紫癜、重症肌无力、吉兰-巴雷综合征、系统性红斑狼疮、类风湿关节炎等自身免疫性疾病。

7. 其他

可以将上述不同的血液净化技术组合应用形成新的技术。腹腔透析也是常用的血液净化技术,本节不作介绍。

【血液净化技术的实施】

1. 建立血管通路

(1) 动脉-静脉血管通路的建立　多选择股动脉-静脉,采用穿刺法建立通路。

(2) 静脉-静脉血管通路　首选单针双腔导管中心静脉留置法,常用穿刺部位有股静脉、颈内静脉、锁骨下静脉。

2. 血液滤过器

目前多采用的是空心纤维型血液滤过器,滤过膜的滤过机能接近肾小球基底膜。

3. 置换液

CRRT滤液中溶质的浓度几乎与血浆相等,当超滤率为10～20 ml/min时,需补充与细胞外液相似的置换液。置换液电解质的成分应接近于血浆成分,多采用市售的置换液,但需根据病情调节置换液成分,遵循个体化原则配制。

(1) 需补充置换液量的计算方法　置换液量(ml/h)＝同期超滤液量－补液量＋其他途径液体丢失量(如尿液等)。

(2) 补充置换液的途径　有前稀释法和后稀释法。前稀释法是指置换液在滤器前的静脉管道中输入。可以降低血液黏滞度，减小血流阻力，不易凝血，肝素用量少，并可控制静脉端的胶体渗透压，但置换液的使用量较大。在滤器后的静脉管道中输入置换液称为后稀释法。后稀释法减少了置换液的用量，滤过液中溶质的浓度几乎与血浆相同，超滤效率较高，但血流阻力大，易凝血，肝素用量较大。

4. 抗凝

(1) 肝素抗凝　① 常规肝素抗凝法：与 HD 治疗时肝素用法相似，个体差异较大。② 存在潜在出血的抗凝：首剂 15～25 U/kg，然后持续静脉泵入，调整肝素用量，使 APTT 比正常值延长 15 s。③ 出血倾向明显的抗凝：首剂 5～10 U/kg 后，持续静脉泵入，调整肝素用量控制 APTT 在正常范围。

(2) 非肝素抗凝　出血倾向明显的患者可采用以下方法抗凝。① 体外枸橼酸抗凝法：在滤器动脉管道侧持续泵入枸橼酸钠抗凝剂，在回路管中注入钙剂对抗，实现滤器内局部抗凝。② 其他抗凝法：低分子肝素、前列环素、前列环素类似物、蛋白酶抑制剂等可作为抗凝剂。③ 凝血机能异常的抗凝：血小板减少，且 APTT 延长，可用前稀释法，不必用抗凝剂。

(3) 无肝素透析　首先用含肝素生理盐水预充滤器和血管通路，并浸泡 15～30 min，血流速度保持 200～300 ml/min，每 15min 用生理盐水 100～150 ml 冲洗滤器。

(4) 滤器冲洗　为防止血液滤过器及管道内血栓形成，需用生理盐水定期冲洗滤器。在滤器前连接生理盐水输注系统，冲洗时，将动脉血流中断，同时打开生理盐水冲洗系统，使生理盐水进入管道和滤器，每次冲洗 100～150 ml，30～60 min 一次。可明显延长滤器使用寿命，减少抗凝剂用量。滤器内凝血可表现为：① 滤液尿素值/血尿素值＜0.7(正常 1.0)，表示滤液与血液溶质不完全平衡，提示滤器内凝血。② 最大超滤＜100 ml/h，提示凝血，应更换滤器。③ 滤器前压力过高，引起管道搏动。

5. 液体平衡的管理

计算液体平衡应包括所有的入量和出量(内生水因不能准确计量多不包括在内)。一般来说，入量包括输注的置换液量、静脉输液量、口服的液体量等；出量包括超滤液量和其他途径的液体丢失量(尿量、大便量、各种引流量、皮肤蒸发和呼吸等的不显性失水量)。为避免出现血容量异常波动，应每小时计算液体平衡，再根据患者容量状态和治疗目的及时调整液体平衡的方向(正平衡或负平衡)和程度。

【操作流程】(以费森尤斯机器为例)

1. 机器介绍

(1) 费森尤斯机器电源总开关。

(2) 机器屏幕及软键盘按钮(自上而下)　操作报警指示灯(绿色为操作状态；黄色为警告或准备状态；红色为报警状态)，开关按钮，开始/重调按钮，血泵停止按钮，消音键，退出键,旋转选择键和同意键。

(3) 机器结构:① 四个秤(秤 1 为左上透析液秤;秤 2 为右上置换液秤;秤 3、4 为底部废液秤)。② 两个加温囊(上为透析液加热;下为置换液加热)。③ 三个监测器(上为气泡监测器;中为光学监测器;下为漏血监测器)。④ 四个泵头(右上为血泵;右下为废液泵;左上为透析液泵;左下为置换液泵)。⑤ 四个压力监测探头(红色为动脉压;白色为滤前压或采血压;蓝色为静脉压;黄色为废液压)。

2. 上机准备

(1) 机器处于消毒备用状态。

(2) 核对医嘱(急诊 ICU 血液净化医嘱单)。

(3) 用物准备:① 准备配制预冲液(生理盐水 3 000 ml+肝素钠 3 支),透析液备用。② 准备管路系统(AVF 套管,S 管,D 管,废液袋,滤器,转换连接头)。③ 其他用物:抗凝剂,钙剂,注射器,生理盐水,纱布,治疗巾,碘附,棉签等。

(4) 患者准备。

(5) 护士准备。

3. 管路安装

(1) 开机　持续按开关按钮 3 s 后机器开机。

(2) 机器提示　确认开始条件,机器上无任何管路物体。

(3) 机器自检　时间不超过 3 min,包括自检机器结构和电池,报警声音。

(4) 自检后管路安装机器提示　选择 FMC 50 ml 注射器及废液袋最大重量不超过 10 kg。

(5) 选择新的治疗模式。

(6) 选择 CVVHDF 模式。

(7) 核查用物　逐项检查各耗材有效期等。

(8) 选择条件满足键。

(9) 按照机器图示提示安装管路　滤器—管路静脉壶—血泵管—废液泵管—光学监测器—漏血监测器—各压力监测探头—废液袋—透析管路—置换管路—肝素泵—预冲液—置换液和透析液。

4. 预冲

(1) 确认开始条件。

(2) 机器默认设置　血泵速 100 ml/min;预冲液量 800 ml;超滤预冲>500 ml;回血液量 600 ml。

(3) 开始模拟预冲　滤器动脉端在下,动脉壶 2/3;静脉壶 4/5。

(4) 超滤预冲　建立动静脉回路,滤器静脉端在下。

5. 上机

(1) 核对医嘱。

(2) 检查血透管功能(分别回抽导管血液共 2 ml,均匀打在纱布上观察有无血凝块。若 6 s 内抽出 20 ml 血液,则用生理盐水临时冲洗导管)。

(3) 连接患者开始引血(血泵速为 100 ml/min 时,动脉压越接近 0 越好)。

(4) 静脉端连接患者。

(5) 观察各压力变化,遵医嘱调节参数,固定导管管路。

(6) 补液口连接液体备用。

6. 下机

(1) 按 ESC 键选择结束治疗,密闭式回血(血泵速 100 ml/min)。

(2) 血透管封管(生理盐水 2 ml+肝素钠 1 ml,分别注射 1.5 ml)。

(3) 透析管路移除(省时省力,少断开连接)。

(4) 回顾治疗数据。

(5) 记录。

(6) 机器消毒备用。

【并发症】

(1) 穿刺和导管相关并发症　① 穿刺部位出血、血肿;② 穿刺引起气胸、血气胸等;③ 导管相关感染;④ 导管移位。

(2) 血液滤过器及管道相关并发症　滤器内漏血、血液滤过管路扭曲、导管贴壁未抗凝使得滤器和管道内血栓形成;泵管使用时间过长导致泵管破裂。

(3) 抗凝相关的并发症　全身性出血;滤器内凝血;血小板降低。

(4) 全身并发症　超滤液过多、置换液补充不足,导致血容量不足和低血压;补液不当引起内环境紊乱。

【注意事项】

(1) 对于行急诊血液净化的患者做好病情严重程度的全面评估,包括意识状况、气道安全、呼吸功能和血流动力学状态,从而确定合适的血液净化场所,可选择在床旁或是送血液净化中心进行。

(2) 根据病情特点及有效、安全、经济的原则选择合适的血液净化技术,充分告知家属病情、血液净化的治疗效果、并发症、预后及费用等问题。

(3) 必须连续监测和记录血液净化过程中患者状态及治疗相关的指标。

(4) 注意血液净化治疗带来的体内物质的丢失补充,包括水电解质、蛋白质、微量元素及磷酸盐的丢失。

(5) 注意预防导管相关性感染，严格按照指南和规范执行防范措施，包括插入导管的技术、导管护理、导管插入的部位及拔除时间等。

第九节　体外膜肺氧合技术

【概述】

体外膜肺氧合(ECMO)，是指通过将血液体外循环经膜肺氧合并清除 CO_2 后再回输入体内，全部或部分替代心肺功能，治疗心肺功能严重衰竭的危重患者，是体外循环技术在非心脏手术科室的应用。与心脏手术的体外循环技术不同，ECMO 可以长时间进行心肺功能支持，治疗期间，心脏和肺得到充分休息，全身氧供和血流动力学处于相对稳定状态。

ECMO 对于呼吸功能和心脏功能支持的优越性体现在：① 进行有效的气体交换，清除 CO_2 和摄取 O_2，为组织细胞进行有效的氧代谢提供必备条件；② 避免长时间高浓度氧气吸入导致的肺损伤；③ 最大限度避免呼吸机相关性肺损伤的发生发展；④ 提供有效的循环呼吸支持，保证重要器官灌注，减少心肺做功，为心肺功能恢复赢得时间；⑤ 联合 CRRT 治疗，对机体内环境进行可控性调节。

【工作原理】

将体内的静脉血引出至体外，经过特殊材质人工心肺旁路进行氧合并清除 CO_2 后，经动脉或静脉系统回输体内，维持人体组织细胞氧代谢的需求，起到部分替代心肺功能的作用。心脏和肺脏功能在 ECMO 治疗期间可得到充分的修复。

【方法】

(一) ECMO 的基本结构

由血管内插管、连接管、动力泵(人工心脏)、氧合器(膜肺)、供氧管、监测系统几部分组成。

1. *动力泵(血泵)*

驱动血液在管道内向恒定的方向流动，类似心脏的功能。目前临床上最常用的血泵为滚压泵和离心泵。滚压泵能提供稳定的流量，低流量运转时溶血风险低，但易出现过大的管路负压或正压，有较大空气栓塞的风险，可通过在血泵引血端和回血端安装伺服控制的压力传感器增加使用的安全性。由于滚压泵不易移动，管理困难，在危重患者救治中首选离心泵作为动力泵。离心泵运转时不会产生过大的正压或负压,其优势是安装移动方便,管理方便,血液破坏小,在合理的负压范围内有抽吸作用,可解决某些原因造成的低流量问题。新一代的离心泵对小儿低流量也易操控,但易出现流量不稳定,低流量时溶血风险增大。

2. 氧合器(膜肺)

膜肺是ECMO系统的核心部件,是进行气体交换的装置,进行血液的氧合,又叫人工肺。目前市场上膜肺的材料有固体硅胶膜、微孔中空纤维膜(聚丙烯)、固体中空纤维膜(聚甲基戊烯,PMP)。与固体硅胶膜相比,微孔中空纤维膜预冲时排气快,气体交换能力强,膜面积小,膜材料生物相容性好,跨膜压差低,操作简单、高效,同时能有效减少血小板的激活、红细胞的破坏和血栓形成。但这种微孔膜易发生血浆渗漏而失去功能,尤其当静脉输注脂类时更容易发生,限制了其临床应用。目前常用的固体中空纤维膜结合了以上两种膜的优点,克服了血浆渗漏的缺点,使临床使用时间明显延长。

3. 肝素涂抹表面(HCS)技术

在管路内壁结合肝素,肝素保留抗凝活性,激活全血凝固时间(ACT)可控制在120～180 s,不易在管路内形成血栓,可延长支持时间。HCS技术可减少肝素用量,减少炎症反应,保护血小板及凝血因子,极大程度上减少了出血相关的并发症。

(二) ECMO治疗模式

一般来说,ECMO治疗模式有静脉-静脉(V-V)、静脉-动脉(V-A)、动脉-静脉(A-V)三种模式。

1. V-V ECMO

适用于仅需要呼吸支持的患者,可以进行部分或全部肺支持。由腔静脉引流血液(经股静脉或右颈内静脉插管),血液经膜肺进行气体交换后回到静脉系统(经股静脉或颈内静脉插管);也可以用一根双腔插管插入颈内静脉来实现。原理是将静脉血在流经肺之前进行部分气体交换,从而使患者动脉血氧含量得以改善。改善程度与以下因素相关:① ECMO血流量;② 静脉回心血量;③ 再循环血流量,即引血端及回血端之间距离过近,造成部分血流再循环至ECMO引血端,这种再循环血流会减少经膜肺充分氧合的血液进入肺循环,从而影响氧合;④ 混合静脉血氧饱和度;⑤ 患者残存肺功能。尽管V-V ECMO不能提供循环支持,但由于其运行中所需正压通气支持压力的降低及冠状动脉氧供的增加,患者的心功能往往也能在一定程度上得以改善。

2. V-A ECMO

适用于同时需要呼吸和循环支持的患者,可以进行部分或全部心肺支持。由右心房(经股静脉或颈内静脉插管,或开胸直接经右心房插管)引流血液,血液被泵入膜肺进行气体交换(氧合和排出 CO_2)后,经外周动脉泵入动脉系统(通常经股动脉或锁骨下动脉),或在开胸时直接由主动脉插管泵入。这种方式与传统的体外循环(CPB)相同。运行过程中的 SaO_2 受到 ECMO 和患者自身心脏功能的共同影响：当左心室不具有射血功能时，患者 SaO_2 完全由 ECMO 回血端血氧饱和度决定；当左心室具有一定射血功能时，SaO_2 由来自 ECMO 和左心室混合血流的血氧含量共同决定。因此，当肺功能严重障碍且 ECMO 回血端位于股动脉时，由于左心室射血血流的氧含量很低，因而存在上半身(冠状动脉、颅内血管及上肢血管供血区)缺氧的潜在危险。如果患者尚有部分残存肺功能，或者 ECMO 回血端位于主动脉近端，可规避以上风险。

3. A-V ECMO

逐渐在临床得到应用，但其提供的血流量较低(一般不超过 1 L/min)，对氧合有轻度改善作用，主要用于 CO_2 的清除，有不同的插管类型和插入部位。随着设备不断地更新，A-V ECMO 有望像连续性肾脏替代治疗技术(CRRT)一样，应用于大部分重症监护病房。

【适应证】

主要用于病情严重但有逆转可能的患者。

1. 新生儿

新生儿体外生命支持(ECLS)的常见适应证：持续肺动脉高压、先天性膈疝、胎粪吸入综合征。

2. 儿童

儿童 ECLS 的常见适应证：误吸、重症肺炎、急性呼吸窘迫综合征。

3. 成人

包括：① 各种原因引起的严重心源性休克，如心脏术后、心肌梗死、心肌病、爆发性心肌炎、心搏骤停、心脏移植术后等；② 各种原因引起的严重急性呼吸衰竭，如严重 ARDS、哮喘持续状态、过渡到肺移植、肺移植后原发移植物衰竭、弥漫性肺泡出血、肺动脉高压危象、肺栓塞、严重支气管胸膜瘘等；③ 各种原因引起的严重循环衰竭，如感染中毒性休克、冻伤、大面积重度烧伤、药物中毒、CO 中毒、溺水、严重外伤等。

【禁忌证】

ECMO 患者如果具有原发病可逆性小，多种严重的并发症与并发症，存在严重影响 ECMO 操作的社会-经济因素应视为禁忌证。

1. 绝对禁忌证

(1) 不可复性脑损伤。

(2) 恶性肿瘤。

(3) 严重的不可逆性多脏器损害。

2. 相对禁忌证

(1) 有应用肝素的禁忌或相对禁忌，如严重凝血功能障碍、近期颅内出血、肝素过敏、肝素诱导的血小板减少症。

(2) 严重心功能不全的孕妇。

(3) 心脏术后依然合并不能矫治的先天和后天疾病者。

(4) CPR 时间超过 30 min 者。

(5) 不可恢复性的心肺损伤。

(6) 高龄。

(7) 高通气支持水平的机械通气(气道平台压$>$30 cmH_2O，$FiO_2>0.8$)应用时间大于7～10 d，原发病处理较为困难，或合并有严重气压伤、呼吸机相关肺部感染等并发症。表明其 ECMO 的成功率较低，行 ECMO 需谨慎。

(8) 体重$>$1 kg/cm 或 BMI$>$45 kg/m^2 的患者，目前的膜肺所提供的氧供尚不能满足这类患者的需求。

【应用时机】

(1) ARDS　挽救治疗参考标准：采用肺保护性通气(潮气量 6～8 ml/kg，PEEP$\geqslant$10 cmH_2O)并且联合肺复张、俯卧位通气和高频振荡通气等处理，在吸纯氧条件下，氧合指数$<$100，或肺泡-动脉氧分压差 $P_{(A-a)}O_2>600$ mmHg；通气频率$>$35 次/min 时；pH$<$7.2且平台压$>$30 cm H_2O；年龄$<$65 岁；机械通气时间$<$7 d；无抗凝禁忌。对于具有气压伤高风险或有明显 CO_2 潴留的患者，可采用 A-V ECMO 有效降低平台压、潮气量或 CO_2 水平。重症肺炎所致严重呼吸衰竭可参考上述标准。

(2) 肺移植　ECMO 应用于肺移植可以维持通气与氧合，避免气管插管带来的肺部感染等相关并发症，保证术前康复锻炼，使患者有足够长的时间等待供肺，并提高移植的成功率。此外，移植术在阻断一侧肺动脉或行单肺通气时不易维持通气和氧合，或肺动脉压力急剧升高致严重血流动力学障碍时采用 ECMO 可保证手术顺利进行，从而避免了体外循环。如果术后因严重再灌注肺水肿、急性排斥、感染或手术并发症致严重呼吸衰竭时，也可采用 ECMO 进行支持。

(3) 支气管哮喘　支气管哮喘患者的 ECMO 成功率高达 79.3%。对于平台压$>$35 cmH_2O同时伴有严重呼吸性酸中毒(pH$<$7.1)，或血流动力学难以维持者，若无 ECMO 禁忌，可积极行 ECMO。

(4) 肺栓塞　对于伴有严重血流动力学障碍而又不宜常规溶栓者，或需要手术迅速解除梗阻者，行 V-A ECMO 以迅速降低右心负荷，稳定血流动力学，并改善氧合。

(5) 大气道阻塞　由于新生物或异物所致气道阻塞常需要气管切开或气管镜介入治疗,用 ECMO 支持可以保证上述操作安全进行,大部分临床报道均取得较好的疗效。

(6) 慢性阻塞性肺疾病　A-V ECMO 可使大部分需要有创通气的重症慢阻肺患者避免插管,并维持较好的通气与氧合,但与传统有创通气相比,并不能改善 28 d 及 6 个月生存率。

(7) 严重心衰大量正性肌力药物效果不佳,血流动力学仍难以维持。

(8)心脏指数<2 L/(m² · min)持续 3 h 以上,成人平均动脉压(MAP)60 mmHg>3 h,乳酸>5 mmol/L 并进行性增高,尿量<0.5 ml/(kg · h)持续 5 h 以上。

【ECMO 的建立与相关操作】

1. 血管通路的选择与准备

V-V ECMO 引血端的静脉插管通常经股静脉置入,回血端经颈内静脉置入(优先选择右侧)。V-A ECMO 的引血端静脉插管和 V-V ECMO 相同,回血端通常选择在同侧或对侧的股动脉。如果患者股动脉较细,为避免下肢缺血,应同时从动脉插管分流下肢灌注血管。A-V ECMO 的血管通常选择同侧或对侧的股动脉和股静脉。

ECMO 插管前的准备与常规的深静脉及大动脉穿刺类似。通常需要双侧同时准备,在一侧穿刺失败时可更换至对侧。常备血管切开包,以便在穿刺置管不成功时随时改为切开置管。穿刺前可应用床旁超声定位血管走行,预先标定位置,或在超声引导下定位穿刺。

常规准备 800 ml 悬浮红细胞、400～800 ml 血浆或相应容量负荷的胶体。ECMO 系统开机运行前,应提前补充悬浮红细胞和胶体,以避免或减少开机后立即出现的低血压状态。

2. 操作要点

主要步骤包括穿刺、置管、与预充好的 ECMO 套包的连接、开机试运行、导管位置的确认和固定、连接水箱等。目前大部分 ECMO 置管能在床旁通过穿刺方式建立,无须切开。切开需要外科医生在床旁或手术室进行。

ECMO 置管的穿刺方式通常采用 Seldinger 技术。应用扩张管沿导丝对置管皮肤和皮下通道进行逐级扩张。通常情况下颈内静脉-股动脉回血端管路的置入深度为 14～15 cm,而股静脉引血端的置入深度为 43～47 cm。股静脉引血端开口应在下腔静脉接近右心房开口处,大约在横膈水平、第 10 胸椎左右。颈内静脉回血端开口应在上腔静脉接近右心房开口处,大约以第 4 胸椎下缘为标记。置管前根据病情进行全身肝素化,具体剂量参考抗凝剂。

将完成预冲、夹闭循环的 ECMO 系统转移至床旁,接通电源与氧气,连接好已提前稳定运行于 37 ℃水温的水箱。由辅助人员将 ECMO 系统的引血、回血管路递给穿刺操作者,再由操作者将引血管路和回血管路分别和引血、回血导管切实相连。连接时,两端连接管路的开口部分可能会有空气,应予以排出。应注意患者低血容量或自主呼吸较强时可能导致引血困难、空气进入血管内，产生气体栓塞。

全面、仔细检查ECMO系统管路，连接无误、牢固可靠后，打开离心泵达到1 500 r/min。打开管路上的管钳，开通氧气，可见膜肺后血液迅速变为鲜红色，患者氧合逐渐改善。根据病情需要，将血流量调节至维持基本氧合水平，氧气流量通常与血流量之比为1∶1。缝扎固定血管内导管于患者皮肤，固定完毕后用无菌敷料覆盖。

【设备与管路的管理】

1. 血泵

应密切监测血泵的转速与流量，若出现转速不变而流量下降的情况(有时可能是很小的变化)，提示整个ECMO系统阻力增加(管路打折、血栓形成等)或血容量不足，应及时排查原因。当血泵故障时启用手摇柄驱动血泵泵头，维持血泵转速达到改善氧合的目的。

2. 膜肺

微孔中空纤维膜(聚丙烯)易发生血浆渗漏而失去功能，尤其是静脉输注脂类时更容易发生。尽管目前的膜肺大都使用肝素涂层，但血栓形成仍是导致其功能下降的最重要原因，临床应密切观察，并通过监测膜肺后的血气情况来判断血栓对其功能的影响。

3. 氧供气流

通常情况下，氧供气流为100%的纯氧或二氧化碳与氧气的混合气(含5%二氧化碳及95%氧气)。常规设置氧供气流流量与血流量相等(1∶1)。增加氧供气流流量可以增加CO_2的清除，但对氧合影响较小。如果ECMO仅用于清除CO_2(如体外CO_2清除)，可选用较小的膜肺，血流量可低至0.75 L/(min·m^2)，氧供气流常选用氧气，气流与血流量之比通常为10∶1。

水蒸气可凝集于膜肺内，间断提高氧供气流的流量，可以避免水蒸气凝集形成“肺水肿”，导致的膜肺功能下降。膜肺可因小的破损出现气体栓塞，应维持膜肺中血流侧的压力高于气流侧，在氧供气流的管路上安装压力释放阀或压力伺服调节控制器，或保持膜肺的水平高度低于患者，可以使气体通过膜肺进入血流的风险降至最低。

4. 管路

患者通过管路与ECMO的主要部件连接，在充分考虑连接和转运便利等因素下，管路的长度越短越好，管路中的接头越少越好，以尽量减少湍流和血栓的形成。血管内导管(ECMO插管)是ECMO系统中提供理想血流量的主要限制因素。通常ECMO系统的血流量为60～120 ml/(kg·min)。插管口径越大，能够提供的血流量就越大，但穿刺时的难度也会加大，并会增大血管损伤；而口径太小则不能提供足够的血液流量。成人患者静脉引血端插管的大小为21～23 Fr，动脉插管的大小为15～17 Fr。在V-V ECMO采用双腔静脉插管是一种简单的替代方法。

5. 水箱

一般水箱水的温度保持在37 ℃。若患者出现发热，可以使水箱降温。水箱中的循环水与血液不发生直接接触，若循环水中发现少量血细胞或蛋白，或出现无法解释的溶血或感染时，应警惕可能与膜肺破损有关，需立即更换。

6. 模式与参数调节

(1) V-V ECMO　通常通气血流比为1∶1。如需要提高氧合，则增加ECMO血流量，如需降低CO_2水平，则增加氧供气量的流量。

(2) V-A ECMO　参数调节除了要考虑氧合水平，更应该关注心功能。由于V-A ECMO通常经股动脉回血，患者肺功能较差时仍然由肺循环通过的血流得不到充分氧合，导致氧合较差的血液供应主动脉根部和脑部。为改善冠状动脉、脑的氧供，此时可考虑在膜肺后的回血管路上分出一支管路(VAV-ECMO)，经颈内静脉等大静脉回到右心房，以提高回心血流的氧含量。

7. ECMO系统的更换

开始ECMO系统运行后，随着时间的延长，可能出现氧合器功能下降、血栓形成、溶血等情况，如有必要，需考虑更换除血管内导管外的整套管路(包括泵头和氧合器)或仅更换氧合器。更换过程应控制在1 min以内。

【患者管理】

(一) 机械通气的管理

ECMO时机械通气的主要目标是"肺休息"，降低或避免呼吸机诱导肺损伤(VILI)的发生，因此其机械通气参数的调节有别于常规机械通气。

1. 潮气量

对于肺部存在大量肺泡实变或不张的重症ARDS患者，需进一步降低潮气量或吸气压，减轻肺组织的应力和应变，对肺组织实施更加严格的保护性通气策略("超保护性通气策略")。建议实施ECMO后逐渐降低吸气压或潮气量，维持吸气道峰压低于20～25 cmH_2O。

2. 呼气末正压(PEEP)

随着潮气量的显著减低，肺组织可能会出现肺不张或实变加重，导致肺顺应性降低，增加肺泡毛细血管通透性和右心后负荷。因此，ECMO机械通气时应该使用较高水平的PEEP以维持呼吸末肺容积。但具体方法目前尚无定论，推荐使用10～20 cmH_2O。

3. 呼吸频率

推荐初始呼吸频率设置为4～10次/min，以降低呼吸频率过快导致的肺剪切伤的发生。

4. 吸氧浓度

推荐降低吸氧浓度至50%以下，以减少氧中毒的发生。

5. 通气模式

推荐使用定压型的部分通气支持模式，如压力型辅助/控制通气、压力支持通气等。

（二）镇静问题

为减少疼痛、降低呼吸氧耗量和避免 ECMO 导管的脱出，常规给予适度镇静，维持 Ramsay 评分为 3～4 分。应逐渐减少镇静剂的用量，恢复自主呼吸。

（三）容量管理

ECMO 患者往往心肺功能严重受损，同时早期 ECMO 继发炎症反应会引起毛细血管渗漏，其液体管理的目标是使细胞外液容量恢复并保持在正常水平（干体重）。如果血流动力学稳定，维持中心静脉压低于 8 mmHg，左房压低于 10 mmHg 较为理想，可持续使用利尿剂直至达到干体重。如对利尿剂反应不佳，或者患者出现肾功能不全，可加用持续肾脏替代治疗（CRRT）。CRRT 可采用单独的血管通路，也可通过在 ECMO 泵后管路的两条分支管路进行，通常在膜肺后引血、膜肺前回血。

（四）血压及升压药物管理

ECMO 期间血压可偏低，成人 ECMO 平均动脉压不宜太高，维持在 50～60 mmHg 即可，儿童可以低至 40 mmHg 左右，静脉饱和度应＞60%、脉搏氧饱和度（SpO_2）＞95%。乳酸＜2 mmol/L 或逐渐下降提示组织灌注良好。逐渐降低正性肌力药物用量至维持量水平，如多巴胺、多巴酚丁胺、肾上腺素、米力农等，保持心脏一定的兴奋性并让心脏得到充分的休息。

（五）氧代谢管理

掌握好氧供和氧耗的平衡，静脉饱和度＞60%。在 ECMO 开始的 8 h 内每小时进行一次动脉血气监测，一旦病情稳定，可以延长至 2 h 一次。通常为保证 ECMO 期间充足的氧供，需要维持红细胞比容在 35%左右，胶渗压 15～20 mmH_2O。

（六）体温的管理

ECMO 时注意保持体温在 35℃～36℃。温度太高，机体氧耗增加；温度太低，易发生凝血机制和血流动力学的紊乱。ECPR 可采用适当低温，维持中心温度 32 ℃～35 ℃，有利于保护大脑，减少神经系统并发症的发生。

（七）营养支持

ECMO 患者的营养支持往往需要高热卡支持策略，有文献报道：可根据 CO_2 产生量计算出能量的消耗，成人平均每天补充的热量为 57 kcal/kg，在营养成分配比、并发症的防治方面与其他危重症患者没有特别的不同。但考虑到 ECMO 治疗前的低氧、低血压、血管活性药的使用及 ECMO 期间镇静剂和抗生素的使用，肠道结构与功能往往会受到较大影响。所以，在此期间考虑短期使用肠外营养（PN）作为 ECMO 治疗初期的营养途径。随着通气、氧合及血流动力学的改善，应尽早开始肠内营养（EN）。启动 V-V ECMO 支持治疗的 24～36 h 内开始肠内营养是安全的，并且耐受性良好。虽然多数 V-A ECMO 存在严重血流动力学障碍，但在适当的管理下肠内营养也是安全的。由于抗凝要求，无论选择何种营养支持途径，必须在 ECMO 使用前完成置管等操作。对于无法进行肠内营养而需肠外营养者，为减少脂肪乳的输注对膜肺及 ECMO 管路的不利影响，建议在任何可能的情况下，脂肪乳输注应选择单独的静脉通路。

（八）肢体并发症的管理

对于股动脉插管患者，插管部位远端肢体缺血是常见的并发症。为了避免发生，可采用以下方法：① 比较观察双侧肢体情况，如温度、颜色、周径等。② 用适当的灌注管供血给远端下肢，建立远端灌注。③ 从肢体远端的灌注管泵入肝素，减少血栓发生。

（九）ECMO 相关感染

ECMO 支持过程中合并感染将导致 ECMO 支持时间和 ECMO 撤离后的机械通气撤离时间明显延长，病死率和并发症显著增加，需高度重视感染的诊断、治疗和预防。

1. 发生率、高危因素及病原学

因呼吸衰竭接受 ECMO 支持的成人患者感染的发生率为 44%，53%的患者在 ECMO 支持超过 14 d 时发生感染。接受 ECMO 支持的患者年龄越大，感染发生率越高。ECMO 支持超过 1 周，发生感染的比值比（OR）增加 6 倍。V-V 模式支持的患者由于多数同时接受有创机械通气，原发病又多为呼吸道感染，所需 ECMO 支持时间较长，因而其感染的发生率高于 V-A 模式。感染以血液、下呼吸道和泌尿系统最常见，外科手术部位和其他部位感染亦有报道。常见病原菌包括铜绿假单胞菌、金黄色葡萄球菌和白色念珠菌。此外，大肠杆菌、克雷白杆菌、肠球菌和肠杆菌属细菌也有报道。近年来，多重耐药和泛耐药非发酵菌逐渐成为 ICU 患者院内感染的重要致病菌，也可导致 ECMO 患者的院内感染。曲霉感染在 ECMO 患者中亦有报道，且多为非经典免疫抑制患者。

2. 诊断

以下原因使 ECMO 相关感染的诊断十分困难。

(1) 感染源难以判定　基础疾病、ECMO 相关操作和治疗，其他多种同时进行的有创监测和治疗，均可增加感染的风险。

(2) 实际的体温不能反映患者的感染状态　环境温度使体外循环管路内的血温降低，而血液在回到体内之前又被水箱加热至相对正常水平。

(3) 诊断感染常用的体温、白细胞计数等指标受到极大限制　① 体温：超过 38.3 ℃时需仔细寻找感染征象并给予治疗。部分患者体内持续存在的炎症反应在撤离 ECMO 后可表现为急骤高热，但并不能提示新发的感染。② 白细胞：在 ECMO 治疗早期，白细胞粘附于体外循环表面，可出现计数下降。在治疗的后期，氧合器或其他管路成分老化导致血液成分消耗增加，亦可出现白细胞计数下降。相反，部分患者的初始反应可激起广泛的白细胞入血，使白细胞计数明显升高。当 ECMO 支持数日且状态稳定的患者出现白细胞的骤然升高时，不应忽视感染的可能，但如果 ECMO 患者的白细胞仅呈中等程度的升高或降低时，不能轻易将其视为感染的征象。③ C 反应蛋白(CRP)、ESR 与降钙素原(PCT)：患者对不同病原体和 ECMO 管路的炎症反应不同，难以应用 CRP 或 ESR 来判断感染。PCT 可能有助于判断 ECMO 患者是否发生感染，与 CRP 联合应用可提高诊断感染的敏感度。监测 PCT 的动态变化趋势更具有诊断和判断抗生素疗效的价值。④ 床旁 X 线胸片：在 ECMO 治疗早期，由于 ECMO 所致炎症反应和呼吸机参数设置为"休息"状态，患者的 X 线胸片常表现为肺实变或双肺弥漫渗出影。因此，在 X 线胸片助益不大的情况下，需要严密观察患者气道分泌物的性状和量，也可行气管镜检查协助诊断。⑤ 其他：发现脓尿、气道脓性分泌物和开放伤口引流出脓液往往是最可靠的感染证据。当患者出现低灌注或氧输送不足的变化时，往往提示感染中毒症的存在。ECMO 可保证患者安全转运，CT 检查对寻找隐匿感染具有重要价值。诊断性穿刺因抗凝需特别谨慎，如有必要，最好有超声等定位或引导。

3. 治疗

明确存在感染的 ECMO 患者与普通感染患者的治疗原则相同。需根据 ECMO 患者体内药物的分布容积来调整药物剂量，并监测药物浓度。除硅胶膜管路外，其他 ECMO 管路不会对抗生素造成明显影响。近年来，PMP 氧合器应用增多，可按照常规剂量使用抗生素。如果同时需要 CRRT，则需根据现有资料对用药剂量进行调整。在完善的手术方案保障下，ECMO 患者可安全接受多种外科手术，如果感染灶或脓肿需要手术干预，应积极手术。

4. ECMO 管路预冲、管路管理与感染预防

提前预冲管路与紧急情况下预冲相比可降低感染发生率，但预冲好的管路存放时间不宜超过 30 d。若立即使用，可用含电解质的盐水、血液成分或白蛋白预冲管路。若不能确定使用时间，可常规使用含电解质的盐水作为预冲液。为最大限度避免管路污染，应尽量减少

在所有管路接口处进行任何操作。避免通过ECMO管路输注静脉营养。

5. 预防感染中毒症的措施

尽量选用外周静脉间断推注药物和输血。在ECMO患者病情稳定后尽早拔除所有不必要的输液管路和血管内导管。严格执行预防呼吸机相关肺炎(VAP)的操作,包括抬高床头、口腔护理、药物治疗胃食管反流等。气管切开有利于气道管理,但切口易污染ECMO颈内静脉导管,需结合患者情况充分权衡利弊。早期应给予肠内营养以维持肠道黏膜功能,防止菌群移位,避免静脉高营养及相关感染。

【抗凝与出血的处理】

1. 抗凝药物的选择

普通肝素为ECMO最常用抗凝药物。在置入ECMO导管前应以冲击剂量给药(50~100 U/kg),此后在ECMO运行过程中持续静脉泵入。对于少数合并HITT者,阿加曲班通常是备选药物。

2. 抗凝效果监测指标

(1) 活化凝血时间(ACT) 通常维持ACT为正常值的1.5倍。应每2~4 h监测一次ACT,ECMO治疗初期,或当ACT波动较大时可增加监测的频率。

(2) 活化部分凝血活酶时间(APTT) 一般而言,ECMO抗凝所用肝素剂量较心胸手术体外循环时的剂量小很多,血中的肝素浓度较低,较ACT更为敏感。

(3) 血栓弹力图(TEG) 可对凝血因子、纤维蛋白原、血小板聚集功能以及纤维蛋白溶解等方面,进行凝血全貌的检测和评估,其结果不受肝素类物质的影响。可用于ECMO时复杂性出血的监测。

3. 抗凝目标

ECMO抗凝的基本目标是适度抗凝、适度纤溶,即凝血、抗凝及纤溶之间的平衡。① 每日监测1~2次凝血酶原时间(PT),保证延长不超过3~5 s,否则提示患者凝血功能障碍,可输注新鲜冰冻血浆;② 保证APTT为60~80 s,或ACT为160~200 s;③ 血小板计数维持在80 000/ml以上;④ 纤维蛋白原维持在2~4 g/L水平;⑤ 若使用大剂量肝素仍然有血栓形成,需考虑血浆抗凝血酶Ⅲ(ATⅢ)水平较低的可能,可输注新鲜冰冻血浆直至血栓形成得到控制;⑥ 动态监测D-二聚体水平,升高提示有抗凝不充分、血栓形成所致纤溶亢进的可能。应仔细检查膜肺等部位是否有新的血栓形成,同时加强抗凝,出血明显时可考虑使用抗纤溶治疗;⑦ 在极少数情况下可能发生肝素诱导血小板减少症合并血栓形成的并发症(HITT),该并发症以动脉内多形成白色血栓和血小板计数<10 000/ml为特点,此时可选择阿加曲班抗凝。

4. 出血的预防与处理

出血是ECMO最常见的并发症,需特别注意:① 应按上述抗凝基本目标对体内凝血功能进行调整,保证凝血、抗凝及纤溶之间的平衡;② 应尽量减少静脉穿刺、手指针刺、气管内吸痰、经鼻腔或尿道留置导管、胸腹腔穿刺等操作;③ 在ECMO建立之前常规放置动脉导管以备采血和监测血压,尽量减少动脉穿刺采血;④ 血管穿刺之后应对穿刺点进行加压止血,确认无出血后方可减压;⑤ 吸痰和留置体内导管时需动作轻柔;⑥ 每日监测血常规2次;⑦ 严密监测出血相关临床表现。

常见的出血原因包括凝血功能异常(凝血因子消耗、血小板数量与功能降低、纤维蛋白原含量与功能降低等)、抗凝剂过量、纤溶亢进、DIC形成、手术或穿刺部位出血等。出血处理的基本原则与程序:① 积极寻找出血原因并加以处理;② 将凝血状态尽量恢复至正常范围;③ 如果确定发生纤维蛋白溶解,或疑似存在纤溶反应,应给予抗纤溶治疗;如果为继发于ECMO系统血栓导致的严重纤溶,应立即更换ECMO系统;④ 如果仍无法止血,可在加大ECMO流量的同时部分或完全停用肝素,但这会导致主要循环管路中血栓形成,所以当停用肝素时,应该准备好完成预冲的ECMO系统,时刻备用;⑤ 局部止血(加压、缝合结扎、止血胶等);⑥ 外科性出血需要外科积极处理。

(1) 插管位置出血　插管处是最常见的出血位置,通常是缓慢渗血,常由皮肤或皮下组织小血管破裂所致,有时是最早提示抗凝过度的临床表现。插管松动或正在脱出也是出血的重要原因并提示脱管的可能,应立即处理。局部加压和调整抗凝剂的用量常常可以控制出血。如果通过直接切开方式插管后,持续出血经上述处理不能停止,应再次对切口进行探查。

(2) 黏膜出血　在护理患者的过程中对鼻腔、口腔、气管、直肠或膀胱黏膜的微小损伤均可造成难以预测的出血,这些部位的出血很难以直接压迫的方式控制,但充分的鼻腔填塞,或用Foley导管在膀胱中撑起大的球囊可以止住较大的出血。

(3) 子宫出血　育龄女性月经期或近期产后患者,子宫大出血的风险在上述抗凝目标下是较低的,极少数情况下需行子宫切除术。

(4) 颅内出血或脑实质出血　是ECMO最严重的出血并发症,应密切监测脑功能变化,一旦怀疑有出血,应立即停止抗凝。

(5) 消化道出血　通过内镜或血管造影确定出血部位十分重要,如果内镜或动脉导管可到达出血部位,应尝试局部干预。在凝血障碍已被尽可能地纠正后,出血仍持续而无法控制,则为手术指征。

对于其他实质器官(如肝、肾、腹膜后组织)自发出血或胸腔及腹腔内出血,上述原则同样适用。

【ECMO 的撤离】

1. 试验性脱机

当 ECMO 支持力度低于患者心肺功能总体的 30%(2～2.5 L/min)时，提示患者本身的心肺功能可能足以耐受断开 ECMO，可考虑试验性脱机。

(1) V-V ECMO　因患者心脏功能尚可，仅需要测试其气体交换能力。将机械通气参数(呼吸频率、平台压、PEEP、吸入氧气浓度等)设置在患者断开 ECMO 后可以接受的水平，维持 ECMO 的血流量和抗凝不变，暂停氧供气流，监测患者的 SaO_2 和 $PaCO_2$，如果在上述机械通气参数的支持下患者的肺功能足以维持 1 h 以上的时间，则可考虑拔管。

(2) V-A ECMO　因患者往往伴有心功能异常，当 ECMO 循环支持流量为患者心输出量的 20%，在少量血管活性药物的条件下，如多巴胺＜5 μg/(kg・min)，多巴酚丁胺＜5 μg/(kg・min)，肾上腺素＜0.02 μg/(kg・min)，血流动力学稳定，成人 MAP＞60 mmHg，儿童 MAP＞50 mmHg，脉压＞20 mmHg，CVP＜10 mmHg，左室压(LVP)＜12 mmHg，左室射血分数(EF)＞40%，心电图无恶性心律失常，静脉氧饱和度(SvO_2)＞60%，乳酸＜2 mmol/L，可考虑脱机。逐步调整正性肌力和血管活性药物的剂量，缓慢减少 ECMO 的流量，当流量减少至仅为患者血流量的 10%时，可考虑停机。

国外常采用如下办法：将引血和回血管路夹闭，并通过动-静脉桥缓慢循环；调节正性肌力药物和升压药用量，并调节呼吸机参数，使其达到适宜水平；然后夹闭体外循环管路，监测患者的灌注与气体交换能力。试验性脱机期间需持续抗凝，并周期性开放管路以防止血流淤滞。在试验性脱机期间，心脏彩超是评价心功能的重要方法。如果脱机试验成功，可断开管路并用肝素盐水为血管内导管封管，以备拔管。如果脱机试验成功但患者病情仍不稳定，则可撤离体外循环管路，但仍需保留血管内导管，以便于患者需要重新接受 ECMO 时再连接另一套体外循环管路，通常需要应用小剂量肝素盐水封管，血管内导管可保留 24 h 以上。如果确定患者无须再次应用 ECMO，最好在试验性脱机成功后立刻拔除血管内导管。

2. 拔管

只要患者情况允许，即可拔除血管内导管。为防止血栓形成，拔出导管后逐渐减量肝素，之后可常规给予低分子肝素。若导管是经皮置入，则直接拔出后局部加压止血(静脉至少 30 min，动脉至少 60 min)。若导管是切开血管后置入，在拔出套管后需要外科缝合。拔管时还应注意气体通过插管通道入血形成气体栓塞的风险，尽量将穿刺置管部位水平放低，拔管同时保持机械通气的正压，或在拔管时应用短效肌肉松弛剂。若加压止血后仍然出血，则继续压迫 20～30 min。止血后 6 h 内仍需注意以下事项：平卧位，减少患者屈腿与翻身，若必须翻身应采取平板滚动法；暴露穿刺局部，前 2h 内每半小时查看一次穿刺口是否出血，以后每小时一次；如果穿刺的是股动脉，每小时检查一次动脉搏动情况。

【终止指标】

下述情况应可考虑终止 ECMO:① 不可逆的脑损伤;② 其他重要器官功能严重衰竭;③ 顽固性出血;④ 心脏功能无任何恢复迹象且无更佳的治疗方案;⑤ 不可控感染。

总之,ECMO 作为体外循环技术扩展应用的重要途径,是一种重要的生命支持形式,对急性心肺功能衰竭具有较好的治疗效果,反映一个国家和医院的整体水平。随着临床经验的不断积累、对 ECMO 各种问题的深入理解,适应证会进一步扩大,ECMO 将会更加广泛地应用于临床。

【并发症】

1. 出血

ECMO 治疗过程中有很多插管,全身肝素化后早期并发症以出血最多见,可发生伤口、置管处、胃肠道、胸腹腔、脑等部位的出血,以脑出血最为严重,严重出血将危及患者生命。ECMO 转流期间血小板易粘附于硅胶膜和管道表面,导致血小板的持续破坏和消耗,红细胞破坏和溶血也容易发生,因而成人有时需根据情况补充血小板及浓缩红细胞。如果发生出血,需调整肝素剂量,维持 ACT 160～180 s,血小板维持于 100×10^9/L,这样不易发生出血。如果能在呼吸支持下维持生命体征,严重出血患者可考虑终止 ECMO,一般 ECMO 停止 1～2 h 后,ACT 可恢复正常。若终止 ECMO 一段时间后仍出血不止,危及生命,可进行手术止血。

2. 脑损伤

新生儿及婴幼儿 ECMO 大多经颈部插管建立体外循环,ECMO 结束时需要结扎颈部血管。一般认为对右侧颈部血管结扎有很强的耐受,通过左侧颈部血管进行代偿。但有研究报道,因右侧颈部血管结扎,60%ECMO 治疗婴儿在 2～5 岁后表现出不同程度的听力异常。脑影像学检查发现有 22%患儿右脑有缺血性损伤,部分 ECMO 患儿右侧脑癫痫波发生较多;生长指数低于正常,表现在身高、体重和头围发育不良;在学龄前期表现出一定智力和功能障碍,入学前需进行一些特殊的教育。

3. 血栓

ECMO 中凝血功能发生很大变化,表现在肝素应用,血液和异物表面接触血小板活性物质释放、凝血因子消耗。Fink 等发现,尽管 ECMO 中有足够的 ACT,但循环管道中光镜检查仍可发现大量栓子。在一些患儿的尸检中,肾、肺、脑、冠脉也发现有血栓。注意患者全身肝素化,调整并维持活化凝血时间(ACT)在 160～220 s 或 APTT 维持在 50～80 s。如血栓明显增多,应更换管路。

4. 栓塞

气栓或者血栓可引起神经系统和外周组织梗死的相应症状。注意连接管道后用肝素生理盐水充分预冲管道，并保持管道系统连接紧密。注意患者全身肝素化，防止血栓形成。

5. 感染

防治感染应注意与导管相关的操作，应严格遵守无菌操作的原则。导管穿过皮肤的部位应每天常规消毒，并更换无菌敷料。全身应用抗生素，防治全身重症感染。

6. 心源性休克

ECMO期间有时出现心搏出量极度降低的现象，一般持续时间较短暂，具体机制不明，但与死亡率增高有关。

7. 水电解质紊乱、酸碱平衡失调

注意监测并维持内环境稳定。

第十节　床旁即时检验

【概述】

床旁即时检验(POCT)，是指在患者近旁进行的、采用可携带式分析仪器且操作简便，能快速得到检测结果的检测方式，它有助于缩短治疗周期、改进治疗效果和提高医疗效率。POCT即我们所说的即时检测或床旁检测，目前无确切的中文解释，国内外曾有过许多意思相近的表述：如患者近旁检测(near patient testing)、便捷检验(portable testing)、患者自我检测(patient self-testing)、辅助检测(ancillary testing)、床旁检测(bedside testing)、家庭检测(home testing)、医生诊所检测(physician's office laboratories)、卫星化检测(satellite testing)等。现在大都采用POCT这一名称。

POCT的出现标志着检验医学发展到一个崭新的、前所未有的发展阶段。由于POCT具有给出结果快速、操作简便、容易使用、仪器小型化、无须大资金投入和24 h可随时进行临床检测的优点，因此，POCT设备的投入不断增加，适用范围不断拓展。POCT的合理应用有助于缩短得到检测结果的时间，进而缩短患者诊治的时间，有利于改善流程，提高医疗效率，对各种急危重症的尽早诊断和及时治疗具有重要的临床意义。

【POCT的基本特点】

POCT绝大多数是在传统的大、中型检验实验室(中心化检测)以外的地方进行，其操作人员无须是受过专业训练的检验人员。POCT的结果并不一定能够与大、中型检验实验室

（中心化检测）的检测结果相一致。其具有操作简便、快速、效率高、成本低、试剂稳定且便于携带、操作简单、适于非化学专业人员使用的特点。可以随时进行测试，可放到任何需要的办公室、化验室进行测试而不影响测试的可靠性，能够在临床实验室之外（如患者住所、病房、医生办公室、手术室、急诊科、战场、救护车上、工厂甚至学校等）任何场所而开展。在多种场合发挥作用，不仅广泛应用于各种急诊急救中，也可在家庭监测健康状况。

【POCT 方式的选择】

POCT 的仪器可按照涉及的疾病类型分类，也可按相应的特点分类。选择 POCT 方式前应判断快速得到检测结果的临床价值，即假如延迟得到这一检测结果是否可能对提高患者的医疗护理水平和患者安全产生重大影响。采用 POCT 方式会给临床诊治患者带来哪些影响，这应该是选择 POCT 方式的首要考虑因素。采用或接受 POCT 方式应重视与提高患者的医疗护理水平相关联，与医疗结果的改进相关联，与医疗费用水平相关联。选择时不仅应考虑速度快，更应考虑所在医疗机构的实际需求，适合临床实践应用。采用 POCT 方式会给临床医疗行为带来一定的影响，因此选择 POCT 方式应考虑使用时的医疗流程的改变和优化。POCT 方式有助于加快从标本采集到报告结果的时间，即检测周转时间（TAT），但检测只是整个临床医疗过程中的步骤之一，若仅仅加快了检测速度而没有缩短整个医疗过程的时间，则选择 POCT 就没有很好的临床意义。应用 POCT 方式应能使临床医疗效果得到有效提高，比如，明显有助于临床治疗，有助于完善临床医疗路径，有助于减少患者就诊等待时间，有助于降低再就诊率或再住院率，有助于提高医生和患者的满意度，有助于提高患者的生命质量等。

【POCT 在急诊中的应用】

（一）POCT 与急诊医学

急诊医学关注的焦点是以最快的速度、最有效的手段，尽最大可能挽救患者的生命和最大限度地减轻患者的伤残。这就要求一种能就地取材、即时报告的检验方法，将体现患者生命指征的检验结果快速、准确地反馈到医师手中，帮助医师作出准确、及时的诊断，为最终的成功治疗赢得充分的时间。在整个急诊就诊期间，临床检验标本的采集和送检花费了大量时间，如何能最大限度地缩短 TAT 就成为制约急诊医学快速诊断、快速治疗的关键因素。而 POCT 因省去了标本复杂的预处理程序，并能立刻在现场采样分析，与传统实验室检验相比，极大地缩短了 TAT。而且 POCT 具有体积小、携带方便、使用方便和报告及时等诸多优点，因此，在急诊医学各领域中的应用得到了迅猛的发展。

（二）POCT 应用能缩短急诊疾病的 TAT

1. 循环系统疾病

急性冠状动脉综合征（ACS）是常见的急诊和心血管疾病，ACS 的及时诊断和治疗对于保障患者生命安全非常重要。虽然即刻心电图检查可有明显的改变，但疾病的确诊需要心肌标志物检查，美国心脏病学会和欧洲心脏病学会近期的指南中都强调了心肌标志物升高在 AMI 诊断中的重要性。肌酸激酶同工酶（CK-MB）及肌钙蛋白（cTnI、cTnT）是心肌损伤的“金标准”，而肌红蛋白（MYO）是诊断早期 AMI 最重要的指标。目前已有的 POCT 设备可在数分钟内同时定量测定 CK-MB、cTnI、cTnT 及 MYO 的水平，而在中心实验室同时检查上述指标常需 1 h 以上。另一项在急诊循环系统疾病诊断中发挥重要作用的实验室指标为脑钠肽（BNP）。BNP 可用于心力衰竭患者的鉴别诊断，BNP 和前体脑钠素（pro-BNP）对表现为呼吸困难的心力衰竭患者诊断敏感性分别达到 97%和 95%，且 POCT 仪器检测的 BNP 结果与中心实验室的检测结果相关性良好，因而通过 POCT 快速检测 BNP 水平对于鉴别急性心源性及肺源性呼吸困难有很大的临床意义。因此，采用 POCT 方式有助于快速检测心脏标志物。临床医疗单位应采取适当措施，合理应用 POCT，保证检测质量，使患者及时得到诊治。急诊常用的 POCT 项目有肌红蛋白、肌酸激酶同工酶、肌钙蛋白 I、心肌脂肪酸结合蛋白、脑钠肽等。

2. 感染性疾病

某些感染性疾病由于具有传染性等，需要在特定人群中快速筛查出来。由于免疫层析技术发展，POCT 诊断试纸和仪器已广泛应用于细菌和病毒的检测，其敏感性和特异性均远远优于传统的培养法和染色法，在预防和疾病控制中有重要的应用价值。2004 年度最具创新意义的科技成果之一，是 POCT 用于 HIV 检测技术，如雅培公司开发的 HIV 诊断试纸可在 0.5 h 内检测出患者是否携带 HIV，准确率可达到 99.7%，避免了实验室采用酶联免疫吸附法（ELISA）检验的漫长等待，目前已广泛应用于大规模的 HIV 患者筛选工作。另外，乙型肝炎病毒、梅毒、流感病毒、幽门螺杆菌、结核杆菌及一些细菌性肺炎等都可通过 POCT 方法迅速得到检测。作为急性炎症反应产物的 C 反应蛋白（CRP），其在感染性疾病中的诊断价值已得到临床医师的认可。急诊常用的 POCT 项目有 CRP 等。

3. 创伤

对创伤患者的快速、全面评估要求尽快获得内环境相关的实验室指标，POCT 的应用满足了这一要求。现代化的 POCT 仪器可以迅速获得血红蛋白、酸碱平衡、电解质、乳酸、肌酐或尿素等指标，如血气分析仪可以快速评估创伤患者的病情以指导进一步治疗。有研究者评估了 POCT 在急性创伤患者治疗中的应用，发现 POCT 可以明显缩短 TAT，有利于医师提前采取更积极的干预治疗，总体病死率也显著降低。应用 POCT 方式检测肌酐或尿素有助于快速得到检测结果，在帮助临床医生和患者及时了解肾脏功能方面有重要的应用价值。

4. 酸碱平衡紊乱

血气分析是医学上常用于判断机体是否存在酸碱平衡失调、缺氧和缺氧程度的检验手段，尤其对各种急、危、重症，如呼吸衰竭的诊断、治疗和抢救以及低氧血症的判断，指导氧气治疗和机械通气等方面均有重要意义。急诊常用的 POCT 项目有血气分析，主要提供酸碱度、动脉血二氧化碳分压、动脉血氧分压、氧饱和度、实际碳酸氢根、乳酸水平等指标。

5. 糖尿病

当今，便携式的血糖分析仪已在临床广泛应用，仅需极少量的全血标本即可在数秒钟内获得血糖指标，更为先进的反相离子电渗技术甚至可以在无创条件下连续动态检测血糖。酮体的 POCT 可用于糖尿病酮症酸中毒的鉴别诊断，急诊中创伤、心肺复苏（CPR）术后的血糖升高可能是应激也可能是合并糖尿病，通过 POCT 迅速评价糖化血红蛋白可以明确诊断并指导后续的治疗。糖尿病患者的血糖自我监测（SMBG）是糖尿病治疗过程中一项常用的检测内容，有助于及时了解血糖控制情况。采用 POCT 方式的便携式血液葡萄糖检测仪（简称血糖仪）在 SMBG 中得到广泛应用。但目前部分 POCT 方式检测糖化血红蛋白（HbA1c）的准确性和精密度都不尽如人意，不能满足临床诊治糖尿病的需求，因此专家们不建议将 POCT 方式检测 HbAlc 的结果用于糖尿病的诊断。急诊常用的 POCT 项目有血糖、糖化血红蛋白、尿微量白蛋白等。

6. 消化系统疾病

粪便隐血检测对于早期发现结、直肠癌有很好的临床意义。粪便隐血检测的 POCT 方式简便易行，费用不高，对患者几乎无任何不利影响。粪便隐血检测的 POCT 方式主要有化学方法和免疫方法。化学检测方法有较好的灵敏性，但有时会有假阳性结果。免疫检测方法有较好的特异性，但应注意有时会有假阴性结果。急诊常用的 POCT 项目有隐血试验等。

7. 血液系统疾病

POCT 方式检测凝血酶原时间（PT）和（或）活化部分凝血活酶时间（APTT），是一种适合临床监测和（或）患者自我监测抗凝、溶栓治疗效果和安全性的方式。急诊常用的 POCT 项目有凝血酶原时间、活化部分凝血活酶时间、国际标准化比值、D-二聚体、血小板功能等。

8. 生殖系统疾病

用 POCT 方式进行尿液中人促绒毛膜性腺激素（HCG）检测有助于了解早期妊娠，在鉴别生殖系统疾病的急症和计划生育中有较广泛的用途。急诊常用的 POCT 项目有 HCG 等。

（三）POCT 在急诊应用的管理

应用 POCT 应加强管理，保证检测质量，减少和避免差错。急诊医学科及相关急救单位，可根据工作需要设立 POCT 管理组织，该组织的组成成员包括医疗单位行政管理（医务、人事、总务、设备等部门）人员，急诊、监护室和其他相关临床科室的医生、护士以及检验人员等，对医疗单位的 POCT 仪器的购置、数量、分布、使用、维护、保养和操作人员培训等做统一管理。

（四）对应用 POCT 的相关人员培训

(1) 开展 POCT 检测的目的、意义、局限性、从检人员的责任心，POCT 相关操作试剂选用、标本采集、质量保证、分析报告等相关知识。

(2) 检测过程中可能出现的干扰因素：临床因素、药物、饮食、采集标本的部位和方式，血浆和全血结果间的差异等。检验及时性的要求，急诊检验及特定要求的规定。

(3) 从指端、新生儿脚跟、静脉留置管采样的步骤和基本操作。报告检测结果的程序（原始结果、记录、复核、正式报告等）。

(4) 检查仪器、试剂、质量的保证措施，出现差错时的纠正措施，仪器校准、保养和故障排除的方法。进行质量保证的具体内容，包括日常室内质量控制和对比的做法与要求。误差产生的原因和处理的方法。

(5) 组织人员学习病原微生物实验室生物安全管理条例，防止传染病交叉污染的要点和措施。组织人员学习医疗废物管理的相关知识及有关上机操作实验。

第十一节　急诊内镜诊疗技术

【概述】

纤维支气管镜（纤支镜）属于可弯曲支气管镜。相比于硬质支气管镜，纤支镜具有很多优点：柔软可弯曲，患者在仰卧位或坐位时均可进行检查，无须全麻，增加了适应证；镜体细长且可达到支气管及其远端，细胞学和组织学阳性率高；操作简单，并发症少，因而在气道病变的诊断和治疗中具有明显优势。纤支镜检查是呼吸内科重要的诊断和治疗技术，在临床得到了广泛的应用。

【常规纤支镜】

一、适应证

1. 诊断方面

(1) 不明原因的咯血　许多咯血者需要纤支镜检查明确出血部位和出血原因。尤其是

40岁以上患者，持续1周以上的咯血或痰中带血。痰中带血时检查易获阳性结果。

(2) 不明原因的慢性咳嗽　纤支镜对于诊断支气管结核、气道良性和恶性肿瘤、异物吸入等具有重要价值。适用于支气管扩张等慢性炎性疾病的诊断价值受到限制者。

(3) 不明原因的局限性哮鸣音　纤支镜有助于查明气道狭窄的部位及性质。

(4) 不明原因的声音嘶哑　可能因喉返神经引起的声带麻痹和气道内新生物等所致。

(5) 痰中发现癌细胞或可疑癌细胞。

(6) X线胸片和(或)CT检查异常者　提示肺不张、肺部块影、阻塞性肺炎、肺炎不吸收、肺部弥漫性病变、肺门和(或)纵隔淋巴结肿大、气管支气管狭窄以及原因未明的胸腔积液等。

(7) 胸部外伤、怀疑有气管支气管裂伤或断裂，纤支镜检查常可明确诊断。

(8) 临床已诊断肺癌，决定行手术的治疗前检查，对指导手术范围及估计预后有参考价值。亦可用作治疗后的观察，如肺癌做肺叶或肺段切除后的残端观察，外伤气管、支气管断端吻合的观察等。

(9) 肺或支气管感染性疾病(包括免疫抑制患者支气管肺部感染)的病因学诊断，如通过气管吸引、保护性标本刷或支气管肺泡灌洗(BAL)获取标本进行培养。

(10) 机械通气时的气道管理。

(11) 疑有食管气管瘘的确诊。

2. 治疗方面

(1) 取出支气管异物。

(2) 清除气道内异常分泌物，包括痰液、脓栓、血块等。

(3) 在支气管镜检查中，明确了咯血患者出血部位后可试行局部止血，如灌洗冰盐水、注入凝血酶溶液或稀释的肾上腺素溶液等。

(4) 经纤支镜对肺癌患者做局部放疗或局部注射化疗药物。

(5) 引导气管插管，对插管困难者可通过支气管引导进行气管插管。

(6) 经纤支镜对气道良性肿瘤或恶性肿瘤进行激光、微波、冷冻、高频电刀治疗。

二、禁忌证

纤支镜检查现已积累了丰富的经验，其使用禁忌证范围亦日趋缩小，或仅属于相对禁忌，但在下列情况下行纤支镜检查，发生并发症的风险显著高于一般人群，应慎重权衡利弊，决定是否进行检查。

(1) 活动性大咯血。若必须要行纤支镜检查，应在建立人工气道后进行，以降低窒息风险。

(2) 严重心、肺功能障碍。

(3) 严重的高血压和心律失常。

(4) 全身情况极度衰竭。

(5) 不能纠正的出血倾向,如凝血功能严重障碍、尿毒症和严重的肺动脉高压。

(6) 严重的上腔静脉阻塞综合征,因纤支镜检查易导致喉头水肿和严重的出血。

(7) 新近发生心肌梗死,或有不稳定心绞痛。

(8) 疑有主动脉瘤,有破裂风险者。

(9) 气管部分狭窄,估计纤支镜不易通过,且可导致严重的通气受阻。

(10) 多发性肺大泡。

(11) 精神失常。

三、检查步骤

1. 纤支镜消毒

用 2%的防锈戊二醛装入足够长度的容器内,将纤支镜放入容器内浸泡 1 min 后用无菌蒸馏水彻底冲洗干净。

2. 术前检查

① 详细询问患者病史,测量血压及进行心、肺体检;② 拍摄 X 线胸片,正(或)侧位片,必要时拍常规断层片或 CT 片,以确定病变部位;③ 对拟行活检检查者,做凝血时间和血小板计数等检查;④ 对疑有肺功能不全者,可行肺功能检查;⑤ 肝功能及乙型肝炎表面抗原和核心抗原的检查;⑥ 对高血压或体检有心律失常者应做心电图检查;⑦ 人类免疫缺陷病毒(HIV)抗体检测。

3. 患者准备

① 向患者详细说明检查的目的、意义、大致过程、常规并发症和配合检查的方法等,同时应了解患者的药物过敏史。所有患者在检查前必须书面告知风险,并签署知情同意书。检查过程中需有家属陪同,以便在不良事件发生时能及时进行医患间的沟通;② 术前禁食 6 h;③ 根据需要在术前 30 min 可用少许镇静剂和胆碱能受体阻断剂,如地西泮和阿托品肌注。咳嗽较剧烈者可用哌替啶肌注,或考虑静脉使用镇静剂如咪唑安定或丙泊酚,但需要麻醉医师在场使用;④ 有些患者(如老年、轻度缺氧)可在鼻导管给氧下进行检查。

4. 麻醉

利多卡因麻醉较丁卡因安全。用 2%利多卡因咽喉部麻醉后,纤支镜引导下用利多卡因在气管内麻醉,总量一般不超过 15 ml。

5. 体位

多选用仰卧位,病情需要者亦可选用半卧位或坐位。

6. 插入途径

一般经鼻或经口插入。

7. 观察

应有顺序地全面窥视可见范围的鼻、咽、气管、隆突和支气管，然后再重点对可疑部位进行观察。应特别重视对亚段支气管的检查，以免遗漏小的病变。

8. 活检

在病变部位应用活检钳钳夹组织，注意尽量避开血管，夹取有代表性的组织。

9. 刷检

对可疑部位可刷检送细胞学检查，同时行抗酸染色以寻找抗酸杆菌，尚可用保护性标本刷(PSB)获取标本做细菌培养。

10. 冲洗

留培养标本可注生理盐水 20 ml 后经负压吸出送细菌培养、结核分枝杆菌培养和真菌培养。

11. 治疗

对感染严重、分泌物黏稠者可反复冲洗以达到清除脓性分泌物的目的，并可局部注入抗生素，配合全身给药治疗。

12. 术后

术后患者应安静休息，一般应在 2 h 之后才可进食饮水，以免因咽喉仍处于麻醉状态而导致误吸。应注意观察有无咯血、呼吸困难、发热等症状。对疑有结核或肿瘤患者术后可连续几天进行痰细胞学检查或痰抗酸杆菌检查，其阳性率较一般送检标本高。

四、并发症及其抢救

纤支镜检查总的说来是十分安全的，但也确有个别病例因发生严重的并发症而死亡。并发症的发生率约为 0.3%，较严重的并发症的发生率约为 0.1%，死亡率约为 0.01%。

1. 必备物品

纤支镜检查室必须配备有效的抢救药品和器械。

2. 麻醉药物过敏或过量

在正式麻醉之前先用少许药物喷喉，如出现明显的过敏反应，不能再用该药麻醉。气道注入麻醉药后约有 30%吸收至血液循环，利多卡因每次给药量以不超过 300 mg(2%利多卡因 15 ml)为宜。对发生严重过敏反应或出现毒副作用者应立即进行对症处理，使用血管活性药物、抗抽搐药物，对心跳过缓者应用阿托品，心跳停止者进行人工心肺复苏，喉水肿阻塞气道者立即行气管切开等。

3. 插管过程中发生心搏骤停

多见于患有严重的器质性心脏病者，或麻醉不充分、强行气管插入者。一旦发生应立即拔出纤支镜，就地施行人工心肺复苏术。

4. 喉痉挛或喉头水肿

多见于插管不顺利，或麻醉不充分的患者，大多在拔出纤支镜后病情可缓解。严重者应立即吸氧，给予抗组胺药，或静脉给予糖皮质激素。

5. 严重的支气管痉挛

多见于哮喘急性发作期进行检查的患者，应立即拔出纤支镜，按哮喘严重发作进行处理。

6. 术后发热

多见于年纪较大者，除了与组织损伤等因素有关外，尚可能有感染因素参与。治疗除适当使用解热镇痛药外，应酌情应用抗生素。

7. 缺氧

纤支镜检查过程中动脉血氧分压(PaO_2)下降十分常见，进行纤支镜检查时 PaO_2 一般下降 20 mmHg 左右，故对原来已有缺氧者应在给氧条件下，或在高频通气支持条件下施行检查。

8. 出血

施行组织活检者均有出血。少量出血经吸引后可自行止血，出血持续时可用下列方法止血：① 经纤支镜注入冰盐水；② 经纤支镜注入稀释的肾上腺素(肾上腺素 2 mg，加入生理盐水 20 ml，每次可注入 5～10 ml)，或稀释的麻黄碱；③ 经纤支镜注入稀释的凝血酶(凝血酶 200 μg 加入生理盐水 20 ml，该制剂绝对不能注射给药)；④ 必要时同时经全身给予止血药物，此外，出血量大者尚可进行输血、输液等；⑤ 纤支镜的负压抽吸系统一定要可靠有效，以保证及时将出血吸出，不使其阻塞气道、支气管。肺活检者对于可能发生的气胸应准备充分的抢救措施。

第十二节　创伤急救技术

【概述】

创伤急救技术包括止血、包扎、固定、搬运等四项技术。在外伤时，这些技术如果能够得到及时、正确、有效的应用，对挽救伤员生命、防止病情恶化、减少伤员痛苦以及预防并发症等方面有良好作用。止血、包扎、固定、搬运技术是每一个急诊急救人员必须熟练掌握的技术，也应在群众中广泛推广此类技术。

【止血】

外伤出血是最需要紧急处理的情况，止血术是外伤急救首要技术。

外伤出血可分为内出血和外出血。内出血可以非常严重，而且发生时不容易引起人们的重视，这类出血需到医院治疗。外出血容易发现，易于处理，是现场急救的重点。

受伤部位的不同血管，其出血有不同的特征，处理的方法也有所不同。动脉出血色鲜红，有搏动或呈喷射状，量多，出血速度快，不易止住。急救时可先采用指压，必要时用止血带，并尽早改用钳夹、结扎等方法处理。静脉出血色暗红，出血速度缓慢，多不能自愈。毛细血管出血色红，血液呈点状或片状渗出，可自愈，这两种出血采用加压包扎止血即可。

一、常用止血材料

现场急救时常用的止血材料有消毒敷料、绷带、止血带等，紧急情况下可用干净的毛巾、衣物。禁用绳索、电线或铁丝等物。

二、常用止血方法

现场常用的止血方法为加压包扎止血法、指压动脉止血法、屈曲肢体加垫止血法、填塞止血法、结扎止血法、止血带止血法等。这些止血方法仅仅是针对外出血的临时止血措施。

1. 加压包扎止血法

这是一种比较安全、可靠的非手术止血法，也是目前最常用的止血方法。

(1) 适应证　适用于小动脉、中小静脉或毛细血管等部位的止血。

(2) 基本方法　先将无菌敷料覆盖在伤口上，再用绷带或三角巾以适当压力包扎，其松紧度以能达到止血目的为宜，一般 20 min 即可止血。

(3) 注意事项　绷带不宜包扎过紧，以免肢体远端缺血。

2. 指压动脉止血法

外周动脉支配区内出血时可用手指将相应动脉压向骨骼而达到止血的目的。此法简便、有效，不需任何器械，常需与其他止血方法合用。

(1) 适应证　主要适用头部和四肢某些部位中等或较大的动脉出血。

(2) 基本方法　用手指、手掌或拳头压迫伤口近心端的动脉，将动脉压向深部的骨骼上，阻断血液流通，达到临时止血的目的。

(3) 常见的指压动脉止血法　体表不同部位的出血可用以下指压止血法临时止血。

① 头面部出血的止血法：压迫同侧耳屏前方颧弓根部的搏动点——颞浅动脉（图 18 - 21）。

② 颜面部出血的止血法：压迫同侧下颌骨下缘，咬肌前缘的搏动点——面动脉（图 18 - 22）。

若伤在颊部、唇部可将拇指伸入患者口内，其余四指紧贴面颊外部，内外用力，压迫下缘之动脉。

③ 颈部、面深部、头皮部出血的止血法：可用拇指或其他四指压迫同侧气管外侧与胸锁乳突肌前缘中点之间的强搏动点——颈总动脉，将其用力向后压向第 6 颈椎横突上，达到止血目的(图 18－23)。特别注意：颈总动脉分出的颈内动脉为脑的重要供血动脉，所以对颈总动脉的压迫应慎重，绝对禁止同时压迫双侧颈总动脉。

④ 头后部出血的止血法：用拇指压迫同侧耳后乳突下稍往后的搏动点——枕动脉(图 18－24)。

⑤ 肩部、腋部、上臂出血的止血法：压迫同侧锁骨上窝中部的搏动点——锁骨下动脉，将其压向第 1 肋骨(图 18－25)。

⑥ 前臂出血的止血法：压迫肱二头肌内侧沟中部的搏动点——肱动脉，将其向外压向肱骨(图 18－26)。

⑦ 手掌、手背出血的止血法：压迫手腕横上方的内、外侧搏动点——尺、桡动脉(图 18－27)。

⑧ 大腿出血的止血法：大腿及其以下部位出血，可用双手拇指重叠用力压迫大腿根部腹股沟中点稍下的强搏动点——股动脉(图 18－28)。

⑨ 足部出血的止血法：可用双手食指或拇指压迫足背中部近脚腕处的搏动点——胫前动脉和足跟与内踝之间的搏动点——胫后动脉(图 18－29)。

⑩ 手指、脚趾出血的止血法：用拇指和食指分别压迫手指、脚趾两侧的指、趾动脉，阻断血流。

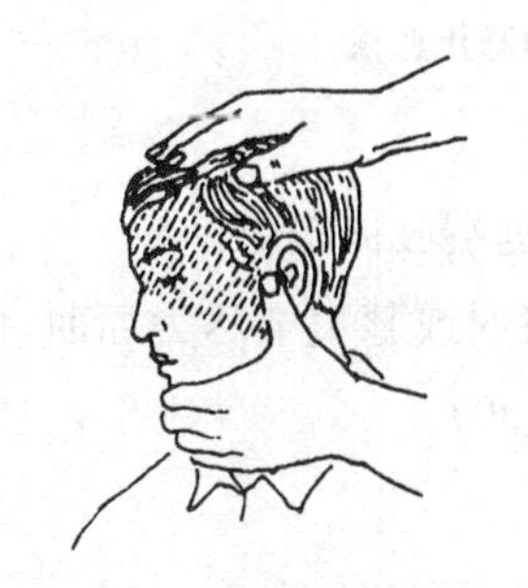

图 18－21　指压颞浅动脉止血法

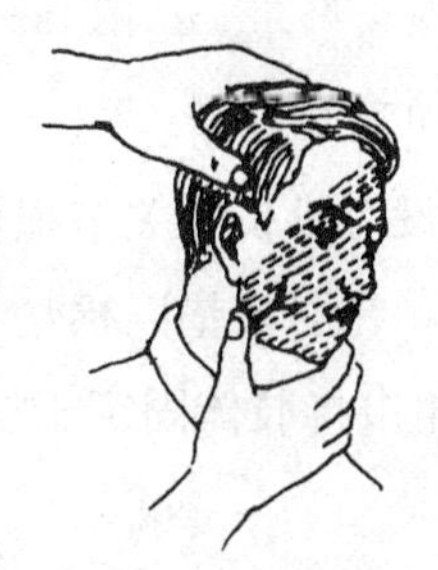

图 18－22　指压面动脉止血法

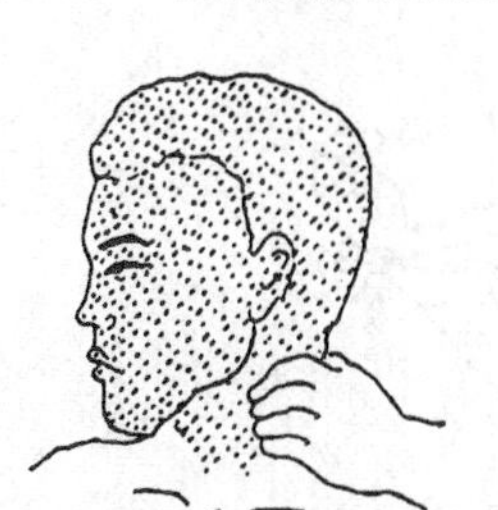

图 18－23　指压一侧颈总动脉止血法

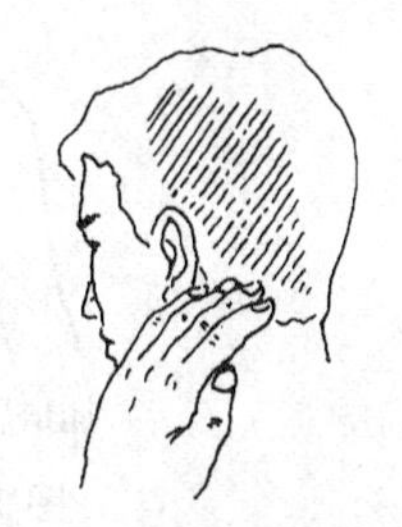

图 18－24　指压枕动脉止血法

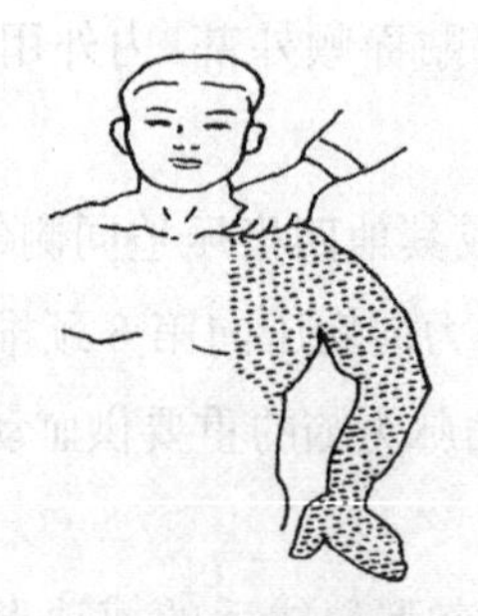

图 18-25 指压锁骨下动脉止血法

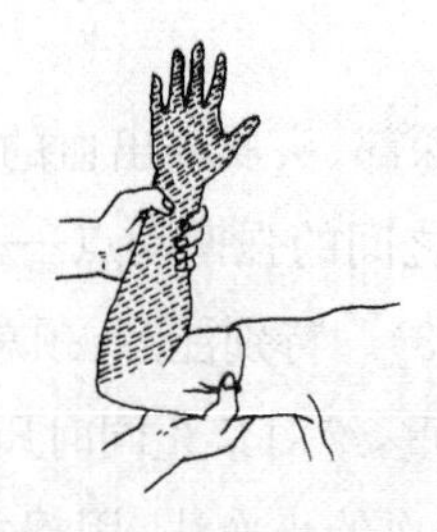

图 18-26 指压肱动脉止血法

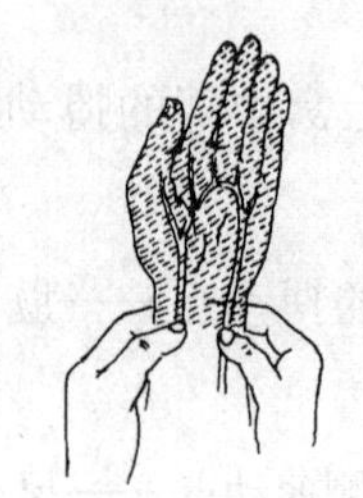

图 18-27 指压尺桡动脉止血法

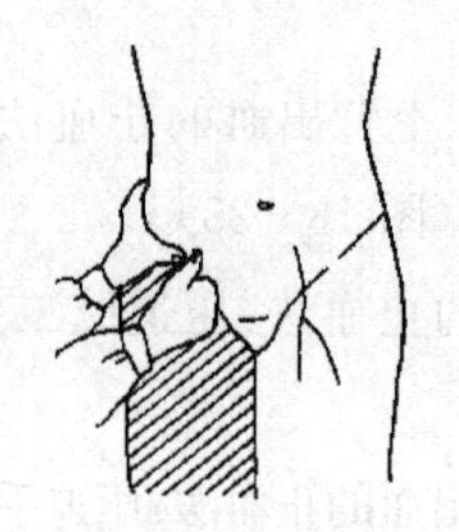

图 18-28 指压股动脉止血法

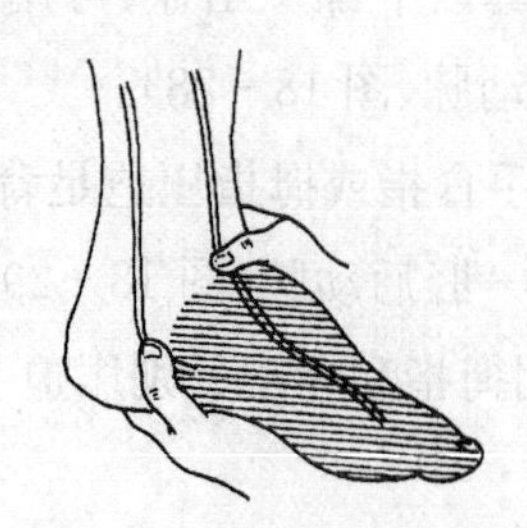

图 18-29 指压足背动脉止血法

3. 屈曲肢体加垫止血法

(1) 适应证 没有骨折和关节损伤的肘膝关节远端肢体出血。

(2) 基本方法 在肘窝垫以棉垫卷或绷带卷，将肘或膝关节尽力屈曲，借衬垫物压住动脉，再用绷带或三角巾将肢体固定于屈曲位（图 18-30）。

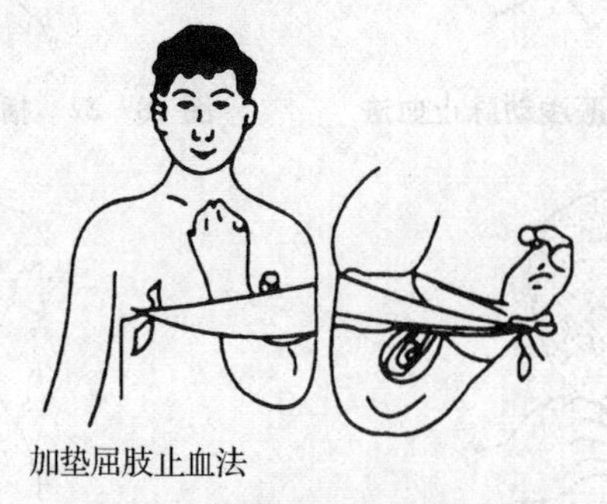

加垫屈肢止血法

图 18-30 屈曲上肢加垫止血法

(3) 注意事项 应用本法前首先要确定局部有无骨关节损伤，如有则不能用此法。本法存在压迫血管、神经等组织的可能，且不利于伤员的转运，故尽量减少使用。

4. 填塞止血法

(1) 适应证　适用于颈部、臀部以及大腿根、腋窝等难以用一般加压包扎所处理的较大而深的伤口。

(2) 基本方法　用无菌敷料填入伤口内，外加大块敷料加压包扎。

5. 止血带止血法

(1) 适应证　仅适用于四肢大动脉出血或加压包扎不能有效控制的大出血。

(2) 常用方法　分充气止血带和橡皮止血带两种。充气止血带安全，效果好。紧急情况下可用绷带、布带等代替。

① 充气止血带法：有压力表能指示压力，作用平均，效果较好。

② 橡皮止血带法：抬高患肢，将软布料、棉花等软织物衬垫于止血部位皮肤上。取止血带中间一段适当拉紧拉长，绕肢体 2～3 圈，使橡皮带末端压在紧缠的橡皮带下面即可(图 18－31)。

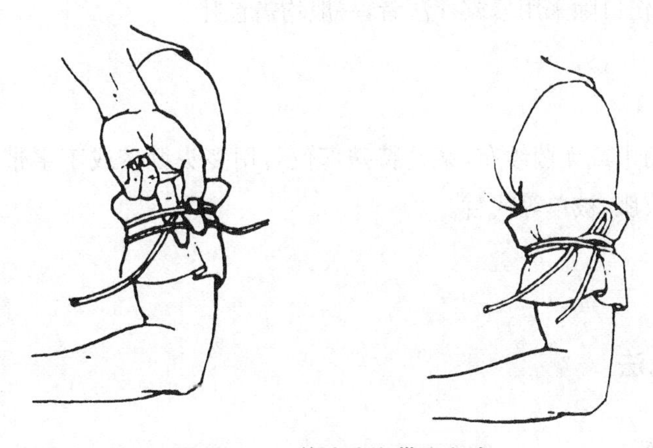

图 18－31　橡皮止血带止血法

(3) 注意事项　上止血带部位要准确，应扎在伤口的近心端，并应尽量靠近伤口。上臂扎止血带时不可扎在下 1/3 处，以防损伤桡神经。使用止血带压力要适当，以刚达到远端动脉搏动消失为宜(无压力表时)。一般上肢压力为 250～300 mmHg，下肢压力为 400～500 mmHg。压力过高会压迫损害神经和软组织；压力过低，仅阻断静脉回流，加重出血。止血带下应加衬垫，切忌用绳索、铁丝、电线等直接加压。上止血带后应有明显标记，记上患者姓名及使用止血带的时间。

使用止血带时间较长时，应每隔 1 h 放松一次，两次之间应间隔 5～10 min，目的是使肢体远端能间断得到供血，以防组织缺血坏死。止血带使用时间最长不应超过 3 h，否则因缺血时间较长及再灌注损伤，可造成组织变性坏死，或因有毒代谢产物吸收过多出现休克。放松止血带前应充分补液，并准备好敷料或血管钳等止血用具。如放松止血带后伤口无活动性出血，可改用加压包扎。

6. 结扎止血法

一般在医院急诊室或手术室内，于清创的同时应用。

(1) 适应证　适用于能清楚见到血管断端出血的止血。

(2) 方法　找到出血的血管断端，用血管钳夹住，再用手术缝线结扎。

(3) 注意事项　对于分辨不清的出血点，不宜盲目用血管钳钳夹或结扎止血，以免损伤重要的血管、神经。

【包扎】

伤口包扎在急救中应用范围较广，可起到保护创面、固定敷料和夹板、防止污染和止血、止痛作用，有利于伤口早期愈合。

一、适应证

体表各部位的伤口除采用暴露疗法者，一般均需包扎。

二、包扎材料

卷轴绷带、三角巾或无菌纱布，某些特殊部位可用多头绷带或丁字带。在急救情况下，可用洁净的毛巾、衣服、被单等代替。

三、基本方法

(一) 绷带包扎法

1. 环形包扎法

这是绷带包扎中最基本、最常用的方法。

(1) 适应证　适用于绷带包扎开始与结束时，固定头端及包扎颈、腕、胸、腹等粗细相等部位的小伤口。

(2) 操作方法　将绷带做环形的重叠缠绕，下周将上周绷带完全遮盖，最后用胶布将带尾固定或将带尾中部剪开分成两头，打结固定。

2. 蛇形包扎法(斜绷法)

(1) 适应证　适用于需由一处迅速延伸至另一处时，或做简单的固定。夹板固定多用此法。

(2) 操作方法　先将绷带以环形法缠绕数圈，然后以绷带宽度为间隔，斜行上缠，各周互不遮盖。

3. 螺旋形包扎法

(1) 适应证　用于包扎直径基本相同的部位如上臂、手指、躯干、大腿等。

(2) 操作方法　先环形缠绕数圈，然后倾斜螺旋向上缠绕，每周遮盖上一周的 1/3～1/2。

4. 螺旋反折包扎法

(1) 适应证　用于直径大小不等的部位，如前臂、小腿等处伤口的包扎。

(2) 操作方法　每周均把绷带向下反折，遮盖其上周的 1/3～1/2，反折部位应相同，使之成一直线。注意不可在伤口上或骨隆突处反折。

5. “8”字形包扎法

(1) 适应证　用于直径不一致的部位或屈曲的关节如肩、髋、膝等部位伤口的包扎。应用范围较广。

(2) 操作方法　在伤处上下，将绷带由下而上，再由上而下，重复作“8”字形旋转缠绕，每周遮盖上周的 1/3～1/2。

6. 回返包扎法

多用来包扎没有顶端的部位如指端、头部或截肢残端。头部外伤的帽式包扎法就采用此法。

（二）三角巾包扎法

因三角巾的形态特点(图 18－32)，使其在包扎伤口时，应用很广。

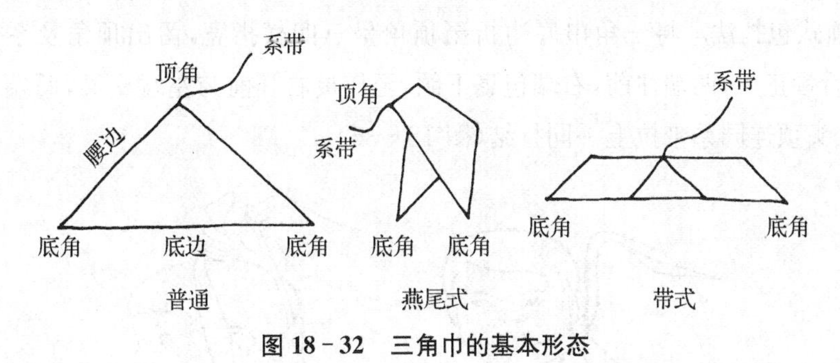

图 18－32　三角巾的基本形态

1. 头面部包扎法

(1) 帽式包扎法　先用消毒纱布覆盖伤口，再将三角巾的底边向上反折约 3 cm，其正中部放于伤员的前额，与眉平齐，顶角拉向头后，三角巾的两底角经两耳上方，拉向枕后交叉返回到额部中央打结，最后拉紧顶角并反折塞在枕部交叉处(图 18－33)。

(2) 风帽式包扎法　将三角巾顶角和底边中央各打一结，系于额前，底边结放在后脑勺下方，包住头部，两角往面部拉紧，后拉到枕后，打结即成(图 18－34)。

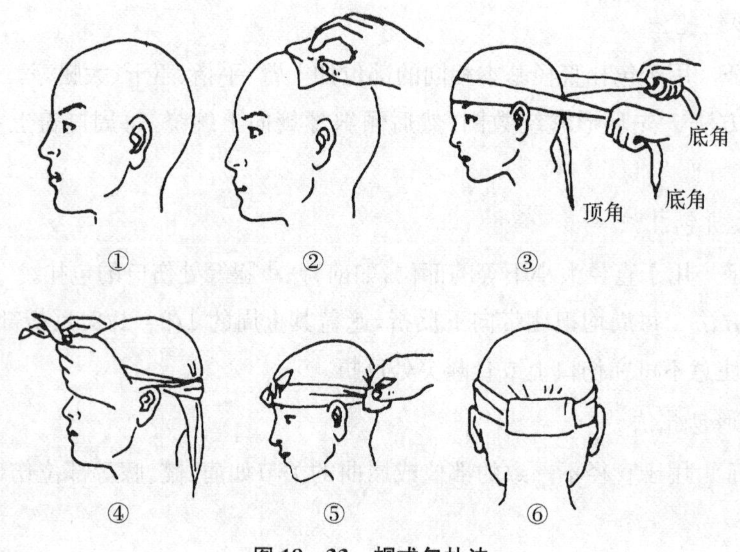

图 18-33　帽式包扎法

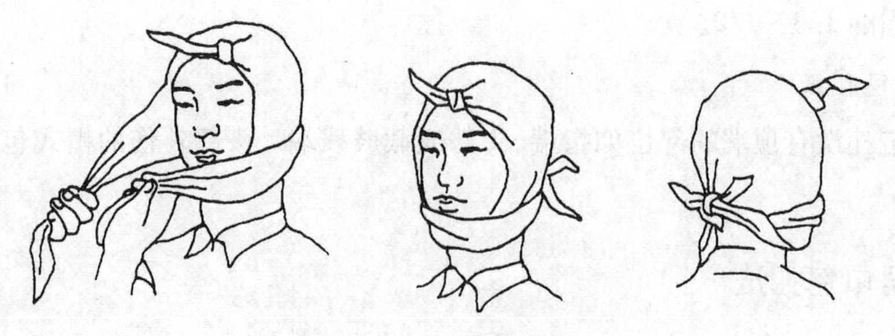

图 18-34　风帽式包扎法

(3) 下颌式包扎法　将三角巾底边折至顶角呈三四横指宽，留出顶角及系带。将顶角及系带放于后颈正中，两端往前，右端包裹下颌，至伤员右耳前与左端交叉，两端分别经耳前与下颌部，在头顶连同系带拉上一同打结(图 18-35)。

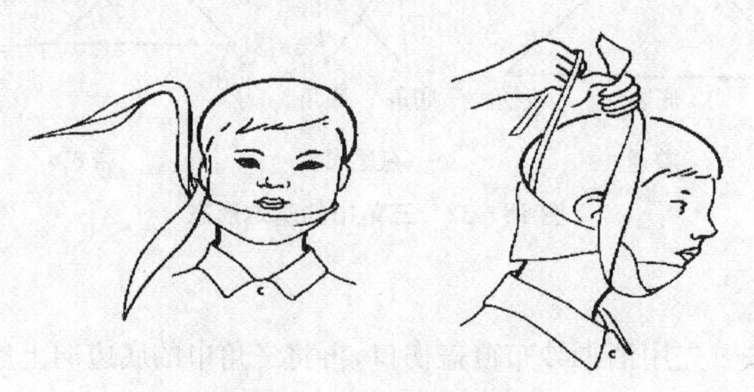

图 18-35　下颌式包扎法

(4) 面具式包扎法　适用于颜面部较大范围的伤口，如面部烧伤或较广泛的软组织伤。

2. 肩、胸、背部包扎

(1) 单肩燕尾巾包扎法　把燕尾巾夹角朝上，放在伤侧肩上。向后的一角压住并稍大于向前的角，燕尾底边包绕上臂上部打结，然后两燕尾角分别经胸、背拉到对侧腋下打结(图 18-36)。必要时可采用双肩燕尾巾包扎法。

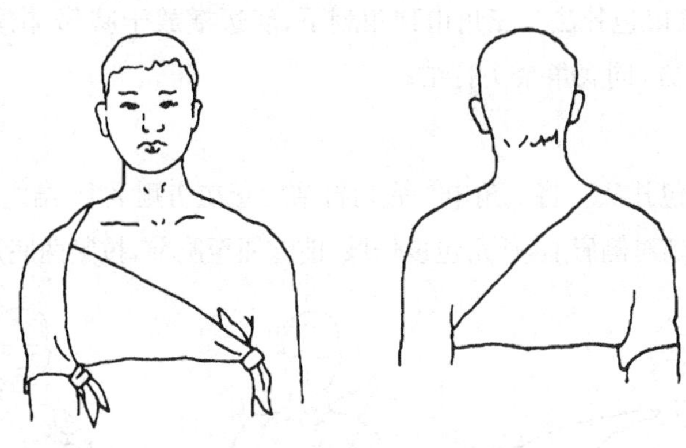

图 18-36　单肩燕尾巾包扎

(2) 胸部燕尾巾包扎法　将三角巾折成鱼尾状，并在底部反折一道边，横放于胸部，两角向上，分放于两肩上并拉至颈后打结，再用顶角带子绕至对侧腋下打结(图 18-37)。

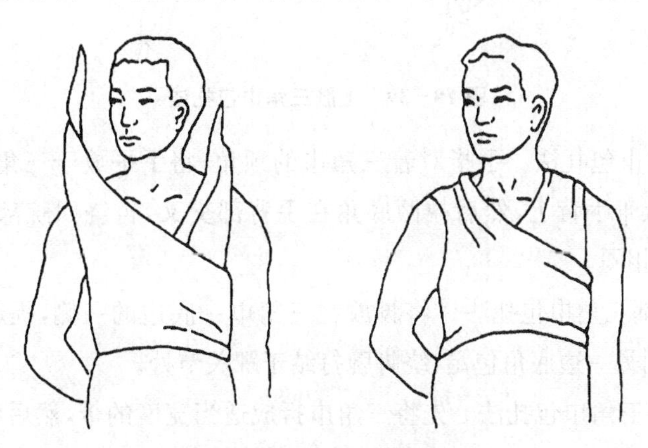

图 18-37　燕尾巾包扎胸部

(3) 胸部三角巾包扎法　将三角巾底边横放在胸部，约在肘弯上 3 cm，顶角越过伤侧肩，垂向背部，三角巾的中部盖在胸部的伤处，两端拉向背部打结，顶角也和该结一起打结(图 18-38)。

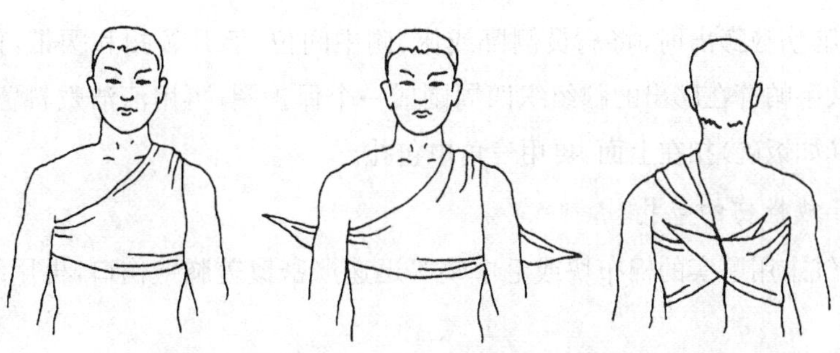

图 18-38　胸部三角巾包扎法

3. 腹、臀部包扎法

(1) 腹、臀部燕尾巾包扎法　燕尾巾底边系带围腰打结，夹角对准大腿外侧中线，前角大于后角并压住后角，前角经会阴向后拉与后角打结。臀部包扎方法与腹部相同。只是位置相反，后角大于前角。

(2) 腹、臀部三角巾包扎法　三角巾顶角朝下，底边横放于脐部，拉紧底角至腰部打结，顶角经会阴拉至臀上方，同底角余头打结。

4. 四肢包扎法

(1) 上肢三角巾包扎法　将三角巾一底角打结后套在伤侧手上，结之余头留长些备用，另一底角沿手臂后侧拉到对侧肩上，顶角包裹伤肢，前臂屈至胸前，拉紧两底角打结(图 18-39)。

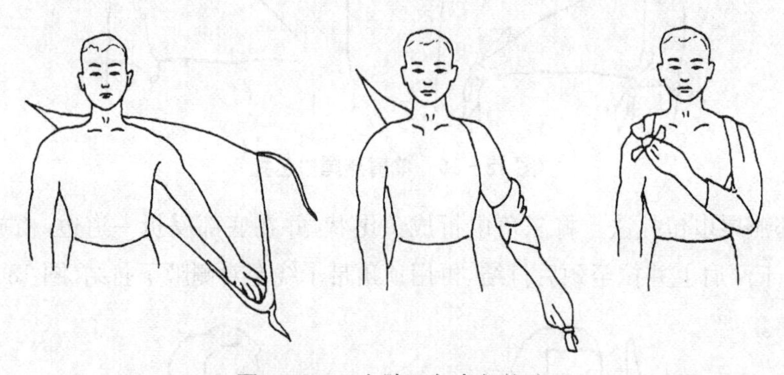

图 18-39　上肢三角巾包扎法

(2) 手、足三角巾包扎法　手指对着三角巾的顶角，将手平放于三角巾中央，底边位于腕部，将顶角提起放于手背上，然后拉两底角在手背部交叉，再绕回腕部，于掌侧或背侧打结。足的包扎与手相同。

(3) 小腿和足部三角巾包扎法　将脚放在三角巾一底边的一侧，提起较长一侧的巾腰包裹小腿打结，再用另一边底角包足，绕脚腕打结于踝关节处。

(4) 肘、膝关节三角巾包扎法　先将三角巾折成适当宽度的带，然后将其中部放在膝盖上，两端拉至膝后交叉，一端在上，一端在下，再由前向后绕至膝外侧打结。

四、几种特殊伤的包扎法

1. 开放性颅脑伤的包扎

开放性颅脑伤脑膨出时，将病员侧卧或俯、侧中间位，解开领扣和腰带，保持呼吸道通畅。先用纱布、手帕等在膨出的脑组织四周围成一个保护圈，再用清洁敷料覆盖脑组织，然后用干净容器(如饭碗)扣在上面，再用三角巾包扎。

2. 胸部开放性伤的包扎

在伤员呼气末用厚实的棉布块或毛巾垫等迅速严密覆盖胸壁伤口，再用绷带或三角巾缠绕胸壁加压包扎，尽快送往医院。

3. 腹部内脏脱出伤的包扎

将伤员仰卧屈膝，用清洁布单或敷料膜盖住脱出的内脏，再用一个干净、大小合适的容器（如饭碗）扣在上面，以保护脱出的脏器，最后用腹带或三角巾在容器外包扎固定。

4. 异物刺入伤的包扎

应先将异物露在体表的一端固定。再用带子、棉线等紧贴刺入物的根部将异物扎紧固定于体表，防止异物继续刺入体内或脱出体外，最后用敷料包扎伤口，送往医院。

5. 开放性骨折断端外露伤的包扎

用一块干净纱布盖在骨折断端上，再用三角巾叠成环形垫，垫放在骨折断端周围，其高度要略高于骨折断端。最后用绷带呈对角线包扎。

五、注意事项

(1) 包扎前应尽可能暴露伤口，尽量保持伤口干净，保持伤口内刺入异物的原状。

(2) 包扎伤口时，先简单清创并盖上消毒纱布，然后再用绷带。操作应小心谨慎，不要触及伤口，以免加重疼痛或导致伤口出血及污染。

(3) 包扎时松紧要适宜，过紧会影响局部血液循环，过松易致敷料脱落或移动。

(4) 包扎时要使患者的位置保持舒适。皮肤皱褶及骨隆突处应用棉垫等保护。需要抬高肢体时，应给予适当的扶持物。包扎的肢体必须保持功能位。

(5) 根据包扎部位选用宽度适宜的绷带和大小合适的三角巾。

(6) 包扎方向为自下而上，由左向右，从远心端向近心端包扎，以助静脉血的回流。绷带固定时，应在肢体的外侧面打结，忌在伤口上、骨隆突处或易于受压的部位打结。

(7) 解除绷带时先解开固定结或取下胶布，然后以双手互相传递松解。紧急时或绷带已被伤口分泌物浸透干涸时，可用剪刀剪开。

【固定】

固定是骨折急救处理中最重要的一项。目的是：① 限制受伤部位的活动度，防止骨折端在搬运时移动而损伤软组织、血管、神经和内脏；② 减轻疼痛，有利于防止休克；③ 便于转运。

一、固定的原则

(1) 救命在先，固定在后。

(2) 先止血包扎，后固定。

(3) 就地固定（除非现场有危险）。

（4）不要盲目复位骨折。

（5）严禁将骨折断端送回到伤口内。

（6）包扎松紧要适当，要露出手指或脚趾。

（7）固定夹板与皮肤之间垫柔软物品。

（8）夹板的长度与宽度要与骨折肢体相适，长度需超过上下两个关节。

二、常用方法

夹板和三角巾是固定的最理想材料，常常联合使用。

1. 锁骨骨折固定法

用毛巾或敷料垫于两腋前上方，将三角巾折叠成带状，两端分别绕两肩呈“8”字形，拉紧三角巾的两头在背后打结，尽量使两肩后张（图 18－40）。或在背后放一“T”字形夹板，然后在两肩及腰部各用绷带包扎固定。若仅一侧锁骨骨折，用三角巾把患侧手臂悬兜在胸前，限制上肢活动即可。

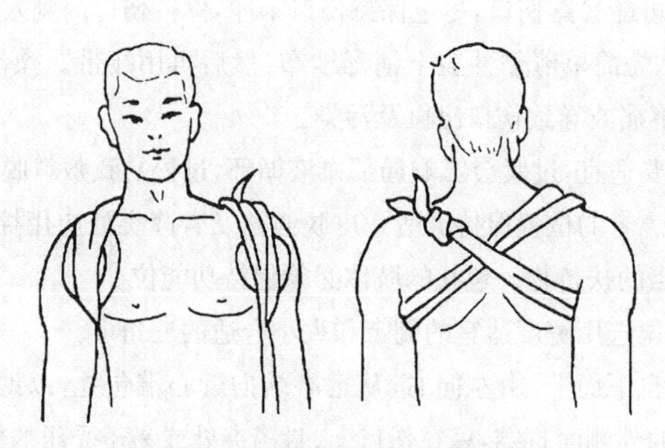

图 18－40　锁骨骨折“8”字固定法

2. 肱骨骨折固定法

用长、短两块夹板，长夹板放于上臂的后外侧，短夹板置于前内侧，在骨折部位上下两端固定。将肘关节屈曲 90°，使前臂呈中立位，再用三角巾将上肢悬吊，固定于胸前。

3. 前臂骨折固定法

协助患者屈肘 90°，拇指向上。取两块合适的夹板，其长度超过肘关节至腕关节的长度，分别置于前臂的内、外侧，然后用绷带于两端固定牢，再用三角巾将前臂悬吊于胸前，呈功能位。

4. 大腿骨折固定法

取一长夹板放在伤腿的外侧，长度自足跟至腰部或腋窝部，另用一夹板置于伤腿内侧，长度自足跟至大腿根部，然后用绷带或三角巾分段将夹板固定。

5. 小腿骨折固定法

取长短相等从足跟至大腿的夹板两块，分别放在伤腿的内、外侧，然后用绷带分段扎牢。紧急情况下无夹板时，可将伤员两下肢并紧，两脚对齐，然后将健侧肢体与伤肢分段绷扎固定在一起，注意在关节和两小腿之间的空隙处垫以纱布或其他软织物以防包扎后骨折部位弯曲。

6. 脊柱骨折固定法

对颈、胸、腰椎骨折，应有数位救援者联合将伤员整体托起，放于木板或脊柱固定板上，用布条或绷带或专用压缩带将伤员固定于木板或脊柱板上。

三、注意事项

(1) 对有伤口出血和休克者，应先止血、包扎和抗休克治疗，再固定骨折部位。

(2) 在处理开放性骨折时，不可把刺出皮肤的骨端送回伤口，以免造成感染。

(3) 夹板的长度与宽度要与骨折的肢体相适应，其长度必须超过骨折的上、下两个关节。固定时除骨折部位上、下两端外，还要固定上、下两关节。

(4) 夹板不可与皮肤直接接触，其间应垫软织物，尤其在骨隆突部和悬空部位，以免受压或固定不妥。

(5) 固定松紧要适度，以免影响血液循环，一般以固定绷带能上下移动 0.5～1.0 cm 为宜。

(6) 固定中应避免不必要的搬动。

【搬运】

搬运是指救护人员用人工的方式或利用简单的工具把伤员从现场移动到能够救治的场所，或把经过现场初步救治的伤病员移动到专用运输工具上的过程。

一、基本原则

迅速安全地将病员搬至安全地带，防止再次受伤，不可因寻找搬运工具而贻误时机。

基本要求：① 搬运前全面体检，并做急救处理；② 选用最恰当的搬运方法；③ 搬运动作要准、轻、稳、快；④ 搬运中，应观察伤情，做必要处理；⑤ 到目的地，应报告伤情及处理情况。

二、搬运方法

（一）担架搬运法

担架搬运法是最常用的搬运方法。

1. 适应证

对于路途较长、病情较重的病员最为适合。

2. 担架的种类

帆布担架，绳索担架，被服担架，板式担架，铲式担架，四轮担架等。

(二) 徒手搬运法

1. 适应证

当现场找不到担架，而转运路程较近，病情较轻时可采用此法。

2. 方法

有单人搬运、双人搬运、三人搬运或多人搬运等方法。

(1) 扶持法　对病情较轻，能够站立行走的患者可采取此法。

(2) 抱持法　伤员如能站立，救护者站于病员一侧，一手托其背部，一手托其大腿，将其抱起，伤者若有知觉，可让其一手抱住救护者的颈部。

(3) 背负法　救护者站在病员前面，呈同一方向，微弯背部，将病员背起，胸部创伤病员不宜采用。

(4) 椅托式　甲以右膝，乙以左膝跪地，各以一手伸入患者大腿之下而互相紧握，另一手彼此交替支持患者背部(图 18-41)。

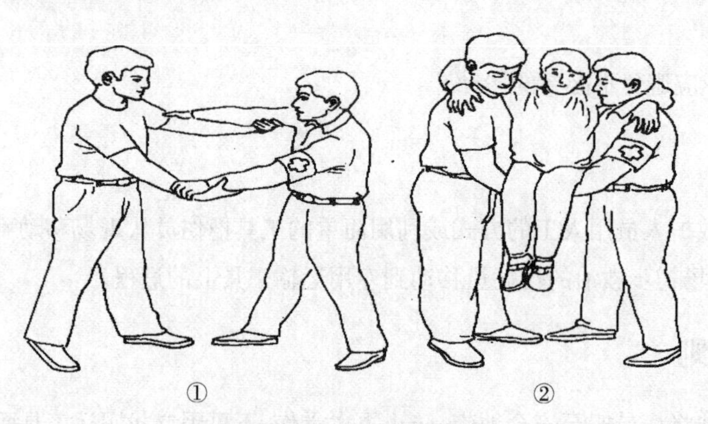

图 18-41　椅托式搬运法

(5) 平抱或平抬式　两人平排将患者平抱，亦可一前一后、一左一右将患者平抬。

(6) 拉车式　两个救护者，一个站在伤病员头部，两手插到腋前，将其抱在怀内，另一个站在其足部，跨在病员两腿中间，两人步调一致慢慢抬起，卧式前行。

(7) 三人搬运或多人搬运　可以三人平排将患者抱起，或六人面对站立把患者抱起，齐步一致前进。

三、特殊伤员的搬运方法

1. 腹部内脏脱出伤员的搬运

包扎后取仰卧位，屈曲下肢，并注意腹部保温，防止肠管过度胀气。

2. 昏迷伤员

使患者侧卧或俯卧于担架上，头偏向一侧，以利于呼吸道分泌物引流。

3. 骨盆损伤的伤员

骨盆伤应将骨盆用三角巾或大块包伤材料做环形包扎。搬运时让伤员仰卧于门板或硬质担架上，膝微屈，膝下加垫。

4. 脊椎损伤的伤员

搬运时，应严防颈部和躯干前屈或扭转，应使脊柱保持伸直状态。

5. 身体带有刺入物的伤员

包扎好伤口、固定好刺入物，方可搬运。应避免挤压、碰撞刺入物。刺入物外露部分较长时，要有专人负责保护刺入物。途中严禁震动，以防止刺入物脱出或深入。

第十三节　三腔二囊管置管

【概述】

三腔二囊管是由胃吸引管道、胃气囊和食管气囊构成，用于急性食管-胃底静脉曲张破裂出血的止血。本装置能有效降低吸入性肺炎及胃底或食管下段黏膜溃烂、坏死的发生率，且护理方便，能减轻患者痛苦。由于内镜的发展，三腔二囊管的应用有所减少，但仍然是重要的止血措施。

【适应证】

对常规治疗（包括药物或者内镜治疗）无效、危及生命的急性食管-胃底静脉曲张破裂大出血患者需压迫止血时，或者作为手术治疗前、内镜治疗的临时止血措施。

【禁忌证】

（1）食管-胃底静脉出血停止或减少。

（2）近期有食管-胃底处手术史。

（3）食管狭窄。

(4) 严重高血压、急性冠状动脉综合征、心功能不全者慎用。

【术前准备】

(1) 了解、熟悉患者情况。向患者或家属讲明应用三腔二囊管止血的意义、作用及配合方法,说明操作过程中的风险及意外,争取患者及家属配合。

(2) 检查有无鼻息肉、鼻中隔偏曲或鼻甲肥厚,清除鼻腔内的结痂及分泌物,选择鼻腔较大侧插管。

(3) 器械准备　治疗盘,无菌纱布,液体石蜡,三腔二囊管,50 ml 注射器(专用),止血钳3 把,0.5 kg 重沙袋(或 500 ml 盐水 1 袋),绷带,宽胶布,血压计。

【操作步骤】

(1) 洗手,戴口罩及帽子。

(2) 与患者沟通并取得配合,可使用比较缓和的镇静剂。清除鼻腔内的结痂及分泌物。为防止误吸,可先插鼻胃管进行胃肠减压,最大限度地降低胃肠压。当患者存在反流和误吸可能性较大时,给予气管插管。

(3) 确保用物准备齐全,认真检查三腔二囊管气囊有无松脱、漏气,充气后膨胀是否均匀,通向食管囊、胃囊和胃腔的管道是否通畅。若要监测气囊压力,可先让气囊达到推荐的最大容量,标记制定容量的压力,分别设定胃气囊和食管气囊的压力。找到管壁上 45 cm、60 cm、65 cm 三处的标记及三腔通道的外口。

(4) 患者摆放合适体位,通过表面麻醉剂麻醉鼻腔和咽后壁,头部适当抬起 30°～45°。

(5) 用 50 ml 注射器抽尽双气囊内气体,将三腔管的前端及气囊表面涂以液体石蜡。操作者将三腔管从患者鼻腔送入,到达咽部时嘱患者吞咽,使三腔管顺利送入胃内,深度至少55 cm,如能由胃管腔抽出胃内容物,表示管端已至胃内。

(6) 去除胃气囊通道的夹子,充气 100 ml,用测压计测量压力,如果气囊压力明显超过测试时的压力,提示胃气囊可能在食管内。

(7) 确认胃气囊放置在胃腔后,用注射器先向胃气囊注入空气 150～200 ml(囊内压2.67～5.34 kPa),使胃气囊充气。再用血管钳将此管腔钳住,用听诊器听诊胃食管负压吸引通道注水的声音,确认三腔二囊管的位置。若不能确认,行床旁 X 线摄片。

(8) 将三腔管向外牵拉,感觉有中等强度弹性阻力时,表示胃气囊已压于胃底部。再以0.5 kg 重沙袋(500 ml 盐水 1 袋)通过滑车持续牵引三腔管,以达到充分压迫的目的。

(9) 经观察仍未能压迫止血者,再向食管囊内注入空气 100～120 ml(囊内压 4.67～6.00 kPa),然后钳住此管腔,以直接压迫食管下段的曲张静脉。如果仍然有出血,加大牵引重量,最大不超过 1.1 kg,出血常来自胃底静脉而不是食管静脉。再次确认三腔二囊管的位置，每 2～3 h 检查气囊压力一次。

(10) 定时从胃管内抽吸胃内容物，以观察有无继续出血，并可自胃管进行鼻饲和有关治疗。

(11) 每 2～3 h 检查气囊内压力一次，如压力不足应及时注气增压。出血控制后每 3 h 减少压力 5 mmHg，直至压力达到 25 mmHg 时仍然没有出血，再保持 12～24 h。如果出血控制，食管气囊每 6 h 放气 5 min，以防止食管坏死。

(12) 三腔二囊管通常持续放置 24 h，如果再次出血，需要将胃部气囊和食管气囊重新充气，也往往提示患者预后差，可能需要考虑其他治疗方法。

(13) 出血停止 24 h 后，可放去食管气囊内的气体，放松牵引，继续观察 24 h，确认无出血后，再将胃气囊放气。拔管时抽尽食管气囊和胃气囊内的气体，嘱患者口服石蜡油 20～30 ml，再缓缓将三腔二囊管拔出。

【并发症】

(1) 鼻黏膜损伤及出血。

(2) 反流、误吸、窒息。

(3) 吸入性肺炎。

(4) 食管黏膜损伤和坏死，食管破裂，狭窄。

(5) 心律失常，甚至可能出现心脏骤停。

【注意事项】

(1) 操作前做好患者的思想工作，争取配合。操作时手法要温柔，避免咽腔及食管撕裂伤。

(2) 使用前认真检查三腔二囊管气囊有无松脱、漏气以及气囊的质量，若橡胶老化或气囊充盈后不均匀不宜使用。

(3) 放置三腔二囊管前，需要先抽光气囊内气体。充气时应先充胃气囊再充食管气囊。

(4) 胃部气囊充气不足或牵引过大时，会引起气囊向外滑脱，压迫咽喉，出现呼吸困难甚至窒息，此时应立即放气或剪断整个管道。

(5) 定时监测气囊压力，确认无漏气，避免压力过大导致胃部和食管黏膜损伤。

(6) 为避免食管与胃底发生压迫性溃疡，食管气囊应每隔 12 h 放气 1 次，同时将三腔管向内送入少许。如出血不止，30 min 后仍按照上述方法充气压迫。

【参考文献】

[1] 许铁，张劲松，燕宪亮. 急救医学[M]. 2 版. 南京：东南大学出版社，2019.

[2] 徐军,孙峰,王亚,等.急诊气道管理共识[J].中国急救医学,2016,36(6):481-485.

[3] 张波,桂莉.急危重症护理学[M].4版.北京:人民卫生出版社,2017.

[4] 于学忠,黄子通.急诊医学[M].北京:人民卫生出版社,2015.